# A MONSIEUR
# DE LA PEYRONIE,
## CONSEILLER
## *ET*
## PREMIER CHIRURGIEN DE SA MAJESTÉ,
## RECEU EN SURVIVANCE.

MONSIEUR,

*Ce seroit abuser d'un Nom des plus illustres, que de prendre la liberté de le mettre à la tête d'un Ouvrage de la nature de celui-cy, pour lui donner de la pro-*

*tection, si l'Ouvrage n'avoit rien en soi d'avantageux pour la Chirurgie: Mais comme c'est un Recueil de Faits & d'Observations, il semble qu'il n'auroit osé voir le jour, sans avoir rendu cette espece d'homage à l'homme du Royaume qui par l'usage excellent des Observations, s'est acquis la réputation la mieux fondée. La ressemblance même que paroît avoir ce Traité avec tous ceux qui depuis quelques années sont sortis des mains d'habiles Maîtres, lui fait avoir besoin du nom d'un Iuge aussi experimenté que vous l'êtes en cette matiere, dont le discernement lui serve comme de garand envers le Public, que ce n'est point par des larcins faits à ces Auteurs, mais par des expériences de quarante ans qu'il s'est grossi. Enfin c'est ici un sujet qui a la connoissance parfaite de l'in-*

*terieur du corps humain pour premier fondement, & par ce titre ſeul, à qui auroit-on plus de raiſon de preſenter ce Livre, qu'à vous,* MONSIEUR, *qui dans le tems que les autres commencent à apprendre l'Anatomie, l'enſeigniez avec tant d'éclat dans le ſecond Amphithéâtre de France; Qui par vos découvertes dans cette Science, avez ſi ſouvent illuſtré les Mémoires d'une Académie Royale ſœur de celle de Paris; Qui avez répandu autant de Maîtres dans tous les Pays, que vous avez formé d'Eleves; & qui par le nombre des cures qui vous ont réuſſi dans les Provinces, vous êtes fait appeller dans la Capitale, pour y être plus à portée d'être utile à toute la Nation? Auſſi a ce eſté après y avoir juſtifié par des ſuccès nouveaux ſur des Perſonnes les plus qualifiées de la Cour, que la renommée n'avoit rien ajoûté au-delà du vrai, sur votre merite, que le Roy pour s'assûrer d'un Premier Chirurgien qui eût l'experience de celui qui remplit actuellement si dignement cette Place, vous en a donnè la survivance; choix qui ranime nos esperances pour la durée de la Santé de Sa Majesté, & pour le maintien de l'honneur & de la Police d'un Corps qui a toujours fleuri en France. Trop heureux,* MONSIEUR, *si vous regardez ce present d'un des membres de ce Corps, comme une des marques la plus sincere du devoüement & du respect avec lequel je suis,*

MONSIEUR,

Votre très-humble & très-obéissant serviteur, G. DE LA MOTTE.

# PREFACE.

LA Chirurgie des Tumeurs, des Playes, des Ulceres, des Fractures, & des Dislocations des Os, ayant été depuis long-tems portée à un très-haut degré de perfection, on a lieu de s'étonner que la Chirurgie des Accouchemens ait été jusqu'au commencement du siécle precedent, abandonnée à des femmes ignorantes ou à des Chirurgiens qui n'avoient, comme beaucoup d'autres n'ont encore à présent dans les Provinces, d'autras ressources dans les accouchemens difficiles, qu'un instrument conduit par des mains peu adroites, toujours sûr de tuer l'enfant, & d'exposer la mere à un très grand danger.

On ne sçauroit en cela s'empêher de remarquer un étrange renversement dans l'ordre qu'auroient dû garder de tems immemorial ceux qui se sont appliqués à cultiver la Chirurgie, puisque cette partie de l'Art auroit dû être perfectionnée préferablement aux autres, comme étant celle qui donne l'être à tout ce qu'il y a d'hommes qui vivent sur la terre, & qui n'ont besoin des autres operations qu'après qu'un accouchement leur a donné lieu de voir le jour.

Pour prouver ce que j'avance au sujet des anciens Accoucheurs, il n'est pas besoin de remonter jusqu'aux siécles les plus reculés, & il ne faut que parcourir le Traité des Accouchemens de Me Ambroise Paré, de M. Jacques Guillemeau, & de M. Pierre Paul Bienassis de la Ville de Poitiers, imprimé en l'année 1602, & pluſieurs autres, pour convenir que la Pratique des Accouchemens étoit alors bien éloignée de la perfection où elle eſt parvenue dans ces derniers tems, par les ſoins & l'application de nos Accoucheurs modernes; & la maniere dont ces Anciens procedoient lorſque l'enfant ſe préſentoit dans une mauvaiſe ſituation, en eſt une preuve très-convaincante, puiſqu'ils s'opiniâtroient à le réduire à ſa ſituation naturelle, au-travers de mille difficultés, au lieu de le tirer par les pieds, comme font aujourd'huy tous ceux qui ſont inſtruits de la bonne Pratique, ce procedé étant le plus propre à terminer heureuſement tous les accouchemens contre nature.

Pluſieurs Chirurgiens plus éclairés que leurs Prédeceſſeurs, ayant refléchi bien avant dans le dernier ſiécle aux inconveniens qui arrivoient tous les jours dans les accouchemens contre nature, & aux avantages que le Public trouveroit dans la veritable méthode de pratiquer une opération ſi neceſſaire, en ont écrit avec quelque ſorte de ſuccès: mais ce qu'ils nous ont laiſſé là-deſſus dans leurs Ouvrages, eſt déduit avec ſi peu d'ordre & tant de confuſion, que l'on ne pouvoit ſe faire aucune regle certaine ſur leurs Obſervations, juſqu'à M. Mauriceau qui eſt le premier qui a traité cette importante matiere avec tout l'ordre, toute la netteté & toute l'érudition que l'on pouvoit deſirer.

L'impreſſion de ſon excellent Livre traduit en pluſieurs Langues, ſes Editions tant de fois réitérées, la quantité d'Exemplaires fournis par les Imprimeurs, tant en France que dans les Pays Etrangers, font mieux connoître le merite de l'Auteur & de ſon Ouvrage, que le foible éloge que j'en pourrois faire. Je me ſerois même difficilement déterminé à écrire ſur cette matiere

après

après un si sçavant homme, si je n'avois estimé que l'on peut penser de notre tems comme Seneque pensoit du sien, que toutes les choses veritables n'ont pas encore été dites ; & si je ne m'étois flaté, comme M. Peu le dit dans le Livre qu'il a écrit quelques années après celui de M. Mauriceau, d'avoir trouvé quelque chose de nouveau & de singulier sur cette Pratique, puisqu'il est très vrai que les Sciences & les Arts ne se perfectionnent qu'avec le tems, par des additions plus ou moins considerables.

Il semble en lisant les Livres de Messieurs Mauriceau & Peu, qu'il soit impossible de bien réussir dans la Pratique des Accouchemens, à moins que l'on n'ait travaillé à Paris dans la Salle des Accouchées. Il est vrai que cet Hôpital est pour les Chirurgiens la meilleure École de l'Europe, & que j'aurois ardemment souhaité d'avoir pû y être admis aux operations des accouchemens pendant cinq années que j'ay travaillé dans cette Maison : mais comme il n'y a qu'un Chirurgien pour l'ordinaire qui soit chargé de cette fonction, & que c'est une place qui n'est donnée qu'à la faveur, il fallut me contenter de suivre en qualité de Topique, * les Medecins qui y faisoient la visite pendant deux mois de l'année, de maniere que j'y suivis seulement durant six mois, trois de ces Medecins, qui étoient Messieurs de Bourges, Ozon & Morin, pendant lequel tems je m'attachai à examiner la conduite que ces Mrs tenoient pour garantir les accouchées des accidens qui leurs arrivoient après leurs couches. Je me dédommageai en quelque façon par ce moyen de mon manque de re-

* Topique est celui qui suit le Medecin, & qui écrit ce qu'il ordonne aux malades.

commandation ; mais je puis assurer que pendant les six mois que j'y fus admis en cette qualité, il n'y eut d'accouchemens extraordinaires que celui d'un enfant enclavé au passage, où la présence du Chirurgien fut necessaire, & qui se termina pourtant sans autre secours que celui de la patience, quoiqu'il y eût pendant tout ce tems-là trois cens cinquante à quatre cens femmes grosses, qui étoient toutes accouchées par les Apprentisses, & rarement par la Dame de la Marche, pour lors Maistresse Sage-femme de cet Hôpital. Ce qui me persuade, ou que ces Auteurs y étoient dans un tems bien different du mien, ou qu'ils exagerent beaucoup en comptant par centaines les accouchemens qu'ils disent y avoir faits. Cependant quoique je n'aye pas eu le bonheur de m'exercer dans l'Hôtel-Dieu, le Ciel n'a pas laissé de benir mes travaux, & en joignant la lecture à la pratique, les observations à la lecture, & les reflexions aux observations, je n'ai pas laissé d'acquerir en peu de tems plus de réputation que je n'en pouvois attendre, ayant souvent fait jusqu'à trois & quatre accouchemens dans un jour, & je puis dire heureusement, en quelque situation que les enfans se soient trouvés, sans le secours du crochet, ni d'aucun instrument dont l'effet soit à craindre. Je dis sans le secours du crochet, ne m'en étant pas servi deux fois depuis plus de trente années ; & quelques difficiles qu'ayent été les accouchemens, j'ai toujours substitué en son lieu d'autres moyens plus sûrs, comme je le fais voir dans plusieurs de mes Observations, sans craindre qu'aucun Chirurgien de toutes les Villes & des autres lieux où j'ai été mandé pour faire toutes sortes d'accouchemens, puissent dire de moi ce que M. Mauriceau dit dans le 33 chap. de son second Livre, d'un Chirurgien qui se vantoit de la même chose, & sans appréhender qu'aucune femme du grand nombre de celles que j'ai accouchées dans trente & quarante lieues de Pays, se plaigne d'avoir souffert ou de souffrir la moindre incommodité après leurs couches, que l'on puisse attribuer à une mauvaise manœuvre. Ce qui fait voir clairement que ma Pratique est non seulement la plus aisée, mais encore la moins douloureuse, la moins cruelle, & la plus sûre que l'on puisse mettre en usage, qui m'a presque toujours donné les moyens de secourir les meres, en leur donnant des remedes confortatifs, & en retournant les enfans quand leur mauvaise situation l'a exigé, sans en avoir jamais abandonné aucunes dans leurs plus grandes foiblesses, & dans quelqu'épuisement, où je les aye trouvées, quoiqu'en pareille occasion M. Mauriceau appelle cela prodiguer le remede. En un mot ce qui fait connoître avec encore plus d'évidence qu'il n'est pas absolument necessaire pour devenir habile Accoucheur, d'avoir travaillé dans l'Hôtel-Dieu de Paris, c'est que M. Clement qui a primé & prime encore sur tous les Accoucheurs de son tems, n'a jamais travaillé dans cet Hôpital.

Si je n'ai tentai en aucune occasion l'opération Césarienne, ce n'a point été à cause que M M. la condamne absolument & que M P. ne la conseille pas, puisque contre leurs sentimens la possibilité de la faire se prouve assez par les femmes qui en sont échapées après l'avoir soufferte, mais il est très rare que l'on soit obligé de la faire, parce que l'Art qui est perfectionné jusqu'au point où il est à présent, rend le secours de cette operation presque toûjours inutile. Cependant si un vice de conformation empêchoit l'introduction de la main, comme il est raporté par M M. dans la 26e. de ses Observations, je ne ferois aucune difficulté de la mettre en pratique. Je n'ai jamais non plus mutilé aucune partie de l'enfant de dessein prémedité, quoique M P. le conseille & quand la chose m'est arrivée ç'a toûjours été contre ma volonté. Il m'est encore moins arrivé de tuer l'enfant quelque accident que la mere ait soufferte & quelque long qu'ait été son travail; mais lorsqu'un enfant meurt dans les violentes convulsions de la mere, où à l'occasion d'une excessive perte de sang, qui forcent le Chirurgien d'accoucher incessamment la femme qui est attaquée de ces accidens, en quelque temps de la grossesse qu'elle puisse être, cela ne se peut pas appeler tuer l'enfant directement, puisque ne pouvant vivre pour n'être pas assez avancé dans son terme, & parce que l'accouchement se trouve prématuré, il meurt seulement quelque jours plûtôt ou plus tard. La mere même n'est pas toûjours exempte de périr dans ces fâcheuses conjonctures & c'est alors que le Chirurgien Accoucheur est beaucoup à plaindre parce qu'on lui impute souvent la cause de sa mort quoique ce soit uniquement l'effet de son malheur, & non celui de son impéritie, puisqu'il n'y a ni pratique, adresse, ni experience quelques consommées qu'elles soient, qui puissent empêcher ce triste évenement, comme on l'a vu en plusieurs Dames de considération qui n'avoient manqué d'aucun des secours qu'on pouvoit humainement leur donner. Il est vrai que je condamne les Chirurgiens qui à la honte de l'Art que nous exerçons, n'ont que l'avarice pour guide & une grossiere ignorance en partage dans la profession qu'ils font des Accouchemens. Ces gens-là sont beaucoup à craindre pour les femmes qui ont de fâcheux travaux; car n'ayant autre chose à leur offrir que le crochet, dans la déplorable situation où elles se trouvent, ils s'en servent indifferemment dans toutes les situations où l'enfant peut se présenter.

Les mains seules dont d'autres veulent se servir, ne sont pas souvent en ces occasions un moins dangereux instrument que le crochet, & les accidens qu'elles produisent sont autant à craindre quand elles sont mal dirigées. C'est pourquoi ils ne devroient s'engager à faire des accouchemens que lorsqu'ils seroient bien instruits de ce qu'ils doivent faire, ils s'éxempteroient par-là d'un honteux reproche d'être homicides en entreprenant ce qu'ils ne sçavent pas éxécuter, & ce qui surpasse leur sçavoir faire, & ils ne représenteroient pas d'aussi tristes Scenes que celles où je ne me suis que trop souvent trouvé, qui font frémir d'horreur, & dont le triste souvenir ne s'éface qu'avec beaucoup de peine.

Je parle ici de tant de pauvres femmes dénuées de forces à l'occasion d'une grande perte de sang causée par les violences qu'on leur fait souffrir, ausquelles on trouve les parties toutes contuses, si mal traitées & si déchirées, qu'à quelques-unes les intestins leur sortent par le vagin, l'arriere-faix étant resté tout entier ou en partie dans la matrice souvent renversée; des enfans tronqués & démembrés, quelquefois à demi sortis & abandonnés en cet état; aux uns la tête, aux autres les bras ou les jambes arrachés & le corps même tout entier, la tête étant resté dans la matrice, & j'ose dire cependant qu'une mauvaise politique ne m'a jamais empêché de secourir toutes ces infortunées femmes, & que par mon application & mon travail, j'en ai sauvé plusieurs, sans quoi j'aurois eu le regret éternel de les avoir vû périr misérablement, comme je le fais voir dans mes Observations ensuite des Chapitres qui ont du rapport à chacun de ces accidens en particulier. J'ai crû que le plus sûr moyen qu'un Auteur doit mettre en usage pour bien apprendre aux jeunes Chirurgiens l'Art des Accouchemens, c'est de ne jamais s'écarter des principes qu'il a une fois établis, dans toute la suite d'un Livre qu'il donne au public, parce qu'un Auteur de réputation qui s'explique d'une façon dans son Chapitre général, & ensuite d'une autre maniere dans les Observations qui y ont du raport, rend la pratique des Accouchemens fautive & incertaine; c'est neanmoins un écueil que les plus celebres Auteurs de nos jours n'ont pu éviter, témoin M M. Chap. XX. Livre II. Observation DCIV & DCIX.

C'est aussi cette raison qui m'a fait suivre éxactement dans tout ce Traité les principes que j'ai établis, & l'on ne trouvera pas que j'aye rien changé dans chaque Observation, de ce que j'ai enseignai dans les regles générales, à moins que la nature elle-même n'eut produit un heureux changement, comme il m'est arrivé quelquefois, que des accouchemens en aparence absolument mauvais & contre nature, se sont changés en des accouchemens très naturels; mais ces changemens ne se font pas toûjours de cette maniere, s'il y en a quelques uns d'heureux, il ne s'en trouve que trop souvent qui sont capables de désoler un Accoucheur, rien n'étant plus inégal, plus bizarre ni plus trompeur que les accouchemens. Ce sont des marques qu'un Accoucheur peut faire tous les jours ; il trouvera à une femme malade pour accoucher ; dans le commencement de son travail tous les signes qui peuvent en faire esperer une fin prompte & favorable, qui neanmoins se change ensuite dans un travail très laborieux & qui ne se termine qu'après beaucoup de temps, en sorte que l'on est quelquefois obligé d'en venir à l'extrême remede, au lieu que le plus difficile, le plus long & le plus laborieux, se termine aussi quelquefois très heureusement lorsque l'on croit tout désesperé.

C'est dans ces occasions qu'un Chirurgien doit se recüeillir en soi-même, s'armer de résolution, & ne perdre jamais son étoile, mais au contraire montrer toûjours beaucoup de fermeté & de tranquilité, car s'il en use autrement, qu'il s'embarasse, ou qu'il se démonte, il ne sçait plus ce qu'il devient, & pour lors tout est à craindre pour la mere, pour l'enfant, & pour lui-même, qu'il fasse donc réflexion que les plus heureux accouchemens ne sont pas sans danger, ni les plus fâcheux sans esperance. Il en trouvera des preuves dans M M. Observ. CXXXVII. & CCXXX. s'il ne se contente pas du grand nombre d'éxemples que je rapporte pour prouver cette verité, au reste quand nous avons fait ce que la prudence conseille & ce que l'Art nous suggere, nous ne sommes pas obligés à en faire davantage. L'on a beau sçavoir la circulation du sang & des humeurs, le nom, la figure, la situation, & l'usage des parties de la génération, tant de celles qui paroissent à l'exterieur, que de celles qui nous sont cachées. Il y a des accidens ausquels toute la science humaine ne peut remédier, aussi, quoique l'Anatomie ait toûjours fait mon attache & mon plaisir, non seulement en ce qui peut être utile pour ma profeſſion ; mais auſſi pour rendre raiſon des moyens dont la nature ſe ſert pour accomplir pluſieurs opérations qui ſe paſſent chez elle, je n'en parle que ſuccintement dans ce Traité ; perſuadé que je ſuis que le Chirurgien qui accouche ne doit pas être un novice, mais au contraire aſſez expérimenté dans l'Art pour poſſeder à fond la connoiſſance des parties génitales, d'autant plus qu'elles ſe démontrent preſque toutes d'elles-mêmes ſans le ſecours de la diſſection.

C'eſt cette raiſon qui me fait regarder certaines Planches, où le Graveur a repreſenté toutes ces parties au naturel dans quelques Livres (dont les Auteurs pretendent que le Chirurgien peut tirer de grands ſecours) comme des choſes non ſeulement inutiles, mais plûtôt capables d'attirer les regards curieux des jeunes gens, pour s'en former des idées tout-à-fait dangereuſes pour les mœurs ; ce qui ſeroit excuſable ſi à l'exemple des Turcs, chez qui il n'y a que les Docteurs de la Loi qui ont le pouvoir de lire leurs Livres, il n'y avoit auſſi que les Chirurgiens qui lûſſent ceux dont je parle : mais au contraire ils ſont répandus dans quantité de maiſons particulieres, & expoſez à la vûe de toutes ſortes de perſonnes, ce qui donne lieu à de mauvaiſes plaiſanteries, & à des brocards remplis d'obſcenitez, c'eſt pour cela que je me contente d'avoir dans mon cabinet ces piéces deſſeichées d'une maniere ſi dictincte & exacte, qu'il n'y manque pas un ſeul vaiſſeau, afin de ſatisfaire ceux qui doivent en avoir la connoiſſance, ſuppoſé qu'ils eſperent d'en tirer quelque avantage.

Je ne vois pas que les Figures qui repreſentent les differentes ſituations de l'enfant dans la matrice, non plus

plus que toutes les bizarres circonvolutions du cordon autour de ses differentes, parties soient d'une plus grande utilité; & comme je ne me sers point de tire-teste, de crochets, de dilatatoires, de couteaux courbes, ni des lacs, ces representations seroient fort inutiles. Je ne parle point aussi d'une infinité de précautions pretendues necessaires, au rapport des Auteurs qui m'ont precedé; je me borne à mon étuy seul, de l'eau, du fil & deux femmes pour faire un accouchement naturel, le reste se trouve toûjours assez à propos, sans mettre tout en mouvement dans une maison. Mais pour satisfaire au dessein que je me suis proposé dans cet ouvrage, je me suis uniquement attaché à rapporter mes observations telles que je les ay faites; la providence m'en ayant fourni un assez grand nombre sur toutes les situations, dans lesquelles un enfant peut se presenter: Ce que j'ai fait dans l'esperance de contribuer à la satisfaction du public en general, & des Chirurgiens en particulier qui voudront s'appliquer aux accouchemens pour leur en rendre la pratique plus facile, faisant succeder une ou deux Observations tout au plus à chaque Chapitre, à moins que de fortes raisons ne m'ayent engagé à en rapporter un plus grand nombre, ce qui se trouvera dans quelques endroits, & je me suis tenu dans cette réserve de peur d'ennuyer le Lecteur par des répetitions inutiles. Je les ay circonstanciées par rapport au temps & au lieu autant que j'ai crû le devoir faire, à l'exemple de ceux qui ont écrit avant moy sur cette matiere, pour en assurer davantage la verité, & j'ai évité autant qu'il m'a été possible, non seulement de nommer les personnes ausquelles j'ai crû que ces récits pourroient faire de la peine, mais aussi de les marquer par un caractere qui les pût faire connoître.

J'ai ajoûté en forme de reflexions, les pensées que ces Observations m'ont fait naître, dans lesquelles j'éclaircis autant que je le puis les difficultez qui se trouvent dans l'Observation, afin de les rendre plus sensibles, & les moyens que je propose pour les surmonter, plus faciles à executer; l'on y verra quantité de faits d'une pratique nouvelle, opposée aux préceptes de quelques Auteurs d'un grand nom, mais j'ôse dire qu'ils sont tous appuyez sur des raisonnemens si solides & sur des experiences si palpables, qu'on ne pourra les condamner sans temerité.

Il ne faut pas au surplus que ces faits particuliers révoltent contre moi le Lecteur prévenu en faveur de ces sçavans hommes; mais toute partialité mise à part, il se persuade que je ne fais point ces remarques, & que je ne rapporte point ses Observations pour donner la préference à mes opinions & à ma pratique; j'ai observé pendant vingt-cinq années avec beaucoup de soin & d'application: ensuite j'ai écrit mes Observations, & enfin j'ai fait mes réflexions sur ce que j'avois observé. Mais je fais bien plus de cas des unes que des autres, les Observations sont des choses fermes, stables & de tous les temps; au lieu que les réflexions ou conclusions que l'on en tire peuvent changer, & je les ai changé moi même en plusieurs occasions, induit à ce changement par de nouvelles observations que j'avois faites avec plus d'exactitude que les precedentes.

Comme je demeure dans l'extremité d'une Province bornée de la mer presque de tous côtez, & que je travaille le plus souvent dans le fonds d'une campagne sans Medecins ny Chirurgiens qui puissent m'aider de leurs conseils, ou qui du moins se trouvent trés rarement a portée de le faire, j'ai été obligé à me conduire moi même le plus souvent en cherchant à aider la nature & à calmer les accidens qui accompagnent la grossesse & les accouchemens, autant que le bon sens & mes reflexions m'en ont pû fournir les moyens, sans trop me soumettre aux authoritez, ni me rendre esclave des usages generalement reçus, à moins que je n'aye connu la necessité de m'y conformer, eû égard à la maladie, à la constitution des malades, & à d'autres circonstances d'où l'on peut tirer des indications dans la pratique.

Je me suis toûjours attaché à expliquer mes Observations & mes pensées le plus nettement qu'il m'a été possible à un homme qui a beaucoup plus d'experience que d'étude; au reste je spere que cet aveu ne me fera pas perdre l'estime du Lecteur, mais que cette sincerité le portera à s'attacher plû-tôt au fond de mon ouvrage qu'à l'arrangement des matieres; au choix des paroles & à la beauté du discours; si j'avance même quelque chose qui semble être au dessus de ma portée, il doit être persuadé que ce n'est ni par gloire, ni par vanité, mais seulement parce qu'il est du devoir des personnes de ma profession, de ramasser des faits sur lesquels les habiles Phisiciens puissent établir des sistemes justes, pour découvrir peu à peu les causes les plus cachées des accidens qui arrivent aux malades pendant le cours des maladies dont ils sont attaquez, & preparer ainsi aux Medecins la voye de perfectionner la Medecine qui consiste à trouver de nouveaux remedes, ou une meilleure maniere d'expliquer l'effet de ceux qui sont déjà trouvez, sur tout à l'égard des remedes qu'il convient de prescrire pendant la grossesse, au temps du travail & durant les couches; ce qui devroit être l'objet d'un Medecin en particulier, comme celui d'accoucher l'est des Chirurgiens qui en font une Profession expresse.

Car en effet quel secours quantité de nouveaux Mecins peuvent-ils donner aux femmes qui se trouvent atteintes de plusieurs accidens qui leurs arrivent dans l'un de ces trois états, lorsque les plus anciens & les plus experimentez ont le plus souvent beaucoup de peine à les prévenir, & à y remedier quand ils sont arrivez; si l'on doute de ce que je dis sans avoir égard à la plûpart de mes Observations qui le justifient, il n'y a qu'à lire celles de M. M. pour en être convaincu.

Ce qui me feroit souhaiter pour l'utilité publique que quelques Medecins se donnassent absolument à secourir les femmes en chacun de ces états, par l'usage du regime & des remedes propres à détruire les fâcheux simptomes ausquels elles sont exposées, comme font quelques Chirurgiens pour les accoucher: en agissant de concert en ces occasions sans prévention ni partialité, les femmes grosses & accouchées éviteroient beaucoup de dangers ausquels elles succombent trés souvent, & seroient secourues plus à propos & plus efficacement.

# TABLE

## DES LIVRES ET CHAPITRES.

## LIVRE SECOND.

## LIVRE TROISIEME.

## LIVRE QUATRIEME.



Ch. IV.

# TRAITÉ DES ACCOUCHEMENS.

## LIVRE PREMIER.

### CHAPITRE I.

*Ce que c'est qu'Accouchement, & combien il y en a de sortes.*

L'Accouchement est la sortie de l'enfant hors du ventre de sa mere.

Il y en a de trois sortes ; le naturel, le non naturel, & celui qui est contre nature.

L'accouchement naturel, est celui où l'enfant vient au monde au terme de neuf mois, sans presque d'autre secours que celui de la nature, où le ministere de la Sage-Femme, ou celui du Chirurgien, ne sont que peu ou point utiles, si ce n'est pour recevoir l'enfant, lorsque la femme accouche, la délivrer ensuite de son arriere-faix, lier le cordon de l'ombilic, visiter l'enfant après l'accouchement, pour voir s'il n'a aucun vice de conformation qui demande quelque remede, le faire emmailloter comme il le doit être, ensuite accommoder la mere, puis la coucher dans son lit ; c'est en cela que consiste l'accouchement naturel, pur & simple.

L'accouchement non naturel, est celui où il se rencontre des causes qui s'opposent à la disposition qu'a la nature de finir son ouvrage, & qui rendent l'accouchement long & difficile; mais ces causes n'étant pas insurmontables, elles permettent l'accouchement dans la suite.

L'accouchement contre nature est celui où la mere ne peut se délivrer de son enfant, que par un secours étranger, soit d'une habile Sage-Femme, ou d'un Chirurgien experimenté.

Pour donner une idée de ces trois sortes d'accouchemens en particulier, il faut non seulement commencer par traiter de ce qui peut arriver pendant la grossesse de la femme, mais même de la disposition prochaine où elle est de devenir grosse, & finir par les accidens que l'accouchement & les couches peuvent causer. J'ai crû devoir commencer par faire voir de quelle maniere j'aide la femme dans son accouchement naturel, & ensuite dans celui qui est contre nature en general, vû qu'il n'y a aucun temps pendant tout le cours de la grossesse, dans lequel je n'aïe pratiqué l'un ou l'autre de ces accouchemens, pour venir ensuite dans le détail qui fait le sujet de ce Traité.

## CHAPITRE II.

### *De l'Accouchement naturel.*

LE temps de la grossesse étant accompli, la femme s'apperçoit par quantité de marques que l'accouchement fait pressentir ses approches; le volume de l'arriere-faix, des eaux & de l'enfant ayant atteint son dernier periode, & la matrice ayant acquis le plus haut degré d'extension qu'elle puisse souffrir, leur poids luy devient extrêmement à charge; ce qui fait que le ventre de la femme grosse tire en bas, & lui cause de la difficulté à marcher, de la nonchalance dans ses actions, de la lassitude aux bras, aux jambes, & de legeres douleurs vers la region des lombes & des reins. La tête de l'enfant qui doit pour lors se trouver tournée vers les parties basses, presse la vessie par son poids, & oblige la femme à laisser souvent couler son urine; & enfin des humeurs glaireuses qui exudent de ses parties basses, la disposent à l'accouchement, en rendant par leur qualité onctueuse & lubrifiante le passage plus aisé & plus glissant. Ce sont là les plus ceraines marques d'un accouchement prochain.

## OBSERVATION I.

Le 28 Novembre de l'année 1684, une Marchande de cette Ville m'envoya prier de venir chez elle, afin de me consulter sur tous les accidens specifiez dans le Chapitre précedent, qu'elle souffroit depuis quelques jours. Je l'assurai que toutes ces petites incommoditez étoient les avant-coureurs d'un accouchement prochain. Les douleurs augmenterent dans le moment. Je la touchai avec le doigt trempé dans l'huile, je trouvai les eaux toutes preparées, qui étant poussées en quantité au devant de la tête de l'enfant pendant la force de la douleur, m'empêcherent de connoître sa situation. Je fus obligé d'attendre que la douleur fût cessée, après quoi je touchai la tête au travers des membranes, qui me parut fort proche, & le tout assez bien disposé, pour esperer que l'enfant sortiroit aux premieres douleurs.

Je fis le petit lit avec une paillasse devant le feu, une chaise renversée par dessous, pour servir de chevet, un petit matelas, deux draps & une couverture par dessus, & cela de maniere que ce petit lit fût en glacis; j'y fis coucher la femme sur le dos, on mit une petite nappe pliée en quatre sous ses reins; je fis une espece de cheute ou fosse sous le siege; je lui fis écarter les genouils, approcher les talons auprès des fesses, & appuier les pieds contre quelque chose de solide; on posa une nappe sur les genouils de la malade pour la couvrir, & je plaçai deux femmes de côté & d'autre pour tenir ses genoux écartés d'une main, & de l'autre tenir la nappe qui étoit sous les reins de la malade, pour les lui élever quand il seroit necessaire, & je lui fis en même temps prendre les côtés de son matelas avec ses deux mains, & pousser en bas. Les douleurs suivirent si brusquement, que je n'eus que le temps de prendre ces précautions & recevoir l'enfant, delivrer la mere, lier le cordon de l'ombilic, & donner ensuite l'enfant à une femme pour l'emmailloter, puis faire accommoder l'accouchée avec un linge ou serviette molette sur son sein, une chemise & une chemisette, un linge en quatre doubles sur les parties basses, une nappe doublée autour d'elle, & je la fis coucher dans son lit. Tout ce manége ne dura pas un quart d'heure.

## REFLEXION.

Tous les signes que j'ai d'abord énoncez étant équivoques, il n'y a que le seul attouchement qui se fait par l'introduction du doigt dans le vagin, qui en puisse assurer l'évenement. Par ce moyen l'on juge si c'est l'accouchement qui y donne occasion, par la disposition de la matrice, c'est-à-dire, par la dilatation de son orifice interieur, & par la préparation des eaux, que l'on connoît, lorsqu'elles remplissent extraordinairement les membranes, & qu'elles se presentent au fond du vagin; car lorsque ces marques ne se trouvent pas, l'on peut s'assurer que l'accouchement n'a nulle part à ces accidens.

C'est d'ordinaire inutilement que le Chirurgien touche la femme dans le fort de la douleur, pour connoître la situation de l'enfant, & sçavoir quelle partie il presente, parce que dans ce temps-là les eaux sont poussées en bas & au devant de l'enfant, avec tant de force, & en si grande quantité, qu'elles en ôtent absolument la connoissance; ce qui oblige le Chirurgien à differer jusqu'à ce que la douleur soit entierement cessée, ou du moins très-diminuée, pour s'en assurer, parce qu'il se fait alors un mouvement opposé de ces mêmes eaux, qui au lieu de se précipiter comme elles font dans le temps de la douleur, y étant forcées par la compression des muscles de l'abdomen & du diaphragme, la douleur étant cessée, ces mêmes parties reprennent leur situation ordinaire, & les eaux par conséquent se retablissent dans le même état qu'elles étoient avant la douleur, & ce mouvement de précipitation & de retrogradation se continue, jusqu'à ce qu'une douleur assez forte fasse rompre ces membranes, & écouler les eaux qu'elles contiennent, qui est ce qui fait dire que les eaux sont percées, après quoi le Chirurgien connoît distinctement quelle partie l'enfant presente.

C'est ce qui arriva dans l'occasion dont je parle: aussi-tôt que je vis que cette femme avoit des douleurs fortes, je la touchai pour m'assurer de son état. Je trouvai l'orifice interieur de sa matrice dilaté, & les eaux dans une telle quantité, que je ne pus connoître la situation de l'enfant, jusqu'à ce que cette douleur fût presque entierement cessée; après quoy, je touchai la tête de l'enfant au travers des membranes, qui contenoient les eaux, & la trouvai si avancée, qu'à la premiere douleur, ces mêmes membranes s'ouvrirent, les eaux s'écoulerent, & l'enfant suivit dans le moment.

C'est souvent tout le temps qu'une femme peut avoir, pour prendre ses précautions dans un accouchement naturel; étant même quelquefois surprise sans l'avoir prévû par aucun de ces signes si ordinaires, ce qui fait qu'en pareille occasion, elle n'a donné ordre à rien, de ce qui est necessaire pour elle & pour son enfant. J'ai même été appellé à plusieurs femmes de mes plus proches voisines, que j'ai trouvé accouchées, quoique je partisse aussi-tôt que j'avois été mandé, & que ces femmes m'eussent fait appeller dès la premiere douleur qu'elles avoient sentie.

## OBSERVATION II.

Le 7 Decembre de l'année 1684. l'ont me vint querir pour accoucher la femme d'un Serrurier, mon plus proche voisin ; comme on me trouva à ma porte, j'entrai dans le moment chez la malade ; je la trouvai accouchée & délivrée, sans que cette premiere & unique douleur eût été précedée par aucune autre, ni par aucuns des signes qui eussent pû faire prévoir ce qui venoit d'arriver. Je n'eus que la peine de lier le cordon de l'ombilic à l'enfant, la femme s'accommoda elle-même, & se coucha sans autre secours, & elle ne se trouva pas plus incommodée que si elle n'avoit pas accouché.

## REFLEXION.

Ne semble-t-il pas qu'il n'y a rien à observer dans les accouchemens aussi heureux & aussi faciles qu'ont été les deux que je viens de rapporter, & que c'est inutilement que j'en parle, puisque l'art paroît n'y avoir eu aucune part, la nature ayant tout fait d'elle-même?

Ce sont neanmoins ces accouchemens qui meritent le plus de reflexion, & qui font voir que la nature prudente & sage, n'a pas besoin pour l'ordinaire de tous les secours prétendus necessaires, qu'un Chirurgien ou une Sage-Femme s'empressent souvent de donner inutilement, plus par ignorance ou par ostentation, que par necessité ; leur présomption les portant à vouloir persuader qu'un accouchement fini avec tant de bonheur & si prompt, est l'effet de ce secours donné à propos ; & si par malheur pour eux, ils trouvent la besogne faite quand ils arrivent, penetrés d'un secret dépit de n'être pas venus assez tôt pour s'en attribuer l'honneur, ils assurent effrontément que s'ils avoient été appellés à temps, la femme accouchée avec tant de facilité, auroit encore eu moins de peine.

Je suis très-opposé à ces manieres d'agir, puisqu'en pareille occasion, je dis qu'il n'y a qu'un défaut d'experience, ou une Charlatannerie outrée, qui puisse faire tenir un tel langage à un Chirurgien, & que si les femmes qui se mêlent d'accoucher, vouloient meriter à juste titre ce beau nom de Sages, qu'on leur donne gratuitement, elles se feroient instruire à fond de ce qu'elles doivent sçavoir ; & après en avoir acquis la parfaite connoissance, elles laisseroient accoucher les femmes, comme cela doit toûjours arriver dans les accouchemens naturels, sans se parer d'un honneur qui n'est dû qu'à la nature ; cependant quoique les secours des Accoucheurs & des Sages-Femmes soient inutiles en ces occasions, leur presence est pourtant necessaire, pour secourir les malades en cas d'accident & leur mettre l'esprit en repos.

## CHAPITRE III.

### *De l'Accouchement contre nature.*

L'Accouchement contre nature est celui qui ne se peut terminer que par un secours étranger, soit d'une Sage-Femme adroite, ou d'un Chirurgien experimenté.

Autant que l'accouchement naturel est aisé & facile, autant celui qui est contre nature est difficile & laborieux; & si l'un ne demande qu'un peu d'attention, l'autre a besoin de toute l'experience, l'adresse, la force, la prudence, la charité, la religion, & la présence d'esprit qu'un homme peut avoir, pour le terminer heureusement.

Ceci supposé, & la femme étant en travail, comme le bras sorti, est la partie la plus sensible que l'enfant peut presenter, qu'il n'y a point de situation qui exige plus certainement le secours du Chirurgien, & que cet accouchement est le plus difficile à terminer; c'est ce même accouchement que je choisis pour être le sujet de ce Chapitre general.

Lorsque je suis appellé à un accouchement de cette nature, je commence par m'assurer, autant qu'il m'est possible, de la vie ou de la mort de l'enfant; parce que les précautions que l'un exige, sont bien differentes de celles de l'autre. Je m'informe ensuite s'il a été baptisé, afin de ne rien omettre dans la circonstance qui est la plus essentielle, puisque le salut éternel de l'enfant en dépend.

J'accommode ensuite un petit lit; mais comme ces sortes de petits lits sont pour l'ordinaire un peu trop bas, & qu'il ne s'en trouve que dans des maisons de consideration, ou du moins chez des personnes aisées, qui sont les lieux où ces sortes d'accouchemens arrivent le moins, je me sers du lit ordinaire de la femme en travail, en l'accommodant par le travers ou par les pieds; de la même maniere que pour servir à l'accouchement naturel, & avec les mêmes précautions; c'est-à-dire, que ce lit vienne en forme de glacis, depuis la tête jusqu'au siege, sous lequel il y aura une espece de fosse, afin que rien ne s'oppose à la sortie de l'enfant; une nappe doublée en quatre sous les reins, les genoux écartés l'un de l'autre, une nappe étenduë dessus, deux femmes occupées à tenir les genoux en cet état, chacune d'une de ses mains, & de l'autre à soutenir la nappe quand il est à propos; les talons repliés auprès des fesses, & appuyés contre quelque corps solide, soit le bois du lit même, ou quelqu'autre mis exprès au travers des pieds du lit, faisant en même temps tenir à la malade quelque chose de ferme avec ses deux mains, pour empêcher qu'elle ne s'éleve & ne se retire trop en haut, dans le temps de la douleur, & lorsque l'enfant vient au passage, ou durant son extraction. A ce défaut, une personne mettant les deux mains sur les épaules de la malade, peut empêcher ce mouvement.

La femme ainsi située, je me mets en état de lui rendre les secours necessaires, ce que je ne puis faire avec liberté, que je ne sois en chemise, les manches roulées jusques au haut des bras, prenant ensuite un bonnet ou n'en prenant pas, selon qu'il me convient, ainsi qu'une serviette devant moi, ne regardant ces précautions que par rapport à la propreté & à la bienséance, sans que la necessité y ait de part; mais bien d'avoir les ongles rognées, & la main trempée dans l'huile ou enduite de beure frais, afin de l'introduire plus aisément, soit en reduisant le bras sorti, s'il est possible sans grande difficulté, sinon je le laisse dehors, & coule ma main le long de ce bras, pour aller chercher les pieds, je les joins tous deux, & les attire au passage, & lorsqu'ils sont situez de maniere que l'enfant ait la face en bas, j'acheve l'accouchement; ce que je connois en ce que l'enfant situé de cette maniere, a les talons vers le ventre de sa mere, & les doigts du pied vers le siege; si le contraire se rencontre, c'est-à-dire, que les doigts du pied soient vers le ventre, & les talons vers le siege de la mere, en tirant les pieds & les jambes de l'enfant, je le tourne doucement à mesure qu'il avance, afin qu'il se trouve comme il doit être, lorsqu'il sera tout au plus sorti jusqu'aux reins, je veux dire la poitrine & la face en bas ou vers le siege de la mere, & le siege en haut; parce que s'il étoit autrement, & qu'il fut sorti jusques au coû, il seroit pour lors très-difficile à retourner, & en voulant finir l'accouchement dans cette mauvaise situation, l'enfant s'accrocheroit par le menton aux os pubis, & courroit grand risque d'avoir la tête arrachée.

Cette précaution prise, si l'enfant est par trop glissant, ce qui arrive quelquefois, je prends un linge avec lequel je l'envelope, puis je le tire jusqu'aux aisselles, lui dégage les bras l'un après l'autre, puis tirant doucement, j'acheve l'accouchement.

Au cas que la tête fasse de la resistance, comme il arrive souvent, je coule ma main applatie par dessous le menton, j'introduis mon doigt dans la bouche de l'enfant, après quoi je tire doucement, faisant en même temps agir l'autre main par dessus le coû, allant de cette maniere alternativement, mais plus fort par dessus le coû que vers la bouche, dans la crainte d'endommager la machoire inferieure, ce qui auroit de dangereuses suites que j'ai toûjours évitées, en prenant ces précautions, qui m'ont si bien réüssi, que j'ai heureusement terminé presque tous les accouchemens contre nature qui me sont tombez d'abord entre les mains, ou ceux ausquels j'ai été appellé, tant en cette situation qu'en toute autre, sans en avoir jamais abandonné aucun.

Je dis bien la maniere dont je me dispose pour accoucher une femme en cet état; mais je ne détermine point la situation que je dois tenir, quoique M. Peu l'ait fait, aussi-bien que M. Mauriceau, parce qu'il est absolument inutile d'en déterminer, ni d'en fixer aucune. La situation qu'un Accoucheur doit prendre, est celle qu'il trouve, selon l'occasion la plus commode pour terminer heureusement son operation.

Ne deverois-je pas aussi dire les qualités que doit avoir un Chirurgien qui se devouë à la pratique des accouchemens ? Mais après tout, de quelle utilité seroit ce que j'en pourrois dire ? Le peu de disposition que je me sens à donner ce tour fin & délicat aux choses, me feroit craindre de lui grossir la main, qu'il doit avoir petite avec les doigts longs, selon M. M. qui l'avoit telle, comme il le rapporte en plusieurs endroits de son Livre. Il faut posseder, autant qu'il est possible, les choses qui dépendent de nous, comme sont les bonnes mœurs, la prudence, la sagesse, l'honnêteté, le secret, bien qu'il n'y ait point d'homme qui n'ait ses défauts; un Accoucheur doit avoir de la religion & de la vertu, être exempt de certains vices capitaux, qui, selon Dieu, & selon le monde, dérogent à la qualité d'honnête homme; mais à l'égard de la main, j'ai connu très-particulierement feu M. Mingot, de la ville de Caën, dont la memoire me sera toûjours en grande veneration, comme ayant été un excellent Accoucheur, nonobstant sa grosse taille & sa grande & grosse main. Pour moi qui l'ai comme un homme d'une moyenne taille la peut avoir, je n'en dis rien, sinon qu'elle me sert fort bien telle qu'elle est, comme je le ferai voir dans la suite.

OBSERVATION III.

## OBSERVATION III.

Le 12 May de l'année 1684. j'allay accoucher la femme d'un Tailleur de pierre à la Parroisse d'Ivetot, à une demi lieue de cette ville, le bras de son enfant étoit sorti jusques au coude: je mis cette femme en situation sur les pieds de son lit, je coulai ma main trempée dans l'huile le long de ce bras, j'allai ensuite chercher les pieds que je trouvai avec assés de facilité; je les attirai au passage, ayant reconnu que l'enfant avoit la face en haut, par les doigts du pied qui étoient en dessus, & m'en étant assûré à mesure qu'il s'avançoit, je pris ses deux jambes, & d'un tour de main je changeai cette situation de perilleuse qu'elle étoit en une plus facile, en lui tournant la face en bas, & j'achevai en un instant cet accouchement. Après quoi je délivrai la mere avec la même facilité, l'un & l'autre se porterent bien.

## REFLEXION.

Quand je dis que je mis cette femme en situation sur les pieds de son lit, bien entendu que je l'accommodai comme il étoit necessaire pour l'accoucher de la maniere marquée dans le Chapitre précedent: je ne m'en expliquerai pas autrement dans la suite, pour éviter les redites.

Quoi qu'il y eût plus de quatre heures que le bras de cet enfant étoit sorti quand j'arrivai, comme la Sage-Femme n'avoit pas essaié d'achever l'accouchement, mais qu'elle avoit au contraire laissé la malade en repos sans y toucher, je trouvai les choses dans une si heureuse disposition, que je n'eus point de peine à le terminer, en aussi peu de temps que je le dis. Joint que la malade n'avoit aucune douleur, qui est encore un des plus grands avantages que j'eusse pû souhaiter, parce que dans les douleurs il est presque impossible à l'Accoucheur d'introduire sa main dans la matrice, étant continuellement repoussée par les efforts que fait la malade, & au cas qu'il l'ait introduite, il est forcé de la retirer, jusqu'à ce que la douleur soit finie, vû que la compression qu'il souffre, cause une interception d'esprits, laquelle anéantit l'usage des nerfs & l'action des muscles, ce qui rend la main incapable de toute action.

Je m'apperceus assés dès le moment que j'eus trouvé les pieds de l'enfant, qu'ils n'étoient pas dans la disposition requise, mais les eaux étant écoulées depuis si long-temps, la matrice s'étoit tellement resserrée, & enveloppoit si exactement l'enfant, que je n'eus pas la liberté de le faire venir autrement. Quoique je l'aye fait bien des fois quand je me suis trouvé à temps, c'est-à-dire, lorsque les membranes s'ouvrent pour laisser écouler les eaux, parce qu'en cet état je suis presque toûjours le maitre de donner le tour que je veux à l'enfant. Il n'y a qu'à faire reflexion sur la disposition qu'a la matrice à se resserrer aussitost que les eaux sont écoulées, pour être convaincu de ce que je dis, puisqu'elle a par elle-même un assés grand volume pour permettre au Chirurgien de donner à l'enfant tel mouvement qu'il juge necessaire. Il n'y a souvent qu'une précipitation à contre temps, ou un manque de pratique, ou de présence d'esprit, qui empêche le Chirurgien de le faire, en prenant son temps comme je le dis.

Mais quand l'enfant est une fois engagé dans le détroit tel qu'est celui où il faut que cette action se fasse, quelque facile que ce tour parroisse, il faut le sçavoir faire, & ne pas manquer l'occasion, pour éviter l'accident dans lequel tomba, comme on le va voir, cette même Sage-Femme pour l'avoir negligé, car c'est la principale attention que la Sage-Femme ou le Chirurgien doivent avoir quand l'enfant vient la face en dessus, de la lui placer en dessous, par le moyen de ce tour de main.

## OBSERVATION IV.

Le 17 Janvier de l'année *1706.* cette même Sage-Femme m'envoya prier de venir à la même Paroisse pour accoucher une femme, auprès de laquelle elle étoit. J'y allai dans le moment; mais quelque diligence que je fisse, je ne pus arriver si-tôt que l'enfant ne fût mort, d'autant même qu'il l'étoit avant que la Sage-Femme m'eût envoyé chercher. Je trouvai ce pauvre enfant (qui avoit presenté le bras droit d'abord) accroché par le menton aux os pubis, dont le reste du corps étoit sorti avec toute la facilité possible par le secours de la Sage-Femme, qui lui avoit été chercher les pieds; mais ayant negligé de donner le tour necessaire pour lui mettre la face en dessous, qu'il avoit en dessus, cela fut cause qu'il perdit la vie en cet endroit, par les efforts qu'elle fit mal à propos pour l'en tirer. Elle lui avoit disloqué les vertebres du coû, de maniere que la tête ne tenoit plus qu'aux muscles & aux tégumens, ce qui me rendit la fin de cet accouchement difficile, où je réüssis neanmoins. Pour cela j'introduisis mon doigt dans la bouche de l'enfant, puis je repoussai doucement la tête, & l'éloignai assez de l'os pubis, pour la tourner un peu de côté, & je terminai ainsi l'accouchement avec plus de bonheur & de facilité que je n'avois osé l'esperer dans le commencement. Je delivrai la femme, & ordonnai ce qu'il falloit lui faire dans la suite, dont elle se trouva si bien, qu'elle fut relevée quinze jours après, dans une parfaite santé.

## REFLEXION.

Cette Sage-Femme m'ayant vû accoucher avec tant de facilité la premiere femme dont j'ai parlé, crût être capable d'en faire autant. Ce qui lui faisoit souhaiter impatiemment d'en trouver l'occasion, bien résoluë de ne pas m'envoyer chercher : mais trompée dans ce premier essai, après avoir poussé à bout son sçavoir faire, & sa patience, aussi-bien que celle de la malade, elle fut obligée, malgré la résolution qu'elle avoit prise, d'implorer mon secours. Je ne pûs sans chagrin voir le fâcheux effet de sa temerité, mais après une assés dure réprimande, voyant combien elle étoit contrite & affligée, je lui montrai de quelle maniere il falloit s'y prendre pour finir un accouchement de cette nature, & ce qu'il falloit faire pour éviter à l'avenir un pareil malheur.

C'est à quoy je me suis toûjours très-precisément attaché de montrer aux Chirurgiens & aux Sages-Femmes les moyens d'éviter dans la suite les fautes qu'ils avoient faites lorsque j'y ai été appellé, & que j'ai trouvé les moyens de le faire, & des sujets disposés à en vouloir profiter, sans m'arrester à condamner personne, à moins que les choses n'ayent été generalement connuës; Considerant que nous sommes tous hommes, & par consequent capables de manquer.

L'arriere-faix est pour l'ordinaire très-facile à détacher dans les accouchemens contre nature. C'est ce que l'on voit assés par ces deux femmes qui furent également faciles à délivrer, quoique leurs accouchemens fussent très fâcheux.

Comme le grand soin que l'on doit prendre de la malade est la chose la plus nécessaire, après un accouchement laborieux & contre nature, c'est aussi à quoi il faut donner toute son attention, tant en lui prescrivant un regime convenable, qu'en reglant avec exactitude tout ce qui peut contribuer au rétablissement de sa santé.

Je ne parle point de la maniere dont j'aide une femme dans son accouchement non naturel, d'autant qu'il tient le milieu, entre le naturel & celui qui est contre nature. Mais comme je me suis proposé de commencer par la disposition prochaine qu'a la femme à devenir grosse, & que cette disposition prochaine est l'effet de sa fécondité, ce sera le sujet du Chapitre suivant.

---

## CHAPITRE IV.

### *De la sterilité & fecondité.*

CE seroit en vain que j'expliquerois ce que c'est que la sterilité & la fecondité, puisque ces deux noms portent d'eux-mêmes leur signification : tout le monde sçait assez que la fecondité étoit autant souhaitée dans l'ancienne Loy, que la sterilité y étoit en horreur ; & quoique la difference des temps ait apporté un grand changement dans les mœurs & dans les usages ; il n'en a pas été tout à fait de même à l'occasion de ces deux états, chacun souhaite avec empressement de se voir renaître dans un successeur, comme il nous est si ingenieusement representé par la fable du Phenix.

Les causes qui donnent lieu à la fecondité, empêchent en même temps la sterilité ; ce qui fait qu'elles sont tellement confonduës, que ce seroit inutilement qu'on voudroit les diviser, & sans m'engager dans la recherche de toutes les causes, dont l'explication exacte feroit naître des difficultés insurmontables, je me retrancherai à celles qui me paroissent les plus vrai-semblables, que je reduis à cinq ; sçavoir,

1°. A l'impuissance de l'homme.

2°. Au dereglement de la nature chez la femme dans l'écoulement de ses menstruës.

3°. A quelque vice de conformation.

4°. A la disproportion des parties de l'un ou de l'autre sexe.

5°. Et aux differens temperamens.

1°. Il faut entendre par l'impuissance de l'homme, qu'il y a des causes chez lui qui le rendent inhabile à accomplir l'acte de generation, qui dépend de l'aptitude à produire l'érection, l'introduction & l'éjaculation dont le membre viril doit être capable ; parce que l'un de ces trois mouvemens venant à manquer, les autres sont inutiles.

2°. Le dereglement de la nature chez la femme dans l'écoulement de ses menstruës, est une des plus fortes causes de la sterilité. Il y a des femmes chez lesquelles ce flux menstruel ne cesse presque point de couler, ou du moins si peu de temps, que la matrice en étant debilitée, ne peut retenir les semences quand elle les a reçues. Il s'en trouve d'autres au contraire qui ont une continuelle suppression de ce flux menstruel, & que le défaut de cette évacuation rend valetudinaires, & d'une constitution cacochyme, par le reflux de cette humeur, qui au lieu d'estre évacuée tous les mois, circule avec le sang dans toute l'habitude du corps.

3°. Le bon sens seul persuade assez qu'un vice de conformation est un obstacle invincible à la fecondité, à moins qu'il ne se puisse retablir par la dexterité d'un Chirurgien experimenté.

4°. C'est une necessité que l'ajustement des parties se fasse pour l'accomplissement de l'acte generatif; mais il faut pour cela qu'il y ait une juste proportion entre les parties de l'un & de l'autre sexe; & quoique cette cause soit une des plus rares & des plus faciles à détruire, il n'est pas moins necessaire de sçavoir ce qu'il faut faire pour y réüssir.

5°. Enfin la sterilité consiste tellement dans la difference des temperamens, qu'il n'y a aucuns sujets qui ne l'éprouvent, jeunes & avancez en âge, ceux qui jouissent d'une bonne santé, ou qui n'en jouissent pas; grands & petits, forts & foibles, vigoureux ou effeminez; & enfin de toutes les sortes de complexions que l'on peut s'imaginer, qui n'ont jamais eu d'enfans, sans qu'il soit possible d'en assigner d'autre cause que la difference des temperamens, lesquels venant à changer, soit à l'occasion de l'âge, de l'air, ou de la nourriture, peuvent devenir fecondes, ou enfin par un second mariage, ne l'ayant pas été dans le premier, comme je tâcherai de le faire voir dans la suite.

## OBSERVATION V.

Le 22 Février 1687. un Particulier me vint trouver pour sçavoir si je ne pourrois pas lui donner quelque remede qui eût la vertu de lui faire consommer le mariage, ce qu'il n'avoit pû faire depuis plusieurs années qu'il étoit marié. L'érection ne se faisoit chez lui qu'imparfaitement, & finissoit si promptement, qu'il ne lui étoit pas possible de réüssir dans son entreprise; ce qui le rendoit fort déplaisant à lui-même, & encore plus à sa femme.

Je lui conseillai la bonne nourriture & l'usage du vin avec mediocrité, mais pourtant un peu plus amplement qu'à son ordinaire, & dans ses alimens quelques épiceries, l'usage du celleri, & enfin tout ce qui pouvoit contribuer à l'augmentation de la chaleur & des esprits. Voyant que le long usage de ces alimens n'apportoit aucun changement à la chose, je lui fis observer un regime opposé, le tout fort inutilement, la nature n'ayant pû recouvrer aucune vigueur, ce qui a été la veritable cause de la sterilité de sa femme.

## OBSERVATION VI.

Un jeune homme dont la femme avoit eu plusieurs enfans, tomba dans un accident pour lequel il me consulta dans le mois de Mars de l'année 1694. qui étoit que depuis environ deux années, toutes les fois que le desir d'approcher de sa femme l'occupoit, l'érection & l'éjaculation se faisoient si brusquement; qu'il lui étoit impossible d'avoir le temps d'accomplir l'introduction; ce qui le privoit d'avoir des enfans; & comme il ne lui en restoit qu'un seul de plusieurs qu'il avoit eus, il étoit dans une vraye crainte de s'en voir privé.

Je tâchai par les remedes rafraîchissans & le regime exact de diminuer ce grand feu, qui paroissoit dominer chez lui avec excès, en le faisant user de ptisane avec l'avoine, la racine de guimauve & de nénuphar, en lui faisant prendre des potions avec l'eau de nénuphar & de plantain, les yeux d'écrevisses & le sirop de nénuphar, quelques grains de sel de Saturne, l'eau de casse dans le petit lait, avec le sirop de violettes, le ris en soupe & en bouillie, & je lui conseillai de ne boire à ses repas que peu ou point de vin, de s'abstenir de ragouts & de toutes sortes d'épiceries. L'usage de ces choses long-tems observé, apporta du changement à son état, & rétablit à peu près le défaut que souffroit la nature, nonobstant quoi sa femme est demeurée sterile, quoique fort jeune, & que les remedes eussent redonné au mari l'intromission à l'ordinaire.

## REFLEXION.

Ces deux Observations font voir que la cause de la sterilité absoluë de la premiere venoit de la part du mary, ainsi que celle qui étoit survenuë à la seconde, parce que deux mouvemens essentiels à l'acte generatif ne se faisant qu'imparfaitement, il n'étoit pas possible que la generation s'ensuivît.

L'art peut quelquefois rétablir le deffaut que souffre la nature, mais en ces deux occasions tout ce que j'ai recherché & inventé a été sans succès, puisque l'une n'a jamais eu d'enfans, & que l'autre n'en a pas eu depuis que son mary a souffert cet accident.

L'on voit assés que mes indications étoient justes, puisqu'au premier je cherchois par un secours exterieur à animer les esprits & à en augmenter la force & la quantité, jusques à me servir même des remedes, qui par une qualité prétenduë specifique, causent une irritation aux parties pour les rendre capables de l'action à laquelle elles sont destinées. Voyant ensuite que l'effet ne répondoit pas à mon attente, j'usay de remedes opposés, c'est-à-dire, de rafraîchissans & adoucissans, dont le succès ne fut pas plus avantageux.

L'autre tout au contraire paroissant abonder en esprits & en sucs, qui devoient être d'une nature acre & piquante, toute mon attention fut d'en diminuer la quantité & d'en adoucir la qualité, par les alimens & medicamens propres à produire ces deux effets, mais qui n'en eurent qu'un très mediocre. Ce qui fait bien voir que la sterilité de ces deux femmes n'a été causée que par l'impuissance de leurs maris, & qu'il est rare que l'art puisse rétablir la nature quand elle manque en cette occasion.

## OBSERVATION VII.

Dans le mois de May de l'année 1693. deux femmes & leurs maris me consulterent, qui tant les uns que les autres avoient un grand desir d'accomplir l'acte du mariage, mais qui en étoient privés par la disproportion de leurs parties genitales. Ils venoient à moi pour sçavoir si je ne pourrois-pas y apporter quelque remede, & trouver le moyen de leur procurer cette satisfaction. Je visitai les uns & les autres, & n'y ayant trouvé d'autres obstacles, sinon que l'épée étoit trop grosse pour le fourreau; je conseillai à ces femmes de tremper leur main dans de l'huile, ou de les enduire de graisse, puis introduire deux doigts dans leur vagin, avec lesquels en l'ouvrant de force, elles feroient place à un troisiéme doigt, & consecutivement au quatriéme, que par cette maniere de dilatation souvent réiterée, dont il n'y avoit aucun accident à craindre, la barriere se trouveroit ouverte, & le Laboureur en état d'entrer dans le champ, ou l'épée dans le fourreau: ce qui arriva en assez peu de temps, & avec tant de succès, que ces deux femmes furent renduës fecondes, & me remercierent du conseil que je leur avois donné.

## REFLEXION.

Ces trois observations font voir que trois choses sont absolument necessaires pour la fécondité du côté de l'homme, sçavoir l'érection, l'introduction & l'éjaculation; mais pour que cette introduction se fasse, c'est une necessité que les parties soient bien proportionnées de part & d'autre.

Quoique ce soit en apparence le moindre accident qui puisse s'opposer à la fécondité & le plus facile à détruire, on m'a consulté assez de fois sur cet article pour m'engager à faire part de cette observation, n'étant pas possible d'accomplir cet acte avec un heureux succès, que par le secours que je leur proposai; mais supposé que les choses aillent autrement, ce ne sera tout au plus qu'aux conditions suivantes: car ce n'est pas assez que l'introduction se fasse, il faut encore que les parties de la femme soient disposées à recevoir la semence. C'est-à-dire que l'orifice interieur de la matrice n'ait aucun vice, & qu'il soit placé comme il le doit être, parce qu'autrement la femme seroit de son côté sterile, comme il se voit dans une de mes Observations....où je rapporte qu'un abscés vint à une femme à côté de l'orifice interieur de la matrice, dont la grosseur & la dureté de la cicatrice poussoit cet orifice du côté opposé, de maniere que ne pouvant plus recevoir la semence, cet accident causa la sterilité à cette jeune femme.

Le facheux accouchement que souffrit la femme d'un Fermier où je fus appellé, comme je le rapporte dans une autre Observation.... n'auroit pas été un moindre obstacle à la fécondité, si je n'avois fait l'operation que je fus obligé de faire pour la rétablir en son premier état.

Il n'est pas d'une moindre consequence qu'une femme soit bien reglée, c'est à-dire, que l'écoulement de ses menstrues se fasse non seulement dans le temps convenable, mais aussi dans la qualité & quantité suffisantes, ce défaut étant souvent un obstacle à la conception, comme on le verra dans la neuviéme Observation.

## OBSERVATION VIII.

Le 7 Juin de l'année 1699. un jeune homme fort & vigoureux trouva un obstacle de même nature lorsqu'il vit sa femme pour la premiere fois ; de maniere que ne pouvant accomplir l'acte generatif, il retourna tant de fois à la charge, qu'il sçût à la fin vaincre l'obstacle qui s'opposoit à l'accomplissement de ses desirs ; mais ce ne fut pas impunément, puisqu'il ne sortit de l'action qu'avec un paraphimôsis, qui lui couta plus de peine dans la suite, que sa victoire ne lui avoit donné de plaisir. Il vint me trouver trois jours après, triste & dolent, ayant sa partie fort en desordre ; je le gueris pourtant sans incision, & je lui conseillai, dans la crainte d'une recidive, de frayer le passage par le même moyen que j'avois enseigné à ces deux femmes dont j'ai parlé dans le précedent Chapitre. Ce qu'il fit, & il s'en trouva bien.

## REFLEXION.

Si, rebuté par la difficulté qui s'opposoit à ses desirs, ce particulier eût sçû prendre cette précaution, il se seroit épargné bien des douleurs; mais dans un emportement de cette nature, la reflexion est ce que l'on consulte le moins, comme l'éprouva nôtre jeune homme qui s'étant abandonné au feu qui l'animoit, ressentit bien tôt qu'il lui en cuiroit, d'où il commença d'accuser sa femme d'être attaquée d'une vilaine maladie, dont cet accident étoit la suite : ce qui m'engagea à lui dire en badinant qu'il n'étoit rien de ce qu'il pensoit, mais au contraire qu'il se plaignoit que l'épousée étoit trop belle.

Il y aura peut-être des gens, qui jugeant de ces Observations, comme les aveugles font des couleurs, s'imagineront que la plûpart seront des contes faits à plaisir, cependant quoiqu'elles soient rares, elles ne sont pas moins veritables ; Regardant les femmes entre elles, dans la même disposition que les hommes sont les uns envers les autres, c'est-à-dire, qu'elles ont en general les mêmes parties, mais dont la disposition est assez differente, comme je le fais remarquer en plusieurs occasions, dans les Observations qui y ont du rapport

La

## OBSERVATION IX.

Dans le mois de Novembre 1688. je fûs consulté par deux femmes, qui n'avoient point eu d'enfans, après plusieurs années de mariage, & elles avoient l'une & l'autre un grand desir d'en avoir. Je leur demandai si la nature n'étoit point trop prodigue, ou si au contraire elle ne s'oublioit point dans l'écoulement de leurs menstruës, & si cet écoulement se faisoit dans un tems juste & précis.

L'une me dit qu'elle n'avoit pas eu ses regles depuis plus de sept années, & l'autre que tous les quinze jours elle les avoit avec tant d'abondance, qu'elles la mettoient quelquefois en état de tout craindre pour sa vie. Je conseillai à celle-ci un regime très-exact, un grand repos, & l'abstinence de tous les alimens qui étoient capables d'augmenter l'abondance du sang & des esprits, & de la beaucoup échauffer, comme étoient le vin, & toutes les liqueurs fermentées, aussi-bien que les violens exercices; & à l'autre, outre le regime particulier, & l'usage des remedes generaux, les bains, & les eaux minerales. Elles sont toutes deux devenuës fecondes.

## REFLEXION.

La nature n'ayant fait ses fonctions ordinaires que quelques années ensuite, m'empêche de rapporter absolument le succès qu'a eu l'usage des remedes & du regime de vivre. Quoi qu'il en soit, de steriles qu'elles étoient, elles sont devenuës fécondes, & encore que le tems puisse y avoir eu beaucoup de part, on peut croire que les remedes y ont aussi contribué.

Ce n'est pas assez qu'il ne manque rien du côté de l'homme & de la femme; de ce qui est rapporté dans les Observations précedentes, on doit juger que pour rendre une femme féconde, il faut encore, & c'est une nécessité absoluë, que le temperament de l'homme & celuy de la femme se rapportent, autrement il ne se fera point de generation.

## OBSERVATION X.

La femme d'un Marchand de cette ville, & celle d'un Maître Sellier, avoient eu toutes deux des enfans: Le mari de la Marchande mourut; aussi-bien que la femme du Sellier. Ce Sellier épousa cette veuve, & en vingt-cinq années de mariage, ils n'eurent point d'enfans; le Sellier après ce temps-là étant devenu veuf, épousa en troisiémes nôces une jeune femme, que j'ai accouchée deux fois.

Deux Gentilshommes de cette ville avoient épousé chacun une jeune femme, qui eurent toutes deux des enfans, dont j'en avois accouché une. Le mari de l'une & la femme de l'autre étant venus à mourir, il se fit un second mariage, du Gentilhomme & de la Dame veuve, dont le plus vieux des deux n'avoit pas atteint l'âge de vingt-cinq ans, nonobstant quoi ils n'ont point eu d'enfans, depuis plus de vingt-cinq années qu'ils sont ensemble, & n'en auront point suivant toutes les apparences; je dis suivant les apparences, parce que l'âge trop avancé m'est en quelque façon garand de ce que j'avance; car autrement je ne parlerois pas affirmativement sur cet article, particulierement en faveur des personnes éprouvées, comme étoient celles-ci; parce que le grand feu de la jeunesse n'est pas un moindre obstacle à la fecondité, que l'âge trop avancé; ce qui ne m'est que trop facile à justifier, par la quantité de femmes que j'ai accouchées pour la premiere fois, après huit, dix, douze, quinze & dix-huit années de mariage: comme aussi d'autres, après avoir eu un ou deux enfans avant l'âge de vingt-cinq ans, n'en ont pas depuis, quoy qu'elles joüissent, aussi-bien que leurs maris, d'une santé très-parfaite.

## REFLEXION.

Ces observations se justifient tellement d'elles-mêmes, qu'il ne paroît pas qu'elles doivent laisser la moindre difficulté, d'autant plus que l'experience les confirme journellement; car y a-t-il rien de plus probable que les differéns temperamens des personnes engagées dans ces deux mariages, ont été la cause de leur sterilité: puisque tant les uns que les autres avoient donné des preuves de leur puissance, par les enfans qu'ils avoient eus de leurs premiers mariages: & qu'enfin il ne faut point se récrier sur la fécondité de quelques jeunes femmes, parce qu'elles ont un ou deux enfans dès les premieres années de leur mariage: ni juger une femme sterile, jusqu'à ce qu'elle ait atteint un certain âge, après lequel il n'y a plus de generation à esperer, qui est le tems de la suppression des menstruës, sans neanmoins pouvoir fixer le temps de cette suppression dans l'ordre naturel; puisque j'ai vû cesser cette évacuation aux unes dès l'âge de trente cinq ans, & que je l'ai vû continuer à d'autres, fort régulierement jusqu'à cinquante-quatre.

Mais comme la conception est une suite de la fecondité, j'ai crû qu'il étoit à propos d'en faire connoître les causes les plus ordinaires, avant que de parler de la grossesse.

## CHAPITRE V.

### *De la Conception.*

POur traiter cette matiere après tant de grands Hommes qui en ont parlé si sçavament, il faudroit n'ayant rien à y adjouter de nouveau, que je fusse en état de juger laquelle est la plus vray semblable des trois causes suivantes, dont on prétend que peut resulter la géneration de l'homme, sçavoir si c'est l'action propre de la matrice dans laquelle les semences de * l'homme & de la femme sont reçûës, ou l'œuf rendu prolifique par la semence de l'homme developpé dans la matrice, ou enfin ce ver qui fait partie de ceux dont quelques-uns croïent que la semence de l'homme est composée, laquelle étant reçûë dans la matrice, & rampant sur la surface de cet œuf fécond qui y est descendu, après s'être détaché de l'ovaire, & dont ce prétendu ver, après avoir si admirablement bien trouvé le trou de cet œuf, s'y est niché & tapi, & en a interdit l'entrée aux autres vers, par le moyen de cette valvule qui se trouve à l'ouverture de ce trou, qu'il bouche de sa queüe avec une adresse tout-à-fait surprenante, sçavoir, dis-je, de laquelle de ces trois manieres dont on explique la conception, la génération resulte, puisque chacune de ces opinions a ses sectateurs & ses partisans.

Mais quand je serois assez heureux pour lever toutes ces difficultez, ce ne seroit que pour un temps, peut être bien court, à l'exemple de ceux qui se sont les premiers expliquez sur les principes de nôtre conception, & qui se sont soutenus par des raisons si fortes, qu'il sembloit que les siecles à venir ni pourroient donner aucune atteinte; c'est neanmoins sur quoi il ne faut pas compter, puisqu'une opinion n'a pas paru plutôt affermie, qu'une autre qui vient à la combattre se trouve malgré sa nouveauté bien-tôt applaudie par le plus grand nombre des sectateurs.

C'est ce qui me fait abandonner cette discussion aux illustres Membres de l'Académie des Sciences, qui par la penétration de leur esprit, & leur profonde érudition, peuvent seuls resoudre ces questions, qui sont débattues depuis si long-temps, esperant

* Aristote & Hippocrate, Harvée, M. Andry. Noms des Auteurs dont les sentimens sont exprimez cy dessus.

que dans la suite ces Messieurs voudront bien nous communiquer quelque chose de plus certain sur nôtre origine, à moins que le Seigneur, pour punir l'orgueil de la plûpart des Sçavans, qui veulent souvent porter, plus loin qu'ils ne devroient, leur desir avide de sçavoir les causes de tout ce qui se passe dans ce vaste Univers, ne veuille leur faire entendre, que loin de pouvoir connoître pleinement la plûpart des choses qui sont hors d'eux, ils ne sont pas même en état de connoître à fond leur propre origine., & c'est ce que j'ai suffisament compris; lorsqu'ayant examiné les raisons que M. Bourdon a alleguées dans son Traité d'Anatomie, sur ce que Messieurs Harvée & Kerkerin disent touchant leurs découvertes de la géneration de l'homme, par le moyen des œufs, j'y ai trouvé une difference assez notable, pour me persuader que ce ne sont que des suppositions sans fondement; encore si ces deux sçavans hommes après avoir parlé si decisivement sur la formation du fœtus, par le moyen de cet œuf prolifique, s'étoient pû accorder dans les consequences, comme ils ont fait dans leurs suppositions, ils auroient en quelque façon contenté leurs lecteurs; mais les raisonnemens de l'un sont si differens de ceux de l'autre, que c'est assez pour tenir en suspens, ceux qui auroient quelque disposition à en être persuadez.

1°. M. Harvée dit qu'il n'a pas trouvé d'œuf dans aucune femme pendant le premier mois de sa grossesse, mais qu'après ce tems là il en a trouvé un gros comme celuy d'un faisan. 2°. Qu'il a trouvé au second mois des œufs plus gros qu'au précédent. 3°. Qu'à cinquante jours il trouva l'œuf gros comme celui d'une poule. 4°. Que l'on n'aperçoit point de placenta au fœtus de trois mois. 5°. Qu'au quatriéme mois cet œuf est gros comme celui d'une autruche.

M. Kerkerin parle tout autrement, car il dit avoir trouvé un œuf dans la matrice d'une femme quatre jours après la conception, gros comme une cerise noire, dans lequel l'on voyoit déja les lineamens d'un Embrion: il dit aussi en avoir vû un de quinze jours auquel on voyoit le nez, les yeux, les oreilles, les bras & les jambes. Il assure avoir vû la tête à un autre de trois semaines, qui n'étoit qu'une vessie pleine de sang & d'esprits, les bras, les mains, & les doigts, étoient distinctement formez, & les côtes toutes cartilagineuses: que dans un autre d'un mois qui étoit animé, les os étoient déja formez en plusieurs endroits, &

que ceux des clavicules, des focilles, des hanches, des côtes, & des bras, étoient aussi formez & articulez ; & qu'enfin dans un autre de six semaines, il avoit vû la machoire inferieure composée de six os, qui n'en font qu'un après la naissance ; que les clavicules étoient assez solides, après quoi M. Bourdon conclut, que ces observations s'accordent mieux avec l'experience, que celles de M. Harvée. Pourquoy je suis persuadé que cet Anatomiste ne decide pas plus judicieusement de la quantité, qualité, usages, situation, & connexion des parties, que de la generation du fœtus, car à moins que d'avoir autant de foy aux fables, que de soumission aux autoritez, après toute reflexion faite, il n'est pas facile à comprendre, comment des hommes aussi éclairez ont pû dire de telles absurditez.

Quelles preuves M. Kerkerin peut-il avoir, que l'œuf de la femme est gros comme une cerise noire le quatriéme jour, & que les lineamens d'un Embrion y sont si bien marquez, que l'on distingue dans la tête un commencement des principaux organes, & qu'il dise ensuite que dans un autre de trois semaines la tête n'étoit qu'une vessie pleine de sang & d'esprits ? ces lineamens, au lieu de se former, se sont donc effacez ; mais sans s'arrêter à faire valoir cette contradiction, y a-t il homme au monde qui puisse justifier ce que ces Auteurs disent, à moins que d'avoir une quantité de sujets feminins à leur disposition, qu'ils pussent ouvrir les uns après les autres, pour prouver ce qu'ils avancent avec tant de securité, qu'il semble qu'on ne puisse le révoquer en doute, sans s'être livré à la prévention la plus obstinée ? 1°. M. Harvée peut-il dire avec vrai-semblance qu'il n'a pas trouvé d'œuf dans aucune femme pendant le premier mois, & que celui qu'il dit avoir trouvé après ce tems-là, qui étoit gros comme celui d'un faisan, a pû être imperceptible jusqu'à ce qu'il eût acquis ce point de grosseur, ayant atteint ce volume tout à coup ? 2°. M. H. manque à une circonstance essentielle en cet endroit, ne décidant pas précisément du tems où il a fait cette remarque, sçavoir si c'est dans le commencement, au milieu, ou à la fin du second mois : car du commencement à la fin de ce second mois, la chose peut beaucoup changer ; mais comme il parle 3°. de celui de cinquante jours, où il trouva l'œuf gros comme celui d'une poule, cela doit faire entendre que c'est du commencement du second mois qu'il a voulu parler : or quel changement peut il y avoir à cet œuf de la fin du premier mois au commencement du ſecond ? 4°. Et quand M. H. veut perſuader en parlant de la formation du fœtus, qu'on n'aperçoit preſque point de placenta à un fœtus de trois mois, cela fait voir qu'il n'en juge que comme les aveugles font des couleurs, puiſque l'experience m'a juſtifié pluſieurs fois le contraire, comme je le rapporte dans l'obſervation 135. & 185. où j'ai trouvé le placenta à des enfans de trois mois, grand comme le fond de la main, & d'une épaiſſeur aſſez conſiderable, mais beaucoup plus membraneux que charnu 5°. Je ne vois pas que cet Auteur parle plus juſte au quatriéme mois qu'au premier, quand il compare la groſſeur d'un enfant de cet âge dans ſes membranes avec ſes eaux & ſon arriere-faix, à celle d'un œuf d'autruche ; cela eſt ſi éloigné de la verité, qu'il ne merite pas d'être refuté.

Mais pour faire voir que ce ne ſont que des idées que ces Auteurs ont euës, quoiqu'ils les debitent comme autant de faits conſtants, c'eſt qu'il eſt moralement impoſſible d'aſſurer du temps qu'une femme eſt groſſe ; & ce que j'avance eſt ſi veritable, que du nombre infini de femmes que j'ai accouchée, depuis près de trente années, je n'en ay jamais vû qu'une qui m'ait dit préciſément le jour qu'elle accoucheroit, & qui ne ſe trompa que de douze heures. Les choſes étant ainſi, comment ces Auteurs peuvent-ils parler ſi déciſivement, puiſque l'on ne trouvera rien dans les Livres de Meſſieurs Peu & M. qui détruiſent ce que j'avance, & s'il y avoit là-deſſus une entiere certitude, les Dames, qui ſont éloignées de cette ville, me feroient-elles venir trois ſemaines, un mois, cinq, ſix, & ſept ſemaines, avant que d'accoucher ? ne ſeroit-ce pas aſſez que de m'avoir ſeulement quelques jours, plus toſt que celui où elles croyent avoir beſoin de moy? mais non, le jour de leur groſſeſſe eſt trop incertain, & il n'y en a preſque aucune qui ſoit juſte ſur cet article, ignorant toutes également le jour qu'elles ſont devenuës groſſes ; s'il étoit auſſi facile à un ſçavant homme de décider juſte ſur la génération & ſur la formation du fœtus, comme des principes actifs & paſſifs qui compoſent les mixtes, ces Meſſieurs auroient été en droit de prétendre de ne s'y pouvoir tromper ; mais la choſe eſt bien differente, une analyſe chymique ſe peut faire aſſis devant ſon feu, en voyant brûler les bois dont on ſe chauffe ; mais ils rendroient auſſi tôt raiſon du flux & du reflux de la mer, que de la veritable maniere dont ſe fait la conception ; au ſurplus, comme c'eſt une choſe qui n'eſt fondée que ſur le raiſonnement, chacun eſt en droit de dire ce qu'il en penſe.

L'idée que nous a donnée M. Andry de la generation & de la formation du fœtus par le moyen du ver, a aussi ses partisans, rien n'est mieux inventé ni mieux suivi ; la vrai-semblance y regne, & la pensée en est ingenieuse ; mais comme elle a des raisons qui la favorisent, elle a aussi ses difficultés : car supposé que ce ver ait l'intelligence que son Auteur lui donne, ce ne doit être que pour un temps bien court, & non pour quatre mois, comme il le dit, parce que la matrice laisse ordinairement échapper cette matiere prétenduë vermineuse à chaque fois qu'elle la reçoit, si elle agissoit autrement elle seroit continuellement remplie de semence, ou, selon cet Auteur, d'une fourmilliere de vers, dont les femmes seroient sans cesse tourmentées & exposées à de continuelles demangeaisons, vapeurs, & suffocations de matrice, ce qui feroit qu'aucune femme ne vivroit en repos, & c'est ce que l'experience ne justifie pas ; puisqu'au contraire, une fille qui souffre quelques uns de ces accidens, en est souvent guerie par l'usage du mariage.

Ce seroit encore une necessité absoluë, pour soutenir ce sentiment, que l'Auteur ôtât à la matrice la chaleur & l'humidité qui lui sont ordinaires, & qui sont les seules causes de corruption, sans quoy cette multitude de vers n'y pourroient subsister sans y causer la pourriture, & l'œuf ne pourroit s'y conserver pendant ce long espace de temps ; ou bien il faudroit que M. Andry fit faire journellement à la femme l'évacuation de ses œufs, comme fait la poule, qui est une chose aussi difficile à expliquer que la premiere ; car s'il est vrai, comme les partisans des œufs le disent, que l'œuf n'est rendu fécond que par la semence de l'homme, & au tems du coït, ce qu'ils soutiennent par des enfans qu'ils disent avoir été engendrez dans la trompe, qui est le conduit par où l'œuf est porté dans la matrice, lorsque l'œuf y trouve un obstacle qui l'empêche de descendre dans la cavité de ce viscere, c'est une nécessité que cet œuf reste pendant trois ou quatre mois dans la matrice avec ces vers pour faire cette generation, & qu'il y en ait un nombre considerable aussi bien que des vers ; car si ces œufs n'y sont pas dès ce temps-là, il faut qu'ils y soient descendus depuis la mort du mary, & que la présence de l'homme ne soit par consequent point nécessaire pour le rendre prolifique, non plus que pour l'y faire tomber, & qu'il y en ait toûjours de cette espece, ce qui ne se peut faire sans qu'à l'exemple des poules, les femmes, les veuves, & même les filles, ne pondent journellement: mais ces œufs qui doivent être très petits se perdent, se dissipent, & échappent tellement à la connoissance de celles qui les rendent, que de la quantité de femmes, de veuves, & de filles que je vois tous les jours, il n'y en a aucune qui s'en aperçoive; ce que l'on ne peut pas dire de la semence tant de l'un que de l'autre sexe, qui s'écoule sensiblement: assez & trop d'exemples tant criminels qu'involontaires, dans les pollutions nocturnes, le prouvent évidemment; mais encore plus dans le mariage, lorsqu'après l'action du coït la femme laisse échaper involontairement ce qu'elle a receu comme ce qu'elle a donné, si ce n'est lorsqu'elle reste grosse, car alors rien ne s'en échappe pour l'ordinaire, ce qui fait que la matrice se trouve si agréablement surprise, qu'il se fait chez elle une agitation, au moyen de laquelle toutes les parties de la femme se sentent émuës par un sentiment si particulier & si different de tout autre, qu'on lui a donné le nom de volupté, après quoi la femme ne manque pas de souffrir plus ou moins les accidents que cause la grossesse, à moins que quelque chose d'extraordinaire n'en interrompe le cours, d'où s'ensuivroit l'écoulement des matieres restées dans la matrice, mais dont elle se vuideroit si absolument, qu'au cas qu'il en restât quelque portion, elle seroit regardée comme un corps étranger, qui donneroit occasion à des accidens d'autant plus fâcheux, que la corruption que causeroit ce corps étranger seroit considerable, & dont la femme seroit tourmentée, jusqu'à ce que la matrice se fut absolument vuidée.

Cela étant ainsi supposé comme une verité incontestable, où M. Andry placera-t-il ces vers & ces œufs, pour rester pendant un tems infini dans une partie, non seulement très susceptible de corruption, mais encore qui se vuide tous les mois, & qui ne peut rien souffrir chez elle, que la matiere qui est destinée à la generation, comme on l'apperçoit, sinon dans les premiers jours, au moins un mois ensuite, ainsi qu'il est rapporté dans les signes de la grossesse, & non après quatre mois, sans que la femme jusqu'à ce temps-là s'aperçoive de rien, comme l'avance M. Andry?

Ce qui me fait dire que l'invention toute belle & ingenieuse qu'elle est, donneroit occasion à de dangereuses consequences, si elle prouvoit qu'une veuve peut devenir grosse des propres œuvres de son mary, quatre mois après sa mort, consequence qui

seroit

ſeroit extremément préjudiciable aux heritiers d'un homme mort ſans enfans, & donneroit une libre carriere à l'impudicité d'une veuve, pour peu qu'elle y eût de diſpoſition, & loin de donner une idée juſte des raiſons qui font qu'une femme accouche à dix, onze, douze, & même juſqu'à treize mois, auſſi-bien qu'à neuf, huit & à ſept, elle j'etteroit les eſprits dans une étrange confuſion, de voir une veuve pendant quatre mois après la mort de ſon mary, ſans reſſentir aucuns des accidens que cauſe la groſſeſſe, & après un conſiderable eſpace de temps, aſſez long pour ſentir les mouvemens d'un enfant, & être aſſeuré de ſa vie, commencer ſeulement à s'apperçevoir d'être groſſe, ce ſeroit un contretems qu'une honnête femme ne pourroit ſoûtenir ſans ſouffrir une peine mortelle, quoy qu'elle ne pût non plus s'en diſpenſer que la plus débauchée.

Quand j'ai dit dans le 2e. des Chapitres précedens que le terme de neuf mois eſt le plus ordinaire, je n'ai pas prétendu dire que la groſſeſſe ne puiſſe aller au de-là ; mais les Obſervations que je rapporte, prouvent ſuffiſamment que les femmes qui ont paſſé ce terme, ont ſçû être groſſes dès le premier mois, ce qui a été juſtifié par les mouvemens de l'enfant plus ou moins forts, mais continuellement redoublez, & capables de faire juger non ſeulement qu'elles ne ſe ſont pas trompées dans le tems qu'elles ſe ſont crûës groſſes, mais auſſi ſur le tems que leur enfant à commencé de ſe faire ſentir, qui eſt pour l'ordinaire, depuis quarante jours juſqu'à quatre ou cinq mois, comme je le fais voir dans mes Obſervations ......... ou j'en rapporte depuis ſept mois juſqu'à treize, ne trouvant pas plus de difficulté à comprendre qu'une femme peut auſſi-bien être groſſe treize mois, comme dix, ſans qu'il ſoit néceſſaire de faire de nouveaux raiſonnemens pour le prouver.

Un enfant peut prendre plus ou moins de nourriture au ventre de la mere, & n'être pas plus en état de naître à treize mois, pour s'y être peu nourri, qu'un autre qui aura pris une plus ample nourriture, le ſera à neuf ; comme auſſi être auſſi fort & vigoureux à ſept & demi, & à huit mois, qu'un autre le ſera à neuf. L'exemple de celui qui a une mauvaiſe nourrice, & qui n'eſt ni plus grand ni plus fort à un an, qu'un autre qui en aura une bonne, le ſera à trois ou quatre mois, ne verifie-t'il pas ce que j'avance, puiſqu'il eſt infiniment plus aiſé de juger de l'état de celui-ci que l'on voit journellement, que de l'autre, que l'on ne voit point & dont la cause de son retardement à paroître au jour, ne se fait pas connoître aisément; & qui nonobstant son long sejour dans la matrice, ne vient ni plus gros ni plus fort, que celui qui vient à neuf mois, puisqu'il n'y a eu que ce défaut de perfection, qui ait causé son retardement; la même raison faisant que celui qui se trouve assez parfait & bien nourri, vient à huit mois.

La seule pratique m'a fourni assez d'exemples pour soûtenir ce que je dis, l'on n'y voit rien que de fort naturel, ce qui doit lever tout scrupule à ceux qui seroient interessez à cet évenement; mais je croy qu'il n'en seroit pas de même à l'égard de quelqu'un des fauteurs de ce ver, qui seroit marié, s'il trouvoit au retour d'un voyage de treize mois son épouse dans le travail de l'accouchement : je doute que sa nouvelle opinion le tranquilisât sur cet article, & qu'il se persuadât sans peine, que ce ver auroit rôdé quatre mois autour de l'œuf, avant que d'avoir trouvé le trou pour se nicher, & estre la cause de la generation de cet enfant; & que son épouse ne fut pas bien intriguée, si après avoir passé quatre mois sans se soupçonner grosse, elle se sentoit après ce long espace de temps les accidens de la grossesse: Ne seroit elle pas en droit de faire en elle-même ce raisonnement, comment se peut-t-il faire que sans avoir connu d'homme depuis quatre mois, je ne commence qu'à sentir les incommoditez de la grossesse? Quoi que sa conscience ne lui reprochât rien, son honneur auroit beaucoup à souffrir, & quoi qu'en puissent dire les Partisans de ce ver, ce seroit tout ce qu'ils pourroient faire que de sauver les apparences, & de faire taire les médisans.

Quelque juste que M. M. parle de la conception, de la generation, de la formation, & de l'accroissement du fœtus, il s'y trouve aussi des difficultez, quoi qu'on ne puisse rien trouver de plus satisfaisant que ce que cet Auteur en dit; car outre qu'il rapporte tout ce que les anciens & les plus celebres Auteurs ont avancé pour le prouver, tout ce qu'il allegue a tant de rapport avec la raison & l'experience, qu'on ne peut trop y applaudir; & loin de nous faire venir d'une autre maniere ni par un autre canal, que nos anciens, il puise nôtre origine dans la même source, & il admet le même moyen qui leur a paru le plus probable, à la difference de ceux qui établissent les principes de nôtre generation sur une matiere si fragile, qu'elle n'est appuiée sur rien de solide. Eh de quelle utilité sont ces nouveautez, quand elles sont si mal appuiées, qu'elles se détruisent d'elles-mêmes, puisque celles-ci, toutes anciennes, naturelles, & vrai-semblables qu'elles sont, trouvent aussi leurs difficultez: car pour que l'assemblage & l'union des deux semences se fasse dans la matrice, c'est une necessité qu'il y ait une voye libre & sensible, pour que celle de l'homme y soit portée, sans qu'il se trouve rien qui puisse empêcher leur union, & quoique l'introduction du membre viril, l'éjaculation, & la reception de la semence soient des choses essentiellement necessaires, pour que la génération se fasse, il s'est neanmoins trouvé plusieurs femmes & filles qui sont devenuës grosses, sans que cette introduction se soit faite, mais seulement l'éjaculation à l'entrée de la vulve (dans un badinage criminel, ou dans le dessein d'accomplir le mariage) ce qui n'a pas empêché que la semence de l'homme n'eût été reçuë dans la matrice, qui s'étoit approchée pour la recevoir ; ce qui s'est executé par le merveilleux mouvement dont cette partie se trouve agitée, lorsque l'imagination de la femme est fortement frappée du desir qu'elle a de l'accouplement.

Ce que j'avance est une verité incontestable, prouvée par Messieurs Pigrai, Peu, Mauriceau, & plusieurs autres, sans neanmoins qu'aucun de ces Auteurs disent avoir vû comme moy des femmes devenues grosses, quoi qu'elles eussent une coherance dans le vagin, qui n'y laissoit aucun passage sensible, ce qui marquoit la suite d'un accouchement laborieux, qui avoit donné lieu à une semblable cicatrice, ce qui n'a pourtant pas empêché ces femmes de devenir grosses ; j'en ai accouché plusieurs de cette espece, comme je le rapporte dans mes Observations, où j'allegue aussi les raisons que j'ai trouvées les plus plausibles pour expliquer ces faits particuliers, & la maniere dont ces générations ont pû se faire, ce qui ne persuade pas qu'il soit absolument nécessaire que la semence y soit portée en son entier pour l'acte géneratif, puisque tous ceux qui sont de cette opinion, supposent la voye libre, pour que la semence soit reçûë de la matrice, laquelle suivant cet admirable mouvement, s'avance & se recule, se dilate, & se resserre, en sorte que la chose s'execute suivant le dessein de la nature ; qualitez que l'on ne peut donner à une cicatrice, qui, n'ayant dans sa composition ni fibres ni nerfs, est par consequent privée de tout sentiment & mouvement ; ce qui fait voir que les parties spiritueuses de la semence, ont trouvé les moyens de penétrer jusqu'au dedans de la matrice, pour se joindre à la semence de la femme par des ouvertures qui ſont échapées à ma connoiſſance, ne doutant pas qu'il n'y en eût de veritables, puiſque leurs ordinaires couloient tant aux unes qu'aux autres fort exactement tous les mois ; mais que ces ouvertures n'étant pas aſſez conſiderables pour permettre le paſſage au corps de la ſemence dans ſon entier, on doit ſe perſuader que les parties ſpiritueuſes qu'elle contient ont été ſuffiſantes pour produire cet effet.

L'on m'objectera peut-être ce que je rapporte dans pluſieurs Obſervations..... où je dis que j'ai accouché des femmes dont les enfans n'étoient pas plus gros que des mouches à miel, des frelons, des hanetons, & des ſouris écorchées, avec une certaine quantité d'eaux, proportionnées à la groſſeur de ces fœtus, ou embrions, enveloppés dans des membranes de la groſſeur des plus petits œufs de poule, juſqu'aux plus gros, & même de Dinde, tels qu'on les trouve dans le corps de ces volatiles, avant qu'ils ayent des coquilles ; que toutes ces Obſervations ſont autant de preuves évidentes, que ces générations ſe ſont faites par le moyen d'autant de petits œufs, qui ont groſſi à proportion du tems qu'ils ont été dans la matrice, rien n'eſtant plus facile à ſe perſuader, par l'exemple continuel que nous voyons des volatiles, mais ſur tout des poules, qui eſt une comparaiſon très vulgaire, puiſque perſonne n'ignore que leurs œufs, de très-petits qu'ils ſont d'abord, groſſiſſent à meſure qu'ils approchent de leur perfection, & deviennent enfin tous ſemblables à ceux qui ſe trouvent chez la femme, à meſure que l'enfant renfermé dans cet œuf, prend ſon accroiſſement.

Mais je réponds que ſi cette raiſon prouve quelque choſe, c'eſt plûtôt en faveur du mêlange des deux ſemences reçûës dans la matrice, qu'en faveur de l'œuf. Car on a lieu de croire que ces ſemences y étant reçûës, le corps membraneux, auquel on donne le nom d'œuf, s'y forme de la même maniere qu'il arrive dans la formation du Kiſte d'une loupe, à la difference que l'un ſe peut beaucoup mieux faire que l'autre, en ce que la matrice a un vuide qui renferme beaucoup de chaleur, & qui, recevant la ſemence, ſert, pour ainſi dire, de moule & de premiere cauſe à ce corps membraneux ; d'où s'enſuit cette figure d'œuf. Mais bien mieux qu'une petite loupe, parce que plus l'œuf aproche de ſa perfection, & moins il eſt attaché dans le corps de la poule, & la loupe au contraire eſt de plus en plus attachée à la partie où elle prend ſa naiſſance, ſa forme, & ſon accroiſſement, par un ou plusieurs vaisseaux qui s'y distribuent de la partie où elle est attachée, qui sont peu considerables dans son commencement, mais qui grossissent à proportion qu'elle augmente, comme fait ce prétendu œuf dans le fond de la matrice, qui y est attaché de la même maniere, & dont l'attache devient aussi plus considerable à mesure qu'il grossit, ce qui se prouve par la perte de sang qui suit son détachement, laquelle est plus ou moins violente, suivant la cause qui la produit : & en effet y a-t'il rien qui approche plus de la figure d'un œuf sans coquille qu'une loupe? Celles qui se forment à la tête sont seules capables de prouver ce que je dis, sans qu'il soit nécessaire de parler de celles qui viennent en toutes les autres parties du corps, où l'on en trouvera de toutes sortes de grosseur, depuis celle d'une noisette jusqu'à celle des deux poings, & même d'infiniment plus grosses, remplies de differentes matieres, & toutes renfermées dans un Kiste ou corps membraneux, de la même maniere que l'enfant l'est dans ses membranes, depuis le jour qu'il est conçû, jusqu'à son entiere perfection, sans que l'on dise que ces loupes soient produittes par des œufs, quoi qu'elles en ayent la figure, & encore que leur structure & leur composition paroisse fort indifferente : on ne la trouvera pas, en y faisant refléxion, beaucoup plus facile à expliquer que la conception du fœtus par le moyen de l'œuf: mais au contraire par celui des deux semences, qui sont des matieres propres pour former ce à quoi la nature les destine, quand elles sont reçûës dans un lieu convenable à cet effet, au lieu que la loupe n'a ni matiere ni lieu désigné de la nature, si ce n'est celui du pur hazard, qui neanmoins se peut trouver en toutes les parties du corps, sans qu'aucune en soit exemte : elle s'y fait elle-même sa place, elle y reçoit sa matiere, elle y forme ses membranes, & elle s'y grossit, jusqu'à ce qu'elle soit interrompue dans son action, comme je le ferai voir dans des Observations de Chirurgie, n'en parlant en cet endroit qu'à l'occasion du rapport que je trouve, entre la formation du fœtus du corps, puisque rien n'approche plus de la vraie grossesse que la fausse, soit à l'occasion d'une môle ou d'un faux germe, & qu'il y a moins de difference entre la loupe & cette fausse grossesse, qu'il n'y en a entre cette fausse grossesse & la vraie.

Ce qui me persuade d'autant plus, que c'est de l'assemblage des deux semences que resulte la conception, ainsi que l'explique M. M. sans que je croye neanmoins qu'il soit nécessaire que la semence de l'homme y entre toute entiere, mais ſeulement ſa partie la plus ſpiritueuſe, & que par cette même raiſon une femme peut concevoir un ſecond & même un troiſiéme enfant, quelques jours après en avoir conçu un premier, parce que la matrice n'eſt point encore fermée ſi exactement, que cette partie ſubtile n'y puiſſe penetrer, ce qui n'arrive plus dans la ſuite, après que cette cloture eſt exactement faite, auſſi-bien qu'elle en peut concevoir deux, trois, & même davantage d'une ſeule fois.

Ces opinions ſi differentes ſur la génération & la formation du fœtus, montrent aſſez la difficulté qu'il y a de rien dire de certain ſur cette matiere, ſans que j'allegue d'autres raiſons pour perſuader cette verité, quoi qu'en apparence elle ſoit infiniment plus facile à expliquer, que le temps auquel l'ame y eſt introduite. M. M. a cherché tous les moyens d'éclaircir cette difficulté, il raporte même tous les ſentimens des plus celebres Auteurs qui ont écrit ſur ce ſujet, & dit enſuite le ſien, qui eſt tel, qu'il croit que dès le premier jour de la conception des ſemences, l'ame eſt introduite au corps du fœtus, qui ſuivant ſon opinion, eſt entierement formé dès ce tems-là, immediatement après que toutes les particules des deux ſemences reçûes dans la matrice, ayant été agitées par un mouvement inteſtin, les plus nobles ſe ſont aſſemblées & concentrées au milieu de leur maſſe liquide, pour en former, comme dans un point, le petit embrion, qui pour lors n'eſt pas plus gros qu'un grain de millet, & eſt preſque imperceptible par ſa petiteſſe. Il dit enſuite qu'il eſt très perſuadé que ſon opinion ne repugne pas aux myſteres de la foy, & que bien loin qu'elle ſoit d'une dangereuſe conſequence, il ſeroit au contraire très utile au public que tout le monde en fut auſſi perſuadé qu'il l'eſt lui même : ſi cela étoit, continuë-t'il, beaucoup de femmes auroient horreur de ſe faire avorter comme elles font ſans ſcrupule, dès le premier mois de leur groſſeſſe, dans la penſée qu'elles ont de ne pas faire un grand mal, parce qu'elles s'imaginent ſe procurer ſeulement un écoulement des ſimples ſemences reçûës & aſſemblées, & non pas l'avortement d'un enfant qu'elles font ainſi miſerablement perir.

Mais cet excellent Auteur ne pouvant pas plus ſe fixer en cette occaſion qu'en quantité d'autres, quoique de moindre conſequence, il commence le ſeptiéme Chapitre de ſon premier Livre par dire que ſi les Medecins, les Chirurgiens, & les Sages-Femmes, ont beſoin d'une grande prudence pour aſſeurer qu'une femme eſt groſſe, ou qu'elle ne l'eſt pas, & d'une veritable ou d'une fauſſe groſſeſſe, elle ne leur eſt pas moins neceſſaire pour juger de combien elle la peut être, afin qu'elles puiſſent être aſſeurées ſi l'enfant a vie où s'il ne l'a pas encore; ce qui eſt de très grande conſideration: car ſi la femme groſſe avorte pour avoir été bleſſée, celui qui l'a frappée merite la mort, ſi ſon enfant étoit certainement vivant, ſinon, il doit être ſeulement condamné à une amende pecuniaire.

Comment un Auteur du merite de M. M. peut-t-il parler de la ſorte, après la déciſion qu'il vient de donner au Chapitre précedent? car en ſuivant ce principe la femme eſt groſſe, ou elle ne l'eſt pas; ſi elle eſt groſſe, il eſt ſeur, ſelon ſon opinion, que l'enfant eſt vivant, & que celui qui l'aura bleſſée, en cas que l'avortement s'enſuive, eſt coupable d'homicide, ſuppoſé qu'elle ſoit groſſe d'enfant, ce qui ſe connoîtra par la ſortie de l'embrion ou du faux germe.

Pour parler juſte ſur le tems que l'ame eſt produite au corps du fœtus, peut-on rien trouver qui l'explique plus préciſément que ce qui eſt rapporté dans le deuxiéme Chapitre de la Geneſe, verſet ſeptiéme, où il dit que le Seigneur forma l'homme du limon de la terre, & répandit ſur ſon viſage un ſoufle de vie, & que l'homme devint vivant & animé: ce qui ſe peut parfaitement bien entendre de l'homme en general, qui, à l'exemple du limon de la terre, eſt engendré des parties des deux ſemences les plus propres à cet effet, & qu'inceſſamment après cette formation, le Seigneur répand ſur lui ce ſoufle de vie, en ſorte qu'il eſt dès-lors vivant & animé, ce qui donne lieu de croire que le plus petit fœtus, fut-il même imperceptible à nos yeux, eſt vivant, dès le moment que l'on peut concevoir qu'il eſt formé, parce qu'il n'eſt pas poſſible que l'on puiſſe être certainement perſuadé qu'un enfant ſoit formé, ſans être convaincu qu'il eſt vivant.

Ce ſentiment très conforme aux Myſteres de nôtre Foy, fait voir que l'ame, loin d'être l'architecte de ſon domicile, comme le veulent Hippocrate & Tertulien, elle n'eſt reçûë dans le corps qu'après qu'il eſt formé.

Cette idée ne répond pas bien à celle que M. Andry a euë de la génération du fœtus, qu'il fait naître d'un de ces vers un œuf, qui ſont partie de ceux dont la ſemence de l'homme doit être toute remplie, & qui s'inſinue dans l'œuf de la femme &c.

Mais comme ce raisonnement, qui n'est qu'une bagatelle dans le sens que cet Auteur le propose, pourroit devenir serieux en cette occasion, puisque ce seroit dire que l'ame est dans la semence, & que cette opinion est condamnée, comme contraire à la foy; je me contente d'avoir fait voir les dangereuses consequences qu'elle pourroit causer dans de certaines conjonctures, si elle étoit suivie, sur-tout à l'égard de la grossesse d'une veuve, après la mort de son mari, &c.

Il y a d'autres Medecins qui sont d'un sentiment si opposé à ceux-ci, qu'ils doutent, où plûtôt qu'ils ne croyent pas que l'enfant ait vie jusqu'à ce qu'il manifeste ses mouvemens au ventre de sa mere, mouvemens dont quantité de femmes ne s'apperçoivent que quand elles sont grosses de quatre mois & demi; ce qui leur persuade que c'est en ce tems-là que l'enfant commence à avoir la vie, & ce qui leur donne lieu d'agir sur ce principe avec beaucoup de sûreté en bien des occasions, qui ne laisseroient pas des consciences timorées dans l'état d'une parfaite quietude.

## OBSERVATION

Le 18 Février de l'année 1699. on me pria d'aller voir une Dame à dix lieuës d'ici, qui étoit très indisposée, & grosse de trois à quatre mois, où je trouvai deux Medecins qui avoient aussi été mandez pour le même sujet, l'un desquels avoit toute la réputation possible, sans avoir d'autre étude en fait de Medecine, sinon une routine babillarde, que les connoisseurs n'entendoient que peu ou point, à laquelle néanmoins il falloit applaudir en ce lieu-là, si l'on vouloit y faire sa cour; je trouvai qu'il le prenoit sur un ton bien haut, & qu'il ordonnoit hardiment des remedes un peu violens, se fondant sur ce que la Dame n'étant grosse que de trois mois, il n'y avoit encore rien à craindre pour l'enfant; ce que l'on ne pouvoit pas faire, si l'on attendoit davantage, en ce que l'enfant seroit animé & vivant, ce qui pour lors suspendroit, selon lui, l'usage des remedes pendant le reste du tems de la grossesse, dans la crainte d'avancer l'accouchement, dont s'ensuivroit la perte d'une ame.

L'autre Medecin, qui en sçavoit beaucoup plus que ce premier, n'osoit affirmer sans crainte de réprehension, qu'un enfant de trois mois étoit sûrement vivant; mais moy, qui étois encore plus convaincu de cette verité que ce dernier, par quantité d'experiences,

## OBSERVATION III.

Le 12 May de l'année 1684. j'allay accoucher la femme d'un Tailleur de pierre à la Parroisse d'Ivetot, à une demi lieue de cette ville, le bras de son enfant étoit sorti jusques au coude: je mis cette femme en situation sur les pieds de son lit, je coulai ma main trempée dans l'huile le long de ce bras, j'allai ensuite chercher les pieds que je trouvai avec assés de facilité ; je les attirai au passage, ayant reconnu que l'enfant avoit la face en haut, par les doigts du pied qui étoient en dessus, & m'en étant assûré à mesure qu'il s'avançoit, je pris ses deux jambes, & d'un tour de main je changeai cette situation de perilleuse qu'elle étoit en une plus facile, en lui tournant la face en bas, & jachevai en un instant cet accouchement. Après quoi je délivrai la mere avec la même facilité, l'un & l'autre se porterent bien.

## REFLEXION.

Quand je dis que je mis cette femme en situation sur les pieds de son lit, bien entendu que je l'accommodai comme il étoit necessaire pour l'accoucher de la maniere marquée dans le Chapitre précedent: je ne m'en expliquerai pas autrement dans la suite, pour éviter les redites.

Quoi qu'il y eût plus de quatre heures que le bras de cet enfant étoit sorti quand j'arrivai, comme la Sage-Femme n'avoit pas essaié d'achever l'accouchement, mais qu'elle avoit au contraire laissé la malade en repos sans y toucher, je trouvai les choses dans une si heureuse disposition, que je n'eus point de peine à le terminer, en aussi peu de temps que je le dis. Joint que la malade n'avoit aucune douleur, qui est encore un des plus grands avantages que j'eusse pû souhaiter, parce que dans les douleurs il est presque impossible à l'Accoucheur d'introduire sa main dans la matrice, étant continuellement repoussée par les efforts que fait la malade, & au cas qu'il l'ait introduite, il est forcé de la retirer, jusqu'à ce que la douleur soit finie, vû que la compression qu'il souffre, cause une interception d'esprits, laquelle anéantit l'usage des nerfs & l'action des muscles, ce qui rend la main incapable de toute action.

Je m'apperceus assés dès le moment que j'eus trouvé les pieds de l'enfant, qu'ils n'étoient pas dans la disposition requise, mais les eaux étant écoulées depuis si long-temps, la matrice s'étoit tellement resserrée, & enveloppoit si exactement l'enfant, que je n'eus pas la liberté de le faire venir autrement: Quoique je l'aye fait bien des fois quand je me suis trouvé à temps, c'est-à-dire, lorsque les membranes s'ouvrent pour laisser écouler les eaux, parce qu'en cet état je suis presque toûjours le maître de donner le tour que je veux à l'enfant. Il n'y a qu'à faire reflexion sur la disposition qu'a la matrice à se resserrer aussitost que les eaux sont écoulées, pour être convaincu de ce que je dis, puisqu'elle a par elle-même un assés grand volume pour permettre au Chirurgien de donner à l'enfant tel mouvement qu'il juge necessaire. Il n'y a souvent qu'une précipitation à contre temps, ou un manque de pratique, ou de présence d'esprit, qui empêche le Chirurgien de le faire, en prenant son temps comme je le dis.

Mais quand l'enfant est une fois engagé dans le détroit tel qu'est celui où il faut que cette action se fasse, quelque facile que ce tour parroisse, il faut le sçavoir faire, & ne pas manquer l'occasion, pour éviter l'accident dans lequel tomba, comme on le va voir, cette même Sage-Femme pour l'avoir negligé, car c'est la principale attention que la Sage-Femme ou le Chirurgien doivent avoir quand l'enfant vient la face en dessus, de la lui placer en dessous, par le moyen de ce tour de main.

## OBSERVATION IV.

Le 17 Janvier de l'année 1706. cette même Sage-Femme m'envoya prier de venir à la même Paroisse pour accoucher une femme, auprès de laquelle elle étoit. J'y allai dans le moment; mais quelque diligence que je fisse, je ne pus arriver si-tôt que l'enfant ne fût mort, d'autant même qu'il l'étoit avant que la Sage-Femme m'eût envoyé chercher. Je trouvai ce pauvre enfant (qui avoit presenté le bras droit d'abord) accroché par le menton aux os pubis, dont le reste du corps étoit sorti avec toute la facilité possible par le secours de la Sage-Femme, qui lui avoit été chercher les pieds; mais ayant negligé de donner le tour necessaire pour lui mettre la face en dessous, qu'il avoit en dessus, celà fut cause qu'il perdit la vie en cet endroit, par les efforts qu'elle fit mal à propos pour l'en tirer. Elle lui avoit disloqué les vertebres du coû, de maniere que la tête ne tenoit plus qu'aux muscles & aux tégumens, ce qui me rendit la fin de cet accouchement difficile, où je réüssis neanmoins. Pour céla j'introduisis mon doigt dans la bouche de l'enfant, puis je repoussai doucement la tête, & l'éloignai assez de l'os pubis, pour la tourner un peu de côté, & je terminai ainsi l'accouchement avec plus de bonheur & de facilité que je n'avois osé l'esperer dans le commencement. Je délivrai la femme, & ordonnai ce qu'il falloit lui faire dans la suite, dont elle se trouva si bien, qu'elle fut relevée quinze jours après, dans une parfaite santé.

## REFLEXION.

Cette Sage-Femme m'ayant vû accoucher avec tant de facilité la premiere femme dont j'ai parlé, crût être capable d'en faire autant. Ce qui lui faisoit souhaiter impatiemment d'en trouver l'occasion, bien résoluë de ne pas m'envoyer chercher: mais trompée dans ce premier essai, après avoir poussé à bout son sçavoir faire, & sa patience, aussi-bien que celle de la malade, elle fut obligée, malgré la resolution qu'elle avoit prise, d'implorer mon secours. Je ne pûs sans chagrin voir le fâcheux effet de sa temerité, mais après une assés dure réprimande, voyant combien elle étoit contrite & affligée, je lui montrai de quelle maniere il falloit s'y prendre pour finir un accouchement de cette nature, & ce qu'il falloit faire pour éviter à l'avenir un pareil malheur.

C'est à quoy je me suis toûjours très-precisément attaché de montrer aux Chirurgiens & aux Sages-Femmes les moyens d'éviter dans la suite les fautes qu'ils avoient faites lorsque j'y ai été appellé, & que j'ai trouvé les moyens de le faire, & des sujets disposés à en vouloir profiter, sans m'arrester à condamner personne, à moins que les choses n'ayent été generalement connuës; Considerant que nous sommes tous hommes, & par consequent capables de manquer.

L'arriere-faix est pour l'ordinaire très-facile à détacher dans les accouchemens contre nature. C'est ce que l'on voit assés par ces deux femmes qui furent également faciles à délivrer, quoique leurs accouchemens fussent très fâcheux.

Comme le grand soin que l'on doit prendre de la malade est la chose la plus nécessaire, après un accouchement laborieux & contre nature, c'est aussi à quoi il faut donner toute son attention, tant en lui prescrivant un regime convenable, qu'en reglant avec exactitude tout ce qui peut contribuer au rétablissement de sa santé.

Je ne parle point de la maniere dont j'aide une femme dans son accouchement non naturel, d'autant qu'il tient le milieu, entre le naturel & celui qui est contre nature. Mais comme je me suis proposé de commencer par la disposition prochaine qu'a la femme à devenir grosse, & que cette disposition prochaine est l'effet de sa fécondité, ce sera le sujet du Chapitre suivant.

---

## CHAPITRE IV.

### *De la sterilité & fecondité.*

CE seroit en vain que j'expliquerois ce que c'est que la sterilité & la fecondité, puisque ces deux noms portent d'eux-mêmes leur signification: tout le monde sçait assez que la fecondité étoit autant souhaitée dans l'ancienne Loy, que la sterilité y étoit en horreur; & quoique la difference des temps ait apporté un grand changement dans les mœurs & dans les usages; il n'en a pas été tout à fait de même à l'occasion de ces deux états, chacun souhaite avec empressement de se voir renaître dans un successeur, comme il nous est si ingenieusement representé par la fable du Phenix.

Les causes qui donnent lieu à la fecondité, empêchent en même temps la sterilité; ce qui fait qu'elles sont tellement confonduës, que ce seroit inutilement qu'on voudroit les diviser, & sans m'engager dans la recherche de toutes les causes, dont l'explication exacte feroit naître des difficultés insurmontables, je me retrancherai à celles qui me paroissent les plus vrai-semblables, que je reduis à cinq; sçavoir,

1°. A l'impuissance de l'homme.

2°. Au dereglement de la nature chez la femme dans l'écoulement de ses menstruës.

3°. A quelque vice de conformation.

4°. A la disproportion des parties de l'un ou de l'autre sexe.

5°. Et aux differens temperamens.

1°. Il faut entendre par l'impuissance de l'homme, qu'il y a des causes chez lui qui le rendent inhabile à accomplir l'acte de generation, qui dépend de l'aptitude à produire l'érection, l'introduction & l'éjaculation dont le membre viril doit être capable, parce que l'un de ces trois mouvemens venant à manquer, les autres sont inutiles.

2°. Le dereglement de la nature chez la femme dans l'écoulement de ses menstruës, est une des plus fortes causes de la sterilité. Il y a des femmes chez lesquelles ce flux menstruel ne cesse presque point de couler, ou du moins si peu de temps, que la matrice en étant debilitée, ne peut retenir les semences quand elle les a reçues. Il s'en trouve d'autres au contraire qui ont une continuelle suppression de ce flux menstruel, & que le défaut de cette évacuation rend valetudinaires, & d'une constitution cacochyme, par le reflux de cette humeur, qui au lieu d'estre évacuée tous les mois, circule avec le sang dans toute l'habitude du corps.

3°. Le bon sens seul persuade assez qu'un vice de conformation est un obstacle invincible à la fecondité, à moins qu'il ne se puisse retablir par la dexterité d'un Chirurgien experimenté.

4°. C'est une necessité que l'ajustement des parties se fasse pour l'accomplissement de l'acte generatif; mais il faut pour cela qu'il y ait une juste proportion entre les parties de l'un & de l'autre sexe; & quoique cette cause soit une des plus rares & des plus faciles à détruire, il n'est pas moins necessaire de sçavoir ce qu'il faut faire pour y réüssir.

5°. Enfin la sterilité consiste tellement dans la difference des temperamens, qu'il n'y a aucuns sujets qui ne l'éprouvent, jeunes & avancez en âge, ceux qui jouissent d'une bonne santé, ou qui n'en jouissent pas; grands & petits, forts & foibles, vigoureux ou effeminez; & enfin de toutes les sortes de complexions que l'on peut s'imaginer, qui n'ont jamais eu d'enfans, sans qu'il soit possible d'en assigner d'autre cause que la difference des temperamens, lesquels venant à changer, soit à l'occasion de l'âge, de l'air, ou de la nourriture, peuvent devenir fecondes, ou enfin par un second mariage, ne l'ayant pas été dans le premier, comme je tâcherai de le faire voir dans la suite.

## OBSERVATION V.

Le 22 Févrîer 1687. un Particulier me vint trouver pour sçavoir si je ne pourrois pas lui donner quelque remede qui eût la vertu de lui faire consommer le mariage, ce qu'il n'avoit pû faire depuis plusieurs années qu'il étoit marié. L'érection ne se faisoit chez lui qu'imparfaitement, & finissoit si promptement, qu'il ne lui étoit pas possible de réüssir dans son entreprise; ce qui le rendoit fort déplaisant à lui-même, & encore plus à sa femme.

Je lui conseillai la bonne nourriture & l'usage du vin avec mediocrité, mais pourtant un peu plus amplement qu'à son ordinaire, & dans ses alimens quelques épiceries, l'usage du celleri, & enfin tout ce qui pouvoit contribuer à l'augmentation de la chaleur & des esprits. Voyant que le long usage de ces alimens n'apportoit aucun changement à la chose, je lui fis observer un regime opposé, le tout fort inutilement, la nature n'ayant pû recouvrer aucune vigueur, ce qui a été la veritable cause de la sterilité de sa femme.

## OBSERVATION VI.

Un jeune homme dont la femme avoit eu plusieurs enfans, tomba dans un accident pour lequel il me consulta dans le mois de Mars de l'année 1694. qui étoit que depuis environ deux années, toutes les fois que le desir d'approcher de sa femme l'occupoit, l'érection & l'éjaculation se faisoient si brusquement, qu'il lui étoit impossible d'avoir le temps d'accomplir l'introduction ; ce qui le privoit d'avoir des enfans ; & comme il ne lui en restoit qu'un seul de plusieurs qu'il avoit eus, il étoit dans une vraye crainte de s'en voir privé.

Je tâchai par les remedes rafraîchissans & le regime exact de diminuer ce grand feu, qui paroissoit dominer chez lui avec excès, en le faisant user de ptisane avec l'avoine, la racine de guimauve & de nénuphar, en lui faisant prendre des potions avec l'eau de nénuphar & de plantain, les yeux d'écrevisses & le sirop de nénuphar, quelques grains de sel de *Saturne*, l'eau de casse dans le petit lait, avec le sirop de violettes, le ris en soupe & en bouillie, & je lui conseillai de ne boire à ses repas que peu ou point de vin, de s'abstenir de ragouts & de toutes sortes d'épiceries. L'usage de ces choses long-tems observé, apporta du changement à son état, & rétablit à peu près le défaut que souffroit la nature, nonobstant quoi sa femme est demeurée sterile, quoique fort jeune, & que les remedes eussent redonné au mari l'intromission à l'ordinaire.

## REFLEXION.

Ces deux Observations font voir que la cause de la sterilité absoluë de la premiere venoit de la part du mary, ainsi que celle qui étoit survenuë à la seconde, parce que deux mouvemens essentiels à l'acte generatif ne se faisant qu'imparfaitement, il n'étoit pas possible que la generation s'ensuivît.

L'art peut quelquefois rétablir le deffaut que souffre la nature, mais en ces deux occasions tout ce que j'ai recherché & inventé a été sans succès, puisque l'une n'a jamais eu d'enfans, & que l'autre n'en a pas eu depuis que son mary a souffert cet accident.

L'on voit assés que mes indications étoient justes, puisqu'au premier je cherchois par un secours exterieur à animer les esprits & à en augmenter la force & la quantité, jusques à me servir même des remedes, qui par une qualité prétenduë specifique, causent une irritation aux parties pour les rendre capables de l'action à laquelle elles sont destinées. Voyant ensuite que l'effet ne répondoit pas à mon attente, j'usay de remedes opposés, c'est-à-dire, de rafraîchissans & adoucissans, dont le succès ne fut pas plus avantageux.

L'autre tout au contraire paroissant abonder en esprits & en sucs, qui devoient être d'une nature acre & piquante, toute mon attention fut d'en diminuer la quantité & d'en adoucir la qualité, par les alimens & medicamens propres à produire ces deux effets, mais qui n'en eurent qu'un très mediocre. Ce qui fait bien voir que la sterilité de ces deux femmes n'a été causée que par l'impuissance de leurs maris, & qu'il est rare que l'art puisse rétablir la nature quand elle manque en cette occasion.

## OBSERVATION VII.

Dans le mois de May de l'année 1693. deux femmes & leurs maris me consulterent, qui tant les uns que les autres avoient un grand desir d'accomplir l'acte du mariage, mais qui en étoient privés par la disproportion de leurs parties genitales. Ils venoient à moi pour sçavoir si je ne pourrois-pas y apporter quelque remede, & trouver le moyen de leur procurer cette satisfaction. Je visitai les uns & les autres, & n'y ayant trouvé d'autres obstacles, sinon que l'épée étoit trop grosse pour le fourreau ; je conseillai à ces femmes de tremper leur main dans de l'huile, ou de les enduire de graisse, puis introduire deux doigts dans leur vagin, avec lesquels en l'ouvrant de force, elles feroient place à un troisiéme doigt, & consecutivement au quatriéme, que par cette maniere de dilatation souvent réiterée, dont il n'y avoit aucun accident à craindre, la barriere se trouveroit ouverte, & le Laboureur en état d'entrer dans le champ, ou l'épée dans le fourreau : ce qui arriva en assez peu de temps, & avec tant de succès, que ces deux femmes furent renduës fecondes, & me remercierent du conseil que je leur avois donné.

## REFLEXION.

Ces trois observations font voir que trois choses sont absolument nécessaires pour la fécondité du côté de l'homme, sçavoir l'érection, l'introduction & l'éjaculation ; mais pour que cette introduction se fasse, c'est une necessité que les parties soient bien proportionnées de part & d'autre.

Quoique ce soit en apparence le moindre accident qui puisse s'opposer à la fécondité & le plus facile à détruire, on m'a consulté assez de fois sur cet article pour m'engager à faire part de cette observation, n'étant pas possible d'accomplir cet acte avec un heureux succès, que par le secours que je leur proposai : mais supposé que les choses aillent autrement, ce ne sera tout au plus qu'aux conditions suivantes : car ce n'est pas assez que l'introduction se fasse, il faut encore que les parties de la femme soient disposées à recevoir la semence. C'est-à-dire que l'orifice interieur de la matrice n'ait aucun vice, & qu'il soit placé comme il le doit être, parce qu'autrement la femme seroit de son côté sterile, comme il se voit dans une de mes Observations ....où je rapporte, qu'un abscés vint à une femme à côté de l'orifice interieur de la matrice, dont la grosseur & la dureté de la cicatrice poussoit cet orifice du côté opposé, demaniere que ne pouvant plus recevoir la semence, cet accident causa la sterilité à cette jeune femme.

Le fâcheux accouchement que souffrit la femme d'un Fermier où je fus appellé, comme je le rapporte dans une autre Observation . . . n'auroit pas été un moindre obstacle à la fécondité, si je n'avois fait l'operation que je fus obligé de faire pour la rétablir en son premier état.

Il n'est pas d'une moindre consequence qu'une femme soit bien reglée, c'est à-dire, que l'écoulement de ses menstruës se fasse non seulement dans le temps convenable, mais aussi dans la qualité & quantité suffisantes, ce défaut étant souvent un obstacle à la conception, comme on le verra dans la neuviéme Observation.

## OBSERVATION VIII.

Le 7 Juin de l'année 1699. un jeune homme fort & vigoureux trouva un obstacle de même nature lorsqu'il vit sa femme pour la premiere fois ; de maniere que ne pouvant accomplir l'acte generatif, il retourna tant de fois à la charge, qu'il sçût à la fin vaincre l'obstacle qui s'opposoit à l'accomplissement de ses desirs ; mais ce ne fut pas impunément, puisqu'il ne sortit de l'action qu'avec un paraphimôsis, qui lui couta plus de peine dans la suite, que sa victoire ne lui avoit donné de plaisir. Il vint me trouver trois jours après, triste & dolent, ayant sa partie fort en desordre ; je le gueris pourtant sans incision, & je lui conseillai, dans la crainte d'une recidive, de frayer le passage par le même moyen que j'avois enseigné à ces deux femmes dont j'ai parlé dans le précedent Chapitre. Ce qu'il fit, & il s'en trouva bien.

## REFLEXION.

Si, rebuté par la difficulté qui s'opposoit à ses desirs, ce particulier eût sçû prendre cette précaution, il se seroit épargné bien des douleurs ; mais dans un emportement de cette nature, la reflexion est ce que l'on consulte le moins, comme l'éprouva nôtre jeune homme qui s'étant abandonné au feu qui l'animoit, ressentit bien-tôt qu'il lui en cuiroit, d'où il commença d'accuser sa femme d'être attaquée d'une vilaine maladie, dont cet accident étoit la suite : ce qui m'engagea à lui dire en badinant qu'il n'étoit rien de ce qu'il pensoit, mais au contraire qu'il se plaignoit que l'épousée étoit trop belle.

Il y aura peut-être des gens, qui jugeant de ces Observations, comme les aveugles font des couleurs, s'imagineront que la plûpart seront des contes faits à plaisir, cependant quoiqu'elles soient rares, elles ne sont pas moins veritables ; Regardant les femmes entre elles, dans la même disposition que les hommes sont les uns envers les autres, c'est-à-dire, qu'elles ont en general les mêmes parties, mais dont la disposition est assez differente, comme je le fais remarquer en plusieurs occasions, dans les Observations qui y ont du rapport

La

& dans une si grande foiblesse, qu'à peine me pû-t'elle dire, qu'elle se croyoit grosse de cinq à six mois, & que depuis dix-huit jours elle souffroit une continuelle perte de sang qui avoit été assez legere dans le commencement, mais qui étoit devenuë très violente dans la suite, & qu'enfin lorsqu'elle se croyoit guerie & qu'*il* ne venoit plus que des serosités roussâtres, elle empiroit de jour en jour d'une telle maniere, qu'elle ne croyoit pas pouvoir soûtenir son accouchement, s'il arrivoit ; comme les douleurs qu'elle ressentoit depuis le jour précedent lui en faisoient apprehender la suite, je m'assûray de tout ce qu'elle me dit. J'examinay ces serosités roussâtres qui paroissoient venir de quelque caillot de sang resté dans la matrice, ou des eaux qui coulent deux ou trois jours après les veritables eaux de l'enfant, & qui annoncent souvent sa mort, & la touchant pour m'instruire de la cause de cet accident, elle tomba dans une totale perte de connoissance ; ce qui ne m'empêcha pas de reconnoître qu'un corps étranger, comme une môle ou quelqu'autre corps de cette nature, produisoit ces accidens, sans qu'il y eût de veritable grossesse. Le pitoïable état où cette malade étoit reduite, depuis tant de jours qu'elle souffroit, ne me permit pas d'en faire davantage, dans la crainte qu'elle n'expirât dans l'operation ; ce qui me fit dire à son mari que la grande perte de sang qu'elle avoit soufferte, & qui la reduisoit dans la derniere extrémité, faisoit tout craindre, & ne laissoit aucune esperance pour sa vie. Je lui fis donner les Sacremens, & les choses necessaires pour restaurer ses forces abbatuës, après quoi je la délivrai d'un corps étranger, gros comme les deux poings, qui étoit composé d'un nombre infini de vesicules, attachées les unes aux autres par des membranes, & qui se tenoient ensemble comme un frai de grenoüille. Elle se sentit d'abord très-soulagée, nonobstant quoi elle mourut dix ou douze heures aprés.

## REFLEXION.

Si cette femme m'eût envoyé chercher dans le moment que ses douleurs & sa perte de sang commencerent, je l'aurois très sûrement sauvée, comme je fis les deux précedentes, & comme j'en ay sauvé quantité d'autres en pareil état. La maniere aisée & facile dont je la délivrai en est une preuve très certaine, quoyque ce corps étranger eut séjourné long-temps dans la matrice. Mais lorsque la perte de sang & les douleurs quelque legeres qu'elles puissent être, sont de la partie ; il est constant que cela contribue beaucoup à la dilatation de la matrice, comme il arriva dans cette occasion, ou je n'eus pas la moindre peine à tirer cette môle toute entiere, nonobstant sa grosseur, & son peu de consistance.

Si quelqu'un m'objecte qu'il y a une grande difference entre une môle & un faux germe qu'il choisisse dans cette observation & dans les précedentes, il y trouvera l'un & l'autre; mais comme je n'y vois que du plus ou du moins de séjour dans la matrice, qui leur fasse donner des noms differens, étant produit, & engendrés de la même cause, & la nature s'en défaisant de la même maniere, soit par son seul secours ou par celuy du Chirurgien, je les confonds & les prends l'un pour l'autre indifferemment.

Voila les observations que j'ai crû devoir rapporter pour donner une idée generale de la maniere dont j'ai aidé les femmes qui se sont trouvées atteintes d'une môle ou d'un faux germe; voicy comment j'ai sécouru celles qui ont souffert des grossesses de vents ou d'eaux, appellées vulgairement hydropisie de matrice.

## OBSERVATION XVI.

Le 14. Novembre de l'année 1684. une Dame de la campagne éloignée de cinq à six lieuës de cette Ville, se trouvant fort incommodée de vapeurs suivies de suffocations, se croyant grosse du mois de Septembre précedent, me fit prier de venir la voir, afin de me consulter sur tous ces accidens, & sçavoir à peu près le tems de son accouchement, afin que je pusse me rendre auprès d'elle dans un tems convenable. Je luy conseillay de se faire tirer deux palettes & demie de sang, & de prendre la moëlle de trois onces de casse en bâtons infusée dans un grand verre d'eau, avec une once de manne; ce qui réüssit assez bien. Le temps d'être seure de sa grossesse par le mouvement de l'enfant approchoit. Six semaines se passerent encore sans que ces assurances si souhaitées parussent, ce qui obligea la Dame à me consulter une seconde fois. Etant couchée sur le dos les genoux élevés, je trouvai son ventre fort grand & mou également par tout, sans qu'il y parût aucune difference entre la partie inferieure & superieure; ce qui commença à me faire douter de sa grossesse. Six autres semaines s'étant encore écoulées, & la Dame s'inquiétant de ne rien sentir de plus que par le passé, me pria de venir la voir encore une fois, & de lui dire mon sentiment sur son état, qui l'inquiétoit beaucoup. J'y retournay, & après avoir mûrement examiné toutes choses, je l'assurai (veu la figure & la mollesse de son ventre par tout égale, & n'ayant pas senti son enfant au terme de sept mois, où elle se croyoit être, son visage étant pâle & trés-amaigri) que selon moi, elle n'étoit point grosse d'enfant; qu'elle n'étoit point non plus hydropique, puis qu'étant couchée sur le dos, l'inondation ne se faisoit pas sentir à la main que j'appliquois sur le ventre, opposée à celle dont je frappois de l'autre côté; que je ne sçavois rien de meilleur que de réïterer la potion qu'elle avoit déja prise, & dont elle s'étoit bien trouvée, dans l'esperance qu'elle pourroit faciliter à la nature les moyens de se débarrasser de ce dont elle étoit surchargée. Mais le chagrin d'une nouvelle si peu attenduë, qui lui faisoit craindre de n'avoir pas d'enfans dans la suite, lui fit chercher d'autres secours qui ne tomberent pas dans mon sens, jusques à un mois après, que la Dame se sentant malade, m'envoya chercher en diligence. Je la trouvai avec de legeres douleurs, & des eaux qui s'écouloient. Je conseillai un lavement, dont l'effet fut si heureux, & l'orifice interieur si facile à se dilater, par le long sejour des serosités dont il étoit continuellement abreuvé, qu'il en sortit enfin en telle quantité, que la Dame se trouva délivrée sans accident de cette extraordinaire grossesse, & se porta si bien dans la suite, qu'un mois après elle devint effectivement grosse d'une belle fille, dont je l'accouchai neuf mois ensuite; ce qui fit dire à plusieurs qu'elle en avoit été grosse dix-huit à dix-neuf mois.

## REFLEXION.

Quand j'assuray cette Dame qu'elle n'étoit pas hydropique, j'entendois d'une hydropisie de tout le ventre nommée *Ascite* : car l'hydropisie est généralement prise pour tout amas d'eau en quelque partie du corps que ce soit, partant celle-cy en étoit veritablement une, mais seulement de la matrice, comme on le pouvoit conjecturer par l'étendue que cette partie occupoit & par sa mollesse, qui se vuida peu à peu dans le commencement pendant un jour & une nuit, mais qui se termina aussi-tôt que les eaux se furent faites une issue plus aisée, en donnant occasion à une dilatation plus considerable de l'orifice interieur de la matrice. Après que cette femme fut délivrée de cette grossesse d'eaux ou hydropisie de matrice, qui avoit duré près de neuf mois, elle devint grosse bientôt après d'une vraye grossesse, dont elle accoucha d'une fille qui fit dire abusivement qu'elle avoit été grosse dix-huit ou dix-neuf mois. Il n'y a très sûrement point de femmes dont la grossesse s'étende jusqu'à un si long terme, malgré les doutes & les mesures que prit M. Peu pour ne se pas tromper en pareil cas, & les écrits que quelques Médecins de la ville de Caën mirent au jour pour en prouver la possibilité il y a quelques années, en faveur d'une jeune Dame veuve, de ladite Ville, prétenduë grosse jusqu'à dix-huit ou vingt-mois après le déceds de son mary. Mais cette grossesse imaginaire n'ayant pû se soûtenir que dans leurs écrits, disparut insensiblement chez cette Dame, sans qu'on en ait plus entendu parler.

## OBSERVATION XVII.

Le 25. Mars de l'année 1704. on me pria d'aller voir une Dame à huit lieuës de cette ville, qui souffroit une perte de sang depuis huit à dix jours, & qui se croyoit grosse de trois mois ou environ, je ne tardai pas à m'y rendre, & je trouvai cette Dame dans une mediocre perte de sang ; elle me dit que les quatre premiers jours que cet accident avoit commencé de paroître, la chose étoit si semblable au tems que ses menstrues avoient coûtume de couler, qu'elle cessa de croire être grosse ; mais qu'ayant souffert des douleurs vives & pressantes, elle avoit subitement vuidé une quantité d'eaux très claires, comme il lui étoit arrivé dans son précedent accouchement, après quoy ses douleurs s'étoient diminuées, sans neanmoins qu'elles eussent entierement cessé, que cet écoulement d'eaux avoit été suivi d'une perte de sang considerable, quoyqu'elle ne vint que par intervalle, à laquelle s'étoit jointe une très fâcheuse odeur, & que voyant tous ces accidens se succeder de la sorte depuis dix jours, elle m'avoit envoyé prier de la venir voir, d'autant plus qu'une Sage-Femme qui étoit auprès d'elle, au lieu de la tranquiliser la jettoit dans des inquietudes continuelles.

Je trouvay à cette malade, outre ces accidens, une grande douleur de tête avec un frisson presque continuel, quoyqu'elle fût très chaude & brûlante au toucher, & qu'elle commençoit d'entrer en délire, disant beaucoup de choses à contre-sens & sans suite.

Je ne doutay point, réflechissant sur tous ces accidens, que quelque corps étranger n'y donnât occasion. Je fis situer la malade commodément, afin de me mieux assurer de la maladie. L'orifice interieur ayant souffert l'introduction de mon doigt avec assez de facilité pour m'en éclaircir, je n'y trouvai fœtus, faux germe, ny môle ; mais seulement une espece de membrane avec quelques caillots de sang, qui avoient acquis par leur sejour une odeur insupportable. Je les tiray le plutost qu'il me fut possible, & fis peu de tems après donner un lavement à la malade. Cette mauvaise odeur se dissipa & les autres accidens cesserent en même tems, de maniere que je la laissay trois jours après en bon état, en luy recommandant de continuer encore durant quelques jours le regime de vie que je luy avois conseillé.

## REFLEXION.

Quoy que l'eau ait été la matiere de ces deux accouchemens, les effets en sont pourtant très differens; au premier la matrice étoit remplie d'eau seule qui sortit sans autre secours que la dilatation de son orifice interieur sans que la femme en ressentit aucune peine, & sans même qu'elle s'en apperçût autrement que de se sentir toute baignée de serositez; & dans le second la femme souffrit une perte de sang legere dans le commencement, mais très violente dans la suite, avec des douleurs si fortes, qu'elles firent ouvrir la membrane qui contenoit les eaux, comme il me fut dit par cette Dame qui crût très seurement que son travail s'avançoit, & qu'un enfant alloit les suivre; ce qui l'obligea à me faire venir auprès d'elle.

Cette fausse grossesse étoit fort semblable à la vraye. La difference étoit seulement qu'il n'y avoit que des eaux dans cette membrane, comme il arriva à celle dont j'ai parlé dans une observation précedente; elle souffrit de même une perte de sang, mais beaucoup moindre que celle-cy; la chose ne se peut faire autrement; car cette membrane est attachée à la matrice comme la môle & l'arriere-faix, par le moyen des vaisseaux, & par consequent elle ne s'en peut détacher que ces vaisseaux ne se rompent, & ils ne peuvent se rompre, sans laisser échapper du sang

La grossesse contre nature causée par des vents, est encore plus difficile à connoître, d'autant qu'ils remplissent la matrice plus intimement que l'eau, & qu'elle en parroît plus tenduë, à l'exemple d'une vessie pleine de vent ou d'eau. Il n'y a personne qui ne convienne de ce que je dis, par l'épreuve continuelle que les enfans en font; ce qui me fit beaucoup balancer pour me déclarer sur une grossesse de cette nature, & à parler sincerement, je ne répondis qu'équivoquement, comme il paroît par cette observation.

## OBSERVATION. XVIII.

Une Dame de la campagne residante à dix ou douze lieuës de cette Ville, ayant été grosse d'un faux germe, dont elle ne se délivra qu'avec beaucoup de peine, & après une legere perte de sang, faute d'un secours suffisant, étant ensuite devenue grosse, me consulta le 23. Decembre de l'année 1699. sur son état present, ses menstrues qui n'avoient manqué qu'une seule fois, & qui avoient repris leur cours ordinaire tant pour le tems que pour la quantité & la qualité, faisoient le sujet de sa peine, quoy que son ventre fût grand & dur comme celuy d'une femme grosse d'environ quatre mois, qui étoit le tems à peu près dont cette Dame le devoit être, son sein ayant considerablement augmenté, & ayant eu quelques legers dégouts, c'en étoit, ce semble, autant qu'il en falloit pour persuader la chose du monde dont la famille avoit le plus d'envie. Je n'en aurois pas douté, si les menstrues avoient peché en une seule des trois qualités trop bien conditionnées pour une femme grosse, ma difficulté étoit de décider d'où venoit ce sang, la matrice étant veritablement remplie d'un corps qui paroissoit avoir de la solidité, & dont je trouvay l'orifice interieur fermé bien exactement, d'où je conclus que les vaisseaux exterieurs le fournissoient, sans décider autre chose, sinon qu'une femme doit être censée feconde qui a été grosse d'un faux germe, & supposé que la fin de cette grossesse ne fût pas telle ny si heureuse qu'on se le proposoit, la nature remplissant bien ses devoirs chez cette femme, qui se trouvoit bien reglée par rapport au tems & à la quantité, joint aux marques d'un bon temperament, accompagnées d'embonpoint & de sang bien conditionné qu'elle rendoit, il sembloit que la grossesse ne pouvoit manquer de se declarer bientost. Je conseillay seulement à la malade de ne rien faire de violent, qui pût donner occasion à quelque accident fâcheux, mais aussi de ne se pas abandonner à la gesne que beaucoup de personnes exigent d'une femme grosse, qu'un juste milieu entre ces deux extremités étoit tout ce que j'avois à luy prescrire. Cette personne continua de se bien porter & ses menstrues à couler, nonobstant quoy le ventre grossissoit sans cesse pendant huit à neuf mois, & devint si gros, que tout le monde croyoit cette femme en état d'accoucher, d'un moment à l'autre, ce qui arriva pendant plusieurs jours par la sortie d'une quantité de vents presque incroyable, sortant souvent avec un bruit comme quand ils sortent par l'anus, à la difference que ce bruit étoit involontaire, & dans le tems que cette Dame y pensoit le moins par ce qu'il n'y a pas de sphincter à l'orifice interieur de la matrice comme à l'anus, pour les retenir; cela l'obligea seulement à garder quelques jours la chambre par la peine qu'un tel bruit, & si souvent réiteré, luy auroit fait en compagnie.

## REFLEXION.

Si j'avois été persuadé que cette grossesse eût été causée par des vents, je n'aurois pas eu de peine à soûtenir que le sang qui couloit tous les mois sortoit directement du fond de la matrice quoyque son orifice interieur parût très exactement fermé, puisque quelque fermé qu'il fût, il pouvoit ne l'être pas assez pour empêcher la sortie du sang, mais bien pour celle des vents; à l'exemple de la vessie retournée qui retient les vents & laisse échaper l'eau, comme l'experience le fait voir, & justifie par consequent ce que j'avance, sans aller chercher une nouvelle route à ce sang qui peut se rencontrer en de certaines occasions, mais qui n'a point de lieu en celle-ci. Il me paroît moins facile d'expliquer comment ces deux grossesses se sont conservées jusqu'au terme de l'accouchement ou environ, puisque la subtilité d'une des matieres qui les produisoient, & la liquidité de l'autre, auroient dû plûtôt forcer l'orifice interieur de la matrice à s'ouvrir, qui étoit le passage qui les arrêtoit, que d'exposer la matrice à la dilatation extraordinaire qu'elle avoit soufferte dans ces fausses grossesses, à moins que par une disposition qui lui peut ou qui lui doit être naturelle, elle ne se soit dilatée jusqu'au point où elle peut s'étendre sans beaucoup souffrir, d'autant plus que cette dilatation se fait imperceptiblement, & que plus elle s'étend & s'élargit dans son fond, plus elle se resserre à son orifice, comme il arrive dans la vraye grossesse, par un ordre apparemment établi de la nature.

La femme se porta bien ensuite & devint grosse assez tôt après. Je fus prié de l'aller accoucher dans le temps qu'elle croyoit en avoir besoin; j'y allai, mais presque personne dans le lieu ne pouvoit croire que ce fût autrement que les autres fois, jusques là que plusieurs me demandoient très sérieusement si je croyois cette femme grosse, dont je les assurai, à n'en plus douter, par une belle fille dont je l'accouchay au grand contentement de toute la famille.

## CHAPITRE VIII.

### *De la fausse Grossesse.*

Il n'y a point de grossesse qui porte à plus juste titre le nom de fausse, que lorsque la femme n'est point effectivement grosse, bien qu'elle semble l'être. C'est ce qui arrive pour l'ordinaire à celles ausquelles les menstrues cessent de couler: comme il y en a qui souffrent cette suppression dès l'âge de trente-cinq, quarante, & quarante-cinq ans; ces femmes encore jeunes venant à ressentir les mêmes accidens qu'elles ont souffertes dans leurs précedentes grossesses, croyent très-seurement être grosses, jusques à ce que la nature par un temps trop long, ou par une perte de sang considerable viennent à les en dissuader. J'en ai vû quantité de cette sorte; & d'autres qui n'ayant point eu d'enfans, se flattoient qu'à cet âge, avec un peu moins de feu & plus de moderation, elles pouvoient être devenues fecondes, ne l'ayant point été dans leur jeunesse, par la raison contraire.

Et d'autres enfin se laissoient emporter à une erreur qu'on ne peut comprendre, lesquelles après avoir eu plusieurs enfans, quelque avancées en âge qu'elles soient, se flattent encore d'être grosses, quand leurs menstruës viennent à se supprimer, plûtôt que d'avoüer que c'est l'âge avancé qui les rend steriles, tant elles ont la vieillesse en horreur.

## OBSERVATION XIX.

On me manda dans le mois de Mars de l'année 1689 de la part de la femme d'un Drapier, & de celle d'une Fruitiere de cette ville à deux jours d'intervalle. Je les trouvai toutes deux également malades d'une perte de sang des plus violentes, dont elles étoient baignées dans leurs lits, accompagnées de legeres douleurs vers les lombes & le bas ventre, se croyant toutes deux grosses de trois à quatre mois. Je les fis coucher sur le dos, afin d'examiner leur ventre à l'exterieur, qui ne me persuada rien en faveur de la grossesse dont elles se flatoient. Elles l'avoient grand, mais mou également par tout, sans qu'il y eût plus de dureté ni de resistance en la region hypogastrique qu'en l'épigastrique. Mais comme je ne m'assure pas pour l'ordinaire sur ce signe qui peut tromper, je voulus m'en assurer par un signe certain, c'est-à-dire, que par l'introduction de mon doigt dans le vagin, je trouvai l'orifice interieur de la matrice béant, comme il doit être dans son état naturel, sans que le corps de ce viscere me parût occupé de rien, par où je jugeai que ny l'une ny l'autre de ces femmes n'étoient grosses; mais que cet accident étoit la suite d'une suppression de leurs ordinaires, causée par leur âge avancé, qui étoit même le dernier temps où elles cessent de couler ordinairement, dont cette perte de sang étoit un présage. Je leur conseillai de demeurer au lit, & de se tranquilliser de corps & d'esprit; les assurant que ce prétendu mal present n'étoit que le signe d'une bonne santé dans la suite: ce qui arriva bien-tôt après, comme je leur avois prédit.

## REFLEXION.

Ces deux femmes avoient plus de cinquante ans chacune, & se flattoient encore d'être grosses, comme ce n'étoit pas une chose impossible. Je pris les mesures que je crus les plus justes pour ne m'y pas tromper, tant par l'examen que je fis tant à l'extereur qu'à l'interieur, qui sont les moyens les plus propres pour s'assurer d'un fait semblable, car autrement j'aurois couru risque de faire une faute grossiere, supposé qu'il y eût eu quelque chose de contenu dans la matrice, qui n'auroit dû être qu'un corps étranger quand même ç'auroit été un enfant, d'autant qu'il n'auroit pû conserver sa vie après une si considerable perte de sang, & dès le moment qu'il est mort, il ne peut plus être consideré autrement, & doit être tiré au plûtôt, ainsi que tous les corps étrangers de quelque nature qu'ils soient; par le repos & le bon usage des alimens que je leur conseillai, elles se porterent bien l'une & l'autre en assez peu de temps.

## OBSERVATION XX.

Le 3 Decembre de l'année 1686, je fus mandé pour accoucher une Bourgeoise de cette ville âgée de quarante-six ans, que je trouvai dans les douleurs, se plaignant beaucoup; elle se croyoit fort à terme, c'est-à-dire, sur la fin du neuviéme mois, ayant souffert tous les accidens qui accompagnent la grossesse, depuis le mois de Mars jusqu'à ce jour-là. Tout étoit prêt pour recevoir un enfant, que l'on souhaitoit ardemment, lorsque j'assurai que c'étoit en vain. Ayant trouvé la matrice dans son état naturel, je conseillai le repos à cette femme prétenduë grosse, & de se faire saigner & purger dans la suite, pour vuider la quantité d'humeurs dont son bas ventre étoit rempli par la suppression de ses menstruës. Mais elle donna peu d'attention à mon avis, tant elle étoit désolée d'avoir passé si long-temps pour être grosse, & qu'il n'en fût rien.

## REFLEXION.

Ces sortes de fausses grossesses sont très communes, il est surprenant de voir l'affliction de celles qui se trompent de la sorte. Si elles vouloient se consulter, peut-être ne tomberoient-elles pas dans cet erreur. J'ose bien assurer d'en avoir gueri plusieurs, de cette prévention, & de n'avoir jamais manqué de faire là-dessus un juste prognostique, quand il y a du tems qu'une femme en doute ou qu'elle se le persuade. Car dans les commencemens la chose n'est pas possible, tant les accidens d'une simple suppression sont semblables à ceux qui indiquent le commencement de la grossesse: la distinction en est très difficile, & l'on n'en peut avoir de certitude absoluë que par l'attouchement de l'orifice interieur de la matrice, ce qui fait que j'excuse volontiers les femmes qui tombent dans ce doute, quand elles ont été mariées long-tems sans avoir eu d'enfans, comme celle-ci, & plusieurs autres; mais je ne puis comprendre comment celles qui en ont eu plusieurs, peuvent s'y laisser tromper. C'est neanmoins ce qui se voit assez souvent, en voicy la preuve.

## OBSERVATION XXI.

Le 29 Decembre de l'année 1685. une femme âgée de quarante-cinq ans ou environ, de la Paroisse de Morville, & mariée en secondes nôces à un homme d'affaire, me consulta sur sa grossesse. Elle en avoit veritablement tous les signes équivoques. Parvenuë entre le six & le septiéme mois, après une chute de cheval, elle fut attaquée de douleurs dans le ventre, avec une legere perte de sang. Elle m'envoya querir en diligence. Je trouvai cette femme avec des douleurs qui ressembloient beaucoup à celles de l'accouchement, & avec un mouvement sensible à la vûë & à la main; mais son ventre étoit très-peu élevé. Je la touchai pour m'instruire de l'état des choses. Je trouvai l'orifice interieur de la matrice dans son état naturel, d'où le sang couloit à peu près comme il fait à celles dont les menstruës sont un peu abondantes; ce qui n'étoit pas surprenant, par rapport au tems qu'il y avoit qu'elles étoient supprimées. Je l'assuray que son accouchement se termineroit par cet écoulement, comme il arriva deux ou trois jours après. Ce qui luy procura ensuite une santé très parfaite sans aucun retour de cette évacuation.

## REFLEXION.

Il n'y avoit rien d'impossible dans l'apparente grossesse de cette femme, âgée seulement de quarante cinq ans. Le mouvement sensible que j'y remarquois fit que je la crûs grosse jusqu'à ce que je l'eusse touchée pour m'en instruire à fond. A la verité je fus surpris de ne rien trouver qui soutint mon attente. Je jugeai que ce mouvement sensible qui se faisoit remarquer, étoit causé par la quantité d'humeurs qui s'étoient aigries par leur long séjour, lesquelles venant à irriter la matrice, donnoient occasion à ce mouvement. Ce fut la derniere fois que ses menstrues coulerent, & la femme ne ressentit dans la suite aucune incommodité de leur suppression, s'étant toûjours bien portée depuis ce tems-là.

## OBSERVATION XXII.

Le 2 Janvier de l'année 1702. je fus prié de la part d'une Dame qui demeuroit à quatre à cinq lieues d'icy (laquelle avoit eu plusieurs enfans) de ne pas prendre d'engagement pour un tems qu'elle me marqua, & de me rendre auprès d'elle pour l'accoucher, ce que je lui promis. Mais ce tems étant venu un peu plutost que celui qui m'étoit marqué, la Dame fut obligée de m'envoyer chercher en poste. Je rencontrai plusieurs personnes sur ma route qui m'exhortoient à faire diligence, me disant que j'étois attendu avec impatience, je trouvai en arrivant la Dame assez tranquille pour me donner le temps de dîner en repos & ses douleurs ne recommencerent que le soir, mais si foibles, qu'elles me permirent de m'aller coucher : plusieurs jours se passerent dans ces bons & mauvais intervalles, jusqu'à ce qu'enfin je proposay les moyens de m'éclaircir de la verité du fait, par lesquels je connus & assuray que la Dame n'étoit point grosse, quoy qu'elle eût eu, & eût encore toutes les marques apparentes de grossesse.

## REFLEXION.

Ces marques estoient faciles à expliquer, comme je fis, afin de tirer cette Dame de l'erreur où elle étoit, en lui faisant entendre que les dégouts, les envies & les vomissemens dont elle avoit été incommodée dans les premiers tems qu'elle s'étoit crûë grosse, étoient causés par la suppression de ses menstrues, & que la grandeur & l'élevation de son ventre en étoient la suite : que ces humeurs par leur trop long séjour ayant acquis beaucoup d'acrimonie, & venant à se répandre sur la matrice & sur les parties membraneuses du bas ventre, donnoient occasion à ces mouvemens ou tressaillemens qui se faisoient violemment & si souvent sentir & qu'elle prenoit pour les mouvemens d'un enfant, quoi qu'ils fussent en effet tres differens. La Dame, après avoir réfléchi sur toutes mes raisons, en comprit la verité, me remercia m'ayant demandé mon sentiment sur ce qu'elle avoit à faire dans la suite. Je lui conseillai de mettre en pratique les remedes generaux tels que je lui prescrivis, & comme j'ai coutume de faire en pareille occasion, ce qu'elle fit, & s'en trouva bien.

---

## CHAPITRE IX.

### *De la vraye Grossesse.*

LES signes de la grossesse naturelle étant communs avec ceux de celle qui est contre nature, comme sont par exemple, un dégout pour les choses que l'on avoit coûtume de desirer & des envies pour celles que l'on haïssoit davantage, les nausées, les vomissemens, la suppression des menstrues &c. il n'y a de difference, sinon que tous ces accidens sont plus pressants, & que le ventre de la femme qui a une grossesse contre nature grossit pour l'ordinaire dès les premiers jours, au lieu qu'il diminue souvent jusqu'à la fin du second mois dans une vraye grossesse. Ce qui donne occasion au proverbe qui dit qu'à ventre plat enfant y a : Et que la femme se défait pour l'ordinaire d'un faux germe avant le tems que les mouvemens sensibles de l'enfant se manifestent, qui est pour l'ordinaire à quatre mois & demi, & qui pour lors assurent la grossesse naturelle. Il paroit donc par les regles generales qui assurent la grossesse, & qui font distinguer la naturelle de celle qui est contre nature, qu'il faut que les menstrues coulent à la femme avant que d'être jugée feconde; & que pour être bien persuadé de sa grossesse, il faut qu'elles soient supprimées, que son ventre s'applatisse dans le commencement & jusqu'à la fin du second mois, & enfin pour une derniere preuve, qui ne laisse aucun doute, il faut que l'enfant se fasse sentir par ses mouvemens, qui arrivent aux unes plutost & aux autres plus tard, le plutost à quarante jours, & le plus tard a quatre mois & demi & même cinq mois. Mais malgré tous ces signes, il faut qu'un Chirurgien se tienne toûjours sur la reserve quand il s'agit de decider, n'y ayant regle si generale qui n'ait son exception, comme je vais le justifier par les Observations suivantes, dans lesquelles je fais voir des femmes devenues grosses sans jamais avoir eu ces prétendues marques de fecondité, comme d'autres sans qu'elles se soient supprimées jusqu'au cinq, six & septiéme mois. Les unes qui n'ont jamais senti leur enfant quoyque grosses, & les autres enfin ausquelles le ventre a grossi dès le commencement de leur grossesse, & ausquelles leurs menstrues ont coulé durant plusieurs mois, sans avoir presque senti leur enfant, & qui n'ont pas laissé de se trouver grosses d'enfant, quoyque toutes ces marques fussent des pronostics comme assurés d'une grossesse contre nature, & quelques-unes enfin qui avec des mouvemens très sensibles imitans ceux d'un enfant, avoient pourtant des signes certains d'une fausse grossesse, comme je l'ay fait voir dans les Observations cidevant rapportées.

## OBSERVATION XXIII.

Je fus prié le 7 Juillet de l'année 1691. d'aller voir une jeune femme qui n'avoit pas treize ans accomplis, qui se sentoit tourmentée de violentes douleurs à l'occasion d'une prétendue colique. Je n'eus pas de peine en arrivant à deviner la cause de ce mal. La nature des douleurs, & la grosseur du ventre me la firent bien tost connoître, & ce fut pour moy un spectacle aussi nouveau qu'étrange, d'autant plus que cette jeune femme ne parroissoit pas avoir dix ans ayant été affligée pendant plusieurs de ses premieres années d'une quantité d'écrouelles en plusieurs parties de son corps, la mere & les parens m'ayant assuré que la nature n'ayant encore rien produit chez elle, elles avoient toujours rapporté la grosseur de son ventre plutost à une suite de sa mauvaise santé, qu'à une vraye grossesse, parroissans même fort surpris quand je leur dis après l'avoir touchée, qu'elle alloit accoucher. La petite femme nonobstant sa grande jeunesse me parut très raisonnable. Je la soutins dans sa résolution par les discours les plus consolans que je pus lui tenir. Les douleurs suivirent à souhait. Le courage lui redoubla par les assurances que je lui donnois d'une prompte & prochaine délivrance, elle fit des efforts sans discontinuer, jusqu'à ce que l'enfant fût venu, aprés quoy je lui dis de demeurer tranquille, & que tout étoit fait.

## REFLEXION.

Elle étoit si jeune enfin, qu'après que je lui eûs annoncé la venue de son enfant, elle me pria de le bien tenir de peur qu'il ne rentrât, ce que je n'eus pas de peine à lui promettre. Je la délivrai ensuite & elle se porta fort bien.

En insistant sur la grande jeunesse de cette fille, je ne prétends pas persuader que ce fut un empéchement à l'écoulement des menstrues, ayant connu plusieurs filles qui les avoient dès l'âge de neuf ans, comme si elles en avoient eu vingt-cinq : mais je prétens seulement prouver, que ce n'est pas un obstacle à la conception, & qu'une femme peut porter du fruit avant des fleurs, comme il paroît par une observation rapportée par M M.

Elle nourrit son enfant & revint grosse sans rien revoir. Il est facile de comprendre que le superflu des humeurs s'évacuant par le moyen du lait rien ne se précipitoit par en bas ; ce qui fut cause que la matrice se trouva toûjours dans l'état d'une nouvelle conception.

Elle est à present d'une grosse & grande taille, & à la difference du tems qu'elle accoucha. Elle est bien reglée, elle se porte bien, & elle a eu depuis plusieurs enfans.

## OBSERVATION XXIV.

La femme d'un Officier de cette ville âgée de dix-huit à dixneuf ans, jouissant d'une santé parfaite, chez qui la nature ne faisoit encore aucune de ses fonctions ordinaires, & qui ne laissa pas de devenir grosse, se porta très bien pendant sa grossesse, sans ressentir aucun des accidens ausquels la plus grande partie des femmes sont sujettes, accoucha heureusement & nourrit son enfant pendant une année. Un mois aprés l'avoir sevré, elle tomba subitement dans une inquietude étrange, se croyant très proche de sa mort, sans en vouloir déclarer la cause. Pourquoy on m'envoya chercher en diligence le 23. Novembre de l'année 1684, où si tost qu'elle m'eut fait la moindre ouverture de ce prétendu accident, qui étoit un écoulement fort naturel de ses menstrues, je la rassuray bien tost en lui faisant connoître que c'étoit au contraire un effet de son bon temperament, & les marques d'une continuation de bonne santé dans la suite; qu'il ne lui arrivoit rien qui n'eust coûtume d'arriver avant la grossesse, & que supposé que l'évacuation fut un peu plus abondante, cela ne lui étoit qu'avantageux, puisqu'il n'avoit rien parû depuis ses couches, ce qui n'étoit pas surprenant ayant été nourrice; mais ce qui l'étoit beaucoup, c'est que le mary, qui est homme de sens, & la femme qui n'en manquoit pas, m'assurerent tous deux qu'elle n'avoit jamais rien vû avant sa grossesse & ignoroit quoy qu'elle ne fut pas trop jeune, la nécessité de cette évacuation.

## REFLEXION.

Si ces fleurs eussent été prêtes à s'ouvrir lorsque la conception s'est faite, comme M. Mau. le dit dans deux de ses observations & qu'elles en eussent été empéchées par le moyen de la conception, cette femme auroit dû être attaquée de tous les accidens les plus fâcheux qui accompagnent la grossesse, comme sont les dégouts, les nausées, les vomissemens, les lassitudes &c. ce qui n'a pas été, & cette femme seroit infailliblement devenuë grosse aussi-tôt que ses vuidanges furent arrestées, & avant que les menstrues eussent coulé, ce qui fait voir que la matrice s'étoit trouvée dans une aussi heureuse disposition avant que la nature eut donné ces prétenduës marques de fecondité, comme après les avoir données, puisque l'experience nous montre journellement qu'une femme devient grosse quand la matrice s'est bien vuidée, qui est incessamment après quelque perte de sang ou l'écoulement des menstruës, & rarement quand elles sont prétes de couler; & même si, par hazard, la femme devient grosse, lorsque cette évacuation se fait, qui lui cause par consequent une suppression, avant que cette partie soit entierement vuidée, les suites fâcheuses qu'elle en souffre pendant tout le tems de sa grossesse & l'enfant méme après sa naissance, lui donnent lieu de s'en repentir; ce qui est une preuve très constante que la conception ne doit raisonnablement pas se faire, lorsque la matrice est prête à se vuider, quoi qu'en dise M M. mais bien lorsqu'elle est vuide, & débarassée des humeurs superflues qui se déchargent continuellement sur elle, étant destinée de la nature pour en être le receptacle, & plus elle est vuide, plus elle est susceptible d'une conception avantageuse pour la mere & pour l'enfant.

## OBSERVATION XXV.

Une Bourgeoise de cette Ville, qui avoit un dégout generalement de tout ce qu'elle avoit accoûtumé de manger avec plaisir, accompagné d'un vomissement continuel, & des envies de choses qu'elle n'avoit jamais aimées, se seroit crûë grosse, si ses menstrues qui couloient tous les mois ne l'en avoient dissuadée, son ventre ayant assez grossi dès le premier mois pour s'en appercevoir contre son ordinaire, & grossissant journellement, nonobstant les continuelles incommoditez qui l'avoient fort amaigrie, me consulta environ dans son quatriéme mois, sur toutes ces sortes d'accidens, veu qu'elle s'étoit très-bien portée dans ses précedentes grossesses.

Après avoir examiné son état avec attention, je la fis convenir que cet écoulement ne se faisoit ni dans un temps reglé, ni en la même quantité & qualité qu'il se faisoit avant son indisposition. Ce qui par consequent ne la devroit pas dissuader d'être grosse, mais qu'étant remplie de quantité d'humeurs, extrémement acres & malignes, & faute de s'être purgée dans un tems convenable, elles produisoient tous les accidens qui la tourmentoient, ce qui m'engagea à la saigner & la purger avec la casse & la manne dans une legere infusion de sené. Ce qui réüssit très-bien tant pour le dégout que pour le vomissement, ayant même rappellé l'appetit, mais la nature continua à se décharger comme auparavant jusqu'au septiéme mois, nonobstant quoy la femme grossissoit toûjours sans sentir qu'un très petit mouvement, jusqu'au tems qu'il cessa entierement depuis la fin du septiéme mois jusqu'à celle du neuviéme dont elle étoit fort inquiette, quelqu'assurance que je luy pusse donner que la fin en seroit heureuse, & qu'elle eût à se tranquiliser, ce qu'elle fit & s'en trouva bien, car je l'accouchai en moins d'un demi-quart d'heure.

## REFLEXION.

A parler serieusement je n'étois pas moi même trop sûr de l'issuë d'une grossesse de cette nature, vû l'augmentation de son ventre dès le commencement de sa grossesse. Ce mouvement si obscur pendant un temps, & devenu imperceptible sur la fin au lieu d'augmenter; tout cela bien consideré, me faisoit craindre que ce fut une mole plûtôt qu'une vraie grossesse: mais j'étois neanmoins comme persuadé que cet écoulement qui se faisoit tous les mois un peu plûtôt ou un peu plus tard, n'auroit pas cessé qu'avec le détachement entier de ce corps étranger, & non pas comme il fit au septiéme mois.

Ce qui me faisoit encore bien esperer, étoit que la femme étant couchée, & la faisant tourner sur un côté, puis sur l'autre, elle ne sentoit aucune pesanteur; qu'elle marchoit aisément, & qu'elle gardoit son urine comme si elle n'eût pas été grosse, encore que ses vomissemens eussent recommencé, & qu'ils accompagnassent la grossesse jusqu'au jour qu'elle ressentit quelques legeres douleurs. Elle me fit avertir dans le moment. Je me rendis auprès d'elle. Elle n'eût pas six douleurs, & même peu violentes, qu'elle accoucha d'un très gros garçon, mais si foible, qu'à peine je lui crûs assez de vie pour le baptiser, dont il revint neanmoins en peu de temps, & se porta bien dans la suite, je delivrai la mere qui ne fut presque pas malade, & se rétablit en très peu de temps.

Il semble que cette observation renferme tout ce que l'on peut souhaiter pour faire voir combien l'on doit garder de mesures avant de prononcer sur une grossesse extraordinaire, & qu'il est bien difficile de distinguer surement la grossesse naturelle de celle qui est contre nature, tant les marques de l'une sont semblables à celle de l'autre.

Les précedentes grossesses de cette femme commençoient par la suppression de ses menstrues: son ventre devenoit plat les deux premiers mois, sans dégoûts ny vomissemens, dans celle-ci ses menstrues continuerent de couler & son ventre grossit d'abord. N'étoit-ce pas des marques qu'elle n'étoit pas grosse veritablement, mais au contraire qu'elle l'étoit d'une mole où d'un faux germe; & ce mouvement presqu'imperceptible jusqu'à la fin de la grossesse, ne pouvoit-il pas encore donner lieu de croire que c'étoit un faux germe, des vents ou quelqu'autre corps étranger? Ce qui ne prouve que trop la nécessité qu'il y a d'être très réservé en ces occasions non seulement pour l'administration des remedes; mais même pour le pronostic, les choses étant aussi douteuses & aussi équivoques.

## OBSERVATION XXVI.

Une femme de cette Ville qui avoit toutes les marques d'une bonne grossesse, à la réserve de ses menstrues qui continuoient de couler pendant les deux premiers mois, pour s'éclaircir du doute où elle en étoit, consulta son Chirurgien qui l'assura qu'elle n'étoit point grosse, quoy que son ventre parut augmenter considerablement. Ayant été très valetudinaire jusqu'au sixiéme mois, elle fut pour lors attaquée de douleurs violentes assez semblables à celles de l'accouchement. Elle fit venir son Chirurgien, qui après l'avoir bien examinée, lui dit que c'étoit une colique, & qu'elle n'avoit pas le moindre soupçon de grossesse; sur cette confiance il lui fit quelques remedes dont l'effet fut avantageux par le soulagement qu'ils apporterent à ses douleurs. Mais continuant de grossir sans sentir aucun mouvement, & étant retombée dans les mêmes douleurs deux mois ensuite, elle me fit prier de venir la voir venir la voir, le 17 Janvier de l'année 1686. Je la trouvay avec des douleurs pressantes. Je la touchai pour m'assurer de son état. La matrice me parut pleine, & son orifice interieur gros & serré, & étant couchée sur le dos, les genoux élevés, le ventre étoit plein, grand, & dur, au dessous du nombril, ne sentant aucune pesanteur en se tournant d'un côté ny de l'autre, non plus que lorsqu'elle étoit levée, ce qui me fit l'assurer qu'elle étoit très sûrement grosse, mais que ce n'étoit pas pour accoucher encore si tost que les douleurs étoient causées par une bile acre & corrosive qui s'épanchoit dans les intestins, & qui lui causoit même une espece de petit cours de ventre. Je luy conseillay de prendre des lavemens avec la décoction de son lavé, de melilot, de camomile, & un peu de miel violat. Ce qui réüssit assez bien pour faire cesser ses douleurs, jusqu'à un mois de-là qu'elle m'envoya chercher une seconde fois. Elle étoit dans les douleurs de l'accouchement, qui ne durerent pas beaucoup, elle accoucha d'une des plus grosses filles que l'on pût voir. Je délivrai la mere, après quoy, elles se porterent fort bien l'une & l'autre.

## REFLEXION.

J'ai crû tant dans l'une que dans l'autre de ces grossesses, pendant lesquelles les femmes ne sentoient que peu ou point leurs enfans, que c'étoit la petite quantité d'eaux dans lesquelles ces enfans se trouverent baignez; joint à la grosseur de ces mêmes enfans, qui étoit incomparablement plus considerable, que celle de ceux dont j'avois précedament accouché ces mêmes femmes

Les menstrues ne coulerent pas si long temps à celle-ci qu'à l'autre, mais le mouvement de son enfant se fit encore moins sentir, quoi que la fille de l'une se portât mieux que le garçon de l'autre qui vint au monde très foible, comme je l'ai marqué dans l'observation.

## OBSERVATION XXVII.

La femme d'un Laboureur de la Parroisse de Colomby située à une lieuë de cette Ville, me vint un jour consulter sur ce que ses menstruës étoient arrêtées depuis cinq mois, que son ventre grossissoit sans rien sentir, mais que jamais elle ne s'étoit si bien portée. Je luy conseillay de se faire saigner & de revenir me voir. Ce qu'elle fit, & deux mois ensuite elle me dit, comme auparavant, que son ventre grossissoit, mais qu'elle ne sentoit rien. Ce qui m'obligea de luy faire réiterer la saignée, dans la pensée, que le mouvement que cette saignée donneroit aux humeurs, pourroit en procurer à son enfant. Mon dessein n'ayant pas réüssi, je remis au tems le dénoüement de l'affaire. Son ventre ayant toute la figure de celuy d'une femme constamment grosse ; & en la touchant, je trouvois l'orifice interieur de la matrice bien fermé, & le corps de ce viscere très gros & très plein. Se sentant malade, elle m'envoya chercher, & je l'accouchai en très peu de tems d'un gros garçon.

## REFLEXION.

Ce ne fut pas sans quelque surprise que je terminai cet accouchement avec un si heureux succès. Rien ne m'ayant paru plus extraordinaire, que de voir une femme grosse, se porter bien pendant sa grossesse & accoucher d'un si gros enfant sans jamais l'avoir senti remuer, & je n'en puis apporter d'autre raison que celle que j'ai alleguée dans la réflexion précedente.

---

## CHAPITRE X.

### *De la Grossesse de plusieurs enfans.*

LA vraye grossesse n'est pas seulement d'un enfant, elle l'est souvent de deux, quelquefois de trois, & rarement d'un plus grand nombre.

Les Signes qui font connoître que la femme est grosse de deux enfans, selon M. Mauriceau, sont quand les enfans sont parvenus à un certain tems, auquel ils ont assez de force pour manifester leur mouvement. La femme se trouve extraordinairement grosse, sans qu'il y ait aucun soupçon d'hydropisie, si l'on voit une éminence de chaque côté de son ventre, & qu'il y ait une ligne un peu moins relevée au milieu, la chose sera presque certaine ; Si au même instant on sent plusieurs & differens mouvemens aux deux côtés, & si ces mouvemens sont beaucoup plus frequens qu'à l'ordinaire, ce qui se fait à cause que les enfans étant pressés s'incommodent l'un l'autre, & s'excitent à se mouvoir de cette façon. Outre cela M. M. dit avoir souvent observé que les femmes qui sont grosses de plusieurs enfans, sont beaucoup plus incommodées, durant tout le cours de leur grossesse ; qu'elles ont aussi le ventre de tous côtés bien plus tendu en rondeur, & non si fort en pointe vers le devant, que les autres qui n'en ont qu'un : &

que vers les derniers mois, elles ont toûjours les jambes & les cuisses fort enflées, & même quelquefois les deux levres de la vulve, & tout le pubis. Quand tout cela est ainsi, on peut être assuré, selon luy, que la femme est très certainement grosse de plusieurs enfans.

Ne sembleroit'il pas que l'authorité de l'Auteur qui rapporte ces signes si circonstanciés, devroit en assûrer la verité, & en détruire jusqu'au moindre doute? Cela peut subsister dans l'esprit de ceux qui pratiquent peu; mais celuy qui fera un usage continuel des accouchemens, sera bien éloigné de s'en tenir à ces signes. Il faudroit que je quitasse mes principes pour m'en rapporter à ce que dit cet Auteur, & ne plus croire ce que mes experiences m'ont tant de fois persuadé, qui est que l'on ne peut porter un jugement plus certain, sur la grossesse d'un ou de plusieurs enfans, qu'en general sur tous les accouchemens. En voicy une preuve qui me semble assez le justifier. Ce sont trois femmes si extraordinairement grosses dans un même tems, que l'on auroit été très persuadé, selon ces pretendus signes, qu'elles auroient été grosses au moins de deux enfans chacune.

## OBSERVATION XXVIII.

La femme d'un Perruquier de cette Ville étant extraordinairement grosse du devant, du derriere, & des hanches, me consulta sur ce qu'elle avoit à craindre où à esperer de son état. Elle avoit les jambes & les pieds fort enflés, ne marchoit qu'avec peine, & sentoit un mouvement des deux côtés tout à la fois. C'étoient autant de signes comme certains que cette femme étoit grosse de deux enfans. Le tems de l'accouchement étant venu, & les douleurs commençant à se faire vivement sentir, elle m'envoya prier le 9 Juillet de l'année 1710. de venir chez elle; je trouvay que ses douleurs redoubloient sans cesse. Je la touchay & trouvay la tête de l'enfant fort proche; ses eaux percerent à l'instant. Il en vint une quantité surprenante, & un très petit enfant qui suivit sans nulle peine, ainsi que l'arriere-faix. J'introduisis ma main pour m'assûrer si la matrice étoit bien vuide. Ce que je reconnus aisément. L'enfant mourut un moment après. Mais la mere se porta assez bien.

## REFLEXION.

*Je n'ai jamais crû une femme grosse de deux enfans plus seurement que celle-ci,* ni à l'occasion de laquelle j'ai pû mieux faire l'application de la montagne qui accoucha d'une souris, après que j'eus connû le contraire. Cet enfant pouvoit bien faire sentir ses mouvemens à sa mere. Les eaux dont la matrice étoit remplie lui en laissoient toute la liberté. Il n'est pas surprenant qu'il soit mort si tôt qu'il fut né : mais il l'est beaucoup qu'il soit venu en vie, & qu'il l'ait conservée dans le lieu où il étoit avec un tel déluge d'eaux. C'étoit inutilement que j'introduisis ma main, je n'aurois pas dû chercher autre chose après avoir vû cette inondation, mais l'on ne péche jamais pour prendre des précautions qui peuvent être inutiles en d'autres occasions, mais qui sembloient être necessaires en celle-ci.

## OBSERVATION XXIX.

Une Bourgeoise de cette Ville ayant souffert une grossesse des plus fatigantes, tant elle étoit lourde & pesante, auroit volontiers cherché un secours étranger pour luy aider à supporter son grand & large ventre. La peine qu'elle souffroit en marchant, & les mouvemens violents qu'elle ressentoit souvent des deux côtés tous à la fois, ne me permettoient pas de douter que deux enfans ne fussent l'effet de ces incommodités, & sur tout de cette pesanteur extraordinaire. Comme elle étoit ma voisine, je la voyois souvent, & la tirois d'inquietude, autant qu'il m'étoit possible. L'heure de son accouchement étant venuë, elle m'envoya chercher le 18. Juillet de l'année 1710. Je ne fus pas un demi-quart d'heure à l'accoucher d'un des plus gros garçons que j'aye vûs, avec beaucoup d'eaux, & un très gros arriere-faix, qui suivit avec la même facilité, la mere & l'enfant se portants tous deux autant bien qu'on le pouvoit souhaiter.

## REFLEXION.

C'étoit la seconde fois que cette femme étoit devenuë grosse. Elle étoit libre & alerte, & n'étoit non plus incommodée la premiere fois qu'elle l'étoit dans tout autre tems ; au lieu que dans cette seconde grossesse elle ne marchoit qu'avec peine, ses jambes étoient fort enflées, son ventre tellement pesant, qu'il lui sembloit qu'il alloit tomber, tant il étoit grand, plein, dur & tendu. Elle sentoit deux mouvemens égaux des deux côtés tout à la fois ; après tout cela elle n'étoit grosse que d'un enfant. Mais que faut-il davantage pour mettre un ventre en cet état, qu'un gros enfant, une quantité d'eaux, & un gros arriere-faix ? Toutes ces circonstances assuroient si bien la fin de l'ouvrage, que ç'auroit été très-mal à propos que j'aurois voulu tenter l'introduction de la main, cela n'étant necessaire que pour être seur qu'il n'étoit rien resté dans la matrice, lors qu'on a lieu de douter de ce qui en est.

## OBSERVATION XXX.

La femme d'un Cuisinier de cette Ville étoit si extraordinairement grosse, que ceux qui la voyoient marcher dans les ruës, en étoient étonnés. Son ventre avançoit en pointe d'une telle maniere, qu'il luy étoit impossible de voir que bien loin devant elle. Nonobstant quoy elle marchoit d'une vîtesse & d'une liberté à faire plaisir. Elle ne sentoit que peu de mouvement, & n'étoit nullement incommodée, & ses jambes ni ses pieds n'étoient point enflés.

Comme c'étoit sa seconde grossesse, & que celle-cy étoit très differente de la premiere, tout son soin fût de s'assûrer de moy dans le besoin. Elle comptoit d'accoucher dans le mois de Juin, & elle ne m'envoya chercher que le 24 Juillet suivant de l'année 1710. Je la trouvay en arrivant dans sa chambre très pressée de douleurs; & comme j'allois pour m'assurer de son état, les membranes s'ouvrirent, & les eaux sortirent avec une telle impetuosité, que j'en fus tout templi. Quand je voulus la délivrer, comme je trouvay de la résistance, je coulay ma main le long du cordon, & je sentis les eaux d'un second enfant qui étoient prêtes à percer les membranes qui les contenoient. A peine eus-je fait deux ligatures au cordon du premier, & l'eus coupé, & donné l'enfant à une femme, que ces secondes eaux percerent comme les premieres, & le second enfant suivit, qui étoient deux garçons. Je délivray la femme d'un seul arrierre-faix, pour ces deux enfans gemeaux, qui se porterent très-bien ainsi que la mere.

## REFLEXION.

Après ces Observations faites, quelles assurances peut-on avoir qu'une femme soit grosse de deux enfans, & quel fond peut-on faire sur ces marques infaillibles, qui, selon M. M. le doivent persuader? Ces trois grossesses se sont trouvées en un même temps, qui toutes trois faisoient prévoir une grossesse de cette nature, & neanmoins celle des trois femmes qui en avoit les plus foibles marques, fut celle qui eut deux enfans, & les deux autres ausquelles cet évenement paroissoit mieux marqué, n'en eurent qu'un.

Comme je traiterai cette matiere plus au long dans le Chapitre de l'accouchement de deux enfans, je n'ai prétendu dans celui-ci que faire connoître qu'il n'y a point de regles certaines sur lesquelles l'on puisse tabler immanquablement; mais au contraire, que ces marques ne servent qu'à donner lieu au Chirurgien de se tenir toûjours sur la reserve, & disposé à faire ce qui sera de son ministère, quand le cas arrivera.

## CHAPITRE XI.

### *Des Signes assurés que la femme est grosse d'enfant.*

MON dessein n'est pas d'insinuer dans ce Chapitre que tous les signes de la grossesse naturelle sont absolument douteux. J'ay trop éprouvé le contraire, pour entrer dans un tel sentiment ; mais je prétens seulement enseigner aux jeunes Chirurgiens qu'il n'y en a que deux sur lesquels on puisse compter certainement, qui sont 1°. Le mouvemement sensible de l'enfant 2°. L'introduction du doigt dans le vagin, par le moyen duquel l'on trouve l'orifice interieur de la matrice fort serré, & son col qui ne paroît que peu ou point, suivant le tems de la grossesse, plus ou moins avancé. Car plus la femme approche de son terme, plus le col de la matrice souffre de dilatation, & il disparoît entierement dans le dernier mois. Ainsi l'on trouve à une femme grosse de cinq à six mois, l'orifice interieur de la matrice fort serré, son col fort court, & son corps plein tendu. Quand les choses sont ainsi, l'on peut assûrer que la femme est grosse, & quand avec ces signes si positifs & si certains, l'on sent le mouvement d'un enfant, pour lors il n'est non plus permis d'en douter, que de ne pas croire qu'il soit jour en plein midy.

Les mouvemens d'un enfant de cet âge sont si faciles à distinguer des mouvemens convulsifs de la matrice ou des parties circonvoisines, qu'il ny' a qu'un défaut d'experience qui puisse les confondre. Lorsqu'à ces mouvemens l'on joint les accidens qui ont precedé, comme les dégouts, la suppression &c. ceux qui perseverent, comme le gonflement de mammelles, la tension, l'élevation & la dureté en la partie hypogastrique, & enfin la tension du propre corps de la matrice, qui se remarque par l'introduction du doigt dans le vagin, ainsi que le mouvement de l'enfant, on connoit que ces signes different du tout au tout de ceux de la môle, des eaux, ou des vents.

Ainsi quand j'ay été appellé pour juger de la grossesse de quelque personne que ç'ait été, j'ose dire que je ne m'y suis jamais trompé. Je veux dire après quatre mois, parce qu'auparavant l'on ne peut fonder son jugement que sur des conjectures, & quand toutes les marques de grossesse se trouveroient réünies, je n'assureray jamais qu'une femme ou fille soit grosse jusqu'à ce tems-là, d'autant que ce que la matrice renferme en soy, est encore si petit qu'il n'est pas possible d'assurer, si c'est un fœtus, un faux germe, des eaux, des vents, ou une simple suppression des ordinaires; mais après ce tems, encore un coup, mettant toute épreuve en usage, comme un Chirurgien doit faire, & comme je l'ay toûjours fait, je ne me suis jamais trompé, & je ne croirois pas qu'un homme qui a vieilli dans la profession, comme a fait l'Auteur dont j'entends parler, fût capable d'une méprise pareille à celle qu'il met dans son Livre, s'il n'en citoit lui-même l'histoire. Voicy la maniere dont j'en use, quand je suis obligé de dire mon sentiment.

## OBSERVATION XXXI.

Etant allé voir un malade à la campagne, je vis entrer une jeune personne dans le lieu où j'étois. Une curiosité à contre-tems me fit demander qui étoit cette jeune femme-là. La Dame du logis me répondit que ce n'étoit pas une femme, mais bien la sœur de Monsieur. J'aurois voulu retenir ma question, mais le sort étoit jetté. Quelques momens se passerent en conversations indifferentes, & après avoir fini & conseillé ce que je trouvay à propos de faire au malade, j'étois assez content de m'être tiré si heureusement de ce pâs, lorsque j'apperçus la Dame qui m'attendoit en un lieu un peu écarté du logis pour me dire l'effroyable inquietude où ma question l'avoit mise, d'autant plus qu'elle en avoit quelque soupçon, & qu'elle me prioit de lui dire si je croyois la chose non seulement vraye, mais douteuse, que pour m'en éclaircir, elle alloit me faire venir la Demoiselle. Ce que je ne jugeay pas à propos pour l'heure, mais, puisqu'elle en étoit dans l'inquietude & dans le doute, que dans deux jours je reviendrois voir le malade, & que je luy dirois positivement ce que j'en pensois.

Aussi-tôt que j'arrivay deux jours ensuite, après un court examen de l'état du malade, je me rendis à la chambre de la Demoiselle. Je n'ay jamais vû une personne plus chaste, ni plus assurée sur son innocence. Si bien qu'enfin après toutes mes questions, que je poussay beaucoup au de-là de la bienseance, je lui demanday, si pour tirer Madame sa belle sœur d'inquietude, elle ne vouloit pas bien que je fisse succeder l'attouchement aux paroles. Elle se commit à tout ce que je souhaitay. L'ayant donc fait coucher sur le dos, les genoux élevés, & les talons auprès des fesses, je luy trouvay le ventre dur & tendu beaucoup plus en sa partie hypogastrique qu'en l'épigastrique, avec un mouvement qui me parut être celui d'un enfant. Je la fis lever ensuite, & lui dis de se mettre en posture, comme si elle vouloit aller à la selle ou à demi accroupië, Je trouvay l'orifice interieur de la matrice très serré, presque plus de col, & le corps de ce viscere fort gros & tendu. Il n'en fallut pas davantage pour lui assurer, ainsi qu'à Madame sa belle-sœur, qu'elle étoit grosse de cinq à six mois. Elle confirma ma prédiction trois mois & demi ensuite, par l'accouchement d'un beau gros garçon.

## REFLEXION.

Voilà les mesures que je prends. Elles sont plus sures qu'avec un lacet autour du corps. A la verité il y a bien des femmes ausquelles la honte & la peine qu'elles souffriroient d'une telle épreuve, les feroit plûtôt demeurer dans l'envie de sçavoir leur état, que de s'en assurer par un tel moyen. A l'égard de ces personnes, je les remets au temps pour en décider, sans prendre rien sur mon compte; mais quand elles ont passé neuf mois, je leur assure précisément qu'elles ne sont pas grosses: car après tout, quel empressement à contre-temps, une femme peut-elle avoir, de sçavoir sa grossesse ou non, puisque quelques mois mettent le doute en évidence? Ce n'est pas comme une fille dans le cas de celle dont je viens de rapporter l'histoire, à laquelle il me seroit aisé d'en joindre une quantité d'autres de même espece. Une famille peut, quand elle le sçait, cacher une des choses du monde des plus deshonorantes pour elle, quand la fille s'est mes-alliée, ou prendre de justes mesures pour que celui qui aura fait la sottise la boive, soit en épousant la fille, ou en lui donnant une récompense qui repare en quelque façon sa faute. C'a été dans cette vûë principalement que j'ai été commis plusieurs fois pour éclaircir ce doute, & pour éviter la perte d'un enfant, qui est souvent la suite du désespoir où une fille s'abandonne, dans la reflexion de la faute qu'elle a commise.

## OBSERVATION XXXII.

Le 13. May de l'année 1687. une jeune fille vint me trouver, & me fit le rapport de plusieurs indispositions qu'elle souffroit, depuis trois mois, que ses ordinaires s'étoient supprimées, dont les principales étoient un dégoût effroyable pour la soupe & pour la viande, dont elle avoit coûtume de manger beaucoup, & une envie des plus fortes de quantité de choses qu'elle n'avoit jamais aimées, que ses jambes & son ventre étoient très enflés, & qu'elle ne pouvoit se soûtenir ni marcher qu'avec peine. Comme je me deffie toûjours de ces maladies de filles, je luy conseillay quelques

petits

petits remedes sans consequence ; afin de gagner du tems, à quoy je réüssis, l'ayant conduite de cette maniere près de deux mois, après quoy je ne doutay plus de sa grossesse. Ce qui me porta à lui declarer ma pensée sur son indisposition, dont elle fut si surprise & si irritée, qu'elle en porta sur le champ ses plaintes à son pere & à sa mere. La mere me fit prier quelques jours ensuite de venir voir sa fille, je m'y rendis aussi tôt, où j'interrogai cette fille en présence de sa mere, sur tous les accidens qu'elle avoit soufferts, & sur l'état present où elle étoit, avec un retour d'appetit merveilleux pour la soupe & la viande, les jambes à leur naturel, & le ventre bien élevé en pointe en sa partie inferieure ; avec un mouvement qui se faisoit sentir pour peu qu'on eût la main appliquée dessus.

Je demandai à cette credule mere si elle ne connoissoit pas cette maladie à fond, elle qui avoit eu dix ou douze enfans, & pris ensuite congé d'elle sans attendre sa réponse. Cette fille trouva un Medecin & un Chirurgien qui l'assurerent qu'elle n'étoit pas grosse, & promirent au pere & à la mere de la tirer de cette indisposition, par le moyen de plusieurs potions aperitives, & l'usage continuel du suc de cerfeuil. Ils la conduisirent jusqu'au tems que l'accouchement commença à se manifester par les douleurs. Une Sage-Femme y fut mandée à l'insçû de ces deux Messieurs, laquelle en leur presence toucha la fille, dont ils se voulurent railler, affirmants par les experiences les plus fortes qu'elle n'étoit pas grosse, & que c'étoit bien inutilement qu'elle en usoit ainsi. Mais ces bons Messieurs furent bien raillés à leur tour, quand cette Sage-Femme leur dit qu'elle en tenoit la tête. Ils sortirent chargez de honte & de confusion, & la fille fut accouchée avant qu'ils fussent dans la ruë. Elle mourut quelques jours ensuite & l'enfant la suivit de près, à quoy ces habiles Docteurs pouvoient bien n'avoir que trop contribué.

## REFLEXION.

Il ne fut point necessaire de chercher la preuve de la grossesse de cette fille, par l'introduction de mon doigt, afin d'en assurer sa mere. Car quelles marques plus certaines cette mere pouvoit elle en desirer, que celles que je rapporte dans cette Observation, puis qu'outre les signes douteux du dégoût & des foiblesses, & l'élevation du ventre, il s'y trouvoit un signe certain, qui étoit le mouvement de l'enfant, dont il étoit très-facile de s'appercevoir ? Quelle bévûë ou quel entêtement à ce Medecin & à ce Chirurgien, ou de ne pas connoître l'état de cette fille, ou de vouloir le dissimuler : Avoient-ils fait banqueroute à la raison?

Je ne dirois rien s'ils étoient revenus de leur méprise après l'usage de quelques remedes ; mais de l'avoir opiniâtrément conduite jusqu'aux douleurs de l'accouchement, sans se vouloir rendre même à une preuve toute évidente. C'est ce que je ne sçaurois comprendre. Ceci fait bien voir combien la pratique est necessaire en pareille occasion, étant persuadé que ces Messieurs en manquoient à cet égard ; & ce fut la raison qui les fit échoüer si lourdement, quoiqu'ils fussent fort éclairés d'ailleurs, & fort capables, n'étant pas les seuls qui s'y étoient mépris, puisque la même chose arriva à l'Hôtel Dieu du temps que j'y travaillois. Je ne cherche point à condamner personne ; mais toûjours est-il bien probable que la mere & l'enfant furent la victime de cette méprise.

Je conduisis & examinai cette fille sans la perdre de vûë que le moins que je pûs, depuis qu'on l'ût mise entre les mains de ces Messieurs, jusques à ce que je la sçûsse accouchée. Mon honneur y étoit trop interessé pour n'y pas donner toute mon attention. Aussi le pere & la mere me firent-ils toutes les excuses possibles, & me rendirent leur confiance qu'ils m'avoient ôtée fort mal à propos.

## OBSERVATION XXXIII.

Le 2. Juillet de l'année 1689. une Bourgeoise de cette Ville me pria de venir voir sa Servante qui étoit fort incommodée. Comme il étoit matin je la trouvai encore au lit. Elle me dit qu'il y avoit huit mois qu'elle avoit eu une grande peur d'un coup de pistolet tiré à ses oreilles, pendant qu'elle avoit ses ordinaires, qui se supprimerent dans ce moment : que depuis ce tems elle avoit souffert des accidens sans nombre, dont le détail ne me permit pas de douter de sa grossesse. Je lui en marquai ce que j'en pensois, mais sa bonne maîtresse, qui étoit présente y parut encore plus sensible qu'elle, & l'excusa de son mieux, mais comme j'étois venu pour la soulager, & que je ne le pouvois faire sans connoître la maladie à fond, je demandai à la Maîtresse & à la Servante si elles trouveroient bon que je m'en éclaircisse pour me tirer de doute, ce qu'elles m'accorderent volontiers ; pourquoy je la fis coucher sur le dos, les genoux en haut, & les talons auprès des fesses. Je trouvai un ventre bien dur & bien élevé, particulierement vers la partie hypogastrique, j'y donnai quelques petites secousses, ausquelles répondirent les mouvemens sensibles d'un enfant bien vigoureux. C'en étoit assez pour assurer la grossesse, mais comme je voulus en sçavoir à peu près le tems, puisque j'en avois la facilité, je la fis lever sur son lit, où à demi accroupie, j'introduisis mon doigt dans le vagin, au moyen de quoy je trouvay l'orifice interieur confondu avec le corps de la matrice, qui ne faisoit qu'un globe régulier, par où je jugeai qu'elle étoit au moins grosse du tems auquel elle disoit que le coup de pistolet avoit été tiré, qui au lieu de la tuer avoit donné la vie à une autre creature, ne comptant pas qu'elle pût tarder à accoucher plus de quinze jours ou trois semaines. Ce que je leur prédis en les quittant. Elles demeurerent bien étonnées en apparence ; pour moy sans m'embarasser davantage de ce qui en arriveroit, je la laissay aux soins de sa bonne & charitable Maîtresse.

## REFLEXION.

Je n'ai multiplié ces Observations qu'en vûë de faire connoître la vraye difference qu'il y a, entre les mouvemens d'un enfant, & ceux d'une môle, des eaux ou des vents. Ces mouvemens d'un enfant se font si distinctement remarquer par des parties differentes, qu'il est impossible de les confondre avec ceux de la fausse grossesse, ni de la grossesse contre nature, qui ne sont que de totalité, ni d'avec les mouvemens convulsifs de la matrice, qui ne sont que des tremoussemens de ses parties, sans dureté ni solidité ; mais au cas que ces mouvemens ne soient pas suffisans pour assurer le Chirurgien de ce qu'il cherche, l'on voit par ces Observations que l'introduction du doigt par lequel on connoît la disposition de la matrice, contribuë beaucoup à s'en assurer, sur-tout lorsque l'enfant a acquis un âge assés avancé pour faire grossir le corps de ce viscere, & y donner un volume, non seulement different du naturel, mais au de-là de celui que lui peut causer le faux germe ; ce qui ne peut être sensible & bien sûr avant quatre à cinq mois. L'on trouve pour lors l'orifice interieur de la matrice exactement fermé, & une portion du col qui s'étend & s'élargit, à mesure que l'enfant & l'arriere-faix grossissent, que la quantité des eaux augmente, & que le temps de la grossesse approche de sa fin, jusqu'à ce qu'enfin il se confond, & s'anéantit tellement avec le corps de la matrice, qu'elle ne fait plus avec lui qu'un corps rond, de la figure d'un gros balon. Ainsi pour être assuré par des signes certains que la femme est grosse d'enfant, il faut remarquer un mouvement réel & distinct, & de plus reconnoître l'état de la matrice, par l'introduction du doigt dans le vagin, qui fait aussi juger à peu près du temps de l'accouchement.

Si ces signes sont d'une grande utilité pour assurer la grossesse de la femme, ils n'ont pas moins de merite pour justifier celles qui ne le sont pas. J'en ai vû qui ont souffert de grandes peines, & qui se sont exposées à de terribles extrémités, pour prouver leur innocence, faute de personnes qui pûssent en rendre un jugement certain, tel que j'ai fait en pareille occasion.

## OBSERVATION XXXIV.

Le 12 Novembre de l'année 1702, il vint une fille, qui me fut recommandée par des personnes de consideration, qui la croyoient absolument grosse, quoiqu'elle assurât le contraire, &

qu'elle mît tout en usage pour le persuader. Elle souffroit une suppression de ses menstrues depuis quatre à cinq mois, qui luy avoit causé des dégoûts, des nausées, des vomissemens, des vapeurs, des foiblesses, un amaigrissement de tout le corps, & une grande tension au ventre, qui lui donnoit la figure de celui d'une femme grosse; pour m'assurer de son état je la fis coucher sur le dos & je ne trouvai à son ventre qu'une mollesse qui ne me donnoit aucun soupçon. Je la fis lever ensuite, & j'introduisis mon doigt dans le vagin, je trouvai l'orifice interieur ouvert, sans que la matrice occupât plus de volume que celui qui lui est naturel, par où j'assuray que cette fille n'étoit pas grosse; mais que tous ces accidens lui étoient causés par la suppression de ses menstrues. Je lui fis des remedes qui eurent un heureux succès, & elle revint dans la suite dans son état ordinaire.

## REFLEXION.

Il ne faut jamais juger sur les apparences; les marques de grossesse en cette fille qui paroissoient d'abord si plausibles, étoient absolument fausses, mais comme les innocentes, aussi bien que les coupables, désavouent également leur grossesse; je ne me tiens pour en juger qu'à l'examen que j'en fais. Ce qui me surprend, c'est qu'autant les unes que les autres se livrent avec la même confiance, ou plûtôt avec la même hardiesse à cet examen, la plûpart trompées par la situation ou l'état dans lequel elles ont été engrossées, les unes debout, les autres assises sur un jeune homme, & les autres lorsque leurs menstruës couloient, temps ou situations que les filles s'imaginent, tout-à-fait contraires à ce qu'elles apprehendent, ou enfin s'abandonnant par trop de confiance à des débauchés, qui les assurent qu'ils sçavent ce qu'ils font, & qu'il n'y a rien à risquer dans leur commerce: Ces malheureuses, dis-je, se persuadent qu'elles n'ont rien à craindre; & c'étoient au moins ces raisons qui engageoient les precedentes à être si resoluës, & qui leur faisoient nier si effrontément leur grossesse jusqu'à l'extrémité; par la foiblesse qu'elles avoient de croire leurs seducteurs, qui leur persuadoient qu'elles n'avoient rien à apprehender.

Celle ci étoit toute opposée; la simplicité regnoit dans son rapport; mais comme j'en ai vû de toutes les sortes, & que le déguisement est souvent de la partie; il faut que j'avouë que je n'ai jamais crû une fille plus seurement grosse, avant que je l'eusse examinée; mais cette croyance changea bien-tôt en une compassion de son mauvais état, causé par un reflux de l'humeur qui devoit s'évacuer tous les mois. Toute mon attention fut de rappeller la nature à son devoir, par le moyen de legers purgatifs, des désopilatifs, & aperitifs; à quoi je réussis, de maniere qu'en assez peu de temps, les humeurs reprirent leur cours ordinaire, & cette fille retrouva sa premiere santé, par où elle fut justifiée dans l'esprit de ceux qui en avoient mal auguré.

## OBSERVATION XXXV.

Le 8 Decembre de l'année 1700, l'on me fit voir une grosse gaillarde, qui avoit perdu ses ordinaires sans aucune cause manifeste, dont les mammelles avoient grossi extraordinairement depuis quelques mois, & dont le ventre étoit gros, grand, & étoit aussi éminent que celui d'une femme grosse de six mois. Je la questionnai sur son état; elle me dit fort naturellement qu'elle étoit gaye & enjoüée; mais qu'elle étoit d'une bonne conduite, que si elle avoit à être débauchée, étant sa maîtresse, elle en feroit selon sa volonté; qu'au reste, elle vouloit bien que je fisse ce que je trouverois à propos pour la rétablir dans l'esprit de ceux à qui son indisposition la rendoit suspecte. Je la fis donc coucher sur le dos, les genoux élevés, & les talons auprès des fesses. Je trouvai un ventre grand, bien mollet & bien gras, sans tension ni dureté. Je la fis lever ensuite, & introduisis mon doigt dans le vagin, en la faisant accroupir ou asseoir. Je trouvai la matrice dans son état naturel: ce qui me fit certifier qu'elle n'étoit pas grosse. Elle continua de grossir, mais sans incommodité, le dangereux soupçon se passa par une presence continuelle de sa part; ce qui me fit loüer par ceux qui s'étoient mocqués de moi, & de mon peu de connoissance.

## REFLEXION.

Cette fille étant d'un grand travail, il n'est pas surprenant qu'elle se portât bien, quoique la nature s'oubliât entierement; les causes en sont toutes évidentes, elle consuma une partie de ce qu'il y avoit de trop chez elle par son grand exercice, & la nature convertissoit l'autre portion en chair & en graisse; c'est pour cela qu'elle devenoit si grosse & si mammeluë, à la difference de celles qui menent une vie sedentaire, qui ne peuvent soutenir la suspension de cette évacuation, sans souffrir tous les accidens qui sont communs avec ceux de la grossesse: Comme cette fille qui fait le sujet de la précedente Observation, les Religieuses les plus austeres n'en sont pas plus exemptes que d'autres, quoique la plus grande partie se nourrissent fort frugalement, ce qui devroit les empêcher d'engendrer beaucoup d'humeurs.

Quoique cette fille parût fort assurée, sans s'embarrasser de ce qu'on disoit d'elle, elle fut fort contente que je donnasse des preuves autentiques de sa sagesse, qui quoique très-veritables, ne furent pourtant goûtées que dans la suite du temps, tant cette pauvre fille étoit en mauvais prédicament. Ce qui fait voir combien l'on est plus naturellement porté à croire le mal que le bien.

Voilà les signes univoques ou les marques constantes & assurées que la femme est grosse d'enfant ; mais à l'égard de toutes les autres, je crois avoir assés fait entendre qu'on ne doit y faire aucun fond Car l'on n'en peut porter de jugement certain qu'après le trois ou le quatriéme mois ; parce que ces signes ou ces accidens de grossesse qui viennent à l'occasion de la suppression des menstrues, du faux germe, de la môle, des eaux, des vents, & de la vraye conception, sont si semblables, que le plus experimenté Accoucheur s'y peut tromper. Ainsi il est de la prudence de n'assurer que ce que l'on croit hors de doute.

## CHAPITRE XII.

### *Du flux menstruel & de sa suppression.*

QUAND les filles sont parvenuës à un certain âge, la nature a trouvé le moyen de les entretenir en parfaite santé, en leur procurant tous les mois une évacuation du sang & des autres humeurs superfluës aussi particuliere qu'elle leur est profitable, puisqu'il n'y a que la femme seule entre toutes les autres femelles qui joüisse de cet avantage.

Cette évacuation commence pour l'ordinaire à treize ou quatorze ans, souvent même dans un âge plus avancé, & finit depuis quarante-cinq, cinquante, & même continuë à quelques-unes jusqu'à cinquante-quatre ans. C'est le plus commun intervalle que j'aye observé depuis qu'elle commence jusqu'à ce qu'elle finisse.

Cet intervalle n'est pourtant pas sans exception : car j'ai vû plusieurs filles chez qui cette évacuation très-reglée se faisoit dès l'âge de neuf ans, & j'en ai saigné deux à onze ans du bras & du pied, ausquelles j'ai employé tous les remedes les plus propres pour leur en procurer le retour, étant tombées dans tous les plus fâcheux symptômes que sa suppression pouvoit causer.

J'ai même vû & traité une petite fille de trois ans à laquelle il parut pendant plusieurs mois, & dans un temps à peu près reglé, des marques de sang à sa chemise de la grandeur de la main, dont la suppression lui causa un saignement du nez à peu près periodique, qui duroit plusieurs jours, & qui ceda aux saignées du bras, aux legers purgatifs, & au regime que lui fis observer avec autant d'exactitude, que sa grande jeunesse le pût permettre.

J'ai aussi vû une femme à qui cette évacuation cessa dès l'âge de trente-quatre ans, ſans en avoir ſouffert aucune incommodité; & j'en ai vû une autre qui avoit eu trente-deux enfans à quarante-cinq ans, qui fut le temps que ſon mari mourut, & qui avoit encore ſes ordinaires à ſoixante & un an qu'elle mourut, étant auſſi reglée qu'elle l'avoit été à vingt-cinq. Ce qui faiſoit regretter la mort du mari à M. Doucet, Docteur en Medecine, dans la penſée que cette femme auroit encore eu des enfans, dans un âge qui auroit ſurpris tout le monde, par rapport à celui où elle avoit continué d'avoir cette évacuation.

Je ne traite cette matiere à l'égard des filles qu'indirectement, & pour prendre la choſe juſqu'à ſa ſource, laiſſant à part les accidens que cette évacuation cauſe à un grand nombre, avant que de prendre ſon cours ; mais ſeulement parce que c'eſt une des qualités des plus eſſentielles à la femme à l'égard de la groſſeſſe, celle qui y a le plus de part & qui y jouë le plus grand rôle. Ce qui fait voir que c'eſt une neceſſité de ſçavoir ce que c'eſt que cette évacuation, comment elle s'appelle, pourquoi elle ſe fait, & la cauſe qui la produit & qui l'entretient.

Comme j'ai commencé par dire ce que c'eſt que cette évacuation, je dirai ici qu'on l'appelle menſtruale, parce qu'elle arrive tous les mois ; on l'appelle encore purgation, parce que c'eſt une neceſſité que cette évacuation ſe faſſe, pour que la femme jouiſſe d'une bonne ſanté : car la maladie qui lui arrive n'empêche pas le cours de ſes purgations, à moins que ſes humeurs ne ſe trouvent diſſipées dans la ſuite d'une longue maladie, mais leur ſuppreſſion rend malade pour l'ordinaire celle qui la ſouffriroit. Les femmes diſent qu'elles ſont bien reglées, quand cette évacuation ſe fait à des jours fixes, je n'entends pas préciſément les mêmes jours du mois, parce que j'ai vû des femmes reglées treize à quatorze fois dans un an, mais quelquesfois de vingt-cinq à vingt-ſix jours plus ou moins : c'eſt ce qu'elles appellent reglées. J'ay connu une jeune femme qui faiſoit la remarque depuis pluſieurs années que ſes regles luy avançoient tous les mois d'un jour. Par exemple, ſi ſes ordinaires avoient commencé de couler le premier jour de Janvier, elles venoient pour la douziéme fois le dix-huit Novembre.

D'autres ſe ſervent du nom de malade pour ſignifier cette évacuation ; ainſi ſoit qu'elle ſe faſſe à propos, ou qu'elle ſoit ſupprimée en tout ou en partie, elles diſent je ſuis aſſez malade, ou je ne le ſuis que peu ou point. Le mot de malade eſt fort ſignificatif pour plusieurs femmes qui le sont veritablement. On leur voit un visage d'une mauvaise couleur, les yeux battus au dedans, & plombés aux dehors & aux environs; elles sont si foibles & si languissantes pendant quelques jours, qu'elles sont hors d'état de rien faire, & sont même obligées de garder le lit. D'autres nomment cette évacuation leurs fleurs, parce que c'est par cette marque qu'elles sont jugées fecondes, quoy qu'elle ne soit pas infaillibe comme je l'ai fait voir dans mes Observations, ni qu'elles cessent aussi-tôt que la femme est grosse, puisqu'il se voit des femmes ausquelles la chose arrive autrement, comme je le rapporte dans d'autres Observations, quoyque cela se trouve en quelque façon opposé au cours ordinaire de la nature. Car pour que cette évacuation se fasse à propos, il faut que la femme ait l'âge competant, qu'elle jouïsse d'une bonne santé, & qu'elle ne soit ni grosse ni nourrice.

Je ne fais point aussi une regle generalle de la bonne qualité qu'Hippocrate donne à ce sang, non plus que de la mauvaise & pernicieuse que Pline lui attribuë. Hippocrate dit que ce sang est semblable à celui d'une victime, & se caille promptement, si la femme est saine. Il faudroit pour faire cette remarque, que ce sang vint comme une belle & large saignée du bras bien jaillissante. Car s'il ne venoit que comme un filet ou goutte-à-goutte, il cailleroit infailliblement, comme fait pour l'ordinaire celuy qui vient par la saignée du bras de cette sorte: or le sang menstrual ne venant jamais si abondament que la plus mauvaise saignée du bras, comment ne cailleroit-t'il pas? & s'il vient autrement, ne doit-t'il pas changer le nom de flux menstrual en celuy d'une vraye perte de sang?

Pline dit au contraire qu'il n'y a rien de plus pernicieux que ce sang, & l'on ne peut rien ajoûter aux mauvaises qualités qu'il lui attribuë, jusqu'à faire mourir les abeilles par sa vapeur, enrager les chiens qui en goûtent, & brûler les jeunes plantes qui le touchent. Je vois cependant journellement des filles & des femmes qui vont par tout & font toutes choses, quand leurs ordinaires coulent, comme quand elles ne coulent point, sans qu'elles causent aucune perte ni dommage. Mais j'en vois aussi dont la presence est à craindre quand elles sont en cet état, particulierement les rousses. J'avois une Servante de cette espece. Un jour que je donnai à déjeûner à plusieurs de mes amis, comme le vin blanc est celuy que l'on choisit le plus volontiers pour un tel repas

repas, sur tout quand on a dessein de manger des huitres, qui est le regal ordinaire de ce pays. J'en avois d'excellent, que cette Servante alla tirer. Mes amis se recrioient sur la bonté de mon vin. Le lendemain étant en pareille fête chez un de ceux qui s'étoient trouvez chez moy, comme cet ami, n'avoit que du vin rouge, j'envoiay aussi-tôt querir de mon vin blanc, mais il étoit si gâté, que personne n'en pût boire, & il ne me servit qu'à faire du vinaigre. Cette même Servante aida quelque tems après à saler une partie d'un Cochon, le vaisseau dans lequel il fut mis fut gâté, & celui qui fut salé par un autre personne & mis par hazard dans un autre saloir, se trouva très-bon. On ne peut pas dire que ce fut le défaut du sel qui causa cet accident, puisque le bon marché auquel il est, fait que l'on en met suffisament.

Je pourrois alleguer beaucoup de semblables exemples, pour prouver qu'il y a des femmes dont l'approche est dangereuse pendant qu'elles ont leurs ordinaires; mais aussi qu'il y en a beaucoup plus dont elle n'est pas plus à craindre, dans ce tems-là, que dans tout autre tems.

A l'égard de la quantité du sang que cette évacuation doit fournir, & du tems qu'elle doit durer, ce sont des choses que l'on ne peut déterminer bien précisément, parce que cette quantité & cette durée, sont non-seulement très-differentes dans les differens sujets, mais souvent dans une même personne, quand on y fait une exacte attention.

Cette évacuation se fait pour purger la femme d'un sang superflu dont elle est remplie, soit qu'elle en fasse en plus grande quantité que l'homme; ou que par le défaut de transpiration il s'en dissipe moins. Car la femme étant destinée pour engendrer en partie & nourrir entierement l'enfant pendant la grossesse, il étoit absolument nécessaire, ou qu'elle fit plus de sang que l'homme, ou qu'il s'en fit moins de dissipation au travers des pores de la peau.

Les voyes ordinaires par où cette évacuation se fait aux femmes qui ne sont pas grosses, sont les vaisseaux qui se terminent au fond de la matrice, & c'est par ceux qui se terminent à la partie exterieure de l'orifice interieur de ce même viscere qu'elle se fait à celles qui sont grosses, quand par une cause extraordinaire cette évacuation leur arrive pendant la grossesse.

Je ne comprends gueres comment tant de Grands Hommes tels qu'étoient Columbus, Primerose, & tant d'autres, ont pû se débattre si long-tems sur une question si facile à decider, il ne faut que la ſeule inſpection de la partie pour en juger déciſivement. L'on verra d'abord que c'eſt au fond de la matrice que l'arriere-faix eſt le plus épais, ce qui eſt une preuve convaincante, que c'eſt en cet endroit que ſont les plus gros vaiſſeaux que cet arriere-faix diminue à meſure qu'il s'étend vers ſon orifice, & qu'il eſt intimement attaché aux parois de cette partie, dont il ferme exactement tous les vaiſſeaux, d'où il ne peut s'échaper la moindre goute de ſang, à moins qu'il ne s'en détache quelque portion, & cette portion détachée ne ſe peut réünir ni ſe reprendre.

Cette verité ſuppoſée, qu'on ne peut pas plus revoquer en doute, que le blanc eſt blanc, & le noir eſt noir, ſi une femme ſouffre pendant ſept mois l'écoulement de ſes menſtrues, comme je l'ay vû arriver, & que je le rapporte dans mes Obſervations ce ſera une neceſſité qu'il ſe détache ſept portions de cette arriere-faix à raiſon d'une portion par chaque mois Combien après en reſtera-t'il pour porter la nourriture à l'enfant, dont l'âge avancé & la grandeur doit en exiger beaucoup plus que dans les commencemens de ſa formation où il étoit très-petit, & que l'arriere-faix étoit tout entier. Car l'arriere-faix reçoit des vaiſſeaux dans toute ſa circonference, auſſi bien qu'à ſon centre; mais ces vaiſſeaux ſont d'autant plus petits, qu'ils s'éloignent de ce centre, & l'union generale de ces vaiſſaux avec l'ouraque, forme le cordon. Ce qui prouve que quand il ſe fait une évacuation periodique chez la femme groſſe, le ſang doit néceſſairement ſortir des vaiſſeaux qui aboutiſſent à la partie exterieure de l'orifice interieur de la matrice, & que celle qui ſe fait à la femme qui n'eſt point groſſe, vient directement des vaiſſeaux du fond de la matrice.

Je n'ay jamais trouvé dans toutes les épreuves que j'ai faites, tant aux femmes qui avoient leur menſtrues, qu'à celles que j'ai accouchées, que la Lune y eût aucune part; car la plus grande partie du peuple prétend que l'accouchement depend du tems de la Lune, comme aux femmes d'avoir leurs ordinaires, ſuivant cette maxime.

*Luna vetus vetulas, juvenes nova luna repurgat.*

Pour prouver ce que j'avance, il n'y a qu'à examiner ce qui ſe paſſe dans une Communauté de Filles, ou voir autant de femmes que j'en vois journellement: loin de trouver qu'elles ayent toutes leurs ordinaires en un même tems, qu'elles coulent en la même quantité, & autant de jours aux unes qu'aux autres, l'on trouvera qu'elles ſont en cela toutes differentes, & qu'il n'y en aura pas deux où ces circonſtances ſoient exactement obſervées. Mais au contraire j'ai toûjours remarqué, quand j'ai été appellé dans ces ſortes de lieux, en tous les tems de la Lune que quelques-unes de ces filles avoient leurs ordinaires, auſſi-bien dans les intervalles du Croiſſant, de la pleine Lune, & des autres quartiers, que dans le commencement de tous ces tems-là ; ainſi que les femmes qui accouchent, & qu'il n'y auroit aucun jour dans l'année, dans lequel il ne ſe fit quelque accouchement ; ce qui fait bien voir que la Lune n'a aujourd'hui aucune part à l'évacuation qui arrive aux filles ou aux femmes, non plus qu'aux accouchemens, à la difference du tems de ces illuſtres Anciens, auquel les Aſtres avoient tant de pouvoir ſur les corps de l'homme, qu'il ſemble que c'étoit une neceſſité d'être un ſçavant Aſtrologue pour être bon Medecin. Ce qui avoit donné lieu à cet Adage *Medicus ſine Aſtrologia Carnifex.*

La raiſon que l'on a trouvée dans ces derniers tems pour expliquer cette évacuation *periodique*, au moyen de la fermentation qui ſe fait dans les humeurs, dont le vin nous fournit un exemple ſenſible, par celle qui lui arrive à l'occaſion d'un levain qu'il renferme en lui-même, qui par une cauſe à peu près ſemblable, ſepare les bons principes d'avec les mauvais ; de maniere que par cette fermentation le tartre du vin ſe trouve pouſſé au tour du vaiſſeau qui le contient, pendant que la lie eſt précipitée au fond, aprés quoy le vin demeure pur & net, rien ne paroit plus juſte que cet exemple, & ne porte avec ſoy plus de vrayſemblance.

Pour en avoir une preuve convaincante, il n'y a qu'à faire reflexion au terme dont on ſe ſert quand on goute le vin, lorſqu'il ſouffre cette fermentation, qui lui arrive non ſeulement une premiere fois, mais encore en certain temps de l'année. On dit d'ordinaire que ce vin eſt malade, & que dans quelque temps il n'en ſera que meilleur ; ne peut-on pas dire la même choſe de la femme au tems de cette évacuation ; & n'eſt-ce pas la même expreſſion dont quantité de femmes ſe ſervent, en diſant qu'elles ſont malades, pour faire entendre qu'elles ont leurs ordinaires ? L'on peut donc concevoir par cet exemple, que cette fermentation ſe peut faire, à l'occaſion du levain qui eſt renfermé chez les filles & chez les femmes, auſquelles la même choſe arrive de la même maniere qu'elle ſe fait au vin lorſqu'il fermente. Après quoi la cauſe de cette évacuation periodique eſt toute évidente : car comme les differentes fermentations que le vin ſouffre ſervent à le purifier de toutes ſes impuretez, & à le rendre meilleur, lorſque ses principes actifs & passifs ont eu dans sa premiere constitution leur parfait équilibre, & qu'au contraire ces fermentations ne servent qu'à le détruire, quand sa premiere constitution a été vitiée par défaut ou par excès de chaleur, de froideur ou d'humidité ; de même aussi la fermentation menstruelle maintient les femmes d'une bonne constitution dans une santé parfaite, & les purge de toutes leurs impuretez ; au lieu que la diminution, l'excès, le retardement ou la suppression totale de cette évacuation, sont les causes les plus ordinaires de toutes les indispositions des femmes cacochymes.

## CHAPITRE XIII.

### *De l'utilité des remedes generaux pendant la grossesse.*

LES remedes generaux sont d'une si grande utilité pendant le cours de la grossesse, pour désemplir toute l'habitude du corps de la femme grosse, & pour prévenir quantité d'accidens dont elle est continuellement menacée, ou pour les calmer quand elle en est atteinte, que, sans leurs secours, quantité de femmes accoucheroient avant leur terme, & seroient souvent en danger de leur vie aussi-bien que leurs enfans, qui ne peuvent que difficilement survivre à un accouchement prématuré.

Cette necessité est plus ordinaire aux femmes qui menent une vie molle, aisée & sédentaire, qu'à celles qui manquent de la plus grande partie du necessaire, & qui travaillent sans cesse, parce que celles-ci dissipent par le travail la plus grande partie de leurs mauvaises humeurs ; ce qui fait qu'elles sont moins sujettes aux fâcheuses indispositions de la grossesse ; & que quand même elles en sont attaquées, c'est avec beaucoup moins de violence, que celles qui dans le temps qu'elles deviennent grosses, se trouvent gorgées d'humeurs superflues, dont la cause est toûjours, mais souvent mal à propos, attribuée à la suppression de leurs ordinaires.

Ces indispositions sont la perte d'apetit, le dégoût des choses que la femme aimoit le mieux avant sa grossesse, l'envie de manger des choses extraordinaires, & ordinairement mauvaises, les lassitudes, les nausées, le vomissement, l'oppression, la toux, la douleur de dents, la perte de sang, les convulsions, l'enflure des jambes & des pieds, qui se communique quelquefois jusques au dessus des hanches, la difficulté d'uriner, la suppression d'urine, l'envie ou la necessité d'uriner sans cesse, les vapeurs & les suffocations, tous accidens qui cedent pour l'ordinaire aux remedes generaux; ce qui empêche souvent la femme grosse d'avoir recours au dernier remede, qui est l'accouchement; au lieu que ces remedes étant negligés, l'on est souvent forcé d'user de ce dernier moyen pour prévenir un plus grand mal.

Au reste, ces remedes sont d'autant plus necessaires aux femmes grosses, qu'elles sont hors d'état d'observer la diette, qui pourroit suffire dans un autre temps pour calmer ces symptomes, mais ayant alors besoin de nourriture, tant pour elles que pour leurs enfans, c'est une necessité qu'elles en prennent: encore ne peut-on pas les engager à ne manger que de bons alimens, propres à fournir de bons sucs, & faciles à digerer, comme la necessité & la raison le demanderoient. Mais on est souvent contraint de leur laisser prendre ce que leur appetit desire; car si l'on en usoit autrement, ce seroit les exposer plûtôt à un accouchement avancé, qu'en les laissant vivre à leur liberté.

L'experience m'ayant donc fait connoître qu'il y a peu de tous ces accidens dont la femme est attaquée pendant le cours de sa grossesse, qui ne soient aisément calmez par l'usage des remedes generaux, comme sont les lavemens, la saignée, les potions purgatives, sagement administrés, allant toûjours du moins au plus, & pêchant plûtôt dans le peu que dans le trop, attendu que le peu se rétablit par une nouvelle addition, & que le trop détruit sans retour: ainsi c'est une abîme dont il faut sonder la profondeur avec reflexion, & ne s'y précipiter jamais; c'est ce que j'ai heureusement évité, en prenant ces précautions, comme on le verra par quantité d'Observations qui y ont du rapport.

Quand je vante l'utilité des remedes generaux pendant la grossesse, & que j'en recommande si expressément l'usage, je n'entends pas que ce soit pour toutes les femmes grosses en general, puisqu'au contraire un Chirurgien ne peut jamais prendre trop de précautions pour les mettre en pratique: Je croi m'expliquer assez, en disant, pour prévenir les accidens dont elle est continuellement menacée: car quand une femme joüit d'une santé parfaite dans le tems de sa grossesse, je me dispense absolument d'en prescrire aucun, les regardant comme la chose du monde la plus opposée à la nature, & plus particulierement encore en ce temps là que dans tout autre.

## CHAPITRE XIV.

### *Des lavemens pendant la grossesse.*

L'Usage des lavemens est si generalement approuvé, que ce seroit inutilement que j'en parlerois, si quantité de femmes qui ont leurs scrupules en Medecine, aussi-bien qu'en beaucoup d'autres choses, ne croyoient faire un grand mal d'en prendre sans le conseil d'un Medecin ou de leur Accoucheur. C'est uniquement ce qui m'oblige de faire connoître l'avantage qui leur revient d'en continuer l'usage pendant tout ce tems-là.

L'on peut donc dire que le lavement est un remede très-utile aux femmes, qui pendant leur grossesse ont le ventre paresseux ou constipé, à celles qui sont sujettes aux vapeurs, aux suffocations, aux nausées, aux vomissemens, aux douleurs de colique, aux dissenteries, ou aux autres accidens de la grossesse. En appropriant chaque lavement à chacun de ces accidens en particulier; parce qu'il n'y a aucun remede qui soit plus conforme à la raison & à l'experience: car quel remede pourroit plus promptement que celui-là, détremper & amollir les matieres endurcies dans les gros intestins; & déterminer par bas les humeurs sereuses, gluantes ou visqueuses, contenues dans l'estomac, qui causent les nausées & les vomissemens. Quel autre remede pourroit mieux rafraîchir, & temperer toute la masse des humeurs, par le moyen du chyle, auquel il communique cette qualité, lorsque ces humeurs échauffées donnent occasion par leur trop grand mouvement, aux vapeurs & aux suffocations; & enfin quel autre remede pourroit plus promptement calmer les douleurs de colique & la dissenterie, par l'adoucissement qu'il porte sur la partie même qui souffre, & cela sans causer aucun préjudice aux personnes qui le reçoivent, à moins que l'ignorance ou la méprise en soit la cause, comme je l'ai vû arriver dans une occasion dont je vais parler.

## OBSERVATION XXXVI.

Le 4 Septembre de l'année 1704. un Gentilhomme de cette ville pour éviter les frais de l'Apothicaire, fit faire par la Femme de Chambre de son épouse un lavement, dont il crût avoir besoin, quoiqu'il se portât assez bien. Cette fille prît, pour en faire la décoction, la petite Titimale pour de la Mercuriale, avec laquelle elle a beaucoup de ressemblance ; elle y ajoûta le miel commun, & donna ce lavement à son Maître, qui ressentit à l'instant des douleurs comme si on lui avoit fiché un fer rouge dans l'anus, & par tout le bas ventre. L'on ne trouva pas de plus prompt secours que d'en donner plusieurs autres, tant émoliens, rafraîchissans, anodins, que d'acres, de purgatifs, & enfin de toutes les especes, dont il n'en rendoit aucun, par l'étrange inflammation que ce premier clystere avoit causé dans ses entrailles. Il mourut dans les tourmens les plus terribles. Ce qui fait voir la necessité qu'il y a d'être attentif à tout ce qui doit entrer dans le corps humain, puisque les remedes les plus simples & les plus innocens par eux-mêmes, étant mal dispensés, peuvent causer la mort.

Entre tous les remedes dont une femme grosse peut se servir, les lavemens tenant le premier lieu, il n'y a gueres d'accidens qui ne cedent à leur usage, lorsqu'ils sont administrés suivant la complexion de la personne, & selon la nature de la maladie & des accidens qui l'accompagnent.

Ces lavemens seront choisis entre les purgatifs, les anodins, & les déterfifs. Les purgatifs sont pour les femmes qui sont d'une complexion vigoureuse, & d'un temperament fort & robuste, qui ont le ventre très-constipé ; & lorsque les plus simples n'ont produit aucun effet, les déterfifs sont pour les moins fortes ; & les anodins seulement pour appaiser les douleurs de la colique & de la dissenterie, ou seulement pour humecter & rafraîchir les intestins.

Les purgatifs seront composés d'une décoction émoliente & purgative, comme sont les feüilles de Mauves, de Fumeterre, de Mercuriale, de Violiers, de Seneson, Parietaire, & autres semblables, avec les miels de Fumeterre ou de Mercuriale, le Linitif simple, ou fin, ou le Catholicon double de Rhubarbe. Les déterfifs seront faits avec l'Aigrémoine, le Boüillon blanc, les feüilles de Roses, la Camomille, & le Melilot, à quoi l'on ajoûtera les miels Rosat ou Violat : Et les Anodins, avec le Boüillon de tripes, la tête de Mouton, avec sa laine, & la graine de lin. On en pourra composer qui tiendront le milieu, c'est-à-dire, qui tiendront des uns & des autres, que l'on preparera avec la simple décoction de son de froment, lavé ou non, de simple petit lait, ou avec l'eau de riviere, sans aucune addition; ce sont ceux que je conseille le plus souvent, & dont beaucoup de femmes ressentent de très-bons effets, depuis le commencement de leur grossesse jusques à la fin.

## OBSERVATION XXXVII.

En l'année 1696. une Dame éloignée de quatre lieuës de cette Ville, à qui son ventre naturellement paresseux, le devint encore davantage dès le commencement de sa grossesse, me consulta pour sçavoir ce qu'elle pourroit faire, afin de s'en procurer la liberté. Je ne trouvai rien qui pût mieux remplir son intention & la mienne, que le continuel usage des lavemens; ce qui me fit lui en conseiller de purgatifs dans le commencement, composez avec deux onces de miel Mercurial, & une once de linitif simple, dans une décoction émoliente, qu'elle ne rendoit qu'en partie, & dont le reste lui faisoit souffrir des douleurs continuelles: ce qui me fit changer le linitif simple au linitif fin, & le miel mercurial au violat, & enfin le lenitif au catholicon double, avec assez peu de succès, son ventre n'en étant que plus paresseux, jusqu'à ce que je lui en eusse fait donner de petit lait bien clair, tout simple, & sans aucune addition, dont elle se trouva beaucoup soulagée, & elle en continua l'usage jusques au temps de son accouchement, qui fut très-heureux.

## REFLEXION.

Le peu de parties acres & purgatives qui se rencontroient tant dans le miel que dans le linitif & le catholicon double, quoique en apparence corrigées par la casse, & les autres drogues lubrifiantes, qui entroient dans la composition de ces lavemens, ne laissoient pas de causer de la chaleur & de l'irritation aux intestins, qui au lieu de recevoir le secours que j'esperois leur procurer, par le moyen de ces remedes, produisoient un effet tout opposé, puisqu'ils endurcissoient davantage ces matieres, & rendoient le ventre plus paresseux qu'auparavant: ce qui ne paroissoit que trop par les douleurs presque continuelles que cette Dame ressentoit depuis leur usage, & qui continuerent jusqu'à ce que je lui en fis prendre d'autres composez de petit lait bien clarifié, & sans addition d'aucune autre drogue, dont l'effet fut si heureux, que les intestins s'en étant trouvés rafraîchis & humectés, les douleurs cesserent, & la malade rendit ces lavemens avec facilité, & son ventre devint plus libre; ce qui l'engagea à en continuer l'usage, jusqu'au temps de son accouchement, qui fut prompt & heureux, ainsi que dans ses grossesses suivantes.

Ce qui fait voir qu'il ne faut pas s'obstiner à continuer l'usage des remedes, & même de ceux qui paroissent les plus convenables à nôtre intention ; mais qu'il ne faut perseverer dans leur usage qu'autant que l'effet le justifie, sinon en éprouver d'autres, comme je fis en cette occasion, qui eurent un succès avantageux, quoique la raison semblât y être opposée.

J'aurois un nombre infini d'autres Observations à rapporter sur l'utilité des lavemens, pour appaiser quantité d'autres accidens, ausquels les femmes grosses sont sujettes, afin de leur en insinuer l'usage ; si toutes celles qui en usent n'éprouvoient pas journellement l'utilité de ce remede par leur propre experience.

## CHAPITRE XV.

### *De la saignée pendant la grossesse.*

QUOIQUE le sang soit le tresor de la vie, il peut être aussi la cause de la mort, ou par sa trop grande quantité, ou par ses mauvaises qualités ; ainsi une ou plusieurs saignées faites à propos pendant la grossesse, peuvent empêcher les femmes de tomber dans de fâcheux accidens mais aussi, ne faut-il pas suivre inconsiderément une pratique mal fondée, & qui n'est appuyée ni sur la raison ni sur l'experience, en saignant indifferemment toutes les femmes grosses, lors qu'il n'y en a aucune necessité : car il n'y a pas moins à craindre des saignées faites à contretemps, qu'il y a lieu d'esperer un bon effet de celles qui sont prescriptes avec prudence. Je n'ai gueres employé la saignée qu'aux personnes qui sont d'une constitution fort plethorique, ou lorsqu'une femme dans le commencement de sa grossesse ne peut user que de mauvais alimens, & qu'elle souffre un dégout, generalement pour tous ceux qui sont capables de produire un bon suc & une bonne nourriture : Je la conseille aussi à celles qui ont des lassitudes, des envies de vomir, des vomissemens, des foiblesses, ou quelque legere perte de sang, qui sont les marques les plus évidentes d'une surcharge d'humeurs dont l'enfant trop délicat ne peut consumer qu'une partie ; en sorte que la nature a besoin d'une évacuation, qui ne se peut faire plus commodément & plus promptement que par la saignée.

Mais quand une femme se porte bien, & qu'elle n'a aucun de ces accidens, je ne regarde pas seulement la saignée comme inutile, mais comme très-préjudiciable, puisque le sang fournissant la nourriture de l'enfant, une saignée faite mal à propos, est capable de faire avancer l'accouchement, comme les Observations suivantes le justifient.

## OBSERVATION XXXVIII.

Madame la Comtesse de ........ quoique d'un temperament sanguin, & assez replette, joüissoit d'une fort bonne santé pendant sa grossesse, sans se plaindre d'aucune des incommoditez ausquelles quantité de femmes sont sujettes en ce temps-là. Elle me fit dire le 13 de Mars de l'année 1697 de venir la voir du matin pour la saigner. Je lui representai inutilement qu'elle n en avoit aucun besoin, & que je ne l'avois pas saignée dans sa premiere grossesse, dont elle s'étoit si heureusement tirée. Elle le voulut absolument, & je fus obligé d'obeïr ; je lui tirai deux palettes de sang ; elle soutint la saignée parfaitement bien ; il s'en manquoit au moins douze jours, selon son calcul, que les neuf mois ne fussent accomplis : je dis au moins, puisqu'il s'en falloit ce tems-là, suivant le calcul du retour de M. son époux d'un long voyage. La Dame ressentit le soir de legeres douleurs ; elle m'envoya chercher ; je l'accouchai la nuit d'un garçon, qui étoit si petit, qu'il n'y avoit nulle apparence qu'il pût vivre, ne croyant pas qu'il eût plus de sept mois & demi ou environ. Il n'a pas laissé cependant de se faire nourrir, & se porte encore fort bien, étant à present un grand garçon.

## REFLEXION.

Cet accouchement fut avancé par l'obstination qu'eut cette Dame à vouloir être saignée sans necessité & contre mon sentiment. L'enfant n'avoit probablement de nourriture que ce qui lui en étoit necessaire pour vivre, la saignée lui en déroba une partie ; ce qui l'agita tellement, & lui fit faire de si violens mouvemens, que la matrice s'en trouva irritée, & ne put le retenir plus long-tems, & par une suite necessaire l'accouchement s'ensuivit.

La complexion replete de cette Dame s'accordoit assez avec le conseil de quantité de ses bonnes amies à lui faire une saignée, comme elle le souhaitoit, & il sembloit qu'il n'y eût aucun risque à l'executer : cependant toutes ces pretenduës necessités ne m'ébranlerent point, me tenant toûjours à ne faire aucun remede à une femme grosse qui se porte bien : car que peut-on souhaiter mieux? Ce qui me confirme de plus en plus dans ma methode ordinaire de ne jamais conseiller la saignée dans le cours de la grossesse sans une necessité toute évidente.

Je ne fais pas aussi beaucoup de cas du specieux prétexte dont on se sert pour authoriser la saignée des femmes grosses, en disant que l'enfant au commencement de sa formation, n'a pas besoin de beaucoup de nourriture ; & que n'ayant consumé qu'une partie de celle que sa mere a dû lui fournir jusqu'à la moitié du terme de sa grossesse, il est à propos de la saigner en ce temps-là, pour la délivrer de la plenitude dont elle doit être surchargée. La plûpart des femmes sont même si bien prévenuës de cette prétenduë necessité, par une tradition qui passe chez elles de l'une à l'autre, qu'il y en a peu qui ne se crussent en danger d'avoir un mauvais accouchement si elles ne se faisoient saigner à la moitié de leur terme. Pour moi, si l'on m'oblige à declarer librement ma pensée sur cette pratique, je n'hesiterai point à dire que je la trouve ridicule & pernicieuse : car ce n'est pas assez qu'une femme grosse ait besoin d'être saignée, il faut encore qu'elle n'y ait point de repugnance, qu'elle la soutienne bien, & qu'elle ait de bons vaisseaux attendu que si les vaisseaux sont si petits & si mauvais, qu'ils ne fournissent pas du sang abondamment, & que le sang ne coule qu'au long du bras, ou goutte à goutte, une telle saignée est plûtôt préjudiciable qu'utile ; si la femme grosse ne soutient pas bien la saignée, & qu'elle tombe en foiblesse, elle sera en danger de se procurer un accouchement prématuré ; & si enfin elle y a de la repugnance, la saignée operera plûtôt un mauvais effet qu'un bon ; mais comme il n'y a qu'une longue pratique qui puisse donner lieu de faire là-dessus des reflexions judicieuses, l'Observation qui suit fera mieux voir ce que l'on doit penser là-dessus, que je ne le puis dire.

## OBSERVATION XXXIX.

Une Dame fort replette, & d'un temperament sanguin, qui appréhendoit beaucoup la saignée, qui ne la supportoit qu'avec peine, & qui étoit sujette à des évacuations, lesquelles étoient plûtôt des pertes de sang que de simples écoulemens de menstruës, fut très incommodée pendant le cours de sa premiere grossesse, eut un long & difficile travail, la fiévre du lait violente, & souffrit enfin tous les accidens que les bons Praticiens prétendent devoir être prévenus par la saignée, plus ou moins réiterée, suivant que la necessité le requiert, pendant la durée de la grossesse, & même dans un travail de cette nature ; mais la crainte de faire avancer l'accouchement pendant la grossesse, ou de le rendre pire lorsqu'elle seroit en travail, par la repugnance que la Dame y avoit, l'emporta sur la necessité de ce remede si utile, avec promesse que si la Dame revenoit grosse, il n'y auroit ni raison ni crainte qui pût m'empêcher de la mettre en pratique.

Cette Dame redevint grosse deux ans après, mais ses incommoditez furent moindres, ce qui me fit un peu perdre de l'empressement que j'avois témoigné pour la saignée, prévenu que j'étois de la grande revolution qui arrivoit à cette Dame, quand elle étoit saignée, soit à l'occasion d'une fiévre continuë, ou de quelqu'autre maladie, qui demandoit ce remede, sans que la grossesse y eût part, d'autant plus qu'elle étoit très-difficile à saigner, n'ayant que de petits vaisseaux roulans & profonds, & qu'elle avoit été mal saignée, & manquée quantité de fois; mais enfin le temps de l'accouchement approchant, l'effet de ce remede étoit trop vanté pour avancer l'accouchement, le rendre plus facile, diminuer les douleurs du travail, & en rendre les suites heureuses, pour le negliger. La Dame en prenant son parti sçût bien vaincre sa repugnance, mais non pas sa peur. Je lui tirai deux palettes de sang; elle n'en parut presque pas émuë; ce qui n'empêcha pas qu'elle n'eût une legere foiblesse après que son bras eut été bandé, & qu'elle n'accouchât la nuit, quoi qu'elle fut encore à plus de quinze jours près de son terme. Pour la même raison que j'ai dite dans l'Observation précedente, l'enfant qui étoit un garçon, étoit aussi très petit, qui neanmoins se fit nourrir, & s'est depuis très-bien porté.

## REFLEXION.

Si j'eusse inconsidérément saigné cette Dame à quatre mois & demi comme je l'aurois dû faire, selon le commun usage, d'autant plus qu'il paroissoit y avoir une veritable necessité, elle n'auroit pas moins accouché dans ce temps-là, quoyque très peu avancée, qu'elle le fit lorsqu'elle fut saignée, ne raportant la cause de cet accouchement prématuré, qu'à l'émotion que causa la saignée à toute l'habitude du corps, dont la matrice ressentit les principaux effets, tant par elle même, que par les secousses que luy causa l'enfant; j'eus peur qu'il ne luy arrivât quelque chose de fâcheux, lorsque je luy vis cette legere foiblesse: ce qui montre bien qu'il ne suffit pas que la saignée soit jugée necessaire, pour la mettre en execution dans le tems de la grossesse, mais qu'il faut encore que la femme grosse n'y ait point de répugnance, qu'elle la soutienne bien, & que ses vaisseaux ne soient pas tout-à-fait mauvais & difficiles à ouvrir.

---

## CHAPITRE XVI.

### *Des Potions purgatives.*

LORSQU'UNE femme grosse souffre les accidens qui accompagnent ordinairement son état, & que la saignée qui est un des plus puissans remedes pour les appaiser, n'a pas de lieu, pour les raisons qui ont esté rapportées dans le Chapitre précedent; en sorte que c'est une necessité absoluë de lui faire quelques remedes, pour éviter le danger d'un accouchement prématuré, il faut pour lors chercher ce secours dans les purgatifs, & se servir dans les commencemens, des plus simples, pour venir ensuite aux plus composés, supposé que l'usage des simples ne suffise pas, & tâcher par ce moyen de soulager la malade autant qu'il est possible.

La saignée n'est pas un remede qui soit necessaire pour tous les accidens qui arrivent à la femme grosse; il y a des indispositions ausquelles la saignée est tout-à-fait contraire, & où il n'y a que la seule purgation qui puisse produire un bon effet; parce que par la saignée l'on évacue aussi-bien les bonnes humeurs que les mauvaises. Il n'en est pas de même de la purgation, qui vuide promptement les premieres voyes, où il se trouve d'ordinaire quantité de superfluités, & c'est là l'intention que l'on doit avoir pour la mettre en pratique; ce qu'on ne doit jamais faire qu'après une serieuse reflexion, & en prenant les mêmes mesures que j'ai prises en quantité d'occasions.

Il ne faut se servir pour purger les femmes grosses que des purgatifs les plus simples & les mieux connus, dont l'effet n'est jamais à craindre; comme sont le Sené, la Rhubarbe, le Cristal mineral, le Sel Vegetal, la Manne, la Casse, le Linitif fin, le Catholicon double de Rhubarbe, les Sirops de fleurs de Pécher, de Roses pâles, de Chicorée simple & composé, & de celui de Pommes laxatives. Il n'y a aucun de ces remedes qui puisse produire un mauvais effet, pourvû que l'on soit reservé sur la dose, sans quoi les meilleures choses deviennent mauvaises, & leur usage trop réïteré, ne laisseroit pas aussi de faire du desordre.

L'on voit dans le Livre de M. M. que ce sont des fautes de cette nature que commettoient plusieurs Medecins, qui n'avoient pas toute l'experience necessaire pour bien traiter les maladies des femmes grosses, qui l'ont obligé d'écrire contre eux avec un peu de vivacité dans plusieurs de ses Observations; mais sans vouloir décider s'il en a dû user de cette maniere, je ne puis pourtant m'empêcher de dire que ces Messieurs là ne se deshonoreroient pas quand ils commencent à pratiquer leur Art; s'ils vouloient bien sans consequence communiquer avec les Chirurgiens qui accouchent, pour traiter conjointement les femmes grosses, ils éviteroient par là de faire des fautes, que je veux bien taire, de crainte de passer pour Envieux ou pour Médisant.

Au reste, comme il y a quantité d'Observations dans les Chapitres suivans, qui font voir les avantages que beaucoup de femmes grosses ont ressenti de l'usage des potions purgatives. Ce seroit inutilement que je grossirois ce Chapitre, en rapportant un grand nombre de faits concernant cet Article, n'ayant rien de plus utile à dire la-dessus, que d'avertir les Chirurgiens qui ont occasion, sur tout à la campagne, d'ordonner quelques remedes aux femmes grosses, que l'usage des violens purgatifs leur est toûjours pernicieux, comme sont, par exemple, la Gomme gutte, le Jalap, la Scamonée, la Coloquinte, & d'autres purgatifs, qui sont capables d'avancer l'accouchement.

Mais comme il y a des filles tout-à-fait dénaturées, qui, loin de chercher dans l'usage des remedes doux & benins, les moyens de conduire leur grossesse à une heureuse fin, ne souhaitent rien tant que de se défaire de leurs enfans, non seulement aux dépens de leur santé, mais même de leur propre vie, & qui trouvent des gens assez livrez à l'iniquité pour leur donner de ces pernicieux remedes: c'est dans cette vûë que je rapporte les Exemples qui suivent, afin de donner toute l'horreur possible de ces sortes d'homicides, qui, pour rester impunis dans cette vie, ne seront punis que plus griévement dans l'autre, où rien ne demeure sans punition.

## OBSERVATION.

Une jeune fille au désespoir de sa grossesse, mit tout en pratique pour la faire évanoüir. Elle se servit pour cela pendant un très-long temps de breuvages faits avec la Ruë, la Sabinne, & d'autres herbes de cette nature, sans oublier plusieurs saignées du bras & du pied; mais n'ayant pû continuer si long-temps l'usage de tant de drogues, sans que plusieurs personnes en eussent connoissance, on en informa le Curé de la Paroisse. Cette artificieuse fille dans les réponses qu'elle fit aux questions de ce Pasteur, ne manqua pas de vouloir justifier l'usage des remedes qu'elle prenoit pour les incommoditez ordinaires à son sexe, & joignit à toutes ces raisons les sermens & les larmes, pour le persuader de son innocence: cependant tout prévenu qu'il étoit de son état & de sa mauvaise conduite, il ne put empêcher l'execution de son mauvais dessein. Elle joignit dès le soir une pomme de coloquinte à cette potion ordinaire; ce qui lui causa des tranchées si violentes pendant toute la nuit, que les cris qu'elle fit, obligerent plusieurs fois ses voisines de courir à elle pour lui donner leur secours, qu'elle refusa toûjours avec obstination, n'ayant pas même voulu dans la suite ouvrir sa porte, que l'on fut obligé de rompre; & le jour suivant on la trouva morte, toute baignée de son remede, & en ayant encore un auprès d'elle tout prêt à prendre. Elle fut ouverte, & l'on trouva qu'elle étoit grosse d'un enfant qui paroissoit avoir environ six mois.

## OBSERVATION.

Une jeune Servante de cette ville, que sa Maîtresse croyoit sage & vertueuse, fut attaquée d'une maladie de langueur, dont on rapportoit la cause, à une totale suppression de ses menstrues: elle fut traitée pendant plusieurs mois par un Medecin aussi entendu dans son Art qu'il étoit sage & prudent, qui n'oublia rien pour tâcher de rappeller la nature à son devoir, & donna à cette pauvre malade, qui étoit fort enflée, tous les remedes qui sont les plus usitez pour lever les obstructions, & rétablir le cours ordinaire des humeurs; à quoi il réüssit si bien, qu'un jour cette malade vuida subitement de la matrice une quantité d'eaux, qui furent vûës par plusieurs personnes, en presence de sa bonne Maîtresse, qui la fit mettre aussi-tôt au lit, où elle acheva de se guerir, & d'où elle se releva huit ou dix jours après en parfaite santé, & son ventre abaissé comme avant sa maladie, à l'honneur & gloire du Medecin.

L'année ensuite cette pauvre fille se trouva encore attaquée de la même maladie, & fut traitée comme elle l'avoit esté la premiere fois, mais avec un succès bien different; car soit qu'elle ne se contentât pas des remedes qui lui étoient prescrits par le Medecin, ou qu'elle n'eut pas la force d'en continuer l'usage, elle tomba en foiblesse dans l'operation d'un violent purgatif, qui la fit aussi vomir quantité de fois. M'étant trouvé dans le quartier, on me pria d'entrer & de la voir, où après l'avoir longtemps examinée, je l'assurai certainement morte, & conseillai au Maître & à la Maîtresse de la faire ouvrir, pour connoître à fond cette maladie, dont en mon particulier je n'ignorois pas la cause. Ils me crurent, & envoyerent le soir me prier d'en faire l'ouverture, en presence d'un Medecin & de deux de mes Confreres. Comme il ne m'importoit pas de sçavoir l'état des parties contenuës dans les ventres superieur & moyen, je me fixai à l'examen de l'inferieur, que j'ouvris, aussi-bien que la matrice, dans laquelle je trouvai, comme je le croyois bien, un enfant, qui nous parut avoir cinq à six mois, & qui étoit de travers, avec les bras étendus d'un côté & de l'autre, situation toute differente de celle dans laquelle les Auteurs nous les disent être dans ce temps-là; j'ouvris ensuite le ventricule, dont la membrane interieure ou veloutée, étoit comme dessechée & très-rouge, que nous jugeâmes être un effet de l'inflammation qu'elle avoit soufferte dans les violentes contractions, & dans les cruels efforts que le remede lui avoit causés, n'y ayant pas trouvé la moindre portion de cette humeur mucilagineuse, dont elle est enduite dans l'état naturel.

Comme je ne cherchois pas autre chose, je remis toutes ces parties dans la cavité du ventre, & fit la suture du cadavre. Tout le monde parut surpris de ce fâcheux spectacle; mais plus particulierement sa Maîtresse, qui l'avoit toûjours regardée comme une fille fort simple, & incapable de s'abandonner à un tel excès.

## REFLEXION.

Le Medecin qui traitoit cette fille fut étrangement surpris, quand il sçut ce qui s'étoit passé, vû qu'il ne lui donnoit que des remedes fort simples, & dans l'usage desquels il n'y avoit rien à risquer, sans songer que cette rusée ne prenoit aucun des siens, mais bien ceux d'autres gens mal intentionnez, qui voyant que la grossesse se confirmoit par les mouvemens de l'enfant, luy en donnerent des plus violentes, dans la crainte continuelle où elle étoit, par l'épreuve qu'elle avoit faite l'année précedente du mauvais succez des remedes de son Medecin ordinaire, qui au lieu d'avoir operé l'effet qu'elle en avoit attendu, l'avoient conduite jusques au terme de son accouchement, où après quelques legeres douleurs qu'elle avoit passées sans se plaindre, & les eaux s'étant subitement écoulées sans aucune précaution, dont la maitresse crioit victoire, dans l'esperance que sa servante alloit être guerie, étoient celles qui précederent l'enfant dont elle accoucha la nuit suivante, & qui fut enlevé de la maison, sans que sa credule maitresse prévenue en faveur de cette fille libertine, en eût connoissance; ce qui s'executa avec d'autant plus de facilité que cette maitresse étoit une jeune femme qui n'avoit point encore eu d'enfant. Ces deux Observations sont plus que suffisantes pour faire voir de quelle consequence sont les remedes violens, dans le cours d'une grossesse, & en même tems combien une fille débauchée a quelquefois de peine à faire perdre son fruit, puisque souvent elle ne le peut faire sans s'exposer elle-même au danger évident de perdre la vie.

## CHAPITRE XVII.

### *Du vomissement qui arrive à la femme grosse.*

IL y a des femmes qui jugent de leur grossesse dès le moment qu'elles l'ont contractée ; parce qu'elles ont goûté pendant l'acte generatif un plaisir beaucoup plus grand que celui qu'elles avoient coûtume de ressentir, suivi d'une legere douleur vers le nombril, d'un frisson general par tout le corps, & que la semence éjaculée & reçûë dans la matrice, s'y est conservée.

Le mari de son côté ressent au temps de l'éjaculation une espece de succement au bout du gland, qui dans l'extase de la volupté, ne laisse pas d'être accompagné de quelque sorte de douleur.

Ce fut sur un aveu de cette nature qui me fut fait par un mari & une femme de mes amis, que j'assurai son épouse d'être grosse dès ce temps-là ; ce qui se trouva si juste, qu'il n'y eut que de minuit à midi de plus que les neuf mois, à compter jour pour jour, & heure pour heure, de l'action à l'accouchement.

Quoique l'on trouve beaucoup d'apparence de verité dans cette experience ; elle n'est pourtant pas infaillible, & elle a ses difficultés, quoique l'on y voye à peu près ce qui peut persuader que la generation doit s'en ensuivre, selon le sentiment de quelques Auteurs modernes. Mais comme toutes les femmes ne font pas assés d'attention à juger du moment de leur grossesse, ou qu'elles n'y sont pas toutes également sensibles ; je ne parle de ces marques de conception, que selon l'observation que j'en ai faite, pour traiter du vomissement dont elle est la cause, laissant cette question à décider à d'autres plus capables que moi, comme je l'ai declaré dans la Préface de ce Livre.

Quoiqu'il y ait des femmes assés éclairées pour sçavoir juger de leur grossesse dès le moment que l'acte a été accompli ; il y en a d'autres aussi qui ne s'en apperçoivent que par le vomissement, qui la suit de si près, que j'en ai vû tomber dans cet accident dès la premiere journée qu'elles étoient devenuës grosses, parce que dès le moment que la conception s'est faite, la matrice souffre une contraction, qui est une action extraordinaire & sensible à cette partie, qui reçoit un rameau de la huitiéme paire des nerfs du cerveau, aussi-bien que l'orifice superieur de l'estomach; de maniere que ce nerf se trouvant ébranlé par ce sentiment douloureux, communique son ébranlement à l'orifice superieur de l'estomach, & cause le vomissement par la correspondance que cette branche de nerf entretient entre ces deux organes.

Cette sympathie de la matrice avec l'estomach, est si sensible & si évidente chez quelques femmes, qu'il n'est pas necessaire qu'elles soient grosses pour en ressentir les effets, puisque la seule action du coït leur cause le vomissement; quelques-unes m'ayant consulté à ce sujet, mais une particulierement, à laquelle cet accident étoit très-ordinaire.

Il n'est pas même necessaire que le coït intervienne pour prouver cette simpathie, puisque j'ai vû des filles qui ressentoient les mêmes douleurs que souffre d'ordinaire une femme en travail, avec un vomissement des plus violents dans le temps que leurs regles étoient prêtes à couler, par l'irritation que la matrice souffroit pour lors : l'une de ces personnes étoit fille d'un Officier de Judicature, & l'autre celle d'un Artisan, ausquelles il n'y eut qu'un seul & unique remede qui se trouvât propre à les guerir de cette incommodité, qui fut le mariage. Je les ai accouchées toutes deux; elles m'ont avoüé que les douleurs de leurs accouchemens étoient beaucoup moindres que celles qu'elles souffroient tous les mois, avant qu'elles eussent leurs ordinaires.

Cette étroite correspondance qui se rencontre entre l'estomach & la matrice, par le moyen des branches de ce nerf, ne produit pas toûjours le même effet, mais seulement à quelques femmes : car il y en a quantité d'autres qui sont grosses d'un mois, de six semaines, & quelquefois de deux mois sans vomir; parce qu'à celles-ci le vomissement n'est causé que par l'abondance des humeurs superflues, que la suppression de leurs regles retient chez elles, dont l'enfant, à cause de sa petitesse, selon le dire des Auteurs, ne pouvant consommer qu'une partie, la nature est obligée de se décharger du reste; ne trouvant pas de lieu plus propre pour cet effet que l'estomach, tant à cause de sa situation, de sa disposition, que de son usage, en sorte que c'est par où cette décharge se fait plus aisément. De plus sa situation facilite cette décharge, en ce qu'il est au milieu du corps, comme un lac dans lequel il aborde des ruisseaux de toutes parts.

Sa disposition y contribue aussi, parce qu'il est toûjours prêt à recevoir ce qui lui est envoyé des parties superieures; & comme les femmes par leur temperament abondent en humiditez, & sur-tout quand elles sont grosses, & ces humiditez venant en partie à se décharger dans la bouche par les conduits salivaires, dont une partie est évacuée par le crachement, l'autre tombe dans l'estomach, d'où s'ensuit la perte d'appetit, la dépravation du goût, & le vomissement.

L'appetit diminue encore ou se perd entierement chez quelques femmes grosses, lorsque les humeurs superflues viennent à tomber dans leur estomach, où elles détrempent la liqueur qui se conserve dans les replis de la membrane interieure de ce viscere, & en émoussent les pointes, de maniere qu'elles empêchent que cette liqueur ne fermente, ou sont du moins cause que la fermentation n'est qu'imparfaite, & qu'elle ne produit qu'un sentiment très-leger & confus à cette membrane, d'où s'ensuit la perte de l'appetit, plus ou moins grande: ce qui oblige la femme grosse à exciter son goût par l'usage des mauvais alimens & non accoûtumez, dont il ne resulte qu'un mauvais chyle, qui donne occasion à des goûts de plus en plus dépravés: Sur quoi l'on fait quantité d'histoires, lesquelles toutes incroyables qu'elles paroissent, ne laissent pas d'être vrayes. J'en ai vû une manger des vidanges de poissons toutes crues, lorsqu'il ne tenoit qu'à elle d'avoir le poisson entier, le faire cuire & bien apprêter. J'en ai vû d'autres ne pouvoir sentir ni voir de viande, de pain, ni de soupe. Il n'est pas croyable ce que quantité de femmes m'ont assuré d'avoir mangé; & ce qui est de plus surprenant, c'est que par une mauvaise honte, elles ne veulent presque jamais dire ui demander ce qui leur fait envie; & cela les reduit à de telles extrémités, que j'en ai vû une qui eut envie d'un cochon de lait dont un voisin soupoit, duquel elle n'osa non seulement demander, mais n'en voulut jamais accepter la moindre partie, quelque offre qu'on lui en pût faire. Elle en fut cependant tourmentée la nuit à tel point, qu'elle fut obligée de se relever, de se jetter par terre, qu'elle mordoit à belles dents, & faisoit des contorsions comme une possedée, sans que son mari pût penetrer la cause d'une chose si extraordinaire, dont elle ne voulut se declarer que lorsqu'elle vit qu'il appelloit du secours. Ce qui est surprenant, c'est qu'aussi-tôt que ce mari eut la connoissance de la chose, il fut chez le voisin, & apporta de ce cochon de lait; mais le temps étoit passé, & son goût pour lors l'y portoit si peu, qu'elle ne le voulut pas regarder. Elle eut le bonheur de se conserver grosse après ce terrible accident. Comme ces histoires sont communes, je me contente de celle-ci, pour faire voir que la disposition de l'estomach donne lieu, lorsque la femme est grosse, à ces dégouts si bizarres & si dépravez.

L'usage de l'estomach est de recevoir les alimens pour être digerés, & déchargés ensuite par le Pilore dans les intestins, afin de fournir à la masse du sang de nouveau chyle, & de remplacer la dissipation continuelle que l'on fait par la nourriture; il se trouve au contraire dans ce temps-là rempli d'humeurs superflues, & au lieu de les vuider dans les intestins, il les rejette par le vomissement, quelquefois sans que les alimens s'y mêlent, & souvent avec les alimens. Ces deux mouvemens qui consistent à garder les alimens & à rejetter les superfluitez, quoi qu'incompatibles en apparence, se trouvent en effet dans cette partie, comme je l'ai vû arriver à quantité de femmes, qui ne vomissoient que des serosités, quoiqu'elles eussent l'estomach plein d'alimens, & qu'elles fussent attaquées des vomissemens les plus violens aussi-tôt qu'elles avoient mangé, sans en rejetter quoi que ce soit; comme si la nature intelligente eût évacué les humeurs superflues, pour faire place aux alimens, afin de fournir à l'entretien de la mere & à celui de l'enfant par une bonne digestion.

Pour moi, je ne regarde pas ces humeurs comme des humeurs corrompuës, quoi qu'en disent d'excellents Auteurs, je fais une grosse difference entre les humeurs superfluës & les humeurs corrompuës. La corruption change la nature de la chose, & la superfluité ne consiste que dans l'abondance. Si ces humeurs contenuës dans l'estomach étoient corrompuës, elles feroient une mauvaise impression sur la membrane interieure de ce viscere, & quelque peu qu'il s'en glissât avec les alimens dans les intestins, elles communiqueroient leur malignité non seulement à la mere, mais aussi à l'enfant, tendre & délicat, qui n'a d'autre nourriture que celle qu'il reçoit du sang de sa mere, qui est la suite de la digestion & de la chylification; & comme l'enfant se porte bien en venant au monde, quoique sa mere ait souffert des vomissemens pendant tout le temps de sa grossesse; ce qui n'a pû se faire sans que quelque portion de ces humeurs se soit engagée avec le chyle. C'est une preuve assurée qu'elles sont sans corruption.

Je regarde ces humeurs qui abondent dans l'estomach, & qui causent le vomissement pendant la grossesse, comme les principes passifs des Chymistes, dont les actifs se sont consumez pour la nourriture de l'enfant. Encore ces humeurs, quoique superfluës, sont-elles trop deshonorées par cette épithete, d'autant qu'elles ne peuvent être dénuées d'esprits, comme sont ces principes passifs, quoique la nature les rejette comme inutiles; mais seulement par rapport aux autres parties de ces humeurs, qui ont été utilement employées.

Je ne dis pas pour cela que la femme grosse soit exempte de renfermer chez elle quelques humeurs corrompuës, puisque je n'en vois que trop souvent qui sont attaquées de vapeurs, de suffocations & de foiblesses, qui ne peuvent avoir pour cause qu'une corruption, dont ces accidens sont l'effet. Mais je dis que cette corruption vient d'une semence corrompuë, ou de quelque portion de fleurs blanches, dont la matrice ne s'est pas assez bien déchargée, & qui reste cantonnée en quelque endroit des visceres, soit dedans ou autour de cette partie, laquelle y acquiert par son sejour un degré de corruption, qui venant à se communiquer dans le sang, soit ensuite d'une fermentation ou autrement, est portée au cerveau, où elle trouble le cours des esprits, & donne occasion à ces accidens, qui sont plus ou moins fâcheux, suivant le degré de corruption que cette humeur a contractée, sans que les humeurs superfluës qui se précipitent dans l'estomach, & qui causent le vomissement, y ayent aucune part.

La cause du vomissement que les femmes souffrent dans le temps de leur grossesse étant donc établie, ou sur la sympathie qu'il y a entre la matrice & l'estomach, par le moyen des rameaux que le nerf de la huitiéme paire du cerveau leur distribuë, ou sur la quantité d'humeurs superfluës, qui est le residu du sang qui se consume pour la nourriture de l'enfant, par la suppression des ordinaires de la femme grosse, qui tombent dans la capacité de l'estomach. Il sembleroit par ce raisonnement que toutes les femmes grosses devroient vomir; mais l'experience y est contraire: car s'il y a des femmes grosses qui vomissent dès le commencement de leur grossesse, & d'autres qui ne vomissent qu'un ou deux mois aprés, & que de celle-ci, tant des unes que des autres, il y en ait qui ne vomissent que jusques au quatre ou cinquiéme mois; parce que, selon les Auteurs, l'enfant venant à croître, consume plus d'alimens qu'auparavant, & détruit par ce moyen la cauſe du vomiſſement : Mais quelles raiſons allegueront ces mêmes Auteurs, pour expliquer le vomiſſement de quelques autres, qui continuë juſques au jour de l'accouchement, ſoit que cet accident leur ſoit arrivé dès le premier jour, ou qu'il ne leur ſoit ſurvenu qu'un ou deux mois après leur groſſeſſe, ou d'autres qui vomiſſent étant groſſes d'un garçon, & qui ne vomiſſent jamais quand elles le ſont d'une fille ; ou d'autres tout au contraire, qui vomiſſent ſans ceſſe lorſqu'elles ſont groſſes d'une fille, & jamais quand elles le ſont d'un garçon ; ou d'autres enfin qui ne vomiſſent point du tout, & qui loin de reſſentir aucune incommodité, ne ſe portent jamais mieux que quand elles ſont groſſes. De maniere que la groſſeſſe ſemble être à ces ſortes de femmes une eſpece d'abſorbant, qui conſume les mauvaiſes humeurs qui s'engendrent en tout autre temps chez elles, & qui même les délivre d'une quantité d'indiſpoſitions auſquelles elles ſont ſujettes hors de ce temps-là. Auſſi en ai-je traité pluſieurs qui étoient tourmentées de vapeurs ſi fortes, qu'elles les portoient juſques à l'alienation d'eſprit, d'autres à des ſuffocations, & d'autres enfin à des eſpeces de convulſions épileptiques, tous accidens qui ceſſoient au tems de la groſſeſſe, & qui ſe trouvoient heureuſement remplacez par une bonne diſpoſition, un teint frais, une humeur gaïe, & un bon appetit. De maniere que rien n'eſt plus different que la groſſeſſe d'une femme, par rapport à celle d'une autre, puiſque la groſſeſſe détruit à l'une les mêmes accidens qu'elle fait naître à l'autre : ce qui fait voir que la cauſe des vapeurs, des foibleſſes, des ſuffocations, & des convulſions, dont quelques femmes groſſes ſont attaquées, vient des humeurs corrompuës & retenuës vers les parties baſſes, puiſque celles qui ne ſont pas groſſes y ſont également ſujettes. Mais comme je ne parle de celle-ci que par occaſion, je reviens au vomiſſement, dont la cauſe la plus vrai ſemblable, eſt la quantité d'humeurs ſuperfluës deſquelles la femme groſſe regorge, par la ſuppreſſion de ſes ordinaires. Il faut donc les diminuer autant qu'il eſt poſſible, pour la mettre à couvert des mauvais effets que le vomiſſement peut produire ; ce qui ne ſe peut faire que par le ſecours des remedes generaux, qui conſiſtent aux ſaignées, aux lavemens, & aux purgations que l'on doit adminiſtrer ſelon la force ; la complexion, & le temperament de la perſonne qui eſt atteinte de cette ſorte de repletion ; mais les faire toûjours fort prudemment, & pécher plûtôt par le moins que par le plus, pour éviter le dangereux accident où quantité de Medecins sont tombez, pour en avoir usé autrement.

Les Medecins ordonnent pour l'ordinaire aux femmes qui sont violemment attaquées de dégoûts & de vomissemens, de se nourrir d'alimens de bon suc & de facile digestion. Mais ce conseil est fort inutile à la plus grande partie de celles qui sont en cet état. Car qui voudroit forcer une femme grosse à prendre ce qui n'est pas selon son goût, augmenteroit son mal ; & j'ai toûjours trouvé que c'étoit beaucoup que de les empêcher d'user des choses absolument mauvaises. J'en ai conduit depuis le commencement de leur grossesse jusqu'à leur accouchement, qui prenoient si peu de nourriture & d'une si mauvaise qualité, qu'il seroit très-difficile de s'imaginer comment elles pouvoient vivre, accoucher heureusement, & leurs enfans se bien porter aprés que les meres étoient tombées dans un dégoût si general de tout ce qui peut fournir de la nourriture, & qui au cas qu'elles eussent voulu se forcer à prendre quelque chose de meilleur, pour déferer à mon conseil, étoient aussitost attaquées d'un vomissement, qui leur faisoit rendre avec usure ce qu'elles avoient pris. Ce qui m'a souvent obligé de mettre les remedes generaux en pratique. L'intention de rappeller l'appetit, & de détruire le vomissement, ne pouvant vraisemblablement s'accomplir sans leurs secours, quoique l'experience y soit souvent contraire.

Entre les remedes generaux que l'on peut employer contre le vomissement, je n'en ai point trouvé de plus propre & de plus efficace que la saignée, en vuidant la plenitude dont la malade se trouve surchargée. Mais il faut, comme je l'ai déja dit, que ce grand remede soit administré avec prudence & moderation.

Les lavemens sont aussi d'un merveilleux secours, particulierement aux femmes grosses qui ont le ventre paresseux, parce qu'ils engagent les humeurs superfluës à s'évacuer par bas ; & il est bon d'y joindre quelquefois de legers purgatifs. Ce fut en usant de cette methode que je rendis un grand service à une femme de cette Ville, affligée de tous ces accidens.

## OBSERVATION XL.

Le 16 Novembre de l'année 1693. une Fripiere de cette Ville, grosse de trois mois, me consulta sur un dégoût general qu'elle avoit pour tout ce que l'on a coûtume de manger, satisfaisant son appetit par quelques coquillages de moules, d'huitres, hommars, ou choses semblables, avec un peu de boüillie de bled noir ou sarazin, détrempée d'eau, ne goûtant ni pain, ni viande, ni aucune chose qui y eut du rapport, & vomissant sans cesse depuis six semaines; ce qui la reduisoit dans une extrême foiblesse. Je lui tirai six onces de sang du bras; elle soutint si bien cette saignée, que je la réïterai trois jours après. Je lui fis aussi donner deux lavemens, à trois jours l'un de l'autre, & la purgeai ensuite avec un gros de rhubarbe, infusé dans un verre d'eau, & j'ajoutai à la colature une once de manne, & autant de sirop de pommes laxatif. Ces remedes eurent un si heureux succès, que le vomissement diminua considerablement, & que cette femme commença à manger du pain d'orge & un peu de soupe; je lui fis prendre ensuite vingt grains de rhubarbe en poudre, dans une cueillerée de cette soupe, qui réüssit si bien, que le vomissement cessa entierement, & que son appetit revint, jusqu'au septiéme mois, que le vomissement se fit sentir plus violent qu'auparavant: ce qui me fit réïterer les mêmes remedes; mais le vomissement n'ayant pas cedé si aisément, je fus obligé d'y joindre la rhubarbe en poudre, & de la réïterer trois fois en trois differents jours, avant que d'en appercevoir le bon effet. Le vomissement cessa; mais dans la crainte que j'eus du retour de cet accident, je continuai de lui faire prendre douze grains de rhubarbe en poudre de temps en temps, jusqu'à son accouchement, qui fut heureux, & son enfant étoit aussi gros & gras que si la mere s'étoit toûjours parfaitement bien nourrie.

## REFLEXION.

Quelque foible que fût cette femme en apparence, comme la cause de cette foiblesse ne se pouvoit rapporter qu'à la repletion eu égard aux accidens qu'elle souffroit, je ne trouvai point de plus prompt remede pour la desemplir que la saignée, la maniere dont elle la soutint m'engagea à la réïterer, & le succez qu'elle eut est une preuve évidente du besoin qu'en avoit la malade, aussi bien que des lavemens & de la potion purgative pour debarasser l'estomac & determiner les humeurs à prendre leurs cours par les selles, après quoy l'appetit luy revint & luy continua pendant plus de trois mois, jusques au six & au sept de sa grossesse que le vomissement recommença, & fut calmé ensuite, par l'usage réïteré des mêmes remedes, mais un peu plus difficilement, la cause en étant plus ancienne, & par consequent plus difficile à détruire.

OBSERVATION

## OBSERVATION XLI.

Le 5 Février de l'année 1687. on me pria d'aller à deux lieuës de cette ville voir une Dame, grosse de deux mois, qui étoit travaillée de vomissemens continuels, avec les efforts les plus violens, quoi qu'elle ne mangeât presque rien, & qu'elle se trouvât fort foible. Aucun remede ne me parut plus convenable que la saignée, pour désemplir les vaisseaux, & avoir lieu ensuite de faire passer un leger purgatif, d'autant plus que cette Dame ne dormant point, paroissoit très-échauffée. Je lui tirai deux palettes de sang, qui vint fort bien, & qu'elle soutint encore mieux; ce qui m'engagea à réïterer la saignée, & à lui faire prendre de simples lavemens de petit lait, sans aucune addition : ces saignées & ces lavemens ayant eu tout le succès que je pouvois en attendre, par le retour du repos, d'un peu d'appetit, & par la diminution du vomissement ; je ne doutai plus que la purgation n'achevât de remettre cette Dame dans un aussi bon état qu'une femme grosse le peut esperer. Pour cela je fis mettre la moëlle de quatre onces de casses en bâtons, dans deux grands verres d'eau, que l'on fit boüillir dans un poëlon, & j'ajoutai dans la colature une once de manne, & une once de sirop de pommes composé. Je partageai le tout en deux verres, que je fis prendre à la malade à deux heures l'un de l'autre.

Je mis cet intervalle entre les deux prises, afin que si elle rejettoit le premier verre, le second pût satisfaire à mon intention, qui étoit d'évacuer les humeurs superfluës qui croupissoient dans son estomach, & qui ne se vuidoient qu'en partie par ses vomissemens, de maniere qu'il y en restoit encore assez pour fournir un levain capable de corrompre le peu d'alimens qu'elle prenoit, & d'y causer une continuelle & vicieuse fermentation, dont le vomissement étoit la suite.

Ces remedes réüssirent assez bien pendant quelque temps; mais ses vomissemens ayant recommencé après deux mois, qui étoit environ le sixiéme mois de sa grossesse, je ne balançai pas à réïterer les mêmes remedes, après l'usage desquels ce symptome cessa absolument. Je l'accouchai à son terme d'une fille, qui se porta fort bien, & la mere n'eut pas de peine à se rétablir.

## REFLEXION.

Cette Dame n'attendit pas si long-tems dans ses autres grossesses à remedier à son vomissement. Si tost qu'elle se sentoit atteinte du moindre dégoût ou de quelques nausées, je la saignai & la purgeai de la même maniere que la premiere fois, & elle s'en trouva parfaitement bien.

Au lieu de l'infusion de Rhubarbe dont je me servis à la premiere de ces Dames, qui avoit le ventre assez libre, je me servis à la seconde de l'infusion de casse parce qu'elle étoit fort constipée, fort échaufée, & qu'elle dormoit très-peu, la casse étant le purgatif le plus convenable aux vûës que l'on doit avoir dans ces circonstances, parce qu'elle est de tous les purgatifs celuy qui échauffe moins, & qui procure plutost le sommeil, la manne, & le sirop de pommes y étoient joints pour aider à la faire passer afin d'obtenir plutost l'effet que je me proposois.

Le retour des vomissemens qui tourmenterent ces malades nous fait bien voir que les Auteurs parlent plutost selon leur idée que suivant l'experience, quand ils disent que l'âge avancé & la force de l'enfant fait qu'il consume beaucoup plus de nourriture, & que ne se trouvant plus tant d'humeurs superfluës, le vomissement cesse, puisque ces deux Observations & quantité d'autres prouvent suffisamment que ce n'est qu'un nouveau dépost de ces mêmes humeurs, qui fait renaître cet accident: car si la raison de ces Auteurs avoit lieu, toutes les femmes vomiroient jusques au quatre ou cinquiéme mois de leur grossesse, & ce vomissement cesseroit absolument dans ce tems-là & sans retour. Mais loin que cette regle soit generalle, le contraire arrive à la plûpart des femmes qui sont fort plethoriques.

---

## CHAPITRE XVIII.

### *De la repletion que cause la grossesse, & des enflures des hanches, & des extrémités inferieures.*

QUELQUEFOIS la supression des menstruës cause une si grande repletion aux vaisseaux, que toute l'habitude du corps en souffre des douleurs très-violentes, mais sur-tout vers l'estomach, les lombes & les hanches, avec une espece de lassitude aux bras & aux jambes, & une nonchalance universelle, de maniere que les vaisseaux excessivement pleins ne trouvant aucune voye de décharge, ni par le vomissement ni par la transpiration, ni par aucune autre voye, c'est une necessité que les humeurs surabondantes se précipitent sur les pieds & sur les jambes, tant à cause de la situation déclive de ces parties, que parce que le froid qui s'y fait plûtôt sentir, en bouche les pores, & empêche la tranſpiration, & qu'étant les parties les plus éloignées du foyer de la chaleur naturelle, le ſang a moins de force pour remonter de ces parties inferieures vers les ſuperieures. La preuve en eſt toute évidente, puiſque lorſque la femme ſort du lit, elle n'a que peu ou point d'enflure aux pieds & aux jambes, parce que la ſituation & la chaleur du lit ayant ouvert les pores de la peau, & procuré la tranſpiration de ces humeurs, ces parties ſe trouvent rétablies, ſinon en leur premier état, au moins dans un état beaucoup plus naturel que quand la malade a fait quelque exercice. Cette enflure ſe continuë quelquefois juſques aux hanches, & rarement par toute l'habitude du corps.

J'ai auſſi quelquefois vû le tranſport de ces humeurs ſuperfluës ſe faire ſi ſubitement d'une partie ſur une autre, & en ſi grande quantité, que j'en étois tout-à-fait ſurpris, ne pouvant comprendre comment cela ſe pouvoit faire en ſi peu de temps, comme je le raporte dans les Obſervations ſuivantes.

Le remede qui m'a le mieux réüſſi pour ces ſortes, d'œdemes a été la ſaignée, la neceſſité de la mettre en uſage en cette occaſion, ſe montre tellement d'elle-même, que ce ſeroit inutilement que je ferois de longs raiſonnemens pour l'établir, ayant toûjours pratiqué ce remede, à moins que de fortes raiſons ne m'ayent obligé de m'en abſtenir; comme par exemple, la grande appréhenſion que pluſieurs Dames ont de ce remede, auſquelles elle cauſe une revolution ſi terrible, qu'il vaut beaucoup mieux en pareil cas, ne pas faire la ſaignée, quelqu'utile qu'elle paroiſſe; de peur de jetter la malade dans l'accident que j'ai raporté dans mes précedentes Obſervations. Il faut pour ſoulager ces perſonnes-là, ſubſtituer à la ſaignée d'autres remedes, qui rempliſſent la même intention, & pour cela lui donner des lavemens, des purgations douces, & les réïterer ſelon le beſoin, ſur les pieds, les jambes, les cuiſſes, & juſques à la ceinture, que la nature décharge pour l'ordinaire ces humeurs, dont toutes ces parties ſe trouvent quelquefois ſi gonflées, que les malades & les aſſiſtans en ſont dans de grandes inquiétudes, & quelquefois même toute l'habitude du corps n'en eſt pas exempte.

Celles à qui cet accident arrive, n'ont pas ordinairement de vomiſſemens; ce qui fait aſſez voir que ces humeurs ſuperfluës, au lieu d'être évacuées par les parties ſuperieures, coulent de l'eſtomach dans les inteſtins, paſſent enſuite avec le chyle, ſe mêlent après cela dans le ſang, avec lequel elles ſont précipitées vers ces parties inferieures, & ensuite separées par les glandes de la peau sous laquelle elles demeurent renfermées par le défaut de transpiration, les pores de la peau n'étant pas assez dilatés pour laisser échaper ces humeurs trop grossieres, qui rendent par ce moyen ces parties basses si gonflées, que l'impression du doigt quand on les presse, s'y fait remarquer très-profondément, & s'y conserve pendant un espace de temps considerable.

L'intention que l'on doit avoir pour appaiser ces accidens, est l'évacuation de l'humeur, soit par la saignée, ou en procurant la transpiration, ou la précipitant par les urines ou par le siege, ce que l'on obtiendra par l'usage des bons alimens, par celui des lavemens des diuretiques & des legers purgatifs.

## OBSERVATION XLII.

Le 11 de May de l'année 1687. j'allai voir une Dame grosse de cinq mois qui souffroit beaucoup, qui avoit du dégoût pour toutes sortes de nourriture, & qui étoit enflée depuis les pieds jusqu'aux hanches, laquelle enflure diminuoit considerablement lorsqu'elle étoit au lit; mais d'ailleurs la respiration devenoit plus difficile, l'impression du doigt restoit sur cette enflure, comme si on l'avoit poussé dans de la pâte, & elle étoit si profonde, qu'elle y demeuroit très-long-temps. Je conseillai à cette Dame de se tenir plûtôt levée que couchée, du moins pendant le jour, & l'ayant bien examinée, je la saignai deux fois en quatre jours, & lui tirai à chaque fois deux palettes de sang. Je lui fis donner un lavement, & le lendemain je la purgeai avec un demi gros de rhubarbe, & une pincée d'anis vert infusé dans un grand verre d'eau, avec une once de manne, & j'ajoutai dans la colature demi once de casse nouvellement mondée, & une once de sirop de fleurs de pescher: je me servis de la manne pour évacuer les serosités dont les parties inferieures étoient beaucoup abreuvées; j'y joignis la rhubarbe, pour purger l'estomach & le soutenir contre la qualité lubrifiante de la casse, & l'aider par ce moyen à faire une digestion mieux conditionnée que celle qui produisoit cette prodigieuse quantité de serosités; ce qui réüssit si bien, que l'enflure commença à ceder au remede, & qu'une semblable potion réïterée, fit revenir l'apetit comme avant la grossesse, & qu'il ne lui resta d'enflure qu'aux jambes, encore étoit elle très-legere, & la malade se porta bien jusques à son accouchement, qui fut très-heureux.

## REFLEXION.

L'opreſſion que cette Dame ſouffroit étant couchée, quoyque legere & de peu de conſequence en apparence, & l'enflure dont les parties inferieures ſe trouvoient delivrées dans ce tems-là, faiſoient ſoupçonner ou qu'il ſe faiſoit un reflus de ces humeurs vers la poitrine, ou que la nature ne s'en déchargeant pas ſur les parties baſſes faute d'une ſituation commode, la poitrine s'en trouvoit remplie, & que la diminution qui arrivoit aux jambes, la Dame étant au lit, ſe faiſoit par la ſituation égale de tout le corps, & parce que les pores de la peau s'ouvroient par la chaleur du lit, qui donnoit lieu à la tranſpiration d'une partie de ces humeurs, & par conſequent à la diminution de l'enflure dont la Dame s'apercevoit le matin.

Ce fut ſa reſpiration difficile qui me détermina principalement à la ſaigner, & qui me porta à lui conſeiller d'être plutoſt levée que couchée, aimant beaucoup mieux que ces humeurs ſe précipitaſſent ſur les parties inferieures, que de ſe porter vers les ſuperieures, l'hydropiſie ſur-tout de la poitrine étant d'autant plus à craindre, que c'eſt preſque toûjours un mal ſans remede; au contraire de l'enflure qui arrive aux extrémités, laquelle ne cauſe qu'une maladie incommode, mais qui ſe termine le plus ſouvent avec les couches.

Je n'ai jamais vû perir de femme par ces enflures quelque conſiderables qu'elles ayent été pendant leurs groſſeſſes, à moins qu'elles ne fuſſent la ſuite d'une grande perte de ſang, ou qu'elles ne fuſſent accompagnées de convulſions, ou de quelqu'accident extraordinaire.

Les femmes qui menent une vie aiſée & ſedentaire, y ſont plus ſujettes, que celles qui ſont forcées de travailler, parce que le travail conſume beaucoup d'humeurs, & que prenant des alimens moins ſucculens, elles engendrent moins de ſuperfluités, au lieu que les alimens ſucculens dont les autres ſe nourriſſent, en produiſent une quantité qui rempliſſent extraordinairement leurs vaiſſeaux dont la décharge ſe fait enſuite ſur les parties inferieures, à cauſe de leur ſituation déclive, depuis les pieds juſques aux cuiſſes, & ſouvent juſques aux hanches; j'ai même quelquefois vû des enflures ſe communiquer aux mains & aux bras, mais rarement: le plus grand mal que j'en ai vû arriver, étoit la difficulté d'agir ſur les fins de la groſſeſſe; & j'ai preſque toûjours vû les vuidanges emporter en très peu de tems ces gonflemens, comme il eſt arrivé dans l'occaſion dont je vais parler.

## OBSERVATION XLIII.

Deux Dames environ dans un même temps, l'une éloignée d'une lieuë de cette ville, & l'autre de deux, devinrent tellement enflées dans les derniers mois de leur groſſeſſe, depuis les pieds juſques au deſſus des hanches, qu'elles étoient obligées d'envelopper leurs jambes avec des ſerviettes, les bas à botter de leurs maris étant trop étroits pour leur pouvoir ſervir; leurs cuiſſes étoient d'une groſſeur ſurprenante, la ceinture de leurs jupes faisoit une impression dans les chairs à y mettre deux & trois doigts, & il leur étoit impossible de passer d'un appartement à l'autre, à moins qu'elles ne fussent aidées.

Je les accouchai toutes deux dans le mois de Mars de l'année 1699. leurs accouchemens furent des plus heureux, & elles se releverent en moins de trois semaines. Leurs jambes & les autres parties qui avoient été si excessivement enflées, revinrent en leur premier état, sans qu'il y parût en aucune façon.

## REFLEXION.

L'enflure de ces deux Dames étoit si prodigieuse, qu'il falloit les tourner en tirant le drap à deux personnes, quand elles étoient couchées, ne le pouvant faire elles seules, & étant obligées de rester dans la même situation jusqu'à ce qu'on les aidât à en changer.

Comme ces enflures ne devinrent si excessives que sur les derniers mois de leurs grossesses, & que je ne croyois rien qui m'obligeât à leur faire des remedes, parce qu'elles avoient l'appetit bon, sans nausées ni vomissemens, je m'en abstins, & je laissai aux vuidanges le soin de leur rétablissement, qui firent tout ce que je pouvois en attendre, après quoy je les purgeai; car il est hors de doute qu'elles en avoient un très grand besoin.

Au surplus quoyque je dise que les femmes qui vivent à leurs aises sont plus sujettes à ces sortes d'incommodités, que celles qui sont forcées par leur état de travailler, je ne prétens pas pour cela que celles-cy en soient absolument exemptes; mais je dis seulement qu'il est plus rare que cet accident leur arrive: car d'un autre côté, les mauvais alimens dont elles se nourrissent, ne sont pas moins capables de causer des enflures considerables par le suc grossier qui en resulte, que le trop des bons alimens ne l'est à celles qui sont fort à leur aise, comme il est facile de le remarquer par l'observation suivante.

## OBSERVATION XLIV.

Le 7 Février de l'année 1691. je fus mandé pour voir la femme d'un Batteur en grange, qui étoit très-pauvre, enflée depuis la tête jusqu'aux pieds, & fort près de son terme, tellement accablée & si foible, qu'elle ne pouvoit ni se remuer ni changer par elle-même sa situation. Il ne lui manquoit pourtant rien du necessaire, qui lui étoit fourni par les Dames de la charité. Comme je ne voyois d'esperance que dans l'accouchement, je lui promis de l'assister dans ce temps-là; aussi m'envoya-t'elle avertir aussitôt qu'elle s'aperçut de son travail. Je me rendis auprès d'elle, & l'accouchai très-heureusement, & en peu de temps, nonobstant le pitoyable etat auquel elle étoit reduite. J'en eus soin pendant ses couches, dont les suites furent si bonnes, qu'elle ne tarda pas à se bien porter ; mais son enfant mourut presque aussi-tôt qu'elle fut accouchée.

## REFLEXION.

Je ne fus pas surpris de voir mourir cet enfant presqu'aussi-tôt qu'il vint au monde, mais je le fus beaucoup du bonheur qu'il eut de venir vivant, & de s'être conservé avec une nourriture aussi corrompue. Je doutois même beaucoup que cette pauvre malheureuse pût soutenir les douleurs d'un accouchement ; elle y resista cependant fort bien, & toute l'habitude du corps se déchargea par ses vuidanges de l'enflure qu'elle avoit contractée durant le cours de sa grossesse, & elle revint bien-tôt en son premier état. Je la purgeai ensuite deux fois, & luy prescrivis ce que je crus necessaire au rétablissement de sa santé, qui fut si bonne dans la suitte qu'elle devint grosse quelque tems après, sans s'être depuis ressentie de cet accident.

Comme je dis que je n'ai jamais vû perir de femme grosse par ces enflures quelque considerables qu'elles ayent été, à moins qu'elles ne fussent accompagnées d'une grande perte de sang, de violentes convulsions, ou de quelqu'autre accident fâcheux, je remets à en parler dans le Chapitre où je traiterai expressément de ces accidens.

---

## CHAPITRE XIX.

### *De la toux, de l'oppression, & de la difficulté de respirer, qui arrivent aux femmes grosses.*

LA Toux est un des plus fâcheux symptomes dont la femme grosse puisse être attaquée, parce qu'il la met en état d'accoucher avant son terme, par les secousses fâcheuses qu'il cause à sa poitrine, & à tous les visceres du bas ventre. Il y a des toux si violentes, qu'elles ne laissent dormir ces pauvres malades ni jour ni nuit, & qui leur cause un vomissement general de tout ce qu'elles prennent. Ces toux fâcheuses sont même souvent suivies de vomissemens de sang, & quesquefois de pertes violentes, lesquelles arrivent par le détachement d'une portion de l'arriere-faix, plus ou moins considerable ; ce qui nous oblige d'en venir à l'accouchement, pour sauver la vie à la mere & à l'enfant, s'il est possible ; la matrice même se trouve quelquefois tellement comprimée par les cruels efforts, que la toux cause au diaphragme, & aux muscles de l'abdomen, qu'elle est forcée de s'ouvrir, & de mettre dehors l'enfant qu'elle contient.

Les femmes grosses sont aussi sujettes à quantité d'autres accidens, qui cessent aussi-tôt qu'elles sont accouchées, comme sont les dégoûts, le vomissement, les enflures des extrémités, &c. mais la toux, au contraire, lorsqu'elle accompagne la grossesse jusqu'à l'accouchement, se fait dans ce tems-là sentir encore plus vivement, & est beaucoup plus difficile à supporter par les secousses qu'elle cause pendant le travail, & par les grandes incommodités qu'elle produit pendant la durée des vuidanges, en se joignant aux douleurs de la fiévre, que la plus grande partie des femmes souffrent en ce temps-là, & à la fiévre du lait; ce qui leur fait perdre le repos, & leur cause des maladies dont elles ne se tirent qu'après s'être trouvées dans un peril éminent. Ce qui fait voir combien une femme grosse doit être reservée sur sa conduite, sur sa maniere de vivre, & l'attention qu'elle doit avoir à éviter ce terrible accident.

La cause la plus ordinaire de la toux, selon les Auteurs, est une humeur sereuse & acre, qui inonde les poumons & la trachée artere, sans dire comment cette humeur se sépare, ni par quels canaux elle est déchargée sur ces parties, quoiqu'elle paroisse assez visiblement se separer par l'entremise des glandes salivaires & amygdales, & se décharger par les vaisseaux salivaires dans la bouche, dont une partie est évacuée par le crachement, & l'autre partie qui s'échape par dessous l'épiglotte, coule dans la trachée artere, & par son irritation y cause une toux d'autant plus violente, que cette humeur est acre, & en petite quantité, parce que la membrane dont cette partie est revêtuë interieurement, est d'un sentiment si délicat, que la moindre chose qui la touche, pour peu qu'elle ait d'acrimonie, & même sans en avoir, lui cause une contraction sans relâche, jusqu'à ce qu'elle l'ait rejettée, & cette contraction est d'autant plus violente, que l'humeur est en petite quantité, par la necessité où est la trachée artere de se resserrer intimement pour l'expulser, outre que cette humeur acre se peut aussi filtrer dans la propre substance du poumon par le moyen des glandes qui se trouvent dans la tissure de ce viscere, & se répandre ensuite sur ses membranes, qui sont très-sensibles, & qui s'en sentant irritées, font les efforts les plus violens pour s'en décharger; & comme cette décharge ne se peut faire que par le moyen de la toux, il faut necessairement qu'elle arrive, particulierement lorsque l'humeur est en petite quantité, par la raison que je viens de dire; car pour lors les poumons

mons ſont obligés de ſe reſſerrer bien plus fortement & bien plus frequemment que lorſque l'humeur eſt plus abondante. Si ces raiſons ſont juſtes & ſuffiſantes pour faire concevoir les dangereux accidens que la toux peut cauſer, il s'enſuit que l'on ne peut donner trop d'attention pour l'appaiſer, tant par le regime, que par les remedes generaux & particuliers, comme je l'ai fait en l'occaſion que je vais rapporter.

## OBSERVATION XLV.

Le 23 Decembre de l'année 1683. une Bourgeoiſe de cette Ville groſſe de trois mois, m'envoya prier de venir la voir. Je la trouvai tourmentée de la plus fâcheuſe toux que l'on puiſſe imaginer; elle la pouſſoit juſques aux heurlemens; elle vomiſſoit pour l'ordinaire tout ce qu'elle avoit pris; & ces vomiſſemens étoient ſouvent ſuivis de gorgées de ſang; elle étoit auſſi toûjours baignée de ſon urine, qu'elle ne pouvoit retenir. Comme heureuſement elle n'avoit point de dégoût pour les alimens, je commençai par lui faire uſer de petites ſoupes mitonnées, avec trés-peu de ſel pendant le jour, & un bon boüillon le ſoir, ſans rien de ſolide, & pour ſa boiſſon dans trois pintes d'eau meſure de Paris, une once & demie de dates, jujubes & ſebeſtes, & deux figues graſſes; la faiſant boire toûjours tiede. Je lui tirai deux fois du ſang, deux paletes à chaque fois, & à quatre jours d'intervalle; & comme elle avoit le ventre trés pareſſeux, je lui fis prendre des lavemens, faits avec la décoction émolliente, & deux onces de miel violat. Je lui donnois le ſoir une once de ſirop de pavot rheas, dans un verre de ſa tiſanne ordinaire, & je la purgeai enſuite avec une once de manne dans l'infuſion d'un gros de rhubarbe, faite auſſi dans un verre de ſa tiſanne. Tous ces remedes ainſi adminiſtrez diminuerent conſiderablement cette toux, mais ils ne la guerirent pas à beaucoup près; ce qui m'engagea à les réïterer, & j'y joignis dans la ſuite l'eau de poulet, avec une once des quatre ſemences froides concaſſées, trois ou quatre amandes douces, & un petit bâton de regliſſe auſſi concaſſé, dont elle prenoit trois verres par jour; avec ce nouveau ſecours la toux diminua encore conſiderablement, mais pas aſſez pour être indifferente à la malade, qui en fut tourmentée au tems de ſon travail & pendant ſes couches, & n'en fut entierement quitte que long-temps aprés s'être relevée, que je lui fis prendre le lait d'ânesse, avec le regime & les mesures que l'on doit garder pendant son usage. Je l'accouchai en très peu de tems, & son enfant ne ressentit aucun mauvais effet de cette fâcheuse incommodité.

## REFLEXION.

Si la toux est l'accident le plus à charge, le plus dangereux, & le plus inquietant, de tous ceux qui arrivent à une femme pendant le cours de sa grossesse, c'est aussi celuy qui demande plus d'attention pour l'administration des remedes, & plus d'exactitude pour le regime de vivre, comme il est aisé de le remarquer dans l'Observation précedente, tout le solide que cette femme prenoit le matin & à midy, consistoit dans un peu de soupe mitonnée, parce que cet aliment est facile à digerer, qu'il fournit un bon suc, & qu'il se distribue promptement; & elle ne prenoit qu'un seul boüillon le soir, pour ne remplir son estomac que le moins qu'il étoit possible, parce qu'elle vomissoit toute autre chose dans les accès de sa toux. Il est aisé de juger que mon intention étoit par l'usage de la tisanne que je lui faisois faire avec les dattes, les jujubes, les sebestes, & les figues grasses, pour sa boisson ordinaire, d'épaissir l'humeur sereuse qui paroissoit être la matiere de cette toux, & d'en adoucir l'acrimonie & que le sirop de pavot rheas le soir dans un verre de sa tisanne luy étoit donné pour fixer cette humeur & empêcher qu'elle ne se portât sur les poulmons; que les lavemens étoient prescrits pour déterminer quelque portion de cette serosité à prendre son cours par en bas, & la saignée & les legeres purgations pour en diminuer la quantité; & enfin les boüillons de poulet avec les semences froides, les amandes douces & la régliffe, afin de lier, embarasser & adoucir par leurs parties grasses & huileuses les parties subtiles & piquantes de cette humeur, qui ne laissa pas de resister au long usage de ces remedes, lesquels, quoyque très bons, étoient fort à charge à cette pauvre malade, à laquelle je craignois toûjours qu'il n'arrivât quelque funeste accident dans la suite. Il ne faut pas croire que les semences froides fussent icy employées dans l'intention de rafraichir, puisque je leur attribue une qualité toute differente & que souvent leur usage m'a esté d'un grand secours en pareille occasion.

Au surplus, ce n'étoit pas l'esperance seule de guerir la toux, qui me faisoit réiterer la saignée autant de fois que je le fis, mais aussi pour prévenir un vomissement de sang considerable, par les secousses & la contraction frequente que cette toux causoit aux poulmons, dont les vaisseaux trop pleins auroient pû donner occasion à cet accident, & dont les gorgées qu'elle rendoit étoient les avant coureurs, outre qu'il étoit à craindre par cette même raison, qu'il ne se fit un détachement d'une partie de l'arriere-faix, qui auroit causé un autre accident non moins funeste, & dont j'étois encore plus inquiet, que du précedent; ce qui me fait mettre la saignée en pratique plus volontiers en cette occasion qu'en toute autre.

L'usage de la boisson tiede, n'est pas moins utile aux femmes grosses qui ont la toux, que tous les autres remedes, parce que rien n'est plus capable de l'entretenir & même de l'augmenter que la boisson froide; rien n'étant plus contraire aux poulmons, pour peu qu'ils soient affectez.

La toux n'eſt pas toûjours cauſée par cette humeur acre & ſubtile, rendue telle par le grand froid, le rhume qui arrive par l'inegalité du tems & des ſaiſons, qui eſt chaud un jour & froid l'autre, comme il arrive ſouvent dans le Printemps & l'Automne, & qui fait que les femmes groſſes negligent autant de ſe bien vêtir pendant le jour, qu'elles ont peu d'attention à ſe bien couvrir dans leur lit pendant la nuit, n'ayant ſur-tout aucun égard à ſe couvrir les bras & la gorge pendant les gelées blanches & les broüillards & à éviter certaines vapeurs & exhalaiſons qui regnent dans certains tems, & en certains pays, comme ceux dont M. Peu fait mention; toutes ces cauſes donnent occaſion à des rhumes plus ou moins violens, dont la toux & le crachement ſont les principaux effets, & ces crachats deviennentplus doux, plus traitables, & plus faciles à expulſer, ſelon que la coction s'en fait plutoſt, ou plus tard.

## OBSERVATION XLVI.

Le long & fâcheux hyver qu'il fit en l'année 1684. produiſit quantité de rhumes, dont une Marchande de cette Ville groſſe de cinq mois, eut le malheur d'être attaquée. Sa toux étoit des plus fortes, & elle crachoit une humeur viſqueuſe & épaiſſe en quantité, comme il arrive ordinairement dans les gros rhumes. Elle m'envoya prier de venir la voir le 7 de Mars de la même année. Il ne fut pas neceſſaire qu'elle m'en dit la cauſe, la toux & ſon crachement la declaroient aſſez; ce qui m'engagea à la ſaigner une fois ſeulement, & à lui conſeiller pour ſa boiſſon ordinaire, un hydromel, avec une poignée d'orge & une cueillerée de miel dans deux pintes d'eau, que l'on faiſoit boüillir dans un coquemard, juſqu'à ce qu'elle ne jettât plus d'écume; le long uſage de cette boiſſon adoucit l'acrimonie de l'humeur qui cauſoit ſa toux violente, & détergea ſi bien les matieres, qu'elle les crachoit en quantité & ſans peine. Elle fut guerie quelque temps avant ſon accouchement, qui fut fort prompt, & elle & ſon enfant ſe porterent très-bien.

## REFLEXION.

Cette Marchande eut ce malheur commun avec quantité d'autres, comme il arrive pour l'ordinaire de voir beaucoup de gens enrhumées dans de certains tems, comme dans d'autres de n'en voir preſqu'aucun; ce qui fait voir la néceſſité ou ſont les femmes groſſes, de ſe précautionner contre ce fâcheux accident, quoy qu'il ſoit difficile d'y réüſſir, en ce que l'air eſt chargé de la cauſe du rhume & que c'eſt une néceſſité de le reſpirer pour vivre. Cependant une femme peut ſe tenir dans ſa chambre bien fermée & par le moyen d'un bon feu changer la nature de cet air, ou ſi la néceſſité de ſon état ne luy permet pas ce ménagement, elle peut au moins ne pas negliger de s'habiller selon que sa commodité luy peut permettre ; en sorte qu'elle resiste mieux aux mauvaises influences de cet air acre & froid, afin d'éviter cette toux qui n'est pas tant à craindre que la précedente, mais qui peut toûjours incommoder beaucoup, quand elle vient d'un point pareil à celle de cette femme grosse dont je viens de parler. Je la saignay une seule fois, afin de la mettre à couvert du crachement de sang ; ou de l'ouverture de quelque vaisseau plus considerable dans la poitrine, par les efforts de la toux, & pour détourner la fluxion qui tomboit continuellement sur ses poulmons & qui fournissoit cette quantité de matiere qu'elle vuidoit par ses crachats ; à quoy l'eau d'orge miellée fût d'un grand secours, rien n'étant plus propre à dissoudre & à déterger ces sortes de matieres épaisses, gluantes, & visqueuses, qui tombent ou se forment dans les poulmons, que l'usage, long-tems continué de ce remede à ceux qui peuvent s'en servir ; tout le monde ne s'en accommodant pas également bien.

L'on voit par ces deux Observations, que mon intention est aussi differente que le sont les causes qui y donnent occasion, puisque je cherche tous les moyens les plus convenables d'adoucir, lier & épaissir l'une de ces humeurs, par les remedes les plus propres à produire cet effet, afin d'en faciliter la sortie, & de fondre & déterger l'autre pour la même fin.

Comme cette femme étoit déja avancée dans sa grossesse, je ne jugeai pas qu'il fut necessaire de la purger, parce que la coction de l'humeur étant faite, il n'y avoit plus qu'à trouver les moyens d'en délivrer la partie, comme il arriva bientost par la conduite que j'ai marqué y avoir tenue.

La difficulté de respirer n'est pas un accident si ordinaire à la femme grosse, ny si facheux à beaucoup près que les précedens, en ce que la cause est plus facile à détruire.

Il y a deux choses qui rendent la respiration difficile à une femme grosse, sçavoir la repletion qui vient de la suppression de ses ordinaires, sur-tout à celles qui avoient coûtume d'avoir des évacuations considérables, la nature ne se déchargeant plus par les voyes ordinaires, c'est-à-dire, par la transpiration, par le vomissement, ny sur les parties inferieures, c'est une necessité que les poulmons s'en remplissent ; ce qui donne lieu à la difficulté de respirer, pour laquelle je n'ai point trouvé de meilleur remede que la saignée, que l'on doit proportionner au soulagement que la malade en reçoit. J'entens pour la quantité des saignées, & non pas pour la quantité du sang, dans la crainte de la trop affoiblir tout d'un coup, dont l'accouchement prématuré pourroit être la suite ; ainsi j'estime qu'il suffit de tirer deux palettes, ou au plus deux palettes & demie à chaque saignée en faisant préceder & suivre les lavemens, qui ne peuvent manquer de soulager les malades dans cette indisposition, en se reglant sur la necessité & sur leur état.

La seconde cause de cet accident est la petitesse de la personne qui lui fait porter son enfant trop haut, lequel en comprimant l'estomac & successivement le diaphragme, rend la respiration difficile.

## OBSERVATION XLVII.

J'ai accouché cinq fois une femme de cette Ville, qui étoit d'une haute stature, mais très menuë de taille, qui portoit ses enfans si haut, qu'ils paroissoient être dans son estomach ; & la femme d'un Officier de Judicature que j'ai accouchée quatre fois, qui étoit si petite & si grosse, qu'à peine les alimens pouvoient-ils trouver place, tant son estomach étoit comprimé entre la matrice & le diaphragme, ce qui faisoit que l'une & l'autre de ces femmes rejettoient par gorgées ce qu'il y avoit de trop, & souffroient une oppression considerable sur la fin de leurs grossesses, ce qui m'engageoit à leur conseiller d'être toûjours fort reservées sur la quantité de leurs alimens, & d'en prendre plûtôt plus souvent, & peu à la fois, en tenant cette conduite elles évitoient ces especes de vomissemens, ou cette quantité de gorgées qu'elles étoient forcées de rejetter, faisoient la digestion avec plus de facilité, & s'entretenoient la respiration beaucoup plus libre ; leurs accouchemens qui étoient un peu longs, ont toûjours été assez heureux.

## REFLEXION.

Quoy qu'en dise M. M. Je n'ai point remarqué que ces deux especes de grossesse que j'ai vûes à quantité d'autres femmes de cette constitution, ayent causé la toux par elles-mêmes, mais bien quand un rhume ou le dépost de quelques serosités s'y sont jointes, ou que le poulmon s'est trouvé trop plein, pour lors, il se joint à l'oppression une toux, qui bien que legere, ne laisse pas d'être fort incommode. Cette toux se passe souvent par la coction du rhume & par l'évacuation de ces humeurs acres, ou enfin le poulmon venant à se désemplir par le secours de la saignée, ou autrement, à la difference que lorsqu'elle est causée par la grossesse, elle ne se peut guerir que par l'accouchement, & la malade en est quitte aussi-tost qu'elle est accouchée ; tout le contraire arrive quand elle accompagne la grossesse jusqu'au tems de l'accouchement ; car elle persevere souvent jusques aprés les couches ; ce qui fait bien voir que la grossesse ne cause pas la toux par elle-même.

## CHAPITRE XX.

### *De la suppression d'urine, de la difficulté d'uriner, & de la necessité d'uriner souvent.*

SI la difficulté d'uriner est un accident fort à charge à une femme grosse, la suppression d'urine l'est encore davantage ; parce que la premiere se guerit par l'usage de quelques remedes, mais l'autre ne se peut guerir que par la vûë ou par l'attouchement, & souvent même par l'un & par l'autre. Une grande chaleur, une humeur fort acre, quelques sables qui s'échapent des reins, & tombent par les ureteres dans la vessie, ou même qui peuvent y être engendrés, sont les causes les plus ordinaires de la difficulté d'uriner, qui peuvent toutes être détruites par les remedes generaux & particuliers ; mais il n'en est pas de même de la suppression qui est causée ou par une pierre engagée au col de la vessie, ou parce que la tête de l'enfant venant à s'affaisser sur la partie interieure de l'os pubis, où le col de la vessie se trouve placé, s'engage entre ces deux corps durs : qui causent à ce col un étranglement si complet, qu'il intercepte absolument le cours de l'urine. Ces remedes generaux n'étant d'aucune utilité à l'un ni à l'autre de ces accidens, c'est une necessité d'y faire intervenir celui de la main.

Une inflammation au col de la vessie qui est causée par les violentes douleurs des hemorrhoïdes, ne cause pas moins un étranglement & une suppression d'urine, qu'une pierre, ou la tête de l'enfant, cet accident se guerit par la sonde & par les remedes generaux.

L'envie ou la necessité d'uriner souvent est causée par des humeurs acres ou échauffées, ou par l'approche de l'enfant au passage, qui est un présage que le temps de l'accouchement n'est pas éloigné, & qu'il est même d'autant plus proche, que cette necessité devient plus frequente.

## OBSERVATION XLVIII.

Au mois d'Avril de l'année 1701. une Bourgeoise de cette Ville qui étoit grosse, me consulta sur de prétenduës ardeurs d'urine qu'elle souffroit très-souvent, même long-tems avant sa grossesse, mais plus violentes depuis ce tems-là, qu'elle avoit des difficultés terribles quand elle vouloit uriner, même quelquefois des suppressions qui lui arrivoient par intervales, & qui duroient très-peu: mais que jamais elle n'urinoit sans peine depuis qu'elle avoit commencé d'être atteinte de cette incommodité; ce qui m'obligea de lui tirer du sang au bras, après quoi je lui ordonnai des lavemens émolliens, faits avec une décoction de feüilles de mauves, guimauves, parietaire, violiers, camomille, & deux onces de miel violat. Et pour sa boisson, une tisanne faite avec une racine de guimauve & du chiendent, dans un verre de laquelle on mettoit le soir une cueillerée de sirop des cinq racines un jour, & autant de celui de nenuphar un autre jour; ce qui lui fit rendre du sable, & plusieurs petites pierres, dont elle se trouva très-soulagée.

Je fûs surpris le trois de Juillet de la même année, de la voir venir me trouver à ma chambre dès trois heures du matin, se plaignant de souffrir les plus cruelles douleurs qu'une femme pût ressentir, faisant des contorsions qu'on ne peut exprimer qu'à peine, sans se pouvoir resoudre à m'en declarer la cause: mais poussée à bout par la douleur, elle se coucha enfin au milieu de ma chambre, où elle me fit voir & toucher une pierre qui occupoit l'urette, si grosse, que je n'osois esperer, vû son état, de la pouvoir délivrer de ce douloureux fardeau, après une aussi courte reflexion que cet accident pressant me permit de faire. Je tirai ma feüille de myrrhe, que je pris de ma main droite, & j'introduisis le doigt du milieu de ma main gauche dans le vagin, sur lequel j'assurai cette pierre, que je fis un peu retrograder, pour avoir la liberté d'introduire sans peine mon instrument; après quoi je poussai violemment cette pierre avec mon doigt, sans avoir égard à la délicatesse ni à la sensibilité des parties sur lesquelles je travaillois, faisant intervenir le secours de ma feüille de myrrhe, qui m'étoit d'une grande utilité, pour procurer la dilatation de l'urette, demaniere que sans écouter les cris de la malade, ni faire d'attention à l'état où elle étoit, je finis heureusement cette operation par l'extraction de cette pierre, plus grosse que la plus grosse amande, & qui pesoit une once à bon poids. Cette femme n'en fut pas incommodée trois jours, & je l'accouchai heureusement dans son temps, & depuis elle ne s'en est point sentie.

## REFLEXION.

Cette malade fut bien étonnée, après l'usage des remedes les plus convenables à la guerison de cette maladie, qui paroissoient promettre une guerison d'autant plus certaine, que la cause en devoit être détruite par le sable & les petites pierres qu'elle avoit renduës en quantité, de se trouver encore tout à coup plongée dans l'état le plus pitoyable où elle eût encore été; j'ajoutai seulement à la situation où elle se mit, celle d'écarter ses genoux, & d'approcher les talons de son siege, & sans temporiser ni me rendre aux plaintes ni aux cris de la malade, je me servis de l'occasion qui me parut favorable, étant de celles qu'il faut brusquer dans la crainte de ne la pouvoir recouvrer, sans quoy cette femme se seroit trouvée dans la dure necessité de souffrir l'operation de la taille que je luy épargnai, par ma ferme resolution & prompte execution: car peut-on disconvenir qu'elle n'eût bien souffert davantage, si j'avois negligé ce moment? Quelle difference par rapport aux douleurs, de faire l'extraction d'une pierre de la vessie avec une feüille de myrthe, pour tout instrument, ou de la tirer par operation reguliere de la taille, qui n'auroit pû se faire sans introduire par une ouverture aussi petite qu'est l'urette, deux conducteurs, & entre eux une tenette, qui auroient ensemble été plus gros que la pierre, & puis charger cette pierre dans cette tenette, dont le volume auroit sans doute encore grossi considerablement par le long sejour qu'elle y auroit pû faire avant cette extraction, après cette occasion perduë? Ainsi ne valoit-il pas mieux en venir à cette prompte operation, que de remettre la chose après l'accouchement? ce que j'aurois pû faire fort aisément, en faisant retrograder cette pierre, dans la crainte d'avancer l'accouchement de cette malade, qui en fut quitte pour un écoulement d'urine, en partie involontaire pendant deux ou trois jours, après lesquels elle ne s'est jamais sentie d'aucune incommodité, bonheur qu'elle n'avoit pas goûté depuis plusieurs années, & dont elle ne s'étoit plainte que dans l'extrême necessité.

## OBSERVATION XLIX.

Une femme grosse de cinq à six mois, éloignée de quatre grandes lieuës de cette Ville, m'envoya prier de venir la voir, souffrant les plus cruelles douleurs, à l'occasion d'une supression d'urine. Je m'y rendis en diligence, & la trouvai comme elle me l'avoit écrit, dans le fâcheux état d'une entiere supression, qui lui causoit d'extrémes douleurs, ayant toûjours envie d'uriner, & s'y presentant sans cesse, sans qu'il s'en échapât une seule goutte; ce qui l'avoit obligé d'être toûjours levée depuis le jour précedent; sans autre examen que cette aparente & pressante necessité, je la fis mettre sur une paillasse couchée sur le dos, les genoux éloignés l'un de l'autre, & les talons repliez auprès des fesses; après quoi je voulus introduire ma sonde, mais y trouvant une resistance

ſtance inſurmontable, quelque effort que je fiſſe pour en venir à bout, ſans que la malade ſe plaignît en aucune maniere, des douleurs que je lui faiſois ſouffrir, dans l'eſperance qu'elle avoit d'être bientôt ſoulagée. Je changeay de batterie, & j'introduiſis mon doigt dans le vagin, au moyen duquel je trouvai la tête de l'enfant tout proche, & apuyée ſur la partie interieure de l'os pubis, entre leſquels étoit le col de la veſſie, qui ſouffroit une compreſſion ſi exacte, qu'elle interceptoit abſolument le cours de l'urine, qui ſortit en abondance, & juſqu'à la derniere goutte, dès que j'eus fait un peu retrograder la tête de l'enfant, & la malade ſe ſentit entierement ſoulagée; la crainte qu'elle eut que cette ſupreſſion ne recidivât, fit qu'elle m'engagea à demeurer le reſte du jour auprès d'elle, & à y coucher; ce que je lui accordai volontiers, & fort à propos, étant retombée le ſoir dans le même accident, & cette recidive me porta à lui enſeigner à ſe rendre à elle-même le ſervice que je lui rendois; à quoi elle réüſſit fort bien le matin qu'elle en fit l'eſſai avant que je fuſſe entré dans ſa chambre, ſe ſentant dans la même neceſſité; ce qu'elle fut obligée de continuer juſqu'à ſon accouchement, qui fut très-prompt, quoique ce fut d'un des plus gros enfants dont je l'euſſe encore accouchée.

## REFLEXION.

Comme il n'y a point de ſouffrance égale à celle que cauſe la ſuppreſſion d'urine, je me rendis avec toute la diligence poſſible auprès de cette malade, pour lui procurer un prompt ſoulagement; quoique je diſe qu'elle ſentit de grandes douleurs, à l'occaſion des moyens que je tentai pour introduire la ſonde, il ne faut pas croire que j'uſaſſe d'une violence outrée, tout au contraire, je ſçai que j'en faiſois trop pour que la malade y fût inſenſible; mais que je n'en faiſois pas aſſez pour cauſer des contuſions & des excoriations, qui ſeroit ce qu'on pourroit appréhender en ces parties, qui ſont des plus ſenſibles de tout le corps; elle avoit ſouffert cette incommodité pluſieurs fois avant que de m'en avertir, & ce ne fut qu'à la derniere extrémité; & lorſqu'elle déſeſpera de tout ſecours du côté de la nature, qu'elle s'y détermina; mais depuis elle ſe reprocha pluſieurs fois ſa fauſſe crainte, parce que ſi elle avoit pris d'abord cette reſolution, elle ſe ſeroit épargnée de grandes ſouffrances.

Ce fut cette même repugnance qui mit une autre femme en danger de perir en pareil cas, dont je parle dans une autre Obſervation; & j'ai encore ſecouru pluſieurs autres malades par le même moyen, ſans qu'elles ayent été expoſées à ma vûë, ni que j'aye été obligé de les toucher, à moins que d'autres cauſes ne s'y ſoient jointes, comme il arriva à celle qui ſuit.

## OBSERVATION. L.

La femme d'un Cordonnier de cette Ville souffroit dans ses trois premieres grossesses à diverses reprises une totale supression d'urine, à l'occasion des violentes douleurs d'hemorroïdes, que lui causoient une très-grande inflammation à toutes les parties basses; de maniere que cette femme ne pouvoit aussi rendre ses excremens qu'avec beaucoup de peine; ce qui l'obligeoit de me venir trouver plusieurs fois à toutes les heures du jour & de la nuit, quand elle le pouvoit, ou quand elle ne le pouvoit pas, elle m'envoyoit prier de venir chez elle, je la faisois très-bien uriner par le moyen de la sonde, après quoi elle étoit guerie, ne comptant pour rien les douleurs des hemorroïdes, par rapport à la peine qu'elle avoit à se laisser sonder. Je lui faisois prendre plusieurs lavemens émoliens, je la saignois deux fois du bras, deux palettes à chaque fois, & lui preparois un bain avec quelques poignées de mauves, guimauves, boüillon blanc, feüilles de violiers, & camomille en quantité necessaire, dans lequel on la plongeoit jusqu'au dessus du bas ventre, étant assise dans un vaisseau convenable, les jambes dehors, auquel bain ou décoction émoliente, j'ajoutois deux pintes de lait doux. La malade demeuroit dedans, l'espace d'une heure le matin, & autant le soir. Ce remede rétablissoit admirablement bien toutes ces parties; mais ce n'étoit qu'après en avoir réïteré l'usage pendant deux ou trois jours, durant lequel temps, j'étois obligé de la sonder; comme je l'ai dit. Ce remede dissipoit l'inflammation, ramolissoit & relâchoit la tension que souffroient les parties, & leur rendoit leur ressort, si bien qu'elle étoit quelque temps sans ressentir cette incommodité; mais elle retomboit dans ce fâcheux état deux & trois fois durant le cours d'une même grossesse. Enfin cet accident ayant toûjours diminué depuis de ce demi bain, elle n'en fut plus incommodée à sa premiere grossesse.

## REFLEXION.

L'on voit dans cette Observation que les remedes generaux & particuliers furent d'un grand secours à cette malade. Je craignois que ces bains n'avançassent l'accouchement, ce qui m'engagea d'y proceder d'abord avec beaucoup de circonspection; mais voyant que leur usage produisoit un bien très-effectif, je m'en servis avec la même liberté que j'aurois fait à une femme qui n'auroit pas été grosse; d'un autre côté les douleurs, que la malade souffroit avant l'usage de ce remede, étoient si violentes, que j'apprehendois qu'elles ne la fissent accoucher encore plutost que le bain, je m'en suis servi depuis à plusieurs autres personnes attaquées du même mal, & il a toûjours fort bien réüssi. D'ailleurs on est comme forcé de mettre tout en œuvre pour appaiser les violentes douleurs le plutost qu'il est possible; je ne me servis en cette occasion que de la sonde, que j'introduisis avec bien de la facilité, parce que la suppression d'urine n'étoit causée que par l'inflammation des parties contigues au col de la vessie, qui se gonfloient & faisoient l'étranglemenr, à la difference de la précedente malade, où la tête de l'enfant faisoit l'obstacle.

Cet accident n'arrive pas seulement aux femmes grosses, une autre femme qui étoit accouchée depuis plus de trois semaines, n'en fut pas moins afligée.

## OBSERVATION LI.

M. Doucet Docteur en Medecine, m'envoya prier le 18 Février 1692 d'aller à la Paroisse de Teurteville voir une pauvre femme de ses voisines, qui se mouroit d'une totale supression d'urine, qui avoit resisté à tous les remedes qu'il avoit pû lui prescrire; en sorte qu'il ne voyoit plus pour elle de secours à esperer que de celui de la sonde. Je m'y rendis incessamment, & nous nous y trouvâmes ensemble. Quand cette femme auroit esté grosse de plusieurs enfans, elle n'auroit pas eu le ventre plus grand, & elle étoit continuellement tourmentée des plus violentes douleurs que les hemorroïdes puissent causer, qui étoient la veritable cause d'une supression entiere des matieres fecalles & de l'urine, nonobstant tous les lavemens que ce Medecin lui avoit fait donner, depuis trois jours que cet accident duroit. Je la fis mettre en situation sur le dos comme la précedente, j'introduisis ma sonde trempée dans l'huile avec toute la douceur possible; mais qui ne pût neanmoins passer sans faire quelque sorte de douleur à la malade, tant ces parties étoient sensibles. Elle rendit neuf fois plein une écuelle d'urine, qui tenoit près d'une chopine, mesure de Paris. Cette femme se sentit si soulagée, que se tournant sur le côté, la tête en bas & le cul en haut, elle leva sa chemise, & me dit tranquillement, Monsieur, vous qui voyez tout, & à qui rien n'est caché, puisque vous m'avez bien fait vuider de ce côté ici, faites-moi aussi vuider de celui-là, à quoi je consentis volontiers; & pour cet effet je fis un lavement, tel que la commodité du lieu le put permettre, que je lui donnai, & dont l'effet lui fut aussi favorable que celui de la sonde, elle se porta si bien ensuite, que je n'en entendis plus parler.

## REFLEXION.

J'aurois souhaité que l'Auteur du Livre qui a pour Titre, *De l'indecence aux hommes d'accoucher les femmes*, eût été avec moy, pour voir si son fameux exemple de la Princesse, heritiere de Bourgogne, qu'il auroit sans doute proposée à cette femme, auroit eu autant de force sur son esprit, pour préferer la mort au remede, que ma sonde en eut pour la tirer d'affaire, & si ses raisons auroient pû lui persuader de préferer la mort à ce salutaire remede ? Non elle n'auroit jamais consenti à être selon M. Bayle l'Heroïne, ni la Martyre de la pudeur à des conditions si dures; mais après tout, la pudeur peut'elle avoir lieu, où les douleurs sont extrêmes, & celles que cette pauvre femme souffroit l'étoient à un tel point, qu'elle comptoit pour rien celles qu'elle avoit souffertes dans ses accouchemens, en comparaison de celles-ci; outre que dans celles de ses accouchemens elle avoit quelque intervalle, & qu'elle sçavoit à peu près à quoy s'en tenir pour la durée du mal, au lieu que celles-ci étoient continuelles, & sans esperance de les voir finir. Elle fut agreablement trompée par le secours que je lui donnai, tant du côté des matieres fecalles, que de celui de l'urine; car l'inflammation que les hémorrhoides causoient en ces parties, avoient comme petrifié ces matieres, dont ce lavement procura l'évacuation, bien mieux que le demi bain, & tous ceux que le Medecin lui avoit fait donner, bien entendu que la sortie de cette prodigieuse quantité d'urine y fut d'un grand secours, en rendant le passage libre. Les demi-bains dont elle s'étoit servie furent continués, & les lavemens, qui relacherent les fibres du sphincter de l'anus & de la vessie; de maniere que tant l'un que l'autre, retrouverent leur ressort, & le tout alla dans la suite de mieux en mieux.

Comme la necessité d'uriner souvent peut avoir deux causes, dont l'une est l'inflammation de la vessie, & l'autre l'affaissement de l'enfant & de la matrice sur ce même organe, qui arrive pour l'ordinaire quand la femme approche de son terme; Il ne m'est arrivé aucun fait qui les explique mieux, que celui que je vais rapporter.

## OBSERVATION. LII.

Une jeune fille de cette Ville m'ayant consulté sur une chaleur insupportable qu'elle sentoit aux parties basses, & qui lui causoit une ardeur d'urine très-incommode; je devinai par hazard qu'elle mangeoit du poivre, ainsi que plusieurs autres de son espece, pour les rendre, à ce qu'elles croyent, plus blanches & plus jolies qu'elles ne sont naturellement. Je la tansai vertement sur l'usage continuel & immoderé de cette drogue, qui lui causoit cette chaleur insupportable, dont elle se plaignoit à l'estomach, au ventre, & à d'autres parties, & qui donnoit occasion non seulement aux ardeurs d'urine, mais qui lui inspiroit en même tems une inclination violente à l'amour, qui causoit la supression de ses ordinaires, en tout ou en partie, & par consequent le mauvais teint de son visage, & qui répandoit une pâleur sur tout son corps. Je lui recommandai fort de discontinuer l'usage d'une drogue propre à rendre les ragouts plus piquans, mais pernicieuse dans un usage aussi frequent & aussi abondant, lui faisant entendre qu'en le continuant, c'étoit entretenir une passion difficile à maîtriser, & s'exposer à se deshonorer elle-même & sa famille en toute occasion; qu'au surplus elle n'avoit qu'à s'humecter & à se rafraîchir pour reparer ce desordre, après quoi je la quittai, & n'en entendis plus parler.

Une année ensuite, comme je passois devant sa porte, entre onze heures & midi, sa mere me pria d'entrer pour la voir, me disant qu'elle avoit une supression d'urine, à quoi je ne me rendis qu'à peine, & après m'en être bien fait prier; mais comme je connois le besoin que l'on a d'un prompt secours dans cette maladie, j'entrai enfin, & je demandai à cette malade si elle avoit une suppression totale d'urine, ou si c'étoit seulement une ardeur, si elle en rendoit souvent, & si c'étoit avec douleur ou sans douleur. Elle me répondit tranquillement qu'elle n'avoit pas cessé d'en rendre, mais que c'étoit en petite quantité & souvent: Vous ressentez, lui dis-je, les effets du poivre, sans doute que vous en avez continué l'usage, au mepris du conseil que je vous donnai l'an passé; mais puisque vous urinés un peu & souvent, il n'y a point de supression, executez ce que je vous ordonnai l'an passé, & vous guerirez. Il y eut une femme qui me dit en sortant qu'il y avoit long-temps qu'elle n'avoit pas ses ordinaires, qu'elle étoit actuellement dans les remedes, & qu'elle avoit encore pris le matin un lavement avec la ruë, par ordre d'un Medecin, pour en procurer le retour; à laquelle je répondis que c'étoit une pratique bien differente de celle que je voudrois tenir, mais qu'il étoit prudent & sage. Je fus à peine arrivé chez moi, que j'appris que cette jeune fille étoit accouchée.

## REFLEXION.

Voilà la Synagogue enterrée, mais c'est sans honneur: il est bien difficile de remettre dans la bonne voye une fille sans conduite, née d'un temperament amoureux, qui loin de chercher les moyens de diminuer la fureur de cette passion violente, n'a d'autres vûës que de l'augmenter; ma prédiction eut son plein & entier effet. Comme elle étoit au lit, que je ne la touchai ni ne l'examinai dans cet état, & qu'elle ne se plaignit d'aucune douleur pendant le peu de temps que je restai auprès d'elle, prévenu que j'étois de la cause de cette ardeur d'urine, par l'usage immoderé qu'elle avoit fait du poivre, cela m'empêcha de faire aucune attention à ce qui se passoit. Mais quelle excuse peut avoir ce Medecin, sinon d'avoüer qu'il en a été la dupe, pour l'avoir traitée pendant plusieurs mois sans avoir connu cette grossesse? Mais qui peut l'excuser de s'être servi jusqu'à cette extrémité des remedes propres pour rappeller la nature à ses fonctions ordinaires, & de l'avoir conduite jusques au temps de l'accouchement, sans s'apercevoir que sa grossesse causoit ses frequentes envies d'uriner, & en petite quantité, comme il arrive pour l'ordinaire aux femmes malades pour accoucher, par l'affaissement de la matrice & de l'enfant sur la vessie, qui pour lors ne permet aucun sejour à l'urine, d'autant que la vessie en cet état n'est capable d'aucune dilatation pour la contenir, & est par consequent forcée de l'évacuer aussi-tôt qu'elle y est reçûë, ce qui ne doit pas s'apeller une perte involontaire d'urine, comme le dit M. M. Chapitre.... mais une necessité d'uriner souvent, comme il arrive presque à toutes les femmes, non seulement au temps du travail, mais même plusieurs jours auparavant.

Il ne faut pas que le Medecin, dont je parle dans cette Observation, prétende que je veüille insulter à sa personne ni à sa réputation, quand je dis qu'il doit convenir qu'il a été la dupe de cette jeune fille, puisque c'est un malheur qu'il a commun avec les plus celebres Medecins, comme je l'ai vû arriver à l'Hôtel-Dieu en l'année 1678, lorsque je suivois M. Ozon en qualité de Topique. Feu M. Moreau le pere, qui étoit pour lors le Medecin des Dames Religieuses, avant que d'être nommé Medecin de Madame la Dauphine, vint dans la salle de saint Augustin, au bout de celle de saint Jean, nommée pour lors la Salle Jaune, pour voir & recommander à mondit Sieur Ozon une fille malade, Servante d'une Dame qu'il consideroit. Ces Messieurs virent cette fille ensemble, & la regardoient comme hydropique, par la supression de ses menstruës, depuis six ou sept mois, à laquelle ils firent tous les remedes qu'ils crurent propres pour en procurer le retour; mais fort inutilement. La nature y remedia plus à propos. Un matin avant le jour, dans le temps qu'on y pensoit le moins, elle vuida une quantité d'eau, dont on chanta victoire, jusqu'à deux ou trois heures ensuite, qu'elle fut attaquée de quelques douleurs, qui la firent accoucher d'une grosse fille, au grand étonnement de tous ceux qui avoient vû le cours de la maladie. Elle fut portée aux accouchées à l'heure même, & sortit mieux guerie par le secours de la nature, que par celui de tous les remedes qu'elle avoit pris par le conseil de ces sçavans Medecins.

Je vis encore pareille chose arriver à une fille l'année d'après dans le même Hôpital, à l'entrée de la Salle du Legat, qui étoit aux soins de M. Marteau, dont M. Gromand, second Apothicaire étoit Topique. Ce qui fait voir que la dissimulation & la fourberie de ces libertines y a beaucoup plus de part, que le défaut de science de ces sçavans Docteurs, & que ces Messieurs auroient certainement évité ces méprises, s'ils avoient appellé le Chirurgien des Accouchées à leurs Consultations, sur les connoissances duquel ils auroient dû plûtôt se regler, que sur la foy de ces effrontées.

## CHAPITRE XXI.

### *De la situation de l'enfant au ventre de sa mere.*

TOUS ceux qui ont écrit de la situation de l'enfant dans la matrice, disent qu'il a le dos tourné du côté de celui de sa mere, les talons auprès des fesses, les mains sur les genoux, & la tête appuyée dessus, jusqu'au septiéme mois. Que dans ce temps-là la tête venant à s'apesantir par l'augmentation de son volume, elle entraîne le corps par son poids, lui fait faire la culbute, & par consequent tomber la tête en bas, & les pieds en haut, ce qui lui donne pour lors une situation opposée à celle qu'il avoit auparavant, ayant alors le visage tourné du côté du dos de sa mere, demeurant au surplus comme il étoit avant cette culbute, qui est la situation en laquelle il doit rester jusqu'à la fin du neuviéme mois, & dans laquelle il doit venir au monde, pour donner lieu à un accouchement naturel, toutes les autres situations étant appellées contre nature. Mais je puis assurer que cette situation est bien incertaine, & que je l'ai souvent trouvé fort opposée à ce qu'en disent tous ces Auteurs, tant par l'ouverture de plusieurs femmes grosses, que par l'accouchement de quantité d'enfans, dont j'ai délivré les meres à quatre, cinq, six, &. jusqu'à la fin du septiéme mois.

Si cette situation étoit aussi constante que ces Auteurs l'assurent, ce seroit une necessité que tous les enfans qui viennent au monde avant le septiéme mois, se presentassent par les pieds ou par le cul, & depuis le sept jusqu'au neuf par la tête ou par les mains ; mais c'est ce qui ne s'accorde nullement avec l'experience, puisqu'il n'y a aucun Chirurgien, Accoucheur, ni aucune Sage-Femme qui ne convienne qu'ils ont accouché des femmes dans tous les temps de la grossesse, dont les enfans presentoient la tête ou la main la premiere, aussi bien depuis le quatre jusqu'au septiéme mois, & qui presentoient les pieds & le cul, depuis la fin du sept jusqu'à celle du neuf, par le seul benefice de la nature, sans que la Sage-Femme ni le Chirurgien ayent en rien contribué à les faire venir en cette posture : c'est une chose que j'ai trop éprouvée, pour n'en parler pas affirmativement, dans la quantité d'accouchemens avancés que j'ai faits, où j'ai été obligé d'introduire ma main dans la matrice pour aller chercher les pieds de l'enfant, que j'ai presque toûjours trouvés au fond de ce viscere; au lieu d'y rencontrer la tête, dans un temps où j'aurois dû les trouver dans une situation toute contraire, si l'on pouvoit compter sur la situation de l'enfant dans la matrice.

Il est bien vrai que dans les premiers mois l'enfant n'a encore nulle situation. Ce sont de ces malheureuses experiences qui ne se présentent que trop souvent à un Accoucheur, dans les accouchemens de deux & de trois mois, lorsque l'enfant sort envelopé de ses membranes nageant dans ses eaux, sans aucune apparence de situation fixe, comme je le ferai voir dans la suite; mais lorsqu'il vient à croître, c'est une necessité qu'il prenne une situation qui lui soit avantageuse, & qui s'accommode au lieu où il a été engendré, qui suivant les differens degrés de grandeur qu'il y acquiert, doit avoir les jambes pliées, les talons auprès des fesses, & la tête apuyée sur les genoux, dans la figure à peu près, comme dit M. M. d'un homme qui pousse une selle, & les mains d'un côté ou d'autre, sans croire neanmoins que cette situation soit fixe, comme je le ferai voir dans plusieurs Observations propres à le justifier.

Pour se détromper de cette erreur, il n'y a qu'à faire attention aux mouvemens que l'enfant fait au ventre de sa mere. Si il étoit toûjours en cette situation fixe, l'on ne pourroit s'apercevoir que d'un mouvement de totalité; mais au contraire il y a des enfans dont les mouvemens sont si distinctement de partialité, qu'il semble qu'ils vont percer le ventre de leurs meres, par l'angle aigu que forme la partie qu'ils font mouvoir, ou par la grosseur excessive que l'on apperçoit à la vûë & au toucher, tantôt à un endroit du ventre, & tantôt à l'autre, comme si c'étoit le cul, la tête, ou les genoux, & par quantité d'autres marques differentes, dont non seulement les hommes d'esprit, mais même les plus idiots, s'aperçoivent aisément, étant couchés auprès de leurs femmes quand elles sont grosses. D'autres fois ces enfans frappent le ventre par des temps si reglés, que plusieurs femmes m'ont dit que leurs enfans étoient sujets au hoquet, & qu'ils l'avoient souvent. Tous ces mouvemens se font merveilleusement bien remarquer aux femmes qui joüissent d'une bonne santé, dont la grossesse est favorable, qui ne sont point trop grasses, & dont les enfans ne sont pas excessivement gros, mais forts & vigoureux; ce que je n'avance qu'après quantité d'épreuves que j'en ai faites; car

car les enfans bien gros remplissent tellement la matrice, que quelquefois la mere a de la peine à sentir leurs mouvemens, qui souvent même ne peuvent être que de totalité, pareils à celui d'une boule que l'on remuë, comme on le voit dans quelques-unes de mes Observations, où ils sont si foibles, que leurs mouvemens sont tout-à-fait insensibles à la mere.

Voici une Objection que l'on m'a faite là-dessus, & ma réponse.

L'accouchement d'un enfant avant son terme, ni la femme qui meurt grosse de cinq à six mois, ne peuvent point détruire la situation fixe en laquelle tous les Auteurs assurent que les enfans sont au ventre de la mere.

1°. L'accouchement avancé ne prouve rien à cet égard, en ce que l'enfant ne cherche à sortir que par la douleur qu'il souffre, de maniere que l'enfant qui souffre quelque douleur extraordinaire, change aussi-tôt sa situation, de naturelle qu'elle étoit en une étrangere, ou contre nature, tel que le hasard la peut produire.

2°. L'on ne peut non plus juger précisément de la situation de l'enfant trouvé mort par l'ouverture du corps de la femme morte de maladie, puisque l'on ne peut douter que la femme n'ait souffert de grands maux avant sa mort, dont l'enfant qui joüit d'une vie commune avec elle, n'a pas été exempt; ce qui peut par consequent lui avoir causé de violens mouvemens, & lui avoir fait encore plutost changer sa situation, qu'aucune autre raison que l'on puisse alleguer.

De maniere que l'accouchement avancé, ni l'ouverture des femmes grosses mortes avant le terme de leur accouchement, ne prouvent rien pour établir une situation fixe à l'enfant dans la matrice.

Mais pour répondre juste à cette difficulté, il faut sçavoir si ceux qui ont les premiers inventé cette situation, l'ont établie sur leur simple préjugé, ou si ç'a été l'effet d'une connoissance seur & bien fondée.

Si cet établissement a été l'effet d'un simple préjugé, tel que celui de ceux qui prétendent avoir trouvé la maniere dont la generation se fait, tout le monde est en droit de condamner ce préjugé, ou de l'aprouver, dés qu'il n'est point établi sur une démonstration qui ne souffre point de replique. Mais si c'est au contraire l'effet d'une parfaite connoissance, il n'y a que l'experience qui puisse prouver ce que j'avance, & cette experience ne se peut trouver que dans les accouchemens avancés, ou par l'ouverture des femmes mortes étant grosses.

Il n'est pas soutenable que les enfans souffrent dans tous les accouchemens avancés, & par consequent qu'ils soient obligés à faire des mouvemens qui leur fassent prendre une situation extraordinaire, & contre nature, puisque pour accoucher des femmes en perte de sang, j'ai été obligé d'ouvrir les membranes qui contenoient les eaux pour aller chercher les pieds, les enfans n'ayant eu aucun lieu de changer leur situation, que j'ai trouvée le plus souvent opposée à celle que les Auteurs disent qu'ils doivent avoir, puisque j'ai été obligé d'aller chercher les pieds au fond de la matrice, dans le temps que je les aurois dû trouver à l'entrée, les femmes n'étant grosses que de cinq à six mois; & au contraire, l'étant de sept ou huit mois, j'ai trouvé les pieds de l'enfant à l'entrée de la matrice, au lieu que sçauroit dû être la tête, comme mes Observations le justifient.

Et qu'à l'égard des femmes mortes avant le terme de leur accouchement, dont les douleurs doivent avoir fait changer cette situation, je ne puis prouver le contraire plus clairement, que par l'ouverture du corps de Mademoiselle de.... morte dans un accès d'apoplexie qui fut fort court, & sans convulsions: car si l'on meurt sans douleurs, c'est dans cette maladie, où il y a privation de mouvement & de sentiment.

## OBSERVATION LIII.

Je fus prié le 29 Avril de l'année 1702. d'aller à la Paroisse de Colomby pour voir une Demoiselle grosse de six mois, tombée en apoplexie; je m'y rendis en très-peu de temps, quoiqu'il y eût une grande lieuë d'ici. J'emportai avec moi l'émetique, l'esprit de sel armoniac, les ventouses, & des vesicatoires; mais la Demoiselle étant expirée au moment que j'arrivai, je n'eus besoin que de mon scalpel pour faire l'ouverture de son corps, afin de procurer la grace du saint Baptême à son enfant. Mais quelque diligence que je pusse faire, je le trouvai mort, la tête, les mains & les pieds occupoient la partie inferieure de la matrice, comme s'ils eussent été soutenus par la face interieure des os, des isles, & son dos faisoit une espece de voute, qui répondoit à la figure de la matrice, dont l'arrierefaix étoit entre les deux.

## REFLEXION.

Je n'ai point douté que cet enfant ne fût dans la même figure que je le trouvai, avant que cette Demoiselle tombât dans ce funeste accident, & qu'il ne l'eût conservée jusqu'au temps de l'accouchement, d'autant qu'il ne paroissoit contraint en aucune maniere ; en sorte que sa tête se seroit indubitablement avancée, lorsque les douleurs se seroient fait ressentir, pour venir naturellement au monde.

## OBSERVATION LIV.

Le 13 Novembre de l'année 1704. l'on me vint chercher en diligence pour voir une grande jeune femme, grosse de cinq mois ou environ, que l'on croyoit tombée en foiblesse, mais que je jugeai très certainement morte, & dont je proposai l'ouverture, pour tâcher de procurer la grace du saint Baptême à l'enfant, qui pouvoit être vivant, mais comme l'on crut, contre mon sentiment, que ce n'étoit qu'une foiblesse, dont elle pouvoit revenir, l'on differa trop long-temps à déliberer sur cette operation, que je fis, mais trop tard, & je trouvai l'enfant mort, couché de travers dans la matrice, les bras étendus le long de son corps de chaque côté, les jambes repliées, & les talons auprès des fesses ; je vuidai les eaux, & laissai le reste dans le ventre de la mere.

## REFLEXION.

Je suis très-persuadé que la mort de cette femme ne fit rien changer à la situation de cet enfant, que je trouvai très-seurement dans celle qu'il avoit, lorsque sa mere fut surprise de cette prétenduë foiblesse, qui étoit une mort subite, dont je ne pûs penetrer la cause.

## OBSERVATION LV.

Le 29 May de l'année 1705. je fis l'ouverture du corps d'une femme grosse de cinq à six mois, morte d'une fluxion de poitrine, avec une fiévre continuë, dont l'enfant avoit les jambes vers le fond de la matrice, & pliées, les talons contre les fesses, les bras étendus le long du corps, & la tête en bas, comme il arrive dans les accouchemens naturels. Cette femme ne sentit point son enfant pendant sa maladie, & n'eut aucune douleur au ventre, ni dans les reins ; ce qui me persuada que la situation où je trouvai cet enfant, étoit sans consequence, & qu'il auroit encore pû changer plusieurs fois de situation, avant que de prendre celle dans laquelle il seroit venu au monde.

## REFLEXION.

Si cette femme avoit senti quelques douleurs pendant sa maladie, l'on pourroit dire que la nature auroit voulu se décharger de cet enfant dans la posture où je le trouvai, par l'ouverture du corps de sa mere; quoi qu'au dire des Auteurs, je l'aurois dû trouver autrement; ce qui me persuade que cette situation étoit indifferente, aussi bien que les précedentes; & je ne vois pas que l'on puisse tirer d'autres consequences de ces ouvertures, sinon de dire que la situation de l'enfant au ventre de sa mere, n'est ni fixe ni continuellement la même; mais qu'elle change autant de fois qu'il arrive quelque chose d'extraordinaire à la mere ou à l'enfant.

Si enfin l'on veut dire que cette situation est la plus commode que l'enfant puisse trouver, cette raison se détruit en même tems, en ce que l'enfant doit être moins sensible jusqu'au septiéme mois, parce qu'il est moins parfait, qui est le temps qu'il a la tête en haut, que depuis le sept jusqu'au neuf, qu'il en doit tenir une toute opposée, qui pour lors devroit être la plus commode; ce qui ne paroît pas être, ayant la tête en bas: c'est ce qui me fait dire, suivant ces raisons & mes experiences, que la situation de l'enfant au ventre de sa mere n'est pas fixe, comme on se l'est persuadé jusqu'à present; mais qu'elle est differente & sans regle; & que lorsqu'il arrive à l'enfant quelque chose d'extraordinaire, ilchange cette situation dans les mouvemens qu'il fait, sans être fixé par aucune cause, à reprendre celle qu'il avoit auparavant, si ce n'est par un pur effet du hazard; mais que l'ordre de la nature n'y a aucune part.

## CHAPITRE XXII.

*Les circonvolutions que le cordon de l'ombilic fait autour de plusieurs parties de l'enfant, sont des preuves que sa situation n'est pas fixe au ventre de sa mere.*

QUAND ce que j'avance seroit sans fondement, comment se pouvoir persuader que l'enfant ait une situation fixe & égale dans la matrice, & voir au temps de l'accouchement le cordon de l'ombilic embrasser si souvent tant de differentes parties: car il faut ou que ces circonvolutions soient dès la premiere conformation, ou depuis que l'enfant est non seulement formé, mais aussi depuis qu'il s'est accru & fortifié, pour qu'il s'embarrasse de ce cordon d'une maniere si bizarre; ce qui ne peut arriver ſans que l'enfant faſſe differemment mouvoir toutes ſes parties ; car ſans cela le cordon ne pourroit faire que le tour de ſon corps, en l'état qu'on le ſuppoſe ſitué ; c'eſt-à-dire, lui embraſſer le corps avec les jambes & les bras, & en faire comme un peloton, dont la mere ne pourroit abſolument ſe défaire dans l'accouchement, qu'après que ce cordon ſeroit rompu ; ce qui n'eſt rapporté par aucun Auteur, & que je n'ai jamais vû arriver, dans le grand nombre d'accouchemens que j'ai faits.

Si donc l'enfant ne s'embaraſſe de ſon cordon, que dans les differens mouvemens qu'il fait au ventre de ſa mere, il faut que ce cordon ait la liberté de paſſer entre ſes genoux & ſa tête, pour faire un, deux, & juſqu'à trois tours autour de ſon col, comme on le voit dans mes Obſervations ; il faut auſſi qu'il puiſſe paſſer entre ſon corps & ſes cuiſſes, pour qu'il paſſe enſuite d'une de ſes épaules ſous l'aiſſelle oppoſée, en forme d'écharpe, & du col entre les cuiſſes, & qu'enfin il ſeroit impoſſible qu'il fit pluſieurs tours au bras en forme de braſſelet, ni à la jambe comme une jarretiere, ſi ſa main étoit fixe ſur ſon genou, ou ſa jambe contre ſes feſſes, puiſque ce ne peut être que dans les divers mouvemens qu'il fait, que ces parties s'embarraſſent de tant de circonvolutions.

De maniere qu'il faut que les Auteurs conviennent, ou que la ſituation dans laquelle ils font trouver l'enfant au ventre de la mere, n'eſt point fixe, ou que le cordon de l'ombilic entoure ces parties dès la premiere conformation, puiſqu'autrement cette ſituation fixe ne permettroit jamais que le cordon fit tous ces contours.

## CHAPITRE XXIII.

### *La prétenduë culbutte que l'enfant doit faire à ſept mois, eſt une idée ſans fondement, & oppoſée à la raiſon.*

SI l'idée que j'ai donnée de la ſituation de l'enfant au ventre de la mere n'eſt pas ſoutenable, & que mes experiences me trompent, je n'eſpere pas être plus heureux à vouloir combattre l'ordre d'une nature prévoyante, que l'on prétend établi de tems immemorial, laquelle donne ſes ſoins ſi à propos, pour obliger l'enfant à faire une culbute au ſeptiéme mois de la groſſeſſe, afin de le diſpoſer à ſa ſortie, & dont il ſe trouve ſi fatigué, & la matrice ſi irritée, par la violence de ce mouvement, que la mere en accouche quelquefois, & que l'enfant en meurt ſouvent, par l'impuiſſance où il eſt de ſouffrir à ſept & à neuf mois, deux ſi violens efforts, & ſi près l'un de l'autre.

Ah! la belle idée; c'eſt neanmoins le ſentiment de tous les Auteurs; cependant j'oſe avancer que ſi cette culbute ſe fait, ce n'eſt ni tous ces enfans qui la font, ni dans le temps fixe de ſept mois qu'elle arrive, puiſque, comme je l'ai dit, ils viendroient tous la tête la premiere; & c'eſt ce qui ne ſe trouve pas; & ſuppoſé que cette culbute ſe faſſe quelque temps avant celui de l'accouchement, ce que je ne crois pas, mais bien lorſque la nature s'y diſpoſe, ſelon l'ordre naturel, tant au moyen des glaires qui exudent de la matrice, que par les eaux qui s'échapent à l'occaſion des douleurs; ſuppoſé, dis-je, que cette culbute ſe faſſe, la raiſon ne permet pas de croire que la matrice s'en doive trouver plus irritée, que des autres mouvemens violens; que l'enfant fait journellement, quand il eſt fort & vigoureux; & ſi par hazard la mere accouche dans ce temps-là prématurément, & que l'enfant en meure, ce n'eſt pas par l'irritation que la matrice a ſoufferte de ce prétendu mouvement violent, ou de ce changement de ſituation, ni que la mort de l'enfant arrive, pour n'avoir pû reſiſter à ces deux violences conſecutives; mais bien par des indiſpoſitions ou par des accidens de cauſe interieure ou exterieure, & par la trop grande foibleſſe de la plus grande partie de ces enfans venus au monde trop jeunes & ſi foibles, qu'ils ne peuvent prendre ce qui leur eſt neceſſaire pour leur nourriture & leur accroiſſement.

A examiner la choſe avec attention, & en reflechiſſant ſérieuſement ſur la maniere dont l'enfant eſt ſitué dans la matrice, autant que le raiſonnement & l'experience le peuvent perſuader, ne le trouvera-t'on pas à peu près comme une boule oblongue, & dans une quantité d'eaux, ſinon ſuffiſante pour le faire nager, au moins capable de faciliter tous les mouvemens qu'il peut faire, ſoit la tête en haut ou en bas, d'un côté ou de l'autre, en devant ou en arriere, aidé par la ſituation de la mere; qui eſt debout, aſſiſe, ou couchée ſur le dos, ou ſur l'un des deux côtés; & le Chirurgien n'en ſera que trop aſſuré, quand il voudra examiner la choſe, lorſque par quelque cauſe que ce ſoit, il ſera obligé d'ouvrir les membranes qui contiennent les eaux, pour aller chercher les pieds de l'enfant : ce sera dans ce temps qu'il connoîtra que la figure de la matrice peut permettre à l'enfant la liberté de prendre indifferemment toutes sortes de situations, sans être obligé d'en conserver une fixe, à moins qu'il n'y ait une cause extraordinaire qui l'y retienne.

Et si les Auteurs conviennent que ce n'est que dans les differens mouvemens, & souvent réïterés, que le cordon fait plusieurs circonvolutions autour du col & des bras, ne doivent ils pas convenir par la même raison, qu'il est obligé de faire plusieurs fois la culbute pour faire passer le cordon du col entre les jambes, ou des jambes au col, comme je l'ai trouvé plusieurs fois, & que je le rapporte dans mes Observations.

Ce qui me persuade que l'enfant au ventre de sa mere, n'a point de situation fixe, & que s'il fait la culbute dans un temps éloigné du terme complet de l'accouchement, c'est plûtôt par un effet du hazard, que par un ordre établi de la nature, ne voyant pas qu'il doive la faire avant le temps de l'accouchement, & dont la mere ni l'enfant ne doivent souffrir aucune peine, comme je crois m'en être assez expliqué, en faisant voir que de la maniere que les parties sont disposées, toutes les situations lui sont indifferentes.

## CHAPITRE XXI.

### *De l'utilité des membranes, & des eaux qu'elles contiennent.*

MONSIEUR Mauriceau a parlé si juste de la formation des membranes & de leurs usages, que ce seroit inutilement que je prétendrois y pouvoir rien ajoûter. Je garderois aussi le silence sur les eaux qu'elles contiennent avec l'enfant, si elles n'étoient pas d'une aussi grande utilité qu'elles le sont dans l'accouchement naturel.

Il y a presque autant de sentimens sur l'origine de ces eaux & sur leur cause, qu'il y a d'Auteurs qui en ont écrit. Fernel, Du Laurens, & Bartholin, sont persuadés que l'urine de l'enfant y a bonne part. Le dernier veut qu'elle sorte par la verge, & les autres par l'ouraque ; ce qui est refuté par M. M. d'une maniere à ne souffrir point de replique ; à quoi j'ajoûte, que si c'étoit l'urine qui fournît ces eaux, comme ces Messieurs le prétendent, elle acquerroit ſans doute une odeur fâcheuſe, par la longueur du temps qu'elle eſt obligée de croupir en ce lieu-là, comme fait celle qui ſéjourne long-temps dans la veſſie par quelque cauſe que ce ſoit, non ſeulement aux adultes, mais auſſi aux plus jeunes enfans, en ayant ſondé un trois jours après que j'eus accouché la mere, ſans qu'il eut rendu une ſeule goute d'urine, auquel je trouvai le bas ventre dur, tendu & douloureux, faiſant des cris continuels, & qui ſeroit mort en peu de temps, ſi on ne m'eût pas appellé à ſon ſecours. Je trouvai en le ſondant ſa petite verge bien ouverte, juſqu'au col de la veſſie, où il s'étoit fait une eſpece d'adherance aſſés conſiderable pour intercepter le cours de l'urine ; mais qui ceda au moindre effort de la ſonde, que j'introduiſis enſuite juſques dans la veſſie, & fit par ce moyen ſortir l'urine dans une aſſez grande quantité, eu égard à l'âge de l'enfant, qui avoit une odeur d'urine croupie aſſez fâcheuſe, à la difference des eaux qui n'en ont pour l'ordinaire aucune.

D'où il eſt facile de conclure que ſi les eaux de l'enfant provenoient de l'urine, il n'auroit dû s'en trouver que peu ou point dans l'accouchement de celui-ci, lequel apparemment ne piſſoit pas, au lieu que j'y en trouvai beaucoup.

2°. Que ces eaux devroient acquerir une odeur bien fâcheuſe, par le long ſéjour qu'elles font, comme il arrive à ceux qui ont une retention d'urine, & notamment à cet enfant ; ce qui ne ſe trouve jamais, à moins que la mort de l'enfant, ou quelqu'autre cauſe étrangere n'y donne occaſion ; encore l'odeur ne peut devenir fâcheuſe qu'après l'ouverture des membranes, lorſque l'air s'y eſt introduit, ſans quoi les eaux n'ont point d'odeur, comme il eſt facile de le voir dans une de mes Obſervations, où je parle d'un enfant qui étoit mort depuis deux mois entiers.

M. Mauriceau croit que ces eaux ſont ſeulement engendrées des humidités vaporeuſes qui tranſudent & exhalent perpetuellement du corps de l'enfant, &c. Le ſentiment de cet excellent Homme ſouffre auſſi ſes difficultés, comme toutes les autres choſes, qui ne ſont pas évidemment connuës.

J'ai été ſurpris que M. Peu ait paſſé par deſſus une matiere ſi importante ſans en rien toucher, vû la longue experience qu'il avoit en cette pratique, comme il paroit par le Traité qu'il nous en a laiſſé.

Après avoir parlé des ſentimens de ces Auteurs, ne pourrois-je pas

pas dire, avec quelque ſorte de vrai-ſemblance, que ces eaux ſont ſeparés du ſang dans le placenta, par le moyen des glandes, & portées dans les membranes qui ſont deſtinées à les contenir avec l'enfant, par l'entremiſe des vaiſſeaux lymphatiques qui ſe trouvent en quantité dans toutes ces parties, comme le ſçavant M. Mery nous le fit voir autrefois à l'Hôtel-Dieu dans la Salle des Accouchées, par l'ouverture qu'il fit pour tirer l'enfant d'une femme groſſe qui venoit d'expirer. Cet excellent Anatomiſte voulut bien nous démontrer ces vaiſſeaux lymphatiques, qui étoient très-ſenſibles, & remplis d'une ſeroſité fort claire, & qui rampoient non ſeulement ſur les membranes qui contenoient les eaux, mais generalement ſur toutes les parties qui ſervent à la generation, nous en ayant auſſi fait remarquer en quantité & de très conſiderables, ſur les tuniques des groſſes veines & arteres. Il nous fit connoître en même temps qu'il étoit sûr de nous faire voir encore auſſi-bien ces vaiſſeaux qui diſparoiſſent un moment aprés la mort, & que l'occaſion étoit pour cela des plus favorables.

Je ſupoſe donc, qu'il y a une quantité de vaiſſeaux lymphatiques qui rampent ſur ces membranes, & dans leſquelles ils vuident la ſeroſité dont ils ſont remplis, pour ſatisfaire à l'intention qu'a la nature de les y raſſembler, pour les uſages auſquels elles ſont deſtinées.

L'on peut m'objecter que ces vaiſſeaux laiſſant couler ſans ceſſe des ſeroſités dans ces membranes, qui n'ont aucune ouverture ſenſible, par où elles puiſſent les laiſſer échaper ; & que lorſqu'il y en auroit une trop grande quantité, ce ſeroit une neceſſité que la mere devint dans la ſuite d'une groſſeur extraordinaire. Mais l'on peut faire la même objection à l'égard de l'urine & des vapeurs, quand on les ſupoſera pour cauſe de ces eaux, leſquelles augmentant journellement leur volume, par l'abord continuel d'une nouvelle matiere, pourroient de même jetter la femme groſſe dans un état auſſi fâcheux que ſi les eaux étoient produites ou déchargées dans ces membranes par les vaiſſeaux lymphatiques : or en ſuppoſant cette décharge continuelle de ſeroſités dans les membranes qui contiennent l'enfant, dont les pores ſont très-ouverts, le plus ſubtil de ces ſeroſités ne peut-il pas s'inſinuer dans ces pores, & être reçû par les vaiſſeaux capillaires qui y aboutiſſent, puis être porté dans les plus gros, & ſucceſſivement juſqu'au tronc de la veine ombilicale, pour être reportée à la mere. La maniere dont le mouvement de ces humeurs se fait alors de la mere à l'enfant, le persuade aisément, allant de la circonference au centre, au lieu que dans le corps de la mere, elles vont du centre à la circonference ; c'est pourquoy l'enfant demeureroit à sec dans ces membranes, si la nature prévoyante ne fournissoit sans cesse de nouvelles eaux, par le moyen de ces vaisseaux lymphatiques : car je ne puis me persuader que ces eaux soient toûjours les mêmes, & je ne doute pas qu'elles ne circulent comme les autres liqueurs, sans quoi elle se tariroient, ou elles se corromproient infailliblement, par le long séjour qu'elles feroient dans ces membranes, à la difference que cette circulation peut n'être pas si prompte que celle des autres liqueurs, & que nous ignorons encore les canaux de leur décharge, comme nous ignorons quantité d'autres actions qui se font chez nous, dont nous ne pouvons rendre un compte juste & précis ; comme sont la generation de l'homme, la route par où le lait est porté aux mamelles, ce qui fournit & entretient la serosité dans le pericarde, & les conduits excreteurs de la ratte ; à quoi l'on peut ajoûter les eaux contenuës dans les membranes avec l'enfant.

Si les Auteurs les plus celebres conviennent que les serosités qui sont contenuës dans le pericarde circulent, quelle difficulté y a-t'il d'en dire autant de ces eaux? Et quel obstacle peut-il y avoir, à ce que ces serosités s'insinuënt dans les pores de la peau de l'enfant, pour accomplir leur mouvement circulaire, puisque l'on convient qu'un abscés du bas ventre qui se vuide par les selles, traverse les pores des membranes de l'intestin, pour être ensuite reçû dans son canal, & être évacué par cette voye. La peau de l'enfant étant beaucoup plus susceptible de cette penetration par sa mollesse, que ne doivent l'être les membranes de l'intestin. Il en est de même d'un épanchement de pus qui se fait dans la capacité de la poitrine, & qui s'évacue ensuite par le vomissement, en penetrant les poumons, d'où il passe par la trachée artere ; & la même chose lui arrive encore, quand il est vuidé par les urines ; ce qui ne se peut faire qu'au moyen d'une circulation particuliere tous ces faits constans, quoique rares, font au moins comprendre la possibilité de ce que j'avance de la circulation des eaux, dans lesquelles l'enfant est contenu durant tout le tems de la grossesse.

Quoique l'usage de ces eaux soit de soutenir l'enfant au ventre de sa mere, & d'empêcher qu'il ne heurte avec trop de violence contre les parois de la matrice, dans les continuels mouvemens qu'il fait: il faut avec cela que cet enfant soit vivant; car dès qu'il est mort, ces eaux ne sont plus que d'un foible secours à la mere, puis qu'une des plus essentielles marques que ce malheur est arrivé, est que cet enfant, malgré ces eaux, tombe comme une lourde masse du côté que la femme se tourne, étant couchée, ou qu'il lui pese si fort sur le bas ventre quand elle est debout, qu'elle ne peut que très difficilement en soutenir le poids, qui lui cause une continuelle envie d'uriner, par la compression que cet enfant mort fait à la vessie, ou quand il vient à descendre davantage, & à occuper le bassinet; il donne occasion à l'accident opposé, qui est une suppression d'urine, par l'étranglement qui arrive au col de la vessie, qui se trouve engagée entre cet enfant & les os pubis. Ce fut par le rapport de ces accidens que souffroit une Dame de consideration, éloignée de douze lieuës de cette ville, que j'assurai que son enfant étoit mort en son ventre; mais comme j'étois à la suite d'une Dame grosse & prête d'accoucher, que je conduisois chez elle, je ne pus rien faire de plus pour cette Dame, qui accoucha heureusement trois jours après que je fus parti, d'un enfant mort & tout pourri, dont elle se tira fort bien & en peu de jours.

Si l'usage de ces eaux est d'une grande utilité à la mere & à l'enfant pendant le temps de sa grossesse, elle ne sont pas moins avantageuses pour faciliter l'accouchement; la comparaison que l'on a trouvée d'une poutre qui est entraînée par la rapidité d'un courant d'eau, qui diminuë à proportion de ce courant, & qui reste là où l'eau vient à lui manquer, a assez de rapport à l'heureux accouchement, où l'enfant immédiatement après l'ouverture des membranes, suit les eaux, ou peu après, c'est à-dire, avant leur entier écoulement, comme il arrive pour l'ordinaire à quatre ou cinq personnes de cette ville, que j'ai coûtume d'accoucher.

## OBSERVATION LVI.

Ces femmes ont tant de bonheur dans leurs accouchemens, que venant à ressentir à leur reveil, une legere douleur, ou plûtôt cette douleur les éveillant, elles m'envoyent chercher à l'instant; si je me donne seulement le temps de prendre mes bas, je les trouve accouchées; mais au contraire, y allant en mulles & en robe de chambre, je viens assés tôt pour recevoir l'enfant Ce sont de ces accouchemens que M. Peu dit que la terre reçoit.

## OBSERVATION LVII.

Ce que je viens d'avancer est si vray, qu'une de ces femmes étant un jour surprise des douleurs pour accoucher, & étant seule dans sa chambre, voulut appeller quelqu'une de ses voisines par la fenêtre; elle y accoucha, & laissa tomber son enfant sur le plancher: à cet accident elle y en joignit un second, qui fut de retourner de la fenêtre à son lit, en traînant ce pauvre enfant par le cordon tout au travers de la chambre, sans que la mere ni l'enfant en souffrissent la moindre incommodité, sans que le cordon se rompit, & sans que l'arriere-faix fut arraché. Voilà ce qui s'appelle l'enfant suivre les eaux, comme cette poutre entraînée par le torrent, dont s'ensuit l'heureux accouchement; mais qui devient plus ou moins fâcheux, à mesure que ces eaux sont plus ou moins écoulées, & très-penible quand elles le sont entierement.

J'ai toûjours crû sur cette idée mes esperances si bien fondées, que je n'ai jamais eu d'inquiétude auprès d'une femme, quelque long qu'ait été son travail, tant que les membranes ne se sont point ouvertes, & que les eaux ne se sont point écoulées prématurément, ne les ayant même presque jamais ouvertes, à moins que quelque accident fâcheux dans le commencement, ou que j'avois lieu de craindre dans la suite, ne m'y ait forcé; & je m'en suis si bien trouvé, que je conseille aux nouveaux Accoucheurs de suivre cette methode, & de ne pas imiter les Sages-Femmes, qui dans la fausse esperance d'avancer l'accouchement, tombent journellement dans cette faute, & mettent par consequent les femmes & les enfans dans un peril évident de leurs vies, comme je le rapporte dans plusieurs de mes Observations. Mais quand au contraire les eaux s'écoulent aux premieres douleurs, que dans la suite il ne se trouve plus qu'une espece d'aridité aux parties, & que l'on retire sa main aussi séche, qu'elle étoit, quand elle y a été portée. Quelle inquiétude & quelle peine cette mauvaise disposition ne cause-t'elle pas? principalement quand la malade n'a que de legeres douleurs, & si éloignées, qu'elles ne sont propres qu'à l'affoiblir, sans qu'elles servent le moins du monde à avancer son accouchement.

Ce que l'on peut faire de mieux dans une occasion si épineuse, est d'avoir patience, sans tourmenter en aucune façon la malade, se contentant de lui faire prendre une nourriture facile à digerer, comme une soupe, un boüillon, une rotie au vin, afin que la distribution venant à s'en faire promptement, la nature s'en trouve récréée & confortée.

## OBSERVATION LVIII.

J'en usai de cette maniere pour accoucher heureusement la femme d'un Menuisier de cette Ville, dont les eaux étoient écoulées il y avoit cinq jours, pendant lesquels elle souffrit sans cesse de legeres douleurs entrecoupées, qui ne répondant nullement en bas, me faisoient appréhender une mauvaise suite de ce travail. J'eus grand soin de lui faire prendre une bonne nourriture sans la contraindre, la laissant dans la situation qu'elle pouvoit souffrir plus commodément. Je la conduisis jusqu'au temps que les douleurs se firent sentir de la derniere violence, & au lieu que deux ou trois douleurs de la nature de celles que cette femme souffroit, l'auroient fait accoucher, si les eaux y eussent contribué, l'enfant étant demeuré à sec, il arriva que cette femme eut pendant cinq grosses heures les plus violentes douleurs, malgré l'huile que j'introduisois continuellement, le plus avant qu'il m'étoit possible, pour rendre les parties plus disposées à laisser passer l'enfant; & supléer par ce moyen au défaut des eaux. Elle accoucha enfin après un si violent travail d'une grosse fille, qui se portoit fort bien, & je la délivrai ensuite avec facilité. Cette femme étoit d'un temperament fort & vigoureux, sans quoi je doute qu'elle eut pû soutenir un si long & si rude travail.

## REFLEXION.

C'étoit icy une belle occasion de tenter la potion laxative dont M. Mauriceau se sert si souvent, & qui lui a fourni la matiere de quantité d'Observations, ou de pratiquer la saignée, si recommandée par ces Messieurs en pareille occasion; mais comme ni l'un ni l'autre ne m'ont jamais réussi, je me suis determiné à m'en passer à l'avenir; car si j'ai mis d'abord ces remedes en pratique, je n'en ay tiré d'autres fruits que celui d'être convaincu de leur inutilité, n'ayant depuis eu d'autres vûës en pareil cas, que de soutenir les forces de la malade, au lieu de les diminuer par l'usage de ces medicamens.

Ce seroit inutilement que je citerois d'autres accouchemens, que l'écoulement prématuré des eaux a fait durer deux & trois jours, puisqu'il est facile d'en user en pareil cas, comme j'ai fait dans un accouchement aussi lent que celui dont je viens de parler.

## CHAPITRE XXV.

*Ce que le Chirurgien doit sçavoir, pour aider seurement la femme, & éviter ce qui lui peut nuire dans l'accouchement naturel.*

Ce n'est pas assez de sçavoir ce que j'ai dit dans le Chapitre general de l'accouchement naturel, il faut, pour secourir une femme avec succès dans ce même accouchement, s'en former une idée encore plus exacte, & donner sur cet article des préceptes plus étendus: car quoique ce soit celui qui arrive le plus souvent, & qui se termine avec le plus de facilité, il ne merite pas moins l'attention du Chirurgien, puisqu'il est constant qu'il meurt plus de femmes dans la suite d'un tel accouchement, soit par quelque précaution negligée ou autrement, qu'après les plus difficiles & les plus laborieux.

Le temps de la grossesse étant donc accompli, la femme grosse a par consequent atteint son terme pour accoucher, & l'enfant doit se trouver la tête en bas, s'il est vrai que cette culbute se soit faite, comme l'on prétend, par un ordre établi de la nature, aussi-bien que les douleurs, dont la nonchalance dans les actions, la difficulté de marcher, & les inquiétudes que la mere souffre à la region des lombes sont les suites necessaires; & à mesure que la tête de l'enfant s'avance, non seulement ces accidens augmentent, mais il s'y en joint sans cesse de nouveaux, comme sont la necessité d'uriner souvent, l'écoulement de certaines glaires très-utiles pour faciliter l'accouchement, qui viennent quelquefois mêlés de petits filamens sanguins, & un peu rouges, que plusieurs regardent comme un présage qui annonce la venuë d'un garçon; ce qui n'a cependant pour cause que la tête de l'enfant, qui venant à s'avancer pour se placer au passage, dilate & écarte les parties, au moyen de quoi quelques petites venules se trouvent ouvertes, qui laissent échapper quelques goutes de sang, qui fournissent également cette legere teinture, quand c'est une fille ou un garçon; j'ai même vû ce sang sortir dans une quantité assez considerable, pour faire craindre le danger qu'une perte de sang peut causer.

Ces inquiétudes aux lombes venant à se changer en douleurs, qui répondent dans tout le bas ventre, & qui se terminent aux parties basses, augmentent d'autant plus, que la tête de l'enfant s'avance, & les autres accidens à proportion. Il s'y joint de plus l'envie d'aller à la selle & d'uriner sans le pouvoir faire, à cause de la compression que la tête de l'enfant cause tant à l'anus qu'au col de la vessie.

Les vomissemens y surviennent aussi par la sympathie qui est entre l'estomach & la matrice, celle-ci ne pouvant souffrir sans que l'autre ne s'en ressente. Or cette sympathie ne se communique pas seulement à l'estomach, mais à toutes les parties membraneuses du corps; ce qui ne se manifeste que trop, par les frissons qui annoncent les douleurs prochaines, dont la matrice est le siege principal.

Les impatiences, les cris redoublez, la difficulté de garder une même situation, un regard inquiet, & la volonté inégale, sont autant de signes que l'accouchement s'avance.

Les choses étant en cet état, le Chirurgien doit toucher la femme avec son doigt trempé dans l'huile; s'il trouve pendant la douleur les membranes trop tenduës par les eaux qu'elles renferment, il faut qu'il attende que la douleur ait cessé, parce qu'alors le reflux de ces eaux donne la liberté de s'assurer de la partie que l'enfant presente; si c'est la tête, il faut qu'il examine si elle est située comme elle le doit être, c'est-à-dire, la face en bas, ou vers le dos de sa mere, qui est la situation qu'elle doit avoir pour terminer heureusement ce que de si beaux commencemens font esperer.

Etant donc convaincu, autant qu'on le peut être, que la tête se presente la premiere, & que la face est placée en dessous, il doit ordonner que l'on fasse un petit lit auprès du feu en hyver, ou ailleurs en esté, suivant le besoin, ou selon la disposition du lieu où l'on se trouve; mais songer qu'en tout temps la femme en travail étant sujette à des frissons, on doit lui chauffer des linges; ce qui fait la necessité d'avoir du feu à portée de les chauffer commodément, en quelque saison que ce soit, & quelque chaleur qu'il fasse: ce petit lit doit être fait en sorte que la malade étant couchée, ait la tête un peu élevée, depuis les épaules jusqu'au siége, qu'il soit égal, mais qu'il y ait un dégagement sous le siége, c'est-à-dire, une fosse ou chûte depuis ce lieu-là jusques au bas du lit, afin que rien ne fasse d'obstacle à la sortie de l'enfant, un linge en double sous le siege pour recevoir l'enfant; & toute autre chose qui peut venir, comme glaires, urine, eaux ou matiere fecale. Une petite nape doublée en quatre sous les reins, les genoux élevés & éloignés, avec deux personnes pour tenir les deux bouts de la nappe, afin d'élever la malade dans le besoin, avec chacune une main, & de l'autre tenir les genoux écartés, & les talons le plus près des fesses qu'il est possible, appuiés contre les pieds du petit lit, ou contre quelqu'autre corps solide mis exprès; faire en sorte que la malade en cette situation tienne avec ses mains quelque chose qui lui resiste; & que quelqu'un soit au chevet du petit lit pour appuier ses mains sur ses deux épaules en cas de besoin, afin qu'elle ne puisse pas se remonter trop haut, dans la violence & le redoublement des douleurs, & au temps de la sortie de l'enfant, ce qui pourroit faire de la peine au Chirurgien.

Il faut aussi avoir soin de mettre une nappe sur les genoux de la malade pour la couvrir jusqu'aux pieds, tant pour ne la pas exposer à l'air, que pour garder les regles de la bienséance, qui se trouveroit blessée par la vûë de quoique ce soit, une femme qui a de la pudeur, n'étant à rien plus sensible qu'à cette précaution negligée, dont l'idée lui reste souvent plus long-temps, que celle du mal qu'elle a souffert.

Il est encore à propos d'engager la malade à s'aider dans ses douleurs, en poussant comme si elle avoit des envies d'aller à la selle; & en cas que l'effet s'ensuive, comme il arrive souvent, changer au plûtôt le linge pour éviter la peine que pareille saleté lui peut faire. Si le travail dure assez long-temps, pour que la malade soit fatiguée de cette situation contrainte, mais absolument necessaire en cette occasion, pour faciliter la sortie de l'enfant, elle peut en toute liberté allonger ses jambes entre les douleurs, afin de se délasser, reprenant sa premiere situation à leur retour.

Il faut de plus avoir soin de ne laisser parler personne bas ni à l'oreille: car rien n'inquiéte tant la malade, qui croit toûjours que c'est d'elle que l'on parle, & que c'est son arrêt de mort que l'on prononce.

Il faut que le Chirurgien se précautionne d'eau nette, d'un fil ciré, & de ciseaux, avec quelque liqueur spiritueuse, s'il est possible, de quelque nature qu'elle soit, afin d'en donner quelque cueillerée à la malade, pour rappeller ses forces abatuës, sans

oublier

oublier le boüillon, la rotie au vin, ou enfin ce que l'on pourra avoir, selon la commodité, & l'état de la personne.

La malade étant en cette situation, le Chirurgien se placera commodément auprès d'elle, pour être tout prêt, après que les membranes seront ouvertes & les eaux écoulées, à aider la femme dans la sortie de l'enfant, prenant la douleur à propos, afin qu'il ne soit que peu ou point arrêté au passage. Examiner s'il n'a pas un ou plusieurs tours du cordon qui environnent le col, ou quelqu'autre partie du corps, afin de l'en débarasser. Quand l'enfant est sorti, il faut le mettre entre les jambes de sa mere, jusqu'à ce qu'elle soit délivrée, puis la laisser un peu reposer, après lui avoir fait prendre un boüillon, lier le cordon de l'ombilic à l'enfant, à un travers de doigt du ventre, & le couper à une pareille distance au de-là de la ligature, puis le faire emmailloter: après quoi l'on mettra une serviette molette & bien chaude pliée en plusieurs doubles sur le sein de l'accouchée, la chemise courte & ouverte par devant, la chemisette par dessus, le tout bien chaud, des alaises ou une nape en double autour d'elle, qui l'enveloppera depuis la ceinture jusqu'aux pieds, un linge en cinq ou six doubles pour la boucher, avec une coëffure commode, puis la mettre dans son lit, le tout bien chaudement, tirer les rideaux, & laisser la malade en repos. C'est ainsi que l'on doit aider la femme dans l'accouchement naturel, & l'on doit être persuadé que l'observation de toutes ces circonstances est si necessaire, que la moindre étant negligée, expose les femmes en travail aux peines & aux inquiétudes, qui ont donné lieu aux Observations qui suivent.

## OBSERVATION LIX.

Une femme de cette Ville étant en travail, m'envoya prier le troisiéme de Juillet de l'année 1687. de venir la voir. Je la trouvai effectivement dans cet état, & que tout alloit autant bien qu'on le pouvoit souhaiter, l'enfant étoit bien placé, s'avançoit à chaque douleur, faisoit par consequent dilater l'orifice interieur de la matrice, & donnoit occasion à l'ouverture de quelque petit vaisseau, ce qui donnoit aux glaires qui sortoient une legere teinture de sang, & cette teinture augmentoit à mesure que la tête avançoit par l'ouverture plus considerable du vaisseau d'où ce sang sortoit, de maniere qu'il venoit comme une petite ſaignée, laquelle diminuoit au moment que la tête retrogradoit, ce qui me faiſoit eſperer que l'accouchement qui alloit finir ſelon toutes ces marques, termineroit ce leger accident; mais deux femmes qui en parurent étonnées, ſe parlant à l'oreille, jetterent un tel trouble dans l'eſprit de cette pauvre malade, qu'elle fut priſe dans le moment d'un friſſon, & que les douleurs ceſſerent depuis onze heures du matin juſqu'à près de ſix heures du ſoir; je m'étois épuiſé dans ce long intervalle à lui dire tout ce que je pus pour lui perſuader que ſon accident n'étoit qu'une bagatelle, puiſqu'elle voyoit bien qu'il ceſſoit avec les douleurs, & qu'il lui étoit commun avec quantité de femmes; les douleurs revinrent enfin, & le ſang recommença à couler de plus en plus, à meſure qu'elles augmentoient, ſans qu'elle ſe voulût aider en acune façon, ni ſeconder ſes douleurs par aucun effort, dans la crainte qu'elle avoit d'augmenter le cours de ce ſang; mais l'enfant étant vigoureux, y joignit lui-même ſes efforts, & ainſi finit cet accouchement, où j'oſe dire que la confiance que la malade avoit en moi, lui fut d'un grand ſecours, l'ayant tirée en quelque façon de l'inquiétude où l'avoit jettée le diſcours que ces deux femmes s'étoient tenu à l'oreille, parce qu'elle croyoit leur avoir entendu dire qu'elle alloit mourir de cette perte de ſang.

## REFLEXION.

Il eſt facile de juger que la tête de l'enfant dilatoit extraordinairement l'orifice interieur de la matrice, & donnoit occaſion à l'ouverture d'un ou de pluſieurs petits vaiſſeaux qui fourniſſoient ce ſang, puiſqu'il augmentoit à proportion que la tête de l'enfant avançoit, & qu'il ceſſoit auſſi-tôt qu'elle rétrogradoit; ce qui arrivoit à la fin de chaque douleur, la matrice étant alors moins dilatée, l'ouverture des vaiſſeaux ſe trouvoit bouchée, & par conſequent le cours du ſang arrêté, durant l'affaiſſement de cette partie.

Si ce ſang fût venu du fond de la matrice, il ſe ſeroit au contraire arrêté à meſure que la tête ſe ſeroit avancée, en luy fermant le paſſage, & auroit coulé avec plus d'impetuoſité, lorſqu'elle ſe ſeroit retirée, par la liberté qu'il auroit eüe à ſortir: d'où il eſt aiſé de conclure que l'accouchement étoit la gueriſon de cet accident, qui ne fut de conſequence, que par rapport à la peur que l'indiſcretion de ces deux femmes cauſa à la malade.

L'on voit par cet exemple, auquel j'en pourrois joindre pluſieurs autres, de quelle importance il eſt de ne laiſſer jamais parler perſonne bas ni à l'oreille auprès d'une femme qui eſt en travail, quoyque ce ne ſoit ſouvent que des bagatelles & des choſes indifferentes qui font l'entretien de ces perſonnes. Une femme en cet état ingenieuſe à ſe tourmenter, juge toûjours mal de ce que l'on dit par rapport à elle, & croit que c'est sa condamnation que l'on prononce; ainsi il est bon que le Chirurgien soit toûjours prêt à proposer quelque chose d'agréable à une femme en travail, & que l'on parle à haute voix afin de la tranquiliser: mais quelque précaution qu'il prenne, il n'est pas toûjours en son pouvoir de tenir des langues babillardes, ni même d'empêcher toutes les inquietudes qu'une femme en cet état peut avoir, faute de les lui déclarer, comme il m'est arrivé dans l'occasion suivante.

## OBSERVATION LX.

Le 28 Juillet de l'année 1697. Madame la Marquise de... auprès de qui j'étois, à près de trente lieuës de cette Ville, fut attaquée, le matin à son reveil, de douleurs les plus violentes: m'étant rendu dans sa chambre, & ayant trouvé son enfant bien placé, les eaux formées, & les membranes prêtes à s'ouvrir à la premiere douleur, je crus qu'elle ne seroit pas long-temps sans accoucher, non seulement par ces marques presque asseurées, mais aussi par ses plaintes redoublées, par ses mouvemens violens, & par ses impatiences & ses agitations presque continuelles: ce que l'experience fait mieux connoître qu'on ne le peut décrire: mais cet état changea presque aussi-tôt que je l'eus mise sur le petit lit, par la crainte qu'elle eut que mes yeux ne se joignissent à mes mains en l'accouchant. Erreur dont elle ne pût être tirée faute de s'en éclaircir, jusqu'à ce que sa Demoiselle, en qui elle avoit beaucoup de confiance, fut auprès d'elle, à qui elle déclara le sujet de son inquiétude; mais l'ayant assurée que quand elle eut été sans mules, il auroit été impossible de voir ses pieds: revenuë de son erreur, les douleurs revinrent, & se firent bien-tôt sentir, autant & plus violentes qu'auparavant, & la Dame accoucha en assez peu de temps, sans que les plus vives douleurs l'empêchassent de demander à sa Demoiselle si elle étoit bien couverte.

## REFLEXION.

Cet accouchement auroit pû devenir fâcheux par sa longueur, si la Dame n'avoit pas eu auprès d'elle une personne de confiance, pour lui déclarer sa peine, qui neanmoins étoit sans fondement; puisque j'avois pris les précautions qu'elle souhaitoit, & ausquelles je ne manque jamais, pour les raisons que j'ai déclarées, regardant cette précaution comme une regle indispensable.

Mais ce n'est point assez que de ne point parler bas ni à l'oreille, & d'avoir soin qu'aucune partie dune femme en travail, ne soit exposée à la vûë, il la faut délivrer des personnes qui peuvent lui être désagréables, leur presence n'étant pas un moindre obstacle à l'accouchement que la negligence des précautions précedentes; en voici la preuve.

## OBSERVATION LXI.

Etant allé le 2 Octobre de l'année 1698. à douze lieuës de cette Ville, pour accoucher une Dame ; le travail commença assez bien pour esperer qu'il finiroit bien-tôt ; mais une Dame de ses voisines, & apparemment sa bonne amie, étant venuë pour lui faire visite, & la trouvant malade, entra sans autre façon dans sa chambre, pour l'aider de ses services ; mais en cette occasion les services de cette bonne amie furent mal reçûs de la Dame malade, sans qu'elle osât s'en expliquer, ni à moi ni aux autres assistans ; ce qui fit que les douleurs cesserent, depuis le soir jusqu'après minuit, sans en ressentir aucune ; ce qui me fit conseiller à cette bonne amie de s'aller coucher, aux conditions que j'aurois soin de la faire éveiller, si le bonheur vouloit que les choses vinssent à changer ; ce qui arriva un moment après que la Dame fut couchée. Mais la malade loin de permettre qu'on allât l'éveiller, parut fort mécontente qu'elle fût venuë sans être demandée : je l'accouchai en peu de temps au retour de ses douleurs, d'un beau gros garçon, & la délivrai ensuite ; & tout alla le mieux du monde, tant pour la mere que pour l'enfant.

## REFLEXION.

Cet accouchement auroit sans doute été beaucoup plus long, si cette Dame n'avoit pas pris le parti que je lui inspirai, plus par hazard que dans l'intention de faire plaisir à la malade, n'ayant garde de penser qu'une amie qui venoit de si bonne volonté, secourir sa bonne amie, pût lui faire de la peine ; ce qui me fait pour l'ordinaire demander aux femmes où je vais, quelles personnes elles veulent pour les aider, dans la crainte d'un pareil accident.

Comme tout doit également contribuer à l'accouchement, il faut parler de toutes les précautions qu'un Chirurgien est obligé de prendre, par rapport à luy & qu'il ait encore celle de faire entendre raison à ses malades sur les cris perçans que certaines femmes font, comme très nuisibles & propres à prolonger un accouchement. En voici un exemple.

## OBSERVATION LXII.

Le 3 de Decembre de l'année 1691. une pauvre femme à la charité de la Ville, dont le mal étoit pressant, m'envoya prier de l'aller accoucher. Je trouvai en arrivant qu'elle m'avoit declaré juste ; l'enfant étoit bien placé, fort avancé, & les membranes qui contenoient les eaux prêtes à s'ouvrir ; ce qui arriva à la premiere douleur ; mais la femme au lieu de pousser en bas & seconder la douleur, s'abandonna à des cris si violens, qu'ils paroissoient plûtôt des hurlemens d'un animal feroce, que des sons d'une voix humaine, en retenant sa respiration ; de maniere que la tête de l'enfant qui étoit au couronnement, & qui ne demandoit qu'à sortir, demeuroit comme clouée au passage. Je menageai cette malade entre deux ou trois douleurs, en voulant lui faire entendre raison ; mais ce fut inutilement ; ce qui me fit prendre un parti contraire, & lui parler d'un ton de voix fort haut, avec un air de colere, la menaçant de l'abandonner si elle ne vouloit m'obeïr, en faisant valoir ses douleurs, & en moderant ses cris. Elle donna à la crainte ce qu'elle avoit refusé à la douceur, & poussa en bas avec la même force qu'elle avoit crié, l'enfant à la premiere douleur, menagée de la sorte, sortit comme une anguille entre les mains, sans que j'eusse le temps de lui donner le moindre secours. Je délivrai aussi-tôt la mere, & tout réüssit parfaitement bien.

## REFLEXION.

Rien ne retarde tant un accouchement que ces cris perdus, qui causent ensuite à la malade une raucité, à ne pouvoir plus parler, & une chaleur de poitrine très incommode, avec une grande douleur de tête, joint à cela que l'enfant reste souvent pendant tous ces cris au lieu où la douleur le trouve, ou n'avance qu'avec une grande longueur de tems ; au lieu qu'il passe souvent comme une anguille qui glisse dans la main, & ce d'autant plus vîte que l'on veut serrer l'enfant plus fortement au premier effort que la femme fait en fermant la bouche, poussant en bas, comme je l'ai donné pour regle generalle, & que je prens soin toûjours de le faire executer, autant qu'il m'est possible, pour empêcher la multiplication des douleurs, & avancer l'accouchement, parce que le plus prompt est toûjours le plus favorable, témoin cette femme, qui après avoir blâmé mon ton menaçant, fut fort contente de l'effet qu'il avoit produit, quand je voulus lui faire remarquer que son manque d'attention à executer ce que je lui conseillois, avoit prolongé son mal ; celle qui suit ne fut pas plus raisonnable.

## OBSERVATION LXIII.

Le 7 Février 1689. une Couturiere de cette Ville ; dont les travaux étoient pour l'ordinaire fort prompts, & elle très patiente, s'avisa, dans ce dernier accouchement, où je trouvai les eaux écoulées & l'enfant prêt à venir à la premiere douleur, de s'abandonner à un cri si haut & si long, qu'elle le poussa jusqu'à extinction de voix ; j'eus beau lui remontrer que ses clameurs inutiles prolongeroient son travail, & qu'au lieu de continuer de crier comme elle faisoit, elle n'avoit qu'à faire valoir sa douleur, qui étoit sans relâche, de fermer la bouche, & pousser en bas, qu'elle alloit être délivrée aussi promptement que dans ses accouchemens précedens. Elle ne se rendit à mes raisons que quand elle ne pût plus crier, & n'accoucha qu'un gros quart-d'heure plus tard qu'elle auroit dû faire, selon la situation où étoit son enfant, & selon la frequence de ses douleurs ; au lieu que son accouchement se fit très-promptement, dès qu'elle voulut s'aider & se taire.

## REFLEXION.

Quand je voulus reprocher à cette femme qui avoit toûjours été très raisonnable, la foiblesse qu'elle avoit euë, elle me dit pour excuse, que ce dernier accouchement luy avoit paru plus terrible que tous les autres, & j'en convins avec elle, ne voulant pas aller contre le proverbe, qui dit, que les derniers maux sont toûjours les pires ; mais s'il y a des Accoucheurs qui permettent aux femmes en travail, de crier autant qu'elles veulent ; je suis à mon égard persuadé qu'il leur est beaucoup plus avantageux de faire valoir leurs douleurs & de se taire, comme les Observations suivantes le font assez connoître.

Quand j'ai dit qu'une situation telle que tous les Auteurs la demandent pour un heureux accouchement, étoit celle où il falloit mettre la femme, ce n'a été qu'autant que cette situation seroit possible ; car il faut souvent que les regles generales cedent aux particulieres, par rapport à quantité d'indispositions dont le corps peut être affligé, & il faut pour lors prendre celle qui convient le mieux, & s'accommoder au tems, aux lieux & à la necessité, comme je l'ai fait en quantité d'occasions, dont les deux qui suivent serviront d'exemple.

## OBSERVATION LXIV.

La femme d'un faiseur de Cercles de la Paroisse de Tamerville, située à une lieuë d'ici, paralitique depuis plusieurs années, de la ceinture en bas, sans se pouvoir non plus plier qu'un bâton, étant devenuë grosse en cet état, me fit prier par quelques-uns de mes amis, & des personnes de consideration, de vouloir bien venir l'accoucher lorsqu'elle seroit en travail ; ce que je lui promis. Etant malade elle m'envoya avertir. Je me rendis à l'instant auprès d'elle, je la trouvai dans les vrayes douleurs de l'accouchement, les eaux préparées, l'enfant bien placé & fort avancé, mais sans pouvoir lui donner une situation convenable, non seulement parce que ses extrémités inferieures étoient inflexibles, mais aussi par l'impossibilité qu'il y avoit déloigner ses cuisses l'une de l'autre, pour faciliter la sortie de l'enfant ; ce qui me fit aviser de garnir la planche du bord du lit, qui étoit un peu plus haute que le lit même, ce qui mettoit la malade, qui étoit par le travers du lit, dans une situation déclive, depuis l'os sacrum, qui étoit appuié sur cette planche, jusqu'à la tête, & le reste du corps, c'est-à-dire, depuis l'os sacrum jusqu'aux pieds, qui étoient hors du lit, plus élevé de beaucoup, avec deux femmes assez fortes pour tenir ses deux jambes, qui étoient fort roides. Les choses étant en cet état, j'aidai la mere & l'enfant par dessous, je veux dire par derriere, y ayant trouvé beaucoup plus de lieu pour sa sortie que par devant, ou par dessus, parce que quelques roides & inflexibles que fussent ses cuisses & ses jambes, il restoit toûjours quelque sorte de convexité vers l'articulation du femur avec l'ischion, & que le contraire se trouvoit au dedans des cuisses & de l'hypogastre. Nonobstant ces difficultés, qui paroissoient insurmontables, les choses étant conduites de cette maniere, l'accouchement finit en assez peu de temps, la petitesse de l'enfant y contribua beaucoup, l'arriere-faix suivit sans peine ; en sorte que je la recouchai heureusement, & la laissai aux soins de plusieurs bonnes & charitables personnes.

## REFLEXION.

C'est avec bien de la raison que nos Anciens ont dit qu'il faut que le Chirurgien soit inventif, & qu'il réduise en acte ce que son genie peut lui fournir selon les occurrences : l'importance de ce précepte se remarque assez dans cette Observation ; la situation de cette femme dans son travail, fut toute opposée à celle qu'on doit lui donner ordinairement, puisqu'elle avoit la tête & la poitrine en bas, le siege & les jambes en haut, qui n'étoient que peu ou point écartées, & qui étoient élevées au dessus de ma tête ; il semble que cette bizarre situation, & la foiblesse où la femme étoit reduite, par une longue maladie, devoient mettre un grand obstacle à son accouchement, qui neanmoins fut fort heureux, & qui se termina en assez peu de tems, parce que de fortes douleurs & fort frequentes se joignirent au secours que je lui donnai, outre que l'enfant étoit fort petit, mais qui malgré les longues infirmitez de la mere, se trouvoit à son terme, & bien vivant.

## OBSERVATION LXV.

Une pauvre femme perduë d'écrouelles en presque toutes les parties de son corps, mais particulierement aux aînes, & à toutes les jointures des parties inferieures, qui n'avoit pour tout bien que la liberté de demander à la porte de l'Eglise, devint grosse en cet état; comme je l'avois accouchée avant qu'elle eut eu le malheur de tomber dans ces infirmités, elle me pria de lui continuer la même charité, ce que je lui promis volontiers.

Le temps du travail étant venu, elle m'envoya chercher le 4 Decembre de l'année 1701. ses douleurs, de lentes qu'elles étoient, devinrent en peu de temps assés fortes pour chercher les moyens de lui donner la situation qu'elle pourroit supporter, ne l'ayant pas contrainte à en garder aucune qu'après que les eaux furent écoulées, & l'enfant au couronnement, comme la flexion des cuisses s'étoit conservée, nonobstant les ulceres des aînes, & qu'elle n'avoit perdu que celle des genoux, les cuisses & les jambes étant roides comme des bâtons; je la fis coucher sur le petit lit fait à l'ordinaire, & je donnai à deux femmes fortes le soin de lui tenir chacune une de ses jambes toutes droites & en haut, dont la cuisse avec le siege faisoit une figure d'angle mousse, qui dégageoit presque autant le passage, que si elle avoit eu les talons auprès des fesses, & laissoit par ce moyen la liberté à l'enfant de sortir; ce qui arriva bien tôt après que je fus venu, c'étoit une grosse fille. Je délivrai ensuite la mere, à laquelle il ne manqua rien pendant ses couches, par les soins des Dames charitables.

## REFLEXION.

Ce seroit inutilement que l'on demanderoit pourquoy & comment bien des choses se peuvent faire, il faut s'en rapporter à la Providence, & se soumettre à ses ordres: voir journellement tant de femmes qui joüissent d'une santé parfaite & ausquelles il ne manque rien, avoir des accouchemens si fâcheux, lorsque des pauvres infirmes, sans secours ni moyens, accouchent avec tant de bonheur. C'est ce que l'on ne peut comprendre. Je ne raporte pas aussi ces Observations pour servir de regle, quoyqu'il ne soit pas impossible qu'il ne s'en trouve de pareilles dans la suite, mais seulement pour faire voir que la pauvreté, la misere, & la maladie se laissent vaincre à la fragilité humaine, aussi-bien que la sainteté, la force, & la sagesse.

Le vomissement, qui souvent se joint au travail, & qui l'accompagne, est, comme je l'ai déja marqué, un signe de l'accouchement prochain. J'en vais donner un exemple.

## OBSERVATION LXVI.

Le 5 de Juin de l'année 1694. ju fus prié d'accoucher une Marchande de cette Ville, que je trouvai assez malade, pour esperer

esperer que l'accouchement se termineroit bien-tôt ; mais inquiéte au possible, de ce qu'elle vomissoit à toutes ses douleurs ; vû qu'elle n'avoit jamais souffert cet accident dans ses autres accouchemens, par la crainte qu'elle avoit que ce vomissement ne lui fût funeste ; erreur dont je la tirai d'autant plus aisément, que les douleurs étoient vives & redoublées, les eaux préparées, & l'enfant fort avancé & bien situé, dont je l'accouchai à la premiere douleur, & avant même que je pusse lui faire entendre que cet accident qui l'inquiétoit, étoit une marque d'un accouchement prochain. Je la délivrai ensuite, & la mere & l'enfant se porterent bien.

## REFLEXION.

La quantité d'accouchemens que j'ai faits, où le vomissement s'est rencontré avec toutes les autres marques d'une prochaine délivrance, doivent supposer que c'est un presage assuré d'un accouchement prochain ; mais en cette occasion, comme en toute autre, il ne se faut jamais faire de regles generalles, les plus belles apparences peuvent changer, sans qu'il soit presque possible d'en penetrer la cause ; trop d'occasions m'ont confirmé cette verité, & m'ont persuadé que l'on ne doit jamais faire là-dessus de réponse positive & que le Chirurgien ne peut avoir trop de retenuë sur ce Chapitre, & ne doit jamais se croire sûr du succès d'un accouchement, à moins qu'il ne soit terminé, comme je le feray voir dans beaucoup d'accouchemens non naturels.

Ce n'est pas assez qu'une femme grosse souffre tous ces accidens dont j'ai parlé, pour être persuadé qu'elle va accoucher, il faut encore qu'elle soit à terme, c'est-à dire, que l'enfant ait reçu sa parfaite formation, & qu'il ait aquis assez de forces pour pouvoir vivre.

## CHAPITRE XXVI.

### *De l'accouchement à terme.*

POUR qu'un accouchement soit naturel, il faut qu'il soit à terme, & pour être à terme, tous les Auteurs conviennent que c'est une necessité que la femme soit grosse de neuf mois complets avant que d'accoucher.

Ce nombre de mois est si necessaire, selon ces Auteurs, que M. M. le plus éclairé de tous ceux qui avoient écrit jusqu'à lui, prétend qu'un jour de plus ou de moins, cause toûjours quelque chose d'extraordinaire dans l'accouchement, comme il le fait remarquer par plusieurs Observations qu'il a rapportées sur ce sujet, pour en prouver la verité.

Cet Auteur pour ſoutenir ce qu'il avance à l'égard du temps préfix de la groſſeſſe de la femme, rapporte celle des femelles de pluſieurs animaux, qui ne ſont pas moins juſtes, & regarde la choſe comme une loi établie de la nature, ſans qu'elle s'y puiſſe méprendre d'un ſeul jour : heureux qu'il n'ait pas entré dans l'eſprit de ce prétendu Aſtrologue, qu'il cite dans ces mêmes Obſervations, qui ajouta au jour de l'accouchement de ſa femme l'heure & les minutes. Je ne dis pas que la choſe ſoit impoſſible, puiſque j'ai des experiences qui le juſtifient ; mais je dis que c'eſt une choſe bien rare.

## OBSERVATION LXVII.

Le 7 Janvier de l'année 1692. j'accouchai une femme qui s'étoit mariée le ſept d'Octobre, elle fut groſſe dès la même nuit, & elle accoucha à la même heure du même jour de la ſemaine, qui ſe trouva par hazard le même que celui du mois, & dans le même moment, ſans qu'il y eut le moindre intervalle de plus ou du moins.

Comme j'étois auprès d'une Dame pour l'accoucher à ſept lieuës de cette Ville, je fus prié le trois Janvier de l'année 1706 d'aller accoucher une Demoiſelle dans la même Paroiſſe, qui eut le même ſort que la précedente, à la difference que le jour de la ſemaine ne ſe trouva pas le même que celui auquel elle s'étoit mariée.

## REFLEXION.

Voilà ſeulement deux accouchemens entre pluſieurs mille que j'ai faits, ſur leſquels je puis compter juſte pour le terme de neuf mois ; mais comme une ou deux hirondelles n'annoncent pas le Printems, je ne donne pas auſſi ces deux Obſervations pour prouver ſûrement que tous les accouchemens ſe doivent faire ſi préciſément au terme de neuf mois, tout au contraire rien n'eſt plus rare que d'en voir quelqu'un arriver juſte à un jour ou deux près, les conſequences qui ſuivroient une telle regle ſeroient trop difficiles à ſoûtenir à quantité de femmes, qui n'ayant rien en ſi grande recommandation, ni de plus cher que leur honneur, que l'on n'a pas lieu de ſoupçonner, quoy qu'il ſe trouve dans le calcul de la groſſeſſe quelques jours, ou quelques ſemaines ou même quelques mois de plus ou de moins, ſeroient trop expoſées à la mediſance. Une honnéte femme a aſſez à ſouffrir de l'inquietude que lui peut cauſer un accouchement retardé, ou avancé, ſans que ſon honneur ſoit expoſé aux inſultes de la calomnie, faute aux Accoucheurs de n'avoir pas examiné avec aſſez d'attention une choſe ſi utile à la tranquilité du ſexe.

Quelques mauvais esprits pourront me tourner en ridicule sur ce fait, quoyque très veritable, dans la pensée que l'envie de plaire aux femmes m'a fait prendre leur parti contre l'experience, la raison, & tout ce que les Anciens & les Modernes en ont dit.

A quoy je réponds succinctement, que je n'ay que cette même experience, & la verité pour caution de ce que j'avance, & j'offre de déclarer tous les noms que je tais dans mes Observations, sans apprehender de blesser la pudeur d'aucunes des Dames que j'ay accouchées dans des termes bien differens de ce que ces Auteurs prétendent; persuadé qu'aucunes de ces Dames ne me refusera son consentement dans la vûë de concourir à prouver la sincerité de mes Observations, dont elles m'ont fourni le sujet, parce que je n'en rapporte aucune que je n'aye faite, & qui n'ait été accompagnée de toutes les circonstances que j'y fais observer.

## CHAPITRE XXVII.

### *Le terme de neuf mois n'est pas assuré, mais seulement le plus ordinaire.*

QUAND je dis qu'il faut pour qu'un accouchement soit dit naturel, que l'enfant soit à terme, & que ce terme est pour l'ordinaire la fin du neuviéme mois de la grossesse, je n'entends pas compter neuf mois jour pour jour, mais seulement environ la fin de ce neuviéme mois, n'ayant jamais remarqué que quelques jours de plus ou de moins, soient d'aucune consequence au terme de la grossesse. Je suis même bien éloigné de regarder ce terme comme une regle generale pour tous les accouchemens, puisque j'appelle l'enfant être à terme depuis le commencement du septiéme mois jusqu'au dix, douze, & même au treiziéme; ce temps avancé ou retardé n'est, selon moi, d'aucune consequence, quand cela n'arrive par aucune cause violente, mais parce que la nature est obligée de se décharger d'un fardeau qui l'oppresse, & que l'enfant prend plus ou moins de nourriture au ventre de sa mere, dans la pensée que quand ce retardement arrive, ce n'est qu'à cause que l'enfant est trop petit, ou trop foible; ce qui fait que la mere ne se sent point incommodée, ni la matrice irritée: car quelque foible & petit que soit l'enfant, dès qu'il irrite par trop la matrice, c'est une necessité qu'il en sorte, parce que cette irritation donne occasion aux douleurs, d'où s'ensuit l'accouchement, aussi-bien à sept & à huit mois, qu'à dix ou à douze.

Cela supposé, j'appelle un enfant né à terme, quand il est en état de se conserver la vie, & de prendre le sein de sa nourrice, en quelque temps que la mere accouche ; ce qui peut arriver dès le septiéme mois, sans que je regarde cet accouchement avancé comme un accident fâcheux, non plus que celui qui tarde d'un ou de plusieurs mois, étant persuadé que l'enfant ne reste si long-temps, que parce qu'il n'a pas pris dans le commencement de la grossesse assés de nourriture pour son entiere formation. Et que par cette raison il ne s'est pas trouvé assez de force pour venir au monde, que lorsque la mere en a accouché en quelque temps que ce soit, comme les Observations que j'ai faites sur cette matiere le justifient suffisament.

## OBSERVATION LXVIII.

La femme d'un Interessé aux Fermes du Roy, étant venuë de Paris en ce pays, pour passer quelque temps avec son mary qui y demeuroit, devint grosse presqu'aussi-tôt qu'elle fut arrivée. Etant éloignée de Paris & dans le fond d'une Province, elle ne pût vaincre les inquiétudes où elle étoit, de n'y être pas heureusement accouchée ; ce qui lui fit prendre le parti de s'en retourner à Paris dans une chaise, qui paroissoit une voiture assez commode ; elle n'eut pas cependant fait une demi-lieuë, qu'elle se sentit baignée de sang ; ce qui l'obligea de revenir dans une chaise à porteurs ; le repos fut le remede à cet accident, qui ne dura que très-peu, & la Dame s'en trouvant bien rétablie, & joüissant d'une bonne santé en apparence, elle prit une seconde fois le parti de s'en aller par une voiture plus douce que la premiere ; mais la perte de sang revint encore plus violente, & après avoir fait moins de chemin que la premiere fois, elle fut obligée de s'arrêter, se trouvant attaquée de douleurs si violentes, qu'elle m'envoya prier le cinq Janvier de l'année 1684. de la venir voir ; elle me dit être sur la fin du septiéme mois de sa grossesse ; je l'assurai que ses douleurs étoient pour accoucher, & je n'eus que le temps d'accommoder un petit lit & le reste de l'équipage le plûtôt que je pus : les eaux qui étoient préparées s'écouloient, & l'enfant qui étoit bien placé, vint aussi-tôt, & après l'avoir délivrée, tout se termina fort heureusement.

## REFLEXION.

Cette Dame n'étant grosse que de sept mois, l'enfant étoit si petit, que les linges & les langes qui servent pour l'ordinaire aux autres enfans lui furent inutiles; mais quelque petit qu'il fût, il prit très-bien le mammelon de sa nourrice; & après avoir été un peu langoureux pendant les deux premiers mois. Il prit ensuite tant de vigueur & de force, qu'en deux autres mois, il égala les plus forts & les plus grands enfans de son âge, & s'est parfaitement bien porté, aussi-bien que celuy dont je vais parler.

## OBSERVATION. LXIX.

Le 4 d'Août de l'année 1703. une Dame éloignée de quatre lieuës de cette Ville, m'envoya prier de la venir voir, se trouvant fort mal d'une colique, comme il n'y avoit que huit mois qu'elle étoit accouchée, & qu'elle n'étoit grosse que de sept; elle ne crût pas être malade pour accoucher. Je pris les drogues que je crûs necessaires pour cette prétenduë colique, & m'en allay la trouver sans perdre de temps. Je ne fus pas surpris en arrivant de trouver cette Dame, au lieu des douleurs d'une colique, dans celles d'un accouchement prochain. Je la mis sur le petit lit, je trouvai l'enfant bien situé & fort avancé, les eaux qui commençoient à se former, qui s'écoulerent à la deuxiéme ou troisiéme douleur, & l'enfant les suivit. Il étoit petit, mais assés vigoureux: aussi-tôt que la mere fut délivrée & couchée dans son lit, je fis presenter à l'enfant le mammelon d'une nourrice, qui se trouva là par hazard. Il le prit, & têta à merveille, & s'est bien fait nourrir dans la suite.

## REFLEXION.

Ces deux Observations font parfaitement bien concevoir que quand les femmes accouchent à sept mois sans accident qui puisse y avoir donné d'occasion, les enfans quoyque fort petits peuvent vivre, ainsi ce seroit inutilement que je rapporterois d'autres Observations pour le justifier, quoy que j'en pusse rapporter un plus grand nombre, dont j'ai dans mon païs des témoins irréprochables: malgré ce qu'en a dit M. M. dans plusieurs des siennes.

## OBSERVATION LXX.

Le 4 d'Août 1690. j'accouchai une Marchande de cette Ville, qui n'étoit grosse que de sept mois & demi, supposé qu'elle le fut devenuë dès la premiere nuit qu'elle coucha avec son mary, après être relevée de ses couches; son enfant, qui étoit une fille, étoit plus forte que ceux dont je viens de parler, quoique fort petite, mais qui se fit fort bien nourrir, & qui fut à six mois aussi grande qu'aucune de son âge.

## OBSERVATION LXXI.

Madame de.... étant allée faire un voyage de plusieurs mois, & n'ayant pas couché avec M. son époux depuis son dernier accouchement, devint grosse à son retour, & accoucha à huit mois jour pour jour d'un gros garçon, qui s'est fait nourrir à merveille. Cette Dame ne comptant nullement qu'elle fut malade pour accoucher, attendit si tard à m'envoyer chercher, que je n'arrivai qu'un quart-d'heure avant qu'elle accouchât.

## OBSERVATION LXXII.

Madame la Comtesse de...., se plaignoit d'une colique fâcheuse: sans soupçonner que l'accouchement en fut la cause, parce qu'il n'y avoit que huit mois que M. son époux étoit de retour de Paris; l'on m'envoya chercher en relais & en grande diligence, tant le mal étoit pressant, quoiqu'il y ait cinq grandes lieuës de cette Ville; j'arrivai encore une demi-heure avant qu'elle accouchât.

Ce fut une surprise extrême quand j'annonçai cette nouvelle; je mis tout le monde en besogne pour avoir les choses necessaires tout au plûtôt, tant pour la mere que pour l'enfant, rien n'étant preparé pour recevoir une belle petite Demoiselle, qui se portoit fort bien, & qui se fit nourrir à merveille. Je fis ces deux accouchemens dans le mois de Mars de l'année 1695.

## OBSERVATION LXXIII.

Le 13 de May de l'année 1696. j'allai accoucher Madame la Comtesse de.... qui ne me demanda qu'après que les eaux furent écoulées, ne comptant pas d'être en travail, quoiqu'elle fut violemment tourmentée des plus fortes douleurs, parce qu'il s'en manquoit quatorze jours que les neuf mois ne fussent accomplis, depuis le retour d'un long voyage qu'avoit fait Monsieur son époux, j'eus à peine le temps de preparer le petit lit, & les autres choses les plus necessaires pour son accouchement, tant il fut prompt. C'étoit un gros garçon, qui se portoit fort bien, & qui s'est très-bien fait nourrir.

## REFLEXION.

Me voicy tombé dans la Controverse de Messieurs Peu & Mauriceau, ces deux Accoucheurs de réputation, lesquels aussi d'acord dans leurs sentimens sur la pratique des Accouchemens, que les François & les Espagnols le sont en leur maximes & coûtumes, parlent fort differemment sur ces Accouchemens qui arrivent avant le tems de neuf mois de la grossesse. M. Mauriceau veut que les enfans nez à sept mois soient tous des avortons incapables de vivre; ce qu'il raporte dans ses Observations CCCXLIV. CCCXLV. & en plusieurs autres; mais qu'à huit mois ils ont assez de force pour pouvoir vivre, & qu'il en meurt rarement, Observation LXXXC & quantité de pareilles.

M. Peu tout au contraire dit, page 95. que les enfans qui naissent à sept mois sont forts, robustes, vigoureux, qu'ils ont de l'embon-point, & qu'ils vivent tous comme s'ils étoient à terme, & qu'à huit mois il n'en échape aucun, le blanc & le noir ne sont pas plus differens.

Quoy que ces Accoucheurs si experimentés fondent leurs raisonnemens sur l'Astrologie, la Mathematique, & la Philosophie, & bien que je n'aye que ma pratique pour soûtenir ce que j'avance, contre leur sentiment, je ne laisse pas d'en soûtenir la verité avec autant de force, dans les précedentes Observations, que si je possedois à fond ces hautes & sublimes sciences.

Et en effet ces six Observations choisies entre une infinité d'autres sur un pareil fait, ne sont que trop suffisantes pour faire voir que ces Messieurs ne sont pas infaillibles, malgré leur haute reputation & leur pratique consommée, puisque je prouve par la même experience que les enfans peuvent vivre à sept & à huit mois, mais mieux à huit qu'à sept, ceux-ci étant encore si petits & si foibles qu'ils sont tous plus en danger de mort que l'on n'a lieu d'esperer pour leur vie, m'en étant mort beaucoup plus de ceux qui sont nez à ce terme peu avancé, qu'il n'en est échapé, au lieu que ceux, dont j'ai accouché les meres à huit mois, se sont trouvés si forts qu'ils se sont presque tous sauvez; la raison insinue suffisamment qu'un enfant est d'autant plus en état de vivre qu'il approche plus du terme de neuf mois. Raportant même la cause de l'accouchement avancé de ceux-ci, à la force de leurs mouvemens, qui excitent de si violentes irritations à la matrice, qu'ils l'obligent de se disposer à l'accouchement. Ce qui me confirme dans cette pensée, est que j'ai presque toûjours trouvé ces accouchemens fort prompts & très-heureux, au contraire de la plus grande partie de ceux que j'ai faits au terme de sept mois, qui se sont souvent trouvez longs & penibles, & les enfans très-petits & très foibles.

M. Mauriceau ne convient pas, comme d'une chose très assurée, du tems plus ou moins avancé dont beaucoup de femmes déclarent être grosses, se pouvant facilement tromper au compte qu'elles font, depuis que leurs ordinaires se sont suprimées; mais il cite comme un fait assuré celui d'une femme accouchée à huit mois par raport à l'absence de son mary, ce qu'il raporte dans l'Observation CCXXV.

C'est sur ce principe que j'ai fait mes Observations, & même encore plus régulieres, puisque plusieurs sont la suite du retour au lit après un accouchement: qui peut donc mieux justifier que bien que le terme de neuf mois qui doit être celuy de l'accouchement naturel, ceux de sept, de sept & demi; de huit, & de huit & demi ne doivent pas moins être censez tels: puisqu'à tous ces âges les enfans vivent; mais seulement que leur vie est d'autant plus assurée que la mere est plus avancée dans sa grossesse, c'est-à-dire, qu'elle aproche plus de la fin du neuviéme mois.

## CHAPITRE XXVIII.

### *L'accouchement peut se retarder, & aller au de-là du terme de neuf mois.*

COMME j'ai justifié par mes Observations que le terme de neuf mois n'est pas infaillible pour l'accouchement naturel, parce que ce terme peut très-souvent s'avancer: il ne sera pas moins à propos de faire voir par d'autres Observations que la foiblesse de l'enfant ou d'autres causes de cette nature, peuvent aussi-bien le retarder: Car qu'y a-t'il de plus naturel que de penser qu'un enfant foible, & qui n'aura pas pris autant de nourriture & d'accroissement en neuf mois, qu'un autre en aura pû prendre en sept ou huit, demeure encore au lieu qui lui est destiné, pour finir & accomplir ce qui est si heureusement commencé, & ce lieu étant le ventre de sa mere, où il doit prendre la nourriture, la force & la vigueur qui lui convient; pourquoi en sortiroit-il avant que d'être parvenu au degré de perfection qui lui est necessaire, comme il arrive aux fruits qui sont aux arbres; car n'en voit-on pas qui ont atteint leur parfaite maturité avant le temps ordinaire, & qu'il en reste quelques-uns au même arbre long-temps après que les autres ont été cueillis, parce que ces derniers fruits n'ont pas si-tôt atteint leur parfaite maturité.

Cet exemple fort naturel justifieroit assez ce fait constant; mais comme les faits, qui ont un vrai raport à la chose même, ont encore plus de poids; il est juste que j'en propose de plus sensibles, pour en ôter tout le doute.

## OBSERVATION LXXIV.

Une Dame éloignée de quinze lieuës de cette Ville, me pria de me me rendre auprès d'elle, le douze de Juin de l'année 1699. comptant d'accoucher depuis le dix-huit jusqu'au vingt, son mary étant revenu d'un long voyage le dix-huitiéme Septembre; & étant tombé malade le vingt & un, trois jours après son arrivée; mais malgré ce compte si juste en apparence, elle n'accoucha que le trente, qui étoit dix jours de plus que les neuf mois.

## OBSERVATION LXXV.

J'ai accouché une Dame le 18 Novembre de l'année 1702. dont le mary étoit parti le 25 Janvier, pour un voyage, où il fut près de quatre mois. Elle auroit dû pour être juste à son terme, accoucher le vingt-cinq d'Octobre; d'où il s'ensuit qu'elle accoucha vingt-trois jours plus que les neuf mois, supposé qu'elle ne fût grosse que du dernier jour du départ de son mary, mais au contraire elle étoit si assurée de l'être de plus long-temps, qu'elle me fit venir auprès d'elle dès le commencement du mois d'Octobre, ayant souffert les petits accidens que cause la grossesse avant le départ de son mary.

## OBSERVATION LXXVI.

La femme d'un Faiseur d'arçons de cette Ville, que j'avois accouchée plusieurs fois, sans s'être trompée une seule, sur le temps à peu près qu'elle devoit accoucher, étant grosse en dernier lieu, me pria de lui vouloir bien rendre encore le même service lorsqu'elle seroit à son terme. Je lui demandai en quel temps elle comptoit d'accoucher; elle m'assura que ce seroit sur la fin du Carême, & nous n'étions qu'à Noël de l'année 1688. Elle n'accoucha cependant que la veille de la saint Jean, trois grands mois après.

La femme d'un Drapier que j'avois aussi accouchée, me fit la même priere vers le temps de la saint Jean, bien-tôt après que cette autre fut accouchée, m'asseurant qu'elle étoit grosse de cinq mois; elle n'accoucha pourtant que dans le mois de Janvier de l'année suivante; m'ayant toutes les deux asseuré & affirmé d'avoir été grosses une année entiere, & même davantage, tant par les marques ordinaires, que pour avoir senti leurs enfans forts & vigoureux, comme elles avoient coûtume de les sentir les autres fois à quatre mois & demi.

## REFLEXION.

Après ces Obſervations auſſi fidelles qu'elles ſont exactes & de notorieté publique, quelle difficulté y aura-t-il de croire que l'accouchement peut ſe retarder ou s'avancer, rien n'étant plus facile que de rendre raiſon de ces differens tems, les raiſons en ſont ſi naturelles, qu'il faut en être abſolument depourvû pour en douter, puiſque rien n'eſt de plus vrai qu'une femme ne peut accoucher par un effet determiné de ſa volonté ; mais ſeulement lorſque l'enfant vient à irriter la matrice par ſon poids, ou par ſes mouvemens, & que l'un ou l'autre peut arriver dès le ſeptiéme & huitiéme mois ; mais par la même raiſon il peut auſſi aller juſques à dix, onze, douze, & même juſques à treize mois par un pur effet de l'inſenſibilité de cette partie, ou par la legereté, la foibleſſe, ou le défaut de mouvement de l'enfant.

Ces raiſons peu goutées ou plutoſt ignorées par la plus grande partie des hommes, dont quelques-unes des femmes ont eû le malheur d'accoucher avant le terme de neuf mois ou quelque tems après, n'ont pas laiſſé de s'inquieter au poſſible, mais chez qui un retour heureux a rétabli le calme qu'une nature dérangée avoit preſque détruite.

## OBSERVATION LXXVII.

La femme d'un homme vivant de ſon bien, éloignée de trois lieuës de cette Ville, accoucha heureuſement à ſept mois de ſon mariage, d'un garçon, qui ſe fit bien nourrir.

Le mary fut tourmenté de l'inquiétude la plus violente pendant tout le temps des couches de cette jeune femme, qui ne ſe porta pas mieux pour avoir accouché ſi-tôt ; mais ſa ſanté s'étant rétablie, elle étoit jeune & jolie, le mary malgré les violentes reſolutions qu'il avoit conçuës, oublia le paſſé, & renouvella ſes approches. Cette femme devint groſſe à l'inſtant, & accoucha une ſeconde fois à ſept mois d'un ſecond garçon : ce fut une vraye conſolation pour tous les deux ; & afin de ne rien laiſſer en doute de cette hiſtoire, c'eſt que les filles de cette Demoiſelle accouchent de même à ſept mois ; ces deux garçons ont été tous deux Gardes du Corps de S. A. R. Monſeigneur le Duc d'Orleans.

## OBSERVATION LXXVIII.

Une Dame de Paroiſſe de quatre lieuës de cette Ville, accoucha à ſept mois juſte du jour qu'elle avoit été mariée, quoique M. ſon mari l'eût épouſée à la ſortie du Couvent ; l'imagination de l'époux n'en eut pas moins à ſouffrir ; mais ayant caché ſon reſſentiment, il ne laissa pas de l'approcher aussi tôt qu'elle fut relevée de ses couches. Elle devint aussi-tôt grosse, & accoucha une seconde fois à sept mois. Elle fut surprise, croyant son mary mécontent de sa fecondité, de s'entendre au contraire feliciter sur ce second accouchement prématuré, & lui dire qu'il n'avoit jamais eu la foiblesse de la condamner de son premier; mais aussi qu'il n'avoit pas eu la force de l'absoudre, dont il lui en faisoit de très-humbles excuses: ces deux enfans nés à sept mois, se sont si bien élevez, qu'un a été tué à Ramilly, & l'autre à la bataille de Malplaquet.

## OBSERVATION LXXIX.

Madame la Marquise de..... revenant d'une de ses Terres de haute Normandie en ce pays, passa chez Madame de.... sa cousine, qui étoit grosse, & si bien à terme, qu'ayant crû accoucher la nuit précedente, elle envoya querir sa Sage-Femme, qui ne bougea plus d'auprès d'elle. Madame la Marquise tomba malade chez cette parente, où elle fut six semaines, après lequel temps ayant en partie recouvré sa santé, elle partit de chez sa parente, qu'elle laissa grosse comme elle l'avoit trouvée, & qui n'accoucha qu'au commencement de Février d'un garçon, beaucoup plus gros que ceux dont elle étoit accouchée auparavant au terme ordinaire.

Cette Dame prétend ne s'être pas trompée, & avoir été grosse treize mois entiers. Elle avoit souffert tous les accidens que lui causoient ses précedentes grossesses pendant tout le mois de Janvier, & avoit senti son enfant à la moitié du mois de May comme dans ses précedentes grossesses, comptant d'accoucher à la fin de Septembre, quoiqu'elle ne soit accouchée qu'au commencement de l'année suivante.

Après ces faits incontestables, M. Mauriceau a-t'il eu raison de dire que les enfans de sept mois ne sont que des avortons, dont aucun ne peut vivre; mais ses experiences sont mieux fondées, quand il dit que les enfans qui passent le terme de neuf mois, sont plus forts, plus robustes, & plus gros que ceux qui viennent précisément à ce terme; je l'ai remarqué, aussi-bien que lui, en plusieurs occasions.

## CHAPITRE XXIX.

*Quelque partie que l'enfant presente, quand il vient bien l'accouchement doit être toûjours appellé naturel.*

QUOIQUE les Auteurs prétendent qu'il n'y ait d'accouchement naturel, que celui où l'enfant presente la tête la premiere, & que par cette raison ils s'éloignent de la définition de l'accouchement naturel, qui doit être celui où l'enfant vient avec le seul secours de la nature, sans que l'art y soit que peu ou point utile. Je dis donc pour suivre cette définition étroitement, que quelque partie que l'enfant presente la premiere, quand il vient sans le secours du Chirurgien ni de la Sage-Femme; l'accouchement doit être appellé naturel, soit que l'enfant presente les pieds, les bras, le cul, ou la tête, comme les Observations suivantes en font foy.

### OBSERVATION LXXX.

Le 17 Février de l'année 1686. une Dame de cette Ville, d'un temperament foible & délicat, m'envoya prier de me rendre chez elle; elle me dit en arrivant qu'elle étoit malade pour accoucher, mais que ce n'étoit pas comme les accouchemens précedens, sans sçavoir quelle raison elle avoit de me tenir ce langage. Je la touchai pour m'en instruire, je trouvai que les eaux étoient préparées, & les membranes prêtes à s'ouvrir, & quelques parties en confusion assez avancées. Sans m'arrêter à examiner si c'étoit les pieds ou les bras, je fis au plûtôt faire le petit lit pour y mettre la malade; mais quelque diligence que l'on y pût apporter, les membranes s'ouvrirent avant que le lit fut accommodé, & les pieds se presenterent au passage. Je n'aidai que foiblement à recevoir l'enfant, n'y ayant donné aucun temps, tant l'accouchement fut prompt. Je délivrai la mere, qui se porta fort bien, ainsi que l'enfant, qui étoit un garçon.

### REFLEXION.

Voila ce qui s'apelle à bon droit un accouchement naturel, n'y ayant eû qu'un peu de précaution à prendre, suposé qu'il y eut quelque chose d'extraordinaire qui pouvoit être de retourner la face de l'enfant en bas, quand elle se trouve en haut, dégager les bras quand ils font quelque empêchement, & au cas qu'il ne vienne pas volontiers, & que la tête résiste quelque peu au passage, il faut porter sa main aplatie par dessous le menton & lui mettre le doigt du milieu dans la bouche, songer à ne faire de violence que le moins qu'il est possible, en tirant doucement par cet endroit, pendant que l'on tire le corps avec l'autre; en usant de cette maniere, l'accouchement se termine en peu de tems.

C'est cette situation ( quoy qu'elle soit appellée par les Auteurs contre nature ) que l'on doit d'autant plus souhaiter, qu'elle est l'unique qui assure dans le moment la fin de l'ouvrage, celle par laquelle l'on termine toutes les autres, & où l'on ne voit jamais l'enfant arrêté ni enclavé au passage, pour peu que l'on use de prévoyance, & que l'on suive les principes qui sont établis pour y réüssir. Ce que je dis est si vrai, & cette situation a tant d'avantage au dessus de toutes les autres, qu'il perira dix enfans dans les accouchemens où ils présenteront la tête, contre un qui fera de la peine, lorsqu'ils se presenteront par les pieds; celle qui suit est plus rare, mais elle n'en est pas moins possible, lorsqu'elle est posée sous ces mêmes conditions.

## OBSERVATION LXXXI.

Le 24 de Novembre de l'année 1703. comme j'étois à Cherbourg pour voir un Officier qui étoit blessé; l'on vint à minuit me prier d'aller voir la femme d'un Corroïeur, qui étoit malade pour accoucher, & dont l'enfant presentoit la main; j'y allay très promptement. Je trouvai la main de l'enfant qui sortoit du vagin, comme on me l'avoit dit, & la tête à côté, prête de paroître au couronnement, avec des douleurs piquantes, qui redoubloient sans relâche; j'encourageai la femme autant que je pus, par l'esperance d'un prompt accouchement. Je travaillai à dégager la tête avec mes deux doigts du côté opposé à celui où le bras se presentoit, sans toucher en aucune façon de ce côté-là, parce que ce bras y aidoit plus que je n'aurois pû faire; je continuai ce même secours jusqu'à ce que la tête fût assez avancée au passage, pour lui aider dans sa sortie, à quoi je donnai toute mon attention, sans me servir du bras en aucune maniere, que je laissois sortir à sa volonté, ne le tirant qu'autant qu'il étoit necessaire pour empêcher qu'il ne se repliât dans le vagin; parce que si j'en avois usé autrement; je n'aurois pas manqué de faire biaiser la tête; & qu'au lieu de venir directement comme elle fit, elle se seroit presentée par le côté, & auroit par consequent rendu l'accouchement, ( de naturel qu'il étoit, puisqu'il venoit sans presque de secours, ) tout-à-fait contre nature, &

l'enfant n'auroit pour lors pû venir que par l'aide que j'aurois été obligé de lui donner, & même en danger de perdre la vie.

## REFLEXION.

Quoi qu'il soit chagrinant de voir venir un enfant dans cette situation, cet acouchement ne doit pas moins être mis au nombre des acouchemens naturels, puisque je ne rendis qu'un foible secours à la mere & à l'enfant. Comme la tête étoit placée directement au passage; & qu'il n'y avoit que le bras qui l'accompagnoit, sans y faire d'autre obstacle que d'en grossir un peu le volume, & que les douleurs venoient à souhait pour finir cet accouchement, en aussi peu de temps qu'il le fut, rien ne peut empêcher qu'il ne soit mis au nombre des acouchemens naturels, aussi-bien que celui qui suit.

## OBSERVATION LXXXII.

Le 28 Mars de l'année 1687. la femme d'un Faiseur de paniers, très-jeune, & grosse de son premier enfant, se sentant vivement pressée, m'envoya chercher comme je dînois; je quittai tout, & me rendis incessamment auprès d'elle. Je trouvai les eaux écoulées, & que l'enfant qui presentoit le siege, étoit trop avancé pour prétendre le retourner, & trop peu pour lui pouvoir aider, à quoi je réüssis neanmoins bien-tôt après qu'il se trouva plus avancé à la faveur des douleurs qui redoubloient sans relâche. Je lui glissai un doigt de chacune de mes mains dans les plis des cuisses vers les aînes; & au moyen de ce foible secours, j'accouchai cette jeune femme en très-peu de temps. Je la délivrai ensuite; elle se seroit bien portée, si son sein n'avoit pas abscedé par sa mauvaise conduite, & cet accident lui causa bien plus de mal que sa couche.

## REFLEXION.

Ne doit-on pas appeller naturel un accouchement aussi prompt que celui-ci, dont l'enfant & la mere se tirerent si aisément d'affaire, encore que l'enfant ne soit pas venu la tête la premiere, n'est-il pas plus à propos que la fin de l'ouvrage terminé heureusement donne le nom à l'accouchement, que la partie que l'enfant présente, vû que si c'étoit la partie qui fût en droit de lui donner le nom de naturel, ce devroit être celui où l'enfant présente les pieds, par les raisons que je raporte dans l'Observation précedente.

L'acouchement de deux enfans, qui est de la nature des précedents, n'est pas moins naturel, que celuy où la femme n'acouche que d'un seul, il faut seulement que le Chirurgien fasse attention qu'il y en a qui n'ont qu'un arriere-faix; mais aussi qu'il y en a qui en ont deux, comme je le fais voir dans les deux accouchemens qui suivent.

## OBSERVATION LXXXIII.

Le 14 Juin de l'année 1685. j'accouchai la femme d'un Charpentier de cette Ville d'une fille passablement grosse, qui vint la tête la premiere ; comme je me mis en devoir de delivrer la mere, je trouvai de la resistance à l'arriere-faix, ce qui m'obligea de couler ma main le long du cordon pour en connoître la cause, que j'apperçus bien-tôt par de nouvelles membranes, qui occupoient le fond du vagin, avec des eaux préparées qui s'écoulerent dans le moment, & une seconde fille, dont la téte s'avança au passage, & en sortit à la premiere douleur. Après quoi je liai les deux cordons chacun avec deux ligatures, entre lesquelles je coupai ces cordons, afin de me débarasser de ces deux enfans, que je donnai à tenir à deux femmes pour en avoir soin. Je delivrai ensuite la mere, tenant ces deux cordons de mes deux mains, que je faisois agir successivement jusqu'à l'extraction de cet arriere-faix, qui étoit fort gros, & commun à ces deux enfans.

## OBSERVATION LXXXIV.

Le 19 Janvier de l'année 1687. j'accouchai la femme d'un Procureur de cette Ville d'un gros garçon, dont l'arriere-faix suivit de lui-même ; de secondes eaux qui percerent dans le moment, accompagnées d'une douleur vive & piquante, me firent retourner à la malade, avant même que j'eusse le temps de reflé-chir à ce qui se passoit, par rapport à la grosseur de l'enfant & de l'arriere-faix, que je croyois unique : dans la crainte que ce ne fût une perte de sang, erreur dont je me tirai dans l'instant, par la tête d'un second enfant, que je trouvai au passage, & qui ne tarda à venir que jusqu'à la premiere douleur, qui survint à l'instant ; c'étoit une fille, qui avoit aussi son arriere-faix, dont je délivrai la mere, qui se porta bien, & ses deux enfans pareillement.

## REFLEXION.

Voila deux acouchemens, quoique semblables dans le commencement, assez differens dans la suite, & où la conduite que l'on y doit garder ne differe de l'accouchement où il n'y a qu'un enfant seul, sinon qu'à trouver de la résistance au délivre ; il faut s'assurer de ce qui en peut être la cause, afin d'y apporter le remede qui est d'aller doucement, & sans rien précipiter, attendre la venuë du second enfant, sur tout quand les aparences & l'effet se trouvent telles qu'en ces deux Observations. En usant ainsi, tout finira heureusement.

Je ne parle que succinctement de ces deux acouchemens, parce que dans la suite je m'étendrai plus au long sur cette matiere ; dans un autre Chapitre n'ayant presentement d'autre idée que de faire voir qu'un accouchement de deux enfans n'est pas plus à craindre que celui d'un seul, & de lever la difficulté qu'un acouchement de cette nature peut faire à un nouvel Acoucheur, qui se le représente beaucoup plus difficile qu'il ne l'est en effet, comme il m'est arrivé à moy-même, ayant que j'eusse beaucoup pratiqué.

## CHAPITRE XXIII.

### *De l'extraction de l'arriere-faix, de la ligature du cordon de l'ombilic, & des parties superflues du fondement clos, & de la verge sans conduite.*

LORSQUE l'enfant est venu au monde, il faut le coucher sur le côté entre les jambes de sa mere, en sorte qu'il ait la respiration libre, & qu'il ne puisse lui rien entrer dans la bouche. Il faut ensuite que l'Operateur engage deux tours du cordon autour des deux doigts de sa main gauche, & au dessus le plus près de la partie qu'il lui est possible, y joindre les deux doigts & le pouce de la main droite, pour tirer doucement, ensuite par de legeres secousses de côté & d'autre. Si ce secours ne suffit pas, & que l'arriere-faix y resiste, il faut y ajoûter celui de faire souffler l'accouchée dans sa main, la faire épreindre comme pour aller à la selle, & enfin lui faire mettre son doigt dans la bouche, comme si elle vouloit se faire vomir, & continuer à tirer sans violence, afin de tâcher de délivrer l'accouchée, sans que le cordon se rompe, & que l'arriere-faix vienne tout entier ; lorsqu'il s'y trouvera de plus grandes difficultez, l'on aura recours au Chapitre qui traite de cette matiere à fond, au Livre de l'accouchement contre nature.

L'arriere-faix étant venu avec le secours ordinaire, & la femme étant ainsi délivrée, il faut mettre l'enfant & l'arriere-faix dans un linge propre entre les mains de la Garde, sur les genoux de laquelle il y aura un careau mollet, si cela se peut, alors le Chirurgien prendra un fil ciré d'une moyenne grosseur, avec lequel il liera ce cordon à un travers de doigt du ventre de l'enfant, en sorte que ce lien ne soit ni trop serré ni trop lâche: car si le fil étoit

étoit trop serré, il couperoit le cordon trop tôt, qui seroit en danger de donner du sang, & s'il étoit trop lâche, le sang ne s'arrêteroit pas; de maniere que l'un ou l'autre défaut mettroit l'enfant en danger de mourir, si même il ne mouroit pas avant qu'on eût le temps de s'en appercevoir. Après que le cordon sera lié, il faut le couper à un bon travers de doigt au dessus de la ligature; s'il étoit trop gros ou trop petit, & que l'on craignit que la ligature ne le coupât trop tôt, il n'y auroit qu'à faire cette ligature médiocrement serrée, & en faire une un bon pouce au dessus si forte que l'on voudroit, & couper le cordon au dessus de cette seconde ligature: c'est une précaution, qui loin d'être blâmable, peut bien avoir son merite.

Pour voir si ce cordon est assez serré, il n'y a qu'à en essuier le bout avec un linge après l'avoir coupé, & examiner s'il n'en sort rien, ou s'il en suinte quelque chose, c'est une marque qu'il n'est pas assez serré,& il faut necessairement le serrer davantage,comme c'est une marque qu'il est serré suffisamment, lorsqu'il n'en sort quoique ce soit.

Cette ligature étant faite, il faut avoir du vin chaud avec lequel on lavera tout le corps de l'enfant, mais particulierement son visage & sa tête. Il faut après cela le visiter exactement, pour voir s'il n'y a rien d'extraordinaire, comme six doigts aux mains ou aux pieds, ou bien la verge ou l'anus fermé, afin d'y remedier au plûtôt.

## OBSERVATION LXXXV.

Le 19 Decembre de l'année 1694. j'accouchai la femme d'un Boulanger à deux lieuës de cette Ville, dont l'enfant avoit six doigts à chaque main & à chaque pied, dont les cinq doigts ordinaires étoient bien formés & bien mobiles, comme aux autres enfans; mais les sixiémes doigts n'étoient que des doigts de chair, sans mouvement, & attachés au petit doigt hors de rang, sans qu'il parut y avoir ni os ni tendons; ce qui me fit prendre le parti de les lier avec un fil ciré, dont je fis deux tours au nœud, afin de serrer de temps en temps, sans qu'il pût se relâcher, ils tomberent tous quatre en trois ou quatre jours, sans que l'enfant eut donné aucune marque d'avoir souffert de ces ligatures, & les cicatrices se fermerent d'elles-mêmes, quand ces appendices furent tombés.

Je vois souvent un homme qui est venu au monde avec de pareils doigts superflus, auquel on les a laissés, qui lui sont très incommodes ; parce que comme il n'y a ni os ni tendons, ils s'accrochent souvent, & qu'ils n'ont aucun soutien, ce qui lui cause de sensibles douleurs lorsque cela arrive.

Quoique de toutes les femmes que j'ai accouchées, je n'aye trouvé qu'un seul enfant qui eut une suppression d'urine, causée par une adherence au col de la vessie, comme je l'ai rapporté dans une Observation précedente. J'en ai vû un autre à qui toute la verge n'étoit point percée, auquel il se fit une ouverture au dessus du scrotum, ensuite d'un petit abscés par où l'urine prit son cours, comme il étoit déja un peu âgé quand on me le fit voir, & que la fistule étoit trop caleuse, qu'il auroit été necessaire d'ôter & enlever ces calosités par une incision tout autour, ou par d'autres moyens tendans à la même fin, qui auroient fait une déperdition de substance considerable, & très-difficile à réünir, & que cette fistule étoit au dessus du col de la vessie, qui n'endommageoit en rien son sphincter, par le moyen duquel il retenoit bien son urine, & qu'il n'en souffroit aucune incommodité, joint à la longue ouverture qu'il auroit fallu faire au long de la verge, & à la difficulté de l'entretenir ouverte, je n'osai en entreprendre la guerison, dans la crainte de n'y pas réüssir.

Ce n'est pas seulement dans la perforation de la verge que la nature s'oublie, il en arrive quelquefois autant au fondement, qui se trouve fermé quand l'enfant vient au monde, d'une maniere si exacte, qu'il faut en venir à l'ouverture, pour lui conserver la vie.

## OBSERVATION LXXXVI.

Il m'est arrivé de deux sortes de fondemens clos, les uns dont la clôture étoit si profonde dans l'intestin, que la sonde, la canulle ni le doigt, ne pouvoient atteindre jusqu'à sa profondeur, ce qui en rendoit la separation impossible, ne trouvant aucun moyen d'y porter l'instrument & le speculum-Ani étant inutile, dont les enfans sont morts sans que j'aye pû les secourir.

L'autre espece n'étoit qu'une membrane ou corps membraneux un peu épais qui recouvroit l'anus, ou faisoit une simple union de ses parties exterieures, que j'ai ouverte avec la lancette, & après avoir bien laissé vuider l'anus, & l'avoir nettoyé avec de l'eau-de-vie, j'ai mis un plumaceau de charpies séches par dessus,

& une emplâtre. Je pansai ces enfans le l'endemain avec un plumaceau couvert de digestif, & j'avois soin de les panser toutes les fois qu'ils se salissoient, nettoyant la playe avec de l'eau-de-vie. Le quatriéme jour je n'y mis autre chose qu'un linge trempé dans l'eau-de-vie, sans m'être servi de tentes, qui auroient fait l'office de suppositoire, & auroient excité sans cesse à ces enfans les envies d'aller à la selle: en me conduisant de cette maniere, j'ai gueri en peu de jours ces deux clôtures toutes semblables.

Quand le Chirurgien aura ainsi pris soin d'examiner l'enfant, il faut qu'il ait encore celui de le faire emmailloter, qui est une chose à laquelle il faut avoir égard, dans la crainte qu'une Garde ou une Nourrice ne l'entendant pas assez bien, ne lui serre pas trop la poitrine ; ce qui seroit d'une dangereuse consequence pour le present, & pour la suite du temps ; pour le present, en ce que la respiration seroit interceptée par cette bande trop serrée ; & pour la suite, en ce que ce bandage trop serré rendroit la poitrine encore tendre, susceptible d'une compression vicieuse, qui causeroit une difformité telle que je l'ai vû arriver plusieurs fois, sans que j'aye pû y apporter de remede ; mais entr'autres, à l'enfant d'un Gentilhomme de cette ville, lequel pour avoir eu la poitrine par trop serrée par sa nourrice, quoique fort étenduë en apparence, elle lui est à peu près restée de la figure de celle d'un poulet d'inde, les bras ayant fait leur impression des deux côtés, & forcé le sternum à s'avancer beaucoup en devant.

Il n'en est pas de même des jambes crochuës, ou forjettées en dehors ou en dedans ; ce n'est jamais dans ce temps-là que les enfans sont susceptibles de cette difformité. Ce que je dis est si vrai, que j'ai vû plusieurs enfans de deux filles, qui étoient la suite & le fruit de leurs débauches, lesquels sans avoir jamais été emmaillotés, mais abandonnés à leur mauvais sort, & au gré de la nature dans des mauvaises enveloppes, sont à la fin venus grands & droits, sans que rien péche dans leur taille, moins qu'aux enfans dont l'on a eu tout le soin possible. Mais quand les enfans commencent à marcher, ces parties étant foibles & faciles à se courber par le poids de leur corps ; il faut pour lors que les nourrices ou les teneuses ayent soin de ne les laisser dessus leurs jambes que le moins qu'elles peuvent. J'en ai vû quantité à qui la chose est arrivée, pour les avoir voulu faire marcher trop tôt, & non pour avoir été mal emmaillotés. Au reste, il n'y a rien à faire à des jambes forjettées ; je n'en ai point vû à qui l'âge n'ait redressé ces parties, & je n'en ay jamais vû à qui les bandages, les attelles, les bottines de fer blanc, ni d'autres instrumens ayent été d'aucun secours, si ce n'est d'incommoder beaucoup les enfans, & avec si peu de succès, que les entrepreneurs étoient enfin forcés de les abandonner au temps, qui y réüssit si bien, que je n'en connois aucuns de tous ceux qui ont été dans le cas, qui ne soient hauts & droits, à moins qu'ils n'ayent été gehennez par ces sortes de bandages. Et quand les enfans ont été noüés à un tel point, que la nature n'a pû les rétablir entierement, ceux à qui l'on n'a rien fait, ont toûjours été moins difformes, que ceux qui ont été mis à la torture par ces prétendus secours. Après cela il faut dire que nous avons le bonheur que les enfans ne se nouënt jamais en ce pays, qui est un avantage qu'ils ont sur ceux de Paris, dont quantité ont le malheur d'être attaqués de cette maladie. C'est beaucoup qu'une Nourrice sçache emmailloter l'enfant; mais comme il lui faut bien d'autres qualités d'une plus grande consequence, c'est une necessité de la sçavoir bien choisir.

## CHAPITRE XXXI.

### *Du choix de la Nourrice.*

UNE bonne Nourrice est tellement à souhaiter, & une mauvaise si fort à craindre, que l'on ne peut prendre trop de précautions quand il faut en choisir une, puisque c'est d'elle que dépend le bonheur ou le malheur de la vie de l'enfant qu'elle nourrit. Il n'est pas necessaire de justifier ce que j'avance par des Observations particulieres, puisque tout le monde n'en est que trop convaincu, par les tristes experiences que l'on en fait journellement, dans la quantité d'enfans qui se trouvent ou remplis d'écrouelles, ou sujets à l'épilepsie, ou boiteux, ou bossus, ou galleux, ou qui tombent en chartre, sans prendre de nourriture ni d'accroissement. Il y en a même souvent qui meurent étouffés par les mauvais soins ou les vices d'une Nourrice, à laquelle les peres & meres ont abandonné leurs enfans, sans s'être informés à fond de leurs mœurs & de leur conduite, & sans avoir donné la moindre attention à un choix si important.

Les marques qui font connoître une bonne Nourrice, se tirent de son âge, de ses dents, de la couleur de sa peau, & de celle de ses cheveux, de l'odeur de sa bouche en particulier, & de celle de son corps en general, de l'état de sa fortune, de sa famille, de ses mœurs, de la quantité & de la qualité de son lait.

Le bon age de la Nourrice doit être depuis vingt & un ou vingt-deux ans, jusqu'à vingt-sept ou vingt-huit; étant plus jeunes, elles n'ont point encore le soin qui leur convient, elles sont trop endormies, & en danger toutes les nuits d'étouffer leurs enfans, quoyqu'elles ayent des meres ou des servantes auprès d'elles pour y veiller conjointement; si elles sont plus âgées que vingt-huit ans, leur lait n'est plus en si grande quantité, & elles sont moins en état de le conserver pour en nourrir l'enfant entierement.

Les belles dents marquent une bonne santé, & il est à craindre que celle qui les a gâtées, n'ait la bouche puante, qui ne pourroit communiquer qu'un mauvais air à l'enfant, qui a souvent la sienne sur celle de sa Nourrice; outre que beaucoup de Nourrices ont la mauvaise methode de passer la boüillie dans leur bouche pour juger du degré de sa chaleur, afin de ne point brûler leurs enfans; ce qui peut communiquer à cet aliment une mauvaise impression.

La couleur de sa peau, & sur tout de celle de son visage, ne doit être ni jaune ni noire; l'un marque un temperament bilieux, & l'autre un mélancholique; il ne doit être aussi ni pâle ni trop rouge, la pâleur marque un corps cacochime, & la grande rougeur designe une chaleur extraordinaire, mais une couleur moyenne, est ce que l'on appelle un beau sang.

Pour la couleur des cheveux, le brun, le châtain, le blond cendré, sont des couleurs à souhaiter; on ne peut pas en dire autant de la couleur rousse, & de celles qui sont très-blondes, ni de celles qui sont d'un noir de jaiët, elles sont non seulement sujettes à rendre une mauvaise odeur, mais aussi à d'autres incommodités qui ne peuvent être connuës que des personnes qui couchent avec elles, & ces incommodités ne peuvent manquer d'alterer la constitution de l'enfant, & de porter un grand préjudice à sa santé.

L'odeur infecte de tout le corps est insupportable, celle de l'haleine marque une mauvaise poitrine ou un mauvais estomach, & celle du nez quelque vice en cette partie ou en quelqu'autre partie voisine, & toutes ces infections peuvent se communiquer à l'enfant.

Pour l'état de sa fortune, il faut qu'elle soit dans une situation à pouvoir se nourrir suffisamment d'alimens assez bons pour faire un bon chyle, & par consequent un bon lait.

Il faut de plus qu'elle soit d'une famille qui soit exempte de ces maladies, dont la seule idée fait horreur, comme sont les écrouelles, l'épilepsie, le mal venerien, &c.

Qu'elle ait l'humeur agréable, qu'elle ne soit ni triste ni altiere, ni querelleuse; car le lait qu'elle donneroit à l'enfant, participeroit de ces mauvaises qualités.

Qu'elle soit de bonnes mœurs, rien n'étant plus constant par l'experience, que l'enfant contracte, avec le lait, quelque chose des bonnes ou des mauvaises inclinations de sa Nourrice.

Quoique j'insiste sur la couleur de la peau & des cheveux, ces regles ne sont pas sans exception. Il faut enfin que j'avouë que rien ne m'a paru plus délicat que d'être obligé de choisir une Nourrice, tant j'y ai été trompé; ce qui m'a déterminé depuis long-temps à n'en proposer aucune, après avoir connu les fraudes dont la plus grande partie sont capables: je me contente à present de faire mon raport sur la quantité & la qualité du lait, ainsi que sur sa bonté, qui est la plus essentielle attention que l'on doive avoir pour donner à l'enfant une bonne nourriture.

## CHAPITRE XXXII.

### *De la matiere du lait, & comment il est porté aux mammelles.*

Les Anciens ont crû que les mammelles avoient la faculté specifique de convertir le sang en lait, comme ils se sont imaginez, que les testicules avoient celles de le convertir en semence: ils ont tous perseveré dans cette opinion, jusqu'à ce que les fameux Harvée, Pequet & Vuillis nous ont procuré par leurs travaux les moyens de développer cette énigme, sans quoy nous ignorerions encore comme se fait le lait, de quelle maniere il est porté aux mammelles, & comment il s'y sépare, puisque c'est au fameux Harvée que nous sommes obligés de la découverte de la circulation du sang & des humeurs; à Pequet d'avoir trouvé le reservoir dans lequel les veines lactées vont décharger le chyle, pour être ensuite porté par le canal thorachique, qui est couché au côté gauche de l'épine, dans la souclaviere gauche, & tomber avec le sang dans la veine cave descendante, & enfin dans le cœur, & que c'est le celebre Vuillis qui nous a donné une idée juste de l'usage & de la configuration des glandes, qui eſt de ſeparer les differentes liqueurs qui ſont contenuës dans la maſſe ſanguinaire, ſuivant la differente configuration de leurs poroſités.

Pluſieurs Auteurs qui ont travaillé depuis ces découvertes, ont trouvé par quantité d'experiences fort vrai-ſemblables, que le chyle eſt la matiere du lait. Ils ont détruit toutes les objections qui leur ont été faites ſur ce ſujet, d'une maniere à rendre cette verité comme certaine, ſans que ces excellens Anatomiſtes ayent pû juſqu'à preſent découvrir les vaiſſeaux qui ſervent à charier le chyle aux mammelles, ni comment il y eſt ſeparé, s'étant contentez de remettre au temps qui éclaircit bien des choſes, la découverte des conduits qui ſont deſtinés à cet uſage.

Mais comment ont-ils pû convenir de la ſeparation des eſprits dans le cerveau, de la ſalive dans les parotides & maxillaires, de la bile dans le foye, du ſuc pancreatique dans le pancreas, de l'urine dans les reins, de la ſemence dans les teſticules, & des ſueurs dans les glandes de la peau, & refuſer aux glandes des mammelles la faculté de ſeparer le lait du ſang; eſt-il plus difficile de ſe perſuader de la ſeparation du lait par les glandes des mammelles, au moyen de la configuration de leurs poroſités que de la diſpoſition qu'ont les entortillemens des teſticules à ſeparer la ſemence du ſang, & celle du corps glanduleux du foye à ſeparer la bile, puiſque la ſubſtance oleagineuſe de l'une, ou mucilagineuſe de l'autre, ne doit pas faire moins de peine à l'imagination que celle du lait, qui n'en feront aucune ni l'une ni l'autre, quand on voudra ſe rendre à la raiſon, & recevoir comme une verité, que toutes les liqueurs de quelque qualité qu'elles puiſſent être, & quelque conſiſtence qu'elles puiſſent avoir, ſont filtrées & ſeparées par les differentes poroſités des glandes, qui ſont deſtinées à la ſeparation de chaque liqueur en particulier.

Ainſi le chyle étant porté avec le ſang aux mammelles par les arteres mammaires, y eſt ſeparé par la configuration des pores des glandes ovales dont ces parties ſont compoſées. La premiere ſeparation qui s'y fait n'eſt pour l'ordinaire qu'une ſeroſité blanchâtre, comme du petit lait, qui ne paroît venir que pour diſpoſer la voye, puiſqu'une partie des femmes ont de ce petit lait pendant leurs groſſeſſes; & après l'accouchement, ce petit lait ſe change en un lait qui en a la couleur & la conſiſtence; il eſt plus liquide que le chyle, ou plûtôt c'eſt la partie du chyle la plus liquide qui fournit le lait, la plus ſubtile paſſe par les petits pores des glandes des mammelles, & les plus grossieres restent dans le sang de la mere pour la nourrir, & le lait composé d'un chyle subtil devient ainsi une nourriture convenable à l'enfant. Cela se justifie par l'experience, qui fait voir que le sang a plus de corps que le lait, & que plus le lait est clair & plus l'enfant est gros, gras, & se porte bien, à la difference d'un lait épais, qui fournit une mauvaise nourriture aux enfans, qui sont pour l'ordinaire fort maigres, n'ont qu'une mauvaise santé, & sont toûjours criards, parce qu'ils souffrent sans cesse; ce qui me fait dire que le meilleur lait est celui qui est le plus clair.

La separation de cette espece de petit lait qui se fait pendant les derniers mois aux unes, & les derniers jours de la grossesse aux autres, étant fort liquide, s'échappe par le mammelon, à mesure qu'il se separe ou qu'il se filtre par le moyen des glandes dont la femme ne reçoit aucune incommodité, si ce n'est que ce petit lait est à quelques-unes assez abondant pour les mouiller; ce qui les oblige de porter des linges afin de recevoir cette humidité; mais la chose est bien differente après l'accouchement; soit à l'occasion de la figure & grandeur des pores de ces glandules, soit à cause de la diverse consistence ou qualité du lait, ou enfin à cause de la quantité dont les mammelles se trouvent remplies quelques jours après que la femme est accouchée. Car lorsqu'au lieu de couler, comme auparavant, il fait obstruction & engorgement aux glandes: Il cause des douleurs violentes à l'accouchée, par la repletion & extension qu'il cause aux mammelles, qui va jusqu'à un certain point, & dont il s'ensuit une chaleur extraordinaire, qui est nommée la fiévre du lait, laquelle venant à diminuer, les douleurs cessent peu à peu, & à peu près dans le même temps.

Cette remission de douleur vient de la diminution du lait, qui s'échappe quelquefois par le mammelon, mais plus ordinairement par l'insensible transpiration, à celles qui ne sont pas destinées à être Nourrices, & par le succement de l'enfant à celles qui se déterminent à le nourrir: c'est pourquoi je ne conseille que des linges molets & chauds à mettre sur la partie, afin de procurer cette transpiration autant qu'il est possible, évitant tout ce qui est onctueux, gras, huileux, ou mucilagineux, & tout ce qui peut refroidir ces parties; parce que toutes ces choses bouchent également les pores, empêchent la transpiration, peuvent faire cailler le lait, endurcir les glandes du sein, & donner occasion aux abscés.

C'est

C'est une erreur de dire que ce lait s'échappe par bas, l'humeur blanche qui coule après le sang, est ordinaire à toutes les femmes, aussi-bien à celles qui ont besoin de lait pour un, deux, & même trois enfans, qu'à celles qui ne sont point nourrices; c'est une necessité que la chose arrive ainsi, comme il arrive à une playe avec déperdition de substance, de ne pouvoir se réünir sans supuration.

L'arriere-faix en se séparant des parois de la matrice, y laisse comme une quantité de petites playes, qui sont les ouvertures des vaisseaux ausquels il étoit attaché, par lesquels l'humeur dont la matrice étoit remplie & imbibée, s'écoule peu à peu; elle commence par le sang, & elle finit par la liqueur blanche, qui est un vrai pus, & non du lait; ce qui arrive aux unes plûtôt, & aux autres plus tard.

Comme cette erreur n'est pas de consequence, je la touche legerement, & je serois obligé de faire une Dissertation fort étenduë, si j'entreprenois de développer toutes celles qui se sont glissées sur l'état des femmes, tant devant, pendant, qu'après l'accouchement. Je m'attache seulement à faire connoître celles qui sont importantes, afin que ceux qui sont en danger d'y tomber les évitent.

---

## CHAPITRE XXXIII.

### *Du choix du bon lait.*

LES Auteurs qui ont traité de la qualité & consistence du lait, en ont fait de trois sortes, de fort épais, de fort clair, & d'une sorte qui tient le milieu entre ces deux extrémités. Pour le connoître ils conseillent d'en mettre une goute sur l'ongle; que s'il fait le rubis trop gros, c'est une marque qu'il est trop épais, s'il coule sans faire le rubis, ou qu'il ne le fasse que très peu & fort plat, il est trop clair; mais que si ce rubis n'est pas trop gros, & ne s'écoule pas, il doit être jugé d'une bonne consistence.

La quantité de Nourrices que j'ai choisies, & la longue experience que j'ai d'examiner la bonté du lait, ne m'a pas fait prendre le milieu entre ces deux extrémités; le lait qui est le plus coulant est le meilleur; je ne ferai point en cette occasion, non plus qu'en plusieurs autres, des Dissertations inutiles, je me contenterai de prouver que le plus clair est le meilleur ; & c'est une verité si constante, que je ne manque presque jamais de dire l'état de l'enfant, dès le moment que la Nourrice me fait voir de son lait ; car l'enfant de celle qui l'a bien clair, est pour l'ordinaire gros, gras & frais, au contraire de celles qui l'ont épais ; car je prévois que leurs nourrissons sont maigres, brûlans & mal sains ; ce qui se trouve toûjours veritable.

La chose paroît assez facile à expliquer, en ce que le lait bien clair se distribuë avec beaucoup de facilité, qu'il repare par ce moyen la dissipation continuelle qui se fait chez l'enfant, & le fait par consequent bien mieux croître en toutes ses dimensions, que ne fait celui qui est épais, & rempli de partie crasseuses & grossieres, qui se précipitent dans les intestins gresles, passent brusquement dans les gros, sans fournir que peu de nourriture à l'enfant; aussi j'ai remarqué que ceux qui sont nourris d'un lait épais, ne moüillent pas beaucoup leurs couches, au contraire des autres qui sont toûjours comme dans un bain.

L'on trouve au lait clair un goût sucrin, doux, & agréable, il jaillit avec impetuosité quand la Nourrice prête son sein, qui est une marque qu'elle en a beaucoup.

Quelque peu de temps qu'elle soit sans donner à têter à son enfant, son sein est incontinent rempli, & il s'échappe même du mammelon.

Au contraire, de celui qui est épais, le goût en est souvent salé, amer, ou mauvais, il ne sort que goute à goute, lorsque la Nourrice presse son sein, le sein paroît toûjours molasse, qui est une marque qu'il ne se remplit gueres.

Pour bien gouter le lait, il faut rinser plusieurs fois sa bouche avec de l'eau, tirer du lait sur une assiette, & en avaler quelques gorgées, autrement il sera difficile d'en juger, parce qu'une bouche pâteuse, salée ou amere, ne peut gueres au moyen d'une cueillerée, ou moins d'une cueillerée, en faire une juste distinction.

Les grosses mammelles sont sujettes à n'avoir pas beaucoup de lait, les mediocres avec un mammelon bien rouge & bien détaché, sont à préferer.

Il est plus facile de juger de la qualité du lait, que de prévoir si une Nourrice est grosse, parce que l'enfant tettant sans cesse, ôte le superflu des humeurs, & par consequent la cause des dégoûts, des envies de vomir, des vomissemens, & des lassitudes, que la plus grande partie des femmes souffrent dans le commencement de leur grossesse, par la quantité des humeurs superfluës dont elles regorgent, en consequence de la suppression de leurs ordinaires.

Il y en a quantité à qui le lait ne change ni ne diminue, que lorsqu'elles sont avancées dans leur grossesse, & qu'elles ne peuvent plus fournir à l'augmentation de l'enfant dont elles sont grosses, & à la nourriture de celui qu'elles allaitoient : c'est en ce temps-là que l'enfant qu'elles nourrissent, change de bien en mal; elles maigrissent elles-mêmes, & leur lait diminuë peu à peu, pour se perdre entierement dans la suite ; ce qui n'arrive quelquefois que bien tard, & il en coute souvent une mauvaise santé au nourisson, & quelquefois la vie.

Toutes les Nourrices ne sont pas condamnables dans cette fâcheuse conjoncture, puisque celles qui nourrissent leurs propres enfans tombent dans ce malheur, aussi-bien que celles qui nourrissent ceux d'autrui : c'est pourquoi je fais sévrer les enfans dès le moindre soupçon que j'ai de la grossesse de la Nourrice ; mais si c'est quelquefois l'effet de leur ignorance, c'est aussi très-souvent celui de leur malice, puisque j'en ai fait sortir quantité en cet état, des maisons de personnes de consideration, qui se sçavoient grosses, & même fort avancées dans leur grossesse sans en avertir, & qui donnoient ainsi de dessein prémedité de mauvais lait à leurs nourrissons, pour en avoir plus long-temps le profit.

Les Nourrices qui ont leurs ordinaires, & dont les enfans se portent bien, n'en sont pas toûjours moins bonnes, c'est une marque qu'elles font plus d'humeurs que celles à qui elles ne coulent pas, & que l'enfant n'en pouvant consommer qu'une partie, c'est une necessité que ce qu'il y a de trop, s'évacue de cette sorte ; d'autant plus que les voyes y sont déja disposées. Elles sont plus sujettes à devenir grosses, que celles qui n'ont pas cette évacuation ; à la difference neanmoins que celles qui ont leurs regles, ne peuvent ignorer leur grossesse, au lieu que les autres la peuvent ignorer pour un temps, par les raisons que j'ai dites, mais qui sont toutes sujettes à la dissimuler. Voici ce que j'ai pû remarquer de plus précis sur cet Article.

## OBSERVATION LXXXVII.

Au mois de Mars de l'année 1711. une Dame veuve laissée grosse, s'asseura d'une Nourrice, qu'elle choisit entre plusieurs autres, & par précaution la fit venir dès ce jour-là dans sa maison

& elle nourrit ensuite la petite fille dont je l'accouchai quelques temps après. Elle m'asseura qu'elle n'avoit point ses ordinaires, & qu'elle ne les avoit jamais tant qu'elle donnoit à tetter à tous ses enfans ; soit que la chose fût ainsi, ou dans la crainte que je n'eusse déconseillé de la choisir, comme sans doute je l'aurois fait, ne voulant jamais de Nourrice qui soit sujette à les avoir ; aussi pouvoit-elle bien les avoir, mais elles pouvoient aussi lui être venuës dans la suite. Cette Dame par précaution donna cette Nourrice comme en garde à sa Cuisiniere, qui étant sa Domestique depuis long-temps & âgée, passoit dans son esprit pour être revenuë de la bagatelle, en quoi elle ne laissa pas d'être trompée; car cette Cuisiniere ayant un amant que cette Nourrice lui empêchoit de voir dans sa chambre, comme elle avoit coûtume, elles trouverent moyen avec le temps de s'accommoder. Quand la Dame étoit absente, le galand & le mary de la Nourrice venoient souper & coucher ensemble; ce qu'étant sçû, & la Dame fort chagrine de se voir trompée dans son choix, elle eut une inquiétude des plus violentes que cette Nourrice ne fut grosse; dont elle se justifia sur le champ, en donnant des marques du contraire, par la representation de sa chemise, qui le prouvoit évidemment par une attestation en caracteres de sang ; comme l'enfant au surplus se portoit assez bien, & qu'il étoit assez avancé en âge & bien nourri, je déterminai la Dame à la laisser encore quelques mois à cette Nourrice, plûtôt que de s'exposer à en prendre peut-être une pire ; ce qui alla encore jusqu'à quatre mois, pendant lesquels je m'apperçus que dans le temps que les ordinaires de la Nourrice couloient, cette petite fille ne vouloit que peu ou point tetter, qu'elle ne se portoit pas bien pendant ce temslà, & même qu'elle changeoit beaucoup ; mais que cette enfant reprenoit son premier état aussi-tôt que les ordinaires de la Nourrice avoient cessé de couler : ce que je fis sensiblement remarquer à cette Dame, qui fut l'occasion que je pris pour lui conseiller de lui donner une autre nourriture ; ce qu'elle fit, dont elle se trouva bien, ainsi que l'enfant, qui se porta bien depuis qu'elle fut sevrée, la bonne nourriture qu'on lui donnoit, ne changeant point tant de goût, que le lait de sa Nourrice.

## REFLEXION.

Il est aisé de juger par cette Observation, que les enfans dont les nourrices ont leurs ordinaires sont exposées à de fâcheux inconveniens, & que le lait de quelques-unes est beaucoup plus mauvais dans ce temps-là, que ne l'est celui de quelques autres, puisque l'enfant dont il s'agit le rebutoit jusques à ce que la nourrice se portât bien, & qu'elle changeoit beaucoup pendant ce temps-là, quoyqu'on ne s'en apperçoive en aucune maniere à quantité d'autres; c'est cette raison qui me persuade que quand je vis cette nourrice la premiere fois, elle pouvoit n'avoir pas ses ordinaires, mais qu'elles lui étoient venues depuis, d'autant plus que nous n'avions point remarqué le changement qui arrivoit à l'enfant, avant ce temps-là, comme nous l'observâmes dans la suite, & ce pourroit être une preuve que c'étoit la premiere fois qu'elle les avoit, dont on ne pût être éclairci par sa commode garde & fidelle confidente, qui lui faisoit trop de plaisir pour ne lui pas garder le secret; ce qui me fait dire qu'il y a toûjours des chagrins à essuyer, quand on est dans la necessité d'avoir des nourrices, & que bien qu'il soit plus facile à connoître si une nourrice est grosse quand elle a ses ordinaires, que quand elle ne les a pas; il vaut toûjours mieux en prendre une qui ne les ait point, & tâcher de se mettre à couvert des autres inconveniens, autant qu'il est possible.

## CHAPITRE XXXIV.

### *De la nourriture ou du regime de la femme nouvellement accouchée.*

JE donne pour l'ordinaire un boüillon à la femme aussi-tôt qu'elle est accouchée; si c'est la nuit, je lui en fais donner un second trois ou quatre heures après, & trois heures après je lui fais donner une petite soupe, puis un boüillon, & une autre petite soupe; de maniere que les premiers jours se passent en prenant par intervales reglés deux soupes par jour, & deux boüillons, & un pendant la nuit, lorsqu'elle est éveillée; on y peut joindre quelques œufs frais pour celles qui les aiment, & un peu de rôtie au vin, quand il n'y a point de fiévre, ou que l'on n'a pas lieu de l'apprehender. Cette rôtie se fait avec une tranche de pain rôtie, que l'on fait boüillir dans une écuelle sur le réchaud, avec de l'eau & du sucre. On l'ôte après qu'elle a boüilli, & on y ajoûte un verre de vin, & l'on en donne quelques cueïllerées de temps en temps; je n'en ai jamais vû de mauvais effets.

Je fais donner à l'accouchée pour sa boisson ordinaire la liqueur suivante. Il faut mettre dans deux pintes d'eau mesure de Paris, un gros de canelle & deux onces de sucre, faire boüillir cela un quart-d'heure, & donner cette liqueur à boire à la malade, toûjours un peu tiede, & jamais froide, à laquelle on peut ajoûter un peu de vin, quand il n'y a point de fiévre.

Si le ventre de l'accouchée se trouve paresseux jusqu'au troisiéme jour, je ne manque jamais de lui faire donner un lavement émolient ou purgatif, & le cinquiéme jour quand la fougue du lait est passée, à celles qui en ont beaucoup ; car toutes n'en sont pas également incommodées ; je leur donne la liberté de manger un peu de volaille boüillie, ou de poulet rôti : voilà comme je fais vivre les accouchées en general, tant que les accidens de la couche sont à craindre ; car ce temps passé, je ne leur conseille pas d'autre regime, si ce n'est de ne point faire d'excès, de se garantir du froid, si c'est en hyver, & de ne point sortir & ne s'y point exposer, qu'autant qu'elles ne peuvent absolument s'en dispenser, jusqu'à ce que les vuidanges soient absolument arrêtées, qui est un temps que l'on ne peut précisément déterminer ; parce qu'il y a des femmes qui sont plus en état de sortir après quinze jours, que d'autres après un mois, & même six semaines.

---

## CHAPITRE XXXV.

### *De la necessité de faire perdre le lait.*

IL y a très-peu de femmes qui n'ayent du lait après être accouchées ; & celles qui ne nourrissent pas leurs enfans, cherchent tous les moyens possibles de le faire perdre ; ce qui n'arrive que dans un certain temps, & avec beaucoup de difficulté ; c'est pour cela que l'on a éprouvé un grand nombre de remedes pour en arrêter le cours, sans qu'aucun ait eu jusqu'ici une efficace telle qu'on pourroit la desirer, à moins qu'il n'ait été secondé du tems. Entre les specifiques les plus vantés pour rallentir la fougue du lait, on préconise l'eau de buis, & le miel seuls, ou bien d'en faire une décoction en cette sorte. Prenez une poignée de jeunes branches ou d'extrémités de buis, mettez-là dans une pinte d'eau, avec deux cueillerées de miel, faites-les boüillir quelques boüillons, & trempez dans cette liqueur un linge plié en quatre, & l'appliquez sur le sein, aussi chaud que l'accouchée le pourra souffrir, le liniment de populeum, avec une feüille de papier gris trempée dans le vinaigre, & appliqué par dessus, le tout fort chaud ; la toile cirée faite avec la cire blanche, l'huile d'amande douces, & la graisse de mouton, le liege, les pieces d'or penduës au col. Après avoir suffisamment éprouvé tous ces remedes prétendus specifiques, sans qu'aucun ait réüssi à mon souhait, je m'en suis tenu à une serviette chaude & molette appliquée sur le sein, sans l'éventer ni y toucher, quelque douleur que l'accouchée y ressente, dans le temps que le lait vient à faire son effort. Rien n'empêche la transpiration ; la mauvaise odeur n'incommode point la malade, qui ne l'est que trop en cet état, la chaleur s'y conserve sans peine, ce qui est très-difficile, pour ne pas dire absolument impossible, avec les drogues & remedes dont je viens de parler, & dont plusieurs se servent.

Il est à remaquer que plus le lait fait de violence, & monte avec impetuosité, plûtôt il se calme, & plûtôt la douleur cesse ; ce qui arrive plus ordinairement quand il ne coule pas, que quand il coule ; car quand il coule, il ne remplit pas si exactement le sein, ce qui fait que la douleur est moindre, mais aussi qu'elle dure davantage.

Il faut avoir un grand soin quand le lait coule, & que les linges sont moüillés, de les changer, pour éviter que le sein ne se refroidisse, & qu'il ne survienne une dureté par le caillement du lait, ou autrement.

Ce n'est pas seulement l'impression du froid sur cette partie qui peut causer cet accident, celui des mains n'est pas moins à craindre ; c'est ce qui me porte à conseiller à toutes les femmes que j'accouche, que les manches de leurs chemises soient en amadis, & d'avoir des gands ou des mitaines à leurs mains, si elle ne les veulent ou ne les peuvent pas tenir dans le lit, dans la crainte qu'il ne leur en arrive autant qu'à celle qui fait le sujet de l'Observation suivante.

## OBSERVATION LXXXVIII.

Une jeune Dame de cette Ville que j'accouchai le 7 Février de l'année 1692. dans une saison fort froide, & qui aimoit beaucoup son plaisir, ne voulut pas se passer un seul jour de voir compagnie, d'autant plus que son accouchement avoit été fort heureux. Cette Dame pour ne point paroître malade, voulut se faire coëffer à la legere, & prendre des engageantes au lieu d'amadis, & tenir toûjours ses bras & ses mains hors du lit. J'eus beau lui prédire ce que son peu de précaution à cet égard lui attireroit, particulierement sur son sein, qui ne manqueroit pas de se grumeler. Elle n'en voulut rien rabattre ; mais aussi en ressentit-elle bien-tôt les mauvais effets ; son sein grossit, devint dur, enflamé & douloureux, malgré tous les remedes que plusieurs commeres y purent faire, n'osant se servir de moi, parce qu'elle me croyoit très en colere ; mais à la fin son sein s'étant gonflé & enflammé à l'excès, & la matiere y étant faite & formée, elle fut obligée de m'appeller à son secours. Je fus contraint de l'ouvrir ; il en sortit plus de six palettes de pus. Je la gueris en très-peu de temps, & son autre mammelle souffrit bien-tôt après la même disgrace.

## REFLEXION.

L'on voit par cette Observation combien le ménagement est necessaire à une femme en couche, & la précaution qu'elle doit prendre contre le froid, puisqu'il ne faut qu'en souffrir seulement aux mains, pour donner occasion au sein de s'endurcir & causer un abscès. La même chose est arrivée à beaucoup d'autres Dames en pareille occasion, pour avoir eu un peu de froid aux mains ; ce qui me fait toûjours recommander aux femmes en couche de l'éviter autant qu'il leur est possible ; je dis autant qu'il leur est possible, parce que j'ai accouché plusieurs Dames qui, quoiqu'attentives à suivre mes conseils, n'ont pû executer celui de tenir leurs mains dans le lit, parce que quand elles vouloient s'obstiner à les y tenir, elles étoient attaquées de vapeurs si fortes, que j'ai été appellé pour aller voir deux de ces Dames pendant la nuit qui étoient tourmentées des vapeurs les plus violentes, pour avoir suivi cet avis avec trop de constance ; ce qui me portoit à leur conseiller, voyant l'impossibilité où elles étoient de se tenir en cet état, outre leurs manches avec des amadis, de prendre des mitaines à leurs mains, & de mettre encore leurs mains sous quelque chose de leger & chaud : en tenant cette conduite, elles ont tenu leurs mains hors du lit, sans rien apprehender, parce que le soin qu'elles prenoient de n'y point souffrir de froid, satisfaisoit à l'intention principale qui est de l'éviter pendant les couches non seulement aux mains, mais par tout le corps, rien n'étant plus contraire & même le seul froid des pieds n'étant pas moins à craindre que tout autre.

## OBSERVATION LXXXIX.

Le 6 Janvier de l'année 1699. j'accouchai une jeune Dame de son premier enfant, qui eut un travail un peu long, mais heureux ; elle se trouvoit si incommodée de la chaleur qu'elle sentoit à ses pieds, qu'elles les mettoit sans cesse hors du lit, pour leur faire sentir la fraîcheur de l'air, qui étoit fort vive, par rapport à la saison. Tout ce que je lui pus dire du risque où elle se mettoit de se procurer un fort grand mal, & les remontrances de sa Garde, furent inutiles ; elle se portoit trop bien pour craindre nos menaces ; elle se croyoit même le septiéme jour absolument

lument en état de se relever, lorsque tout à coup elle fut prise d'un frisson, suivi d'une fiévre violente, son sein se grossit, & ses deux mammelles s'abscederent successivement. Je fus obligé de les ouvrir, après avoir tenté inutilement tous les remedes des bonnes femmes & les miens, pour procurer la transpiration de l'humeur extravasée. Elle fut long-tems à guerir, & paya ainsi fort cher l'entêtement qu'elle eut d'en user à sa fantaisie.

### REFLEXION.

Ces deux Observations suffisent pour faire voir, de quelle consequence il est à une nouvelle accouchée, de ne souffrir aucun froid dans ses couches ; à cause du danger où elle s'expose non seulement de faire absceder son sein, mais aussi de donner lieu à une totalle suppression des vuidanges dont il se fait souvent un reflux par toute l'habitude du corps, qui ne se termineroit que par quelque abscès fâcheux en quelqu'autre partie, soit aux aînes ou ailleurs, comme je le ferai voir en traitant de l'accouchement contre nature.

---

## CHAPITRE XXXVI.

### *De la necessité de purger une femme à la fin de ses couches.*

QUAND une femme est absolument hors de ses couches, il est à propos qu'elle soit purgée pour décharger la nature d'une quantité de mauvaises humeurs qu'elle a contractées pendant sa grossesse ; c'est un abus de croire qu'elle se purge assez pendant ses couches, quelque quantité d'humeurs qu'il sorte de chez elle, il y reste assez de mauvais levains pour donner occasion à une fermentation vicieuse, capable de causer de fâcheuses maladies, que l'on peut éviter par ce moyen.

La purgation est d'autant plus utile après les couches, qu'au cas qu'elle ne produise pas un effet bien sensible, elle ne peut toûjours causer aucun désordre, pourvû qu'on employe les purgatifs les moins violens, comme sont le sené, la rhubarbe, le sel vegetal, ou de prunelle, la manne, la casse, le catholicon double, de rhubarbe, les sirops de pommes & de chicorée composés de fleurs de pescher, & autres de pareille qualité, comme je fis dans l'Observation qui suit.

## OBSERVATION LXXXIX.

Une jeune femme très délicate & foible que j'accouchai fort heureusement le 13 Août de l'année 1698. quoiqu'elle eut été valetudinaire pendant tout le temps de sa grossesse, ses vuidanges étant arrêtées un mois après son accouchement, fut purgée par mon conseil avec un gros de rhubarbe & autant de sel vegetal, infusé dans un grand verre de boüillon de veau, qui fut mis dans un vaisseau couvert sur les cendres chaudes pendant douze heures; on fit chauffer l'infusion le matin, & l'on y fit fondre ensuite une once de bonne manne, & après avoir coulé l'infusion, l'on ajoûta une once de sirop de fleurs de pescher. Elle prit cette potion le matin, & un boüillon deux heures après. L'effet de cette medecine fut heureux, & la jeune femme se releva de ses couches dans une santé parfaite.

Je fais prendre gros comme le poing de veau bien dégraissé, ou au défaut un petit poulet, que l'on met dans un chaudron d'une grandeur proportionnée à faire boüillir l'un ou l'autre l'espace de deux heures; de maniere que ce boüillon se reduit à un grand verre ou deux, si on juge à propos de donner deux prises pour faire infuser les purgatifs. Cette maniere de purger réüssit parfaitement bien, sur tout aux personnes délicates, comme étoit celle-ci; mais quand je veux purger une femme forte & robuste, je ne me sers pour l'infusion que d'eau toute claire, comme je le fis à celle qui suit.

## OBSERVATION. XC.

Le 18 Juillet de l'année 1700. j'accouchai une femme qui s'étoit bien portée pendant sa grossesse, & dans la suite de ses couches, à la fin de laquelle elle se voulut purger, ce que je fis comme il suit. Dans un grand verre d'eau, l'on mit en infusion deux gros de sené, demi gros de rhubarbe coupée par tranche, & un gros de sel de prunelle ou cristal mineral, avec une pincée d'anis dans un vaisseau couvert sur les cendres chaudes, depuis le soir jusqu'au matin. L'on coule l'infusion sur une once de manne; il faut couler le tout une seconde fois, puis dissoudre dans la colature, demie once de catholicon double de rhubarbe, & une once de sirop de pommes laxatif. Cette femme prit cette potion le matin, & deux heures après un boüillon; ce qui réüssit parfaitement bien.

Comme cette malade avoit continuellement sué dans les huit ou dix premiers jours de ses couches, & que ces sueurs en se dessechant sur la peau, y font pour l'ordinaire une crasse qui cause des demangeaisons, elle me demanda le moyen de s'en défaire, je lui conseillai de prendre un bain d'eau tiede, où elle demeureroit seulement autant de temps qu'il en faut pour se bien laver & nettoyer, ce qu'elle fit suivant mon conseil, & elle s'en trouva bien.

## REFLEXION.

Je ne conseille pas absolument à toutes les femmes accouchées de se purger; il y en a quantité qui ne le font point, & qui ne s'en portent pas plus mal; mais je dis seulement qu'il est bon de le faire, & en se purgeant de la maniere que je purgeai cette femme foible, délicate & jeune; l'on ne peut jamais en ressentir que de bons effets, parce qu'il paroît que pendant le cours d'une grossesse, où une femme s'est toûjours trouvée incommodée, il ne se peut faire que ces incommoditez n'ayent laissé un fond de corruption, ou quelque mauvais levain, qui ne peut être détruit & enlevé que par le secours de la purgation; de maniere que si je laisse aux femmes qui se sont bien portées pendant leurs grossesses, la liberté de se purger ou de s'en passer, à la fin de leurs couches, je veux au moins faire connoître à celles qui ne se sont pas bien portées, la necessité de le faire, comme je fis à cette accouchée, & le fruit qu'elle en tira, qui fût de se relever de ses couches en parfaite santé.

Celle ci, quoi qu'elle se fût bien portée pendant sa grossesse, & la durée de ses couches, ne se trouva pas moins bien de la purgation. La quantité de drogues que je fais entrer dans la composition de cette medecine n'est pas plus à craindre que le peu que j'en introduis dans l'autre, d'autant que l'effet de toutes ces drogues simples ne peut être violent, & qu'une personne d'un bon temperament & d'une complexion forte, ne se trouveroit point ébranlée, si l'on y en mettoit moins, & la medecine lui seroit par consequent inutile; mais la purgation étant ainsi dispensée, il est rare qu'elle n'opere, du moins c'est ce que je n'ai presque jamais vû arriver, & cette operation est toûjours heureuse, parce qu'elle ne tourmente point la malade par les douleurs du ventre & qu'elle ne l'affoiblit point par la quantité des déjections qu'elle lui procure, qui sont les deux mauvais effets qu'une medecine trop forte & composée de drogues violentes peut produire comme sont les poudres, les pillules, & les tablettes.

La sueur abondante qu'eut cette accouchée pût bien avoir été cause de la bonne terminaison de ses couches. J'ai vû tant de bons effets de ces sueurs, que je me trouve obligé d'en rapporter quelques Observations pour accomplir le dessein que j'ai de n'oublier rien de ce qui peut contribuer à rendre heureux l'accouchement naturel.

Le bain que je conseillai à cette derniere femme n'est pas de moi, M. Mauriceau l'a conseillé, dans le dessein de remedier à l'incommodité dont elle se plaignoit, aussi le crois-je fort utile pour nettoyer la peau d'une crasse qui peut rester des couches, tant à l'occasion des sueurs qui arrivent à la plus grande partie des femmes pendant leurs couches, que pour d'autres raisons ; mais elles ne doivent demeurer dans le bain qu'autant de tems qu'il en faut pour se décrasser ; Je souhaiterois même que ce fût plutost dans une saison qui favorisât l'usage de ce remede, parce que pendant les saisons froides, un bain venant à ouvrir les pores de la peau, & la personne venant ensuite à s'exposer à l'air, il seroit à craindre qu'un pareil bain ne donnât occasion à un rhume plus fâcheux & incommode que n'est la crasse qui peut retarder des couches.

Il ne faut pas aussi, quelque chaleur qu'il fasse, qu'une nouvelle relevée s'aille laver les pieds ni se baigner dans l'eau froide, ce seroit une temerité qu'elle s'exposeroit à payer bien cher, par les accidens qu'une pareille tentative pourroit lui causer.

## CHAPITRE XXXVII.

### *De l'utilité des sueurs.*

Les sueurs sont fort ordinaires aux femmes en couches : celles qui peuvent les souffrir patiemment, en ressentent de très-bons effets. J'ai vû quantité de femmes attaquées de frissons violens, suivis de fiévre continues très-fortes, avec des douleurs au sein, aux hanches, & ailleurs, se tirer de tous ces accidens par les sueurs, & quantité d'autres les prévenir en conservant une sueur qui avoit commencé de paroître presqu'aussi-tôt qu'elles étoient accouchées, & qui continuoit jusqu'à ce qu'elles fussent hors d'inquiétude.

Celles qui ont voulu interrompre ce secours que la nature leur donnoit gratuitement, ont souvent eu lieu de s'en repentir, par les fâcheuses suites ausquelles les unes ont été exposées pendant un long-temps, & dont les autres ne se sont tirées que par des nouvelles sueurs, excitées avec peines par tous les moyens les plus efficaces, & dont elles souffroient bien davantage qu'elles n'auroient fait, si elles eussent voulu profiter d'une occasion qu'elles avoient imprudemment negligée.

### OBSERVATION XCI.

Le 6 de Mars de l'année 1684. j'accouchai une jeune femme de son premier enfant, qui eut des sueurs copieuses depuis le premier jour de son accouchement jusques au huitiéme. Elle prit un grand soin de les entretenir pendant tout ce temps-là, profitant de mon conseil & de celui de sa Garde ; mais comme elle joüissoit de toute la bonne santé qu'une femme en son état pouvoit raisonnablement desirer, l'ennui la prit d'être si long-temps dans cette espece de bain naturel, à l'ennui succeda l'impatience, jusqu'au point de ne vouloir plus souffrir de couverture, qu'autant qu'il étoit necessaire pour se garantir du froid, n'ayant plus d'autre attention que celle de se relever, & choisit pour cela le dixiéme jour d'après son accouchement.

Mais elle fut bien surprise en s'éveillant le matin, de se trouver saisie d'un frisson effroyable, suivi d'une fiévre des plus violentes, son sein devint dur, douloureux, & fort gonflé, avec une douleur à la tête, aux hanches, aux aînes, & presque par tout le corps; ce qui l'obligea de me renvoyer chercher. Je lui ordonnai aussitôt de faire en sorte de rappeler les sueurs qu'elle avoit si mal à propos supprimées; ce qui fit qu'au lieu de deux ou trois jours qu'elle avoit encore à les supporter, elle fut obligée de les entretenir encore plus de huit ou dix jours, ayant sans peine procuré leur retour par la disposition qu'elle y avoit toûjours euë. Après quoi tous ces accidens cesserent, & la malade se trouva bien guerie, sans autre secours que celui de la nature, qui lui avoit procuré cette évacuation si utile.

## OBSERVATION XCII.

Le 30 Juillet de l'année 1698. j'accouchai une Dame de cette Ville, qui bien qu'elle eut coûtume de suer dans toutes ses couches, voulut par rapport à la saison s'en dispenser pour cette fois. J'eus beau lui en dire les consequences, qui étoient encore plus à craindre pour elle, qui avoit coûtume de suer copieusement dans tous ses accouchemens, que pour beaucoup d'autres qui ne suoient que rarement. Mais comme son inclination ne l'y portoit pas, elle me dit pour toute raison qu'elle avoit toûjours accouché en hyver, que le froid l'avoit obligée d'être fort couverte, pour éviter les atteintes du froid; ce qui la mettoit dans la necessité de suer; mais que pour cette fois étant accouchée dans la saison la plus chaude de l'année, il n'étoit pas necessaire qu'elle se couvrit pour entretenir la chaleur qu'elle ne sentoit que trop vivement, ce qui ne l'obligeoit qu'à être peu couverte, & la dispensoit de l'incommodité de la sueur. Ces raisons auroient parû plausibles à un homme qui n'auroit pas eu l'experience des retours fâcheux qu'une femme en couches doit appréhender, mais elles ne me satisfirent point du tout; aussi ne fûs-je pas surpris quand on me vint annoncer six jours après à deux heures du matin qu'elle étoit très-mal. Je la trouvai dans les horreurs d'un frisson des plus violens, qui fut suivi d'une chaleur insuportable, avec de grandes douleurs à tout le ſein, le long du dos, aux bras & aux jambes : je ne pus faire autre choſe pendant ce cruel friſſon que de la faire bien couvrir, à la fin duquel je lui fis prendre un grand boüillon, ſans la laiſſer ſe découvrir ; ce qui lui procura une ſueur ſi abondante pendant plus de trente heures, qu'elle emporta toutes les douleurs qu'elle ſouffroit auparavant, & qu'elle ne devoit qu'à ſon caprice, après quoi elle ſe trouva dans un très-bon état, & il ne lui en coûta que l'épiderme qui s'éleva par tout ſon corps, comme il arrive ordinairement après ces grandes ſueurs.

## REFLEXION.

Ces gueriſons ont ſuivi ces ſueurs de ſi près, qu'il eſt impoſſible de les attribuer à d'autres cauſes ; & en effet qu'y a-t'il de plus ſage que la nature, & quel miracle n'opere-t-elle pas tous les jours dans les criſes qu'elle procure aux malades dans toutes ſortes de maladies, & dont les gueriſons ſurprennent ? Et quelle difference y a-t il entre ces criſes & les ſueurs abondantes qui accompagnent les couches de quantité de femmes, ſinon que les criſes ne viennent qu'à de certains jours ; & que celles des accouchées les tiennent depuis le premier jour des couches juſques à ce que l'accouchée ſoit en bon état : mais la cauſe des unes & des autres ſe trouvant également dans la matiere des ſueurs, & les effets à l'égard de la gueriſon étant tous ſemblables, l'on peut dire que rien n'a plus de rapport aux criſes qui ſuivent les grandes maladies, & qui ſont un ſi aſſuré ſecours aux malades, que les ſueurs qui accompagnent les couches d'une grande quantité des femmes ; & que comme une criſe imparfaite, eſt ſuivie de quantité de fâcheux accidens dont les abſcès ſont les plus ordinaires & les plus ſenſibles, il arrive de même aux ſueurs interrompuës par l'imprudence des femmes pendant leurs couches, de donner occaſion à de pareils accidens, comme je le ferai voir dans la ſuite, par des Obſervations qui y auront du rapport.

Si ces Dames qui font le ſujet de pluſieurs de mes Obſervations s'étoient conſervées dans leurs lits bien cloſes & couvertes, elles auroient ſué, & les ſueurs auroient empêché leurs ſein de s'abſceder dans la ſuite, de même que celle-ci auroit évité une dangereuſe maladie, ſi elle avoit continué à ſe conſerver comme elle avoit fait pendant les premiers jours que je reſtai auprès d'elle.

## OBSERVATION XCIII.

Le 13 Février de l'année 1711. j'accouchai une jeune Dame de ſon premier enfant à huit lieuës de cette Ville, auprès de laquelle je demeurai quatre jours, pendant leſquels elle étoit toûjours dans des ſueurs abondantes ; mais comme elle ſe portoit fort bien, que la fougue du lait s'étoit ralentie, & qu'il n'y avoit plus qu'à l'entretenir dans ſes ſueurs pendant quelques jours. Je la laiſſai aux ſoins de ſa Garde, après lui avoir enjoint autant que je pus, qu'elle ſe tînt bien couverte, afin d'entretenir ſes ſueurs, d'où dépendoit le retour de ſa ſanté, au lieu qu'en les ſupprimant elle s'exposoit à tomber dans la maladie la plus fâcheuse, & dans les accidens les plus terribles. Elle me promit tout, & ne me tint rien ; le lendemain du jour de mon départ, fut celui du baptême de son enfant. La bonne santé où la jeune Dame se trouvoit, qui étoit naturellement gaie, la porta à vouloir absolument se faire changer de linge pour se tirer de ses sueurs, & recevoir plus agréablement la compagnie dans sa chambre. Tout le monde la congratula sur sa bonne santé ; le jour se passa dans la joye, mais elle ne dormit pendant la nuit que d'un sommeil interrompu & fort inquiet, & le matin elle se sentit attaquée d'un frisson, accompagné d'un cours de ventre, qui l'obligeoit d'être sans cesse sur le bassin, avec des douleurs très-fortes, & un vomissement. Ces douleurs de ventre se communiquerent au dos, aux bras & aux jambes, de maniere qu'elle ne pouvoit être un moment dans une même situation, & sans dormir le moins du monde : elle me souhaitoit sans cesse, & n'osoit m'appeller à son secours, dans la crainte que je ne fusse bien fâché, quand je sçaurois que son imprudence lui auroit causé un si grand changement, mais les souffrances l'ayant poussée à bout, elle me le fit sçavoir le même jour. Je m'y rendis en toute diligence, je trouvai en arrivant cette Dame couchée la tête au pied de son lit, elle me pria en me faisant un petit souris, & me donnant la main, de n'être point fâché, & de faire en sorte de la tirer du mauvais état où son imprudence l'avoit mise. Je me fis instruire de tout ce qui lui étoit arrivé, & je sçûs que ses vuidanges n'avoient pas cessé, & qu'elles continuoient encore. Je la fis coucher sur le dos, ses genoux élevés, & les talons auprès des fesses ; je trouvai son ventre plat & mollet ; ce qui me porta à lui dire après cet examen, que je la tirerois de tous ces accidens. Je lui fis donner dans le moment un demi lavement de boüillon, & deux heures après une once d'huile d'amandes douces, dans trois ou quatre cueillerées de boüillon, & une heure ensuite un grand boüillon. Je fis un peu augmenter sa couverture, elle s'endormit, la sueur recommença dès qu'elle fut en repos, son cours de ventre & toutes ses douleurs se calmerent, & elle se trouva fort bien le lendemain. Ses sueurs furent abondantes pendant deux jours, & étant presque entierement cessées, je voulu même m'en retourner, mais la crainte qu'eut la malade de retomber, l'engagea à me tant prier, que je fus forcé de rester encore six jours, & pour lors je la laissai, entierement délivrée de mal & d'inquiétude.

## REFLEXION.

Je crains plus pour une femme nouvellement accouchée qui se porte bien, que pour une autre qui est dans un état neutre, c'est-à-dire, qui n'est pas sans mal, mais qui n'est pas aussi tout-à-fait bien, parce que son esprit se trouve balancé entre la crainte & l'esperance, ce qui l'empêche de se trop émanciper ; qui peut mieux justifier ce que je dis que l'exemple que je cite dans l'Observation precedente ? Si cette Dame se fût conservée encore deux ou trois jours dans la tranquilité & dans les sueurs, elle auroit été tirée d'affaires, au lieu que s'étant fait changer de linge, & ayant pris le grand air, reçu compagnie, bû, mangé, beaucoup parlé, & enfin n'ayant rien negligé de ce qui pouvoit la jetter dans de fâcheux accidens, elle fut bienheureuse de ne les éprouver qu'en partie : car qui pouvoit causer ce vomissement, & ce cours de ventre si frequent, & acompagné de douleurs très violentes, sinon une espece d'indigestion, de ce que cette Dame avoit mangé mal à propos ? D'où pouvoit venir sa douleur de tête, si ce n'est d'avoir parlé avec trop d'action, & la fievre & les douleurs de frissons de dos & des extrémités, que de la supression des humeurs, qui au lieu de s'évacuer par les sueurs, comme la nature l'avoit determiné, insiluoient sur toutes les parties membraneuses, les irritoient & lui causoient ces douleurs frissonantes.

Elle fut heureuse que la suppression de ses vuidanges ne se joignit point à tant d'accidens comme je l'apprehendois, lorsqu'elle me fit donner avis de sa rechûte; la peine qu'elle se faisoit de me faire avertir étoit mal fondée, j'étois trop interessé à la secourir dans cet état, pour n'y pas aller à l'instant ; ce n'est pas assez de bien accoucher une femme, de ne manquer à rien, & d'avoir nombre de témoins du bon état dans lequel un Chirurgien l'a laissée : il faut absolument qu'elle guerisse, le public ne pardonne point à l'Accoucheur les fautes, l'imprudence, ni la désobeïssance de l'Accouchée, pas même les grandes maladies dont elle peut être attaquée en cet état, ni le retour de celles ausquelles elle étoit sujette avant son accouchement, ou même avant sa grossesse ; si elle meurt, sa mort est toûjours imputée à l'Accoucheur. Vingt & trente années d'une pratique continuelle ne le mettent pas à couvert de blâme ni de la calomnie, ces raisons en apparence me doivent faire marcher bien vîte ; mais l'estime & la consideration que j'avois pour cette jeune Dame & pour sa famille, jointe à l'entiere confiance qu'elle m'avoit toûjours marquée, furent des motifs beaucoup plus pressans pour me rendre auprès d'elle, que la crainte que ma réputation n'en souffrît : l'effet en fut si sensible, que l'on peut dire que ma personne lui fut d'un plus grand secours, que tous les remedes que de plus habiles que moy auroient pû lui proposer, & que le calme & la tranquilité que je rétablis chez elle, donna occasion au retour des sueurs qui déchargerent la nature de ce fardeau accablant, dont elle étoit opprimée, bien mieux que les remedes que je lui prescrivis. Je laissai la malade dans une bonne situation, & elle se porta toûjours de mieux en mieux. Elle fut purgée ensuite, selon le conseil que je lui donnai, qui lui fut fort salutaire.

Si je faisois un journal de mes Accouchemens, plus de deux cens Observations toutes differentes sur le sujet des sueurs, justifieroient la necessité où sont les femmes qui y sont sujettes, de les entretenir soigneusement : mais ayant crû que deux ou trois tout au plus étoient suffisantes, je me borne à celles-ci, dont la derniere fait assez connoître combien il est avantageux de s'atirer la confiance de ses malades.

TRAITE'

# TRAITÉ DES ACCOUCHEMENS.

## LIVRE SECOND.

### CHAPITRE I.

*De l'Accouchement non naturel.*

LES Auteurs qui ont écrit des Accouchemens, n'en ont fait que de deux sortes. Les naturels, & ceux qui sont contre nature: mais comme un accouchement long & difficile differe beaucoup de celui qui est naturel, qui neanmoins ne peut être appellé contre nature, puisque l'enfant vient au monde sans le secours de la main du Chirurgien; on ne peut donc mieux le distinguer des deux autres, qu'en l'appellant Accouchement non naturel.

Cet accouchement est l'écueil contre lequel la science & l'experience des plus habiles Chirurgiens échouent; car dans un accouchement naturel l'enfant vient aisément sans que le Chirurgien y soit que peu ou point necessaire: & celui qui est contre nature se termine souvent en un instant, lorsqu'il est executé par une main adroite & experimentée; mais pour celui dont je parle, c'est en vain que le Chirurgien possede ses plus beaux talents, le plus seur est de ne rien faire, de s'en remettre à la Providence, & de laisser le tout à la prudence & à la discretion de la nature, qui par des ressources que nous ne pouvons le plus souvent comprendre, opere des miracles dans le temps que l'on en espere le moins, & après trois, quatre, cinq, six, & même jusqu'à sept jours de travail, une femme accouche, elle & son enfant se portant bien, quoique l'Accoucheur lui-même crût un moment auparavant que tout étoit désesperé.

C'eſt dans un accouchement de cette nature qu'il faut que le Chirurgien cherche tous les moyens de ſecourir la femme malade par une nourriture propre, par un grand repos, par une grande tranquillité de corps & d'eſprit, & par une ſituation commode, afin de conſerver ſes forces, & de faciliter la ſortie de l'enfant autant qu'il lui eſt poſſible, ſans fatiguer la mere; parce que quand après pluſieurs jours d'un mal & de douleurs foibles & éloignées, l'accouchement vient à ſe declarer, comme il arrive pour l'ordinaire dans l'accouchement non naturel, un Accoucheur qui ſçait ſa profeſſion, a toûjours aſſez de temps pour prendre les meſures, & pour ſecourir de ſon mieux la mere & l'enfant.

Mais comme les obſervations qu'un Chirurgien fait ſur ces accouchemens ſont l'unique moyen d'en donner une idée certaine, & la maniere de les terminer heureuſement, c'eſt ce qui m'a particulierement engagé à en rapporter de toutes ſortes, après avoir fait connoître les cauſes qui peuvent y donner occaſion.

## CHAPITRE II.

### *Des cauſes de l'accouchement non naturel.*

LEs cauſes de l'accouchement non naturel ne peuvent venir que de trois choſes, ſçavoir du côté de la mere, de celui de l'enfant, ou de l'une & de l'autre en même temps.

Du côté de la mere, en ce qu'elle eſt trop jeune, ou trop âgée, ou enfin trop foible, ſoit à l'occaſion de quelque maladie, comme fiévre continuë, intermittente, ou autre, ou de quelque accident, comme perte de ſang, diſſenterie, &c.

Du côté de l'enfant, qui peut être exceſſivement gros, pour avoir pris par trop de nourriture au ventre de ſa mere, ou trop foible pour n'en avoir pas reçû autant qu'il auroit fallu pour ſon accroiſſement, ſoit à l'occaſion de quelque obſtruction qui s'étoit faite aux vaiſſeaux du cordon, qui intercepte le cours du ſang, ou que la mere par quelque accident aſſez commun aux femmes groſſes, n'ait pas pris aſſez de nourriture pour faire autant de ſang qu'il étoit neceſſaire pour l'accroiſſement de l'enfant, ou enfin parce qu'il eſt mort au ventre de ſa mere, ce qui n'arrive que trop ſouvent; la mere & l'enfant peuvent en même temps cauſer l'accouchement non naturel, lorsqu'ils sont tous deux si foibles, qu'ils ne peuvent se donner aucun secours l'un à l'autre, ce qui rend l'accouchement lent, long & difficile, & par consequent non naturel.

Le défaut d'une situation convenable à la mere pendant le travail, peut aussi être un obstacle à l'accouchement ; ce qui fait que le Chirurgien doit en éprouver plusieurs, afin de trouver celle qui convient.

Mr. Rulleau, & quelques autres Auteurs prétendent que le coccix, ou l'os de la queue, en se recourbant trop en dedans, est un fâcheux obstacle à la sortie de l'enfant ; parce qu'en s'aprochant de l'os pubis, il retrecit beaucoup le passage, & rend par ce mauvais effet l'accouchement très-difficile.

M. M. dit en plusieurs de ses Observations, que les premiers accouchemens sont pour l'ordinaire plus longs que les autres, parce qu'il prétend que le premier fait le passage à ceux qui viennent ensuite.

Toutes ces causes, quoi qu'apparemment fondées sur le bon sens, la raison & l'experience, ne sont pas infaillibles ; tout au contraire, un Accoucheur employé, voit journellement quantité de femmes de toutes sortes d'états, foibles, jeunes & vieilles, accoucher avec tout le bonheur possible, quoique d'enfans foibles, moribonds, & même quelquefois morts ; lorsque quantité d'autres femmes de toutes sortes d'âge, de temperament, des plus fortes & vigoureuses, ont des accouchemens longs, difficiles, & même laborieux, quoiqu'elles ayent heureusement accouché plusieurs fois.

Cette continuelle experience me persuade qu'il n'y a aucune regle generale & absolument certaine dans tous ces accouchemens, & qu'un Accoucheur doit toûjours être entre la crainte & l'esperance, jusqu'à l'accomplissement de son ouvrage, vû que le plus heureux accouchement en apparence, peut devenir long & difficile, & que le plus fâcheux peut se terminer dans le temps qu'il y pense le moins ; ce qui prouve bien que nous nous trompons, quand nous disons que la foiblesse, l'âge avancé, comme les femmes trop jeunes, aussi-bien que celles qui ont eu plusieurs enfans, ou qui ont un âge competant, qui sont d'ailleurs fortes & vigoureuses, ne doivent point être regardées comme les causes essentielles de l'accouchement naturel, non plus que celles du non naturel, puisque c'est une necessité d'avoüer que c'est par un ordre ſuperieur que les choſes arrivent ainſi, ſans que nous les puiſſions penetrer ni comprendre, quelque attention que nous faſſions.

Ce ſeroit en cette accouchement que le pourquoy de M. Peu ſeroit plus juſtement appliqué, qu'au ſujet d'une queſtion frivole. Mais loin de demander compte à la Providence de ces faits ſi ſurprenans, il faut ſans murmure & ſans impatience obéïr à ſes ordres divins, & donner ſelon l'étenduë bornée de nos connoiſſances tous les ſecours poſſibles aux femmes qui ont des accouchemens de cette nature, comme je l'ai fait en toute occaſion, & que je le rapporte dans les Obſervations ſuivantes, où je me ſuis attaché autant que j'ay pû à faire voir qu'il n'y a point de regles ſur leſquelles un Accoucheur doit s'aſſurer de l'évenement bon ou mauvais de ſes operations, ces prétenduës regles pouvant toutes également le tromper, mais qu'au contraire il doit toûjours ſe tenir ſur ſes gardes, & être prêt à remedier à toutes ſortes d'accidens.

## OBSERVATION XCIV.

La femme d'un Maître Tailleur de cette Ville, âgée de treize ans, étant groſſe & malade pour accoucher, m'envoya prier de venir la voir. Je trouvai que les douleurs commençoient à ſe faire vivement ſentir, que les eaux étoient préparées, & l'enfant bien placé; je l'accouchai & la délivrai en moins d'une heure d'un travail aſſez mediocre; elle & ſon enfant ſe portant bien, nonobſtant ſa grande jeuneſſe; cette femme étant moins haute de preſque toute la tête au tems de ce premier accouchement, qu'elle ne l'étoit à vingt-deux ans, que je l'ay accouchée d'un troiſiéme.

## OBSERVATION XCV.

La femme d'un Potier d'Etain de cette Ville âgée de quatorze ans & un jour, s'étant fort bien portée dans ſa groſſeſſe, ſa mere jugeant qu'elle étoit malade par de certains geſtes extraordinaires qu'elle faiſoit ſans ſe plaindre, m'envoya prier de l'aller voir le douze Avril de l'année 1691. Je doutai moins de la violence de ſes douleurs par ces mouvemens, que je n'aurois fait à beaucoup d'autres par les plus grands cris: ce qui m'engagea à vouloir m'aſſurer de la ſituation de l'enfant. Elle étoit ſi jeune, qu'elle me demandoit pardon quand j'allai la toucher, afin de m'eninstruire, elle faisoit les mêmes contorsions & figures que fait une petite fille pour se défendre du foüet. Je l'accouchai en moins de deux heures de travail, & la délivrai ensuite ; l'enfant qui étoit un garçon, se portant très-bien & la mere aussi, que j'ai accouchée sept fois depuis ce temps-là, & qui n'a encore que vingt-cinq ans.

L'exemple de la jeune femme rapportée dans l'Observation précedente, jointe à celle qui suit, sont plus que suffisans pour prouver que la jeunesse de la mere, ne doit point être regardée comme un obstacle à l'heureux accouchement.

## REFLEXION.

La jeunesse de ces trois femmes paroissoit encore plus en leurs personnes & en leurs manieres qu'à leur âge, étant encore des enfans à jouer avec des poupées, & à s'occuper à d'autres badinages aussi pueriles, qui neanmoins ont eu des accouchemens aussi prompts & aussi heureux que l'on puisse les souhaiter. Ce bonheur des accouchemens ne consistant pas à finir dès la premiere douleur, de crainte que la nature n'étant pas si-tôt disposée à la sortie de l'enfant, il ne se fasse des dilacerations terribles, dont les femmes sont en danger de se sentir long-temps : Mais au contraire la tête de l'enfant étant poussée à chaque douleur qui la fait avancer peu à peu, & venant à rétrograder ensuite lorsque la douleur cesse, comme il arrive pour l'ordinaire dans les heureux accouchemens, rend par ce moyen le passage susceptible de la dilatation necessaire pour permettre la sortie de l'enfant, sans qu'il se fasse de dilaceration, dont la nature ne puisse d'elle-même procurer le rétablissement, & remettre les parties qui ont souffert quelque violence à peu près dans leur premier état.

Ainsi l'on peut appeler un accouchement prompt & heureux, quand il ne dure qu'une ou deux heures, comme ont fait ceux de ces trois femmes.

## OBSERVATION XCVI.

Une Demoiselle de la Paroisse Darneville, qui demeuroit à trois lieuës d'ici, ayant vêcu dans une heureuse tranquillité jusqu'à l'âge de quarante-huit ans sans avoir voulu entendre au mariage, s'y étoit enfin engagée, esperant qu'à cet âge avancé elle n'auroit point d'enfans, d'autant que les marques de jeunesse commençoient à s'effacer chez elle, le temps n'en étant plus reglé ; ce qui donnoit occasion à un fond de mauvaise santé, dont elle esperoit que le mariage la délivreroit ; mais au contraire, ses indispositions ne firent qu'augmenter. Ses pieds & ses jambes devinrent enflées ; ensuite le ventre, les dégouts, les nausées, & les vomissemens s'y joignirent ; il n'y eut point de remedes que les Medecins ne fissent pour lui procurer quelque soulagement ; mais ils furent fort inutiles, le mal au contraire ne faisoit qu'empirer. L'augmentation de son ventre, & l'amaigrissement de son corps, ne laisserent plus douter d'une hydropisie formée, jusqu'à ce qu'enfin des mouvemens violens & souvent redoublés d'un enfant fissent connoître aux Medecins ce qu'ils n'avoient pû croire de l'état de cette femme dans un âge si avancé. Enfin l'accouchement prochain s'étant ensuite declaré par des douleurs, je fus mandé pour y mettre la derniere main, & je l'accouchai en fort peu de temps d'un beau garçon, je la delivrai ensuite, & la mere & l'enfant se porterent très-bien.

## REFLEXION.

Les Medecins ne peuvent jamais prendre trop de précautions lorsqu'ils sont obligés d'ordonner des remedes à une femme nouvellement mariée, pour quelqu'incommodité qu'elle puisse souffrir, notamment quand elles ont du rapport à celles que cause la grossesse, comme il rriva à cette Demoiselle, quoyque son âge avancé parût les mettre hors de tout soupçon. Il ne lui en arriva par bonheur aucun inconvenient, & elle n'en accoucha pas moins heureusement, nonobstant son âge avancé, & l'état valetudinaire où elle se trouva pendant tout le temps de sa grossesse.

## OBSERVATION XCVII.

Une fille de la Paroisse de Sepville âgée de cinquante & un an, s'avisa de se marier, n'y ayant jamais voulu entendre avant ce temps-là, par la seule crainte d'avoir des enfans, & dans l'esperance de gouter les plaisirs du mariage sans en ressentir les peines: cependant elle devint grosse sans y faire la moindre attention, rapportant toutes ses incommodités à son âge avancé, qui avoit fait cesser l'écoulement de ses ordinaires, jusqu'à ce que les mouvemens de son enfant fussent assez violens pour ne la laisser plus douter de la réalité de sa grossesse. Comme des personnes que je considerois beaucoup l'avoient en une particuliere recommandation, & que la chose leur paroissoit extraordinaire & délicate, ils me prierent, quand elle seroit malade, de vouloir bien m'y rendre au plûtôt. Je leur promis de le faire, & y allai effectivement au premier avis que j'en eus. Je la trouvai accouchée quand j'arrivai, quelque diligence que j'eusse faite, & son accouchement fut très-heureux.

## REFLEXION.

Si l'âge avancé causoit quelque difficulté à l'accouchement, cette vieille fille nouvellement mariée auroit sans doute attendu que j'eusse été arrivé, n'y ayant pas plus de quatre à cinq heures qu'elle avoit commencé à ressentir les premieres atteintes des douleurs, qui firent que l'on dépêcha un homme pour me venir avertir & je la trouvai accouchée, quelque diligence que j'eusse faite, son travail n'ayant pas duré deux heures entieres.

## OBSERVATION XCVIII.

Le 12 de May de l'année 1688. l'on me vint querir pour aller accoucher la femme d'un Charpentier de la Paroisse de saint Germain. Je trouvai cette femme en travail, n'ayant d'autre accident extraordinaire que l'âge de cinquante ans, dont les douleurs étoient vives & redoublées, & les membranes qui contenoient les eaux prétes à s'ouvrir ; l'enfant au surplus bien placé, tous signes qui me persuaderent que la suite en seroit heureuse ; ce qui arriva en effet après une demie heure ou environ, les eaux percerent presque aussi-tôt que je fus arrivé ; en sorte qu'après que je me fus bien assuré de la situation de l'enfant, dont la tête étoit au couronnement, je ne touchai plus la femme que cette tête ne fût assez avancée pour la prendre avec mes deux mains au dessous des oreilles, & aider à sa sortie pendant la durée de cette douleur, de crainte que l'enfant ne restât pris par le col, & d'être forcé d'attendre le retour d'une autre douleur, pour finir comme je fis l'accouchement, au moyen de celle-ci, dont je me servis à propos.

Je trouvai plus de difficulté à tirer le délivre, parce qu'il étoit fort petit, très-desséché, & si étroitement uni & attaché au paroi de la matrice, que j'eus besoin d'une grande patience pour en venir à bout ; ce qui m'obligea de lier le cordon, & d'ôter l'enfant pour avoir plus de liberté ; ce cordon quoique petit, se trouva assez fort pour soutenir le tiraillement, & les secousses que je fus obligé de lui donner pendant un assez long-temps, sans être obligé d'introduire ma main dans la matrice, pour l'aller détacher, le tout s'étant terminé fort heureusement, avec un peu de patience.

## REFLEXION.

Les Anciens qui ont écrit des accouchemens, ont prétendu que les bains, les étuves, les embrocations, les onctions, fomentations d'herbes, de semences, & de racines émolientes, les huiles & les graisses employées pendant le temps & sur la fin de la grossesse, produisoient un merveilleux effet pour procurer la dilatation nécessaire aux parties basses, & pour faciliter la sortie de l'enfant, & par ce moyen les preserver des grandes dilacerations que la sortie d'un gros enfant doit faire apprehender.

Je n'ai pas manqué dans les commencemens que je me suis appliqué aux accouchemens, de suivre une maxime établie sur une si foible theorie; mais détrompé par plusieurs experiences, & persuadé en quantité d'occasions de l'inutilité de cette précaution, & plus particulierement dans celle-ci, je l'ai absolument abandonnée: car où devoit-elle avoir plus d'effet, qu'à cette vieille femme nouvellement mariée, qui vû son âge avancé, devoit avoir les parties membraneuses dures, solides & incapables de la dilatation nécessaire au passage de l'enfant, sans un secours exterieur, qui neanmoins est accouchée si heureusement sans cela.

Ce n'est pas la seule remarque que j'ai faite en cet accouchement, il m'a encore persuadé de l'avantage qu'une femme reçoit de la laisser accoucher seule, sans le prétendu secours que plusieurs Chirurgiens & quantité de Sage-Femmes veulent faire entendre qu'ils donnent aux femmes en travail, en portant toûjours leurs mains aux parties basses, & en faisant sans cesse agir leurs doigts trempés dans l'huile autour de la tête de l'enfant, prétendant par-là contribuer beaucoup à la dilatation de ces parties, & à faciliter la sortie de l'enfant.

Je ne condamne pas absolument cette pratique; il y a même des occasions où il est necessaire d'en user de la sorte, mais seulement dans la necessité, car autrement, loin de faciliter la sortie de l'enfant par ces attouchemens continuels, l'on cause à ces parties membraneuses, qui sont d'un sentiment très délicat, une inflammation, dont s'ensuit un gonflement qui rend leur dilatation très difficile, & qui cause par une suite necessaire un déchirement, lorsque l'enfant poussé par les extrêmes douleurs vient à forcer le passage: ainsi le Chirurgien ni la Sage-Femme ne doivent selon moy toucher la femme en travail qu'autant qu'il est necessaire absolument pour aider l'enfant à forcer le passage.

L'on voit encore dans cette Observation que le délivre ne vint qu'avec bien du temps, & que sa résistance m'obligea à me débarasser de l'enfant, après quoi je fis deux ligatures au cordon, en deux endroits differens; la premiere à un pouce près du ventre de l'enfant, & la seconde à quatre doigts au de-là de la premiere, puis je coupai le cordon entre ces deux ligatures: ce qui me donna la liberté d'agir à mon aise, en tirant ce cordon par secousses, d'un côté & d'autre, en faisant soufler la malade dans sa main, & mettre enfin son doigt aussi avant dans sa gorge qu'il étoit necessaire pour l'exciter à vomir, ou du moins à en avoir l'envie, & de temps à autre je la faisois élever par les deux femmes qui tenoient la nappe qu'elle avoit passée sous ses reins, jusques à ce que ce petit arriere faix très desseché se fut entierement détaché; ce qui arriva après bien du temps, de l'attention, & de la peine.

J'ay

J'ai toûjours remarqué que ces arriere faix qui ont si peu d'épaisseur, & qui paroissent plus membraneux que charnus, sont pour l'ordinaire beaucoup plus adherans; que ceux-là étant entierement détachez, viennent d'eux mêmes & fort aisément; au lieu que l'on est quelquefois obligé de prendre ceux-ci à l'entrée de la matrice pour aider à leur sortie, parce que leur extrême grosseur y cause une difficulté qu'on ne peut lever que par ce moyen, qui est très facile, le cordon se rompant même souvent en cet endroit, ce qui empêche de le tirer sans ce secours.

Les anciens Accoucheurs ne se seroient pas donné tant de peine pour tirer cet arriere faix, ils auroient attaché le cordon à la cuisse de la femme accouchée, & auroient laissé à la nature le soin de s'en défaire comme elle auroit pû, ce qui a causé dans ces temps là la mort à beaucoup de femmes; mais à present que la pratique des accouchemens est arrivée à un plus haut degré de perfection, Qu'y a-t-il à craindre? (suposé que le cordon se fut rompu dans l'occasion dont je parle, qui étoit le plus grand mal qui en pût arriver) j'en aurois été quitte pour détacher l'arriere-faix des parois de la matrice, & l'attirer dehors comme je l'ai fait, & que je l'ai rapporté en d'autres Observations.

Quoique la chose me soit très facile, j'ai toûjours beaucoup mieux aimé tirer l'arriere-faix avec le cordon, que d'en venir à cet extrême moyen. Je suis assuré que tout en va mieux, que l'on risque moins à le rompre, qu'il doit venir plus entier, & que la matrice en souffre moins; mais il faut s'armer de patience lorsqu'on délivre une accouchée d'un arriere-faix, si fort adherant, & se garder bien de ne pas tirer le cordon trop fortement, de peur qu'en voulant attirer l'arriere-faix l'on n'attirat aussi la matrice, qui souffriroit un renversement ou une perversion, dont s'ensuivroit la mort de la malade, à moins d'un prompt secours, comme je le ferai voir en son lieu.

Ces Observations suffisent pour prouver que la grande jeunesse non plus que l'âge avancé, ne rendent l'accouchement ni plus long ni plus difficile, mais il faut aussi faire voir que la grossesse ni la foiblesse de l'enfant, aussi-bien que la foiblesse de la mere, ne rendent pas toûjours l'accouchement plus fâcheux.

## CHAPITRE III.

### *La foiblesse de la mere, celle de l'enfant, ni celle des deux en même temps, ne rendent pas toûjours l'accouchement plus difficile.*

QUOIQUE les Auteurs regardent la foiblesse de la mere & celle de l'enfant, comme une des principales causes de la longueur & de la difficulté de l'accouchement, mais encore plus celle de tous les deux ensemble; Je ne vois pas que ce soit une chose sur laquelle un nouvel Accoucheur puisse beaucoup se fonder, tant il y a peu de regles generales & infaillibles en fait d'accouchemens. J'ai si souvent été témoin que toutes ces circonstances ont si peu causé de difficulté & de peine aux femmes, que je n'ai sçû quelquefois si je ne les aurois pas plûtôt souhaité dans cet état, que dans un excès d'embonpoint & de bonne santé; & j'ose dire que j'ai plus trouvé de longs & de difficiles travaux, à des femmes qui joüissoient d'une santé parfaite, qu'à des valetudinaires, qui accouchent souvent avec beaucoup de facilité, & en très-peu de temps, si ce n'est que celles qui accouchent étant attaquées de grandes maladies, sont exposées à de plus grands dangers pendant leurs couches, que celles qui accouchent en se portant bien; parce que celles-ci sont plus en état de soutenir les douleurs du travail, & les suites de leurs couches, aussi-bien que les tranchées qui se font encore sentir à quelques-unes plusieurs jours après être accouchées, l'écoulement des vuidanges, la fiévre du lait, & le lait même, que celles chez qui la nature épuisée par la longueur d'une maladie violente, ne trouve plus de ressource pour soutenir ces derniers maux, & ces évacuations copieuses; ce qui fait qu'elles y succombent quelquefois; & c'est là de tous les accidens celui qui est le plus à craindre, puisque c'est le terme & la fin de tous les autres; ce qu'elles ne peuvent quelquefois éviter, dans les fâcheuses conjonctures où elles se trouvent, mais qui heureusement sont assez rares.

## OBSERVATION XCIX.

La femme d'un Officier de cette Ville fut malade pendant tout le temps de sa grossesse, & ne mangeoit pas en quinze jours ce qu'elle avoit coûtume de manger en un repas dans sa bonne santé, quoiqu'elle mangeât ordinairement très-peu; elle devint si foible, qu'à peine pouvoit-elle aller du lit au feu: comme elle étoit très-estimée pour son merite particulier, beaucoup de personnes inquiétes de son mauvais état, craignoient que dans le temps de l'accouchement elle succombât aux violentes douleurs du travail. L'heure en étant venuë, elle m'envoya chercher le 17 Octobre de l'année 1687. à minuit & trois quarts. J'entrai dans sa chambre & elle étoit accouchée & délivrée d'un gros garçon, à une heure & demie, c'est-à-dire, trois quarts-d'heure après que je fus venu,

## OBSERVATION C.

La femme d'un Chapelier de cette Ville étant tombée dans le commencement de sa grossesse dans toutes les plus fâcheuses incommodités qu'elle peut causer, comme étoit un dégout general, & un vomissement continuel, fut plus de quarante-trois jours sans aller à la selle, quoi-qu'elle en eut quelquefois des envies; ce qui l'obligea à me consulter plusieurs fois sur ce qu'elle avoit à faire, mais fort inutilement, n'ayant jamais voulu prendre aucun remede, de tous ceux que je lui avois conseillés; je ne sçaurois dire le peu de nourriture qu'elle prit pendant tout le temps de sa grossesse; car si son rapport & celui de sa mere sont veritables, elle ne mangea que deux prunes en cinq jours, encore les vomit'elle, & moins que deux livres de pain en neuf mois. Je m'en rapporte pour ceci; mais l'extréme foiblesse, où elle fut reduite, devint au point de ne pouvoir plus se lever du lit, quoi-qu'elle ne fut naturellement ni fainéante ni paresseuse; & qu'elle eût d'ailleurs beaucoup d'esprit, & fut très-bonne ménagere, Je l'accouchai le 27 Avril de l'année 1691. d'une grosse fille, & la délivrai en moins d'une heure de travail. L'apetit lui revint ensuite, & tant elle que son enfant se porterent très-bien.

## REFLEXION.

Il ne se peut rien ajoûter à la foiblesse de ces deux femmes, dont les accouchemens furent si prompts & si heureux. Je les voyois très-souvent pendant tout le cours de leur grossesse. Je ne leur aurois pas fait de plaisir si j'avois été moins politique à leur égard qu'à celui de tant d'autres. Je les consolois sans cesse, dans l'esperance d'un heureux accouchement, qui fut pourtant, tant à l'une qu'à l'autre plus favorable que je n'osois l'esperer; mais ce qui me surprit davantage, fut la grosseur de leurs enfans, vû le peu d'alimens qu'elles avoient pris pendant leurs grossesses, & la foiblesse où elles étoient réduites dans le temps de leur accouchement. Cependant elles se rétablirent en bien moins de temps que je ne l'aurois crû, & la cause étant ôtée, tous les accidens cesserent d'eux-mêmes.

## OBSERVATION CI.

Le 13 Juillet de l'année 1697. j'accouchai la femme d'un Voiturier de cette Ville, en une heure & demie de travail, d'un enfant qui étoit si foible, qu'il y avoit plusieurs jours qu'elle ne l'avoit senti, & je n'eus que le temps de le baptiser, avant que de délivrer la mere, étant mort bien-tôt après. Je la délivrai ensuite, & elle se porta bien.

Dans le mois de Juin de l'année 1700. j'accouchai la femme d'un Officier du Roy, & celle d'un Officier de Judicature, toutes deux de cette Ville, chacune en moins de deux heures, & d'enfans morts, sans que je l'eusse pû prévoir avant l'accouchement, ni que les femmes se fussent aperçûës d'y avoir donné la moindre occasion.

## REFLEXION.

Si la foiblesse de l'enfant prolongeoit l'accouchement & le rendoit difficile, ce premier qui étoit foible à un tel excès, qu'il mourut un moment après que la mere en fut délivrée, & ces deux autres qui sont venus morts au monde, auroient dû causer des travaux longs & fâcheux, qui ont été neanmoins beaucoup plus courts & plus aisez, que lorsque ces mêmes femmes ont accouché d'enfans qui se portoient bien ; ce sont là des évenemens qui paroissent très surprenans, mais celuy qui suit le paroîtra encore davantage

## OBSERVATION CII.

La femme d'un Serrurier de cette Ville, que j'avois accouchée plusieurs fois, étant devenuë très-infirme, se trouva grosse dans la suite, nonobstant toutes ses infimités, ausquelles se joignit encore une palpitation de cœur des plus violentes. Son accouchement l'inquiétoit sans cesse, non seulement par rapport à elle, mais aussi par la foiblesse où elle sentoit son enfant, dans la crainte de n'en pas sortir heureusement. Elle fut trompée, se sentant malade. Le 12 d'Août de l'année 1698. elle m'envoya appeller à dix heures du soir. Je la trouvai avec des douleurs assez fortes, pour m'assurer de la situation de son enfant, qui étoit bien placé, & je l'accouchai en moins d'une heure, d'une fille bien grande & bien maigre, qui mourut quelques jours ensuite, & la mere manqua bien des fois d'en faire autant, & ne se tira d'affaire qu'avec bien de la peine & du temps.

## REFLEXION.

La maladie de cette femme étoit un abregé de toutes celles que l'on peut souffrir sans mourir, comme fiévre, oppression, cours de ventre, rétention d'urine, palpitation de cœur, sans compter les accidens ordinaires qui accompagnent la grossesse. Je n'aurois jamais crû qu'elle eût pû se conduire jusqu'à son terme comme elle fit, & y étant parvenue, qu'elle eut pû avoir la force d'accoucher ; cependant tout le contraire arriva, & en si peu de temps, que j'en fus agréablement surpris. Je ne fus pas étonné que l'enfant mourut bien-tôt après, mais je le fus beaucoup de ce que la mere se tira d'affaire. On peut dire qu'elle n'en étoit redevable qu'à son grand courage, qui la portoit à prendre tout ce que je lui conseillois de bonne nourriture, comme consommés, panades, rôtie au vin, & enfin tout ce que je croyois propre à la tirer de l'état perilleux où elle fut réduite tant durant sa grossesse, que devant, & après ses couches, ne lui étant resté que la peau sur le dos, encore n'étoit-elle pas entiere.

## CHAPITRE IV.

### *La longueur ni la difficulté de l'accouchement ne vient point de ce que la femme n'a pas encore eu d'enfans; le premier ne fait point la voye pour les autres, ni le coccix ne cause point d'obstacle à l'accouchement.*

LES Observations que j'ai rapportées dans les Chapitres précedens leveroient assez les difficultés dont je traite dans celui-ci sans en parler davantage, si je ne m'attachois pas autant que je le fais à approfondir cette matiere, & à ne rien laisser à souhaiter aux nouveaux Accoucheurs, pour les mettre au fait de certaines circonstances, qui n'étant pas suffisamment expliquées par ceux qui en ont écrit jusqu'à present, sont plus capables de les embarasser, que de leur donner les moyens de terminer heureusement les accouchemens où elles se trouvent impliquées.

C'est ce qui se peut remarquer en cet endroit, où les plus celebres Accoucheurs veulent insinuer que la difficulté & la longueur d'un premier accouchement viennent de ce que le passage n'est pas encore fait; mais il est constant par les remarques que j'ai faites sur toutes sortes de femmes, depuis les plus jeunes jusqu'aux plus vieilles, qu'il en arrive tout autrement.

La longueur & la difficulté des premiers accouchemens, vient pour l'ordinaire de ce que la plus grande partie des femmes sont persuadées dès les premieres douleurs qu'elles commencent à sentir, qu'elles sont assez malades pour accoucher; ce qui fait qu'elles ne manquent pas aussi-tôt de se plaindre, de crier, & de se debattre très-fort. J'en juge ainsi, parce qu'étant appellé à ces sortes de malades, quand je les touche pour m'assurer de la situation de l'enfant, je le trouve fort éloigné, & les eaux ne paroissent quelquefois que deux & trois jours après, même plus tard; & lorsque ces douleurs fausses, de courtes & lentes qu'elles étoient, deviennent vrayes, fortes & frequentes, l'accouchement s'ensuit : Mais au premier accouchement qu'elles ont ensuite, elles laissent passer toutes ces legeres douleurs sans se plaindre, & ne demandent du secours que dans le pressant besoin ; ce qui fait appeller ce second accouchement prompt & heureux ; qui auroit été de la nature du premier, & même peut-être plus long, si la femme ne s'étoit pas armée d'une plus grande resolution, & s'étoit abandonnée aux plaintes dès les premieres douleurs qu'elle avoit senties, comme elle avoit fait la premiere fois.

Ce qui me persuade que cette prétenduë cause de l'accouchement long & difficile, est mal fondée ; c'est que de six femmes que j'accoucherai de leur premier enfant, il y en aura à peine une qui ait le malheur d'avoir un accouchement long, & qu'il est même plus rare de voir perir une femme dans son premier accouchement, que dans un autre.

Il n'y a pas plus de raison de dire que le coccix qui se renverse par trop en dedans, doit être un obstacle à la sortie de l'enfant. Il n'y a qu'à considerer sa figure, son usage, & son articulation, pour s'en détromper, & être convaincu du contraire ; ce que je justifierai par les Observations suivántes.

## OBSERVATION CIII.

En l'année 1684. la femme d'un Marchand de cette Ville âgée de 28 ans, tomba bien-tôt après son mariage dans tous les accidens que cause la grossesse, qui sont le dégout, la perte d'apetit, sans pouvoir même soutenir l'odeur de la soupe, ni de la viande ; & le vomissement continua, non seulement dans le commencement de la grossesse, comme il arrive à quelques-unes, ou jusqu'à la moitié, mais jusqu'au moment même de l'accouchement, qui fut neanmoins si heureux, quoique ce fut son premier, que j'eus à peine le temps d'apprêter le petit lit, & que me mettant en devoir de m'asseurer de la situation de son enfant, les membranes que je trouvai fort avancées, s'ouvrirent, & l'enfant suivit avec les eaux & avec l'arriere-faix. C'étoit un fort gros garçon.

L'année ensuite elle eut une seconde grossesse, dans laquelle elle n'eut ni dégoût, ni vomissement ; mais au contraire, le teint frais & vermeil, & se porta aussi-bien dans celle-ci, qu'elle s'étoit mal portée dans la précedente. Etant à son terme, elle alla voir une de ses amies qui étoit malade pour accoucher, mais avec des douleurs lentes & éloignées, & se trouva malade elle-même. Sa maison étant fort proche, elle me pria de l'accompagner jusques chez elle, & me prit sous le bras pour cet effet ; ce que je lui accordai, d'autant plus aisément, que la malade auprès de qui j'étois, n'étoit nullement pressée ; j'eus peur qu'elle n'accouchât dans la rue, d'une douleur qu'elle y eut si forte & si longue, qu'elle continua jusqu'à sa maison, où j'eus à peine le temps de lever la courtepointe du lit sur lequel je la jettai comme je pûs, les eaux étant déja écoulées, & l'enfant ayant la tête bien avancée au passage. J'achevai de l'accoucher, & je la délivrai avec la même facilité. La mere & l'enfant se porterent très bien.

J'ai accouché cette femme huit fois depuis ce tems-là ; mais tous ses accouchemens allerent toûjours de mal en pis, ne l'ayant accouchée du dernier que plus de vingt-quatre heures après que les eaux furent écoulées, sans que ses enfans fussent ni plus forts ni plus foibles.

## REFLEXION.

Cette femme n'étoit ni jeune ni avancée en âge, elle accoucha deux fois fort heureusement, le passage, selon M. M. devoit donc être fait, & les accouchemens qu'elle a eûs depuis auroient dû aller de mieux en mieux, ou du moins être comme les précedens : cependant tout le contraire est arrivé.

Ce n'est pas seulement pour soûtenir qu'un premier accouchement ne fait point le passage des autres ; mais aussi pour faire voir qu'il n'y a nul fond à faire sur ces prétendues propheties qui disent que la femme qui est grosse d'un garçon, joüit d'une meilleure santé, & accouche plus heureusement & en moins de tems, que celle qui est grosse d'une fille : ce qui est bien détruit par cette Observation.

## OBSERVATION CIV.

Une Dame de Cherbourg avoit eu dix enfans à l'âge de vingt-huit ans, & tous ses accouchemens avoient été aussi heureux qu'on les eût pû desirer. Elle se trouva malade pour accoucher de l'onziéme, & quoique l'enfant fut bien situé, après trois jours de travail, pendant lesquels l'on avoit toûjours esperé sans voir rien avancer, l'on se détermina à m'envoyer prier de la voir. Je trouvai en arrivant une femme épuisée. Je commençai par luy faire prendre un grand boüillon, en usant d'autorité, n'en ayant pas pû ou voulu prendre depuis un très-long-temps, après quoy les douleurs donnant quelque sorte de tréve, je l'obligeai à se coucher. Elle reposa un peu, ce qui lui fut d'un grand secours. Je lui fis ensuite prendre de la rôtie au vin sans la fatiguer ; mais au contraire, la retenant couchée jusqu'à ce que les douleurs vinssent un peu fortes ; pour lors je la fis lever & asseoir sur une femme forte, qui étoit assise sur un fauteuil garni de carreaux, & fis mettre à ses côtés les femmes necessaires à la soutenir, comme je le dirai dans la suite. L'enfant commença à se déplacer, & poussa en avant ; cette situation me paroissant favorable, je forçai par raisons la malade à y rester, jusqu'à ce que la tête de l'enfant fut bien avancée, après quoi je la fis coucher sur le petit lit, parce que la grande foiblesse où elle étoit depuis long-temps qu'elle souffroit, ne me permettoit pas de la laisser davantage en cette situation génante, les douleurs continuerent heureusement, & je l'accouchai d'un gros garçon, qui se portoit fort bien : Je la délivrai ensuite, & la laissai en bon état deux jours après que je la quittai, & je l'ai encore accouchée une fois depuis, après un travail presque semblable.

## OBSERVATION CV.

Une femme de Montebourg ayant eu douze enfans sans souffrir le moindre mal, puisqu'elle alloit elle-même avertir la Sage-Femme, se mettoit sur le petit lit qu'elle avoit fait, accouchoit, & se délivroit souvent sans aucun secours ; & même si la Sage-Femme tardoit un peu à venir, elle trouvoit l'enfant emmailloté, qui étoit le plus grand service que l'accouchée exigeoit d'elle ; s'étant trouvée malade pour accoucher du treiziéme, elle fut pendant cinq jours dans les plus violentes douleurs, qui furent suivies de foiblesse & de perte de connoissance, qui dura si long-tems, qu'après trois heures entieres, l'on se détermina à me venir chercher. Je trouvai cette malade dans une autre foiblesse, encore plus considerable que la précedente, son enfant étant bien placé, & sa tête bien avancée : le long-temps qu'il avoit passé dans cet état, joint aux autres marques qui faisoient juger de sa mort, je ne déliberai qu'autant de temps qu'il en fallut pour m'instruire de ces choses, & prendre le parti de l'accoucher ; ce que j'allois executer, si elle ne fût pas morte, comme il arriva, en la faisant mettre sur un lit, propre à faire l'accouchement.

## REFLEXION.

Ces deux Observations choisies entre quantité d'autres de cette nature, font voir qu'un premier enfant ne fait point le passage aux autres, dont la femme accouche dans la suite avec plus de facilité, comme les Auteurs le disent, puisqu'elle est dans un aussi grand danger au dixiéme, au douziéme & au quinziéme, qu'elle le peut être au premier, & que ce n'est pas moins un effet du hazard quand les femmes ont un second accouchement plus heureux que le premier, que lorsque le premier est plus heureux que tous les autres. Il seroit même facile de soûtenir le contraire par le propre aveu de ces mêmes Auteurs, en raisonnant sur leurs principes, puisqu'ils disent que la fourchete souffre un déchirement dans le premier accouchement, en suposant ce déchirement, il faut aussi supposer que la réunion s'en fait par une cicatrice à laquelle une dureté doit succeder, qui la doit par consequent rendre moins propre à se dilater, qu'elle n'étoit au premier accouchement, où rien de pareil ne devoit faire obstacle. Si l'on doute de cette verité, que l'on lise mes Observations pour en être convaincu, sans que cela puisse éclaircir pourquoy l'on trouve souvent tous les accouchemens d'une même personne très-differens, ni que l'on puisse faire un fond assuré sur le second, ni sur le troisiéme, non plus que sur le premier, ni sur tous les autres.

Quoy que je n'aye jamais trouvé d'occasion de faire aucune Observation sur le prétendu empêchement que doit causer l'os nommé coccix, je me contente de ce que j'ai remarqué en traitant une jeune fille d'une maladie de cet os, qui vient assez à propos pour soûtenir ce que j'avance.

## OBSERVATION CVI.

Une jeune fille tomba sur un escalier, dont elle compta plusieurs marches avec son derriere. Elle ressentit à l'heure même une violente douleur au coccix sans oser s'en plaindre, dans la crainte d'être obligée de montrer la partie malade. La violente contusion qui s'y fit s'abscéda dans la suite, & l'excès du mal la força de venir au remede ; je lui ouvris cet abscés, quand je jugeai que la supuration en étoit faite ; le premier & le second des os du coccix se détacherent, & sortirent avec le pus ; & le troisiéme suivit quelques jours aprés. Je détergeai, mondifiai, & cicatrisai l'ulcere, & la fille n'en a jamais souffert la moindre incommodité.

## REFLEXION.

Est-t-il possible qu'il y ait des Auteurs qui ayent prétendu que les os Ischion & pubis s'entr'ouvroient pour faciliter l'accouchement, les connoisseurs étant persuadez qu'ils ne seroient pas écartés par deux hommes quand ils tireroient de toutes leurs forces ? Et peut-on croire ce que d'autres avançent que le coccix peut causer le même empêchement, lorsqu'il se recourbe par trop en dedans; parce, qu'en ce cas il s'aproche beaucoup de l'os pubis, & étrecit tellement le passage, qu'il rend la sortie de l'enfant très - difficile & même impossible, *Voyez* Ruleau dans son operation Cesarienne. Il n'y a qu'à examiner la situation, la figure, l'articulation, & l'usage des trois petits os qui le composent, pour être convaincu du contraire par la distance qu'il y a de l'os pubis au coccix, l'on verra qu'il en est beaucoup plus éloigné que l'os sacrum, & que quand même il ne seroit pas possible à l'Accoucheur de renverser cet os avec son pouce, ce qui paroît pourtant très-facile à faire en l'examinant sur un squelete ou par l'ouverture d'un cadavre, il ne pourroit très seurement résister à l'impetueuse sortie d'un enfant, qui non seulement déchire la fourchete, mais rompt, brise, & écarte tout ce qui s'oppose à son passage, particulierement dans un accouchement prompt, où le Chirurgien doit donner toute son attention à prévenir ce désordre, en soutenant ces parties contre la violence de ces efforts, & empêchant par ce moyen que de deux ouvertures il ne s'en fasse qu'une seule.

Je dis plus, si un enfant venoit brusquement, comme il arrive pour l'ordinaire, dans les accouchemens dont j'entends parler, & qu'il ne trouvât que le coccix pour obstacle à sa sortie, de la maniere que cet os est construit & composé, s'il ne pouvoit pas le renverser, ce dont je ne puis pourtant pas douter, il feroit plûtôt une impression sur la face & sur le corps de cet enfant, que de luy fermer le passage; ce qui me fait dire que ce n'est que manque de réflexion, que les Auteurs ont regardé cet os comme un grand obstacle à l'accouchement.

## CHAPITRE V.

### *Des vrayes causes qui rendent l'accouchement long & difficile.*

La cause la plus essentielle de l'accouchement long & difficile, est lorsque les vertebres inferieures des lombes, avec la partie superieure de l'os sacrum, ou même cet os tout entier, s'avancent si fort en dedans, ou que les os pubis au lieu de s'élever en devant, se trouvent aplatis, de maniere à ne laisser qu'un très-petit espace entr'eux & l'os sacrum. J'ai tant de fois frequenté ce détroit, & il m'a fait souffrir tant de peines, que j'en puis parler avec une vraye connoissance de cause. Lorsqu'une situation extraordinaire de l'enfant oblige l'Accoucheur d'en aller chercher les pieds, c'est en cette occasion que l'on peut s'assurer que les femmes, quoique semblables à l'exterieur, sont bien differentes au dedans. C'est cet espace plus ou moins large qui rend la sortie de l'enfant plus ou moins facile: Et quand les premiers accouchemens ont été heureux, & que les autres ne se trouvent pas semblables ; quoy qu'en apparence les enfans soient aussi gros les uns que les autres ; c'est ou que la tête des précedens étoit ou moins grosse ou plus tendre pour s'ajuster à la grandeur du passage : car il faut convenir que bien peu de chose de plus ou de moins fait un grand changement en ces occasions.

Quoique de tous ceux qui ont écrit des accouchemens avant moi, il n'y en ait aucun qui se soit plaint que ces parties par leur mauvaise disposition, pouvoient apporter aucun obstacle à l'accouchement, la chose n'en est pas moins vraye. Je n'avance rien que je ne puisse prouver, par un nombre infini d'experiences, si deux ou trois sur chaque article n'étoient pas suffisantes pour le justifier.

Ces nouveautés ne seront peut-être pas du goût de quelques Accoucheurs ; mais comme Americ Vespuce ne découvrit la quatriéme partie du monde qu'à force de naviger ; & comme Harvée ne découvrit la circulation qu'après avoir travaillé long-temps à l'anatomie. Je ne propose rien aussi sur la plus grande difficulté de l'accouchement, que ce qu'un nombre infini d'experiences m'ont persuadé, & ce que les consequences que j'en ai tirées m'ont rendu tout-à-fait palpable.

Toutes les Observations rapportées dans ce second Livre en sont des preuves convaincantes ; & en effet, de quelle consequence seroient les parties exterieures de la vulve à un accouchement prompt, si elles ne se pouvoient pas dilater assez, pour permettre la sortie de l'enfant ? Quand il ne trouvera que cet obstacle à vaincre, ne s'ouvrira-t'il pas une route à quelque prix que ce soit, même aux dépens de ces parties, quelque resistance qu'elles puissent y apporter. Et qui est l'Accoucheur qui peut dire avoir vû perir un enfant par le manque de dilatation de ces organes, dont le tissu est tout membraneux ? Et qui est celui qui n'en a pas vû perir plusieurs, retenus dans le détroit dont je parle, sans pouvoir avancer, qu'après beaucoup de temps & de peine ? Ainsi cet obstacle vaincu, quelques douleurs de plus ou de moins finissent l'ouvrage, comme il est arrivé aux femmes qui font le sujet des Observations suivantes.

## OBSERVATION CVII.

Une Dame éloignée de quatre lieuës de Caën, & de vingt-deux de cette Ville, me fit prier de l'aller accoucher. Je lui promis, &

j'y allay le 20 d'Avril de l'année 1699. Quelques jours après que je fus arrivé près d'elle, elle se trouva atteinte de legeres douleurs, accompagnées de la sortie de quelques glaires teintes de sang. Elle me consulta à son reveil sur cet accident; je ne balançai pas à lui dire que c'étoit les avant-coureurs de l'accouchement; ce qui l'intrigua un peu, ayant choisi ce jour-là, qui étoit le Dimanche, pour faire ses devotions. Je lui dis pour la tirer d'inquiétude, qu'elle pouvoit executer sa bonne intention, en prenant des mesures assez justes pour n'être pas surprise; & que ses Porteurs que j'allois suivre moderassent leur allure; ce qui s'executa fort heureusement. La Dame entendit la Messe, fit ce qu'elle souhaitoit, & revint sans peine, mais toûjours souffrant de legeres douleurs; je lui conseillai de ne le faire paroître que le moins qu'elle pourroit, jugeant par ces commencemens que le travail pourroit tirer en longueur. Le Lundy se passa de la sorte, sans que la malade pût reposer un seul moment, les douleurs suivirent de plus près, & furent plus fortes le Mardy. Le Mercredy elles augmenterent encore pendant tout le jour, sans rien faire esperer, tant elles étoient lentes & peu frequentes. La Dame qui n'avoit pas reposé depuis le Vendredy, étoit dans un abattement terrible; mais la confiance qu'elle avoit en moi diminuoit beaucoup son inquiétude, ne me voyant embarrassé de rien, & lui laissant prendre toutes ses commodités sans la contraindre jusqu'au soir, qu'enfin les douleurs ayant redoublé, & l'enfant, qui avoit pendant tout ce temps-là paru très-fort, s'étant avancé davantage, en sorte que sa tête qui avoit toûjours été engagée sans avancer, & sans que je me fusse apperçû de l'écoulement des eaux, qui s'étoit fait dès le premier jour, cette tête, dis-je, ayant commencé à s'ébranler, & poussant en avant à chaque douleur, j'assurai la Dame qu'en peu de temps elle alloit accoucher; ce qui arriva une heure après que ces douleurs eurent commencé à redoubler, l'ayant accouchée d'un gros garçon, qui se portoit assez bien. Je la délivrai ensuite avec un peu de temps & de peine; après quoi elle se dédommagea dès la nuit même du long-temps qu'elle avoit passé sans prendre aucun repos.

## REFLEXION.

La longueur de cet accouchement commençoit à m'inquieter par la crainte que cette malade, quoyque jeune & forte, venant à s'affoiblir par les douleurs continuelles, par l'insomnie & par la répugnance qu'elle avoit à prendre des alimens, je ne fusse obligé d'en venir à l'accouchement. Toute l'esperance que j'avois étoit que l'enfant quoyqu'engagé, mais peu avancé au passage & toûjours vigoureux, venant à unir ses forces à celles de sa mere, qui ne manqua jamais de courage, l'accouchement seroit bien-tôt fini; comme il arriva fort à propos.

## OBSERVATION CVIII.

Cette Observation, qui est des plus extraordinaires, regarde la femme d'un Cordonnier de cette Ville, grosse de son premier enfant, qui sentoit des douleurs dans tout le ventre & dans les reins, qui répondoient aux parties basses, & qui étant sur la fin du neuviéme mois de sa grossesse, m'envoya prier de venir la voir la nuit du Lundy au Mardy 16 de May de l'année 1698. Je la trouvai avec d'assez fortes douleurs, mais peu frequentes, l'enfant bien situé, & les eaux qui commençoient à se former. Comme j'étois son proche voisin, je m'en retournai chez moi, ne voyant encore rien qui me dût faire demeurer auprès d'elle plus long-temps. Le matin je la trouvai dans le même état que je l'avois laissée. Je continuai de la voir de temps en temps pendant le jour, & jusqu'au Vendredy au soir, que les douleurs ayant considerablement augmenté, la tête de l'enfant s'étant beaucoup avancée, aussi-bien que les eaux, qui paroissoient si formées, que les membranes poussoient jusqu'au dehors; ce qui m'engagea à faire ce que je n'avois encore jamais fait, de rompre les membranes pour les faire écouler, prétendant par ce moyen avancer l'accouchement; mais cela fut très-inutile, les douleurs resterent au même état qu'elles étoient avant que j'eusse ouvert les membranes, & la femme n'accoucha que la nuit du Dimanche au Lundy, d'un gros garçon, qui à force d'avoir la tête pressée au passage, l'avoit toute allongée, & les tégumens du crane étoient tellement bouffis, qu'il sembloit que c'étoit une tête double. Je délivrai la mere au plûtôt, qui se porta bien ensuite; & je l'ai accouchée douze fois depuis, toûjours d'accouchemens longs & difficiles.

## REFLEXION.

Je me trouvai si fatigué après que j'eus terminé cet accouchement, que je dormois tout debout. J'y passai trois nuits entieres & cinq jours. La femme fut malade pendant tout le temps que je marque presque sans relâche & sans avoir dormi une heure, mais par bonheur le courage ne lui manqua point, au contraire, elle prenoit sans cesse dequoy soûtenir ses forces, ce qui fut la cause de son salut, sans quoy elle auroit succombé à ce long travail. Toute la Ville étant imbuë de la longueur de cet accouchement, fut surprise voyant porter l'enfant à l'Eglise, & encore plus de voir sa mere dans la ruë dix jours ensuite, joüissant d'une parfaite santé. Je la laissai pendant tout le temps du travail, prendre ses commoditez sans la contraindre en rien: car autrement elle n'auroit pû résister seulement trois jours à un travail de cette naure, qui ne finit qu'au septiéme: ce qui fait voir que cet accouchement n'étoit retardé que par la mauvaise disposition des os sacrum & pubis, qui s'aprochoient trop: ce qui est aussi confirmé par la longueur du temps que l'enfant fut à forcer ce détroit, malgré de si longues & de si fortes douleurs & encore plus par la bouffissure & la contusion du cuir chevelu qui formoit à l'endroit par où la tête se présentoit une tumeur si considerable qu'elle paroissoit une tête double.

Si par un empressement à contre-temps j'avois, sous l'ombre d'une prétendu secours, touché sans cesse cette femme, au retour de toutes les douleurs, dans l'esperance d'aider à cet accouchement & de faciliter par ce moyen la sortie de l'enfant en prétendant dilater le passage, je n'aurois pas manqué de faire tomber toutes les parties en mortification, par la contusion & meurtrissure qu'un attouchement continuel y auroit causé, pendant un si long tems. Comme je suis persuadé que ce prétendu secours est très inutile & même pernicieux, je conseille aux Accoucheurs de s'en bien garder, comme je le fais en pareil cas.

Quoyque je n'ouvre jamais les membranes dans l'esperance que l'enfant suivra les eaux, & que leur ouverture se faisant naturellement elle terminera l'accouchement sçachant par quantité d'experiences que leurs ouvertures prematurées soit qu'elles se fassent d'elles-mêmes, ou par l'indiscretion des Sages-Femmes, est ordinairement fatale, j'ouvris neanmoins celles-ci, la situation de l'enfant, les douleurs de la mere, & la maniere dont elles étoient avancées, toutes ces raisons me persuaderent qu'il n'y avoit que la dureté des membranes qui retardoit cet accouchement, ce qui m'engagea, après avoir bien temporisé, à les ouvrir comme je fis, dont je me repentis plus d'une fois pendant les trois jours que la femme fut encore avant que d'accoucher, m'imaginant que si les eaux y avoient toûjours été, elles auroient par leur séjour pû ramolir, & lubrifier ce passage, & faciliter la sortie de l'enfant; ce qui m'a fait prendre la résulution de ne les ouvrir jamais quand l'enfant est bien placé, à moins que sa tête ne soit assez avancée pour pouvoir aider à sa sortie, comme il arrive quelquefois, & comme en pareille occasion ces eaux ne sont plus qu'une charge, c'est une necessité de leur donner issue pour procurer la respiration de l'enfant qui s'en trouve envelopé, qui est ce que l'on appelle être né coëffé, & que l'on regarde comme le présage d'une felicité future pour l'enfant, presage qui ne peut être vrai que par le soin que l'on a eu de l'en débarasser, parce qu'autrement il en auroit été étouffé: ce qui lui auroit fait perdre la vie, de maniere que c'est un bonheur pour luy d'avoir été secouru dans une occasion si pressante.

## OBSERVATION CIX.

Je fus demandé dans le mois d'Octobre de l'année 1701. pour aller accoucher une Dame à côté de Vire, à vingt-deux lieuës de cette Villle; son travail s'étant declaré par les plus beaux commencemens qu'on pût souhaiter, m'en faisoient esperer une fin prompte & heureuse. Les douleurs ne donnoient pas le temps de coëffer la malade, non plus que de dresser le petit lit pour l'accoucher, tant elle étoient vives & frequentes. Je croyois aussi tôt que le lit fut ajusté, que je n'avois qu'à y coucher la Dame, & recevoir l'enfant, d'autant plus que j'en trouvay la tête assez proche, quand je la touchai pour m'assurer de sa situation. Un vomissement s'y joignit, qui me mît en état de ne plus douter du succès de mon ouvrage; & pour me le confirmer absolument, les eaux qui étoient formées, s'écoulerent bien-tôt après, & la tête de l'enfant s'avança de maniere à croire qu'il alloit venir. Ce fut neanmoins ce qui n'arriva que trente-six heures ensuite, & après le plus violent travail que j'aye jamais vû, tant par la nature des douleurs longues, violentes & redoublées, accompagnées de vomissemens, & précedées de frissons, que par toutes les autres marques les plus asseurées qu'une femme va incessamment accoucher; & je puis dire qu'il n'y eut que le grand courage & la force d'esprit de cette malade qui la tirerent d'affaire, n'ayant pendant presque tout ce temps gardé ni vin, ni boüillon, ni enfin quoi que ce soit qui fut propre à soutenir ses forces; de maniere que le vomissement que l'on auroit pû regarder d'abord comme un heureux présage de l'accouchement, manqua d'être funeste à cette Dame, par la longueur du travail, les violens efforts qu'elle faisoit pour vomir, & par l'insomnie dont elle se trouvoit si épuisée, que je commençois à me désorienter moi-même, parce que de fort & vigoureux qu'étoit l'enfant dans le commencement, il devint si foible, qu'il y avoit plus de rois heures qu'il ne s'étoit fait sentir quand il vint au monde; ce qui m'avoit obligé de le baptiser une heure auparavant sa sortie; c'étoit un fort beau garçon, qui se portoit bien, quoiqu'il eut la tête bien allongée & enflée comme le précedent, par l'étrécissement du passage entre les os, qui neanmoins fut bien reçû, quelque inquiétude qu'il eut causée. Je délivrai la mere dans le moment, qui se porta bien ensuite. Son second accouchement ne fût pas moins difficile, à la difference des autres, qui ont été très-heureux, parce que ses enfans étoient moins gros.

## REFLEXION.

Voici un accouchement qui ne paroît retardé que par l'étrécissement du passage, causée par les os sacrum & pubis qui s'approchoient trop, & qui en faisoient la difficulté ; ce ne fut que la bonté du temperament, la force, la vigueur, & le grand courage de cette Dame qui la tirerent d'affaire, tant le travail fut rude, long & laborieux. La tête de l'enfant s'étant tellement enclavée dans ce détroit, qu'elle me paroissoit toute applatie à mesure qu'elle avançoit.

C'est bien mal-à-propos que les Auteurs disent que le moyen seur de juger si l'enfant est vivant, est de toucher sur la fontaine de la tête pour sentir le battement du cerveau, ou pour parler plus juste, celui des arteres, étant le lieu où l'on peut s'en appercevoir fort distinctement.

Car cet expedient est inutile dans un accouchement prompt : mais de quelle utilité seroit-il dans un accouchement pareil à celui que je viens de rapporter, lorsqu'il s'est fait une tumeur au dessus de cette fontaine de la tête, qui a quelquefois deux à trois pouces d'épaisseur, par le long sejour que la tête a fait au passage, qui est le temps où il faut juger de sa vie, puisque cette tumeur énorme ôte tout moyen de s'appercevoir de ce battement d'artere ; ne vaudroit-il pas mieux dire que l'on ne peut juger de la vie de l'enfant, du moins par aucun signe qui soit univoque & certain, lorsqu'il est dans cet état?

Ces mêmes Auteurs proposent encore un second moyen de juger de la vie de l'enfant, plus inutile que le premier, c'est d'aller chercher le cordon de l'ombilic, le toucher, & remarquer s'il y a du battement : car s'il n'y en a point, disent-ils, c'est un signe assuré que l'enfant est mort. Mais là où la moindre sonde ne peut passer, comment y introduire la main pour lever ce doute? Cette proposition a lieu, lorsque l'enfant est mal placé, & qu'il faut que le Chirurgien aille en chercher les pieds pour finir l'accouchement, ou quand le cordon de l'ombilic sort avant l'enfant ; mais jamais dans un cas pareil à celui-ci.

Ce fut cette incertitude qui me fit baptiser cet enfant au ventre de sa mere, mais sous condition, en disant ces paroles, *Si tu es vivant, je te baptise, &c.* C'est une précaution que nous devons prendre dans un pareil danger, parce qu'on doit préferer un doute agréable, à une verité fâcheuse.

Il est bien difficile de soutenir si long-temps les inquiétudes que causent de semblables travaux, avec un visage toûjours égal, c'est neanmoins ce qu'un Chirurgien doit faire : car s'il a la foiblesse de s'ouvrir au plus fort esprit de la compagnie, une malade qui donne son attention à tout ce qui se passe, & que la crainte du peril inquiéte, venant à juger par le changement que produira une telle nouvelle sur le visage de celui ou de celle à qui le Chirurgien aura eu l'imprudence de s'en ouvrir, lui fera connoître son mauvais état, le trouble s'emparera de son esprit, & fera d'un mal douteux une perte assurée.

Ce qui me fait dire que ce n'est pas assez qu'un Chirurgien se précautionne contre tout ce qui peut faire de l'inquiétude à la malade à l'égard d'autrui ; mais qu'il faut encore qu'il sçache se composer lui-même, de maniere que la malade ne puisse conjecturer qu'avantageusement de ses paroles & de son maintien, sur tout en ces occasions, dont l'évenement n'est pas seur. Ce fut à quoi je réüssis en cette rencontre, comme en beaucoup d'autres, où je conservai toûjours beaucoup de sens froid, & ne donnai aucune marque d'inquiétude ; quoique j'avouë ingenuement que je commençois à me déconcerter entierement, ne doutant pas que la force d'esprit que cette Dame fit paroître pendant un si long & si difficile travail, n'eut reçû de terribles atteintes, si j'avois fait voir la crainte dont j'étois penetré.

## CHAPITRE VI.

### *L'enfant qui presente la tête en dessus, est une des causes de la longueur & de la difficulté de l'accouchement.*

IL est bien difficile de s'asseurer lorsque la femme est en travail, que ses eaux sont écoulées, & lorsque l'enfant se presente la tête avancée au passage, s'il a la face en dessus ou en dessous, à moins que l'enfant peu avancé, dans le commencement du travail, immédiatement après l'ouverture des membranes & l'écoulement des eaux, dans l'intervale d'une douleur, ne laisse à la main du Chirurgien la liberté d'entrer dans la matrice. L'on peut par ce moyen s'en instruire ; mais l'enfant étant avancé comme je le dis, & l'introduction de la main étant absolument interdite, il est presque impossible de le connoître, parce que la face étant en dessus ou en dessous, ne change presque rien à la figure de la partie de sa tête qui se presente ; ce qui fait que l'Accoucheur y est souvent trompé, & qu'il ne le connoît que quand il ne peut plus y apporter de remede, les douleurs étant fortes & frequentes, la femme n'en accouche pourtant pas moins bien, quoique l'accouchement en soit plus penible & plus long.

### OBSERVATION CIX.

Une Dame que j'avois accouchée plusieurs fois, & dont les accouchemens étoient des plus prompts & des plus heureux, m'envoya querir le 13 Decembre de l'année 1689. Je la trouvai avec des douleurs lentes, qui augmenterent un quart-d'heure après que je fus arrivé, & commencerent plus de deux grosses heures avant que les eaux fussent percées. Je trouvois la tête de l'enfant très-peu éloignée, mais qui n'avançoit qu'avec une lenteur & une peine infinie ; de maniere que l'enfant, qui pour l'ordinaire suivoit les eaux dans tous ses accouchemens précedens, ne vint dans celui-ci que deux heures entieres après qu'elles furent écoulées, & suivies des plus violentes & fréquentes douleurs qu'une femme d'un grand courage, forte & vigoureuse puisse soutenir. Je fus surpris de voir que la cause de ce fâcheux accouchement venoit de ce que l'enfant se presentoit la face en dessus, sans que je m'en fusse apperçu pendant la durée du travail, quoique j'y eusse donné toute l'attention possible.

J'accouchai cette Dame dix-huit mois ensuite d'un enfant qui étoit situé comme les premiers, c'est-à-dire, la face en dessus, dont l'accouchement fut également heureux.

## AUTRE OBSERVATION.

J'accouchai la même Dame le 12 Septembre 1703. d'un autre accouchement long & difficile, parce que l'enfant venoit encore la face en dessus, qui fut pareil à celui qui étoit précedemment venu dans la même situation, sans que je pusse l'appercevoir, que quand je n'y pûs donner d'autre secours, que de laisser agir la nature.

## REFLEXION.

Je ne puis pas rapporter d'Observation plus juste que celle-ci, pour faire voir qu'une des causes les plus essentielles d'un accouchement long, difficile, & non naturel, est ce qui est arrivé deux fois à cette Dame, au lieu que toutes les fois que je l'ai accouchée, & que les enfans sont venus comme ils doivent, c'est-à-dire, la face en dessous, ont été les accouchemens les plus heureux. Et cette Observation prouve d'autant mieux ce que j'avance, que cette difference d'accouchemens s'est trouvée plusieurs fois sur une même personne : car plusieurs autres femmes qui n'auroient accouché qu'une seule fois, d'un enfant venu en cette mauvaise situation, prouveroient beaucoup moins, parce qu'elles auroient pû avoir des accouchemens très-difficiles & longs, quoique l'enfant fût venu la face en dessous : d'où par consequent l'on pourroit inferer que cette situation n'en auroit pas été la cause ; ce que l'on ne peut pas dire après un exemple aussi juste que celui de cette Dame.

Après toute reflexion faite, je n'ai pas trouvé qu'il ait plus peri d'enfans venus en cette situation, quoi qu'extraordinaire, que dans celle où ils viennent la face en dessous, mais seulement que les accouchemens sont plus longs & plus difficiles ; parce que les enfans font mieux valoir leurs secousses & leurs efforts en leur situation ordinaire qu'en celle-ci, comme il peut arriver à deux hommes qui nagent également bien, & qui veulent faire la même route. Il leur est impossible d'avancer sur le dos comme quand ils nagent sur le ventre, quelques efforts qu'ils fassent, quoiqu'ils avancent toujours ; la vraye situation d'un nageur étant d'être sur le ventre, comme celle d'un enfant de venir dans l'accouchement la face en dessous.

Rien n'eſt plus facile que de dire, comme font les Auteurs, que quand l'enfant vient la face en deſſus, il faut aller chercher les pieds, & finir l'accouchement; mais rien n'eſt plus difficile que de s'en apercevoir; je ne parle qu'après y avoir été très ſouvent trompé depuis près de trente années que cette ſituation s'eſt offerte quantité de fois. Je n'en parle, dis-je, que pour me lever cette difficulté, & me la mettre en évidence: car quel moyen ceux qui ont écrit avant moy ont-ils eu en touchant la ſuperficie de la tête d'un enfant, enfermé dans les membranes avec ſes eaux, de connoître que ſa face eſt en deſſus ou en deſſous? Cette ſuperficie ne paroît-elle pas égalle en ces deux differentes ſituations, & pour en faire un juſte diſcernement ne ſeroit-il pas abſolument neceſſaire d'introduire ſa main dans la matrice, pour s'aſſurer de cette ſituation au travers des membranes & des eaux, encore ſeroit-il neceſſaire de les ouvrir, eſt-ce une choſe à propoſer? Au reſte, quand les membranes ſont ouvertes, les eaux écoulées, & la tête occupant le paſſage, y a-t-il Accoucheur, quelqu'experimenté qu'il ſoit qui puiſſe juger que l'enfant a la face en deſſus ou en deſſous; la partie de la tête qui ſe preſente pour lors & qui eſt la ſeule choſe qui puiſſe lui faire connoître cette ſituation, n'eſt-elle pas égalle au toucher; & enfin, quand cette tête eſt aſſez avancée pour que l'Accoucheur en ſoit convaincu, eſt-il en état de retourner l'enfant? Non, c'eſt une neceſſité qu'il le laiſſe venir en cette poſture: mais quand même je ſerois aſſuré que l'enfant ſeroit placé de cette maniere, les douleurs étant fortes & les eaux bien preparées, je ne m'aviſerai jamais de le retourner pour finir l'accouchement, ne m'en étant peri qu'un ſeul de tous ceux qui venoient en cette ſituation, au lieu que le même malheur eſt arrivé à un bien plus grand nombre qui venoient la face en deſſous, comme je le ferai voir, lorſque je traiterai des accouchemens contre nature.

---

## CHAPITRE VII.

### *De l'accouchement où l'enfant preſente la face en devant.*

LORSQUE la femme groſſe eſt parvenuë à ſon terme, qu'elle eſt malade pour accoucher, d'un travail prompt & violent, & que les membranes ſont prêtes à s'ouvrir, & les eaux à s'écouler; ce qui arrive à la premiere douleur, ſoutenuë d'un mouvement impetueux de l'enfant, quoique l'Accoucheur l'eût trouvé dans la ſituation requiſe, c'eſt-à-dire, preſentant la partie de la tête qui doit préceder pour venir naturellement, laquelle au lieu d'enfiler le paſſage directement, comme elle y étoit diſpoſée, ſelon l'ordre naturel, vient par un contre-temps étrange, à heurter du front contre l'os pubis de la mere, & s'y eſt arrêté, ſans pouvoir ſe redreſſer; en ſorte que l'enfant preſente à plein ſon viſage & ſon menton au paſſage. Les femmes qui tombent dans ce malheur, font toutes malades violemment & fans relâche ; ce que je n'ai jamais vû arriver dans les accouchemens longs, dans lesquels quoique fâcheux, je n'ai vû périr aucune femme, comme les Observations suivantes le justifieront.

## OBSERVATION CX.

Une Dame des environs de Roüen vint en ce pays, où quelques affaires particulieres l'appelloient. Etant grosse, à terme, & se sentant malade, me fit prier le 23 de Mars de l'année 1697. de la venir voir. Je la trouvai avec des douleurs pressantes & redoublées, l'enfant presentant la tête, mais fort éloignée, & les eaux préparées & prêtes à s'ouvrir ; ce qui arriva à la premiere douleur qui survint, dans le temps que j'accommodois le petit lit ; comme la douleur ne discontinuoit point, je la fis coucher aussi-tôt, dans l'esperance que je n'avois qu'à recevoir l'enfant. Je fus surpris, qu'au lieu de trouver la tête que j'avois touchée un moment auparavant, & dont je m'étois pleinement assuré, tant par la rondeur égale, que par sa dureté & solidité, c'étoit la face qui remplissoit entierement le passage, & qu'elle étoit très-proche. Je voulus essayer de la faire un peu baisser, en repoussant le menton en dessous ; je n'y pûs réüssir ; mais les douleurs fortes & qui se redoubloient sans relâche, soutenuës par la vigueur de la malade, furent d'un si grand secours, joint à celui que je pûs lui donner, qu'elle accoucha heureusement, une heure & demie ou environ après que je fus arrivé. Je la délivrai, & la laissai reposer sans lui rien faire davantage ; Je veux dire de ce qui étoit necessaire pour la mettre au lit. Elle étoit si épuisée, par la violence du travail, quoiqu'il n'eût pas duré long-tems, qu'elle ne pouvoit pas seulement parler. Le grand soin, la bonne nourriture, & l'envie d'être bien-tôt relevée, pour vaquer à ses affaires, firent qu'elle ne negligea rien pour en venir à bout.

L'enfant étoit horrible, non seulement à cause de la couleur plombée de son visage, mais aussi de sa bouffissure, dont la Dame parut fort inquiéte ; je la tirai de son inquiétude, en l'assurant qu'avant la fin du jour son enfant seroit beau & blanc, comme il arriva en moins de douze heures.

## REFLEXION.

Cette Dame fut heureuse d'accoucher en si peu de temps, vû la mauvaise situation de son enfant, qui me paroît une des plus fâcheuses en laquelle il se puisse présenter, lors particulierement qu'il est si avancé, qu'il ne peut être retourné; mais les douleurs de la mere étoient d'une violence à l'exhorter sans cesse de ne les seconder qu'autant que la nature ne lui permettoit pas d'en user autrement, dans la crainte où j'étois qu'elle ne se crevât la poitrine ou le ventre, ou du moins qu'elle ne s'ouvrit quelque vaisseau qui la feroit mourir: ce fut ces douleurs si violentes & si frequentes qui m'empêcherent d'aller chercher les pieds, par l'impossibilité qu'il y a de le faire en pareille occasion; ce qui au contraire flata mon esperance d'une heureuse issue, voyant que la nature n'oublioit rien pour mener l'acouchement à une heureuse fin.

En effet comment aurois je pû faire trouver place à ma main, puisqu'il ne me fut pas seulement possible de faire tant soit peu baisser le menton, afin de rendre à la tête sa situation naturelle, qui étoit la seule chose qui manquoit à cet accouchement pour être heureux.

C'est l'ordinaire que les enfans qui viennent au monde de la sorte soient très livides, parce que l'obstruction que les vaisseaux souffrent par la violente extension du col, fait qu'ils se remplissent extraordinairement, & produisent cet accident, comme il arrive à un homme que l'on veut saigner à la jugulaire, ou qui serre par trop sa cravatte; mais cet accident se passe aussi-tôt que les vaisseaux ont repris leur situation naturelle, & le sang son cours ordinaire.

## OBSERVATION CXI.

La femme d'un Drapier de cette Ville, grosse de son premier enfant, étant à son terme, m'envoya prier de la venir voir le 13 Juin de l'année 1699. Je la trouvai avec de très-fortes douleurs, les eaux écoulées, & l'enfant qui presentoit la face à plein au passage: comme il étoit peu avancé, je tentai de le retourner; mais le passage étoit tellement rempli, & la matrice déja si affaissée sur l'enfant, que j'aurois plûtôt tout crevé, que d'en venir à bout. Comme je ne pûs réüssir par ce moyen, je donnay toute mon attention pour repousser un peu le menton en dessous avec une main, pendant que je tâchois de l'autre de faire baisser le dessus de la tête, afin de la faire presenter au passage, de la maniere qu'elle y doit être pour venir naturellement, mes intentions étoient bonnes, mais elles furent sans effet; ce qui me reduisit dans la necessité de laisser l'accouchement au benefice de la nature, qui dura une demi journée, mais d'une violence, que la mere & l'enfant y auroient peri tous deux, s'ils avoient eu moins de force & de courage. C'étoit un gros garçon, qui vint aussi hideux que le précedent, & qui changea de même. Je délivrai la mere, qui se trouva extrémement fatiguée, & dans un épuisement universel, mais qui se porta fort bien dans la suite, & son enfant aussi. Je l'ai accouchée plusieurs fois depuis, & toûjours d'enfans mal placés & fort gros.

## REFLEXION.

Quand les enfans presentent la tête ou le cul, ces parties, quoique grosses, rondes, dures & solides en aparence, se tendent neanmoins & s'alongent dans la suite du travail pour se conformer au passage, & l'accouchement finit avec succès; mais en cette situation, plus l'accouchement est long, plus la tête se grossit par la bouffissure qui y arrive, & plus il devient difficile. C'est même ce que je ne comprens pas, qu'une femme puisse accoucher quand l'enfant vient de la sorte, quoyqu'il me soit arrivé plusieurs fois, comme je l'ai dit, sans qu'il m'en soit encore péri aucun: ce que j'ai trouvé fort different, quand l'enfant n'est que peu avancé, & la mere avec peu ou point de douleurs; car alors je n'ai eu qu'à introduire ma main, & aller chercher les pieds, comme je le dirai en son lieu.

Ce qui fait bien voir que ce n'est pas assez d'avoir une parfaite connoissance de ce qu'il faut faire, & de le sçavoir bien mettre en execution, mais que c'est une necessité de trouver les moyens de le pouvoir accomplir ce qui manque plus souvent dans les accouchemens, que dans aucune autre operation de Chirurgie, dont ceux-ci sont du nombre, & plusieurs autres que je raporterai pour justifier ce que j'avance, selon que les occasions s'en presenteront, & particulierement par l'exemple qui suit.

---

# CHAPITRE VIII.

## *De l'accouchement où l'enfant presente la gorge.*

UNE des plus fâcheuses & des plus bizarres situations en laquelle l'enfant se puisse presenter, est lorsqu'il presente la gorge: il est aussi facile de se le representer, qu'il est difficile de croire que la chose soit possible, c'est aussi une des plus rares situations que j'aye vûës: car pour que l'enfant se presente en cet état, il faut qu'il ait le derriere de sa tête renversée sur l'épine du dos, & que la partie superieure du sternum soit d'un côté, & le menton de l'autre, soit à droit ou à gauche, en haut ou en bas; entre lesquelles parties se trouve la gorge droit à l'entrée du vagin, qui sont les marques qui le justifient, & la maniere dont je l'ai vû arriver.

## OBSERVATION CXII.

Le 5 Novembre de l'année 1707. l'on vint me prier d'accoucher la femme d'un Ouvrier en draps, qui étoit en travail depuis trois jours, & que la Sage-Femme avoit abandonnée. J'y allai promptement, & je trouvai cette femme, quoique naturellement forte & vigoureuse, très-fatiguée, & comme épuisée par la longueur & la violence du travail. Je commençai par m'instruire de la situation de l'enfant, qui me parut des plus extraordinaires; ce qui me fit attendre à la fin de la douleur pour m'en mieux assurer, sans neanmoins l'avoir pû faire qu'après plusieurs tentatives. Ce n'est pas qu'en conduisant ma main vers la fourchette, je ne trouvasse la partie superieure de la poitrine de l'enfant, d'autant plus que les clavicules m'ôtoient tout sujet d'en douter, comme aussi le menton, la bouche & le visage, en la portant du côté opposé, c'est-à-dire, vers les os pubis, & par consequent la gorge occupoit le passage; mais la nouveauté de cette situation faisoit mon embarras & ma peine; je pris le tems entre les douleurs, quoiqu'elles se suivissent de près, & qu'elles fussent des plus fortes, de repousser la poitrine d'une main, pendant que je tâchois avec l'autre d'attirer la tête au passage, à quoi je réüssis un peu, non pas à la situer comme elle doit être, pour que l'enfant vienne naturellement, mais seulement la face la premiere, qui fut toute la meilleure situation que je lui pûs donner, & en laquelle il vint au monde, quoique mort faute de secours, & par la longueur du travail. Je délivrai la mere ensuite, qui étant, comme je l'ai dit, d'un bon temperament, se porta bien, & se releva en assez peu de temps.

## REFLEXION.

Ne sembleroit-il pas que cette situation seroit plûtôt une invention de l'Accoucheur, qu'un effet de la nature? Car comment s'imaginer qu'un enfant puisse presenter la gorge, puisque c'est une necessité que la tête & la poitrine soient descendues & arrêtées dans le vagin, qui est une partie qui ne peut souffrir en apparence une extension assez suffisante pour contenir toutes ces parties sans se rompre; & quoyque l'experience le justifie, la raison ni repugne-t-elle pas assez fortement pour ne pas mettre cet accouchement au nombre de mes Observations, dans la crainte qu'un Acoucheur ne m'accusât de suposition, si celuy qui suit ne m'étoit un sur garand, que le précedent a été possible.

## OBSERVATION CXIII.

Le 27 Septembre de l'année 1709. deux de mes Confreres m'envoyerent prier de venir les trouver chez la femme d'un Tanneur de cette Ville, qui étoit en travail de son premier enfant, dont la situation étoit des plus extraordinaires. J'eus peine à me declarer dans mon premier essai, parce que les lévres de l'enfant étoient si tumefiées, qu'il étoit difficile de juger que ce fussent des lévres, & plus je m'opiniâtrois à m'instruire de cette situation, plus je m'en ôtois le moyen, parce que pour peu que je touchasse la femme, l'irritation que causoit ma main, excitoit continuellement des douleurs, qui ne lui donnoient pas un moment de relâche; ce qui m'obligea d'attendre qu'un peu plus de tranquillité & de repos m'en facilitassent l'occasion; & pour lors je n'eus pas de peine à connoître que la partie qui touchoit la fourchette, étoit le menton de l'enfant, ensuite la bouche entre deux grosses lévres, avec le reste de la face, & que la partie superieure du sternum étoit vers les os pubis, dont les clavicules étoient la preuve, & que la gorge étoit par consequent au passage, ce que je declarai à mes Confreres, & dont ils convinrent, après quoy je voulus leur ceder la place, pour qu'ils eussent à finir l'accouchement, leur offrant mes conseils; mais comme j'étois leur Ancien, ils ne voulurent point l'accepter, & m'en déférerent l'execution. Voyant que c'étoit un accouchement comme le précedent, à la difference qu'à celui-ci la face étoit en dessus, & qu'elle venoit en dessous à l'autre, je donnai toute mon attention en introduisant ma main vers les os pubis, à faire retrograder la poitrine, en la repoussant avec douceur dans l'intervalle des douleurs, & la tenant assujettie pendant la douleur, afin de ne perdre pas le fruit de ce que j'avois fait, & pendant que je la tenois sujette d'une main, je tâchois avec l'autre que j'introduisois le plus avant qu'il m'étoit possible vers la fourchette, & le long du vagin, de ramener la tête au passage; mais tout ce que je pus faire, se termina à y conduire la face seulement; & ce fut la situation en laquelle cet enfant vint au monde: c'étoit un garçon, qui étoit bien le plus hideux qu'on pût voir, ayant plûtôt la figure monstrueuse qu'humaine, par l'effroyable couleur & bouffissure de son visage, & la grosseur demesurée de ses lévres, ce qui le faisoit regarder par ceux qui étoient presens avec étonnement;

mais

mais que je rassurai, en leur expliquant la cause de cette figure si contrefaite, leur promettant qu'il reviendroit à son état naturel en moins de vingt-quatre heures, & qu'un linge trempé dans le vin tiede ou l'eau-de-vie, appliqué sur cette énorme contusion du visage, produiroit cet effet; ce qui arriva comme je l'avois prévû, & il s'est fort bien porté. Je délivrai la mere ensuite, & elle se porta depuis si bien, quelque long & difficile qu'eut été ce travail, qu'en dix jours elle fut relevée.

## REFLEXION.

La raison qui paroît la plus vraisemblable pour expliquer comment ces enfans se sont présentés en cette situation, est une espece de repetition de celles qui ont été alleguées dans les précedentes Observations: car n'est-il pas probable que la tête n'ayant pas suivi directement la route qu'elle devoit tenir, mais que le front de l'enfant s'étant plus avancé qu'il n'auroit dû par la violence d'une douleur brusquement suivie d'une autre encore plus forte, poussant continuellement l'enfant dont la tête étoit descendue dans le bassin, & laquelle ne trouvant pas le passage disposé par une dilatation suffisante pour sa sortie, avoit été par cette raison forcée de se réflechir en dessous, à mesure que la poitrine s'avançoit, & obligeoit par une suite necessaire, ces parties à se dilater extraordinairement, au moyen dequoy la gorge avoit été obligée d'occuper directement le passage, au lieu que ç'auroit dû être la tête, ne regardant autre cause de ces deux accouchemens que l'étroitesse du passage & la violence des douleurs, dont la tête de l'un se trouva en dessus & l'autre en dessous, suivant les differentes manieres dont elles se trouverent suivies avant cet engagement subit & precipité.

Je n'ai pû repousser les épaules de l'un ni de l'autre de ces enfans assez loin, pour mettre la tête directement au passage, dans sa situation naturelle, comme les Auteurs le conseillent, ni couler ma main pour aller chercher les pieds, parce que la matrice après l'écoulement des eaux qui s'étoit fait depuis long temps, embrassoit trop exactement l'enfant, pour executer l'une ou l'autre de ces deux intentions. Je fus assez content de les tirer la face la premiere, ce que j'executai assez bien, moyennant les secours que je leur donnai, aidez de la violence & du redoublement des douleurs & de la vigueur des meres à les faire valoir, joint à la dilatation des parties qui devint peu à peu suffisante pour terminer ces deux accouchemens à peu près semblables, toutes conditions necessaires pour les finir heureusement, à la difference neanmoins qu'un des enfans étoit mort par la temerité de la Sage-Femme, & que l'autre étoit vivant par la prudente conduite des Chirurgiens.

## CHAPITRE IX.

*De l'accouchement où l'enfant se presente bien, mais qu'une ou plusieurs circonvolutions du cordon de l'ombilic autour du col, ou de quelqu'autre partie du corps de l'enfant, empêchent de sortir.*

LORSQU'UNE femme en travail a des douleurs violentes, qui redoublent sans cesse & qui continuent, que les eaux sont écoulées, que l'enfant se presente bien, qu'il avance pendant la douleur, & qu'il se retire ensuite ; que ce flux & ce reflux perseverent pendant un long espace de temps, que l'enfant ne gagne le terrein que peu à peu, & ne se l'assure que très-difficilement ; l'on peut dire que le cordon fait un obstacle que l'on ne peut vaincre, jusqu'à ce que l'enfant soit assez avancé, pour que le Chirurgien, prenant la douleur à propos, puisse introduire le bout de ses doigts, dont les mains seront applaties des deux côtés de la tête, les pousser le plus avant qu'il peut dans le vagin, afin de conserver par ce moyen à la tête de l'enfant le progrès qu'elle a fait pendant la derniere douleur, & l'aider encore en tournant le doigt autour de la tête de l'enfant, aussi avant qu'il lui est possible, mais principalement vers la fourchette, jusqu'à ce qu'il trouve l'occasion de l'attirer dehors par l'un ou l'autre de ces deux moyens, afin de lui donner ensuite les secours necessaires : ce sont là les moyens dont je me suis servi en cette occasion, & qui m'ont toûjours réüssi.

### OBSERVATION CXIV.

On me manda dans le mois d'Octobre de l'année 1708. pour accoucher la femme d'un Officier à vingt-cinq lieuës de cette Ville, dont le travail commença autant bien que je le pouvois desirer ; l'enfant se présentoit avantageusement, les membranes étoient prêtes à s'ouvrir, & les eaux à s'écouler, avec des douleurs fortes, & souvent réïterées. C'étoient là autant de préjugés favorables, qui m'en faisoient esperer une fin prochaine. J'y fus cependant trompé, les eaux ayant percé, les membranes & les douleurs augmentant de plus en plus, faisoient à la verité avancer le reste de l'enfant, jusqu'au couronnement; mais elle se retiroit si-tôt qu'elles cessoient. Je n'en fus pas surpris d'abord; mais voyant une, deux & trois heures se passer sans que rien changeât, quelques efforts que la malade pût faire, & malgré tous les secours que je pouvois lui donner, je ne doutai plus que le cordon embarrassé autour de quelque partie de l'enfant, ne fût l'unique cause de la longueur de ce travail; ce qui me fit redoubler mon attention, & appliquer soigneusement mes deux mains, applaties des deux côtés de la tête de cet enfant, & poussant mes doigts en avant à toutes les douleurs, afin de lui faire faire quelques grogrès, ou du moins la tenir assujettie, & empêcher son retour en partie, exhortant sans cesse la malade à se servir de ses forces & de sa raison, pendant que j'étois attentif à toutes les douleurs qui faisoient esperer que ce seroit la derniere, qui arriva enfin, après quatre heures de ce fâcheux travail. La tête de l'enfant sortit, & comme toute mon application étoit de songer à dégager le col, je n'y pûs si vîte porter la main, que l'enfant ne fut sorti comme une anguille, le dos, le cul & les jambes s'étant pliés, & ayant passé par dessus la tête, qui étoit demeurée attachée avec le cordon tout auprès du passage, sans presque aucune distance, le cordon n'ayant pas un pied depuis sa racine jusqu'au col de l'enfant, à cause de trois tours qu'il faisoit autour de cette partie, dont je le débarassai dans le moment. Je délivrai ensuite la mere, où je fus un peu de temps, parce que loin de l'exciter à faire aucun effort, je voulus lui laisser reprendre haleine, rien ne m'obligeant d'en user autrement, en l'état où elle étoit; les efforts qu'elle avoit été obligée de faire pour finir ce long & difficile travail, lui fit tellement enfler le visage, qu'elle en étoit méconnoissable, & sa gorge se trouvoit parallele au menton. Cette enflûre ne s'étoit qu'en partie dissipée, quand je la quittai quatre jours après son accouchement; mais elle se dissipa entierement à la fin de ses couches.

## REFLEXION.

La marque la plus essentielle que j'avois, pour me persuader que c'étoit le cordon trop court qui faisoit la difficulté de cet accouchement, c'est que l'enfant avançoit pendant la douleur, par la compression que la matrice souffroit, aidée de tous les muscles de l'abdomen; ce qui lui faisoit faire un mouvement de précipitation de son fond vers son orifice interieur, & pousser par consequens vers le bas le placenta, où est la racine du cordon, & lui causer par une suite necessaire un relâchement, qui pour lors permettoit à la tête de l'enfant de s'avancer, mais qui étoit forcée de retrograder, lorsqu'après la douleur, la matrice reprenoit sa place, en retirant le placenta avec elle, & par consequent l'enfant par un mouvement facile à expliquer sur la mecanique, qui se rencontre assez semblable dans l'action de la machine dont le Tourneur se sert, qui est trop connuë pour m'expliquer davantage; à la difference de l'enfant qui a la tête trop grosse, & qui n'avance point dans le vagin, quelques douleurs que la femme souffre, ou bien la difficulté venant du côté des épaules, la tête est poussée aussi avant qu'elle peut dans le vagin, sans avancer ni reculer dans la suite, & laisse presque toûjours quelque liberté autour d'elle, pour y faire passer le doigt, & souvent la main fort à l'aise, parce qu'elle n'avance pas jusqu'au couronnement, comme je le ferai voir en tems & lieu: mais ce n'est pas une chose impossible que l'enfant s'avance, & qu'il se recule ensuite dans un accouchement, sans que le cordon y ait aucune part, la chose étant même fort ordinaire, lors particulierement que les épaules de l'enfant sont trop larges, ou que la tête est un peu trop grosse, par raport au passage; mais il faut faire réflexion que quand cela arrive, ce n'est qu'à cause que les douleurs ne sont pas assez fortes, où quelles ne se redoublent point; car les douleurs étant fortes & frequentes, l'enfant ne fait d'ordinaire que peu ou point ces mouvemens d'avancer & de retrograder, ni ayant que le cordon seul qui embarasse l'enfant, qui puisse donner occasion à un travail pareil au precedent, aussi-bien qu'à celui qui suit.

## OBSERVATION CXV.

La femme d'un Sellier de cette Ville étant malade pour accoucher, m'envoya prier de venir chez elle le 13 Août de l'année 1694. je la trouvai avec des douleurs si legeres & si éloignées, que je sortis sans lui toucher; j'y retournai le lendemain, & les choses n'ayant pas changé, je lui conseillai de prendre un petit lavement, & je n'en entendis plus parler que dix jours ensuite, que son mal ayant recommencé, mais plus vivement, elle me renvoya chercher. Je la trouvai dans les vrayes douleurs de l'accouchement, l'enfant bien placé, fort & vigoureux, & les eaux formées, toutes prêtes à s'ouvrir un passage; ce qui arriva quelque temps après, & les douleurs augmenterent à un point, que je ne puis exprimer, tant elles étoient fortes, & redoubloient sans relâche, la tête de l'enfant qui étoit poussée au couronnement à toutes les douleurs, & qui retrogradoit si-tôt qu'elles diminuoient, sans absolument cesser, s'y fixa enfin, de maniere qu'il en parut une partie dehors, qui sembloit devoir venir à toutes les douleurs, & qui ne vint pourtant qu'à trois heures du matin, depuis onze heures du soir que les eaux s'étoient écoulées, quelque secours que je pusse lui donner, pendant les cinq heures que les douleurs durerent, que l'on peut même dire n'avoir été qu'une seule douleur, pendant ce long espace de temps: Elle eut besoin d'autant de force & de vigueur qu'elle en avoit, pour soutenir un des plus rudes travaux que j'aye vûs, & des plus particuliers à l'égard du cordon, qui faisoit un tour au col de la petite fille (bien vivante dont elle accoucha) & qui passoit ensuite par dessous l'aisselle en figure d'écharpe, puis revenoit après faire encore un tour au col. Il restoit si peu du cordon, entre le lieu où ces circonvolutions se terminoient, & sa racine au placenta, qu'à peine y en avoit-il la longueur d'un pied. Je fus au surplus obligé d'aider au delivre, qui ne pouvoit se détacher de luy-même.

## REFLEXION.

C'étoit un grand sujet de pitié de voir cette femme jeune & belle venir defigurée & méconnoissable au point qu'elle l'étoit, par l'excès des douleurs les yeux lui paroissoient sortir de la tête, la gorge étoit gonflée à l'égal du menton, l'écume lui sortoit de la bouche, son visage étoit enflé à l'excès, & tout violet, nonobstant quoi elle se seroit bien relevée huit jours ensuite, c'étoit une necessité que les deux arriere-faix dont je parle dans ces Observations fussent bien attachés, & que les cordons fussent d'une grande force, pour avoir soutenu si long-temps de si violentes secousses sans se détacher, ni se rompre, mais si ces deux accouchemens sont surprenans, ceux qui suivent ne le sont pas moins.

## OBSERVATION CXVI.

Une jeune femme de cette Ville, grosse de son premier enfant, qui avoit joüi pendant sa grossesse d'une santé très-parfaite, sentit au tems de son accouchement de legeres douleurs, qui en peu de temps devinrent très-vives & très-piquantes. L'on m'y appella en diligence le 13 Novembre de l'année 1697. Je trouvai les eaux écoulées, & l'enfant bien situé. Comme les douleurs se suivoient & redoubloient sans relâche, je crûs que l'affaire seroit bien-tôt finie; mais j'y fus trompé: car quoique l'enfant fît de continuels mouvemens, qui marquoient sa vigueur, qu'il fût dans une situation avantageuse, & fort avancé au passage, il fut plus de six heures au couronnement; j'étois bien prévenu que rien ne pouvoit le retenir en cette situation pendant un si long-temps, avec de telles douleurs, que le cordon; mais je ne voyois aucun lieu de lui donner de secours, parce qu'il n'y avoit pas de place à passer le doigt, ni même l'ongle, entre la tête & l'extrémité du vagin, si ce n'est vers la fourchette, où je fis tant que d'introduire mon doigt bien trempé dans l'huile, que je coulai jusques sous le menton, que je fis avancer peu à peu, & ensuite la tête, & ayant continué de faire sans cesse avancer mon doigt malgré la violence des douleurs, je fis tant enfin, que je le glissai jusqu'au col de l'enfant, que je trouvai, comme je l'avois prévû, embarrassé du cordon. Je donnai toute mon attention à introduire mon doigt entre le col & le cordon, après quoi je coulai mes ciseaux dessus, en mettant la branche des ciseaux où est le bouton, du côté du col de l'enfant, en ayant ensuite embrassé le cordon, je le coupai, l'enfant sortit à l'instant; je le donnai à tenir à une femme, à laquelle je recommandai de serrer le cordon, pour empêcher que le sang n'en sortît, pendant que j'achevai de délivrer la mere de son arriere-faix, que je fus obligé d'aller détacher, parce qu'il n'étoit pas assez resté du cordon pour en faire l'extraction par son moyen.

## REFLEXION.

L'enfant que je crûs bien des fois mort sur la fin de l'accouchement, vint au monde avec une plainte qui lui dura bien deux heures, & se porta bien ensuite. Il est resté muet. Je ne sçai si cet accouchement auroit derangé quelque chose aux organes, ou causé quelqu'obstruction au nerf récurretif, qui lui auroient fait perdre son usage, qui est de porter les esprits aux muscles de la langue & du larinx pour former la voix & la parole; car cet enfant qui est à present un grand garçon, n'est pas sourd, & a d'ailleurs beaucoup d'intelligence; quoi qu'il en soit, j'eus bien de la peine à finir cet accouchement, & j'en aurois encore eu bien davantage, si je n'eusse pas trouvé le moyen de couler mon doigt de la maniere que je le fis, parce que j'empêchai que l'enfant ne retrogradât, & le moindre secours au lieu où il étoit lui fut d'un grand avantage, tant il avoit peu de chemin à faire, comme l'Observation le fait voir; le cordon faisoit trois tours, dont il n'y eut qu'un de coupé, & s'en fut assez, d'autant que c'étoit le dernier ou celui du côté du placenta; &, comme je le dis, il resta si peu du cordon que je ne pus le prendre pour m'en servir à délivrer la mere, ce qui m'obligea d'aller détacher l'arriere-faix, & de le tirer avec la main, comme je le fis.

## CHAPITRE X.

### *De l'accouchement où l'enfant a les épaules trop grosses.*

QUAND un Chirurgien auroit assez d'experience pour prévoir tous les accidens qui peuvent accompagner, suivre ou prévenir la tête de l'enfant, qui se presente au passage, ce ne seroit pas encore assez, puisqu'il s'en trouve d'autres qui ne dépendent point de la tête, & qui ne sont pas moins à craindre, parce que la plus grande difficulté est surmontée par la dexterité de l'Accoucheur, aussi-tôt qu'il peut découvrir la cause de ceux-là; mais il en est tout autrement à l'égard de ces derniers; car plus elle se declare, plus il a lieu d'en craindre les suites.

C'est ce qui se remarque dans un accouchement où l'enfant a les épaules trop larges ou trop grosses, qui sont arrêtées par les os sacrum & pubis, & ne peuvent descendre dans le vagin, quoique la femme soit travaillée de douleurs très-frequentes, que les eaux soient écoulées, & que la tête les suive à souhait, & soit avancée au passage, prête de paroître au couronnement, sans être ni serrée ni engagée, au lieu où elle est, laissant une pleine liberté à l'Accoucheur de promener sa main tout autour sans lui pouvoir aider, n'y ayant que le temps qui puisse y remedier, lorsque la malade à force de pousser en bas par ses violentes & fréquentes douleurs, fait avancer ces grosses épaules, qui poussent cette tête devant elles, & la font avancer au passage; en sorte que l'Accoucheur à force de lui aider par le moyen de ses deux mains applaties & appliquées des deux côtés des oreilles, l'attire autant qu'il lui est possible, sans pourtant user d'une grande violence, de crainte de détacher la tête de l'enfant, en voulant se donner du jour pour couler ses doigts jusques sous ses aisselles, & attirer les bras l'un après l'autre, pour ensuite finir cet accouchement, qui est un des plus difficiles & des plus à redouter.

## OBSERVATION CXVII.

Le 20 Novembre de l'année 1689. on me manda pour accoucher la femme d'un Marchand de cette Ville, les douleurs qui étoient fortes & fréquentes, me firent esperer un prompt & heureux accouchement ; confirmé dans cette esperance, par la situation de l'enfant, & les eaux étant formées & prêtes à s'écouler, par l'ouverture des membranes, ce qui arriva en assez peu de temps, après quoi la tête de l'enfant s'avança jusqu'au couronnement : tant d'heureux préjugés ne me laissoient plus en apparence que le temps de recevoir l'enfant à la premiere douleur, & celui d'ordonner à une femme de se tenir auprès de moi avec une serviette bien chaude pour le recevoir ; ce que j'executai ponctuellement. La premiere douleur n'ayant pas satisfait ni répondu à mon attente, je remis à celle d'après, qui fut multipliée jusqu'à plus d'un cent, quelque secours que je pusse donner à la malade, & jusqu'à ce qu'enfin à force de tirer de ma part, & la mere de pousser en bas sans relâche, j'achevai de dégager la tête, & me donnai la liberté d'introduire mes doigts jusques sous les aisselles, avec lesquels j'attirai les bras dehors l'un après l'autre; ensuite de quoi je n'eus plus qu'à tirer sans crainte pour finir l'accouchement, ce que j'executai ; mais ce ne fut pas sans peine, ni sans inquietude, mon esprit n'ayant pas moins travaillé que mon corps dans cette operation.

L'enfant qui étoit un garçon, conserva sa vie malgré tous ces efforts, l'arriere-faix suivit sans peine ; je laissai l'accouchée reprendre haleine, autant de temps qu'elle voulut, avant que de la changer, & de la coucher dans son lit, tant elle étoit fatiguée

## REFLEXION.

Cet accouchement fait bien voir le peu de fond qu'un Chirurgien doit faire sur les plus belles apparences, & qu'il ne doit non plus se flater d'une heureuse fin, que se rebuter par les accidens les plus fâcheux, parce que les choses peuvent changer en bien ou en mal contre son attente ; ainsi il doit être disposé à tout évenement, prendre le bon & le mauvais avec indifference, comme je l'ai dit ailleurs, & comme je le fis dans cette occasion, où je ne m'hazardai pas plus par l'esperance d'une fin prompte & heureuse, que je m'embarassai peu à la vûe du peril où la femme & l'enfant se trouverent, mais plus particulierement l'enfant, qui neanmoins se tirerent heureusement d'affaire, par le secours qui leur fut donné à propos, qui étoit tout ce que l'on pouvoit faire en cette occasion, où l'on remarquoit visiblement que la largeur des épaules étoit l'obstacle qu'il falloit vaincre pour terminer cet accouchement, tant parce que la tête de l'enfant étoit d'abord beaucoup avancée, que par la liberté qu'elle conservoit dans le vagin, & qu'elle ne rétrogradoit point, quand la femme avoit quelque relâche par la cessation des douleurs, continuant toûjours son progrès, quelque lent qu'il fût, depuis qu'elle s'étoit placée au couronnement.

CHAPITRE,

## CHAPITRE XI.

### *De l'accouchement où l'enfant a la tête trop grosse.*

CE qui peut faire connoître la grosseur de la tête de l'enfant, ce sont les signes suivans. La femme est dans un travail, accompagné des plus vives & piquantes douleurs, les eaux sont écoulées, & l'enfant bien placé, la tête qui est fort éloignée n'avance qu'après un très-long-temps, & une peine infinie ; dès que cette tête a commencé de s'avancer dans le détroit des os sacrum & pubis, & de s'engager dans le vagin, elle y reste longtemps sans retrograder entre les douleurs, quoiqu'il y ait de longs intervalles, & l'enfant ne vient au monde qu'après avoir fait un long sejour au passage, sa tête étant tellement contuse & gonflée, par la partie qu'elle presente, qu'il semble que ce soit une tête postiche; mais cette enflure se passe bien-tôt, en mettant dessus un linge trempé dans le vin tiede, comme je l'ai dit ci-devant : Voilà les veritables signes qui font connoître que la tête de l'enfant est trop grosse, ce qui rend l'accouchement long & difficile.

## OBSERVATION CXVIII.

Le 24 Avril de l'année 1711. je fus mandé pour accoucher une Dame à quatre lieues de cette Ville ; je la trouvai avec des douleurs si lentes, que je ne lui fis autre chose sinon de lui conseiller de se mettre au lit, & de prendre tout le repos qu'elle pourroit, afin de conserver ses forces pour le temps où elle en auroit besoin. La nuit se passa de la sorte, jusqu'à six heures du matin, que le travail commença à se déclarer par des douleurs assez fortes ; pour me porter à m'assurer de la situation de l'enfant, dont je trouvai la tête, mais encore fort éloignée, & les eaux qui commençoient à se préparer, & qui ne percerent que le lendemain, quoique les douleurs eussent sans cesse continué, la tête de l'enfant qui étoit fort avancée, paroissoit vouloir venir à la premiere douleur ; ce qui n'arriva cependant que vingt-quatre heures après l'écoulement des eaux, & après trois jours entiers d'un travail des plus violens, sans même compter le jour que j'arrivai, dont neanmoins l'enfant, qui étoit un garçon, se portoit bien, quoiqu'il eut la tête terriblement allongée, par le séjour qu'elle avoit fait au passage, à cause de son extraordinaire grosseur. Je délivrai la mere, qui étoit très-fatiguée, aussi-bien que moy: Enfin tout alla bien dans la suite.

## REFLEXION.

Il y a tant de raport entre le Chapitre où il est traité de la difficulté causée par les os sacrum & pubis trop serrés, & celui-ci, qu'inutilement je joindrois d'autres Observations à la précedente; parce qu'elles sont toutes semblables & en effet que l'épée soit trop large, ou le foureau trop étroit, c'est toûjours l'unique raison qui fait que l'un ne peut servir à l'autre, mais au contraire, l'épée étant étroite, & le foureau large, c'est le moyen qu'elle y entre & en sorte librement, il en est de même des enfans qui viennent dans une bonne situation, & qui trouvent le passage libre, ils viennent toûjours sans aucune difficulté & c'est le seul obstacle que je reconnoisse dans l'accouchement que le passage de ces os: ce que je soutiendrai toûjours, n'en ayant trouvé aucun autre; comme je l'ai déja fait voir, & comme je le ferai encore toucher au doigt & à l'œil, lorsque je traiterai de l'accouchement contre nature & je prouverai de plus que cet obstacle a toûjours cedé au temps, à la situation, ou aux autres moyens que j'ai mis en usage pour finir mes operations.

Comme ce n'est pas assez que de secourir les femmes dans leurs accouchemens non naturels, par le regime & la main, mais que la situation n'y est pas moins necessaire; c'est ce que je vais faire voir dans la suite, afin que les Accoucheurs profitent de mes avis, s'ils les trouvent de leur goût.

---

## CHAPITRE XII.

### *Des situations les plus utiles aux femmes en travail.*

JE n'ai point trouvé un secours plus assuré à donner aux femmes, ni un meilleur moyen de les aider dans leurs travaux longs & difficiles, que de ne les fatiguer par aucune situation, autre que celle où elles trouvent leurs commodités, sans les obliger de se promener, d'être assises ou couchées, & sans les engager à faire valoir les douleurs, jusqu'au temps que ces douleurs viennent à redoubler, & que les efforts de l'enfant s'y joignent, ou lorsque les douleurs, quoiqu'elles ne redoublent pas, deviennent plus piquantes & plus vives, que l'enfant avance au passage, & que les eaux sont écoulées; car il faut pour lors chercher la situation la plus commode, tant pour la mere que pour l'enfant, en laquelle tout doit contribuer à faire avancer l'accouchement, & l'on ne peut fixer cette situation que selon le besoin, les unes devant être assises ou debout, & les autres agenouillées ou couchées.

## OBSERVATION CXIX.

Le 3 de Janvier de l'année 1684. la femme d'un Gantier de cette Ville, me fit prier de venir la voir. Je la trouvai très-accablée, par la longueur du temps qu'il y avoit qu'elle souffroit de très-grandes douleurs & très-fréquentes. Je la touchai pour m'assurer de la situation de son enfant, que je trouvai bien placé, encore fort éloigné, & que les eaux commençoient à se former; mais je conseillai à cette malade de se coucher, & m'offris de lui faire un petit lit, ce qu'elle refusa opiniâtrément pendant un long espace de temps, jusqu'à ce qu'abbatuë à n'en pouvoir plus, d'être toûjours debout, m'assurant qu'elle n'accouchoit jamais autrement, le lit lui étant insupportable : je la fis resoudre enfin à se coucher, & lui promis en même temps qu'elle auroit la liberté de se relever aussi-tôt qu'elle le voudroit; à quoi elle s'accorda; mais les douleurs ayant aussi-tôt augmenté considerablement, les membranes se gonflerent, les eaux percerent, & l'enfant s'avança au couronnement, qui vint ensuite après deux ou trois douleurs. Je délivrai la mere, qui se porta bien, ainsi que son enfant, qui étoit une fille.

## REFLEXION.

Quoi qu'il ne paroisse rien de particulier dans cette situation, qui est la plus naturelle, & la plus ordinaire, elle étoit néanmoins extraordinaire à cette femme, qui avoit eu plusieurs enfans, toûjours debout, sans jamais avoir pû acoucher sur le petit lit, ne croyant pas même la chose possible; elle raporta le sujet de cet accouchement à la maniere dont j'avois fait ce petit lit fort differente de celui sur lequel on l'avoit voulu accoucher, & au secours que je lui faisois rendre, par le moyen de la nappe passée par dessous les reins, avec laquelle je la faisois élever dans le tems de ses douleurs dont elle me sçût bon gré, je l'ai depuis toûjours accouchée dans la même situation, ce qui est arrivé bien des fois.

Si cette Observation prouve combien une situation est avantageuse, celle qui suit le confirme encore plus.

## OBSERVATION CXX.

Le 13 Septembre de l'année 1697. une Dame voisine de cette Ville, ayant une entiere confiance à une Sage-Femme, qui avoit été sa Nourrice, ne pût se resoudre de se servir d'un homme, se ſentant là-deſſus une repugnance qu'elle ne pouvoit vaincre, elle fut trois jours & trois nuits dans les plus violentes douleurs qu'une femme en travail puiſſe ſouffrir ; ſes forces & ſon courage étant à bout, Madame ſa mere m'envoya querir en diligence du conſentement de la malade. Je m'y rendis très promptement, n'y ayant qu'une petite lieuë ; je trouvai la malade dans une ſituation toute oppoſée à celle où elle auroit dû être, la tête & les pieds pendans, les reins, le ſiege, & par conſequent le ventre très-élevés, & l'enfant ſi avancé au paſſage, que l'on pouvoit voir le ſommet de ſa tête de la grandeur de la main. Je demandai s'il y avoit long-temps qu'il étoit en cet état, l'on m'aſſura qu'il y avoit plus de deux à trois heures, les mouvemens de l'enfant, dont la malade s'appercevoit de temps en temps, quoique petits, perſuadoient qu'il étoit en vie, & les douleurs qui ne diſcontinuoient point, me firent aſſurer la Dame d'un prompt ſecours, & que la mauvaiſe ſituation de la malade étoit la ſeule cauſe de la longueur de ſon travail. Je trouvai une Femme de Chambre forte & vigoureuſe, que je fis aſſeoir dans un fauteuil, dont le doſſier étoit appuié contre le mur. J'aidai à lever la Dame, que je fis aſſeoir ſur cette Femme de Chambre, dont les jambes étoient fort écartées, de crainte d'incommoder la malade, qu'elle embraſſa par deſſous les bras, ſans trop ſerrer la poitrine, avec un carreau, entr'elle & la malade, ainſi que par tout ailleurs où il étoit neceſſaire qu'il y en eut, les pieds ſoutenus, les genoux élevés & écartés, le ſiege & toutes les parties baſſes dégagés de tout ce qui pouvoit nuire à la ſortie de l'enfant ; le tout diſpoſé de cette maniere, la Dame accoucha à la ſeconde douleur d'un garçon, qui ſe portoit bien, à un peu de foibleſſe près. Je délivrai la mere, & la remis ſur ſon petit lit, que j'avois fait tenir tout prêt, afin de l'accommoder comme il falloit qu'elle fût pour prendre un peu de repos, & être miſe après cela dans ſon lit ordinaire.

## REFLEXION.

Cette ſituation eſt celle que je trouve la plus avantageuſe, lorſque l'enfant eſt avancé au paſſage, comme l'étoit celui-ci. Il ſemble alors que tout contribue à ſa ſortie ; c'eſt auſſi celle où la mere peut mieux faire valoir ſes douleurs ; il eſt vrai qu'il y a à ſouffrir pour celles qui aident ; mais on peut les ſubſtituer les unes aux autres, quand elles ſont laſſes ; c'eſt auſſi celle où il faut le plus de monde à aider ; car outre la perſonne ſur laquelle eſt la malade, il en faut deux pour la tenir ſous les bras, deux aux jambes & aux genoux, & encore quelqu'autre pour donner beaucoup de choses dont on peut avoir besoin. En un mot c'est ma situation favorite dans les travaux longs, en laquelle j'ai accouché un nombre infini de femmes; mais quelqu'utile que cette situation puisse être, & quoi qu'elle paroisse plus facile à soutenir à une malade que celle d'être debout, cela n'empêche pas que celle-ci ne réussisse quelquefois, où celle-là n'a point eu de succès, comme on en peut juger par l'exemple qui suit.

## OBSERVATION CXXI.

Une Dame qui demeuroit à une lieuë de cette Ville, que j'avois accouchée plusieurs fois, m'envoya prier le 24 Avril de l'année 1692. de venir pour secourir une de ses plus proches voisines, qui étoit en travail depuis trois jours. J'y allai à l'instant, & je trouvai cette femme avec des douleurs assez fortes, qui redoubloient quand elle étoit levée, mais qui discontinuoient absolument aussi-tôt qu'elle étoit couchée; ce qui engageoit la Sage-Femme & les assistans à la tenir autant levée que ses forces lui pouvoient permettre d'y rester, dans l'esperance qu'ils avoient qu'elle alloit accoucher d'un moment à l'autre; ce que j'examinai pendant quelque temps, aussi-bien que la situation de son enfant, que je trouvai bonne, l'enfant étant bien avancé, & même assez prêt de venir; ce qui m'engagea à faire asséoir cette malade sur une femme forte, avec les mêmes précautions que j'ai rapportées en l'Observation précedente, ne doutant pas que les choses étant dans cet état, cette femme n'allât accoucher en très-peu de temps; mais j'y fus trompé, comme je l'ai été en d'autres occasions. Ses douleurs cesserent absolument, ce qui me fit prendre le parti de faire coucher la malade dans son lit, où je la laissai reposer deux grosses heures, après avoir pris une rôtie au vin, & un boüillon à son reveil; cette nourriture & ce repos donnerent une nouvelle vigueur à la malade; je la fis lever ensuite, & la fis soutenir par deux femmes, les douleurs qui avoient cessé recommencerent, & elle les fit valoir si à propos, qu'à la deux ou troisiéme douleur elle accoucha d'une fille, qui se porta bien. Je délivrai la mere d'un tres gros arriere-faix, & la fis coucher ensuite fort fatiguée.

## REFLEXION.

Il est facile de remarquer que la situation d'être couchée & assise, n'étoient point celles qui convenoient à cette femme pour accoucher, puisque dans l'une & dans l'autre les douleurs discontinuoient absolument, sans qu'elle en ressentit aucune, & qu'elles recommençoient aussi tôt qu'elle étoit debout; ce qui fait voir qu'une situation convenable est d'un grand secours à l'accouchement, puisque la longueur de celui-ci n'étoit causée que par l'impuissance où cette femme étoit de s'y tenir, dans l'épuisement où elle étoit reduite faute de nourriture & de repos, par le peu de soin que les Sages Femmes ont des malades, leur seul but étant de les faire accoucher promptement, pour aller prendre le repos qu'elles ont negligé d'accorder aux femmes auprès desquelles elles sont appellées.

## OBSERVATION CXXII.

Le 2 de Mars de l'année 1692. une femme de cette Ville que j'avois accouchée plusieurs fois, & qui étoit de nouveau malade pour accoucher, m'envoya prier de venir la voir. Je la trouvai avec des douleurs foibles & éloignées, qui commencerent à devenir plus fortes & plus fréquentes deux heures après que je fus arrivé, l'enfant bien situé, & les eaux formées, étoient autant de marques qui me flatoient d'une fin prochaine, d'autant plus que les eaux s'écoulerent, & que les douleurs augmenterent considerablement. J'y fus encore trompé, les douleurs devenoient à tous momens de plus en plus fortes, sans rien décider. Ce fut en vain que je lui fis éprouver toutes les situations d'être debout, couchée ou assise, & elles furent toutes également inutiles; ce qui me fit abandonner cette malade à celle qu'elle pouvoit la mieux soutenir. Ennuyé de lui en faire changer, je lui conseillai enfin de se mettre sur les genoux, appuyée sur ses mains à terre. Je fus surpris qu'à la premiere violente douleur la femme accoucha d'un enfant, qui en cette posture vint la face en bas, qui étoit opposée à la naturelle; parce que si la femme eût été couchée sur le dos, il seroit venu le visage en haut, qui étoit l'obstacle que je n'avois pû prévoir, & qui rendit cet accouchement si long & si difficile. C'étoit une fille, qui s'est bien portée, & la mere aussi dans la suite, quoique très-épuisées par les continuelles douleurs qu'elle souffrit, sans parler de l'Accoucheur, qui en eut sa bonne part.

## REFLEXION.

La situation d'être levée, ni assise, ou couchée, ne convenoient point à cette malade pour favoriser son accouchement, quoi que ses douleurs ne cessassent point, dans aucune de ces situations, mais bien celle d'être sur les genoux & sur les mains, parce que l'enfant changea pour lors quelque chose à sa propre situation qui mettoit un obstacle à sa sortie; ce qui arriva plutost par un effet du hazard, que par un dessein prémedité, c'est cette raison qui me fait mettre tout en usage en pareille occasion, pour parvenir à la fin que je me propose, pourvû que l'épreuve que j'en fais ne jette la malade dans aucun peril; outre la quantité de femmes que j'ai accouchées en ces situations differentes, j'en ai encore accouché beaucoup à genoux sur les careaux, & d'autres apuyées sur des chaises ou sur une table, mais je n'en ai jamais voulu accoucher sur une chaise percée, comme font plusieurs de ceux qui se mellent d'accoucher dans la ville de Caën, par l'embaras que je crois que la chaise peut causer, sur-tout quand la femme est difficile à délivrer, soit par l'adherance de l'arriere-faix, par sa grosseur, ou quand le cordon vient à se rompre, tous accidens qui ne font aucune difficulté dans les autres situations où je mets les malades.

## CHAPITRE XIII.

### *Se garder de prendre les fausses douleurs pour un accouchement non naturel.*

TOUTES les douleurs qu'une femme grosse qui approche de son terme, ressent dans le ventre & dans les reins, & qui répondent même aux parties basses, ne sont pas toûjours des douleurs qui annoncent l'accouchement, quand même à force d'introduire le doigt en avant l'on trouveroit la tête de l'enfant, notamment si ces douleurs ne sont pas accompagnées de glaires, & que les eaux ne s'y forment point, il faut alors bien se garder de mettre une femme en travail, mais il faut au contraire la laisser en repos, & remettre au temps le dénouement de l'affaire, qui ne tarde guere à se manifester, soit du côté de l'accouchement, si ces douleurs en sont les signes, par leur continuation & augmentation, ou par leur diminution, quand elles sont causées par quelques humeurs superfluës, indigestes, acres, corrosives ou par des vents.

En prenant ces précautions, l'Accoucheur ne sera jamais la dupe de l'Accouchée, parce qu'au cas que ce ne soit que de simples douleurs, les plus simples lavemens anodins, ou quelques remedes semblables, suffiront pour l'en délivrer, & si au contraire l'accouchement se déclare dans la suite, elle accouchera bien plus heureusement, quand elle n'aura pas été tourmentée inutilement pendant plusieurs jours, puisque les fâcheux accidens qui en restent assez souvent, sont les tristes preuves de l'ignorance des Accoucheurs & des Sages Femmes, qui les fatiguent & maltraitent sans necessité.

## OBSERVATION CXXIII.

La femme d'un Matelot de la Paroiſſe de Breteville, à quatre lieuës d'ici, dont le mary étoit parti quelques jours aprés ſon mariage pour aller ſervir le Roy ſur la Flote, y ayant reſté treize mois, & étant enſuite revenu chez lui, apprit pour nouvelle que ſa femme étoit groſſe, & que le Curé l'avoit miſe hors de l'Egliſe, à raiſon du ſcandale qu'une telle groſſeſſe cauſoit ; la femme ſans s'ébranler, ſoutenuë par ſon innocence, & par la certitude d'une conſcience pure & nette, ſouffrit non ſeulement l'inſulte que lui fit ce Paſteur indiſcret, en preſence de tous les Paroiſſiens, mais avec une fermeté égale les durs reproches d'un mary qui ſe croyoit offenſé par une femme à laquelle, quoi qu'outré de colere & de rage, il ne pouvoit encore s'empêcher de marquer de la tendreſſe.

Cette femme, quoique jeune, aſſura ſon mary avec beaucoup de douceur que ſon abſence avoit fait ſon mal, dont lui, le Curé, & tous les Paroiſſiens ſeroient éclaircis dans la ſuite, ſans craindre que la groſſeur de ſon ventre donnât aucune atteinte à ſa conduite.

Le mary écouta ces excuſes ; mais il croyoit ſa colere trop juſte & trop bien fondée pour ceder ſi-tôt, de maniere qu'il fallut que le temps changeât les choſes ; & voyant que ſa femme perſeveroit dans ſa premiere fermeté, & qu'elle ne changeoit ni d'état ni de viſage, il commença à l'écouter, n'étant pas abſolument déprévenu en ſa faveur de la part de ſon ancienne amitié. Je la vis aprés quelque temps, huit mois enſuite, & quelques jours s'étant écoulés, cette femme ſentit des douleurs comme celles qui préſagent un accouchement prochain. L'on alla chercher la Sage-Femme, qui demeura deux jours auprès d'elle à lui faire ſouffrir bien des maux, la croyant en travail, ſans que la continuation des douleurs fit rien avancer ni rien paroître. Le mary qui ne vouloit avoir rien à ſe reprocher de ce côté-là, en ayant aſſez d'ailleurs, vint le ſeptiéme Novembre de l'année 1692. me prier d'aller chez lui. Je trouvai la malade groſſe d'un enfant fort & vigoureux, avec des douleurs, qui n'étoient point celles d'un accouchement, n'étant accompagnées d'aucuns des accidens qui le précedent ordinairement. L'on trouvoit à la verité la tête de l'enfant, mais ſi éloignée, que l'on n'auroit pas pû aſſurer que ce fût elle, à moins que de pouſſer ſes connoiſſances plus loin, ſans que

que les eaux paruſſent s'y interreſſer le moins du monde ; ce qui me porta à conſeiller à la malade de renvoyer la Sage-Femme chez elle, après qu'elle lui auroit donné un lavement carminatif & anodin, tel que je l'ordonnai, afin de la ſoulager ; au lieu que c'étoit un bonheur que les attouchemens violens & continuels que cette femme avoit faits à cette malade, dans l'eſperance d'un accouchement prochain, ne l'avoient pas dès lors fait accoucher ; ce qui n'arriva qu'après plus de trois ſemaines.

## REFLEXION.

La groſſeur du ventre qui avoit cauſé ce ſcandale à cette jeune femme étoit la ſuite des obſtructions cauſées par la ſupreſſion de ſes menſtrues, à l'occaſion de la douleur & de l'ennuy qu'elle eut du départ de ſon mary, qu'elle aimoit tendrement. C'étoit un vrai bonheur que cette Sage-Femme n'eut pas avancé l'accouchement par tout ce qu'elle lui avoit fait ſouffrir pendant deux jours par des attouchemens inutiles. Il eſt vrai que l'on trouvoit l'enfant, mais c'étoit dans la matrice, dont l'orifice interieur étoit encore bien fermé, ſi elle eut été aſſez ſçavante, elle auroit ſans doute pouſſé ſa temerité juſqu'à le dilater ; mais il ſemble que c'étoit une grace de Dieu toute particuliere, qui voulut conſerver juſques aux neuf mois accomplis la groſſeſſe de cette femme, pour juſtifier ſon innocence, & faire un reproche auſſi honteux au Curé que l'affront qu'il avoit fait à cette pauvre femme étoit criant, le mari homme pacifique, fut aſſez content de voir ſa femme auſſi bien juſtifiée devant le monde qu'elle l'étoit devant Dieu, ne s'embaraſſa que de ce qui étoit neceſſaire pour la ſoulager dans ſon état preſent, qui ceda aux petits lavemens faits d'une décoction d'orge, d'aigremoine, & bouillon blanc, moitié de cette décoction & moitié petit lait, avec une cueillerée de miel & un peu de ſemence d'anis donné à la malade, deux lavemens de cette compoſition diſſiperent les vents, & évacuerent l'humeur qui cauſoit les douleurs, & rendirent le calme & la tranquilité à la malade, juſques à la fin du neuviéme mois (comptant du jour qu'elle avoit couchée avec ſon mari) elle accoucha en très peu de tems & ſans ſouffrir que de legeres douleurs comme par une juſte récompenſe des peines qu'on lui avoit fait ſouffrir.

L'ennui & la triſteſſe peuvent cauſer une totale ſuppreſſion des menſtrues, ou ſeulement en partie ; ce qui donne lieu aſſez ſouvent à des accidens aſſez ſemblables à ceux que ſouffre une femme nouvellement groſſe, & dont l'élevation du ventre eſt l'effet ; comme il arriva à cette jeune femme, qui fut heureuſe d'avoir autant de ſoumiſſion qu'elle en fit paroître, & de conſtance pour la ſoutenir, en obéïſſant ſans murmure aux ordres indiſcrets d'un Curé ; aſſurée que la ſuite du temps juſtifieroit ſa conduite ; ce qui prouve qu'il ne faut pas être ſi facile à condamner, ſur-tout dans une matiere auſſi délicate qu'étoit celle-ci, où la reputation, l'honneur, & même la vie ſont interreſſez, puiſque non ſeulement les filles du monde les plus ſages peuvent être expoſées aux mêmes diſgraces que cette jeune femme, mais même les Religieuſes les plus auſteres. Ce qui fait voir auſſi que tous ceux qui ſont prépoſez pour paître le troupeau des Fideles, n'ont pas tous le bonheur de profiter de l'avis du Paſteur ſuprême, quand il leur dit que leur devoir eſt de tondre leurs ouailles, & non de les écorcher.

Gg

## OBSERVATION CXXIV.

Le deux de May de l'année 1703. la femme d'un Tisserand qui se croyoit prête d'accoucher, se sentit attaquée de douleurs lentes & entrecoupées, qui répondoient vers les parties basses. Elle envoya querir la Sage-Femme, qui après avoir passé la nuit auprès d'elle, sans avoir pû trouver l'enfant, quoiqu'elle eût sans cesse touché la malade, m'envoya prier de la venir voir. Je trouvai, comme à la précedente, cette malade avec de legeres douleurs dans le ventre vers les parties basses; mais l'orifice interieur de la matrice bien fermé, & l'enfant dans l'état où il devoit être. Je la fis coucher dans son lit, lui fis faire un lavement à peu près comme le précedent; ces douleurs cesserent, après quoi je renvoyai la Sage-Femme, & m'en retournai aussi chez moy. Je l'accouchai un mois après, & son travail fut prompt & assez doux.

## REFLEXION.

En tenant cette conduite, on ne mettra jamais une femme en travail que les choses ne soient dans un état à ne pouvoir douter de la necessité de les y mettre; mais lorsqu'on en use autrement, l'on risque la mere & l'enfant, comme je le rapporte dans ces deux Observations, où l'on les eut exposé à une mort comme certaine, si je n'avois pas tenu une conduite opposée à celles de ces deux Sages-Femmes: mais pour ces deux qui se sont heureusement sauvées, combien y en a-t'il de sacrifiées à l'ignorance de ces femmes si mal nommées, ausquelles pour toute capacité je ne demanderois autre chose, sinon qu'elles demeurassent auprès des femmes qui sont en cet état vrai ou faux, dans la tranquillité & dans l'inaction; mais loin de cela, je les resoudrois plûtôt au silence, que d'être oisives auprès d'une femme grosse qui approche de son terme, & qui ressent des douleurs, soit que ce soient de veritables douleurs qui présagent l'accouchement, ou qu'elles soient fausses.

Si je pouvois leur inspirer cette methode de n'agir point, telle femme qui a été trois jours dans un rude travail, n'y seroit que quelques heures, & comme il arrivoit pour l'ordinaire à la Dame qui fait le sujet de l'Observation suivante. Elle avoit des enfans souvent, & ses travaux toûjours très-longs, très-penibles, & très fatiguants, étant grosse, elle me pria de venir l'accoucher, quand elle me demanderoit; ce que je lui promis.

## OBSERVATION CXXV.

Le 29. de Mars de l'année 1685. une Dame éloignée de cinq lieuës de cette Ville, m'envoya querir pour l'accoucher. Je la trouvai avec de legeres douleurs & fort éloignées, le petit lit &

toutes les choses necessaires étoient prêtes comme si elle alloit incessamment accoucher ; mais au lieu de la faire coucher, comme faisoit la Sage-Femme, pour connoître la situation de l'enfant, & l'exciter ensuite à faire valoir ces légeres douleurs, comme de plus fortes, & de mieux marquées. Je la menai promener jusqu'à dîné, & j'en fis de même de temps en temps le reste du jour, passant les intervalles assise, & dans des occupations indifferentes, quoiqu'elle eût de legeres douleurs, mais fort éloignées. Je la conduisis de cette maniere jusqu'à l'heure de se coucher, & y allai aussi, elle n'eut que des sommeils fort interrompus, & se leva quantité de fois. J'entrai du matin dans sa chambre, je la trouvai encore couchée, mais habillée ; & si-tôt qu'elle sentoit venir une douleur, elle se jettoit vîte hors de son lit ; ce que je lui défendis, & l'exhortai autant que je pûs à y demeurer, & y laisser passer la douleur. Elle se contraignit encore quelque tems ; mais heureusement pour elle l'heure de se lever vint, qui fut une raison pour ne demeurer pas au lit davantage. Elle se leva, & nous passâmes ce second jour de la même maniere que le précedent, à la difference qu'au lieu de me coucher, quand la Dame se fut couchée, je me mis dans un fauteuil auprès du feu. La Dame reposa quelque peu d'abord, mais comme ce soir elle s'étoit couchée avec sa jupe & sa robe de chambre, elle se leva à la premiere douleur qu'elle sentit ; je la laissai un peu de temps de la sorte, puis je l'exhortai à se recoucher ; ce qu'elle fit jusqu'à minuit, se couchant & se levant sans cesse, quoique je lui pusse dire : c'étoit un mouvement continuel, que je ne pus faire cesser comme je le souhaitois, parce que ses douleurs ne disoient encore rien, & qu'elle se fatiguoit sans necessité ; je fis tant enfin qu'elle se deshabilla entierement & se coucha ; mais avec cette inclination de sortir toûjours de son lit à la premiere douleur, comme font ordinairement les femmes qui sont malades pour accoucher, qui croyent presque toutes qu'il n'y a de mauvaise place que celle qu'elles occupent, & de bonne que celle en laquelle elles ne sont pas ; ce qui les excite à la vouloir continuellement changer ; mais le temps qu'il falloit à cette Dame pour prendre sa jupe & sa robe de chambre, étant toûjours plus long que la douleur, l'obligeoit à demeurer au lit comme par force. Les choses furent en cet état depuis le Lundy matin jusqu'au Mercredy à midy, que les douleurs commencerent à être plus violentes à se suivre de près, & même à redoubler ; je la touchai pour m'assurer de la situation de l'enfant, qui étoit bonne, les eaux commençoient à se former, & les douleurs augmenterent si bien, qu'en moins d'une heure les eaux percerent, & la Dame accoucha d'un garçon, qui se portoit bien, & la mere aussi. Je la délivrai sur le champ, la plus contente du monde, de n'avoir été qu'une heure en travail, quoiqu'elle eut été malade de la même maniere qu'elle l'avoit été dans tous ses accouchemens précedens, où la Sage-Femme étoit trois jours autour d'elle à la tourmenter, dont elle demeuroit si accablée, qu'à peine pouvoit-elle se relever qu'après un long temps.

## REFLEXION.

L'objet de cette Observation est de faire distinguer les vrayes douleurs d'avec les fausses, & d'engager les Sages Femmes à demeurer en repos auprès des malades : quoiqu'il semble que ce soit la chose du monde la plus facile, c'est cependant la moins possible à executer. Je joindrois plus de cent Observations à celle-ci sur le même sujet, sans que cela les rendit plus sages ; je ne le dis pas moins pour les nouveaux Accoucheurs, puisqu'ils tombent dans la même faute, comme je le ferai voir en plusieurs occasions, qui en sont les tristes & funestes preuves.

L'on voit par la maniere dont je me comportai à l'égard de cette Dame, que si le temps de l'accouchement ne s'étoit pas declaré, je n'y aurois rien avancé, puisque je ne l'avois pas encore touchée deux heures avant qu'elle accouchât, parce que les douleurs n'étoient point telles qu'elles auroient dû être, pour m'engager à le faire : au lieu que j'allai chez une Dame de ses voisines quelques jours après, dont les douleurs approchoient tellement de celles qui annoncent un accouchement prochain, que je la touchai d'abord pour m'en instruire ; au moyen de quoi je l'assurai qu'elle ne seroit de long-temps en cet état, comme en effet elle n'accoucha que cinquante jours ensuite, & une autre trois semaines après. C'est la marque la plus certaine que nous puissions avoir, pour juger d'un accouchement éloigné ou prochain ; mais qu'on ne doit jamais mettre en usage que la necessité n'y oblige, & que les douleurs n'y convient, parce qu'outre que cet accouchement est inutile, il est toûjours fort désagréable à la malade.

---

## CHAPITRE XIV.

### *De l'accouchement où l'enfant presente les fesses.*

UNE des situations qui peut plus aisément tromper le Chirurgien avant l'ouverture des membranes qui contiennent les eaux, est lorsque l'enfant presente les fesses, parce que pendant que la douleur se fait sentir les eaux avancent, & se placent au devant, c'est-à-dire, entre les membranes & les fesses de l'enfant, ce qui en ôte l'exacte connoissance, & persuade que c'est la tête; & sur cette fausse apparence, il demeure tranquille, jusqu'à ce que les eaux soient écoulées, & que la suite des douleurs ayent fait avancer cette partie, dont la connoissance surprend le Chirurgien, qui se trouve obligé de laisser venir l'enfant de la sorte, ce qui ne termine pas toûjours de la même maniere; car quoqu'il vienne quelquefois sans peine, il cause aussi souvent un accouchement long, difficile, & non naturel.

## OBSERVATION CXXVI.

Le sept Juillet de l'année 1706. une jeune femme me pria de lui promettre d'aller l'accoucher à quatre lieuës de cette Ville, quand elle seroit à son terme. Comme je lui avois promis, elle m'envoya avertir si-tôt qu'elle se sentit malade. Je la trouvai avec de legeres douleurs, & si éloignées, que je ne vis rien qui me dût empêcher de me coucher; le mal ayant augmenté, je fus mandé le matin. Je trouvai que les douleurs étoient assez fortes pour m'assurer de la situation de l'enfant, que je trouvai encore fort éloigné, mais dont la rondeur & la dureté de la partie que je touchois au travers des membranes qui contenoient les eaux, me persuaderent que c'étoit la tête. Les douleurs ayant encore augmenté; les eaux percerent; mais de la toucher de nouveau, pour voir si je ne m'étois pas trompé, ou si je trouverois la tête fort avancée; ce fut dont il ne fallut pas parler, & il me fut impossible pendant le reste du jour & une partie de la nuit, que les douleurs furent très-fortes, de donner aucun secours à cette femme, par le scrupule qu'elle avoit de se laisser toucher à un homme, sinon dans la grande necessité, comme elle fit lorsqu'elle crût que je n'avois plus qu'à recevoir l'enfant; ce qui n'arriva pourtant pas si-tôt qu'elle s'imaginoit, parce que je trouvai qu'il présentoit les fesses au lieu de la tête; ce qui fut cause que je ne pus aider la malade que son enfant ne fût assez avancé pour au moyen de mes doigts introduits au pli des aînes, l'attirer au dehors & avancer sa sortie. J'y eus beaucoup de peine, que je me serois épargnée, si cette femme, moins scrupuleuse en cette occasion, m'eut permis de la toucher encore une fois après que les eaux furent écoulées. J'aurois pour lors retourné l'enfant sans peine, & rendu l'accouchement moins difficile, bien que dans la suite la fin en fut heureuse. La mere & l'enfant se porterent bien, & elle a été plus traitable lorsque je l'ai secourue dans d'autres accouchemens.

## REFLEXION.

Quand un enfant se presente en cette situation, & qu'il est aussi avancé qu'étoit celui-ci, c'est une necessité absolue, de le laisser venir comme il a commencé à se présenter, l'accouchement en est plus long, mais il n'en est pas moins heureux, j'ai accouché quantité de femmes à qui leurs enfans venoient de la sorte, sans qu'il en soit peri aucun, j'entends quand ils sont beaucoup engagez : car quand ils ne s'engagent pas, il est facile d'aller chercher les pieds, comme je le dirai en son lieu, & d'autres viennent aussi vite dans cette situation comme par la tête, qui est ce qui me la fait mettre au nombre des accouchemens naturels quand il vient de la sorte.

Au reste cette malade faisoit en cette occasion un mauvais usage de son scrupule, qui auroit pû lui coûter cher en tout autre temps, & si les choses avoient pris un autre train que celui qu'elles prirent qui étoit le bon : mais comme elle n'a pas été la seule femme entêtée de scrupule en ces sortes d'occasions, j'en pourrai raporter encore quelques exemples en d'autres endroits.

Il paroît que c'est assez que de raporter cette Observation pour faire voir que l'enfant qui vient le cul devant, comme celui qui presente la gorge, la face directement ou la face en dessus, qui a la tête trop grosse, aussi-bien que la femme qui a le détroit trop serré entre les os sacrum & le pubis, & celle dont les douleurs sont lentes, foibles, & éloignées, sont les veritables & essentielles causes de l'accouchement non naturel, en y joignant les accouchemens avancés, qui sont ceux dont je vais raporter des Observations qui justifieront ce que j'avance.

## CHAPITRE XV.

### *De l'accouchement avancé.*

DEux sortes de causes peuvent avancer l'accouchement, les unes sont interieures, & les autres exterieures. Les causes interieures sont les maladies dont les femmes grosses peuvent être attaquées; comme sont les pertes de sang, les convulsions, &c. Les causes exterieures sont toutes sortes d'exercices violents, ou de blessures.

L'accouchement avancé par maladie, est plus ou moins dangereux, suivant la grandeur & la malignité des maladies dont les femmes sont attaquées; comme quand il regne des fiévres malignes, pourprées, petite verole, rougeole, dissenterie, ou d'autres de cette nature, presque toutes les femmes grosses qui ont le malheur d'en être atteintes, accouchent avant le temps, & courent un très-grand risque de leur vie. Il est même rare qu'elles s'en tirent : ce qu'il y a d'avantageux dans ce malheur, est que ces petits avortons viennent presque tous vivans au monde, & qu'ils reçoivent presque tous aussi la grace du saint Baptême à la difference de ceux qui viennent ensuite d'une grande peur, d'une chûte, d'un coup, d'un effort violent, d'une perte de sang, ou d'un autre accident pareil, parce qu'en ces occasions l'enfant souffre une si violente secousse, qu'il change sa situation, de naturelle qu'elle étoit, en une contrainte & forcée, qui empêche que le sang ne coule dans le cordon comme auparavant, pour lui porter la nourriture, & s'en trouvant privée, il est par consequent forcé de mourir avant que de naître ; ce qui n'arrive pour l'ordinaire que quelque temps après l'accident souffert, sans neanmoins que le terme de neuf jours y ait aucune part ; mais c'est qu'un enfant mort ayant séjourné neuf jours ou environ dans le ventre de sa mere : ce temps-là paroît être suffisant pour que la matrice s'en doive décharger, ce qui se fait à six, à sept, à dix ou douze jours, aussi souvent qu'à neuf. Comme cet abus de neuf jours, quelque peu fondé qu'il soit, n'est pas moins gouté que quantité d'autres ; il faut le tolerer, sans neanmoins que je me dispense d'en dire mon sentiment, & pour soutenir que le temps de neuf jours n'y a nulle part ; c'est ce que je fais voir dans mes Observations ..... qu'une Dame a portée son enfant mort pendant un & deux mois ; ce qui fait connoître que l'accouchement d'un enfant mort au ventre de sa mere, par une cause exterieure, ne se termine que lorsque la matrice s'y trouve disposée, par des moyens dont les Medecins ni les Chirurgiens ne peuvent rendre des raisons bien solides.

A la difference des femmes grosses, qui avancent leur accouchement lorsqu'elles ont le malheur de tomber dans une maladie dangereuse par elle-même, soit à cause de la violence ou de la qualité de la fiévre, ou des accidens qui l'accompagnent, parce que la foiblesse qu'elle cause à toute l'habitude du corps, fait relâcher les parties, & l'enfant dans ce changement peut faire souffrir de rudes secousses, capables d'y donner occasion, ou bien les humeurs venant à s'aigrir par la chaleur de la fiévre, ou par la malignité de la cause qui la produit, irritent la matrice, & donnent lieu par ce moyen à la sortie de l'enfant, avant qu'il ait eu le temps de se beaucoup affoiblir, ni celui de perdre la vie, sur tout quand il est secouru à propos ; mais il meurt bien-tôt après qu'il est venu au monde, quelque près qu'il soit de son terme, par la seule mauvaise impression que la maladie a communiquée à ces humeurs, qui ne peut être par le lait de la Nourice, qui seroit la seule chose qui pourroit y contribuer, supposé qu'ils fussent à peu près à leur terme: Mais comment le pouvoir esperer, les enfans dans cet état, n'en pouvant point user pour l'ordinaire, ou n'en pouvant prendre que très peu, parce qu'ils ne sont pas moins malades que leurs meres.

## OBSERVATION CXXVII.

En l'année 1687. la petite verole regna dans cette Ville avec beaucoup plus de malignité, qu'elle ne fut generale, en ce qu'une partie de ceux qui en étoient attaqués mouroient, sans épargner l'âge, la condition, ni le sexe; une femme de consideration, entr'autres, grosse de six mois ou environ, fut attaquée de cette fâcheuse maladie, qui alloit le mieux du monde, une fiévre mediocrement forte, avec des pustules, grosses, élevées & blanches, ne laissoient en apparence rien à desirer, qu'une fin qui ne pouvoit arriver qu'en son temps; lorsque tout d'un coup elle fut prise d'une convulsion; m'y étant heureusement trouvé, je lui donnai quelque cueillerée de vin, quelques douleurs suivirent, je l'accouchai en un moment, l'enfant bien vivant, une convulsion suivit & la mort; mais le tout si promptement, que l'on n'eut pas le temps d'y faire attention, ni presque d'y penser.

## REFLEXION.

La petite verolle qui paroissoit si belle s'aplatit & se noircit en une demi-heure de temps, & la femme devint toute noire & toute cangrenée, la bonté de son temperament, la vigueur & la force d'une constitution merveilleuse, ne purent l'arracher à la mort qui l'enleva à la fleur de son âge, dans les plus belles esperances du monde, ce qui fait bien voir qu'il ne faut rien negliger du côté du spirituel non plus que du temporel, à ces sortes de maladies malignes le moindre délai étant toûjours dangereux, ce fut un bonheur que je me trouvasse sur les lieux, car l'enfant suivit la mere de près, qui n'auroit pas eu le bonheur d'être baptisé.

## OBSERVATION CXXVIII.

En l'année 1692. il nous vint beaucoup de troupes en ce pays, qui nous apporterent la dissenterie, qui se communiqua en cette Ville, & y regna avec beaucoup de violence; en sorte que les vieux & les jeunes mouroient presque tous. Mais ceux qui avoient la force, la raison, & des moyens en rechapoient; peu de gens en furent

furent exempts, depuis le Magistrat jusqu'au Berger, excepté les Medecins, les Chirurgiens, & Apothicaires, ou pour mieux dire, les Chirurgiens, parce que nous faisons ici les trois parties de la Medecine. Au mois d'Octobre la femme d'un Gantier, grosse de six mois & demi, que je traitois depuis six jours, qu'elle avoit eu le malheur d'être attaquée de cette fâcheuse maladie, & dont je crûs dès le premier jour qu'elle ne se tireroit pas, m'envoya dire l'après-midy du sixiéme jour, qu'elle sentoit de violentes douleurs, & qu'elle me prioit de venir la voir. J'y allai aussi-tôt, & je la trouvai dans les douleurs de l'accouchement, son enfant bien placé, & ses eaux tout-à-fait formées, & prêtes à s'ouvrir un passage pour s'évacuer ; ce qui arriva après quelques douleurs. L'enfant suivit bien-tôt, & je la délivrai sans difficulté de son arriere-faix, qui étoit fort petit. L'enfant vêcut deux jours, & la mere huit jours aprés.

## REFLEXION.

L'accouchement de cette pauvre femme ne fit encore qu'empirer le mal, par les terribles efforts qu'elle faisoit, voulant être sans cesse sur le bassin, joint aux tranchées que lui causoient les vuidanges, je me trouvai très-embarassé par l'opposition qu'il y avoit dans l'usage des remedes propres à diminuer les accidens de cette fâcheuse maladie, sans suprimer l'écoulement des vuidanges : car outre tout ce que cette pauvre malade souffroit, c'est qu'elle ne pouvoit s'échauffer quelque feu qu'il y eust dans sa chambre, & quelque soin que l'on en eut : ce qui me fit desesperer de sa guerison plus qu'aucun autre accident. Je pris un milieu dans cette extrémité, j'eus soin de lui faire faire du bouillon avec le bœuf, le veau, la volaille & un morceau maigre de mouton retranchant la graisse, qui lui auroit donné un goût de suif ; j'y fis ajoûter une once de rapure de corne de cerf & d'yvoire dans un nouet de linge que je faisois cuire long-tems & à petits bouillons pour sa boisson, un gros de canelle, deux onces de coings confis, un nouet de demi once de rapure de corne de cerf & d'yvoire, une poignée de racine de chiendent avec une racine de chicorée sauvage & de scorsonnaire dans deux pintes & demie d'eau mesure de Paris, le soir un julep avec une once d'huile d'amendes douces, une once de sirop de capillaire dans deux onces d'eau de parietaire & autant d'eau de coquelicot, deux demi lavements chaque jour de la simple décoction d'une tête de mouton avec la laine, le bouillon blanc, le son de froment non lavé, la camomille & le melilot de chacun une petite poignée dans six pintes d'eau, & faits dans une marmite de fer, les vuidanges ayant coulé assez abondamment les deux premiers jours, discontinuerent le troisiéme, & cesserent entierement, le quatriéme comme les accidens paroissoient diminuer aussi, au sommeil près, dont elle avoit comme perdu l'usage, qui est cependant la chose la plus à souhaiter en cette maladie, & que le Chirurgien doit tâcher de procurer autant qu'il lui est possible, facile en toute autre occasion ; mais entierement contraire en celle-ci par l'oposition qu'y apportoient les vuidanges, je ne manquai pas de le mettre en pratique aussi-tôt que leur suppression m'en eut ouvert le chemin, je luy donnay dès le soir un grain de laudanum dont l'effet fut merveilleux, ainsi que celui de tous les autres, qui paroissoient réüssir à souhait, par la diminution considerable de tous les accidens, qui donnoient la plus belle esperance du monde, lorsque le huitiéme jour d'après ses couches qui étoit le quatorziéme de sa maladie elle mourut lorsque l'on y pensoit le moins, par l'épuisement où la nature se trouva après avoir tant eu & de si grandes souffrances.

## OBSERVATION CXXIX.

En l'année 1704. l'on fut affligé dans la campagne comme à la Ville, d'une maladie assez extraordinaire, qui faisoit mourir la meilleur partie de ceux qui en étoient attaqués ; mais au contraire de la précedente, les vieux, les foibles, les jeunes, & les pauvres mouroient moins que les riches, les forts & vigoureux, & les jeunes; les malades étoient tourmentés ou d'une chaleur violente, ou d'un frisson continuel, avec oppression, douleur de côté, toux, crachement de sang, & un vomissement. Le meilleur remede, & celui duquel l'effet nous parut le plus sensible, fut l'émetique, dès que l'on étoit pris, quoique donné dans une occasion où tout sembloit y repugner ; mais comme l'experience est au dessus de tous les raisonnemens, il fallut s'y rendre.

Le 22 de Juin une Dame grosse de trois mois ou environ en fut attaquée ; il sembla que tous ces accidens venoient ensemble, & comme de concert pour accabler cette malade, à la difference qu'au lieu de chaleur, elle avoit un froid extréme & continuel. Je ne doutai pas du grand peril où elle étoit, dès que je la vis attaquée d'une maladie aussi dangereuse, avec la grossesse ; ce qui me fit lui conseiller de mettre ordre à ses affaires ; comme c'étoit un esprit d'homme dans le corps d'une femme, elle prit son parti, & comme je ne lui avois jamais vû un moment de foiblesse dans tous les accouchemens dont j'avois été témoin, & qu'elle avoit une parfaite confiance en moi, je commençai, l'usage de l'émetique m'étant interdit à cause de la grossesse, & à cause de cette violente oppression, par vouloir tenter la saignée, la regardant comme le seul remede qui pouvoit la soulager ; mais le grand froid dont elle étoit saisie, avoit tellement concentré son sang, que les extrémités sembloient en être dépourvûes. Je m'attachai à rapeller la chaleur à un des bras, par une friction violente, & en faisant tenir sous cette partie un réchaud plein de feu, l'envelopant ensuite avec des serviettes très-chaudes, jusqu'à ce que j'eusse trouvé un vaisseau qui me parut à la fin assez raisonnablement plein ; je l'ouvris, & il me donna avec bien du temps & à plusieurs reprises, deux palettes de sang. Je remis au lendemain à la réïterer, dans l'esperance que la chaleur succederoit à cet horrible froid, qui étoit d'autant plus surprenant, que c'étoit à la saint Jean ; mais je n'y gagnai rien, le froid continua aussi-bien que l'oppression, & l'estomach qui ne pouvoit soutenir aucuns remedes, à cause du vomissement continuel, & je fus forcé par la necessité absolue de soulager la malade, ou de la laisser impitoiablement perir, à me déterminer malgré la foiblesse de son poulx à une seconde saignée, quelque difficulté que j'y trouvasse, & quelque répugnance que j'y eusse, dans un état aussi désesperé qu'étoit le sien. Je pris enfin mon parti, & je me servis pour y réüssir, des mêmes moyens que le jour précedent, quelque incommodité que cette chaleur étrangere causât à la malade ; & je fis tant que je lui tirai à cette fois trois bonnes palettes de sang, qui la soulagerent considerablement, le froid, la toux, & le crachement de sang cesserent en même temps, & il ne lui resta plus qu'une legere douleur au côté, avec un peu d'oppression, pourquoi j'allois réïterer la saignée, afin d'achever de calmer ces accidens, si quelques legeres douleurs que la malade sentoit dans le ventre & autour des reins, dont elle me parla, ne m'en eussent empêché, par l'assurance que je donnai que l'accouchement alloit se declarer, ce qui arriva effectivement une heure après.

Je ne pouvois pas manquer de prévoir la qualité des douleurs, qui de legeres qu'elles étoient, augmentant d'un moment à l'autre, me firent prendre mes précautions d'une maniere à n'être pas surpris, & ses douleurs étant devenuës plus vives & plus fortes, je touchai la malade, pour me mettre en état de n'en pas douter. Je trouvai les eaux formées, qui percerent à la premiere douleur, & l'enfant qui suivit, bien venant, & gros comme une souris écorchée. Je le baptisai, après quoi je délivrai la mere avec plus de peine que je n'en eus à l'accoucher ; & quoique ce ne soit pas ici le lieu d'en parler, l'occasion me fait dire, qu'il est aisé de juger que le cordon d'un si petit enfant ne devoit être ni gros ni fort ; ce qui m'obligea de le suivre jusqu'à la racine, puis avec mes deux doigts je le détachai de la matrice, avant que l'orifice interieur se fût refermé, & j'achevai d'en délivrer la mere, qui fut encore très-malade pendant trois ou quatre jours, quoique la chaleur eut succedé à ce grand froid.

Le courage qu'elle eut à prendre les boüillons, la gelée de viande, l'hipocras d'eau avec un peu de vin, & generalement tout ce que je lui conseillai, fit que les vuidanges coulerent abondamment, comme si c'eut été un accouchement à terme ; ce qui réüssit si bien, que tous les accidens cesserent ; en sorte que l'accouchement qui avoit fait nôtre crainte dans le commencement, fut le salut de cette Dame dans la suite, qui en six semaines fut entierement rètablie.

## REFLEXION.

Ne peut-on pas dire avec beaucoup de vrai-semblance qu'il y avoit une espece de venin dans cette maladie, qui par sa malignité causoit une coagulation dans le sang & dans les humeurs, dont ce frisson, la lenteur du pouls, & le grand froid, étoient les signes ?

Ces fâcheux symptômes auroient dû, ce semble, m'engager à donner quantité de theriaque ou d'autres remedes spiritueux & volatiles à cette malade, pour tâcher de dissoudre cette coagulation, & de rendre au sang sa fluidité ordinaire & décharger la masse entiere de cette humeur maligne par le moyen de l'insensible transpiration.

Mon sentiment fut tout oposé, & je n'eûs d'autre idée que de remedier à la repletion que j'estimai être la seule cause de cette opression, de cette toux & du crachement de sang, de la froideur de tout le corps & de la foiblesse du poulx, & je crûs cette repletion, si forte & si considerable, que je lui attribuai l'interception des esprits qu'elle causoit à toutes les parties, que je comptois de soulager par le moyen de la saignée, ce qui me porta à mettre tout en usage pour y réüssir, & ce qui m'engagea absolument à la réiterer le lendemain, comme je fis, & dont l'effet fit assez connoître que mon idée étoit juste.

Ce qui fut aussi cause que dans la suite je donnois l'émetique aux malades qui avoient froid, & que je saignois les autres qui avoient chaud, ayant la même intention dans l'usage de ces differens remedes, qui étoit d'évacuer, à la difference que l'une se faisoit de toute l'habitude du corps en general, & que l'autre se faisoit de l'estomach en particulier. J'entends lorsque la grossesse n'y avoit point de part, parce que tant à l'un qu'à l'autre l'on faisoit suivre les potions purgatives de rhubarbe, sené, sel vegetal, casse, manne, &c.

## OBSERVATION CXXX.

La femme d'un pauvre Batteur en grange, demeurant à Beaumont, Paroisse de Tamerville, grosse de cinq mois, malade d'une fiévre maligne, & dont le corps étoit couvert de pourpre, se sentit de plus affligée de violentes douleurs à l'estomach & au bas ventre, pourquoi elle m'envoya prier le trois Novembre de l'année 1704. de l'aller voir. Outre l'état perilleux où sa maladie l'exposoit, je trouvai que les douleurs qui avoient particulierement commencé vers l'estomach, avec un vomissement continuel, se communiquoient aux reins & au bas ventre, & se terminoient par des épreintes aux parties basses ; ce qui m'engagea à la toucher, pour m'instruire de l'état auquel elle étoit. Les eaux qui étoient préparées, & plusieurs petites parties de l'enfant que je trouvai en confusion au travers des membranes qui contenoient les eaux, ne me laisserent pas douter de l'accouchement prochain; ce qui me fit disposer dans le moment les choses les plus necessaires : j'attendis le retour de la premiere douleur, pendant laquelle je perçai les membranes, après quoi je trouvai les pieds & les mains de cet enfant, si petits, que je n'eus aucune peine à choisir les derniers pour le tirer. Il vint vivant, je le baptisai aussitôt, & je donnai tous mes soins à tirer le petit arriere-faix, qui vint aussi avec un peu de temps & de peine.

## REFLEXION.

Cette femme qui étoit très pauvre & qui n'avoit pour tout bien que ce que la charité de la Paroisse & les Paroissiens lui donnoient, ne manqua pourtant de rien, ce qui fut un bien pour son mari & ses enfans qui en avoient grand besoin, mais pour elle tout cela étoit bien inutile, le vomissement qui continuoit ne lui permettoit point de prendre ni vin, ni cidre, ni bouillon, ni enfin quelque aliment que ce fut, comme la maladie étoit trop considerable pour ne pas exciter ma curiosité & ma compassion, je fus la revoir, & réflechissant qu'elle vomissoit tout également, j'envoyé chercher de belle & bonne eau fraiche à une fontaine voisine de la maison, & lui en fis boire un verre devant moy, elle ne la vomit point. Environ trois quarts d'heure ensuite je lui en fis donner un autre verre qu'elle garda comme le premier sans vomir, & mangea un peu de pain sec, je restai fort long-temps près d'elle, mais aussi-tôt que je fus parti les commeres firent mon procès, & donnerent du vin à la malade avec de la soupe & du bouillon, qui lui remirent l'estomach dans un aussi mauvais état qu'auparavant. Mais voyant bien que je leur ferois une severe reprimande, si quand je reviendrois pour la voir le lendemain, je venois à être instruit de leur manigance, elles redonnerent au plus vîte de l'eau à boire & du pain sec à manger à la malade, qui malgré la grandeur de la maladie, l'accouchement, & tous les accidens, fut guerie & relevée quinze jours ensuite.

L'effet des remedes donnez à cette malade fait voir qu'il y avoit un mauvais acide dans son estomach, qui aigrissoit toutes les liqueurs vineuses qui y étoient reçuës, qui corrompoient ensuite le bouillon & la soupe, & leur donnoient un degré d'aigreur, qui causoit un picotement à l'estomach, une grande & excessive chaleur, d'où s'ensuivoit le vomissement, puisque l'eau fraîche pure & simple, en fut le seul remede, soit en rafraîchissant la partie, en la lavant, & la nettoyant de maniere que ce levain se trouvoit détruit par son usage continuel : ce qui est facile à justifier par le retour des accidens au moment que l'on discontinua d'en donner, ce qui persuada aux assistans la necessité d'en reprendre l'usage.

Ces Observations sont convaincantes & font bien voir que les femmes grosses qui ont le malheur d'être attaquées de fievres malignes, ou de maladies contagieuses, sont exposées à un très-grand peril, & que c'est un grand bonheur quand elles en rechapent, quoi que pour l'ordinaire leurs enfans viennent en vie.

Au reste ce ne sont pas les seules fievres malignes, putrides, & pestilentielles, ni les maladies grieves & violentes, dont les femmes grosses sont attaquées, qui les font accoucher avant que d'être à leur terme, la moindre maladie ou fievre intermittente simple & sans complications, d'aucun accident, peut causer un accouchement prematuré, comme les femmes dont je vais parler l'ont éprouvé.

## OBSERVATION CXXXI.

Le 13 de Juillet de l'année 1696. une Dame de la Paroisse de Hubetville, éloignée d'ici d'une demi-lieue, étant grosse de quatre mois, eut deux accès de fiévre tierce des plus violens, l'on me vint avertir de l'aller voir, dans le dessein qu'elle fut saignée ce jour-là avant son troisiéme accès. Comme j'y allois je rencontrai un second Laquais qui venoit au devant de moi avec bien de l'empressement, ce qui me fit doubler le pas. Je trouvai en arrivant que cette Dame étoit dans les vrays douleurs de l'accouchement, les eaux écoulées, & l'enfant qui présentoit le cul, sur lequel je versai de l'eau pour le baptiser, au cas qu'il fût vivant, la mere m'assurant qu'elle l'avoit senti depuis peu. Comme il étoit fort petit, je le laissai venir en cette posture, crainte de faire pis: en lui faisant changer de situation, les douleurs s'étant augmentées, & l'enfant s'étant aussi avancé, je coulai un doigt de chaque main, le plus avant que je pûs, & jusqu'au pli que font les aînes, quand l'enfant vient en cette posture, ce qui me facilita le moyen de faire avancer les cuisses, les jambes, & les pieds, que j'attirai dehors. Je pris ensuite un linge, dont j'enveloppai ce petit corps, & j'achevai de le tirer. Je me comportai toûjours avec beaucoup de douceur, de crainte que la foiblesse des muscles du col ne cedassent aux efforts les moins violens, & que la tête ne restât dans la matrice, par l'étroitesse des parties, quoique l'enfant fut encore très-petit; ce qui m'auroit fait beaucoup peine à le tirer. Je délivrai la mere avec beaucoup de difficulté, parce que le petit arriere-faix étoit fort adherant, & que l'entrée étoit trop peu dilatée pour me permettre de l'aller détacher avec facilité, & tout finit heureusement dans la suite.

## REFLEXION.

Deux accès de fievre tierce firent accoucher cette Dame, quoi qu'il n'y eut aucune complication de maladie. J'allois dans le dessein de la saigner & je l'aurois fait plutôt, si j'avois été plûtôt averti de son état, & si je l'eusse fait, ç'auroit été la saignée qui auroit été cause de son accouchement avancé, comme c'étoit au manque de l'avoir faite que l'on prétendoit en attribuer la cause, mais comme l'on avoit negligé de me le dire, l'on ne pût m'imputer ce défaut, tant le monde est prêt à condamner & à rejetter tout le tort sur les Chirurgiens, pour excuser la nature qui est toûjours blanche comme la neige, & qui ne peche jamais, je suis pourtant persuadé que la saignée auroit pû être d'un grand secours à cette Dame, pour prévenir le malheur qui lui arriva, pourtant sans que l'on puisse assurer qu'elle eut produit ce bon effet, d'autant que c'étoit la troisiéme fois que cette Dame avortoit pour de plus legers sujets, toûjours la raison en confirmoit-elle la necessité, veu que la fievre tierce est l'effet que produit une bile qui peche en quantité ou en qualité, que cette bile regorge dans le sang, & que la saignée peut beaucoup contribuer à en procurer l'évacuation, de sorte que l'on a lieu de croire que la cause étant ôtée l'effet doit cesser, ainsi soit que l'on ait condamné ou que l'on ait aprouvé mon procedé, j'ai regardé ces jugemens populaires comme des minuties & des pauvretés qui ne m'ont jamais empêché de faire mon devoir : en un mot, je l'aurois saignée si j'en avois été averti plûtôt.

Comme j'avois ondoyé l'enfant sous condition sur la partie qui se presentoit qui étoit le cul, après l'assurance que me donna la mere de l'avoir senti très peu de temps avant que je fusse arrrivé, je le mis dans un linge sans aucune marque de vie, après que je fus debarassé & que la mere fut delivrée, je voulus voir si c'étoit fille ou garçon, j'aperçus avec étonnement qu'il jetta un soupir, qui peu de temps après fut suivi d'un autre, ce qu'il continua de faire & qui m'obligea d'appeller aussi-tôt plusieurs témoins de probité & dignes de foi qui heureusement se trouverent au logis, devant lesquels je luy administrai le saint baptême suposé qu'il ne l'eut pas reçu quand je l'avois ondoyé, lorsqu'il étoit encore au ventre de sa mere, pour lever la difficulté de ceux qui pretendent que nous ne sommes en état de recevoir les graces de ce Sacrement, que lorsque nous sommes nez en Adam, & ces témoins pour assurer & affirmer que cet enfant quoi que très petit, & dans un accouchement si prematuré, étoit venu bien vivant, & avoit encore donné des marques de vie durant un espace de temps entre les bras de la femme à qui je l'avois donné à tenir pour éviter un grand procès qui auroit pû s'ensuivre sans cette précaution touchant les droits du mari en cas de prédecès de son epouse, qui se tira fort bien de cette fievre, dont cet accouchement fut le remede, & qu ne fut avancé que par la longueur & la violence des accès, quoi qu'elle fut exempte de malignité.

## OBSERVATION CXXXII.

Le 11 d'Octobre de l'année 1698. la femme d'un Officier de cette Ville, grosse d'environ deux mois, fut attaquée d'une fiévre continue, sans malignité ni redoublement, & qui n'étoit même que très-mediocre. Je la saignai le soir du second jour, & lui tirai deux palettes de sang. Elle sentit quelques douleurs, & comme je l'avois déja accouchée une fois, & qu'elle vit que ces douleurs avoient du rapport à celles qu'elle avoit souffertes à son premier accouchement, elle m'envoya chercher en diligence. Un moment après que je fus entré, elle rendit une petite vessie pleine d'eau, de la grosseur d'un œuf de poulle, que j'ouvris aussi-tôt, & dans laquelle étoit un enfant bien vivant, de la grosseur d'un haneton, que je baptisai, après quoi il fut si bien mêlé dans les linges, qu'on ne put le retrouver. J'ai crû qu'il avoit été écrasé sous les pieds, étant tombé sur le plancher avec quelques caillots de sang, dont il étoit accompagné. La fiévre se passa quelques jours ensuite, & la femme ne s'en trouva non plus incommodée, que si elle n'eut point accouché.

## REFLEXION.

Je ne puis trouver la cause de cet accouchement avancé, que dans le mouvement violent du sang & la chaleur de la fievre, laquelle aigrit les humeurs qui causerent quelques irritations à la matrice qui l'exciterent à se décharger de ce qu'elle contenoit.

Je n'ai vû qu'un embrion plus petit que celui-ci, c'étoit celui d'une Chandeliere de cette ville, qui ne croyoit pas être grosse, & qui rendit après une seule douleur sans aucune cause manifeste, une petite vessie grosse comme un très petit œuf de poulle, sans coquille, dans lequel étoient contenues des eaux, & un enfant gros comme une mouche à miel, à peine pouvois-je develop er les parties tant elles étoient encore embarassées dans le cahos, ce qui me fait faire des réflexions que je raporterai dans un chapitre particulier comme des choses qui le meritent.

Voilà les experiences qui me font dire que les enfans se sauvent plus ordinairement dans les accouchemens avancés qui sont causés par des maladies, que dans ceux qui arrivent par des causes exterieures, comme sont les efforts, les chutes, les coups, les sauts, les danses, la peur, la colere, ou d'autres accidens de même qualité, comme les Observations suivantes le montrent assez clairement, à la difference que les meres sont moins en risque dans ceux ci, qu'elles ne le sont dans ceux-là.

---

## CHAPITRE XVI.

### *De l'accouchement avancé de cause exterieure.*

Les causes exterieures qui peuvent avancer l'accouchement, sont en si grand nombre, qu'il seroit aussi difficile à un Accoucheur, quelque ancien & experimenté qu'il pût être, d'en faire un dénombrement exact ; qu'il seroit impossible à une femme

femme grosse de les éviter, comme seroit par exemple de ressentir une grande joye à la vûë inopinée d'un mary, ou d'une personne qui seroit chere; le chagrin d'une injure reçuë, la douleur d'une perte considerable, le juste emportement que peut causer un affront ou une insulte, sans avoir eu le temps d'y refléchir, le temperament melancholique d'une femme qui lui auroit inspiré la peur de quelque prétendu spectre, ou d'avoir vû tomber un enfant, de voir passer une souris, ou quelqu'autre accident, aussi mal fondé, dont quantité de femmes sont capables de s'émouvoir à l'excès, une odeur forte, comme de musc, d'ambre, ou de civette, ou une mauvaise odeur, comme d'une bête morte dans un chemin, du charbon qu'on allume, d'une lampe ou d'une chandelle mal éteinte; la forte amitié ou l'extréme haine que l'on porte à quelque personne qui se presente aux yeux d'une femme, lorsqu'elle n'y pense point, qui lui cause une surprise & une émotion terrible; une fausse démarche qui cause une legere détorse à un de ses pieds; lever un peu le bras trop haut, quelque parole d'un mary un peu plus haute & plus dure qu'à l'ordinaire; & enfin une quantité d'autres accidens de même qualité, que l'on ne peut prévoir, & dont j'ai vû arriver des accouchemens ou des pertes de sang, accompagnées de douleurs, qui faisoient craindre que la femme n'accouchât avant son terme. Je ferois un volume des Observations que je pourrois rapporter sur ce Chapitre, mais comme ce détail seroit inutile, je dirai cependant que je m'en dispense, de peur d'ennuier le Lecteur.

## OBSERVATION CXXXIII.

Je fus appellé un certain jour pour voir une femme de mes plus intimes amies que j'avois accouchée plusieurs fois, qui avoit de l'esprit, qui étoit d'un bon conseil, ferme & stable dans ses resolutions, & fort raisonnable, qui étant grosse de quatre à cinq mois, souffroit des douleurs aux reins & au bas ventre, qui répondoient aux parties basses, comme celles qui précedent l'accouchement, qui ne s'ensuivent pourtant pas; & la seule cause de ce desordre étoit que son mary, qui l'aimoit tendrement, lui avoit dit de changer une armoire de place, & d'y diminuer quelque petite chose de nulle consequence. J'ai dit les bons endroits de cette femme, pour dire ensuite les mauvais : car il faut convenir que si elle avoit d'une part de la force d'esprit, elle avoit d'ailleurs bien de la foiblesse, de se troubler pour un si petit sujet.

Après cet exemple, le moyen de prescrire des regles, puisqu'il n'y a aucune femme qui les puisse observer, quand elle pourroit se resoudre à tenir la conduite, & à mener la vie que Messieurs Peu & Mauriceau leur conseillent dans les Chapitres où ils en parlent. Je ne dis rien que je ne prouve dans son lieu, & c'est ce qui m'a porté à me renfermer dans les choses qu'une femme raisonnable peut éviter, ou accomplir quand la necessité l'y oblige, mais d'une maniere à les pouvoir soutenir, sans risquer sa vie ou celle de son enfant, rien n'étant plus à craindre que ce qui peut causer un accouchement avancé; comme de faire des efforts outrés, des chûtes, des coups, sauter, danser, ou se mettre en colere de gaïeté de cœur, qui sont toutes actions qui peuvent donner occasion à l'accouchement, & qu'une femme attentive à se conserver peut facilement executer.

## OBSERVATION CXXXIV.

Le 7 Decembre de l'année 1688. la femme d'un Voiturier de cette Ville grosse de cinq mois, en chargeant des paniers sur un de ses chevaux, soutint le panier sur son ventre. Elle sentit son enfant remuer beaucoup plus que de coûtume, pendant les deux jours & les deux nuits suivantes; après quoi elle ne le sentit plus que comme une masse ou fardeau pesant, qui tomboit du côté qu'elle se couchoit, & qui lui pesoit très-fort sur le bas ventre quand elle étoit couchée, ce qui l'obligeoit d'uriner très-souvent. Elle perdit l'apetit, & devint d'une couleur toute plombée, avec des lassitudes par tout le corps, ce qui l'obligea à me consulter. Tous ces signes ne m'en laisserent pas chercher long-temps la cause, ces accidens n'étant produits que par la blessure qui avoit causé la mort de son enfant. Je lui conseillai de prendre du repos, à quoi elle obéït par necessité, ne pouvant faire autrement, à cause de la grande foiblesse où elle étoit reduite. Dix-sept jours ensuite les douleurs de l'accouchement se firent sentir: elle m'envoya prier de venir la voir; je la trouvai souffrant de grandes douleurs & très-épuisée; je lui donnai tous les secours que je pûs, de vin & de liqueurs vineuses, après quoi je l'accouchai d'un enfant qui venoit les pieds les premiers; le délivre suivit, le tout fort noir, mais sans mauvaise odeur, & la malade n'avoit pas eu tant de peine à se remettre de tous ses autres accouchemens qu'elle eut de celui-ci, dont elle ne laissa pas de se retablir dans la suite.

## REFLEXION.

Le grand effort que cette femme fit à charger ces paniers & la pesanteur du fardeau qu'elle soutint sur son ventre, n'étoient que trop suffisans pour faire avancer son accouchement, ce qui fait qu'il n'y a rien de surprenant à ce qui lui arriva. Quoique je fusse bien persuadé de la mort de son enfant, je ne l'accouchai point, parce que c'est une chose que l'Accoucheur doit toûjours remettre aux soins de la nature, à moins que quelqu'accident pressant comme une perte de sang ou des convulsions, n'y donnent occasion, car pour lors l'accouchement se doit faire sur le champ pour sauver la vie à la mere & à l'enfant supposé qu'il l'ayt conservée jusques à ce temps-là, parce qu'il s'est vû des femmes souffrir la plus grande partie, & même tous les accidens que souffrit celle-ci, & accoucher à terme d'un enfant en vie quoi que très foible, c'est pourquoy il ne faut rien précipiter.

## OBSERVATION CXXXV.

Le 19 Juillet de l'année 1693. la femme d'un Laboureur de la Paroisse de Gourbeville tomba de dessus un cheval si violemment, qu'elle resta long-temps sans connoissance. Elle étoit grosse de six mois, l'on m'envoya querir au plus vîte, Je la trouvai un peu revenue, sans que sa tête eut souffert, qui étoit la partie à laquelle je croyois avoir plus de lieu d'attribuer sa perte de connoissance, je l'examinai tant sur ce qu'elle avoit souffert avant que je fusse arrivé, que sur l'état present, & elle ne me marqua s'appercevoir d'accouchement, sinon qu'elle ressentoit son enfant se mouvoir extraordinairement, dont je ne m'étonnai point, vû la grande commotion qu'elle venoit de souffrir. Je la fis mettre sur une espece de brancar, & la fis reporter chez elle. Je lui conseillai de prendre de bonne nourriture, & de garder exactement le lit sept ou huit jours. Elle ne sentit plus mouvoir son enfant depuis ce temps-là; mais elle le sentoit du côté qu'elle se couchoit, comme un poids accablant, dont l'extrême pesanteur l'incommodoit fort, mais plus particulierement sur le bas du ventre, lorsqu'elle étoit levée, ce qui l'obligeoit d'uriner très-souvent. Elle fut ainsi jusqu'au temps de son accouchement, qui vint droit au terme qu'elle avoit compté, sans que sa chûte l'eut fait avancer ni retarder. Je fus mandé pour l'accoucher; mais elle l'étoit il y avoit déja long-temps quand j'arrivai,

& d'un enfant si foible, qu'il mourut quelques heures après qu'il fut venu au monde ; la mere se portoit assez bien, & ses couches se terminerent heureusement.

## REFLEXION.

Les regles les plus generales souffrent toûjours quelqu'exception comme on le dit en commun proverbe, & cet accouchement en est une preuve convainquante : car qui pouvoit mieux assurer la mort de cet enfant que la pesanteur que la femme souffroit sur le côté où elle se tournoit étant couchée, ou sur le bas du ventre quand elle étoit debout, la continuelle envie de pisser que ce fardeau lui causoit, n'étoit-ce pas le poids de cet enfant qui tomboit sur la vessie & qui la forçoit de se vuider continuellement ? Le deffaut de mouvement qui suivit les violens mouvemens qu'il fit après la chute & dont la femme se plaignit quand j'arrivai près d'elle joint à cette lourde chute, n'estoit-ce pas plus qu'il n'en falloit pour assurer la mort d'un enfant au ventre de sa mere, qui neanmoins ne l'étoit pas, & qui peut être se seroit sauvé, si la mere eut voulu prendre un peu de repos comme je lui avois conseillé, ce qu'elle ne fit point. Il faut donc convenir que bien que l'on ayt les marques les plus plausibles de la mort de l'enfant, il faut absolument attendre que la nature se declare pour en venir à l'accouchement, & jamais ne l'entreprendre sans necessité, vû qu'il n'y a rien à craindre à en user de la sorte, & qu'il y auroit tout à risquer de faire autrement.

Ce fut le conseil que je donnai à une Dame à quinze lieues de cette ville qui me consulta sur des accidens tout semblables à ceux que souffroit cette femme, & à laquelle je ne conseillai autre chose que le repos, qu'elle garda avec soin & accoucha quinze jours après sa chute d'un enfant mort, & par bonheur je ne pus me rendre aux sollicitations qu'elle & plusieurs autres Dames me firent de rester auprès d'elle pendant quelques jours, parce qu'outre que j'étois engagé de conduire une Dame grosse jusque chez elle, de crainte qu'il ne lui arrivât quelque accident par les chemins, quoiqu'elle fut dans un bon carosse ; c'est qu'il n'est pas possible comme les précedentes Observations le prouvent suffisamment, de s'expliquer juste sur le temps auquel l'accouchement peut arriver. Je l'assurai seulement qu'elle n'avoit que faire de s'inquiéter, & que supposé que l'accouchement s'ensuivit l'enfant seroit si petit, qu'il viendroit peut-être même sans qu'elle eut le temps d'envoyer querir la Sage-Femme, comme j'avois vû la chose arriver quantité de fois, & qui lui arriva à elle même, comme je l'avois prévu, quelques jours ensuite, dont elle me fit bien remercier luy ayant fait un singulier plaisir.

Je suis persuadé que quantité de personnes voudroient que l'on accouchât une femme dès le moment que l'on croit l'enfant mort, par la crainte qu'ils ont que cet enfant mort venant à se corrompre par le séjour qu'il fait dans la matrice qui est un lieu fort susceptible de corruption, par son humidité & sa chaleur qui en sont les causes, donne occasion à quantité d'accidens dont la santé de la mere souffre considerablement & qui peuvent même lui causer la mort.

Mais ils seront relevez de cette inquietude, quand ils sçauront que cette corruption ne procede que de l'air exterieur, & que tant que l'enfant est renfermé non seulement dans la matrice, mais dans ses membranes avec les eaux, la corruption n'est point à craindre quand il seroit deux mois mort, comme je le raporte dans mes Observations . . . . & qu'au cas que les membranes s'ouvrent, l'accouchement s'ensuit, comme les Observations précédentes le font connoître : ce qui fait d'autant mieux voir qu'il n'y a aucune necessité d'accoucher cette femme, quoique son enfant soit jugé mort dans son ventre, & qu'il n'y a aucune bonne raison qui autorisât ce procedé.

## OBSERVATION CXXXVI.

Le 21 Juin de l'année 1687. la femme d'un Rotisseur de cette Ville, grosse de trois mois, que j'avois déja accouchée trois fois, m'envoya prier de venir la voir. Je la trouvai dans les douleurs de l'accouchement, à l'occasion d'un coup de pied qu'elle avoit reçû dans la region des lombes, il y avoit sept à huit jours. Je l'accouchai d'un petit enfant mort, qui vint fort aisément ; mais il n'en fut pas de même de l'arriere-faix, je ne le tirai qu'avec bien de la peine, parce que le cordon étoit si foible, que je ne pûs m'en servir pour en procurer l'extraction, & la matrice étoit si peu dilatée, que je ne pouvois y introduire mes doigts pour le détacher ; j'y réüssis neanmoins avec un peu de temps & de peine.

## OBSERVATION CXXXVII.

Une jeune Dame de cette Ville grosse d'environ trois mois, fit une partie de plaisir avec quelques autres Dames de ses amies, sur des chevaux fort fatigants. Je ne sçai par quel accident elle sauta de dessus le sien, & tomba sur ses pieds, sans en avoir ressenti aucune incommodité à l'heure même ; mais le soir il parut quelques serosités roussâtres ; les douleurs suivirent, & la Dame accoucha la nuit, sans avoir crû que les choses dussent aller jusqu'à cette extrémité, n'y avoir voulu qu'aucune autre que la Femme de Chambre en sçût rien ; comme le petit arriere-faix n'avoit pas suivi, ce fut une necessité de consulter quelqu'un sur cet accident ; ce qui engagea la Dame à en faire confidence à son Chirurgien, qui vint me trouver, & m'emmena avec lui, sans me dire pourquoi, parce qu'il voulut que ce fut la Dame elle-même qui me rapportât la maniere dont les choses s'étoient passées. L'enfant me fut representé, qui étoit des plus petits, avec un petit bout du cordon & sans arriere-faix. Voyant ce qui restoit à faire, je fis mettre la Dame dans une situation commode, je trouvai le petit cordon, que je suivis jusqu'à l'orifice interieur de la matrice, qui étoit si serré, que j'eus beaucoup de peine à y introduire mon doigt, avec lequel je détachai l'arriere-faix des parois de la matrice; après quoi je fis servir ce petit cordon, dont je retirai plus d'avantage que je n'aurois osé l'esperer, vû la petitesse, dans lequel je trouvai quelque resistance, que je menageai de mon mieux, y ajoutant le secours de mon doigt, que je faisois agir autour d'un côté & d'autre, & avec lequel je soutenois le bon effet de ce petit cordon: j'attirai ce petit arriere-faix en son entier; mais les vuidanges se supprimerent, & la fiévre survint. Il ne fallut cependant communiquer le secret à personne. Je la traitai sous les apparences de ses ordinaires supprimées, alleguant que la nature avoit voulu vaincre cette suppression, sans l'avoir pû faire, par la violence de la fiévre, dont elle étoit tourmentée; elle fut saignée du bras & du pied; je lui donnai pour boisson la tisanne faite avec le chien-dent, la racine de chicorée sauvage, & de scorsonnaire, & un peu de canelle. On lui donna plusieurs lavemens, faits avec la décoction de mauves, parietaires, armoise, camomille & melilot, miel de fumeterre & violat, des émulsions le soir, avec la tisanne ordinaire, les amandes douces pellées, le sirop de capillaire, & quelques goutes spiritueuses d'eau de canelle. Tous ces remedes, quoique dûment administrés à cette malade, ne lui furent d'aucun secours. Elle mourut le quatorziéme jour de son accouchement prématuré, & elle souffrit pendant ce temps-là plusieurs accidens très-extraordinaires, entr'autres, celui d'être devenuë aveugle, quelques jours avant que de mourir.

## REFLEXION.

L'on voit par ces relations combien une femme grosse doit prendre de précautions pour éviter les malheurs qui lui peuvent sans cesse arriver, sans prétendre pour cela l'obliger à se tenir dans une oisiveté continuelle, mais à ne faire que les actions necessaires, dans la crainte de trouver la mort où elle peut croire trouver son plaisir.

Cette Dame ne voulut jamais que son accouchement avancé fût manifesté sans qu'aucune raison d'honneur en fut le principe, sinon celle de s'être causé la mort par une promenade à contre-temps, afin de ne pas laisser cette tache à sa memoire, ayant toûjours été pendant sa vie regardée comme une personne d'un bon esprit & des plus prudentes de son sexe.

## OBSERVATION CXXXVIII.

Le 17 Novembre de l'année 1703. la femme d'un Officier de Judicature de cette Ville m'envoya appeller à trois heures du matin. Elle me dit qu'elle avoit été à une nôpce où la joye avoit été grande, & qu'elle ne s'étoit pû dispenser de danser; que depuis ce temps elle ne s'étoit point trouvée en bonne santé, qu'elle se sentoit pesante, accablée, & lasse à ne se pouvoir remuer, qu'elle avoit des envies continuelles d'aller à la selle, sans le pouvoir faire, & qu'étant grosse de trois mois, elle craignoit les suites de ces accidens, parce qu'elle avoit senti des douleurs depuis minuit pareilles à celles qu'elle avoit coûtume de sentir au tems de ses accouchemens: Comme elle en eut quelques-unes, & que je l'avois accouchée plusieurs fois, je lui dis qu'il n'y avoit qu'à la toucher pour s'en éclaircir. Je trouvai le tout si bien disposé, que je ne retirai point ma main qu'en tirant en même temps un très-petit enfant. Ses membranes & l'arriere-faix, le tout ensemble, dont la mere ne reçût presque aucun mal, ni au temps de cet accouchement, ni après cet accident, qui ne fut pas même sçû de ses meilleures amies.

### REFLEXION.

Quand je joindrois un nombre infini d'Observations à celles-ci pour prouver que la femme qui accouche avant son terme, n'est pas en un aussi grand danger, que celle qui a le malheur d'accoucher pendant la durée d'une maladie fâcheuse, ce ne seroit pas pour autoriser les femmes à s'émanciper pendant le temps de leur grossesse, puisqu'elles sont toûjours en danger, quoi qu'elles ne le soient pas tant, & pour le faire voir, c'est que les unes pour avoir badiné inconsiderément, & les autres pour avoir travaillé à contre-temps, en sont mortes.

---

## CHAPITRE XVII.

*Il est aussi difficile de penetrer la cause de plusieurs accouchemens avancez, comme il est aisé de connoître l'imprudence de quantité de femmes.*

C'EST un secret bien difficile, pour ne pas dire tout-à-fait impossible à penetrer, que la cause des accouchemens avancez, puisqu'il y a des femmes qui sont d'une si prudente &

si sage conduite ausquelles ce malheur arrive, que l'on est forcé de suspendre son jugement, quand celles qui se ménagent le moins, ont le bonheur de l'éviter.

Ce qui me fait dire qu'il y a quantité de femmes qui s'avancent dans leurs accouchemens, sans qu'elles en ayent pû penetrer la cause, afin de l'éviter;

Et d'autres qui s'y sont exposées sans y penser, dont les unes ont heureusement évité l'accouchement, & les autres non.

Et d'autres enfin qui s'y sont livrées de gayeté de cœur, & qui se sont procuré la mort & à leurs enfans, par une temerité tout-à-fait condamnable.

## OBSERVATION CXXXIX.

Le deux d'Octobre de l'année 1691. une Dame éloignée de trois lieuës de cette Ville, grosse de cinq à six mois, qui s'étoit très-bien portée pendant tout le temps de sa grossesse, se sentit atteinte de legeres douleurs, qui augmenterent si fort, qu'elle fut obligée de m'envoyer querir vers minuit. Je trouvai cette Dame avec des douleurs qui avoient beaucoup de rapport à celles de l'accouchement; mais la bonté de son temperament, son humeur agréable, toûjours joyeuse, sans jamais se livrer à l'emportement ni à la colere, & n'ayant rien enfin surquoi je pusse établir aucune crainte d'un accouchement avancé, me faisoit esperer qu'un petit lavement pourroit calmer ces douleurs, qui fut aussi ce que je fis faire d'abord; mais malgré ce petit secours, elles ne firent qu'augmenter, puis diminuer; en sorte que je fus deux jours entiers, & jusqu'à la troisiéme nuit, entre la crainte & l'esperance, lorsqu'en sept ou huit douleurs les eaux se formerent, l'enfant se presenta bien, & vint un moment aprés leurs écoulemens. C'étoit une petite fille qui vêcut trois jours.

## REFLEXION.

Je n'ai jamais pû comprendre comment cette Dame avoit pû avancer son accouchement. Elle eut beau réflechir elle même sur sa conduite, elle lui fut toûjours irréprochable. Je ne la tourmentai en rien, dans l'esperance que les douleurs cesseroient, quoy qu'elles fussent tout-à-fait semblables à celles qui precedent l'accouchement, ne pouvant me persuader que la chose pût arriver, que quand je trouvai les eaux formées, & l'enfant fort avancé au passage. Je ne lui avois pas encore touché, parce que la situation d'un enfant si jeune est trop indifferente pour y faire attention qu'au besoin.

## OBSERVATION CXL.

Madame la Comteſſe de...... groſſe de quatre mois, vint en ce pays ſur la fin du mois de May de l'année 1703. Elle m'envoya prier de venir la voir; j'y allai auſſi-tôt, & je la trouvai au lit, qui malgré les fatigues d'une longue route, joüiſſoit d'une ſanté très-parfaite. Elle me dit qu'elle avoit conſulté M. des Forges avant que de partir, qui lui avoit conſeillé de demeurer neuf jours au lit, & qu'elle me prioit de venir la ſaigner dans trois ſemaines, qu'elle garderoit encore le lit dans ce temps-là, autant de jours & par le même ordre.

Elle me demanda enſuite ſi les Dames de ce pays en uſoient ainſi, je lui dis que le merite & la capacité de M. des Forges m'étoient connus il y avoit long-temps, & que ſa réputation étoit aſſez étenduë pour être venuë juſqu'à nous, que la longue experience qu'il avoit de traiter ainſi les Dames de Paris, & l'heureuſe réüſſite qui en arrivoit, pouvoit être une preuve de ſa bonne methode; que ſi les Dames de ce pays avoient d'auſſi habiles Accoucheurs, & qu'elles y euſſent autant de foy, qu'elles pourroient peut-être devenir auſſi oiſives; mais qu'aparemment la difference du climat mettoit auſſi de la difference dans les manieres que les Dames de Paris qui venoient en ce pays, & qui m'honoroient de leur confiance, comme celles qui en ſont originaires, étoient ſaignées quand je le jugeois neceſſaire, ſans qu'elles ceſſaſſent un ſeul jour de vaquer à leurs petits ſoins ordinaires, & ſans que je leur conſeillaſſe de garder le lit un ſeul jour, qu'elles ſe trouvoient bien de ma methode, comme elle pourroit auſſi ſe trouver très bien de celle de M. des Forges. Je la quittai enſuite, & la laiſſai dans ſon lit, pour les ſept jours qu'elle avoit encore à y reſter.

Je retournai dans le temps que cette Dame m'avoit prié de la ſaigner. Elle garda encore le lit neuf jours avec la même exactitude; je la voyois toutes les ſemaines, & après deux mois de ſejour en ce pays, où elle s'étoit conſervée comme une relique, l'ayant quittée le Mardy après ſoupé, joüiſſant d'une ſanté très-parfaite, je fus ſurpris de voir le Jeudy un Laquais me venir chercher pour l'aller voir, diſant qu'elle avoit une colique depuis minuit. Comme je montois à cheval, un ſecond Laquais vint avec plus d'empreſſement que le premier, me prier d'avancer,

& que Madame étoit fort mal. Je me rendis en peu de temps auprès d'elle, & je la trouvai avec toutes les marques d'un accouchement prochain. Ce fut une vraye surprise pour les assistans, quand j'annonçai ce qui alloit arriver; mais cette Dame m'ayant donné sa confiance, elle n'eut aucune inquiétude, je trouvai l'enfant bien situé, & les eaux formées prêtes à percer: ce qui arriva un moment après, & l'enfant les suivit avec l'arriere-faix: c'étoit un garçon, qui vêcut encore une heure; il avoit six mois. La malade se rétablit en huit jours, & six semaines après elle s'en retourna à Paris.

## REFLEXION.

Cette Dame ne put jamais developer la cause de son accouchement avancé quelqu'examen & quelque reflexion qu'elle fit sur sa conduite & sur elle même. Elle vivoit sans inquietude & sans chagrin, elle n'avoit fait aucun mouvement violent, & neanmoins elle accoucha à six mois, quoi qu'elle eut exactement observé toutes les conditions qu'on luy avoit imposées avant que de partir de Paris, où elle n'en fut pas moins condamnée de Madame sa mere, qui fut autant surprise que la Dame même quand elle en reçut la nouvelle, à cause du bon état où elle se disoit toûjours être: ce qui l'obligea de mander à Madame sa fille, qu'elle croyoit dans un pays perdu & denuée de tout secours par une lettre qu'elle reçut le dixiéme jour après son accouchement dans le temps que je dinois avec elle & avec plusieurs autres Dames, de ne pas mettre les pieds bas de plus de quinze jours; & de se faire bander pendant un mois: comme il y avoit déja deux jours que la Dame se promenoit, & qu'elle ne s'en portoit que mieux, elle ne tint aucun compte de ce premier avertissement, & elle me demanda de quelle consequence étoit ce second. Je lui dis que l'usage de ce bandage étoit au dire de ceux qui s'en servoient pour retenir la matrice à sa place, pour aider à l'évacuation des vuidanges & pour rendre à la taille de l'accouchée la beauté qu'elle devoit avoir perdue pendant le temps de sa grossesse.

La Dame me répondit brusquement que le premier usage que je donnois à ce bandage lui paroissoit plus desavantageux qu'utile, puisqu'après qu'elle fut accouchée elle sentoit sa matrice comme une grosse boule dans son ventre, qui tomboit du côté qu'elle se couchoit, & que si elle avoit été bandée, au lieu que ce bandage l'eut tenue dans son lieu ordinaire, il l'auroit poussée plus en bas.

Que le second usage ne la persuadoit pas mieux, parce que pour faire vuider la matrice, ç'auroit été une necessité de serrer beaucoup ce bandage qui lui auroit été non seulement très inutile, parce que ses vuidanges alloient parfaitement bien d'elles-mêmes sans ce prétendu secours, mais qu'il lui auroit encore été fort à charge, parce qu'il devoit être un peu serré pour produire cet effet, & que la saison étant très-incommode par elle-même à l'occasion des grandes chaleurs, sa liberté lui étoit d'un grand avantage.

Mais, dit elle, pour me rendre la taille comme je l'avois avant la grossesse, il est facile de voir ce qui s'en manque: j'ai ici le corps dont je me servois quand j'étois fille, que je ne pouvois plus faire joindre lorsque je me suis mariée & avant que je fusse grosse, il faut que je l'essaye. Cette Dame l'envoya chercher par sa femme de chambre, & l'essaya dans le moment, il se trouva trop grand quoi qu'il n'eut qu'un tiers de largeur, ce qui l'engagea à me dire fort obligeamment qu'elle approuvoit bien ma maniere aisée & facile, en m'asseurant que si elle accouchoit quelques fois à Paris elle ne l'oublieroit pas, & qu'elle n'en suivroit jamais d'autre.

Je trouvai ses raisons si solides, que je ne pûs m'empêcher d'en paroître surpris, vû que c'étoit sa premiere grossesse, & que je n'ajoûte rien à cette conversation que cette Dame ne m'ait dit. Elle me parla ensuite de l'admirable qualité de l'eau de myrthe dont apparement Madame sa mere lui avoit envoyé provision, mais après que je lui eus dit mon sentiment sur la friponnerie dont ceux qui l'avoient inventée étoient capables, & combien sa qualité étoit éloignée de celle que ces charlatans lui donnoient, je lui proposai un remede nouveau dont aucun Auteur n'a encore fait mention, & dont je lui assurois la réüssite, qui est un peu violent à la verité, mais à quelles peines les Dames ne s'exposeroient-elles pas pour satisfaire un mari qu'on aime? Comme la Dame me conjura de lui dire ce que c'étoit, non qu'elle s'en voulut servir, mais pour satisfaire sa curiosité, je lui dis que deux petits coups de ciseaux & un point d'aiguille étoit l'unique chose qui pouvoit reprimer la nature quand elle pechoit par trop d'excès de ce côté là & que c'étoit un remede specifique preferable à son eau de myrthe, & à toutes sortes d'eaux de fomentations, & de pommades astringentes, dont je ferai voir l'inutilité dans le cinquiéme Livre, qui neanmoins n'établira pas mieux mon remede.

Toutefois si cette Dame eut eu la fantaisie de se bander & de ne mettre le pieds hors du lit de quinze jours, je ne m'y serois point opposé dans la crainte que quelqu'accident imprevû ne l'eut attaquée, & que l'on n'en eut raporté la cause à cette précaution negligée quelqu'inutile qu'elle eut été, car si je m'étois opposé le moins du monde à l'observation des regles qui auroient été prescrites à la malade, & qu'elle eut accouché deux mois après la saignée, ç'auroit toûjours été cette opposition qui auroit avancé l'accouchement, mais heureusement je ne m'opposay non plus à ce qu'elle gardât le lit neuf jours après cette saignée, qu'aux autres neuf jours qu'elle le garda encore après son arrivée, pour se délasser de la fatigue qu'elle avoit soufferte dans le voyage, c'est cette raison qui a quelquefois fait ceder mon experience à l'usage plûtôt qu'à la necessité, mais si je n'ai pas fait demeurer quantité de femmes au lit pour de legers accidens, je suis inéxorable à l'égard de la moindre perte de sang, ne connoissant rien qui puisse plûtôt en arrester le cours & en prévenir les dangereuses suites, que le lit & le repos; ce fut aussi le conseil que je donnai à une Dame de Paris que j'accouchai à une de ses terres à trente lieues d'ici, où elle vient d'ordinaire demeurer pendant l'été, en cas qu'elle tombât en pareil accident auquel elle étoit sujette.

## OBSERVATION CXLI.

Cette Dame étant grosse de trois mois, le volet d'une grande croisée lui tomba sur le ventre, dont elle ressentit avec une douleur violente, une inquiétude mortelle, à l'occasion d'une legere perte de sang qui suivit aussi-tôt. Elle se mit au lit à l'instant, pour profiter de mon conseil, & me fit écrire pour sçavoir ce qu'il y avoit à faire; de plus, que le sang venoit très peu quand elle étoit assise ou levée; mais que tout au contraire, il en venoit beaucoup plus quand elle étoit couchée, & qu'elle me prioit très instamment de prendre la poste & de la venir voir, si je me croyois necessaire. Je lui mandai qu'il falloit faire ceder les regles generales aux utiles, & que, comme le sejour du lit lui faisoit un effet contraire aux autres femmes, elle ne s'en servit que dans la pressante necessité, qu'elle eut à se faire saigner deux fois, & que l'on ne tirât à chaque fois que deux palettes de sang, afin de faire diversion au sang qui se portoit sur ces parties, & sur tout qu'elle eut à garder un grand repos; ce qui réüssit si bien, que je n'en entendis plus parler, jusqu'au temps que je fus mandé pour l'accoucher d'un garçon, qui se portoit très-bien, nonobstant la crainte que cet accident avoit causé à sa mere.

## REFLEXION.

L'on voit par cette Observation que le séjour du lit n'est pas toûjours également utile dans les occasions même où l'experience & la raison ont plus de lieu de le recommander, ce qui doit obliger le Chirurgien à essayer souvent des choses qui paroissent opposées à la guerison de certaines maladies, afin de trouver celles qui sont actuellement convenables.

J'ay accouché trois femmes en assez peu de temps, pour de si legers sujets qu'il n'est pas possible de le croire, dont deux accoucherent à quatre & cinq mois, pour avoir vû des Huissiers qui vinrent faire des contraintes au sujet d'une taxe sur les charges de leurs maris, & l'autre par la crainte qu'il ne fût arrivé quelque mal à son mari qui ne revint point le soir, comme il lui avoit promis. Au lieu que plusieurs autres ont souffert des accidens les plus terribles, sans que ce malheur leur soit arrivé.

## OBSERVATION CXLII.

Madame de ...... grosse de quatre mois, allant d'une de ses Terres à l'autre, versa rudement dans le plus mauvais pays que l'on puisse s'imaginer, & de plus en sortant de son carosse, elle apperçût un de ses laquais qui avoit la tête prise sous la roüe de derriere, dont il fut quitte pour une contusion à l'œil, & la Dame pour la peur.

## OBSERVATION CXLIII.

Madame la Marquiſe de..... groſſe de ſix mois, monta dans ſon caroſſe avant que le cocher fut ſur le ſiege. Il courut imprudemment pour s'y mettre, les chevaux en ayant eu peur, s'ébranlerent inopinément, prirent le grand trot, puis le galop ; la Dame reſoluë ſauta par la portiere, & tomba ſur un mauvais pavé, & ſur le dos, ſans autre mal que la peur, puiſqu'elle accoucha heureuſement à ſon terme.

## OBSERVATION CXLIV.

Madame de..... groſſe de cinq mois, allant à la campagne pour voir une de ſes ſœurs, ne deſcendit point de ſon caroſſe pour dîner, & le Cocher n'eut point la précaution de défaire un des côtés des traits pour faire manger l'avoine aux chevaux ; ce Cocher allant un peu trop bruſquement pour les brider, ces chevaux qui étoient jeunes & vifs, s'ébranlerent ſubitement, prirent le trot, puis le galop, à l'entrée d'une lande de deux lieuës de traverſe ; par bonheur celui de derriere tomba, ce qui obligea les autres à s'arrêter. La Dame ſortit du caroſſe ſans avoir aucun autre mal que la peur que lui avoit cauſé un peril ſi évident.

## OBSERVATION CXLV.

Une femme groſſe de ſix mois deſcendant un eſcalier quarré à lanterne, tomba l'eſtomach & le ventre ſur la rampe de cet eſcalier, à la hauteur de deux étages. Elle balança entre la tête & le cul, à qui l'emporteroit, par bonheur le cul ſe trouva plus peſant, ce qui lui ſauva la vie, ſans qu'une auſſi violente douleur, accompagnée de l'extrême frayeur qu'elle eut du danger où elle s'étoit trouvée, la fit accoucher ſur le champ, non plus que des trois Dames précedentes, qui ne garderent pas ſeulement le lit une heure de plus, & que j'accouchai toutes à leur terme fort heureuſement.

Je ne finirois pas ſi-tôt cet Article, ſi je faiſois une relation ſuivie de toutes les femmes à qui j'ai vû arriver de grands & fâcheux accidens, & qui n'ont pas laiſſé de porter leurs enfans juſqu'à la fin des neuf mois accomplis ; au lieu que j'en ai accouché beaucoup d'autres dans tous les differens temps de leurs grossesses, pour des sujets si legers, qu'à peine la femme même pouvoit s'en appercevoir, comme j'en ai rapporté ci-devant quelques exemples.

---

## CHAPITRE XVIII.

### *De l'accouchement avancé par l'imprudence des femmes qui s'y sont volontairement exposées.*

L'IMPRUDENCE ou le manque de ménagement sont des choses si ordinaires aux jeunes personnes nouvellement grosses, qu'il ne me seroit pas possible de le croire, si des exemples trop frequens ne le justifioient pleinement. C'est aussi sur la necessité de se comporter prudemment dans cet état, que je tâche de fixer ici toutes leurs attentions, afin que si quelqu'une est assez malheureuse pour accoucher avant son terme, elle n'ait au moins rien à se reprocher dans sa conduite, & que l'on ne puisse pas lui attribuer le fâcheux accident qui l'expose non seulement à perdre la vie du corps, mais son enfant à perdre celle de l'ame, qui le prive de la beatitude éternelle; malheur que l'on ne peut ni suffisamment exprimer ni déplorer. Quelle douleur pour une femme qui a de la Religion, d'avoir donné occasion à un évènement qui traîne après lui de si terribles consequences, par une legereté d'esprit, ou par un petit badinage, dont elle se seroit si aisément passée, pour peu qu'elle eût reflechi sur son état, ou pour avoir fait un travail dont elle auroit pû s'exempter sans peine, si elle ne l'avoit entrepris inconsiderément, & sans en peser les consequences!

C'est pour cela que je recommande aux femmes grosses d'avoir une continuelle attention à leur conduite, & de ne jamais s'exposer à rien entreprendre, qu'elles ne pensent auparavant si ce qu'elles vont faire, ne portera point de préjudice à leur état, afin de regler ensuite leurs actions sur cette idée, & d'être tellement retenuës, qu'elles ne levent pas le pied, qu'elles ne sçachent où le placer, parce qu'un pied mal placé peut se détourner; & que ce détour fait que la femme grosse par une espece de petit saut, se retient sur l'autre, & cet effort, quoique leger, peut causer le détachement d'une portion de l'arriere-faix, d'où s'ensuit une perte de sang, qui peut causer la mort de la mere & de l'enfant : ce que je justifierai par des exemples, qui feront voir que c'est avec bien de la raison que je conseille une si exacte circonspection aux femmes grosses, & les suites fâcheuses que ces conseils negligés entraînent après elles.

## OBSERVATION CXLVI.

J'ai vû une Dame un peu avancée en âge, qui avoit trois filles & quatre garçons, très-mortifiée d'être grosse, non pas tant à cause des peines qu'il y avoit à souffrir dans l'accouchement, ni même de la mort qui menacent toutes les femmes en cet état, mais par la raison que tant d'enfans ne formeroient pas une aussi opulente maison, qu'elle & son mary avoient envie d'établir, ce qui fit que par l'excès du chagrin ou autrement, elle s'avança sans en rien dire à personne; & sans la Femme de Chambre qui me dit qu'il étoit venu un petit avorton mort, que l'on avoit jetté dans le feu, je l'aurois ignoré comme les autres. La Dame fut quelques jours au lit, qui persuada aisément au monde que la nature avoit abondamment satisfait à la suppression qu'elle avoit soufferte les mois précedens, qui lui avoit donné quelque soupçon de grossesse; mais qui se termineroit en peu de jours plus heureusement qu'elle ne l'auroit esperé, ce qui arriva comme elle l'avoit dit.

## REFLEXION.

C'est quelque chose de bien avantageux pour des personnes comme celle dont il est parlé dans l'Observation precedente, d'être delivrées d'un enfant qui leur est à charge, un enfant de moins pour ces gens-là qui sont livrez à l'avarice, & cette décharge qui est regardée comme bonne fortune dans une famille, n'est pas une chose indifferente, qui prefere un bien temporel à celui de l'éternité, mais quel malheur selon ceux qui ont un peu de religion, de voir une pauvre petite creature, exempte de tous crimes si ce n'est de celui dont son pere & sa mere l'ont rendüe coupable, être pour jamais privée de la vue de Dieu, & reduite à des peines éternelles. Des larmes de sang ne seroient pas suffisantes pour pleurer une perte de cette nature, lorsqu'un pere & une mere indigne d'un tel nom, s'en réjouissent.

J'ai accouché une honnête femme en pareils cas, à qui le malheur est sans cesse présent à ses yeux, qui ne l'a jamais oublié, qui le pleure tous les jours, & dont elle n'a jamais pû entendre parler, sans se sentir penetrée de la plus vive douleur.

La difference que je vois entre ces deux familles, c'est que celle-ci se voit croître, multiplier, prosperer, & que l'autre est absolument éteinte sans que de trois filles & quatre garçons il en reste aucun. Ils sont tous morts grands, sans qu'il reste de posterité à ce pere & à cette mere qui étoient si ravis de voir un enfant venu mort au monde par un accouchement avancé, & dont ils marquerent entre eux un si grand plaisir, qui étoit neanmoins la marque visible de la malediction que Dieu prononçoit du tems de nos premiers peres sur les familles qui avoient meprisé ses Commandemens. Est-ce le même Dieu, ou est-il moins juste, & ne peut-on pas dire qu'il leur arrive comme aux Juifs de porter eux & leurs enfans l'iniquité de leurs crimes ?

## OBSERVATION CXLVII.

Le 24 Juillet de l'année 1696. la femme d'un Sellier de cette Ville, grosse de cinq mois & demi, jeune, & tout-à-fait joviale, en badinant dans sa boutique, allongea un coup de pied à son garçon sans le pouvoir atteindre, ce qui fut cause que cette extrémité inferieure souffrit une très-violente extension, & une secousse si considerable, qu'elle en ressentit une si grande douleur, dans la region des reins, vers l'aîne, & par tout le bas ventre de ce côté-là, que si heureusement elle n'eût pas trouvé une chaise à portée de s'asséoir à l'instant, elle seroit tombée dans le milieu de sa boutique. Elle se trouva aussi-tôt dans une si grande foiblesse, qu'elle fit tout craindre non seulement pour la vie de son enfant, mais aussi pour la sienne. Les mouvemens violens & continuels que son enfant faisoit, & qui nous étoient apparens, étoit une preuve de la grande agitation où il étoit, ne doutant presque pas qu'une perte de sang, ou des convulsions n'allassent suivre, dont l'accouchement seroit l'unique remede; ce qui me lia les mains dans cette extrémité, sans que je lui pusse rendre d'autre service que de la faire mettre au lit. La chose étoit d'autant plus aisée, que c'étoit la seule situation qu'elle pouvoit soutenir. Il ne lui arriva pendant six semaines qu'elle porta encore son enfant, aucun autre accident, sinon cette extrême foiblesse; j'eus soin de lui faire toûjours prendre de bonne nourriture, comme des boüillons, de petites soupes, & de la gelée de viande. Je la saignai deux fois; elle n'en fut ni plus forte ni plus foible; je lui donnai quelques prises de theriaque, & des cordiaux composés avec quatre onces d'eaux cordiales, un gros de confection d'hyacinte, autant de confection d'alkermes, & une once de sirop d'œillets, dont je lui faisois prendre une cueillerée de temps en temps. Il n'en fut ni plus ni moins, ce qui me fit discontinuer l'usage des remedes, pour

pour m'en tenir aux bons alimens seulement, à quoi j'ajoutai de temps en temps une rôtie au vin, jusqu'au septiéme mois, qu'elle sentit des douleurs qui lui firent croire que c'étoit pour accoucher; elle m'en fit donner avis, & je me rendis auprès d'elle. Je la trouvai avec des douleurs assez fortes, pour m'assurer de la situation de l'enfant; je trouvai qu'il presentoit les fesses au travers des membranes, qui contenoient les eaux toutes formées; je la mis en situation sur le travers de son lit, j'ouvris les membranes, & je repoussai les fesses de l'enfant pour chercher les pieds, & achevai l'accouchement en un instant. Je délivrai la mere, l'accommodai de mon mieux, & en eut tout le soin possible pendant sa couche, qui alla assez bien; mais qui fut toute differente des autres. Elle releva trois semaines ensuite, un peu plus forte qu'avant son accouchement, mais bien foible par rapport à son premier état. Une toux survint, les poulmons s'affecterent avec une fiévre lente; je la purgeai avec l'eau de casse dans l'infusion de rhubarbe & de manne en plusieurs manieres, & par plusieurs fois j'y ajoutois quelquefois le sel vegetal & le sirop de pommes, ou de fleur de pescher. Je la mis au lait d'ânesse, à celui de vache, avec moitié eau d'orge, & puis seul. Rien ne put la retirer du précipice; & ainsi finit une des plus jolies, des plus vives & vigoureuses jeunes femmes que l'on put voir, à l'âge de vingt-quatre ans, par un inconsideré badinage, dans un temps où tout doit être suspect de ce côté-là.

## REFLEXION.

C'étoit ici la plus folle & la plus badine de toutes les femmes, qui à la verité éprouva le passage de l'Apôtre, qui dit, quiconque aime le danger perira dans le danger. Elle étoit d'une force surprenante, d'un teint & d'un embonpoint à faire plaisir; mais elle perdit cette force en un instant, & toutes les autres marques de cette parfaite santé dans la suite, dont il ne lui resta qu'une grande foiblesse, & une extrême langueur en partage.

L'usage de la theriaque, ainsi que des autres cordiaux que je lui fis continuer pendant quelques temps, étoit pour ne pas paroître mépriser l'avis de ceux qui en disent tant de bien, sans que j'en aye jamais connu les bons effets, du moins en pareille occasion; car si ce que l'on en dit étoit vrai, ce remede n'auroit-il pas animé les esprits chez cette femme, augmenté le cours de son sang, qui étoit si lent, & ne lui auroit-il pas rendu enfin sa fluidité qu'il avoit perdue, au moment de cette blessure; aussi ne lui fis-je user de ces remedes que dans la crainte d'être condamné de quantité de gens, chez qui l'effet de ces magnifiques compositions agit plus par la foi, que par une veritable efficacité, à la reserve de la theriaque, qui peut être bonne à quelques maladies contagieuses; mais dont il ne faut pas faire une selle à tous chevaux, comme certains Empiriques le font aujourd'huy.

## OBSERVALION CXLVIII.

La femme d'un Paysan demeurant aux Forges de Briquebec, à deux lieuës de cette Ville, âgée de dix-huit ans, grosse de son premier enfant, plus forte & vigoureuse que son âge ne le devoit permettre, battant à la grange; à chaque coup qu'elle donnoit sur le bled, se frappoit le ventre avec le bout du manche du fleau, qui lui causa une meurtrissure de la grandeur des deux mains, laquelle parut fort noire. Elle cessa dès ce moment de sentir son enfant; comme elle étoit environ au terme de huit mois, elle ne fit pas grand cas de cet accident; mais quelque temps après elle eut des douleurs pour accoucher. Après trois jours de travail son mary me vint prier de la venir voir; je la trouvai grosse comme une barique, ayant le ventre jusqu'au menton, tendu comme un tambour, & dur comme du bois; je la fis mettre sur un petit lit fort commode, & lui fis prendre un boüillon. Aprés m'être informé de tout ce qui s'étoit passé avant que je fusse arrivé, avoir sçû la conduite qu'elle avoit tenuë, avoir vû cette grande échymose au côté droit de son bas ventre, & avoir senti l'odeur cadavereuse qui exhaloit des parties basses, avec un bruit que M. Peu appelle semblable à celui qui sort des moutons quand on les habille: tout consideré, je ne doutai non plus de la mort de l'enfant, que du peril où étoit la mere; le boüillon, un peu de rôtie au vin, & le repos qu'avoit pris la malade depuis que j'étois arrivé, reveillerent un peu sa vigueur; & les douleurs étant venuës à propos, joint à la situation commode où je l'avois fait mettre, le tout ensemble parut réüssir si bien, que l'enfant dont je trouvai la tête bien avancée, me fit prendre le parti de le laisser venir de la sorte, sans lui donner d'autre secours, quoique je fusse persuadé qu'il étoit très certainement mort. Cette tête sortit enfin par la continuation des douleurs; je comptois qu'il n'y avoit qu'à lui aider en la tirant un peu avec mes deux mains, appliquées à plat des deux côtés & vers les oreilles, en coulant mes doigts jusqu'au col. J'y fus trompé, ce petit corps étoit si pourry, que tous les muscles du col & de la gorge avoient perdu leur consistance, & que je n'y trouvai pas plus de solidité qu'à du papier moüillé; ce qui fit que la tête me demeura à la main. Je repoussai aussi-tôt le moignon, & allai chercher les pieds, je voulus attirer le premier que je trouvai, il me demeura dans la main, je pris l'autre, & pour éviter pareil accident, je joignis les deux jambes ensemble, dont le pied de l'autre étoit arraché; & comme je les avois prises, & que je les attirois en même temps, celle qui avoit son pied se separa au genou, sans pourtant m'appercevoir que j'en tirasse l'une plus que l'autre, quoique ce fut une necessité que la chose eût été ainsi, je repris l'autre jambe, dont le pied étoit arraché, & l'attirai le plus doucement que je pûs, jusqu'à ce que je l'eusse mise hors du passage; je joignis l'autre cuisse dont la jambe s'étoit separée au genou, à celle où la jambe tenoit encore; je donnai toute mon attention à faire avancer celle-ci, après quoi je tirai un peu l'autre jambe, & de cette maniere j'engageai les deux cuisses au passage : je les envelopai d'un linge fin, les pris toutes deux avec mes deux mains, & achevai ainsi cet accouchement, dont le détail persuade assez ce que j'y souffris; heureusement l'enfant étoit si petit, que je ne crois pas qu'il eut plus de sept mois; il étoit si pourri, que prenant ce petit reste de cadavre par la main pour le lever, elle resta dans la mienne, & le petit corps tomba, qui ne devoit pas être bien pesant. Je délivrai la mere d'un arriere-faix, qui étoit aussi pourri & aussi puant que l'enfant : cette pauvre jeune femme souffrit cet accouchement avec toute la tranquillité & la resignation que l'on pourroit attendre de la plus raisonnable personne du monde; la noirceur de son ventre continua son progrès jusqu'au col, & elle mourut le quatriéme jour de son accouchement, tout sphacelée.

## REFLEXION.

Quoi que la femme se crût grosse de huit mois, la petitesse de son enfant persuadoit le contraire, comme c'étoit son premier, il n'est pas surprenant qu'elle s'y fût trompée, puisque une pareille meprise arrive aux femmes qui en ont eu en grand nombre. La tête étant separée, je n'aurois eu aucune peine à achever l'accouchement, si l'enfant n'eut pas été aussi pourri qu'il étoit, comme je le ferai voir lorsque je traiterai de la tête arrachée, & du corps resté dans la matrice. Je n'avois aucun lieu d'esperer pour la mere ni pour l'enfant, le mal qu'elle s'étoit fait étoit trop grand pour pouvoir y apporter du remede : la cangrene universelle dont elle fut attaquée dans la suite en est une preuve. Cette jeune femme ne differoit en rien de la precedente. Elles eurent un pareil sort, par des causes differentes. Je raporte ces Observations non seulement pour servir de modelle aux Accoucheurs, mais aussi d'exemples aux jeunes femmes qui les liront; je remets à m'expliquer dans un autre lieu sur la grosseur du ventre de cette femme, vû que son enfant étoit si petit.

## CHAPITRE XIX.

*La raison qui fait que plusieurs femmes accouchent prématurément sans cause manifeste.*

QUOIQUE la matrice soit une partie membraneuse, qui paroît devoir s'étendre autant qu'il est necessaire pour contenir non seulement un ou plusieurs enfans, mais generalement tout ce à quoi elle est destinée ; ce qui fait que nous la voyons souvent remplie d'eaux, ou d'autres corps étrangers, jusqu'à un tel excès, que les femmes qui souffrent ces incommodités, sont quelquefois obligées de chercher des secours étrangers pour soulager cette partie surchargée, par l'excessive pesanteur du fardeau qu'elle contient ; il ne faut pourtant pas croire qu'elles soient toutes capables de pareille extension ; le contraire se trouve trop souvent pour que l'on en puisse douter, mais supposé qu'il y eut quelque chose qui s'opposât à ce raisonnement, l'experience pourra le justifier par les Observations suivantes.

## OBSERVATION CXLIX.

Une jeune femme de deux lieuës de cette Ville, étant parvenuë au cinquiéme mois de sa grossesse, se sentit malade de douleurs violentes, qu'elle prenoit pour des douleurs de colique. Sa mere m'envoya querir en toute diligence, dans la crainte que ces douleurs ne fussent pour accoucher, comme elles étoient en effet, puisque je trouvai cette femme accouchée d'un enfant de cinq mois, qui vivoit encore quand j'arrivai ; comme le petit arriere-faix avoit suivi, je n'eus rien à faire que de la laisser aux soins de sa mere, qui étoit prudente & sage, & m'en retournai.

Cette jeune femme devint grosse quelque temps après, & accoucha de même à cinq mois ou environ, mais si brusquement, que l'on n'eut pas le temps de me le faire sçavoir ; ce qui la surprit étrangement, aussi-bien que ses parens. Elle se tira pourtant aussi-bien de cette seconde grossesse, qu'elle avoit avoit fait de la premiere.

Etant devenuë grosse une troisiéme fois, elle se tint mieux sur ses gardes, & eut une continuelle attention à sa conduite,

& quoiqu'elle fut naturellement fort moderée, elle évita autant qu'elle pût tout ce qu'elle croyoit avoir contribué à avancer ses premiers accouchemens. Je la fis saigner trois fois, jusqu'au sixiéme mois, & lui fit garder un regime assez exact & fort humectant, ce qui fit qu'elle porta son enfant jusqu'à sept mois, qu'elle accoucha sans pouvoir aller jusqu'à son terme ; l'enfant vêcut quelques jours, & mourut ensuite.

Raportant à sa conduite plus reguliere un peu plus de temps qu'elle avoit porté cet enfant, elle fit resolution de se conduire avec encore plus de précaution la premiere fois qu'elle se verroit grosse ; & pour y réüssir, je la fis saigner & purger par deux fois, après qu'elle fut relevée de cette troisiéme couche ; je fis réïterer la saignée si-tôt que je la sçûs grosse, & continuai tous les mois. Je lui fis prendre tout ce qui pouvoit l'humecter & la rafraîchir, sans manger de rôti, ni boire aucune liqueur vineuse, que le moins qu'elle pouvoit, soit par cette conduite ou autre raison à moi inconnuë, elle porta cet enfant jusqu'à la fin des neuf mois, dont je l'accouchai fort heureusement, & de deux autres ensuite, avec le même succès.

Mais étant encore devenuë grosse, & plus incommodée de beaucoup à cinq mois, qu'elle ne l'étoit à neuf des trois grossesses précedentes, dont elle étoit heureusement accouchée, & d'enfants qui se portoient bien, elle fut étonnée de se sentir au terme de six mois des douleurs égales à celles qu'elle avoit coûtume de souffrir dans ses accouchemens ; les eaux ayant percées, l'empêcherent de douter de son état. Elle m'envoya chercher en diligence, je la trouvai veritablement en travail ; je l'accouchai en très-peu de temps de deux petits garçons bien vivans, mais qui moururent bien-tôt après. Je la délivrai ensuite d'un gros arriere-faix, commun aux deux enfans, & elle se porta bien après quelque temps.

Je l'ai encore accouchée plusieurs fois depuis d'un enfant seul, qu'elle a porté à terme sans aucune incommodité.

## REFLEXION.

Ce seroit inutilement que j'expliquerois dans cette réflexion les accidens que cette femme a essuyez dans ses differentes grossesses après l'avoir fait dans l'Observation ; si j'étois persuadé qu'elle fût suffisante pour bien instruire les Chirurgiens qui accouchent ; mais l'utilité qu'ils pourront tirer d'une plus ample explication, m'engage à lui donner toute l'étenduë dont elle a besoin pour ne leur laisser rien desirer sur cet article.

L'on voit donc par cette Observation que cette matrice se trouva trop dure, dense & solide, dans cette jeune personne, pour souffrir une extension capable de contenir l'enfant & les autres choses qu'on sçait qui l'accompagnent jusqu'au neuviéme mois, & qu'elle ne lui permit de s'étendre que jusqu'à un certain point, de sorte que le volume des choses contenues venant à s'augmenter étoit cause des douleurs qui augmentoient à proportion que ce volume grossissoit, par la violence qu'il causoit à ses fibres, en les forçant au de-là de la portée de leur extension, & cette extension devenoit si excessive, que tout le corps de la matrice s'en trouvoit irrité; de maniere que ne pouvant s'étendre davantage, il donnoit occasion à de si violentes contractions, qu'elles forçoient l'enfant, qui en étoit la cause, à sortir avant qu'il eut atteint son entiere perfection: ce qui par consequent avançoit ses accouchemens.

La seconde grossesse montre assez la justesse de l'idée que j'ai eue de cette premiere & de la seconde grossesse, sans que je m'en explique davantage; & la troisiéme grossesse soit que l'enfant fût plus petit ou que cette matrice se rendit dans la suite susceptible d'une plus ample dilatation, se conserva plus long-temps que les deux precedentes; & donna lieu à cette quatriéme qui fut heureuse, soit que la femme n'étant plus si jeune, elle veillât de plus près sur sa conduite, ou que les remedes faits à propos tant devant que pendant la grossesse, y contribuassent, en rendant la matrice plus capable de la dilatation necessaire à contenir un enfant, comme il arriva cette fois, & les deux autres ensuite, & non davantage, puisque cette même matrice s'étant trouvée occupée de deux enfans tout à la fois elle ne put suporter une plus ample extension que celle qu'elle avoit soufferte dans les trois précedentes grossesses, dont les accouchemens avoient été d'enfans à terme; ce qui fit qu'étant parvenue à ce point d'extension, quoi que ce ne fut qu'à cinq ou six mois, mais plus qu'elle ne l'étoit à neuf, des grossesses précedentes, elle commença à sentir des douleurs legeres dans le commencement, mais qui augmenterent à proportion qu'elle grossissoit, de la même maniere qu'elles avoient fait dans sa premiere grossesse, & son premier accouchement prematuré, & continuerent jusqu'à ce que la matrice par la même raison, expulsât & mit dehors ce qui causoit sa peine, qui fut sur la fin du sixiéme mois par l'accouchement avancé de deux garçons. Ce qui ne prouve que trop non seulement par les trois dernieres grossesses & l'accouchement à terme, qui ont précedé ce dernier des deux enfans, mais aussi par celles qui ont suivi, qui ont encore été des plus heureuses; ce qui fait voir, dis-je, que cette matrice s'étoit rendue dans la suite capable de se dilater jusqu'à un certain point, & non davantage; ce qui avoit causé ces accouchemens avancez, celuy dont il est parlé dans l'Observation suivante confirme la même chose.

## OBSERVATION CL.

Une Dame éloignée de quinze lieuës de cette Ville, que j'avois toûjours vû accoucher heureusement, sans qu'elle souffrit aucun accident dans ses grossesses, vint en ce pays avec M. son époux pour quelques affaires de famille. Comme elle étoit grosse,

& que contre son attente elle demeuroit plus long-temps qu'elle ne l'avoit espéré, elle se trouva si incommodée, qu'après m'avoir consulté une fois ou deux par écrit, elle me fit prier de venir la voir. Je la trouvai aussi grosse qu'elle avoit de coûtume de l'être à son terme, & même encore davantage, & bien plus incommodée, quoiqu'elle ne fût que sur la fin de son sixiéme mois. Elle souffroit de continuelles douleurs depuis plus de quinze jours, non pas comme celles qui dénotent un accouchement prochain, mais comme si son ventre eut été prêt à s'ouvrir; & la Dame étant couchée, sur le dos, & les genoux élevés, son ventre me parut fort dur, très-tendu, & laissant si peu d'espace à l'estomach, qu'elle rendoit par gorgée une partie de ce qu'elle mangeoit, sans que les alimens y restassent assez pour être digerés. De plus son enfant ne remuoit que bien peu, ce qui me fit juger qu'elle étoit grosse de plusieurs enfans; que sa matrice s'étoit trouvée plus remplie à cinq mois & demi, qu'elle n'avoit coûtume de l'être à neuf dans ses grossesses ordinaires; en sorte qu'elle avoit souffert ce degré d'extension sans beaucoup de peine; mais que s'étant trouvée plus remplie qu'à l'ordinaire, après ce temps-là elle s'étoit trouvée violentée par l'augmentation des corps qu'elle contenoit; ce qui donnoit lieu aux douleurs que la malade souffroit, & qui augmentoient à proportion que le volume des choses contenuës devenoit plus considerable, qu'elle seroit heureuse si elle n'avoit que quelques jours à souffrir, mais qu'étant encore à trois mois ou environ de son terme, il n'y avoit pas d'apparence, vû l'extrême grosseur de son ventre, & ses douleurs presque continuelles, qu'elle pût conserver son fruit jusqu'au terme de neuf mois; mais que celui de sept approchant, il n'y avoit rien qui deût l'inquiéter, qu'un accouchement à ce terme n'étoit pas plus à craindre, que quand il vient dans un temps plus avancé. Je la saignai dans l'intention de la désemplir, & de lui procurer un peu plus de liberté, & lui conseillai seulement le repos, sans lui prescrire d'autre situation que celle qu'elle trouveroit la plus commode. Huit jours après ma visite, l'on me vint querir; mais quelque diligence que je pusse faire, je ne pus arriver si-tôt qu'elle ne fut accouchée de deux enfans vivans, mais qui moururent quelques heures après. La Dame se porta fort bien, & elle a eu plusieurs enfans depuis, & des couches fort heureuses, parce qu'elle n'en a eu qu'un à la fois.

## REFLEXION.

Ces Observations font bien voir qu'il y a des matrices qui peuvent se dilater jusqu'à un certain point & pas davantage ; ce que l'on connoît par la dureté du ventre de la femme grosse, & les douleurs qui surviennent & qui sont causées par l'extention violente que souffrent les fibres nerveuses de cet organe puisque les deux femmes dont je viens de parler ne se sont avancées étant grosse chacune de deux enfans, que par la raison que leur matrice qui ne s'étoit étendue que pour en contenir un seul, n'avoit pû se dilater assez, pour en contenir deux, ce qui l'avoit forcé de s'en défaire avant le terme complet.

Le peu de mouvement de ces enfans, faisoit assez juger combien la matrice étoit remplie, puisqu'il n'y avoit que cette raison qui pouvoit rendre le mouvement si obscur & si foible, parce que ces deux fœtus étoient si étroitement serrez par l'étroitesse du lieu qu'il ne leurs restoit aucune liberté pour se mouvoir.

Ce qui me fais dire que ce n'est pas une necessité que la femme soit grosse de deux enfans pour qu'elle accouche avant le tems puisque l'accident n'arrive pas moins à celle qui ne l'est que d'un, mais que c'est seulement la disposition que peut avoir la matrice à s'étendre plus ou moins, qui donne occasion à l'accouchement prematuré, comme ces Observations le font voir ; je pourrois en ajoûter plusieurs autres, si celles-ci n'étoient pas suffisantes pour établir cette verité.

## CHAPITRE XX.

### *Les douleurs de l'accouchement succedent quelquefois à d'autres douleurs.*

QUOIQUE j'aye dit dans un Chapitre précedent, qu'il se faut bien garder de prendre des fausses douleurs pour celles de l'accouchement, encore qu'elles ayent beaucoup de rapport avec elles, mon intention n'est pas qu'on les neglige, mais que l'Accoucheur les sçache si bien distinguer, qu'il puisse profiter des unes quand elles sont favorables, & de calmer les autres qui sont à charge à la nature : car les douleurs qui approchent le plus de celles de l'accouchement, peuvent discontinuer, sans que l'accouchement s'ensuive ; comme il arrive que celles qui n'y ont rapport, engagent quelquefois la nature à des mouvemens qui donnent lieu aux veritables douleurs de l'accouchement ; ce qui doit porter l'Accoucheur à avoir une continuelle attention à tout ce qui se passe chez une femme grosse, particulierement sur la fin de la grossesse, parce qu'il n'arrive aucune douleur violente en aucune partie de son corps, à qui celles de l'accouchement ne puissent succeder, comme je l'ai vû très-souvent arriver.

## OBSERVATION CLI.

Le sept d'Août de l'année 1692. on me manda pour voir une Dame à deux lieuës de cette Ville, qui étoit grosse, & fort près de son terme. Je la trouvai atteinte d'une douleur de côté des plus violentes, accompagnée d'une toux fâcheuse, & avec beaucoup d'oppression, mais heureusement sans fiévre. Le dépôt de quelques serosités acres répanduës sur les poulmons & sur la plévre, paroissoit être en partie cause de ces accidens; je dis partie, parce qu'un enfant un peu élevé, ou des vents seuls, peuvent produire les mêmes accidens; ce qui m'engagea à lui faire un lavement, que je lui fis donner à l'heure même, & une heure ensuite lui tirai deux palettes de sang; ces deux remedes eurent tout le succès que j'en pouvois attendre; l'oppression diminua peu à peu, ainsi que la toux, & la douleur qu'elle avoit à la poitrine se repandit autour des reins & dans le ventre, & de continuelle qu'elle avoit éte, ne se faisoit plus sentir que par intervalles, se changeant de cette maniere dans les vrayes douleurs de l'accouchement, qui se termina heureusement en moins de quatre heures depuis que je fus arrivé. Je laissai la mere & l'enfant qui se portoient bien pour leur état.

## REFLEXION.

Qui auroit jamais pensé que des douleurs de cette nature auroient donné occasion à celles de l'accouchement, & qu'il seroit arrivé en si peu de temps? C'est ce qui prouve qu'il ne faut jamais rien negliger en fait d'accouchemens, sur tout quand une femme est prête de son terme.

## OBSERVATION CLII.

La femme d'un Perruquier de cette Ville m'envoya prier de venir la voir le quatriéme Janvier de l'année 1687. je la trouvai froide comme glace, avec un violent cours de ventre, une douleur de côté très-pressante, grosse, & au terme de sa grossesse. Si elle eut eu un peu de force, & qu'elle n'eut pas été froide comme elle étoit, je l'aurois saignée; mais tout le service que je pûs luy rendre, fut de lui dire qu'elle fit preparer ce qui lui étoit necesfaire, & qu'elle alloit accoucher en très-peu de temps, & que je ne doutois nullement que les douleurs de l'accouchement ne suivissent bien-tôt celle qu'elle ressentoit au côté; ce qui la surprit d'autant plus, qu'elle n'en ressentoit pas la moindre, & cependant deux heures après elle étoit accouchée d'un petit enfant, qui mourut aussi-tôt. Je la délivrai, elle fut très-mal; mais le grand soin que j'en eus, & son bon courage, la tirerent d'affaire avec le temps.

## REFLEXION.

L'excès de foiblesse & le grand accablement où cette jeune femme étoit réduite, furent les raisons qui me firent prévoir son accouchement prochain, & en effet, tout étoit tellement relâché chez elle, qu'il étoit impossible que la matrice ne s'en ressentit. Si elle eut été forte & vigoureuse, je n'aurois pas manqué de lui donner un lavement anodin, à cause de son cours de ventre, qui la tourmenta encore beaucoup dans sa couche, & dont je ne fus le maître, que par le moyen de ces lavemens. Je l'aurois aussi saignée, mais le moyen, vû le froid où elle étoit, qui avoit comme concentré tout son sang, & qui auroit rendu la saignée inutile, ce qui me la fit abandonner à elle-même, & lui donner des restaurans, comme bouillons, rôtie au vin, & d'autres confortatifs de même qualité.

J'en ai accouché de si malades, qu'elles ne faisoient penser à elles pour leur donner les secours necessaires, que par des mouvemens des bras, d'autres du siege, & d'autres des levres, qui en sont échapées, quoi qu'accouchées en totale perte de connoissance, dans des maladies violentes, dont leurs enfans se sont tirés heureusement, & les meres aussi.

## OBSERVATION CLIII.

Le deux de Decembre de l'année 1699. une Boulangere de cette Ville, grosse & à terme, m'envoya prier de venir la voir. Elle étoit attaquée de la plus violente douleur qui se puisse exprimer, qui se faisoit ressentir dans tout l'interieur de la cuisse, depuis l'aîne jusqu'au genou, du côté droit; elle faisoit des mouvemens & des contorsions, qui ne prouvoient que trop la violence de sa douleur. J'eus quelque soupçon que l'accouchement pourroit bien avoir part à ces douleurs si violentes. Je touchai la malade, & je trouvai que les eaux étoient toutes formées & prêtes à sortir; ce qui arriva environ une demi-heure ensuite, l'enfant les suivit, & je délivrai la mere, le tout fort promptement. La douleur cessa, comme si on la lui avoit ôtée avec la main.

## REFLEXION.

Je croyois que la cause de cette insuportable douleur, étoit quelque humeur acre & corrosive qui s'épanchoit sur le ligament rond, qui occupe cette partie, & sur ces membranes, qui sont d'un sentiment très exquis; mais j'en fus détrompé, quand je vis que la douleur cessa au moment que l'accouchement fut fini; & je fus en même temps persuadé que le poids de l'enfant faisoit faire quelque mouvement à la matrice, dont le ligament rond étoit tiraillé, & qui donnoit occasion à cette douleur: ce qui fait voir que bien que les douleurs que la femme grosse souffre, n'ayent rien de commun avec celles qui ont du raport à l'accouchement, elles peuvent cependant les conduire, mais particulierement quand elles sont à leur terme; ce qui fait que l'Accoucheur ne doit rien negliger de ce côté-là; mais au contraire, y donner sa principale attention.

---

# CHAPITRE XXI.

## *Des douleurs qui succedent à celle de l'accouchement, & qui arrivent pendant les couches.*

IL semble qu'une femme, après avoir soutenu untravail long & penible, & avoir souffert les douleurs qui en sont comme inseparables, & dont elle peut être attaquée, tant devant, pendant, qu'après l'accouchement, devroit dans la suite du temps être exempte de tous les autres maux, tant par l'évacuation que la nature produit, que par le bon regime qu'on doit lui faire observer dans ce temps-là, qui sont les seules précautions que l'on peut prendre pour prévenir tous les accidens qui pourroient lui arriver. C'est néanmoins à quoi l'experience est souvent contraire, puisque l'on voit quelquefois des femmes être attaquées des plus violentes douleurs & des plus dangereuses maladies, incontinent ou peu après qu'elles sont accouchées, dans le temps même que leurs vuidanges coulent très-bien, & devroient ce semble les en délivrer.

## OBSERVATION CLIV.

Le 3 de Decembre de l'année 1685. j'accouchai la femme d'un Bucheron à une lieue de cette Ville, dont l'accouchement fut des plus longs & des plus difficiles. Son mary me vint querir la nuit qui suivit le jour que je l'avois accouchée, & me dit qu'elle étoit prête d'étouffer d'une oppression des plus violentes, dont elle avoit commencé de se plaindre sur les six heures du soir, avec une douleur de côté si terrible, qu'elle étoit prête de suffoquer. Je lui trouvai un poulx fort, vigoureux & plein, quoique les vuidanges eussent beaucoup fourni, & qu'elles coulassent encore très-bien, je n'hesitai pas un moment à la saigner, croyant que c'étoit le plus propre remede à la soulager. Je la saignai deux fois en cinq heures de temps que je demeurai auprès d'elle, & ces saignées réüssirent si bien, que la douleur cessa, & la respiration reprit sa premiere liberté, en sorte qu'elle fut aussi-tôt relevée, que si elle n'avoit pas souffert cet accident.

## REFLEXION.

Lorsqu'un pareil accident arrive, il faut être ferme dans sa resolution & l'executer sur le champ, parce que le long raisonnement est nuisible, sur tout lorsqu'une chose est aussi difficile à déterminer que la saignée du bras, à une femme nouvellement accouchée, & dont les couches alloient autant bien qu'on le pouvoit raisonnablement souhaiter.

De longues réflexions seroient bonnes en toute autre occasion ; mais l'accident qui ne donne point de tréve doit faire quitter l'ordre pour aller au plus necessaire & au plus pressant, qui étoit l'opression & la douleur de côté, qui ne pouvoit être promptement appaisée par aucun autre remede que par la saignée, dont l'évenement fait bien connoître la necessité ; car quoi que ses vuidanges coulassent suffisament, & que la nature fit beaucoup, il paroissoit bien qu'elle n'en faisoit pas encore assez, puisque sans ce secours cette femme auroit été suffoquée par la quantité d'humeurs dont toute l'habitude étoit surchargée.

## OBSERVATION CLV.

Le 7. Janvier de l'année 1698. je fus mandé pour accoucher la femme d'un Officier de Judicature de cette Ville, qui étoit jeune. Je la trouvai avec de très-legeres douleurs, & peu frequentes, qui me porterent à lui marquer que lui étant peu utile, je pouvois m'en retourner, ce qu'elle ne voulut jamais me permettre. J'y passai la nuit, & elle n'accoucha que le lendemain à midy, après avoir souffert durant six heures un très-fâcheux travail ; mais qui fut heureux dans la suite. Après être bien accouchée, bien délivrée, & couchée dans son lit, elle demeura tranquille. J'ordonnai ce qui étoit necessaire, & lui promis que j'aurois soin de la voir assidument, & m'en allai. J'eus beau lui recommander de demeurer tranquille, elle étoit trop jeune, trop vive & trop volage, pour suivre mon conseil. Si tôt qu'elle suoit, elle mettoit ses mains & ses pieds hors du lit, & jettoit la couverture, de maniere qu'il se fit un tissu de ces humeurs, que la nature cherchoit à évacuer par la transpiration, qui lui causa une fiévre des plus fortes, accompagnée de la toux, d'une douleur au côté, & d'une oppression violente, quoique ses vuidanges allassent fort bien. Voyant ces accidens venir en foule, je commençai par lui tirer au bras deux palettes & demie de sang, & quelque temps après je lui fis donner un lavement de simple petit lait, sans miel; parce que mon intention n'étoit que d'humecter & de rafraîchir les intestins, afin de diminuer ce grand feu dont elle étoit dévorée, & de la saigner pour la désemplir & pour détourner par ce moyen le penchant que la nature sembloit avoir à faire quelque dépôt sur sa poitrine, ce qui étoit marqué par sa douleur de côté, par sa toux, & par sa respiration frequente & difficile.

Ces premiers remedes avec la simple tisanne pour boisson, faite avec le chiendent & la reglisse, n'ayant rien produit, je fus obligé de les réïterer le lendemain; mais le mal au lieu de diminuer, augmenta si fort, que la malade fort oppressée, étoit obligée d'être toûjours couchée sur le côté de la douleur, sans pouvoir être un moment sur l'autre; ce qui me fortifia davantage dans ma premiere pensée, & dans la necessité de réïterer la saignée, les lavemens, & continuer de la faire bien boire, sans lui donner d'autre nourriture que le boüillon, & le soir un verre d'émulsion, avec une once de sirop de coquelicot, afin de diminuer la quantité des humeurs, d'en adoucir l'acrimonie, & d'en suspendre le cours autant qu'il seroit possible; effets dont je ne m'apperçus que le soir du même jour, & par consequent à la sixiéme saignée, qui parut avoir apporté une considerable diminution à la douleur; mais comme elle perseveroit toûjours, je continuai opiniâtrément la saignée jusqu'à ce qu'elle fut absolument cessée; à la difference seulement qu'après ces six saignées, réïterées pendant six jours consecutifs, je donnois quelques jours d'intervalle; & je ne cessai de la mettre en usage, que lorsque la douleur eut cessé absolument, aussi-bien que la fiévre & l'oppression; ce qui alla jusqu'à la neuviéme; après quoi sa santé revint peu à peu; les vuidanges ne cesserent point de couler, & il sembla même que cette grande quantité de saignées en entretenoit le cours;

ce qui étoit une marque de l'abondance des humeurs, & qui étoit, pour ainsi dire, mon guide, pour continuer ce remede à cette nouvelle accouchée.

## REFLEXION.

Il y a peu d'exemples de tant de saignées du bras faites à une femme en couche : cependant sans ces évacuations réïterées, elle seroit indubitablement morte, ou du moins elle auroit souffert un abscès comme celle qui suit, que je ne pus empêcher, parce que la fluxion se fit trop brusquement.

Les Empytiques, & tous ceux qui pretendent se distinguer par des methodes particulieres, ont beau chercher à terminer les violentes fluxions de poitrine sans le secours de la saignée, c'est pourtant le plus sur, & pour mieux dire, l'unique remede, supose que la nature de la maladie donne le temps d'en faire, & malgré leurs sels volatiles, & leurs sudorifiques, & leurs élixirs ; c'est encore une necessité d'avoir recours à ce remede si efficace.

Je ne tentay point la saignée du pied, n'en esperant aucun secours, vû que les vuidanges alloient bien, & comme je ne cherchois qu'à soulager la partie affligée, ce secours que j'estimois le plus prompt & le plus convenable, joint au regime & à quelques autres remedes, empêcha qu'il ne fit un abscès dans la poitrine, croyant en cette occasion, son état mis à part, que mon attention devoit tendre à remedier aux symptômes les plus pressans.

## OBSERVATION CLVI.

L'on me vint querir le 13 Octobre de l'année 1700. pour accoucher une jeune femme à Gouberville, à trois lieuës d'ici. Je la trouvai avec des douleurs lentes qui augmenterent en deux ou trois heures, & je l'accouchai d'une fille fort heureusement. Je la délivrai, elle se porta fort bien la nuit. Je la quittai le matin en parfaite santé, pour revenir chez moy.

Sept jours après l'on me vint prier de voir de nouveau cette Accouchée, qui s'étoit trouvée très-mal depuis le quatriéme jour de ses couches, qu'elle avoit été attaquée d'un frisson violent, qui avoit été suivi d'une fiévre très-forte, avec douleur au côté, & une grande oppression ; mais les excessives & continuelles sueurs qu'elle avoit euës depuis ce redoublement, qui faisant esperer un soulagement considerable, avoient empêché qu'on ne m'en eût donné avis plûtôt : cependant voyant que le mal augmentoit au lieu de diminuer, l'on me prioit de venir la voir. Je trouvai cette malade beaucoup plus mal qu'on ne me l'avoit pû dire, avec une fluxion formée sur la poitrine, & une telle oppression, qu'elle étoit prête à suffoquer ; ce qui fit que je la saignai quatre fois en trois jours aux deux bras ; ces saignées lui faciliterent la respiration ; mais la douleur de côté ayant perseveré, & la toux étant accompagnée de crachats purulens, je cherchai à la soulager par des remedes d'une autre qualité, que je trouvai dans le continuel usage de l'hydromel pour sa boisson ordinaire, & dans celui des legers purgatifs, afin qu'après avoir diminué la quantité des humeurs, détruit la fiévre, & rendu la liberté à la respiration, par le moyen de la saignée, je pusse par la purgation diminuer la quantité du pus qui se formoit dans ses poulmons, & en faciliter la sortie par cette boisson détersive & digestive.

Les accidens que cette malade souffroit étoient particuliers. Elle passoit le jour assez tranquillement, & dormoit six ou sept heures la nuit, jusques vers les cinq heures du matin, qu'une petite toux la reveilloit, laquelle augmentoit jusqu'à ce qu'il vint un petit crachat purulent, qui s'augmentoit peu à peu, & venoit ensuite à gorgées, jusqu'à remplir trois grandes serviettes, après quoy la malade demeuroit sans toux, sans crachement, ni oppression, jusqu'au lendemain matin à pareille heure, que l'accident recommençoit ; ce qui dura ainsi environ trois mois, après quoi ces accidens diminuerent peu à peu pendant un mois ou six semaines, qui fut le temps que cette jeune femme se trouva guerie, ayant été en tout vingt mois malade, à compter depuis le commencement de sa couche jusqu'à sa parfaite guerison, sans s'en être depuis ressentie.

## REFLEXION.

Je fus appellé un peu tard à cette malade, la fluxion étant faite & l'abscès formé. Il n'y avoit plus de ressource que dans l'évacuation du pus. Ce fut au surplus un bonheur que la nature eut assez de force pour ouvrir cette espece de vomique & s'en décharger par le crachement. Ce fut le cours que cet abscès prit pour vuider tous les matins l'amas qui se faisoit pendant le jour & la nuit. La petite toux qui en étoit le prélude, causoit une compression au poulmon, qui forçoit le pus à se r'ouvrir le chemin que la premiere ruption lui avoit tracée ; la saignée fut d'un grand secours d'abord, parce qu'en desemplissant toute l'habitude, la nature eut plus de force & de liberté pour se délivrer de ce fardeau qui étoit prêt de l'accabler ; les purgations que je donnai toutes les semaines évacuerent une portion de la matiere qui auroit encore augmenté la quantité du pus que la malade rejettoit le matin, & l'hydromel dont elle faisoit un usage continuel, détergeoit l'ulcere du poulmon, & rendoit la matiere de l'abscès plus liquide, plus coulante, & enfin plus disposée à l'évacuation, avec les lavemens anodins

& déterſifs dont elle uſoit continuellement, & un regime fort exact de bouillons & de petites ſoupes pour toute nourriture. Ce fut en continuant d'en uſer de la ſorte que je tiray cette malade de la plus grande maladie que j'aye vû arriver à la ſuite d'une couche.

Afin de rétablir parfaitement ſa ſanté, je lui fis prendre le lait d'aneſſe, & au Printems celui de vache coupé avec l'eau d'orge que je diminuay peu à peu & j'augmentay auſſi le lait peu à peu juſqu'à ce qu'elle le prit en entier, ce qui la rétablit parfaitement bien, ſans qu'elle ſe ſoit aucunement ſentie de toutes ſes incommoditez; je meſlay l'eau d'orge avec le lait dans le commencement, de peur que ſon eſtomach ne le pût pas aſſez bien digerer, & pour l'y accoûtumer, je ne la mis au lait ſeul qu'après l'avoir purgée devant, pendant & après, qui eſt une methode que je tiens de feu M. Guy Patin celebre Medecin de Paris.

## OBSERVATION CLVII.

La femme du Major d'un Regiment d'Infanterie Etranger, qui étoit ici en quartier dans l'année 1692. ſe ſentant malade à ſix mois de ſa groſſeſſe, m'envoya querir. Je la trouvai avec de preſſantes douleurs, je lui dis que l'accouchement les alloit terminer; à quoi elle ne voulut point entendre, que quand les eaux percerent, & que l'enfant ſuivit ſans vie. Je la délivrai, elle ſe porta fort bien les quatre premiers jours, ſes vuidanges qui avoient coulé juſqu'a ce jour, comme dans un accouchement à terme, ne laiſſoient autre inquiétude à la malade, que celle d'être encore reduite à garder le lit pendant quelques jours; quand lorſque l'on y penſoit le moins, la fiévre ſe fit ſentir vivement, les vuidanges ſe ſupprimerent, le ventre devint dur, tendu, gonflé, & douloureux; à tous ces maux ſe joignirent des inquiétudes, des vapeurs & des ſuffocations à faire tout craindre pour ſa vie. Comme je voyois ſouvent la malade, & que je m'apperçus dès le matin d'un peu de fiévre, je vis venir tous ces maux par degrez. Je commençai par lui faire donner un lavement, avec la décoction émoliente, & deux onces de miel violat, deux heures après l'avoir rendu, je lui tirai deux palettes de ſang; je fis des ſachets avec des feüilles de mauves, guimauves, violiers, ſenneçon, les fleurs de camomille & de melilot, les ſemences de lin, de fenugrec, & le ſon de froment, une poignée de chacun, que je lui appliquai ſur le bas ventre, & lui fis donner quatre fois par jour des lavemens de cette décoction, ſeulement à moitié la ſeringue. Je réïterois les ſachets l'un après l'autre, en ſorte qu'il y en avoit toûjours un chaud pour appliquer au lieu, de celui qui ſe refroidiſſoit. Je réïterai la ſaignée du bras le ſecond jour, & je continuai

tinuai le troisiéme les lavemens & les sachets comme le premier, toûjours autant chauds que la malade les pouvoit supporter. La fiévre diminua vers le soir, avec tous les autres accidens, si bien que le quatriéme jour ils cesserent absolument, & les vuidanges semblerent se renouveller, mais en petite quantité, parce que ce n'étoit qu'un accouchement prématuré, qui ne fournit pas des évacuations comme celui qui est à terme, si bien que la malade après avoir été purgée deux fois avec la rhubarbe, le sel vegetal, & la manne, se releva trois semaines ensuite, se portant assez bien; mais elle fut un peu de temps à reprendre ses forces.

## REFLEXION.

Ce fut une partie de plaisir dans laquelle l'ébranlement du carosse donna lieu à cet accouchement avancé & non naturel, qui mit cette Dame en danger de sa vie quoi qu'elle eut si peu souffert, qu'elle ne pouvoit pas s'imaginer qu'elle dut accoucher quand je lui en annonçay la nouvelle. La saignée du bras m'a toûjours été d'un merveilleux secours dans le traitement des femmes accouchées qui ont eu de semblables accidens, & je me suis toûjours abstenu de celle du pied dans la crainte d'attirer la fluxion sur une partie qui n'étoit déja que trop affligée, je fis celle du bras dans l'intention de divertir l'humeur qui pouvoit être disposée à s'y arrêter. Les sachets ne furent pas moins utiles par leur humidité & par leurs parties mucilagineuses pour ramolir & relâcher les fibres du bas ventre, dont la tension causoit la dureté & la douleur que la malade ressentoit à tout l'abdomen & ces fomentations portent même leur qualité jusques aux vaisseaux, puisque les vuidanges ne peuvent être disposées à revenir que par ce moyen-là. Les petites purgations réüssirent parfaitement bien & sans causer la moindre douleur à la malade.

## OBSERVATION CLVIII.

Le 21 Janvier de l'année 1706. j'accouchay la femme d'un Procureur de cette Ville, d'un accouchement très-heureux, la fiévre du lait étoit passée cinq jours après son accouchement, & lorsqu'il sembloit qu'il n'y avoit plus rien à craindre, elle fut surprise d'un frisson, qui fut suivi d'une chaleur extraordinaire; un cours de ventre se joignit à la fiévre, qui étoit si violent, que cette malade alloit au siege quarante-cinq à cinquante fois en vingt quatre heures, avec une suppression totale des vuidanges, le ventre dur, tendu & douloureux, sans avoir durant la nuit un moment de repos. Je la saignai trois fois du bras en cinq jours, & lui fis de la tisanne avec le chiendent, la racine de chicorée ſauvage, un peu de canelle, & un nouet d'une once de rapure de corne de cerf & d'yvoire, dont je lui faiſois beaucoup boire, & vivre ſeulement de boüillons avec le bœuf, la volaille, & un nouet, tout ſemblable à celui de la tiſanne, & deux demi lavemens par jour, faits avec la ſimple décoction d'une tête de mouton, avec la laine, le boüillon blanc, les fleurs de camomille & de melilot, de chacun une poignée, & autant de ſon de froment ſans être lavé : par ce moyen la malade ſe trouva bien guerie, & en cinq ſemaines de temps, elle fut en état de ſortir.

## REFLEXION.

Je m'étens un peu ſur ces maladies, mais comme elles ſont en certains temps plus ordinaires qu'en d'autres, le Chirurgien qui n'y ſera pas verſé, & qui n'aura pas de Medecins à conſulter, ſera peut être bien aiſe de ſçavoir comme j'ai fait pour tirer d'affaires celles qui en ont été attaquées. Les vuidanges de cette femme ſe ſuprimerent, ce qui eſt ordinaire aux femmes en couche quand le cours de ventre arrive, ſans que je puiſſe dire ſi c'eſt le cours de ventre qui cauſe cette ſupreſſion, ou ſi c'eſt cette ſupreſſion qui donne occaſion au cours de ventre. J'entreprendrois volontiers de les excuſer tous deux pour en rejetter la cauſe ſur la fievre, qui aigrit les humeurs par ſa chaleur extraordinaire, leſquelles irritent les inteſtins, quand elles viennent à s'y décharger, & redoublent par leur irritation le mouvement periſtaltique de ces organes, au moyen de quoy les alimens precipitez trop bruſquement empêchent la digeſtion, & qu'il ne ſe faſſe autant de chile qu'il en faut, pour entretenir l'évacuation qui ſe doit faire pendant les couches ; outre qu'à l'occaſion de cette fievre, les vaiſſeaux ſe trouvent ſi tendus, que les humeurs n'y peuvent plus couler comme auparavant, ce qui engage la nature à s'en decharger par le cours de ventre. Tout cela paroît aſſez vrai ſemblable, par l'effet que les remedes, qui déſempliſſent & ramoliſſent, operent en ces maladies, qui ſont ceux dont je me ſuis ſervi, & dont l'uſage m'a toûjours très-bien réüſſi.

---

## CHAPITRE XXII.

### *De l'accouchement de pluſieurs femmes Boiteuſes & Boſſues.*

MONSIEUR Peu eſt tellement déchaîné contre les filles qui ſouffrent l'une ou l'autre de ces indiſpoſitions, qu'il ſembleroit à ceux qui liroient ſon Livre, que l'uſage du mariage devroit abſolument leur être défendu, & quoique la Demoiſelle qu'on lui deſtinoit pour femme, & qu'un autre épouſa, fut boiteuſe, & qu'elle eut eu un accouchement des plus mauvais, eſt-ce une raiſon convaincante pour inferer que toutes les boiteuſes ſoient ſujettes à un tel malheur. Il eſt à craindre qu'un dépit amoureux n'ait porté cet Auteur à repandre ce trait malin ſur toutes celles qui ſouffrent cette incommodité, comme un fâcheux évenement, qui leur ſeroit immanquable ; ce qui ſeroit d'une fâcheuſe conſequence pour elles, puiſqu'elles n'ont pas moins de paſſion que les autres pour le Sacrement, pendant qu'il s'en voit de très-bien faites qui ſe conſacrent au Seigneur, en s'enterrant, pour ainſi dire, toutes vivantes dans le fond d'un Cloître.

Ce qui me fait dire par une experience oppoſée à celle de cet Auteur, que s'il arrive par malheur qu'une femme attaquée de l'une ou de l'autre de ces maladies, ou des deux en même temps, ſouffre pour accoucher un travail long, penible & laborieux, ce n'eſt que par la même raiſon que de pareils accouchemens arrivent aux femmes les mieux conformées, ſans que ces conformations vicieuſes en ſoient la cauſe, puiſque le contraire arrive auſſi frequemment à ces mêmes perſonnes.

## OBSERVATION CLIX.

Madame la Marquiſe de...... demeurant à vingt-cinq lieues de cette Ville, m'ayant fait prier de la venir accoucher, je m'y rendis dans le mois de Juin de l'année 1698. qui étoit le tems marqué. Elle étoit devenue boiteuſe par la diſlocation d'une de ſes hanches, qui lui étoit arrivée dans ſon enfance, dont elle n'avoit pas été bien traitée, & dont elle étoit incommodée conſiderablement. Elle commença de reſſentir de legeres douleurs à onze heures du matin, qui continuerent de cette ſorte juſqu'à cinq heures & demie du ſoir, qu'elles redoublerent, je trouvai l'enfant bien ſitué, & les eaux formées, qui percerent un moment après ; l'enfant ſuivit, & je la délivrai à l'inſtant. Elle ſe releva ſans aucun accident, & ſon enfant ſe porta auſſi trés-bien.

## REFLEXION.

Si j'avois eu de la diſpoſition à m'inquietter, j'aurois dû être fort en peine au ſujet de cette Dame après avoir lû cet endroit du Livre de M. P. mais réflechiſſant à l'obſtacle que pouvoit cauſer cette vieille diſlocation du fœmur avec l'iſchion au paſſage de l'enfant, & connoiſſant que le déplacement de ſes os ne pouvoit ni ne devoit y en faire aucun, je n'y fis non plus d'attention que j'y en ay fait depuis, sinon d'avertir que, pendant la grossesse, les femmes attaquées de pareilles incommodités, sont à la verité fort sujettes à se laisser tomber comme c'est un malheur qui arrive souvent aux plus droites & à celles qui sont les mieux plantées sur leurs pieds, je leur remontre qu'elles sont plus obligées que celles-cy, de donner toute l'attention possible à leurs démarches pour prévenir un tel accident.

Ce ne sont pas seulement celles qui souffrent la dislocation du fœmur qui doivent se garder de tomber en marchant, il y en a qui ont les pieds mal conformez, aussi bien que les jambes qui marchent avec autant de difficulté, & qui ne sont pas moins en danger de tomber que celles-là.

## OBSERVATION CLX.

La femme d'un Officier éloigné de cinq lieuës de cette Ville, & qui étoit boiteuse des deux pieds par un vice de conformation, qui ne marchoit qu'avec beaucoup de peine, & qui tomboit à tout moment, mais qui étoit d'ailleurs fort raisonnable, étant devenue grosse, prit tant de précaution pendant tout le temps de sa grossesse, qu'elle n'eut aucune chûte, & se conduisit heureusement à son terme, dans lequel temps elle sentit quelques avant-coureurs, qui lui annoncerent un accouchement prochain; elle m'envoya chercher, le travail se declara peu après que je fus arrivé, & je l'accouchai en moins d'une heure.

## REFLEXION.

Par où cette mauvaise conformation des pieds auroit elle pû rendre cet accouchement difficile, & quel raport ces parties peuvent elles avoir avec celles qui se trouvent interessées dans l'accouchement? Une femme prudente qui marchera avec autant de précaution que celle-ci, conduira, quoy que boiteuse, sa grossesse jusqu'à son terme, & n'en accouchera pas moins heureusement; & ce n'est pas par consequent une raison qui doive empêcher celles qui ont cette incommodité de se marier, quoi qu'en dise M. Peu.

Les Bossues auroient ce semble plus à craindre, parce qu'à quelques unes l'épine se portant beaucoup en dehors par le milieu du dos, elle se retire souvent plus qu'elle ne devroit en dedans, vers les vertebres inferieures des lombes; en sorte que l'os sacrum doit etrécir le passage, entre cet os & l'os pubis; & causer par consequent, une très-grande difficulté à l'accouchement, suposé qu'il ne le rende pas impossible.

Mais il faut faire réflexion que je n'exempte de cet inconvenient, ni boiteuses ni droittes, ni grandes ni petites, comme je le ferai voir en son lieu.

## OBSERVATION CLXI.

Une Dame éloignée de cinq lieues de cette Ville, extraordinairement bossue du dos & de la poitrine, joüissant d'une mauvaise santé, très-maigre, & qui avoit la respiration fort frequente, étant mariée & grosse, prit le Parti de venir demeurer avec Madame sa mere, en cette Ville même. Elle m'envoya prier de venir la voir, & me dit que comme elle ne pouvoit pas m'avoir assez tôt à sa campagne, elle s'étoit approchée de moy pour se mettre entre mes mains. Je lui promis de lui donner dans l'occasion tout le secours dont j'étois capable ; mais la trouvant atteinte de tant de fâcheuses indispositions, je désesperai dès lors de la pouvoir tirer d'affaire, sans neanmoins lui en rien dire, & je lui donnai au contraire toute l'esperance possible.

Comme je la voyois souvent, je trouvois qu'à mesure qu'elle avançoit dans sa grossesse, ses incommodités augmentoient ; ce qui étoit si vrai, que vers le six & septiéme mois, elle ressentit quelques legeres douleurs, dont elle me fit donner avis. Je me rendis auprès d'elle, où je jugeai d'abord que c'étoient les douleurs de l'accouchement, qui même me parurent assez fortes pour m'engager à m'instruire de la situation de l'enfant, dont je touchai la tête au travers des membranes & des eaux, qui étoient en petite quantité. Je trouvai cette tête très molle, ce qui me fit juger que l'enfant étoit très-petit, les eaux se préparerent, s'écoulerent bientôt après, & l'enfant suivit en moins d'une heure. Il étoit très-petit, & vêcut huit jours sans prendre de nourriture.

Le cordon que je trouvai très-foible, n'empêchoit pas que l'arriere-faix ne tint un peu trop. Je voulus de peur d'accident aller lui aider, mais il me fut impossible de passer ma main, les os sacrum & pubis qui étoit trop serrés & proche l'un de l'autre, m'en interdirent l'entrée ; ce qui me fit ménager ce foible cordon, & encourager la malade le plus que je pus, en l'obligeant de pousser en bas, de souffler dans sa main étant fermée, & de mettre son doigt assez avant dans sa gorge, pour s'exciter à vomir ; ce qui me réüssit si bien, que cet arriere-faix vint tout entier.

La Dame se releva, mais elle ne recouvra jamais une bonne santé, une petite toux survint, sa poitrine s'affecta, & ce fut en vain qu'on lui fit tous les remedes possibles ; ils ne purent l'empêcher de mourir six mois après cet accouchement, étant tombée dans une hydropisie universelle.

## REFLEXION.

Cette jeune Dame étoit un petit corps d'une très-mauvaise habitude, chez qui la nature s'étoit presque toujours oubliée dans ses fonctions ordinaires, & qui n'avoit pas joüi en sa vie durant huit jours de suite d'une bonne santé; il n'étoit pas surprenant qu'elle eût la respiration courte & frequente, avec une poitrine d'une aussi mauvaise conformation; car il n'étoit pas possible que les poulmons pussent s'étendre assez pour recevoir autant d'air qu'il en auroit fallu pour rafraichir la masse du sang sans respirer très-souvent, & les poulmons chargeant par trop le diaphragme sur lequel ils tomboient, l'empêchoient de se mouvoir comme il auroit dû pour procurer à la malade une respiration aisée, le défaut d'air diminuoit la circulation du sang, ce qui fut cause que le sang se convertit en serosités, lesquelles venant à se separer & à se filtrer dans les glandes de la peau, se repandirent ensuite dans tous les tegumens, & donnerent occasion à cette hydropisie universelle, dont la malade mourut; & c'est l'accident le plus ordinaire des asmatiques, qui a pour cause principale, le vice d'une respiration frequente & difficile.

Il semble que le travail de cette Dame doit être trouvé court, n'ayant duré qu'une heure, vû les indispositions dont elle étoit attaquée, mais par rapport à la violence avec laquelle les douleurs se firent sentir, & la petitesse dont étoit l'enfant, il auroit été sans doute beaucoup plus prompt, si le passage entre les vertebres inferieures du dos, l'os sacrum, & l'os pubis, eut été moins serré.

Ce fut un vrai bonheur que cette Dame accouchât avant son terme, parce que l'enfant n'auroit jamais pû passer si elle y eut été, & s'il eut été aussi plus gros qu'il n'estoit, ces dispositions etant des obstacles invincibles pour l'Accoucheur, comme je l'ai fait voir dans une Observation precedente, puisqu'il ne put trouver lieu d'introduire sa main pour aller chercher les pieds de l'enfant; ce fut la raison qui me fit prendre tant de mesures pour délivrer cette accouchée, ce qui sans cela ne m'auroit pas plus embarassé que quantité d'autres delivres que j'ay tirez avec la derniere facilité.

Quoy qu'il se trouve quelques bossues du genre de celle-ci, dont le vice de conformation ne se fixe pas à la poitrine, & au dos seulement, mais qui se continüe jusqu'aux vertebres des lombes & à l'os sacrum, en formant une espece de glacis, depuis le milieu des vertebres du dos jusqu'en cette partie; ce qui est cause que ces vertebres s'approchent plus qu'elles ne devroient des os pubis, & forment un détroit incapable de laisser passer un enfant à terme, aussi bien que la main de l'Accoucheur, pour le secourir, & qui mettent par cette raison la malade dans la derniere necessité de souffrir l'operation cesarienne, comme le seul & unique moyen de la tirer, elle & son enfant du peril où ils sont; l'accouchement par les voyes ordinaires, étant alors absolument impratiquable.

Il ne faut pas croire pour cela que toutes les bossues soient également malheureuses, puisque j'en ai accouché plusieurs qui s'en sont tirées très-heureusement. Il n'y a même rien de particulier dans ce vice de conformation, dont les plus droites ne soient susceptibles, puisque c'est l'étroitesse du passage que je connois presque pour l'unique cause capable de rendre l'accouchement long, difficile, laborieux, & souvent contre nature, comme je le ferai voir dans la suite, au Livre où je traite de ces sortes d'accouchemens; j'en ay accouché deux depuis celle-cy aussi contrefaites, & toutes deux d'enfans morts, & très-difficilement, dont l'une mourut, & l'autre eut bien de la peine à se tirer d'affaire.

## OBSERVATION PARTICULIERE.

Le 16 de Mars de l'année 1714. un homme de cette Ville vint me prier d'aller voir sa fille, qui étoit malade depuis quelques jours d'une pleuresie, qui la mettoit dans un danger évident. Je trouvai qu'au lieu d'une pleuresie, cette fille, qui étoit une des plus petites que j'eusse jamais vûë, dont les extrémités étoient toutes contrefaites, étoit dans les douleurs d'un accouchement, mais si éloignées les unes des autres, qu'elles étoient incapables de faire avancer la tête d'un très petit enfant, qui étoit engagé au passage, & si serré, que les os de son petit crane chevauchoient les uns sur les autres, accompagnée d'une sortie du meconium, en telle quantité, que je crûs cet enfant mort, d'autant plus certainement, que sa mere ne l'avoit point senti remuer depuis le jour précedent, outre que le col de la vessie qui se trouvoit tellement serré, qu'il n'en sortoit aucune goutte d'urine, lui grossissoit tellement le ventre, qu'il lui touchoit le menton, étant foible, froide, & presque sans poulx; ce qui me fit resoudre à l'accoucher, ce que j'executai sur le champ, en ouvrant le crane de cet enfant, dont je tirai une portion des os, & toute la cervelle, ce qui diminua tellement le volume de cette petite tête, que j'en fis l'extraction sans beaucoup de peine, quoique les épaules parussent disposées à y faire quelque obstacle, n'ayant pû, à cause de l'étroitesse du passage, couler aucun de mes doigts sous les aisselles pour m'aider à les tirer dehors; ce ne fut pas sans beaucoup de ménagement que j'y réüssis, dans la crainte que j'avois d'arracher la tête; après quoi il fut question de délivrer la mere; mais comme le cordon ètoit très-petit & très-foible, je donnai toute mon attention à le ménager, en sorte qu'il put attirer l'arriere-faix sans se rompre, en faisant souffler la malade dans sa main, puis pousser en bas, après mettre son doigt dans sa bouche, & jusques bien avant dans sa gorge, afin qu'en s'excitant à vomir, les secousses du vomissement pussent être de quelque secours. Tous mes soins furent inutiles, le cordon se rompit, ou plûtôt se détacha dans sa racine d'avec l'arriere-faix; & comme le passage d'entre les os étoit si étroit, qu'il m'étoit impossible d'y introduire ma main pour le détacher; la difficulté de cette extraction ne dépendant pas de l'étroitesse de l'orifice interieur de la matrice, comme tous ceux qui en ont écrit avant moy le disent, puisque je puis assurer que cet orifice ne m'a jamais fait d'obstacle, lorsque j'ai pû introduire ma main entre les os, l'impossibilité de l'introduction de mes doigts me força de l'abandonner à la conduite de la nature, qui l'expulsa trois jours aprés, sans qu'il fut corrompu en aucune maniere, & la femme se porta bien ensuite, contre mon esperance. Si cet enfant se fut malheureusement presenté en toute autre situation, étant certain de sa mort, j'aurois été contraint de laisser périr la mere sans la pouvoir secourir; & s'il eut été certainement vivant, pour lors j'aurois pris tel parti que la necessité m'auroit pû suggerer, qui n'auroit pû être que la section Cesarienne; puisque je me serois trouvé dans la seule occasion où l'on doive la pratiquer.

## REFLEXION.

Je tiray un bon augure de ce qu'en allant soigneusement tous les jours voir cette femme, je ne trouvois point son ventre dur, tendu, ny douloureux, & ne m'apercevois d'aucune fâcheuse odeur, ce qui n'auroit pas manqué d'arriver si cet arriere-faix avoit fait un plus long séjour, comme il fit à une femme de la Paroisse de Gourbeville, à laquelle l'arriere-faix étoit resté, qui moins heureuse que celle-cy, ne m'ayant appellé que le septiéme jour, lorsque la corruption y étoit au suprême degré, malgré tous les remedes qui lui furent faits par l'ordonnance des Medecins & Chirurgiens qui avoient negligé le secours de la main, qui étoit seul capable de réüssir, si au lieu du septiéme jour ils m'eussent mandé dès le premier ou le second jour, vû que l'enfant qui étoit très-gros, vint en très-peu de temps; je lui aurois évité une longue suite de fâcheux accidens, dont neanmoins elle se tira après avoir croupi plus de six semaines dans la plus fâcheuse & insupportable odeur que l'on se puisse imaginer, & après plus de six mois de maladie, avant de se pouvoir rétablir.

Il convenoit en apparence de faire prendre à la malade en question ces remedes tant vantez pour faire sortir l'enfant mort, ou l'arriere-faix resté après l'accouchement, dont le nombre est si grand, qu'il est rare que le plus petit Chirurgien de Village n'ait le sien; mais moy qui ne veux faire tort à personne, & laisser à la nature ce qui lui appartient, je ne lui en fis prendre aucun, pas même un seul lavement.

Les malheurs que j'ai vû arriver par les tristes & funestes experiences que plusieurs filles ont faites de l'usage de ces remedes pour procurer la sortie de ce qui étoit contenu dans leur matrice, sous la violence desquels la nature a bien plus souvent succombé qu'elle n'a produit l'effet qu'elles en attendoient, m'a d'au-

tant

tant plus determiné à ne m'en jamais servir, que j'en ay été détrompé par ma propre experience, dans la certitude où je suis que les douleurs de l'enfantement dépendent d'une action propre à la matrice (sans qu'aucuns remedes y puissent contribuer) de même que celuy du cœur pour pousser le sang dans les arteres, & recevoir celuy des veines, & celuy des intestins, pour expulser les matieres fécales, & tous les autres mouvemens involontaires qui se font dans l'interieur des visceres: car comment comprendre que la vertu de ces remedes prétendus specifiques puisse être portée à la matrice pour en faire sortir l'enfant & l'arriere-faix, puisqu'elle n'y peut arriver que par la voye de la circulation, & qu'elle doit par consequent être beaucoup alterée avant que d'y parvenir? Quel moyen d'expliquer ensuite comment les particules actives d'un remede se separent de sa masse, pour faire précisément leur impression sur cette partie & y causer l'irritation convenable, à produire cet effet; c'est ce que je ne puis comprendre, & dont je demande l'explication, sans quoy je n'auray non plus de foy pour cette qualité occulte, que pour la vertu specifique du medicament; mais je croiray trouver plus de ressource dans les lavemens & les fomentations émolientes, quand le ventre sera dur, tendu, & douloureux, avec un bon regime, & jamais d'injections, dans le dessein de les pousser dans la matrice, parce que pour y être introduites, & qu'elles produisissent quelqu'effet, ce seroit une necessité que l'on introduisit l'extrémité ou le bout de la canulle dans la cavité de la matrice, dont la clôture empêche qu'il n'entre dans son orifice interieur, & comme cette introduction est impossible, c'est inutilement que l'on en fait la tentative; l'injection des liqueurs ne peut donc être poussée que dans le vagin, lorsqu'un fâcheux travail est suivi de pourriture; ou à l'occasion des fleurs blanches, parce que cette partie peut quelquefois, & peut-être plus souvent qu'on ne se l'imagine, être la source de cette maladie; mais au surplus ces injections sont toûjours bonnes aux femmes qui souffrent une chaudepisse ou une gonnorhée, étant le lieu ou cette maladie a le plus particulierement son siege.

## OBSERVATION CLXII.

Une Dame demeurant à deux lieuës de cette Ville m'engagea à lui promettre de l'aller accoucher lorsqu'elle seroit à son terme, dans la crainte où elle étoit que la mauvaise figure de son corps ne l'exposât à un accouchement difficile. Je lui promis. Elle étoit des plus bossuës devant & derriere, & très-mal figurée en tout le reste. Aussi-tôt qu'elle se sentit quelques douleurs pour accoucher, elle m'envoya querir en diligence. Je la trouvai avec de legeres douleurs, courtes & passageres; mais qui augmenterent environ deux heures après que je fus arrivé, & qui suivirent si brusquement, qu'elle fut accouchée d'un gros garçon, & délivrée en moins d'une demi-heure, après que ce redoublement de douleurs eut commencé. Je laissai le lendemain l'enfant & la mere en assez bonne santé.

## REFLEXION.

La facilité que les femmes boſſues comme celle-cy, ont d'accoucher, par raport aux précedentes, vient de ce que les vertebres inferieures des lombes & l'os ſacrum, au lieu de ſe recourber en dedans pour s'aprocher des os pubis, ſe jettent en dehors, & loin de faire obſtacle à la ſortie de l'enfant, elles la facilitent, c'eſt cette difference, qui m'autoriſe de plus en plus à dire que la cauſe la plus vrai ſemblable de la longueur & de la difficulté d'un laborieux travail, vient de ce que ces os par trop ſerrés forment un paſſage trop étroit pour laiſſer ſortir un gros enfant, dont la ſortie eſt toûjours facile, quand ces parties dans leur ſituation nanaturelle luy laiſſent un paſſage un peu plus étendu.

Celle-cy jouiſſoit auſſi d'une meilleure ſanté que la précedente, elle avoit plus d'embonpoint, & enfin elle étoit plus forte & plus robuſte. Au reſte elles ont tant les unes que les autres, pour l'ordinaire, la reſpiration difficile. Il n'y a qu'un peu de plus ou de moins, & une choſe à obſerver, c'eſt qu'il eſt fort rare qu'aucunes de ces ſortes de femmes vieilliſſent, ce qui fait voir que les mieux compoſées ne le ſont guere bien.

Je n'ay plus accouché cette Dame depuis, parce que ſes accouchemens ont été ſi prompts, nonobſtant ſa mauvaiſe conformation, qu'ils n'ont pas donné le tems de me venir chercher.

Il y a encore deux femmes en cette ville, dont les accouchemens ſont ſi prompts & ſi heureux, quoy qu'elles ſoient extraordinairement boſſues, qu'elles ſont preſque toûjours accouchées quand j'arrive chez elles, quelque diligence que je fiſſe, & quoy qu'elles accouchent de fort gros enfans.

---

## CHAPITRE XXIII.

### *De l'accouchement de deux enfans.*

QUOIQUE l'accouchement de deux enfans ait de quoy ſurprendre un nouvel Accoucheur, il peut cependant n'être pas moins naturel que quand il n'y en a qu'un ſeul, lorſque les deux enfans ſe ſuivent de ſi près, que le ſecond vient à paroître auſſi-tôt que l'Accoucheur s'eſt débarraſſé du premier; comme je l'ai fait voir dans une Obſervation du premier Livre; mais ces accouchemens de deux enfans, ſont rarement ſuivis d'un auſſi heureux ſuccés, & la dexterité du Chirurgien eſt ſouvent obligée de reparer le défaut de la nature, à cauſe de la foibleſſe & de l'épuiſement où la femme ſe trouve reduite par la longueur d'un premier travail, qui la met hors d'état de s'aider elle-même pour avancer la ſortie du ſecond enfant; de maniere que sans le secours de l'art, la mere ou l'enfant, ou tous deux ensemble, succomberoient immanquablement. Car on peut dire qu'il n'y a point d'accouchement qui entraîne après soi de plus grand danger, & qui expose la mere à plus d'accidens, & le Chirurgien à prendre plus de mesures, que celui où la femme accouche de deux enfans; ce qui me fait dire avec bien de la justice, qu'un accouchement de deux enfans a de quoi surprendre le nouvel Accoucheur, puisque les plus anciens & les plus experimentés ne sont pas exempts d'en essuier les disgraces.

Car quoique cet accouchement puisse avoir ces trois differences, aussi-bien que celui d'un seul enfant, qui est bien situé, & dont la mere se trouve débarassée en un moment, appellé naturel, qu'il puisse par sa longueur & sa difficulté devenir non naturel; & enfin par des causes occultes ou manifestes, être mis au nombre des accouchemens contre nature. Il faut encore observer que cet accouchement de deux enfans, soit naturel, non naturel, ou contre nature, peut encore avoir d'autres complications. Ensorte que le premier enfant viendra naturellement, & très-vîte, & que le second ne viendra que trés-difficilement & avec beaucoup de temps, & peut être même ne viendra-t'il que par le secours du Chirurgien, aidé de celui des instrumens, ce qui fera en même temps un accouchement naturel, & un contre nature; que le second, qui peut être non naturel, par le longtemps & la difficulté que le premier enfant aura à venir, & que le second viendra en aussi peu de temps & avec autant de facilité, ce qui fera un accouchement non naturel & un naturel; & le troisiéme dont le premier enfant viendra à la longueur du temps & trés-difficilement, & le second par sa mauvaise situation mettra toute l'experience du Chirurgien à l'épreuve pour le terminer avec succès, ce qui fera un accouchement non naturel & contre nature. Il y a plusieurs autres differens accouchemens de deux enfans, dont le premier enfant, quoiqu'il soit mort, vient naturellement, & le second, qui sera fort & vigoureux, ne viendra qu'avec beaucoup de temps & de peine; comme aussi le premier, quoique bien vivant, fort & vigoureux, ne viendra que très-difficilement, lorsque le second, quoique mort, viendra un instant après le premier; mais comme je ne puis mieux justifier ce que j'avance là-dessus, que par des experiences, je rapporterai une Observation sur chacun de ces accouchemens en particulier, tels qu'ils me sont tombés entre les mains; j'entends des non naturels, ou ceux qui sont venus avec le temps & la situation, sans autre secours que celui de la nature, remettant au Livre suivant ceux où la dexterité de la main de l'Accoucheur a été necessaire.

## OBSERVATION CLXIII.

Le 19 Janvier de l'année 1687, je fus appellé pour accoucher la femme d'un Procureur de cette Ville, qui étoit en travail du jour précedent, avec des douleurs lentes & entrecoupées, qui duroient si peu, que je ne vis rien qui me portât à examiner la situation de l'enfant, qu'environ deux heures après, qu'elles augmenterent, en sorte que je ne doutai pas que l'accouchement ne dût bien-tôt se faire. Je trouvai l'enfant bien situé, & très-peu d'eaux, qui sortirent avant l'enfant, pendantes dans les membranes, à l'exterieur de la vulve, de la même maniere qu'une vessie que l'on tire dedans le ventre d'un cochon, quand le Boucher le vuide. Les douleurs augmenterent, en sorte que l'enfant suivit en peu de temps, & sans que les membranes s'ouvrissent, dont il eut la tête envelopée, de maniere qu'il auroit été suffoqué, si je n'eusse pas eu soin de le débarrasser de ces membranes, que je déchirai au plus vîte : j'allai ensuite chercher l'arriere-faix pour délivrer la mere ; mais ayant trouvé de la resistance plus que de raison, je coulai ma main le long du cordon, jusqu'au dedans de la matrice, où je trouvai les membranes qui contenoient les eaux d'un second enfant bien situé. Je fis deux ligatures à ce cordon, l'un à un pouce du ventre, & l'autre quatre doigts au delà. Je coupai ce cordon entre les ligatures, & je donnai l'enfant à la Garde pour l'emmailloter, en attendant que les douleurs vinssent au secours pour finir cet accouchement, qui ne vinrent qu'après plus de vingt heures, dont la femme se trouva si épuisée, que je doutai bien des fois, si elle pourroit soutenir ce second travail jusqu'à la fin, comme il arriva heureusement. Je la délivrai d'un gros arriere-faix, commun aux deux enfans. Elle eut un peu de peine à se remettre ; mais avec le temps tout alla d'une maniere dont elle eut lieu d'être contente.

## REFLEXION.

Cette femme eut besoin d'être d'une aussi bonne santé, & aussi vigoureuse qu'elle étoit, pour soutenir un accouchement de cette nature, n'ayant eu aucun repos pendant trois jours qu'elle passa dans de continuelles souffrances, dont s'ensuivit deux accouchemens, moins heureux que ne sont les naturels, par rapport à leur longueur.

La membrane dont la sortie préceda celle de la tête de l'enfant qui en vint envelopée, c'est ce que l'on appelle vulgairement l'enfant né coëffé, qui n'est qu'une portion des membranes qui contiennent les eaux, qui paroît à l'extrémité du vagin, & qui s'alonge & sort plus ou moins relâchée, avec une petite portion des eaux, dans lesquelles est situé l'enfant, qu'elle contient encore faute d'avoir été percée, comme elles sont pendantes pour l'ordinaire, on croyoit voir hors du vagin une vessie qui contient encore une certaine quantité d'urine, telle que je l'ai dit dans l'Observation. Le commun peuple à la manie de croire que c'est le presage d'un bonheur futur pour l'enfant qui vient de la sorte, ce qui fait qu'ils gardent avec soin cette portion de membrane qu'ils appellent la coëffe. Ils auroient plus de raison de vanter le bonheur passé, en ce que l'enfant n'a pas été suffoqué, comme auroit été celuy-ci, si j'eusse negligé de l'en débarasser, plutôt que de fonder sur l'avenir cette felicité pretendue; j'ay trouvé depuis ce temps-là plusieurs fois la même chose au commencement d'un grand nombre d'accouchemens; mais le soin que j'ay eu d'ouvrir les membranes quand elles sortoient de cette maniere, m'a empêché de voir venir dans la suite aucun enfant coëffé.

## OBSERVATION CLXIV.

Le 24 Decembre de l'année 1689. l'on me vint querir pour accoucher la femme d'un Rotisseur de cette Ville; je trouvai l'enfant bien situé, & les douleurs très-fortes & redoublées, sans que les eaux eussent aucune disposition à se former; ce qui me persuada, voyant cet enfant si avancé, qu'elles ne se formeroient pas avant sa sortie, mais qu'elles s'écouleroient ensuite, ou qu'elles ne seroient qu'en petite quantité, quoique la malade fut extraordinairement grosse. Les douleurs qui devenoient de plus en plus fortes, & qui redoubloient sans cesse, me faisoient esperer une fin prochaine, qui n'arriva qu'après plus de vingt-quatre heures du plus violent travail. C'étoit un gros garçon, qui étoit très-foible; le délivre suivit incessamment, avec une très-grande quantité d'eaux; comme je ne songeois qu'à faire accommoder la femme pour la mettre en repos, elle se plaignit de nouvelles douleurs; j'allai pour m'instruire de leur cause, je trouvai de nouvelles eaux en petite quantité, qui percerent, & un fort petit garçon qui suivit à l'instant, sans peine & sans aucune autre douleur que celles dont je viens de parler, & le délivre vint tout aussi-tôt.

## REFLEXION.

Ces deux femmes n'avoient rien souffert pendant leurs grossesses, qui pût persuader qu'elles fussent grosses de deux enfans ; ce qui se remarque assez dans la maniere de les accoucher, où l'on voit que je n'en avois aucun soupçon.

Quoy que je ne trouvasse point d'eaux lorsque je touchai la malade, je ne crûs pas qu'elles fussent écoulées, & je ne doutai pas qu'il n'y en eut, parce qu'elles ne se peuvent pas écouler sans que la malade s'en apperçoive, & qu'un enfant ne peut se former n'y s'acroître au ventre de sa mere sans ce secours, pour les raisons que j'ay dites dans un des Chapitres du premier Livre : mais c'est que souvent la tête de l'enfant ferme si exactement le passage, que ces eaux quoyque claires & subtiles, ne peuvent pas trouver lieu de s'écouler avant la sortie de l'enfant, pour faciliter son passage ; ce qui peut avoir rendu cet accouchement si long & si difficile, parce qu'elles resterent derriere l'enfant & empêcherent la matrice d'agir avec des contractions assez fortes sur les parties même de l'enfant pour le forcer à sortir ; bien qu'elles ne fussent pas pour cela en moindre quantité, mais parce qu'elles s'écoulerent après l'enfant, au lieu de sortir avant, comme il arrive en quantité d'autres accouchemens.

Ce fut un bonheur que les douleurs suivissent comme elles firent, sans quoy j'aurois oublié ce second enfant ; je le dis naturellement, comme il est vray, n'en ayant pas eu le moindre soupçon, & ce cas imprévû m'ayant causé une extrême surprise ; en effet un long travail, quantité d'eaux, un gros enfant, & un arriere-faix seul, qui est-ce qui n'y auroit pas été trompé, à moins que de suivre la pratique de M. Peu, qui presque à tous les accouchemens introduisoit sa main au fond de la matrice pour luy rendre sa figure ordinaire ? mais comme la mienne y est toute opposée, en ce que c'est un soin que j'ai laissé à la nature, & dont je n'ai jamais eu lieu de me repentir, à moins qu'une autre raison plus essentielle n'y m'y ait engagé ; car pour lors je fais ce que je dois, & ce que je crois necessaire, il y a des femmes qui souffrent cette introduction sans peine, mais il y en a beaucoup plus qui en ressentent de trés vives douleurs, à cause de la meurtrissure de la contusion, & du déchirement que ces parties là ont souffertes, soit par le continuel & pernicieux attouchement des Sages-Femmes mal-entendues, soit par l'extrême grosseur de l'enfant ; ce qui me fait estimer cette pratique plus préjudiciable qu'avantageuse, si ce n'est quand l'accouchement est en doute, ou que la necessité le requiert, comme je le dirai dans la suite.

## OBSERVATION CLXV.

Le 22. de Janvier 1690. je fus prié d'accoucher la femme d'un Savetier de mon voisinage ; je trouvai au travers des membranes & des eaux qui étoient en petite quantité, l'enfant qui étoit bien situé, quoique ce fût dans le temps qu'elle étoit agitée des plus fortes douleurs qu'elle eut encore souffert ; & comme l'enfant faisoit paroître par ses mouvemens qu'il étoit fort

& vigoureux, je ne doutai pas que cet accouchement ne fût terminé fort promptement; ce qui arriva comme je l'avois prévû, à l'égard du prompt accouchement, mais bien differemment de ce que j'esperois; car cet enfant étoit mort, & paroissoit même l'être depuis long-temps; je délivrai la mere à l'instant d'un arriere-faix, qui étoit d'une très-mauvaise couleur; ce qui me persuada que les mouvemens que la femme sentoit, & qui nous étoient sensibles, provenoient d'un autre enfant; ce qui m'engagea à porter ma main dans la matrice, où je trouvai de nouvelles eaux, & la tête d'un enfant bien situé, & assez avancé au passage, pour faire esperer un accouchement prochain, supposé que les douleurs vinssent au secours; ce qui arriva incessamment. L'occasion étoit trop belle pour ne pas profiter des leçons que M. M. nous a données dans ses Observations; ainsi pour suivre ses enseignemens, j'ouvris les membranes, afin d'avancer l'accouchement, en faisant écouler les eaux; mais par malheur ce moyen qui a tant de fois réüssi à cet excellent homme, me fut si désavantageux, que l'enfant étant demeuré à sec, & les douleurs de la femme étant devenues courtes, lentes & entrecoupées, elle n'accoucha qu'après plus de vingt-quatre heures, d'un enfant foible & mourant, quoique très-fort, avant que j'eusse ouvert les membranes, pour faire écouler les eaux; il se tira neanmoins d'affaires, nonobstant ce long & difficile travail, & cette grande foiblesse, & la mere s'en tira aussi avec bien du temps. Je la délivrai d'un second arriere-faix, très-gros, avec un peu de difficulté; mais tout ne laissa pas de se terminer heureusement.

## REFLEXION.

Quoy que ce ne soit souvent pas le temps de toucher la femme pendant que la douleur dure pour connoître & s'assurer de la situation de l'enfant, c'est neanmoins celui qu'il faut prendre en certaines occasions, parce que dans le temps de la douleur l'enfant s'avance beaucoup plus qu'en tout autre, & facilite à l'Accoucheur le moyen de connoître précisément la partie qu'il presente, ce qu'il ne peut faire si aisément à la fin de la douleur, par le retour ou l'éloignement qui arrive pour l'ordinaire à l'enfant quand la douleur est passée, à quoy je réüssis toûjours quand les eaux ne sont pas en plus grande quantité qu'elles étoient à celuy-ci, mais quand elles sont en assez grande quantité, pour intercepter au Chirurgien la connoissance de la partie que l'enfant presente, il faut qu'il soit attentif à s'en rendre certain à la fin de la douleur, parce qu'aussi-tôt qu'elle vient à cesser, les eaux retrogradent, & laissent la liberté au Chirurgien de s'assurer de la partie que l'enfant presente : ce qu'il ne pourroit faire quelque temps après, parce qu'il se seroit retiré trop loin, ni plutôt, par la raison que j'ai dite. Je fus surpris de la mort de cet enfant, que nous n'avions prévûe par aucun signe qui l'eut précedée, quoy qu'à le voir, il parut mort depuis long-temps; il ne fut pas difficile d'être assuré qu'il y en avoit encore un, les marques en étoient trop évidentes. Je ne doutai pas voyant les douleurs perseverer, les membranes s'avancer, & les eaux se préparer aussi promptement qu'elles firent, qu'en les ouvrant je n'eusse le même bonheur dont M. M. s'est applaudi tant de fois; mais ce fut en vain que je me flatai, mon esperance fut sans effet, & mon épreuve eut un mauvais succès, comme je le fais voir dans l'Observation, qui neanmoins fut heureux dans la suite, puisque la mere & l'enfant en furent quittes pour souffrir plus long-temps après quoi ils se rétablirent, mais il n'en arriva pas de même dans l'occasion dont je vais parler.

## OBSERVATION CLXVI.

La femme d'un Masson étoit grosse pour la premiere fois, sans avoir souffert d'autre incommodité pendant tout le cours de sa grossesse, sinon de se trouver lourde & pesante. L'accouchement commençant à se declarer par de legeres douleurs, mais qui se suivoient frequemment; elle m'envoya prier le 3 de Juillet de l'année 1690. de venir à son secours. Comme les douleurs augmentoient de moment à autres, & qu'elles étoient très-pressantes quand j'arrivai, je la touchai, & je trouvai son enfant bien situé, & les membranes prêtes à s'ouvrir, comme il arriva presque au même moment. Je l'accouchai ensuite d'un gros garçon; mais comme je sentis de la resistance à l'arriere-faix, quand je la voulus délivrer, je coulai ma main le long du cordon, & je trouvai les eaux d'un second enfant, qui étoit bien situé, & fort avancé au passage. Je rompis les membranes, comme j'avois fait au précedent, les douleurs augmenterent considerablement, & persevererent plus d'une heure, sans qu'elles operassent aucun effet, après quoy elles diminuerent, ensorte que la femme fut plus de trois heures sans en sentir aucune; l'enfant même ayant discontinué de faire sentir ses mouvemens, quelque sensibles qu'ils fussent au commencement du second travail. Les douleurs ayant recommencé, s'augmenterent peu à peu, & furent ensuite de la derniere violence, & durerent encore plus de trois heures, après quoi l'enfant vint mort, avec une seconde tête, pour ainsi dire, par la grosse humeur qui s'étoit formée au dessus, pour avoir été trop long-temps enclavée au passage, quoiqu'il ne fut pas plus gros que le premier dont cette femme venoit d'accoucher. Il n'y avoit qu'un délivre commun aux deux enfans

enfans, & qui étant fort gros, fut par cette raison un peu difficile à venir; mais étant entierement détaché, j'introduisis ma main avec laquelle je le saisis, & en fis l'extraction, les deux cordons ayant eu assez de force pour le détacher des parois de la matrice, en les tirant tous deux à la fois, & ensuite alternativement, sans violence; mais étant arrivé à l'orifice interieur, qui avoit déja commencé à se fermer, il me fut impossible de l'avoir par le secours des seuls cordons, je les aurois plûtôt rompus & arrachés; ce qui m'obligea d'y joindre celui de ma main; la femme fut fort mal; mais elle se tira d'affaire dans la suite.

## REFLEXION.

Aprés de si fâcheuses épreuves je n'y ay été & n'y seray repris de ma vie; toutes les fois que j'ai accouché une femme, & que j'y ay trouvé un second enfant, je n'ai pas resisté un seul moment à finir l'accouchement, à moins qu'il n'arrive quelque chose de pareil à ce que je raporte dans une Observation du premier Livre, où le travail du second enfant fut si prompt que je n'aurois pû faire autrement, quand j'en aurois eu la volonté; mais à l'égard des accouchemens semblables à ces derniers, quand j'ai ouvert les membranes pour procurer l'évacuation des eaux, loin de laisser l'accouchement au benefice de la nature, & d'exposer la mere à un second travail, souvent plus long & plus difficile que le premier, je coule ma main à côté de la tête de l'enfant, & la conduis jusqu'aux pieds que je joins l'un à l'autre, les tire à moy & finis l'accouchement en un instant en quelque situation que soit l'enfant bonne ou mauvaise; assez d'autres exemples & aussi peu agréables que les precedens m'ont determiné à en user ainsi, au moyen dequoi je puis assurer n'en avoir jamais manqué aucun; ce n'est pas seulement à la sortie d'un seul arriere-faix pour deux enfans, que l'on est obligé d'aider à son extraction, comme je le raporte dans cette Observation, souvent la même chose arrive à l'égard d'un seul, par la grande disposition qu'a la matrice à se contracter pour reprendre sa premiere forme; en sorte que le passage se trouvant trop étroit pour un gros arriere faix, c'est une necessité d'aider à sa sortie, comme je l'ai fait à celui ci, remettant à dire en son lieu, de quelle maniere il faut s'y prendre quand on est obligé d'en user autrement.

## CHAPITRE XXIV.

### *De l'accouchement naturel & non naturel.*

L'ON trouvera sans doute de l'incompatibilité dans la nature de cet accouchement, jusqu'à ce que l'on ait fait reflexion que la définition de l'accouchement naturel largement prise, eſt celui où l'enfant vient au monde ſans autre ſecours que celui de la nature, ſoit qu'il ait atteint l'âge de pouvoir vivre, qui eſt depuis ſept mois juſqu'à neuf, & même davantage, ou qu'il ſoit avancé, comme depuis la conception juſqu'à ſept mois, qui eſt celui dont j'entends parler dans ce Chapitre, où l'enfant n'étant aucunement en état de vivre, cet accouchement peut être compris dans ce genre, mais avec cette difference eſſentielle, qui eſt d'être prématuré ſans cauſe ni accident manifeſte, & dont j'ai accouché des femmes depuis un mois & ſix ſemaines, juſqu'à ſept mois, c'eſt la raiſon qui me fait parler de ces accouchemens, à la difference de pluſieurs autres ſemblablement prématurés, & d'enfans auſſi petits que j'ai rapportez ailleurs, ſuivant que l'ordre l'a exigé; mais tous par des cauſes extraordinaires: ce qui me fait dire que quoiqu'il paroiſſe plûtôt ici une repetition que de nouvelles Obſervations, l'on pourra neanmoins faire une juſte difference entre les derniers accouchemens & ceux dont j'ay déja traité, & quand même il y auroit beaucoup de rapport entre quelques-unes des Obſervations précedentes & celles-cy, ce ſeroit toûjours une repetition utile; parce que l'Accoucheur doit prendre des meſures, dans des accouchemens comme ceux-ci, qu'il ne prend pas dans les autres.

## OBSERVATION CLXVII.

Le 22 Juin de l'année 1689. la femme d'un de mes Confreres, groſſe de cinq à ſix mois, étant attaquée de violentes douleurs, auſquelles elle donnoit le nom de colique, m'envoya prier de la venir voir. Je la trouvai atteinte de douleurs qui commençoient vers le nombril, & qui ſe terminoient aux parties baſſes, avec de fortes épreintes. Je ne balançai pas à lui dire que ces douleurs de colique étoient les avant-coureurs même fort prochains d'un accouchement avancé. Comme je l'avois accouchée, elle conſentit volontiers à me laiſſer éclaircir de mon doute; je la touchai, & l'aſſurai que l'enfant étoit ſi proche, qu'elle alloit accoucher inceſſamment, comme il arriva à l'inſtant, & dont elle fut d'autant plus ſurpriſe, que quelque reflexion qu'elle fit ſur ſa conduite, elle en ignoroit abſolument la cauſe; l'enfant vint bien & vivant, mais il mourut une heure enſuite. Je la délivrai, & la fis coucher. Elle ſe porta ſi bien, qu'elle ſe ſeroit bien relevée dès le lendemain, ſans que pareil accident lui ſoit arrivé dans les autres accouchemens, où je l'ai depuis ſecouruë.

## OBSERVATION CLXVIII.

Le 7 Février de l'année 1697. la femme d'un Chapelier de cette Ville, ſe ſentant tourmentée d'une prétenduë colique, qui reſiſta à tous les lavemens, rôties au vin, & liqueurs chaudes, dont elle & ſes commeres ſe purent aviſer, fut obligée le ſecond jour de m'envoyer chercher pour trouver les moyens d'en diminuer la violence. Comme elle étoit groſſe de quatre à cinq mois, & qu'elle ſentoit ſon enfant ſe bien mouvoir, ſans qu'elle eût ſouffert aucun accident qui dût la faire ſonger à un accouchement avancé, elle n'avoit pas la moindre inquiétude de ce côté-là, & je crois fort que, ſi elle avoit été traitée par des lavemens doux, & avec quelques petits juleps anodins, comme l'huile d'amandes douces, & autre de cette qualité, ſes douleurs ſe feroient diſſipées; mais ayant au contraire pris des lavemens, très-forts & trés-acres, avec quantité de liqueurs chaudes, au lieu de tranquilliſer une bile fort émuë, ces remedes la mirent encore plus en mouvement, & lui cauſerent des tranchées; en ſorte que les douleurs de l'accouchement ſe firent ſentir bien-tôt; après que j'y fus arrivé, & avant même que je me fuſſe déterminé ſur le choix des remedes que je lui pourrois faire, ces douleurs ayant augmenté d'un moment à l'autre, je la touchai, & trouvai les eaux qui occupoient le paſſage, & qui vinrent avec l'enfant & le délivre; l'enfant étoit bien vivant, qui vêcut pluſieurs heures, quelqu'avancé que fût l'accouchement. Ce qui fait voir qu'il y a toûjours des précautions à prendre dans l'adminiſtration des remedes que l'on fait ou que l'on donne à une femme groſſe, le danger de les faire mal à propos; ne tendant pas à moins qu'à mettre l'enfant & la mere dans celui de perdre la vie.

## OBSERVATION CLXIX.

Le 8 Septembre de l'année 1702. Madame la Marquiſe de..... m'envoya querir en diligence, à cauſe des douleurs de colique dont elle étoit violemment tourmentée. Comme elle étoit éloignée de cinq à ſix lieuës de cette Ville, je ne pûs arriver auſſi-tôt que je l'aurois ſouhaité, parce qu'étant groſſe de trois à quatre mois, je craignois qu'on ne lui fit quelques remedes mal à propos, ou de n'être pas à temps de lui donner les secours necessaires, comme il arriva, ayant été obligé de l'accoucher dès que je fus arrivé, mais d'un enfant mort, auquel j'aurois peut-être procuré la grace du saint Baptême, si heureusement j'avois été à portée de la secourir dès le moment qu'elle fut malade, comme je fis dans ce temps-là, mais trop tard pour le pauvre enfant, quoi qu'heureusement pour la Dame, qui n'en eut pas la moindre incommodité, & qui ne pût concevoir par quelle infortune cet accident lui étoit arrivé, ne sçachant y avoir donné aucune occasion. Cet accouchement se termina sans peine, quoique l'enfant fût mort, parce que les parties se trouverent assez bien disposées pour cela, ce qui n'est pas toûjours de même.

## OBSERVATION CLXX.

Le 26 Decembre de l'année 1711. la femme d'un Fermier éloignée d'un quart de lieue de cette Ville, étant tourmentée de douleurs très-vives, & grosse de deux mois & demi ou environ, m'envoya demander mon avis, & me fit prier de l'aller voir, si je croyois qu'il fut necessaire. J'y allai aussi-tôt, & je rencontrai en y allant un homme qui venoit au devant de moi, lequel me pria d'avancer, la chose étant pressante. Je trouvai cette femme qui avoit des douleurs infiniment plus fortes que celles qu'elle souffroit dans ses autres accouchemens, lorsque l'enfant venoit au monde. Elle ne douta pas que ce ne fût pour accoucher, comme il arriva un quart-d'heure après que je fus entré chez elle, qui fut la seconde fois que je la touchai, quoique l'orifice interieur ne fût pas plus dilaté cette seconde fois que la premiere, pour me permettre l'introduction de mon doigt, au bout duquel neanmoins je trouvai les petites membranes qui contenoient le peu d'eaux qui étoient necessaires à un aussi petit enfant qu'étoit celui-là, qui vinrent le tout ensemble ; je veux dire les membranes, les eaux & l'enfant, que je trouvai vivant, après avoir rompu les membranes, & il reçut la grace du saint Baptême, quoiqu'il ne fut pas plus gros qu'un haneton ; mais bien deux fois plus long. Ces membranes ont toûjours, comme je l'ai dit ailleurs après M. M. la forme d'un œuf sans coquille, où l'on remarque le commencement de l'arriere-faix, qui occupe le bout qui vient le dernier par son épaisseur, qui est beaucoup plus considerable que l'autre,

& que l'on connoît encore par le peu de sang qui en coule, & par la figure toute differente de celle de l'extrémité qui luy est opposée. Cette figure d'œuf prouve aussi parfaitement bien que ces membranes tiennent à l'arriere-faix, ou plûtôt que l'arriere-faix est entr'elles & la matrice; ce qui fait qu'elles n'y sont que peu ou point adherentes, aussi-bien dans leur état de perfection, qu'en tout autre temps; ce qui fait voir qu'on peut les tirer au tems de l'accouchement sans consequence.

## OBSERVATION CLXXI.

Le 13 Mars de l'année 1707, je fus prié de voir la femme d'un Potier d'Etain, qui paroissoit par ses cris être tourmentée des plus violentes douleurs qu'elle pût ressentir, quoiqu'elle fût naturellement douce & patiente, elle me dit qu'elle croyoit que la supression de ses ordinaires depuis quinze jours, après en avoir souffert une abondante évacuation, il y avoit six semaines, lui causoit ces violentes douleurs, que je trouvai très-ressemblantes à celles d'un accouchement prochain, tant elles étoient vives & piquantes, & quoiqu'elle m'assurât le contraire, par le peu de sejour que son mari avoit fait avec elle depuis ce temps, n'y ayant été que deux jours, il y avoit cinq semaines; je n'en rabattis rien, & lui dis que pour m'assurer du contraire, c'étoit une necessité que je la touchasse, à quoi elle consentit volontiers, & je n'en retirai mon doigt qu'avec une petite espece de vessie de la figure d'un petit œuf sans coquille, plus gros que celui d'un pigeon, mais moins gros que celui d'une poule; je l'ouvris aussi-tôt, & je trouvai dedans un petit fœtus de la grosseur d'une mouche à miel, auquel on remarquoit une petite tête, mais toutes les autres parties étoient tellement confuses & racourcies, qu'il y avoit plus à deviner qu'à décider juste: sans doute qu'un microscope m'auroit été d'un grand secours, pour m'aider à achever de débroüiller ce cahos, qui ne l'étoit encore qu'à demi; il s'ensuivit une aussi considerable évacuation de sang, que si c'eût été un accouchement à terme, & la femme ne souffrit pas moins que dans les couches précedentes, dont neanmoins elle se tira heureusement dans la suite, sans qu'elle pût rapporter la cause de cet accouchement avancé à aucun mouvement violent, jamais femme n'ayant vêcu plus tranquillement qu'elle faisoit, ni plus doucement dans son ménage, son mary même étant absent.

M. Mauriceau rapporte plus de six-vingts accouchemens avancez, entre lesquels une grande partie sont de la nature de celui-ci, qui sont tous venus dans une vessie en forme d'œuf, dans l'ouverture desquels il a trouvé de petits fœtus de la grosseur d'une mouche à miel, qu'il regarde comme autant d'avortons, ne jugeant pas que ces petits fœtus eussent un âge aussi avancé que celui du temps que les meres s'en disoient grosses, sans qu'il décide dans cette quantité d'Observations la grosseur que doivent avoir ces prétendus petits avortons, sinon dans sa DLVIII. Observation, où il dit avoir vû une femme qui venoit d'avorter d'un petit fœtus, tout enveloppé de ses membranes & de ses eaux, qui n'étoit pas plus gros qu'une féve de haricot, n'étant pas plus gros que s'il n'avoit qu'un mois, quoiqu'elle se crût grosse de deux mois & une semaine.

J'aurois bien de la peine à croire qu'un enfant d'un mois fut gros comme une grosse féve de haricot. Ce seroit trop de besogne faite pour un temps si court; mais je n'assure pas aussi qu'un enfant de deux mois & une semaine, qui étoit l'âge de celui-ci, dût être si petit; cependant si c'étoit une necessité que je décidasse sur l'un de ces deux temps, je me déterminerois plus volontiers en faveur du dernier; mais sans avoir égard à l'un ni à l'autre de ces temps trop court ou trop long, je me servirois plûtôt de la raison que ce même Auteur rapporte dans l'Observation CDLXXXII. où il dit que la femme qui se croyoit grosse de huit mois, n'ayant accouché que d'un fœtus, pas plus gros qu'une mediocre mouche, s'étoit grandement trompée, ne la croyant pas grosse de plus de trois semaines; par où je conclurois que les meres peuvent s'être trompées dans le tems qu'elles se sont crû grosses, & qu'un enfant de quatre ou cinq semaines ne peut ni ne doit pas être plus gros qu'une mouche à miel des plus grosses, par la raison que je rapporterai à la fin de ce Chapitre; ce qui est confirmé par ces petits avortons que M. M. rapporte avoir trouvé, dont la grosseur n'excede pas celle d'un grain de froment ou de chenevi, dans les Observations LXXXI & DXCVI, envelopés dans une membrane en forme d'œuf de pigeon, avec leurs eaux; qui doit absolument être un commencement de formation de fœtus, puisque les mêmes dispositions s'y rencontrent comme à un plus gros, & ne different que du plus au moins, selon le temps qu'il y a que la nature a commencé d'y travailler, vû que les môles ou faux germes ne se trouvent jamais dans une espece d'œuf sans coquille, avec des eaux, & le reste.

Ces petits fœtus viennent souvent envelopés dans leurs membranes, enfermés dans un œuf sans coquille; ce qui arrive par la trop grande foiblesse des vaisseaux qui les tiennent attachés à la matrice, qui ne pouvant soutenir ses contractions sans se rompre, sortent ensuite toutes entieres avec les eaux & le fœtus, plus ou moins gros qu'elles contiennent; mais quand ces vaisseaux se trouvent assez forts pour soutenir ces contractions & ces efforts, qu'elles s'ouvrent & qu'elles permettent la sortie des eaux & du fœtus, l'orifice interieur de la matrice qui ne s'est que très-peu dilaté, & qui se resserre incessament, fait que l'Accoucheur ne peut sans d'extrémes peines y introduire son doigt pour tirer ce petit arriere-faix, encore est-il quelquefois obligé de s'en remettre à la nature.

## REFLEXION.

Ces Observations prouvent toutes également, que souvent la cause d'un accouchement avancé est si cachée, qu'on ne la peut penetrer; ce qui fait voir que quelque précaution qu'une femme puisse prendre, elle ne peut quelquefois éviter ce dangereux accident, sans pourtant que j'aye remarqué, comme quelques Auteurs le disent, qu'un accouchement avancé fait craindre que pareille chose n'arrive dans la grossesse suivante. Quand cela se fait, c'est plûtôt par la raison que j'ai raportée dans le XIX Chapitre de ce II Livre; ce qui aussi n'a été d'aucun préjudice à la femme qui fait le sujet de cette premiere Observation, puisque je l'ai accouchée plusieurs fois depuis fort heureusement.

Il faut être très réservé dans l'administration des remedes que l'on prescrit à une femme grosse, & sçavoir distinguer les douleurs de colique d'avec celles de l'accouchement, dans la crainte de donner des remedes à contre-temps à une personne qui est en cet état, qui sont toûjours pernicieux quand ils sont acres ou qu'ils purgent violemment, parce qu'il vaut mieux pécher en moins qu'en plus, attendu que l'on peut reïterer & augmenter la dose d'un remede quand il n'opere pas suffisamment, & que l'on ne peut arrêter l'action de celuy que l'on a donné indiscretement. Il ne faut pourtant pas abandonner la malade en cas que pareille chose arrive, les lavemens doux avec le petit lait & la décoction émoliente sans miel, & les juleps anodins avec l'huile d'amendes douces, & le sirop de capillaires, de chacun une once, avec quatre cueillerées d'eau de roses & de plantain, ou quatre onces de decoction d'orge mondé, sont d'un grand secours pour appaiser la douleur & arrêter l'action du remede, suposé que la malade en eut prit un trop violent.

J'ai vû plusieurs accouchemens d'enfans très-petits, qui causoient des peines extrémes, & d'une longueur ennuyeuse, parce que l'orifice interieur de la matrice est pour l'ordinaire plus solide dans un temps peu avancé, qu'au terme de l'accouchement; ce qui fait qu'il est aussi plus difficile à dilater. Quoique par bonheur, le contraire soit arrivé autrement à cette Dame, dont l'accouchement fut des plus heureux pour elle, quoique funeste à son enfant. Et quand je dis que j'aurois pû lui sauver la vie, si j'avois été à portée de la secourir plutôt, c'est que je trouvai les membranes ouvertes, & les pieds, les mains, & la tête, toutes en confusion, assez près de l'orifice, pour choisir les pieds & tirer l'enfant à l'instant, sans neanmoins manquer à aucune précaution; car la tête d'un tel enfant, quoique petite, n'est pas moins à craindre que celle d'un enfant à terme, même encore davantage, en ce qu'elle est très foiblement attachée, que l'orifice interieur de la matrice est plus difficile à dilater, par la raison que je viens de dire, & ne l'étant qu'à proportion de cette tête, cela fut cause que je tirai cet enfant jusques au col; mais au lieu de lui mettre mon doigt dans la bouche, comme je le fais d'ordinaire, quand il y a quelque chose à craindre, j'en coulai sans peine deux par dessus la tête qui n'estoit ni grosse, ni longue, avec lesquels en les recourbant un peu, je la conduisis & l'attirai dehors.

Ces précautions qui paroissent avoir consommé quelque temps, ne durerent pas six minutes, tant cet accouchement fut prompt, & doucement terminé; qui n'auroit pas eu une fin moins fâcheuse sans ce secours, vû la petitesse de l'enfant & celle des parties, mais avec plus de temps & de douleurs pour la mere, qui se seroit bien relevée quatre jours ensuite, pour ne pas dire dès le lendemain, quoyque la chose eut pû se faire egalement.

J'éprouvai dans un accouchement ce que je dis dans le précedent, qui peut arriver à l'occasion de la dureté de l'orifice interieur, qui ne se dilate pas aisément dans le commencement de la grossesse; & la raison de cette difficulté, c'est qu'il ne le peut encore, par raport au petit corps que la matrice contient, qui ne l'oblige qu'à une mediocre dilatation: ce qui m'empêcha la premiere & la seconde fois, de couler mon doigt jusques où il auroit été necessaire, pour m'asseurer de ce qu'il y avoit à venir, n'ayant qu'à peine touché du bout l'extrémité des membranes qui contenoient quelque chose, sans pouvoir décider ce que c'étoit; mais la nature plus habile ouvriere me le fit bien-tôt connoître, ayant poussé ce corps membraneux que je touchois, qui étoit gros comme un œuf de poule d'Inde, que j'ouvris à l'instant, dans lequel étoient les eaux & un enfant bien vivant, qui fut baptisé comme je le dis dans l'Observation. J'y remarquai le cordon qui se trouva rompu, n'étant que de la grosseur d'un fil de lin, dont il restoit un bout attaché au nombril, & l'autre bout au milieu & au dedans de cette membrane, qui étoit beaucoup plus épaisse en ce lieu que par tout ailleurs, dont le dehors qui répondoit à cet endroit, paroissoit le lieu où l'arriere-faix commençoit de se former, & où l'on remarquoit comme un sang caillé; au contraire de l'autre bout, qui n'étoit que simplement membraneux, l'on y voyoit les bras, avant bras, & les mains, les cuisses, les jambes, & les pieds; mais tout cela fort court & très menus: c'étoit un garçon bien formé, & connu pour tel.

Je remarquai à ce corps membraneux, en forme d'œuf ou de vessie, dans lequel l'enfant vint de la sorte, que les membranes se tiennent sans être attachées à la matrice, mais bien à l'arriere-faix, & l'arriere-faix à la matrice; ce qui fait voir que lorsqu'un accouchement se declare, en sorte qu'il est necessaire de tirer l'arriere-faix le premier, l'on ne doit pas differer un moment à le faire, sans craindre que ces membranes y soient d'aucune consequence, & y mettent aucun obstacle, quoiqu'en disent Messieurs P. & M.

Cette

Cette femme perdit assez de sang après cet accouchement, &, plus même qu'on n'auroit dû l'attendre pour un si petit enfant qui vint si naturellement, ce qui n'empêcha pas qu'elle ne se portât bien, elle se releva huit jours ensuite.

J'ai crus que cet enfant n'avoit pas plus de deux mois, & que la femme pouvoit s'être trompée, en comptant du jour que ses ordinaires avoient cessé de couler, quoiqu'elle pût bien n'être devenuë grosse que douze ou quinze jours ensuite, tant les extrémitez de cet enfant étoient petites, aussi-bien que son corps, dont la tête étoit la plus grosse partie, sans que neanmoins j'y aye pû remarquer autre chose que la place de la bouche & des yeux, & s'il avoit des os ils étoient encore bien mous, assurant très certainement qu'il n'y en avoit aucun de formé, mais seulement une matiere propre à les produire.

Pour celle ci il n'y a aucun doute que l'enfant n'eut cinq semaines, en ce que le compte de la femme est juste & que plusieurs raisons le confirment, sur tout l'approche de son mari pendant deux nuits, après une abondante évacuation, en est une des plus fortes, & dont neanmoins la petite vessie ou corps membraneux n'étoit pas plus gros qu'un de ces plus petits & premiers oeufs d'une jeune poule, & dont l'embrion n'étoit que de la grosseur d'une mouche à miel des plus petites, auquel je ne pus remarquer qu'une espece de séparation entre deux grosseurs dont l'une étoit moindre & plus courte que l'autre, que je jugeai être la tête, mais le tout si confus, que l'on ne pouvoit rien decider sur une telle structure. Je n'y remarquai point de cordon, quoique je compte bien qu'il y en avoit un, mais qui se trouva imperceptible par sa grande delicatesse, & détruit dans les mouvemens que ce petit corps fut obligé de faire, tant en sortant qu'après être dehors ; ce qui me le persuade, c'est que la partie de ce petit corps membraneux qui étoit du côté du fond de la matrice, étoit sanglant & plus épais que l'autre, pour former le commencement de l'arriere-faix, & ce qui prouve qu'il y étoit attaché, est la quantité de sang que la femme perdit ensuite, comme il arrive après le détachement de l'arriere-faix, dans les autres accouchemens.

Cela fait voir qu'aussi-tôt que les semences sont reçues dans la matrice, la matiere venant à se débroüiller & à prendre sa forme les membranes prennent leur consistence & leur figure, dont une portion s'attache à son fond pour faire l'arriere-faix, du milieu duquel sort le cordon qui est la réunion des veines & des arteres qui se communiquent à l'enfant, afin de lui porter le sang de la mere pour lui servir de nourriture, & lui être ensuite raporté, & continuer ainsi depuis le commencement de sa formation jusques à son entiere perfection, qui est pour l'ordinaire au terme de neuf mois.

Ce qui prouve bien que M. Harvée se trompe quand il dit que le placenta ne paroît point à un enfant de trois mois, M. Mauriceau fait voir le contraire en plus de 50. Observations, mais sur tout dans sa CCCXCIX. où il parle ainsi. J'ai delivré une femme de l'arriere-faix d'un petit foetus de six semaines. Ajoutez à cela mes propres Observations qui sont conformes à celles de cet excellent Auteur, puisqu'il n'y a point d'autre moyen par lequel un enfant puisse prendre son accroissement. Aussi-tôt qu'il est formé, ce qui arrive avant cinq semaines, qui étoit le temps juste & précis de celui-ci, c'étoit une necessité qu'il eut un placenta, mais proportionné à la grosseur de cet embrion, que j'ai crû vivant quelque petit qu'il fut, mais qui a echapé à ma vigilance, quelqu'attention que je pusse donner pour le connoître.

Cet Auteur a-t'il parlé plus juste quand il dit qu'il ne se trouve rien dans la matrice le premier mois que la femme est grosse ? suposera t'on que ce prétendu œuf ou corps membraneux, qui contenoit le petit embrion, quoiqu'il ne fut que gros comme une mouche à miel, avec ses eaux, qui achevoient de le remplir, se soit formé en quatre ou cinq jours ? Cette suposition seroit sans doute opposée au bon sens & à la raison qui persuade que la nature commence dès le premier jour de sa conception à travailler à ce grand & excellent ouvrage, & qu'elle le conduit sans discontinuer jusques à sa derniere perfection, mais tout d'une autre maniere que Messieurs Harvée & Kerkerin & tous les aûtres ne l'ont pensé ; ne trouvant rien dans leurs écrits qui soit soutenu de l'experience.

Je souhaiterois grandement que M. Kerkerin m'eût fait voir dans cet enfant de cinq semaines ce qu'il dit avoir trouvé dans celuy d'un mois, où les os étoient déja formez en plusieurs endroits, & particulierement ceux des clavicules, les fociles, ceux des hanches, des côtes, & des bras, ainsi que celui de six semaines, qui avoit, dit t'il, la machoire composée de six os, & les clavicules assez solides.

L'embrion dont je parle dans mon Observation étoit aussi surement de six semaines que celui ci l'étoit de cinq, & par la même raison. Je veux dire que la femme, qui en est l'objet, avoit de même resté deux ou trois jours avec son mari, après avoir eu ses ordinaires, & qu'elle vint ensuite garder cette Dame eloignée de six lieues de chez elle, sans avoir eu d'autre commerce depuis ce temps, elle accoucha à six semaines justes ; l'enfant qui étoit contenu dans le petit corps membraneux, en forme d'œuf (dont le détachement lui causa une si violente perte de sang, qu'elle manqua d'en mourir, dont je la délivrai) & que j'ouvris à l'instant pour le voir, n'étoit pas plus gros qu'une mouche à miel, mais des plus grosses ; or en suivant l'esprit de cet Auteur, je demanderois quelle solidité l'on peut trouver aux os de la tête aussi-bien que ceux des clavicules, des hanches & des fociles d'un pareil enfant ? je laisse à penser ce qu'un chacun voudra sur ce sujet, pour moi je sçai parfaitement bien à quoi m'en tenir.

Mais dira-t'on ces enfans étoient apparemment des avortons qui n'ayant pas plus grossi pendant six semaines, auroient pu ne grossir pas davantage ; ce qui fait que de telles experiences ne detruisent point le raisonnement, non plus que l'opinion de ces sçavans Hommes ! Je réponds que ces Auteurs ne peuvent parler que par experience ou par raison ; par experience ils n'en peuvent jamais avoir de plus justes, & par raison chacun a son sentiment, & est en droit de le dire ; mais bien loin que ce soit des avortons, je trouve au contraire que la nature a beaucoup travaillé que d'avoir mis son ouvrage en cinq & six semaines dans une perfection telle qu'étoit celle de ces deux enfans, parce que quand ils ont atteint cet état, ils augmentent à proportion qu'ils avancent en âge, & grossissent si sensiblement dans la suite qu'ils augmentent plus en deux des derniers mois de la grossesse, qu'en trois & demi & même en quatre des premiers ; ce qui est d'autant plus facile à justifier, qu'il n'y a point de Sage-Femme un peu éclairée, qui n'en assure la verité, sans qu'il soit necessaire d'en appeller à un Accoucheur. Toutes les femmes mêmes donnent des preuves dans le commencement de leurs grossesses du peu de progrès que cet enfant fait en disant suivant un langage vulgaire) qu'à ventre plat, enfant il y a, & qu'après grand val, grand mont,) sans que neanmoins je prétende ôter la liberté à personne d'en penser ce qu'il voudra, me renfermant à dire seulement que si mon raisonnement ne satisfait pas ces gens difficiles, mes experiences ne laissent pas d'être exactes & fideles.

## CHAPITRE XXV.

### *Des potions laxatives, poudres, eaux, & autres drogues, que l'on donne pour avancer l'accouchement.*

LES anciens Medecins & Chirurgiens qui n'avoient pas encore l'usage des accouchemens par l'operation de la main, se sont exercez à inventer tous les remedes qu'ils ont pû imaginer pour en rendre la fin moins longue & plus heureuse. Ils se sont fondés sur quelques experiences qu'ils ont prétendu avoir, de l'effet de certaines drogues appellées Hysteriques, propres à remettre une nature dereglée dans son premier état ; & ils les mettoient en usage lorsqu'une femme étoit engagée dans un travail long & difficile, esperant que ces remedes n'auroient pas moins de vertu pour pousser l'enfant hors de la matrice, qu'ils en avoient eu pour ouvrir les vaisseaux, & décharger la nature par cette voye, de ce qui pouvoit luy être à charge.

Cette methode de secourir les femmes dans leurs longs & penibles travaux, par le moyen des potions, aussi-bien que par les autres remedes, n'a pas seulement été pratiquée par les Anciens, les Modernes n'ont pas jugé la vertu de certaines drogues moins efficace, puisqu'ils les ont employées, & qu'ils en usent encore dans la même intention, & qu'elles sont étallées avec pompe dans toutes les Pharmacopées. Il y en a même qui ont fait un si grand fond sur leur vertu, qu'ils leur ont rapporté le succès de quantité d'accouchemens qui ont fourni la matiere de plusieurs Observations, où neanmoins il ne se voit rien qui en puisse justifier l'effet, & leur inutilité est suffisamment démontrée par les exemples qui suivent.

## OBSERVATION CLXXII.

Un celebre Accoucheur de cette Ville avoit une poudre prétendue merveilleuse pour provoquer les douleurs & avancer l'enfantement, qui étoit composée de galbanum, de myrrhe, de sabine, de rhue, & d'autres drogues de cette qualité, dont il faisoit prendre à une femme malade pour accoucher, quand le travail étoit lent, depuis une demi drachme jusqu'à une drachme; & après l'effet de ce remede, qui se terminoit pour l'ordinaire à laisser la malade au même état où elle étoit avant que de l'avoir prise, il y substituoit celui de son crochet, qui étoit un infaillible expedient pour le terminer promptement. Les Chirurgiens de ce pays en faisoient un usage très-meurtrier, n'ayant pour lors aucun autre moyen pour secourir les femmes dans leurs accouchemens contre nature, le secours des mains bien conduites ne leur étant pas encore connu. Mais pour revenir à cette Observation, ce Chirurgien Accoucheur fut mandé pour secourir une Dame qui étoit en travail depuis trois jours, à laquelle il proposa une prise de ces poudres, qu'elle prit avec plaisir, dans l'esperance qu'elle alloit accoucher bien vîte; mais par malheur n'ayant pas eu la précaution d'en apporter, il fut obligé de retourner chez lui, & la Dame accoucha comme il entroit dans la chambre pour les lui faire prendre. Combien l'effet de ces poudres auroit été vanté, si l'accouchement eut tardé seulement d'un demi quart-d'heure, qui neanmoins n'y auroit eu nulle part, puisque ce n'auroit pas moins été l'ouvrage du temps & de la nature!

Ce celebre Accoucheur fut appellé à deux autres femmes de ma connoissance, dont les travaux paroissoient être semblables à celui de cette Dame, mais dont les suites furent bien differentes. Il leur fit prendre de ces poudres fort inutilement; & voyant qu'un jour s'étoit passé sans produire l'effet qu'il en attendoit, il eut recours à son crochet, dont il finit tant l'un que l'autre de ces accouchemens, en moins de temps & plus seurement, qu'avec ses poudres, qu'il regardoit comme un specifique, parce qu'il pouvoit l'avoir donné plusieurs fois dans un moment favorable, comme il auroit pû faire encore à celle dont j'ai parlé, si par bonheur il en eut eu sur lui.

## OBSERVATION CLXXIII.

Un homme qui vivoit de son bien, sans vouloir faire profession de la Chirurgie, quoiqu'il en eut fait aprentissage, & même qu'il l'eût exercée, non seulement en France, mais encore en Italie, & en d'autres pays étrangers, me dit dans une conversation que nous eumes ensemble, qu'il avoit un remede infaillible pour faire accoucher une femme en un moment, quelque long & difficile que fût le travail, dont il avoit quantité d'experiences pardevers lui. Qu'il tenoit ce secret d'un Italien, sous serment de ne le declarer à personne. Il fut assez surpris de me trouver sans curiosité, ni empressement d'apprendre de lui ce prétendu secret, qui lui sembloit devoir m'interresser beaucoup dans la profession ouverte que je faisois des accouchemens; encore plus quand il vit que sans y faire d'attention, je parlai d'autre chose.

Le temps vint que s'étant marié, & sa femme qui étoit grosse, étant malade pour accoucher, il fut pour lors question de me declarer ce secret tant vanté, qui étoit un demi gros de Borax, dans un verre de liqueur au gout de la malade; mais étant donné par un homme sans foy, le remede n'eut aucun effet. Sa femme fut quatre jours & quatre nuits en travail, l'enfant mourut un moment après, & la mere manqua d'en faire autant. Pour moi j'essuyai toute la fatigue, qui est inséparable des travaux de cette nature, malgré ce prétendu specifique plusieurs fois réïteré.

## OBSERVATION CLXXIV.

Comme j'étois à Caën pour accoucher une Dame de consideration, un ancien Chirurgien du lieu, habile & fort entendu, me dit qu'il avoit été appellé depuis peu pour voir une femme travaillée depuis plusieurs jours de douleurs lentes & legeres; comme il trouva l'enfant bien situé, il fit prendre à la malade une infusion de trois gros de senné, dans le jus d'une orange aigre, afin d'accelerer les douleurs & avancer l'accouchement, qui arriva dix ou douze heures ensuite; mais la femme mourut presque aussi-tôt.

A quoi j'opposai pour réponse qu'étant à Bayeux pour le même sujet, un ancien Chirurgien du lieu, avec lequel je fus appellé pour voir une malade, me dit dans la conversation qu'il s'entendoit fort bien aux accouchemens, & qu'il en avoit même fait un depuis peu qu'un autre Chirurgien avoit abandonné, que l'enfant dont le bras sortoit, étoit mort avant qu'il y mit la main, & que la mere, quoique bien accouchée, mourut bien-tôt après.

## RÉFLEXION.

Il est aisé de juger par ces exemples combien je suis éloigné de me servir de ces poudres dégoutantes, par le souvenir qu'il me reste de leurs mauvais effets, quoique beaucoup vantées par les anciens Auteurs, pour rappeller la nature quand elle s'oublie dans le temps periodique de l'écoulement des menstrues, tant aux filles qu'aux femmes, par la prétendue qualité specifique de ces drogues, qui est de lever les obstructions qui ferment & bouchent les vaisseaux aux unes, & de faire vuider la matrice, & provoquer l'accouchement aux autres, dont neanmoins la belle qualité demeure toûjours sans effet, à moins que le hazard n'y ait la meilleure part.

Ce demi gros de borax, qui faisoit l'ame du secret de cet excellent Chirurgien, dont il devoit faire accoucher les femmes qui étoient en travail, dès le moment qu'il leur en faisoit prendre, ne trahit t'il pas son maître, dans la triste & fâcheuse experience qu'il fut obligé d'en faire sur la personne du monde qu'il cherissoit davantage? Cette épreuve le persuada trop bien de la fausseté du remede, qu'il croyoit infaillible, pour ne pas douter qu'il n'avoit eu aucune part au prompt accouchement qu'il croyoit qu'il eut operé à quelques femmes, ausquelles il en avoit fait prendre, dont il ne raportoit la cause avant cette épreuve, qu'à l'excellence de ce remede, quoiqu'elles n'en eussent l'obligation qu'à la nature.

Y avoit-t'il du bon sens à cet ancien Maître de Caën, de me vanter comme une belle proüesse, la potion laxative qu'il donna à cette femme qui étoit en travail depuis trois jours, dont l'effet fut si heureux, selon lui, qu'elle accoucha douze heures ensuite, mais qu'elle mourut bien tôt après? Ne peut-on pas dire avec beaucoup de vrai-semblance que cette potion, ayant fatigué cette femme, qui ne l'étoit déja que trop, pouvoit avoir contribué à sa mort, & retardé plûtôt son accouchement en l'ayant affoiblie, que d'y avoir été d'aucun secours douze heures après l'avoir prise, qui étoit plus de huit heures après son effet? Et que pouvois-je lui répondre, sinon comme je fis, aussi-bien que celui de Bayeux, qui tiroit avantage d'une chose qu'il auroit dû souhaiter être ensevelie dans l'oublie, plûtôt que d'en faire trophée? Je ne dis pas qu'un autre eut pû mieux que lui sauver la vie à cette femme, qui souffrit un si long & si laborieux travail, mais je dis qu'il auroit dû s'en taire.

Loin d'imiter cet ancien Chirurgien, quoiqu'il ait un sur garand de son action, en la personne de M. M. Je n'ai pas comme lui attendu à l'extrémité d'un travail, où il faut qu'une femme accouche ou qu'elle meure, pour donner l'infusion de senné avec le jus d'une orange aigre; je veux rendre à Cesar ce qui apartient à Cesar, & en suivant ce principe, j'ai cherché les occasions les plus favorables pour pratiquer ce remede, & sçavoir à quoy je m'en devois tenir sur son utilité: les Observations que j'ai faites à son sujet, s'expliqueront assez pour prouver qu'il ne doit pas être pratiqué.

## OBSERVATION CLXXV.

Le 24 de Juillet de l'année 1688. la femme d'un Menuisier de cette Ville, ayant accouché six fois sans avoir jamais été moins de trois jours & trois nuits en travail, se trouvant malade pour accoucher la septiéme fois, m'envoya prier de venir la voir. Je trouvai que les eaux commençoient à se preparer, &

que l'enfant étoit bien situé ; mais ne voyant dans ce premier soir, que ce que j'avois vû en tous ses précedens accouchemens, je donnai ordre à la Garde de me faire avertir lorsqu'elle remarqueroit certains accidens que je lui fis comprendre, & m'en retournai chez moy. Je mis trois grains de senné en infusion dans un verre d'eau sur les cendres chaudes, jusqu'au matin, que je coulai cette infusion, & l'emportai avec moi chez la malade, que je trouvai au même état que je l'avois laissée ; j'exprimai le jus d'une orange aigre dans cette infusion de senné, que je lui fis prendre ; elle lui causa quelque douleur de colique, comme font d'ordinaire ces potions laxatives ; elle fut quatre fois à la selle, & se trouva ensuite comme elle étoit avant qu'elle eût prit cette potion, & n'accoucha à son ordinaire, que le troisiéme jour du travail, qui fut plus de vingt-quatre heures après l'effet du remede.

## OBSERVATION CLXXVI.

Le 18 Août de l'année 1692. la femme d'un Jardinier de cette Ville, que j'avois accouchée plusieurs fois, & dont tous les accouchemens avoient été longs, mais assez heureux, étant malade pour accoucher assez tôt après sa précedente couche, me fit appeller à sept heures du matin. Je mis trois gros de senné dans un verre d'eau, & lui fis jetter un boüillon ; je coulai l'infusion, & y joignis le jus d'une orange aigre, & portai cette potion à la malade. Je trouvai en arrivant que les eaux s'étoient écoulées, que l'enfant étoit bien placé, & que la malade souffroit des douleurs assez fortes, pour esperer que le moindre secours pourroit terminer cet accouchement ; je ne balançai pas un moment à lui faire prendre cette potion, dont j'attendis l'effet, esperant qu'avec de si heureuses dispositions, je verrois bien-tôt finir cet accouchement ; j'y fus trompé, la malade souffrit plusieurs tranchées, toutes differentes des douleurs de l'accouchement, qui se terminerent de même par plusieurs selles. La malade me donna le temps de m'aller coucher le soir, & je n'y retournai que le matin, où je l'accouchai sur les huit heures, après environ trois quarts-d'heure de douleurs redoublées, & vingt-quatre heures après la prise de cette potion si vantée par son Auteur.

## REFLEXION.

Si ces deux femmes ausquelles je fis prendre cette potion eussent accouché dans le moment qu'elles l'eurent prise ou pendant l'operation du remede, je ne lui aurois pas refusé l'avantage d'y avoir contribué ; si même je ne lui eus pas donné la potion toute entiere, quoique la nature eut toûjours pû y avoir beaucoup de part, je n'aurois pas laissé de me prévenir en sa faveur ; mais au contraire, elles n'accoucherent tant l'une que l'autre, que vingt-quatre heures après, temps beaucoup trop long, pour croire qu'il y eut contribué le moins du monde : je juge au contraire, que ce remede est essentiellement mauvais par lui-même en cette occasion, quoique mis en pratique par M. M. qui le vante & le préconise dans plusieurs de ses Observations: mais aprés tout, quelle raison cet excellent Homme a-t'il eu, pour en continuer si opiniâtrément l'usage ? Peut-t'on dire qu'il en ait jamais fait remarquer un effet sensible, & peut-il accorder à ce remede la vertu d'avoir avancé un accouchement ? Y a t'il une seule de ses Observations qui le justifie ? Et n'y en a t'il pas plusieurs qui prouvent le contraire ; dont la D V I. en est une ? Ne dit-il pas précisément dans cette Observation que nonobstant la saignée, plusieurs lavemens & la potion, avec l'infusion de senné, & le suc d'une orange aigre, la femme fut très-long temps à accoucher, parce que l'enfant avoit le cordon autour du col, joint à la largeur des épaules, & pour d'autres raisons qui faisoient obstacle à cet accouchement, qui auroit été infiniment plus heureux, si au lieu de diminuer les forces de cette malade par les deux saignées, ces lavemens acres, & purgatifs, & cette potion, M. M. l'avoit fait fortifier avec de bons boüillons, & d'autres confortatifs de cette qualité ? Car à quoi peuvent servir cette potion, ces saignées, & ces lavemens en pareille occasion, puisqu'il n'est pas possible que le Chirurgien prévoye par aucune marque certaine la veritable cause qui fait la longueur & la difficulté d'un accouchement, & qu'il n'en peut avoir là-dessus que des conjectures fort incertaines.

Si M. M. prétend prouver l'efficacité de cette potion, par d'autres exemples, il n'y a qu'à lire l'Observation CXXXV, CCXV & plusieurs autres, l'on connoîtra que l'usage de ces potions est tout-à-fait contraire à l'intention que doit avoir l'Accoucheur, en ce quelles affoiblissent la malade, qui se trouvant épuisée par un travail de deux & trois jours, demande à être fortifiée, afin de pouvoir, en faisant valoir ses douleurs, mettre son enfant au jour ; au lieu qu'il est arrivé aux femmes à qui M. M. a donné cette potion, de n'en tirer aucun secours, ce qu'on connoît par le long intervalle qu'il met entre l'effet du remede, & leur accouchement. Et en effet, n'est-il pas temps qu'une femme accouche aprés deux, trois, & quatre jours de travail, sans le secours d'aucune potion, ni d'aucun autre remede? Ce sont sur ces exemples que je me suis fondé, pour suivre une route opposée, dont je n'ai jamais eu lieu de me repentir, comme je le fais voir dans quantité d'accouchemens longs & difficiles, où j'ai, graces au Ciel, réüssi sans le secours des saignées, des lavemens, & des potions, parce que l'épreuve de ces remedes n'a pas satisfait une seule fois mon intention.

CHAPITRE

## CHAPITRE XXVI.

### *Du peu d'utilité des lavemens, quand la femme est en travail.*

JE dis trop de bien des lavemens aux femmes grosses, & je parle trop en leur faveur, pour n'en pas conseiller l'usage, pendant tout le cours de leur grossesse, & même jusqu'au commencement du travail; mais autant que je connois ce remede avantageux pendant la grossesse, autant me paroit-il inutile, lorsque la femme est veritablement malade pour accoucher, quoique les Auteurs les conseillent pour deux raisons; la premiere, afin d'exciter les douleurs, & accelerer l'accouchement; & la seconde, pour vuider les matieres fecalles, endurcies dans l'intestin droit, qui par leur presence rendroient, selon eux, la sortie de l'enfant plus difficile.

J'ai toûjours trouvé que les tranchées que causoit un lavement, à l'occasion des drogues qui entrent dans sa composition, sont très-differentes de celles qui précedent & terminent l'accouchement, en ce que celles-là ne se font ressentir que dans les intestins, & que celles-ci ne doivent être que de la matrice seulement, & des parties qui sont propres à seconder ses efforts; ce qui fait que les douleurs qui viennent à l'occasion d'un lavement, tourmente la malade, sans qu'elles lui procurent aucun avantage, puisque c'est un effet que l'on ne doit attendre que de la nature.

Quelque endurcies que soient les matieres dans l'intestin; elles ne peuvent resister à la violence des épreintes que souffre la femme en travail; mais supposé que ces matieres n'y cedassent pas, il n'y a qu'à examiner la maniere dont la tête de l'enfant descend dans le bassinet, & s'avance dans le vagin, pour s'assurer qu'elle poussera devant elle la matiere contenue dans cet intestin, de quelque consistance & qualité qu'elle puisse être, sans y en laisser absolument aucune portion, c'est une verité dont on ne peut douter, à moins de se roidir opiniâtrément contre l'experience & contre la raison.

Ce ne sont pas là les seules raisons qui rendent ce remede odieux à quelques femmes, qui ne pouvant resister à des autoritez superieures, fondées seulement sur l'usage, sont obligées de prendre des lavemens, la necessité de se presenter souvent & par plusieurs fois à les rendre, & la malpropreté où elles se trouvent à chaque douleur, ne leur fait pas peu de peine: car si les tranchées que cause le lavement ne font pas accoucher, les douleurs de l'accouchement font aller à la selle, & vuider autant qu'il y a de matieres disposées à sortir du gros intestin, sans que la volonté de la malade y ait aucune part; mais ce leur est encore un tourment bien plus grand, quand ce lavement reveille les douleurs des hemorroïdes, qui se font sentir à l'instant à plusieurs femmes qui y sont sujettes, & que le travail ne reveille que trop sans ce secours, dont on auroit pû se passer.

Les matieres fecales par trop endurcies, qui remplissent l'intestin dans le commencement du travail, & dès qu'une femme s'aperçoit où que l'on se doute d'être bien-tôt dans cet état, quand même cette necessité ne seroit pas évidente, & que la femme auroit le ventre plûtôt libre que constipé, un lavement dans ce temps-là fait toûjours un bon effet, en ce qu'il vuide les intestins, qu'il ne cause aucune peine à la femme pour le rendre, & qu'il la maintient dans la propreté au temps de l'accouchement; mais quand la tête de l'enfant est une fois descendue dans le bassinet, & qu'elle rend difficile l'introduction du remede, qui peut causer beaucoup de peine à la malade, sans qu'elle en tire aucun fruit: on peut dire alors que ce prétendu secours est plus nuisible que profitable.

Car après tout, de quelle utilité seroient un ou plusieurs lavemens, donnés à une malade pour la faire accoucher, lorsque le Chirurgien ignore la cause de la longueur du travail? Comment un cordon qui tient l'enfant lié & garoté dans la matrice, sera-t-il débarassé par l'usage d'une saignée ou d'un lavement? & remediera-t'on par ces moyens à quantité d'autres obstacles que l'on peut s'imaginer, & qui ne se trouvent que trop souvent dans la pratique, & qu'il seroit d'autant plus inutile de rapporter ici, que je laisse la liberté de s'en servir à qui le voudra, sans prétendre assujettir personne à ma methode particuliere; mais faisant toûjours voir, autant qu'il m'est possible, que j'ai l'experience pour fondement, & la raison pour guide, & dans les moindres choses, & dans celles d'une plus grande consequence, sans que je me rende à l'autorité non plus qu'à l'usage; mais uniquement à ce qui m'a paru de plus salutaire aux malades.

## CHAPITRE XXVII.

### *De l'usage de quelques autres liqueurs données interieurement, & de quelques topiques pour avancer l'accouchement.*

APRE'S avoir parlé des potions & des lavemens administrez pour avancer l'accouchement, il est à propos de parler aussi des liqueurs spiritueuses que l'on donne dans la même intention, du nombre desquelles sont l'eau de tête de cerf, l'eau des Carmes, & quantité d'autres de même qualité. Cet Article auroit une longue étendue, si je voulois parler de toutes les liqueurs qu'on peut employer en cette occasion; je m'en tiendrai à ces deux seulement, qui sont les plus vantées, & dont l'usage est si commun, que je ne puis les passer sous silence. Il y a des topiques qui ne sont pas en moindre réputation; étant pendus ou appliqués à quelques parties exterieures; dont le plus recommandable est la pierre d'aigle. Les merveilleux effets que ses partisans lui attribuent, doit sans difficulté lui donner le premier rang entre ces topiques. Les effets de cette pierre d'aigle les plus éprouvés, selon eux, sont qu'étant pendue au col de la malade, elle la preserve d'accoucher avant son terme, quelque coup, chûte, & autre accident qui lui puisse arriver, & de faire remonter l'enfant lorsqu'il tombe trop bas, & qu'il incommode par sa pesanteur celle qui le porte, le tenant toûjours par une vertu occulte, suspendu & arrêté dans la matrice, en sorte qu'il ne puisse s'en échaper sans permission.

Un autre effet tout opposé est de faciliter l'accouchement, lorsqu'elle est attachée à la cuisse, aussi-tôt que la femme est en travail, ou qu'elle se sent malade pour accoucher; si bien qu'ils donnent à cette pierre des proprietés si considerables, qu'elles tiennent plûtôt du miracle que du naturel; de l'effet de laquelle, aussi bien que de ces eaux si vantées, l'on pourra neanmoins juger plus sainement par les Observations que je vais rapporter.

## OBSERVATION CLXXVII.

Le 22 Octobre de l'année 1706. une Dame demeurant à six lieues de cette Ville, qui étoit naturellement inquiete & craintive, auprès de laquelle je me rendis, parut fort rassurée par ma presence; mais elle le fut encore davantage quand elle eut reçu par le Messager de Paris, une caisse dans laquelle il y avoit une phiole pleine d'eau de tête de cerf, dans l'esperance que cette eau étoit d'un merveilleux effet pour faciliter & avancer l'accouchement, selon que quantité de Dames de Paris l'en avoient assurée, dans un voyage qu'elle y avoit fait; ce qui faisoit qu'elle y ajoûtoit beaucoup de foy, quoique je n'y en eusse aucune; mais comme je suis persuadé qu'il n'entre rien de mauvais dans la composition de cette eau, je ne m'opposai pas à l'usage que cette Dame en voulut faire, aussi-tôt qu'elle se sentit malade, & que l'écoulement prématuré des eaux, accompagné de quelques legeres douleurs lentes & entrecoupées, m'eurent porté à l'asseurer que ces douleurs tendoient à l'accouchement, avec d'autant plus de certitude, que l'enfant se presentoit bien, quoiqu'encore fort éloigné; son travail dura plus de vingt-sept heures, nonobstant l'usage de cette eau, plusieurs fois réïteré, sans que je me pusse appercevoir que ce remede fit d'autre effet à cette Dame, que de lui causer un grand dégoût pour tout ce qu'elle prenoit, pendant la durée de ce long travail.

## OBSERVATION CLXXVIII.

Le 12 Septembre de l'année 1707. je ne remarquai pas un meilleur effet de l'eau des Carmes, à laquelle une Dame que j'allai accoucher à vingt-deux lieues de cette Ville, n'avoit pas moins de confiance, que la Dame précedente en avoit à celle de tête de cerf. Cette Dame en prit plusieurs doses; mais l'âpreté & la violence dont elle est, par la qualité des drogues qui entrent en sa composition, lui causerent aussi-tôt une telle irritation à toute la gorge & à l'estomach, que le vomissement lui survint. Je crûs qu'en mettant une cueillerée de cette eau dans une certaine quantité de boüillon, ses parties se trouvant plus dilatées, seroient moins capables de picoter l'estomach, & n'en communiqueroient pas moins leur vertu; mais mes précautions & mon raisonnement furent inutiles; la Dame fut forcée d'en discontinuer l'usage, & son accouchement dura plus de dixhuit heures, avec les plus violentes douleurs qu'une femme puisse avoir, quoiqu'elle eût pris par plusieurs fois de cette eau dès le commencement de son travail, & qu'elle n'eut commencé à vomir que cinq à ſix heures après ; ce qui a fait que dans la ſuite cette Dame n'en a point uſé, ni la précedente de celle de tête de cerf, quoique je les aye accouchées pluſieurs fois l'une & l'autre depuis ce temps-là.

## OBSERVATION CLXXIX.

Madame la Marquiſe de...... auprès de laquelle je m'étois rendu pour l'accoucher de ſon premier enfant, demeurant proche de Falaiſe, à vingt-ſept lieuës de cette Ville, avoit ſoigneuſement porté une pierre d'aigle pendue au col pendant le tems de ſa groſſeſſe. L'heure de l'accouchement étant venuë, les douleurs ſuivirent ſi bruſquement, que j'eus à peine le temps de faire le petit lit pour la coucher deſſus, ſans qu'on eut celui de penſer à ôter la pierre d'aigle de ſon col, auquel elle étoit penduë, & de l'attacher à la cuiſſe ; ce qui cauſa une extrême ſurpriſe à une Dame qui y étoit preſente, & à qui appartenoit cette pierre, de voir que malgré ſa merveilleuſe vertu, qui eſt de retenir l'enfant, de peur qu'il ne tombe, il étoit pourtant ſorti ſi promptement. La choſe ne s'étant jamais fait de la ſorte, ſelon le dire de cette credule perſonne, à moins que cette pierre ne fût attachée à la cuiſſe. Elle voulut mal à propos m'en attribuer l'honneur, quelque raiſon que je puſſe apporter pour m'en défendre, n'étant dû qu'à la nature, comme nous le voyons arriver journellement.

## OBSERVATION CLXXX.

Le 28 May de l'année 1703. la choſe fut bien differente à une voiſine de cette Dame, où elle ſe trouva, auſſi-bien que ſa pierre d'aigle, & où je me trouvai auſſi. Cette Dame étant malade pour accoucher, me fit avertir ; je me rendis dans ſa chambre, où je trouvai la pierre d'aigle déja ôtée de ſon col où elle étoit penduë, & attachée à la cuiſſe, ſans qu'elle fût d'aucun ſecours à la Dame malade, dont le travail dura plus de vingt-quatre heures, quoique les douleurs fuſſent violentes & très-frequentes, qui eſt tout ce qui peut finir un accouchement en peu de temps.

## REFLEXION.

Je passe legerement sur l'utilité de l'eau de tête de cerf, que je ne croi mauvaise qu'autant qu'elle peut dégouter une malade qui ne l'est déja que trop par les douleurs qu'elle souffre, mais à l'égard de celles qui en peuvent user sans dégoût, étant persuadé qu'elle abonde en parties spiritueuses, qui sont très necessaires en cette occasion pour remplacer celles qui se dissipent continuellement, dans la durée d'un travail penible & laborieux, je la regarde comme une chose très-utile à une femme epuisée, à moins que le travail ne fut accompagné d'une perte de sang, qui seroit alors une raison plus forte que la premiere, pour en interdire l'usage à la malade.

Celle des Carmes est moins dégoutante mais elle a plus de feu, plus d'aprêté, & est beaucoup plus vive, plus penetrante, & plus capable d'exciter la perte de sang pendant le travail, & de causer la fievre après l'accouchement, ces raisons m'engagent à être très reservé sur la quantité de l'une & de l'autre de ces liqueurs.

A l'égard des remedes apliqués au dehors dans le dessein d'avancer l'accouchement, comme leur effet ne consiste que dans l'imagination, de celles qui s'en servent, & qu'il n'y a que le hazard qui y ait part. Je laisse la liberté de s'en servir à celles qui le voudront, & d'établir sur leurs qualités telle confiance qu'ils le jugeront à propos.

Je n'en dis pas autant en faveur de celles qui s'en servent pendant leur grossesse, dans la crainte qu'une jeune femme sur la foy qu'elle aura à la pretendue qualité specifique de cette pierre d'aigle, ne se livre avec trop de confiance à des parties de plaisir outrées, comme de monter à cheval, courir, sauter, danser, & faire d'autres exercices violens.

Loin de condamner ces sortes d'inventions, sinon dans ces cas là, je les regarde au contraire comme quelque chose d'utile, non par elles-mêmes, mais par accident, comme par exemple une femme grosse s'apeçoit de quelque pesanteur ou d'une legere perte de sang à l'occasion d'un coup, d'une chute, ou de quelqu'autre accident semblable; elle en connoit la consequence, le danger, elle s'en inquiete, l'inquietude agite les esprits, augmente la circulation, précipite le mouvement du sang, & le fait couler avec plus d'impetuosité & de violence; en pareille occasion la confiance que la femme peut avoir en sa pierre d'aigle jointe au repos qu'elle doit se donner en gardant le lit, conserve la tranquilité chez elle, & donne par ce moyen occasion au sang de s'arrêter, suposé qu'il ne coule pas d'une violence à donner lieu à l'accouchement, par où l'on peut dire que la plus essentielle & meilleure qualité de la pierre d'aigle, & des remedes que l'on aplique au dehors, comme la rose de Jerico, & autres semblables topiques, consiste dans la foy de celles qui s'en servent, sans que la raison y ait nulle part, & que ces babiolles operent par aucune vertu qui leur soit propre & particuliere.

Si ces Observations montrent évidemment que tout ce que les femmes prennent pendant leur travail pour faire avancer l'accouchement, est inutile & sans effet, celles qui suivent ne persuaderont pas moins que loin de remplir l'intention que l'on se propose en les donnant, elles y sont assez souvent absolument contraires & même très funestes à celles qui ont le malheur d'en éprouver les effets.

OBSERVATION CLXXXI.

Le 19 Decembre de l'année 1712. je me trouvai à quatre lieues d'Avranches pour accoucher une Dame, dont le travail s'étoit declaré par des douleurs assez fortes, pour esperer un accouchement prompt & heureux, en ce que l'enfant étoit bien situé, & les eaux preparées & prêtes à s'ouvrir, lorsque l'on s'avisa de lui donner deux cueillerées d'eau de Melisse, dans un peu de vin; la forte odeur de cette eau lui causa de telles vapeurs, que son esprit s'en trouva troublé plus de deux heures; pendant lequel temps elle eut plusieurs frissons, & les douleurs de son travail cesserent absolument. Je ne la tirai de tous ces accidens que par la quantité de bouillons que je lui fis prendre, avec quelques cueillerées de vin, d'un moment à autre; après quoy les douleurs recommencerent, & je l'accouchai assez heureusement, sans que les vapeurs la quittassent entierement, mais elles furent bien moindres qu'auparavant, & le trouble de son esprit se calma.

OBSERVATION CLXXXI.

Le 4 Février 1714. une jeune femme de cette Ville, étant malade pour accoucher, dont le travail alloit aussi-bien qu'on le pouvoit souhaiter, puisqu'elle étoit prête de mettre son enfant au jour. Une de ses Commeres intrigantes qui se mêlent de tout, lui donna une seule cueillerée d'eau des Carmes, afin, dit elle, de soutenir ses forces, qui n'étoient ni épuisées ni languissantes; elle fut à l'instant saisie d'une fiévre effroyable, & d'une soif qu'elle ne pouvoit éteindre. Elle ne cessa de boire pendant le reste du temps que dura son travail, ce qui n'alla pourtant pas à une demie heure. Elle fut très-bien accouchée, & délivrée par la Sage-Femme. Je la vis plusieurs fois, ses vuidanges couloient à souhait, son ventre étoit plat & bien molet, sans qu'elle sentit aucune douleur; mais elle souffroit un mal de tête & une fiévre des plus violentes, à laquelle se joignit un cours de ventre le troisiéme jour, mais si peu considerable, qu'elle n'alloit que trois fois au plus pendant le jour & la nuit. Je lui fis donner de petits lavemens déterfifs & anodins, & pour sa boisson une tisanne faite avec la racine de petit houx, de chicorée sauvage, de scorsonnaire, & un peu de reglisse, de bons bouillons pour sa nourriture, ses couches ne se supprimerent point, & elle ne souffrit ni douleur de poitrine ni oppression; & cependant elle mourut le huitiéme jour, sans que sa fiévre eût discontinué, depuis l'eau des Carmes qu'elle avoit prise sans necessité.

REFLEXION.

L'on me dira sans doute qu'une cueillerée d'eau des Carmes n'est pas capable de causer la mort, ce seroit une chose sans exemple, je ne soutiendrai pas l'affirmation de cette proposition, mais après tout, la fievre qui survint à cette malade aussi-tôt qu'elle l'eut prise, & qui ne la quitta qu'avec la vie, ne permet pas d'en chercher la cause ailleurs, outre que son temperament tout de feu pouvoit y avoir beaucoup contribué, comme on le peut voir par l'extrême soif qui la saisit aussi-tôt.

Pour ce qui est de l'eau de Melisse, qui loin de donner occasion aux vapeurs, est de toutes les compositions celle qui est la plus vantée pour les combatre, je conviendrois de son usage si tous les temperamens étoient égaux, mais tant s'en faut, puisque l'experience nous fait voir tous les jours qu'un remede qui convient à une personne est contraire à une autre, & que c'est assez que cette eau soit odoriferente & spiritueuse pour être contraire à cette Dame qui est tout de feu & rarement sujette aux vapeurs, de maniere que quand elle feroit bien à toutes les autres, je ne lui conseillerois jamais d'en prendre une autre fois à cause du mauvais effet qu'elle ressentit de sa premiere epreuve.

Je ne blâme pas l'usage de ces eaux, à quelques femmes dont les forces seroient epuisées par la longueur d'un laborieux travail, & qui seroient d'un temperament froid & melancholique, mais de les donner à toutes sans distinction selon le commun usage, c'est dont je me garderai bien, & s'il m'arrive de conseiller d'en prendre dans l'occasion que j'ai dite, ce sera sans croire qu'elles puissent avancer l'accouchement, mais seulement réparer les forces languissantes de ces sortes de malades, & je leur préfererai toûjours l'eau de vie, l'eau clairette, le vin d'Espagne ou quelqu'autre liqueur qui sera du goût de la malade, & sur tout le bouillon bien succulent à celles qui en peuvent avoir, & qui peuvent le soutenir sans qu'il leur excite le vomissement; le bouillon n'est-il pas chargé des parties spiritueuses & nourrissieres qui sont contenues dans la viande dont il est fait, & n'est-il pas par consequent plus capable de fortifier la malade, & de rétablir l'épuisement où elle se trouve par la longueur du travail, en se distribuant par toute l'habitude du corps, que ces liqueurs remplies d'esprits subtils plus propres à procurer une excessive transpiration dans la suite, & affoiblir la malade qu'à lui conserver ses forces? Je conseillerois aussi, au défaut du bouillon, une rôtie au vin faite de la maniere que je l'ai dit ci-devant, que je regarde comme les deux remedes les plus capables de donner des forces à une femme pour soutenir son travail & lui aider à finir son accouchement, à l'exclusion de tous les autres, soient eaux, drogues, ou autres choses telles qu'elles puissent être; & en effet comment peut-on penser que la qualité d'une drogue prise par la bouche, sera conduite à la matrice par une intelligence particuliere, & qu'elle l'obligera à faire d'assez violentes contractions pour pousser l'enfant dehors, lorsqu'elle demeure insensible à la main d'un Accoucheur introduite jusques dans son fond lorsque la necessité l'oblige d'en venir à cette extrémité, pour sauver la vie à la mere & à l'enfant par l'accouchement, qui est une preuve assurée de l'inutilité de ces remedes, dont je n'ai jamais vû de succez.

TRAITE'

# TRAITÉ DES ACCOUCHEMENS.

## LIVRE TROISIÉME.

### *De l'Accouchement contre nature.*

### CHAPITRE I.

L'Accouchement contre nature est celui où la femme ne peut se délivrer de son enfant sans le secours des instrumens qui sont naturels, comme les mains; ou artificiels, comme les crochets, tires-tête, coûteaux, ciseaux, dilatatoires, sondes, lacqs, & d'autres semblables.

Comme j'ai avancé dans le Chapitre de l'Accouchement naturel, contre le sentiment de tous ceux qui ont écrit des accouchemens jusqu'à present, qu'en quelque situation que l'enfant vienne au monde, lorsqu'il vient sans autre secours que celui de la nature, j'appelle cèt accouchement Naturel, soit qu'il presente la tête, le cul, les bras ou les pieds, ou quelqu'autre partie; Je dis aussi qu'en toutes les autres situations où l'enfant peut se presenter, depuis le vertex ou le sommet de la tête, jusqu'à la plante des pieds, quand il ne peut venir au monde que par le secours de la main du Chirurgien, ou des instrumens, il doit être appellé Accouchement contre nature.

Ce n'est point la partie que l'enfant presente qui doit donner ce nom de naturel, ou de contre nature à l'accouchement, mais l'heureux ou fâcheux évenement qui le termine: ce qui me fait dire que si de tous les accouchemens en general, il n'y en a pas un qui soit plus à souhaiter, que celui où l'enfant se presente la tête la premiere, & la face en bas; il n'y en a pas un aussi qui soit plus à craindre, ni qui fasse perir plus de femmes & plus d'enfans, que celui où sa tête se presente mal.

Ce que je dis ici n'est pas une supposition, & quand mes experiences n'en seroient pas crûes, Messieurs Peu & Mauriceau rapportent tous deux un grand nombre d'Observations, qui justifient ce que j'avance, touchant les inégalités ausquelles cette situation est sujette, qui de la meilleure de toutes celles dans lesquelles l'enfant se peut presenter, devient souvent la plus longue, la plus inquiétante, la plus fâcheuse, & la plus laborieuse que l'on puisse éprouver, & qui fait plus perir d'enfans que toutes les autres ensemble, à laquelle neanmoins ces illustres Accoucheurs ont laissé seule la prérogative, & le nom de naturelle.

C'est donc cette quantité d'experiences qui me fait parler plus précisément, & dire que l'accouchement contre nature, est celui dans lequel la femme ne peut accoucher, que par un secours étranger, qui se trouve dans les mains du Chirurgien, & dans les instrumens, en quelque situation que l'enfant puisse se presenter; Et que cette situation prétendue si naturelle quand elle devient mauvaise, est autant à craindre que toutes les autres.

Que si ce premier accouchement prétendu naturel fait apprehender pour l'enfant dès qu'il devient laborieux, il fait presque aussi-tôt désesperer pour la mere. Mais au contraire de l'autre, dont toute la difficulté se termine à faire un peu plus souffrir l'enfant, sans que la mere y coure aucun risque, parce que l'Accoucheur ne se sert pour terminer cet accouchement que de sa main seule, & qu'il est quelquefois obligé de se servir à l'autre, de crochets, tires-tête, bistouris, &c. chacun selon son goût & sa maniere d'operer.

## CHAPITRE II.

### *De l'usage du Crochet en general.*

LORSQUE je m'établis dans ma Province, je trouvai plusieurs anciens Maîtres Chirurgiens, qui se mêloient d'aider les femmes dans leurs accouchemens laborieux & contre nature, avec le seul & unique secours du crochet, sans que de leur vie ils eussent fait un accouchement d'une autre maniere ; & si-tôt qu'ils avoient tiré l'enfant avec leur crochet, ils laissoient délivrer l'Accouchée à la Sage-Femme, parce qu'ils n'y connoissoient rien de plus. Quand on les venoit chercher pour secourir une femme en travail, ils prenoient leur crochet, & alloient au plus vîte mettre la femme en situation, & sans s'informer de celle de l'enfant, qu'il presentât tête, cul, bras, ou jambe, qu'il fût mort, ou qu'il fût vivant, un jour & demi ou deux jours passez par un femme en travail, étoit plus qu'il n'en falloit pour les mettre en besogne ; comme il paroîtra par les Observations suivantes.

## OBSERVATION CLXXXII.

Une Bourgeoise de cette Ville, malade pour accoucher, fit venir la Sage-Femme. Peu de temps après son arrivée, les membranes s'ouvrirent, les eaux s'écoulerent, & l'enfant presenta un bras. La Sage-Femme demanda du secours, l'on fit venir deux Chirurgiens, qui passoient pour être les plus experimentés de la Ville ; ils commencerent par arracher le bras, qui se presentoit, quoique l'enfant fut bien vivant ; l'autre qu'ils trouverent ensuite, eut le même sort ; après quoi ils appliquerent leur crochet sur une côte, qu'ils arracherent, & puis deux, après trois, & ficherent enfin le crochet dans l'épine, & tirerent si bien tous deux ensemble, qu'ils eurent l'enfant en double. La Sage-Femme la délivra de son arriere-faix, & malgré tous ces maux la femme se tira d'affaires, dans une longue suite de temps.

## REFLEXION.

S'est-il jamais vû operation si cruelle, tant pour la mere que pour l'enfant ? voir l'une toute déchirée, & l'autre cruellement demembré ; mais encore cette femme a eu le bonheur dans une longue suite de temps de revenir en santé, & a même encore eu des enfans, au lieu que celle qui suit n'a pas été à cette peine.

## OBSERVATION CLXXXIII.

La femme d'un Chandelier de cette Ville, commençoit d'être en travail ; la Sage-Femme étant venuë, les eaux s'écoulerent, & le bras de l'enfant les suivit. L'on alla chercher du secours ; l'un des deux dont on vient de parler arriva, avec son Serviteur

& son crochet. Il commença son operation par arracher le bras qui sortoit à cet enfant bien vivant, puis il appliqua son instrument sur le corps de l'enfant sans autre examen, & tira autant qu'il le put sans rien amener. Le Maître à bout de ses forces, à n'en pouvoir plus, y fit joindre son Disciple, & tirerent tous deux tant & plus, sans rien terminer; & je crois sincerement que ce Maître se seroit encore fait aider par quelqu'un, si le crochet eût été assez long, ou que la pauvre femme n'eût pas rendu son ame au Seigneur, par la cruauté des tourmens qu'ils lui firent souffrir jusqu'au point de lui tirer plûtôt la vie que son enfant.

## REFLEXION.

Voila un accouchement en intention, mais pour l'execution c'est quelque chose d'horrible & tout-à-fait odieux, je n'aurois jamais crû que deux hommes eussent pû tirer de cette maniere, sans disloquer les os de la femme, sur laquelle le crochet étoit apliqué; ce qui se confirma par l'ouverture du cadavre, où l'enfant fut trouvé avec un bras arraché, entortillé de son cordon en écharpe, & au col, sans le moindre vestige du crochet sur tout son corps, preuve trop constante que le crochet étoit apliqué, sur la mere & non sur l'enfant, & par consequent du peu de circonspection, pour ne pas dire, de la rage avec laquelle ce Chirurgien avoit agi sur cette pauvre malheureuse: car il faut convenir qu'il n'y auroit eu aucune partie de l'enfant qui eut pû resister à d'aussi terribles efforts, que furent ceux que ce Chirurgien & son garçon firent pour en venir à bout: c'étoit pourtant tout ce qu'il y avoit alors de meilleurs Operateurs en ce pays pour secourir les femmes dans leurs travaux difficiles.

Je ferois un volume de ces histoires, si elles étoient bonnes à quelque autre chose qu'à causer de l'horreur; mais comme je n'en parle que pour faire voir que le crochet est un instrument incertain, qui peut causer de terribles meurtres & qu'un instrument aussi commode & moins mal-faisant doit être preferé, je me retranche sur ces deux Observations que je ne sçai que par le raport de ceux qui y étoient presents, parce que je n'étois pas encore étably dans cette Ville; car depuis que j'y suis, je ne me suis servi de cet instrument que très rarement; c'est un témoignage que la Ville entiere rendra à la verité en cas que quelqu'un en doute; mais je reviens à ce que je sçai par moi-même.

## OBSERVATION CLXXXIV.

Le cinq de Janvier de l'année 1699. je fus demandé pour accoucher Madame..... éloignée de quinze lieuës d'ici, & il y eut en même temps un M. de la Ville, qui fut appellé pour accoucher une femme qui étoit en travail du jour précedent, dont l'enfant se presentoit au couronnement, sans autre examen ; il la mit en la situation commode, & avec son crochet tira l'enfant à beaucoup de reprises, & avec beaucoup de temps & de peine, & le jetta sous le lit avec le délivre, dans la saison la plus fâcheuse de l'année ; après quoy l'Operateur se remercia beaucoup de s'être si bien tiré d'un accouchement si difficile, s'étant un peu delassé, & prêt de sortir, une femme curieuse, voulut sçavoir si c'étoit garçon ou fille, elle trouva ce pauvre enfant encore vivant, quoiqu'il fût tout déchiré par les coups de crochet qu'il avoit reçûs, après avoir demeuré près d'une heure en cet état, sans que la violence de l'operation, ni la rigueur du froid eussent pû terminer une vie qui ne paroissoit tenir contre tant de maux, que pour reprocher à ce détestable Operateur la grandeur de son crime. Il fut baptisé, & mourut bien-tôt après.

## REFLEXION.

Voilà ce qu'on appelle une cruelle ignorance : car pourquoy ne pas prendre les mesures les plus justes pour n'être pas trompé sur la vie ou sur la mort de l'enfant; du moins si le malheur arrive, comme il est très-possible, même après toutes les précautions que l'on peut prendre pour s'en éclaircir ; un Accoucheur n'a rien à se reprocher ; Eh quoy, ne tient-il qu'à tuer impunément un enfant ! Et si la justice le tolere, le Seigneur le passera-t'il sans punition en l'autre monde? Si l'on ne punit point de pareils crimes en celui-ci, ce n'est pas mon affaire ; mais graces au Seigneur, & à l'application que j'ai eue à m'instruire, je n'ai pas de pareils reproches à me faire, & si la chose m'est arrivée une seule fois, ce n'a été qu'après une longue & mure reflexion, & toutes les précautions prises pour me persuader que l'enfant étoit mort; car il n'y a aucun Accoucheur, quelqu'experimenté qu'il soit, qui ne puisse y être trompé, mais ce n'est qu'après trois & quatre jours d'un rude travail & même davantage, que l'on doit en venir à cet extrême remede, & non pas après un ou deux jours.

## OBSERVATION CLXXXV.

Je fus prié dans la même Ville & en même temps d'aller à une Chandeliere qui étoit en travail depuis vingt-quatre heures, les eaux étoient d'abord écoulées, parce que la Sage-Femme pressée d'aller à une autre femme d'un état superieur, avoit ouvert les membranes, afin d'avancer l'accouchement. Je touchai cette malade, & je trouvai que l'enfant étoit bien placé, & fort avancé au passage. La malade avoit des douleurs lentes & éloignées, sans presque de redoublement, & étoit fatiguée tant par les efforts continuels, que par les mouvemens & changemens de situation que la Sage-Femme lui faisoit faire sans cesse, joint aux attouchemens qu'elle réiteroit sans relâche ; ce qui m'obligea de la faire demeurer en repos ; & de faire entendre à cette Sage-Femme interressée, que tout ce qu'elle faisoit étoit préjudiciable à sa malade, que j'assurai d'un heureux accouchement ; je lui fis prendre de la nourriture, & la fis coucher dans son lit, où elle demeura malgré les petites douleurs qui se firent continuellement sentir, depuis dix heures du soir, jusqu'à cinq heures du matin, qui fut le temps où les douleurs augmenterent si violemment, qu'elles ôterent tout sujet de crainte ; de sorte qu'en moins d'une heure cette femme accoucha heureusement d'un gros garçon, qui se portoit fort bien.

## REFLEXION.

Si le Chirurgien du lieu y eut été appellé, il auroit sans doute procedé, comme il avoit fait à l'autre, c'est-à-dire, qu'il auroit bien vîte expedié cet accouchement avec son crochet ; mais si au contraire il avoit eu quelqu'experience, il auroit conduit l'autre accouchement comme je conduisis celui-ci, & se seroit exempté du reproche qu'il a dû se faire, d'avoir tué une pauvre femme de la maniere la plus cruelle. L'avarice outrée des Sages-Femmes est encore bien à condamner, de mettre une femme & un enfant en risque de perdre la vie par l'ouverture prematurée des eaux, afin de ne rien perdre, & d'aller bien vîte à une autre personne plus considerable, comme si une pauvre femme étoit plus à negliger que l'opulente, devant celui qui doit juger toutes nos actions.

Il y a beaucoup d'imprudence à faire écouler les eaux de cette maniere, & si heureusement l'enfant les suit quelquefois, il est sur que l'accouchement se seroit fait de lui même sans cette ouverture, ou bien il faut attribuer cet évenement à un pur hazard, j'ai été si reservé sur celà que je ne les ai jamais ouvertes dans aucun accouchement que j'ai crû se pouvoir faire naturellement, dans la crainte que si je le faisois prematurément, cela ne causât un retardement considerable, & ne donnât même occasion à un accouchement laborieux & contre nature.

## OBSERVATION CLXXXVI.

Le 22 Novembre de l'année 1696. l'on me vint chercher en diligence, pour accoucher Madame la Comtesse de...... Je la trouvai très-pressée, avec les eaux formées, l'enfant en bonne situation ; & quoiqu'elle ne fût grosse que de huit mois, le tout étoit si bien disposé, que la Dame accoucha en moins d'une demie-heure, d'une fille bien vivante, qui se porta aussi bien que la mere, quoique cet accouchement fut avancé. Je la délivrai ensuite un peu plus difficilement ; mais comme il n'y a souvent que de la patience à avoir en ces occasions, il faut en faire provision, pour s'exempter d'avoir regret de s'être trop précipité.

## REFLEXION.

La petite Demoiselle dont cette Dame accoucha se portoit fort bien, quoyque venue à huit mois; je l'allai voir l'année suivante, elle étoit grande & forte, sans que je prétende juger le different qui est encore pendant entre les Maîtres de l'Art, sçavoir si les enfans vivent mieux à huit mois qu'à sept mois. Je suis pourtant persuadé comme M. M. que plus ils aprochent du terme complet du neuviéme mois, plus ils sont en état de vivre: mais comme je pourrai traiter cette maniere ailleurs, je parlerai ici d'un Chirurgien du Bourg, qui me fit l'honneur de me venir voir pour me congratuler sur l'heureux accouchement de cette Dame, me disant que pour lui, il accouchoit, mais que ce n'étoit que dans les fâcheux accouchemens, parce que, me dit-il, les accouchemens naturels ou ordinaires conviennent mieux aux femmes qu'aux Chirurgiens. Il me vanta un nombre infini d'accouchemens qu'il avoit faits par le secours du crochet, jusqu'à un enfant de fraiche datte qui venoit le cul devant, & que tête, bras, pieds, & enfin quelqu'autre partie que ce fut en quelque posture que se présentât l'enfant, rien ne tenoit contre son adresse à conduire ce crochet. Enfin ma patience étant poussée à bout, & las d'entendre le recit de tant de meurtres, je lui fis les plus violens & les plus sanglans reproches de ces indignes actions; persuadé qu'il étoit par l'attention que j'avois donnée à ces cruelles histoires, que je les approuvois; ce fut pour lui le sujet d'une surprise étrange quand il vit que je me déchainay d'une telle furie contre lui & contre son instrument, qui peut être utile étant conduit par une main adroite dans quelques occasions, où l'on ne peut absolument s'en passer, mais qui étoit très pernicieux en d'aussi mauvaises mains que les siennes. Sa surprise augmenta encore bien davantage quand il sçût qu'il y avoit plusieurs années que je ne m'en étois servi dans la quantité d'accouchemens laborieux & contre nature que je fais journellement; mais à quoi servent de pareils leçons à des ignorans présomptueux, sinon à les y confirmer de plus en plus? Cependant si quelque chose les en pouvoit rebuter, ce seroit la relation suivante.

## OBSERVATION CLXXXVII.

Le 24 de Juin de l'année 1703. j'allai accoucher Madame la Comtesse de...... à vingt-six lieuës d'icy, entre Falaise & Vire, où pendant le sejour que j'y fis, en attendant le temps de son accouchement, une pauvre femme d'une Paroisse voisine, me vint trouver, & me dit qu'elle étoite prête d'accoucher; qu'elle l'avoit été déja deux fois par des Chirurgiens, qui avec des crochets avoient tiré ses enfans par morceaux, dont elle restoit toute déchirée, & reduite à l'extrémité; qu'elle n'étoit revenuë de ces fâcheux accouchemens que trois & quatre mois après; & qu'elle me prioit très-fort d'avoir la charité, au cas qu'elle fût assez heureuse d'être en travail pendant que je serois auprés de cette

Dame, de ne lui pas refuser mon secours. Je l'assurai que je ne l'avois jamais refusé à personne, & supposé qu'elle en eut besoin, que j'irois avec plaisir.

La Dame auprès de qui j'étois accoucha, sans que la pauvre femme se sentit aucune disposition d'en faire autant. Dieu l'exauça enfin, elle devint malade le soir, qui préceda le jour que je devois partir, & dans l'esperance que ses travaux ne seroient pas tous également mauvais, elle fit venir la Sage Femme ordinaire. Les douleurs augmenterent, les membranes s'ouvrirent, & le cordon suivit les eaux, & sortit de la longueur d'un demi pied; l'on me vint querir en diligence, & quoiqu'il y eut une lieuë de chemin à faire, je ne tardai gueres à y arriver. L'on m'avoit dit l'état où elle étoit, j'en connoissois le danger; où quand je fus arrivé, je demandai à la Sage-Femme, si les autres enfans s'étoient presentés comme celui-ci; elle me dit qu'elle n'en sçavoit rien, parce qu'ils étoient si éloignés, qu'elle n'avoit jamais pû distinguer quelles parties venoient les premieres; mais que le cordon n'étoit venu qu'une fois; que les Chirurgiens même étoient un temps infini à s'en éclaircir; mais qu'à la fin ils attiroient quelque morceau de l'enfant avec leurs crochets, & qu'à la longueur du temps ils les tiroient en entier; qu'après elle délivroit la femme, & la pensoit comme elle pouvoit, jusqu'à ce qu'elle fût guerie, ce qui étoit bien long à faire.

Je mis cette femme en situation, & je suivis le cordon, dont le battement étoit fort sensible, parce qu'il n'étoit comprimé d'aucune partie, jusqu'au ventre de l'enfant, où il me conduisit, & je trouvai l'enfant en double, les talons contre le derriere de la tête; rien ne me fut plus aisé que de le connoître, & comme la mere n'avoit aucune douleur, il me fut très facile d'aller chercher les pieds, que je saisis tous deux, les attirai dehors jusqu'aux genoux, & pour lors je donnai le tour à l'enfant, pour luy mettre la face en dessous, qui étoit en dessus. Je lui dégageai les bras, & mis ma main applatie sous le menton, le doigt du milieu dans la bouche, après quoi je tirai doucement, ensuite un peu plus fort, jusqu'à ce que l'enfant fût sorti; comme il étoit très-gros, je pris toutes ces précautions; je délivrai ensuite la mere d'un très-gros arriere-faix, & la couchai dans son lit; & tout cela ne dura qu'un quart-d'heure.

Je fus la voir le lendemain avant que de partir; Monsieur le Comte chez qui j'étois, & dont cette femme étoit la Fermiere, voulut

voulut avoir le plaisir de la voir aussi ; nous la trouvâmes qu'elle donnoit à tetter à son enfant, qui se portoient tous deux très-bien, & la mere plus joyeuse & contente, que si on l'eut fait la Maîtresse des plus grands biens ; ce qui fait voir combien chacun desire de se perpetuer, & de se voir renaître dans un successeur.

Je parle en plurier dans cette Observation, parce qu'ils étoient d'ordinaire deux Chirurgiens à executer cette belle manœuvre ; mais celui dont je vais parler étoit seul.

## OBSERVATION CLXXXVIII.

Le 9 Decembre de l'année 1703. l'on me vint prier d'aller à la Paroisse de Fermon, Ville à quatre lieuës d'icy, pour accoucher une pauvre femme, le bras de son enfant sortoit, & elle avoit été abandonnée à un Chirurgien, qui resta auprès d'elle afin de me voir travailler. Je mis cette femme en situation, & allai avec ma main trempée dans l'huile, pour reconnoître en quel état les choses étoient. Je la coulai par une ouverture qui étoit en la partie inferieure de la matrice, & la conduisis jusques dans la capacité du ventre. Je la retirai de cet endroit, & la poussai par la partie superieure, que je ne trouvai pas moins endommagée que l'inferieure, & la vessie considerablement ouverte, avec la main de l'enfant repliée dans le haut du vagin, qu'il me dit avoir reduite. Je fremis d'horreur, à la vûë d'un tel spectacle, & demandai à ce mauvais Chirurgien, comment il avoit pû faire tant de desordre sans finir cet accouchement, où il n'y avoit qu'à prendre les pieds de cet enfant dans cette matrice délabrée, comme s'ils étoient dans un chapeau ; ce que je fis devant lui, en moins de temps qu'il n'en faut pour en lire l'histoire. Je délivrai la mere en même temps d'un arriere-faix, qui étoit en un aussi mauvais état que la matrice. L'enfant étoit mort, & la mere mourut le lendemain, qui avoit le ventre enflé jusqu'au menton : ce Chirurgien m'affirma, comme fit la femme, & ceux du logis, qu'il ne s'étoit pas servi d'aucuns instrumens pour operer dans cet accouchement.

## REFLEXION.

Ce ne sont pas les Chirurgiens seuls qui sacrifient les pauvres femmes qui sont en travail à leur ignorance, les Sages-Femmes en détruisent bien davantage. Je vas même dans des contrées de cette Province, où la lâcheté & la molesse des Chirurgiens est parvenue à un tel point, que loin de s'exercer dans cet utile emploi, ils l'ont absolument abandonné aux Sages Femmes les plus ignorantes qui poussent leur temerité jusqu'à se servir de crochets aussi hardiment & bien plus mal à propos encore que les Chirurgiens dont j'ai parlé dans mes Observations précedentes. Il n'y a Paroisse ni Village où elles étendent leur Jurisdiction, dans lesquels on ne trouve quelques femmes qui souffrent des pertes involontaires d'urine, des rélaxations de matrice & des dilacerations, qui ont été cause que les deux ouvertures n'en font qu'une, sans conter un plus grand nombre qui en meurent; plus heureuses mille fois que celles qui avec de si mauvais restes conservent leur languissante & triste vie à des conditions si dures. J'en ay accouché dans ces lieux là toutes les fois que j'y ay été appellé pour plusieurs Dames de consideration, qui m'ont toutes affirmé cette constante verité : mais comme je n'ay pas voulu m'en tenir à leur raport, je l'ay sçûs par moi même.

## OBSERVATION CLXXXIX.

Comme j'étois à deux lieuës de Vire, pour Madame de.... une pauvre femme voisine d'une demie lieuë, eut un travail long, lent, & difficile. La Sage-Femme du village n'y connoissant rien, il fut question d'aller querir l'Ouvriere avec le crochet; mais heureusement M. le Curé de Landelle leur conseilla de prier la Dame auprès de qui j'étois, de m'engager d'y venir; ce qu'ils firent bien promptement; la Dame me pria d'y aller, & moi qui me fais un grand plaisir de rendre service aux plus pauvres, j'y allai promptement, & j'y trouvai la femme avec son crochet, qui alloit se mettre en besogne : elle ne demanda pas son reste quand elle me vit, & s'esquiva sans rien dire. M. le Curé vint me trouver, qui me demanda ce que j'en pensois; je lui dis que c'étoit un accouchement lent, mais que l'enfant étoit vivant, & que j'esperois, avec la grace du Seigneur, & en peu de temps, qu'il seroit heureux. Il me quitta pour quelques affaires pressantes, dans le dessein de revenir bien-tôt me joindre, pour m'aider à passer le temps chez ces bonnes gens, où j'étois seul. Il ne fus pas à cent pas que j'accouchai la femme d'un gros garçon, après deux douleurs, qui se suivirent de près. Je la délivrai, & les laissai tous deux en bon état; au lieu que l'un & l'autre étoient près d'être martirisez, sans la prévoyance de ce Curé. Combien s'en voit-il d'assassinés de même par ces miserables crochets, ausquels, ceux du Pont Neuf seroient bien plus séans, que ceux dont ils se servent; dumoins ne s'en serviroient-ils pas à faire des meurtres.

Pour ce qui est des Sages-Femmes de ce pays, elles sont plus retenuës, elle ne se servent pas de ce cruel instrument, mais elles se contentent de faire des amputations. En voicy un exemple.

## OBSERVATION CXC.

Une pauvre femme du bourg de saint Pierre, malade pour accoucher, eut le malheur que le bras de son enfant suivit les eaux. Quand la Sage-Femme vit ce fait extraordinaire, elle en appella aussi-tôt une autre, qui tira ce bras avec elle autant qu'elles pûrent, sans rien avancer; ce qui les engagea à conferer ensemble, de ce qu'elles avoient à faire; le resultat fut de coucher la femme sur une échelle, & de l'y attacher par les pieds, & d'élever l'échelle ensuite, croyant que lorsque les pieds de cette femme seroient en haut & la tête en bas, l'enfant, selon leur idée, venant à tomber au fond du ventre, le bras ne manqueroit pas de rentrer au dedans; car elles croyent pour la plûpart, que la matrice n'a pour tout fond que le ventre. Cette invention ne leur ayant pas réüssi, quelque long-temps que la femme y eut été, & quelques secousses qu'elles eussent données à cette échelle, pour satisfaire à leurs intentions, elles resolurent de la descendre, & de couper le bras de cet enfant qui sortoit: ce qu'elles executerent. Un long-temps s'étant encore écoulé depuis cette operation, sans que l'accouchement eut avancé, & voyant que la malade alloit mourir, elles firent à la fin ce qu'elles auroient dû faire dès le commencement; elles envoyerent un homme pour me venir chercher; mais la femme mourut aussi-tôt; & un autre messager courut après le premier, pour le faire revenir; ce qui fit que je n'en entendis parler que quelques jours après.

## REFLEXION.

Quoyque ce fut un bon principe qui fit agir ces femmes, & même qu'il y eut de l'invention dans cette scene tragique, elles pousserent pourtant l'inhumanité trop loin. Des femmes ne peuvent point être excusées de s'être laissé emporter à de telles extrémitez. Elles furent heureuses que la femme mourut avant que l'on me fut venu avertir; car si j'avois vû un tel spectacle, j'aurois fait en sorte de les faire récompenser de leur temerité, qui fut excessive en cette occasion, aussi-bien que celle de plusieurs autres, qui font le sujet du Chapitre suivant

## CHAPITRE III.

*La main mal conduite est aussi dangereuse qu'aucun instrument.*

CE n'est pas assez de se dispenser de l'usage du crochet, ni de celui de quelques autres instrumens, dans les occasions où ils ne sont pas necessaires, on fait avec les mains sans experience, d'aussi grandes fautes ; on n'a que trop d'exemples de cette verité ; & quoy qu'en dise M. Mauriceau, dans l'endroit de son Livre, où il s'en explique, la chose n'est pas pour cela moins veritable. C'est dans ces occasions qu'un Chirurgien qui veut accoucher sans sçavoir comment il faut s'y prendre, ne fait que trop briller son ignorance. La honte de laisser son ouvrage imparfait, s'empare de son esprit, après quoi le désespoir lui fait pousser sa mauvaise manœuvre jusqu'à l'emportement & à la rage, de sorte qu'il aime mieux sacrifier une femme & son enfant à son désespoir, que d'avoüer son ignorance, en demandant du secours, comme quelques-uns l'ont fait, & en sont très-louables. Il ne faut pas croire que les honnêtes gens ayent la témerité pour principe, tout le monde ne peut pas être également adroit ni experimenté sur de certaines choses, le Seigneur donne des graces aux uns, & d'autres aux autres, dont chacun doit être content : outre que pour obtenir ces dons & ces graces, il faut dans l'ordre naturel, les avoir meritées par son application & par son travail. *Dii laboribus omnia vendunt.*

## OBSERVATION CXCI.

Le onze de Juillet de l'année 1684. un Maître Chirurgien de cette Ville, qui n'avoit presque jamais accouché, voyant que j'y étois fort employé, crût aussi devoir s'en mêler, de maniere qu'ayant été mandé pour accoucher une Marchande de ses voisines, & de ses bonnes amies, le travail se trouva long, par la foiblesse & l'éloignement des douleurs. Trois jours & autant de nuits s'écoulerent, sans que ces douleurs trop lentes eussent rien décidé. Il lui vint à l'esprit de mettre le crochet en œuvre ; j'y étois un obstacle terrible ; de m'envoyer chercher, il se seroit deshonnoré. Il prit enfin son parti, & comme la tête qui se presentoit étoit encore loin, sans être enclavée, ni faire un grand obstacle, il introduisit sa main dans la matrice, repoussa la tête de l'enfant, & le prit par la machoire inferieure, qui ne resista gueres à la violence de ses secousses. Il l'arracha, & ne sçachant plus que faire; car il n'étoit pas assez experimenté pour aller chercher les pieds, qu'il auroit trouvés aussi facilement que cette mâchoire; il conseilla aux assistans d'aller querir M. Leffroy, au bourg de Briquebec, éloigné de deux lieuës de cette Ville, Doyen des Chirurgiens du pays, homme de bon sens & d'une experience consommée dans la pratique des accouchemens, qui a rendu par son sçavoir faire sa memoire en veneration, qui se perpetuë dans la personne de M. son fils, qui s'est acquis une très-belle réputation.

La malade consentit à sa demande, & l'on donna les ordres pour l'aller chercher; mais elle pria qu'en attendant, l'on eût la charité pour elle, de me faire venir, puisque j'en accouchois tant d'autres heureusement: ce fut un coup de foudre pour mon Ancien, qui ne put refuser d'y consentir. Je lui offris quand j'arrivai tous les secours dont j'étois capable. Il me dit très-ingenument, qu'il y avoit fait tout son possible, sans en pouvoir venir à bout; que fatigué & lassé à n'en pouvoir plus, il y renonçoit, si bien qu'il avoit conseillé d'envoyer chercher M. Leffroy; mais que la malade avoit desiré que l'on me fit venir, pendant que l'on se preparoit à l'aller chercher; qu'il avoit voulu avancer l'accouchement, mais qu'il avoit arraché la mâchoire à l'enfant, que j'eusse à y faire ce que je trouverois à propos, & qu'il alloit se reposer.

Je me disposay assez promptement, la malade étoit toute prête sur le petit lit, & il n'y avoit qu'à la mettre en situation; je trempai ma main & mon bras dans l'huile, & l'introduisis avec beaucoup de facilité dans la matrice, pour aller chercher les pieds, que je saisis tous deux, les attirai au passage, & finis l'accouchement en un instant; l'enfant eut encore assez de vie pour être baptisé, & la mere fut relevée dix jours ensuite, qui se portoit fort bien.

Ce Maître Chirurgien, quoique fort experimenté dans la Chirurgie, ne l'étoit guere pour lors, dans la pratique des accouchemens, mais depuis il s'y est fortifié, & en a fait beaucoup de trés-difficiles, ausquels il a fort bien réüssi. Je ne sçai si celui qui suit en fera de même.

## OBSERVATION CXCII.

Un Docteur en Medecine établi dans une Ville, éloignée de douze à quinze lieuës, où je fus prié d'aller accoucher une Dame, s'étoit acquis quelque reputation; & comme je sçûs qu'il avoit demeuré long-temps à l'Hôtel-Dieu de Paris, j'eus l'honneur de lui aller faire visite, qu'il me rendit quelques jours après. La conversation roula sur les accouchemens. Il me dit que pendant qu'il avoit été à l'Hôtel-Dieu, il en avoit fait quelques-uns dans la Salle de Sainte Reine, & que manque de Chirurgiens qui fussent bien entendus, il avoit été obligé d'en faire quelques-uns depuis qu'il étoit établi dans la Ville; mais qu'il trouvoit des difficultés insurmontables, lorsque l'enfant presentoit un ou les deux bras, & me demanda ce que je trouvois de cette situation. Je l'assurai que la quantité d'accouchemens que je faisois de cette sorte, m'avoit rendu la chose si facile, que souvent je ne m'en faisois qu'un jeu; mais aussi que quelquefois j'y suois sang & eau; ce qui n'arrivoit que rarement, qu'il me sembloit que je ne risquois rien dans ma prévention, par le peu de sejour que j'avois à faire dans la ville; mais que si l'occasion se presentoit, comme il se pouvoit faire, qu'il verroit que je n'avançois rien que je ne pusse executer, après quoi nous nous quittâmes.

Monsieur le Docteur avoit ses raisons pour sa visite, & nôtre conversation; deux ou trois heures après, il vint avec un pauvre homme d'un des fauxbourgs de la Ville, me prier de vouloir bien aller accoucher sa femme, qui étoit en travail depuis le matin. Je demandai si l'enfant étoit au passage, & quelle partie il presentoit. Il me dit que c'étoit le bras: Voicy, lui dis-je, Monsieur, le moyen de voir si je soutiendrai ce que je vous ay tantôt avancé. J'y fus très-promptement; je trouvai la femme sans douleur, dont je tirai un bon augure, & le bras de son enfant sorti jusqu'à l'épaule, très-enflé, dur, noir, & sans mouvement. Je mis la femme en situation sur le travers du lit, en presence de ce Medecin; je glissai ma main trempée dans l'huile à côté du bras, avec un peu de difficulté, à cause de sa grosseur, & allai au fond de la matrice chercher les pieds, que je joignis ensemble, & les attirai au passage; ce bras suivit le mouvement du corps, c'est-à-dire, qu'il rentra dans la matrice, à mesure que j'attirois les pieds dehors, le reste du corps suivit sans peine, jusqu'aux bras ; mais les ayant dégagés, tant celui qui étoit gonflé que l'autre, le reste du corps vint à l'instant ; de sorte que cet accouchement ne dura pas plus d'un demi quart-d'heure, la mere bien délivrée, & couchée sur son lit, je fis mettre un linge trempé dans le vin chaud sur le bras de l'enfant, qui avoit été maltraité. C'étoit un gros garçon bien vivant. Je laissai l'une & l'autre aux soins d'une bonne Garde, à laquelle je recommandai de faire ce qui étoit necessaire.

Le lendemain matin nous allâmes Monsieur le Medecin & moy voir la mere & l'enfant, qui se portoient tous deux très-bien ; je fis réïterer le vin sur le bras gonflé, qui étoit déja beaucoup diminué, & dans peu la mere fut relevée.

## REFLEXION.

Il y avoit plus de six heures que le bras de cet enfant étoit sorti, & que ce Medecin le tirailloit de temps en temps, la preuve n'en étoit que trop manifeste; & il suffisoit de le voir pour en juger. L'enflure, la dureté, la noirceur, & la perte de sentiment, jointes à sa froideur, étoient autant de marques qui concouroient toutes à le faire arracher comme mort par des gens peu connoissans, quoy qu'il fut bien vivant, puisqu'il revint en deux ou trois jours à son premier état; ce qui fait voir qu'on ne doit jamais mutiler une partie, à moins que l'on ne puisse s'en dispenser, parce que la nature a des ressources qu'elle fait souvent valoir dans les occasions les plus deplorées.

Une femme emportée prit le Medecin à partie & lui dit qu'il n'avoit demandé mon secours qu'après y avoir travaillé pendant un temps infini, & à plusieurs reprises. Je voulus lui imposer silence ; mais j'aurois plutôt empêché la riviere de couler. Je fus obligé de lui laisser décharger son cœur, aussi le meritoit-il en quelque sorte, parce que la chose, comme Chirurgien, étoit au dessus de sa portée; & au dessous de lui, comme Docteur en Medecine, quoique ce ne fut qu'un pur zele de charité qui le faisoit agir ; mais qui devenoit indiscret par son manque d'experience & par la negligence qu'il eut de m'appeller plutôt, sçachant que j'y aurois été volontiers.

## OBSERVATION CXCIII.

Le 21 Octobre de l'année 1698. l'on me vint prier d'aller à Cherbourg accoucher une pauvre femme, qu'un Chirurgien du lieu, Accoucheur de profession, avoit abandonnée ; comme il y a quatre grandes lieuës, & que les chemins étoient fort mauvais, quelque diligence que je pusse faire, il se passa un très-long temps avant que je pusse y arriver. Je trouvai cette pauvre femme ſur un peu de paille, au coin d'un grenier, dans un état qu'il eſt difficile de ſe repreſenter; avec un bras & une jambe de ſon enfant arrachés, & le reſte demeuré dans le corps de la mere; je me diſpoſai avec toute la diligence poſſible à la ſecourir. Je la mis en ſituation, & l'accouchai en un moment d'un enfant qui n'avoit qu'un bras arraché, & j'allai enſuite chercher l'autre, qui avoit la jambe emportée. Spectacle étrange & funeſte, qui fut vû par plus de vingt femmes qui étoient preſentes, & qui l'atteſterent toutes à l'envi l'une de l'autre. Je la laiſſai à leurs ſoins, après l'avoir délivrée d'un arrierefaix, auſſi endommagé qu'étoient les enfans, dont il ne reſta rien par le ſoin que j'eus d'en bien vuider la matrice. Je laiſſai la mere aſſez doucement pour ſon état.

## REFLEXION.

L'experience que j'ai de tant d'accouchemens & de deux, même de trois enfans, ne me permettoit pas de croire qu'un Accoucheur qui introduit ſa main dans la matrice pût ignorer qu'il y avoit deux enfans, comme fit celui-ci, qui a blanchi dans la profeſſion, & qui avoit été Chirurgien externe à l'Hôtel-Dieu plus de huit années avant que je fuſſe apprentif; c'eſt neanmoins ce qui lui arriva, l'enfant préſentoit le bras quand il fut appellé, il l'arracha d'abord, puis il introduiſit ſa main dans la matrice, & voulut avoir l'enfant par le premier pied qu'il rencontra, ſans ſe donner la peine de chercher l'autre, ny d'examiner ſi l'enfant étoit ſeul ou accompagné d'un ſecond. Il tira ſi bien ce pied qu'il embaraſſa l'enfant dans la matrice & ſans le repouſſer, comme je fis quand je fus arrivé, il arracha la jambe; ſi content d'avoir arraché le bras, il eut laiſſé le reſte au benefice de la nature; je n'en aurois pas été ſurpris, ou du moins qu'il eut tiré l'enfant dont il arracha le pied: il auroit pû dire, comme ont fait quelques Auteurs, que l'autre enfant étoit encore dans ſes membranes au fond de la matrice; ou niché dans un de ſes coins; ce qui auroit été aucunement excuſable; mais ce fut le pied de l'autre enfant qu'il arracha, ce qui prouve par conſequent qu'ils n'étoient plus envelopez d'aucune partie; voilà toutefois une bévüë bien étrange, qui fut cauſe de la mort de deux pauvres enfans, & dont l'un mourut ſans être baptiſé, parce qu'il n'y eut que celui qui préſentoit le bras qui le fut, le tout faute de dexterité & d'experience, puiſque je ne mis pas un demi quart d'heure à faire cet accouchement, malgré le deſordre que les parties avoient ſouffertes par les violences que ce premier Accoucheur y avoit exercées.

## OBSERVATION CXCIV.

Le 4 de Janvier de l'année 1706. l'on me vint querir pour accoucher une femme de la Paroiſſe du Teil, à deux lieuës de cette Ville, qui avoit été abandonnée par ſa mere, qu'elle avoit

auprès

auprès d'elle, quoique Sage-Femme. Cette pauvre femme eut le malheur que le bras de son enfant suivit les eaux, & que sa mere, s'étant trouvée à un pareil accouchement dans la même Paroisse, où je fus appellé pour en délivrer une autre ; comme elle m'avoit vû aller chercher les pieds d'abord, les attirer sans peine au dehors, & finir l'accouchement dans un instant, elle crût en pouvoir faire autant, au lieu dequoy elle avoit déchiré la matrice, & la vessie de sa pauvre fille, d'une maniere à faire pitié ; & l'arriere-faix, qui étoit en partie détaché & en partie déchiré, causoit une perte de sang très considerable ; dans cette extrémité se trouvant fatiguée à n'en pouvoir plus, sans esperance de rien finir, & prête de voir mourir sa fille entre ses mains ; elle resolut de m'envoyer prier d'y venir au plûtôt : je trouvai cette pauvre femme en ce triste état, & si foible à l'occasion de ce violent accouchement, & de cette perte de sang, que je ne lui crûs pas assez de vie pour que je pusse finir ; mais les parties étoient si préparées, que je n'eus pas plus de peine à faire cet accouchement, que j'en aurois eu à tirer mon mouchoir de ma poche. Je la délivrai dans le même instant. L'enfant étoit mort, l'arriere-faix tout délabré, aussi-bien que la matrice, & la vessie ; mais la femme ne vêcut pas quatre heures après. Voilà le coup d'essai d'une Sage-Femme, qui revient tout-à-fait à celui du Chirurgien, dont j'ai parlé dans une Observation précedente, à la difference que la Sage-Femme n'est pas retombée dans la même faute ; mais que le Chirurgien a continué sa mauvaise manœuvre.

## REFLEXION.

Les causes du déchirement de la matrice, de la vessie, & de l'arriere-faix, sont assez manifestes, ainsi que celle de la perte de sang & de la mort de cette pauvre femme ; ce qui m'a persüadé que le Chirurgien, aussi-bien que cette Sage-Femme, avoient fait ce desordre, sans se servir d'aucuns instrumens, mais à force de pousser, de tirailler, & de violenter la matrice, quoyque M. M. y trouve de l'impossibilité ; je fis assez le fâché ; mais cette pauvre femme, mere de la malade, étoit plus morte que vive, & par consequent assez mortifiée de ce qu'il venoit de lui arriver en la personne de sa fille, sans la desoler davantage. Elle me dit ingenuement que m'ayant vû delivrer si vîte cette femme, où elle s'étoit trouvée avec moy, qu'elle croyoit bien en venir de même à son honneur, persüadée qu'elle trouveroit les pieds de l'enfant avec autant de facilité que moy ; mais qu'elle étoit trop convaincue du contraire, par cette cruelle & triste experience : & ce qui la surprit encore davantage, ce fut de voir, avec quelle facilité j'accouchay sa fille malgré le triste état où elle l'avoit reduite, m'ayant vû l'enfant entre les mains au moment que je touchay la femme. Elle m'avoit malheureusement trop bien preparé les lieux pour y avoir de la peine ; ce qui prouve bien qu'une main sans experience n'est pas moins à craindre que les instrumens dont on fait un mauvais usage.

## CHAPITRE IV.

### *De la perte de sang qui arrive aux filles.*

LA perte de sang n'est pas un accident tellement propre à la femme grosse, qu'elle ne puisse arriver aux filles, quoique plus rarement. Il s'en est même trouvé qui en ont eu de si considerables, qu'elles étoient obligées d'appeller à leur secours les plus habiles Chirurgiens, qui doivent agir en cette occasion, tout autrement que lorsqu'ils sont appellés pour secourir une femme grosse, parce qu'alors l'accouchement est l'unique remede ; au lieu que la perte de sang qui arrive aux filles, étant causée par la trop grande quantité ou la mauvaise qualité de cette liqueur, elle ne peut être arrêtée que par le secours des remede, tant generaux que particuliers, & par le regime de vie, comme je l'ai pratiqué dans les occasions suivantes.

### OBSERVATION CXCV.

Le 13 Août de l'année 1661. je fus consulté pour une jeune Demoiselle âgée de sept ans, Pensionnaire dans un Convent de Religieuses depuis plusieurs années, qui avoit été, & qui étoit actuellement affligée d'une perte de sang si violente, que l'on craignoit pour sa vie ; je raportai la cause de cet accident extraordinaire, eu égard à la grande jeunesse de cette Demoiselle, à la quantité ou à la mauvaise qualité de son sang, & je conclus que la saignée étoit l'unique remede pour en diminuer la quantité, & que la mauvaise qualité se retabliroit par un regime non seulement exact & contraire à celui dont elle usoit, mais aussi à la conduite qu'elle tenoit ; car souvent en voulant retablir une perte que la nature a soufferte, par l'usage d'une quantité d'alimens d'un bon suc ; on l'expose en continuant cet usage à en souffrir bien-tôt de plus considerable ; ce qui fait voir la necessité qu'il y a en pareille occasion de joindre à la saignée une maniere de vie sobre, rafraîchissante & humectante, que l'on trouve dans l'uſage des boüillons de veau, & des jeunes volailles dans les petites ſoupes, aſſaiſonnées de gruau ou de ris, les lavemens rafraîchiſſans, les yeux d'écreviſſes préparés, & enfin dans tout ce qui peut adoucir, humecter, & rafraîchir la maſſe du ſang; abſorber les acides, qui ſont capabſes d'en détruire la ſubſtance, & d'en diminuer la quantité. En tenant cette conduite, la Demoiſelle fut délivrée de ſa perte de ſang; en ſorte que je n'en entendis plus parler, juſqu'à l'année mil ſept cent quatre, que je fus prié d'aller recevoir les fruits de ma reponſe à la conſultation, qui étoit de l'accoucher d'une fille, à vingt-ſept lieuës de cette Ville, étant pour lors Madame la Comteſſe de....

## OBSERVATION CXCVI.

Le ſept de Juin de l'année 1701, je fus prié d'aller voir une fille de cette Ville, âgée de ſeize à dix-ſept ans, qui ſouffroit une perte de ſang depuis dix-huit à vingt jours, qui venoit quelquefois avec tant de violence, qu'elle rendoit des caillots en quantité, qui la reduiſoient dans une grande foibleſſe, pour laquelle on lui donnoit en vûë de la fortifier, du vin & de l'eau-de-vie de temps en temps, auſſi-bien que du plus fort cidre pour ſa boiſſon ordinaire. Je ſçûs, m'étant informé de plus loin, qu'elle avoit ſouffert deux ou trois fois un pareil accident, mais beaucoup moindre, & qui s'étoit calmé en uſant de ce regime; mais ſa perte étant exceſſive, je me déterminai à ſuivre une autre methode, lui faiſant obſerver un regime tout oppoſé, qui fut d'une vie ſobre, ſans aucune liqueur vineuſe, ni pour ſa boiſſon, ni dans aucun autre temps. Je la ſaignai nonobſtant cette foibleſſe apparente, mais en petite quantité; & je lui fis donner des lavemens rafraîchiſſans, & de l'eau bien fraîche pour ſa boiſſon; ce qui termina entierement cette perte de ſang en peu de jours.

Je la ſaignai quinze jours enſuite, pour prévenir cet accident; ce qui n'empêcha pas que ſes ordinaires ne revinſſent, mais ſans perte & comme elle avoit de coûtume; ce qui m'engagea à réïterer la ſaignée, quinze autres jours enſuite, après quoi je n'en entendis plus parler, qu'après qu'elle fut mariée, & que je fus prié de l'accoucher; ce que j'ai fait pluſieurs fois, toûjours heureuſement.

## OBSERVATION CXCVII.

Le 18 Juillet de l'année 1712. l'on vint à minuit me prier de venir voir une fille âgée de vingt-trois à vingt-quatre ans, qui souffroit une perte de sang depuis plusieurs jours, mais qui devint si excessive, & avec de si gros caillots les deux derniers jours, qu'elle tomba dans des foiblesses qui se suivoient & augmentoient sans cesse; en sorte que l'on craignoit pour sa vie. Je me contentai de faire prendre à cette fille un demi gros d'alun de roche, avec un gros de sang-dragon, incorporé dans une demie once de conserve de roses de Provins, avec un verre d'eau de centinode & de plantain par dessus, la perte de sang diminua considerablement pendant le jour. Je réiterai le même remede le soir; elle reposa fort bien pendant la nuit, & se trouva le matin entierement délivrée de sa perte de sang, dont il ne resta qu'un leger suintement de serosités, qui finit presque en même temps.

## REFLEXION.

Si ç'ût été la premiere perte de sang de cette consequence que j'eusse vûs arriver à une fille & accompagnée de caillots, comme étoit celle-ci, peut-être que prévenu de ce que dit M. M. dans sa CCXI. Observation, j'aurois examiné, comme je fis, les nymphes de cette fille, que j'aurois pû trouver d'une couleur peu naturelle, & que j'eusse ensuite eu l'imprudence d'introduire mon doigt pour m'assurer de l'état de l'orifice interieur de sa matrice qui devoit en cette occasion souffrir quelque intemperie; j'en aurois sans doute jugé désavantageusement, mais aussi prévenu que j'étois de sa sagesse; loin de chercher à déveloper par mes yeux la cause de cet accident, par une semblable visite, je m'attachay à calmer la violence de cette perte de sang, qui ne pouvoit provenir que d'une trop grande réplétion, qui forçoit les vaisseaux de s'ouvrir à leurs extrémités ou dans leur propre corps par l'acrimonie ou la subtilité de ce même sang. Ce raisonnement étoit d'autant plus probable, que ces parties sont non seulement disposées à souffrir cet accident, par raport à l'écoulement qui arrive tous les mois aux filles qui ont atteint un certain âge, lorsque le sang vient à pécher, soit en quantité ou en qualité; mais aussi que les hommes qui ont le malheur d'être affligés des hemoroides, sont sujets aux mêmes disgraces, en ayant vû plusieurs à Paris, & dans ce pays, qui ont souffert des pertes de sang jusques à la sincope dans un flux hemorrhoidal; ce qui me fait dire que M. M. donne dans cette Observation des marques trop équivoques pour juger de l'incontinence d'une fille, par la couleur & la longueur des nymphes, & la sensibilité douloureuse de l'orifice interieur de la matrice, puisque cet orifice, par la raison que j'ay dite, ne peut presque pas être sans quelque sorte de douleurs, & que les nymphes peuvent avoir differentes longueur, & couleur, soit pâle, brune, ou vermeille, sans que l'on puisse tirer de là aucun indice de la sagesse ni du libertinage des filles, & que par les raisons déja alleguées, il n'est point de fille qui ne puisse souffrir des pertes de sang considerables, même accompagnées de caillots, sans que la virginité ait souffert chez elle la moindre attente m'en tenant au précepte de M. Lamy, qui dit, qu'il n'est pas plus possible, de juger de la virginité, que de la trace d'un serpent sur les carreaux bien polis d'une chambre, je réfute cette Observation de M. M. avec soin, afin que d'autres puissent éviter, comme je l'ay fait, un accident où ces frivoles marques auroient pû me faire rendre un jugement dont les suites m'auroient causé un sensible repentir.

## OBSERVATION CXCVIII.

Dans l'année 1696. deux Dragons du Regiment de Zedes, qui étoit campé à une lieuë de cette Ville, y étant venus pour quelques affaires, y resterent pendant la nuit, où rodant dans les ruës, ils trouverent une Femme de Chambre dans un endroit écarté, avec un Laquais qui portoit un flambeau devant elle; ce Laquais aux premieres paroles menaçantes de ces Dragons s'enfuit, & laissa cette Femme de Chambre à leur discretion, qui la dépoüillerent & la violerent, selon son rapport, malgré les efforts & les cris qu'elle pût faire avant qu'il luy fût venu du secours. Ces Dragons après ce crime énorme, furent assez peu avisés pour retourner à leur camp fort tranquillement.

Il me fut ordonné avec un sage & prudent Medecin, de visiter cette fille, qui nous assura si affirmativement qu'elle avoit été violée, qu'il s'en étoit, disoit-elle, ensuivi une perte de sang, ce qui la désoloit très fort, d'être obligée de s'exposer à nos yeux en ce triste état. Cette complication d'accidens étoit une espece de preuve de ce qui devoit s'être passé; mais lui ayant demandé si elle n'étoit point dans le temps où ses ordinaires devoient couler, & qu'elle m'eut assuré qu'ouy, je ne me pressai point de la visiter; je me contentai de lui dire que supposé que la chose eût été accomplie de la maniere qu'elle nous le disoit, nous serions obligés de nous en tenir à son rapport, parce que le temps devoit avoir rétabli le dérangement que nous aurions pû trouver incessamment après l'action; ce qui nous fit remettre la chose au lendemain, plus pour éviter une telle visite, que dans l'esperance d'y mieux réüssir, mais le Grand-Prevôt s'étant saisi de ces Dragons, leur procès fut bien-tôt expedié; ils furent condamnés à être pendus, non pour avoir violé cette Femme de Chambre, l'un des deux ayant avoué l'avoir tenté & voulu faire, mais qu'il n'avoit pû y réüssir, manque de disposition à cet effet, & en ayant même été empêché par son Camarade; mais ils furent punis pour avoir volé les habits de cette fille, & couché hors de leur camp; ce qui étoit défendu sur peine de la vie.

Si j'eusse été bien pressé de visiter cette fourbe, en l'état où elle étoit, & que j'eusse écouté ses plaintes, si justes en apparence, j'aurois par mon indiscretion causé la mort à ces deux Dragons, quand il n'y auroit eu que cette seule plainte contre eux; car leur désaveu n'auroit point eu de lieu. Quel chagrin n'aurois-je pas eu, si sans reflexion j'avois donné mon rapport sur des apparences si vrai-semblables, mais en même temps si trompeuses, d'où je me tirai heureusement en temporisant; car une fille de vingt-six ans, & qui étoit Femme de Chambre depuis plus de dix, violée au milieu d'une Ville en si peu de temps par deux Dragons seulement, & pleins de vin, étoient autant de circonstances qui me faisoient regarder la chose comme impossible, comme elle se trouva effectivement; mais plus par la mauvaise disposition du Dragon, que par la resistance de la fille, qui crioit beaucoup, mais qui ne resistoit pas.

Ce qui fait voir que si cette Femme de Chambre eût été violée, comme elle le disoit faussement, ç'auroit été un violement volontaire, n'étant pas possible qu'un homme seul, ni même plusieurs, puissent executer un tel dessein, à moins que la fille n'y consente; ce n'est qu'en parfaite connoissance de cause que je parle de la sorte, & la suite en est une preuve trop constante, pour le pouvoir revoquer en doute.

## OBSERVATION CXCIX.

En l'année 1676. comme j'étois dans les Dragons de M. de Chamilly, pour lors Gouverneur d'Oudenarde, & qui a été depuis Maréchal de France, il se fit une partie entre plusieurs Officiers, d'avoir la jouissance d'une grande fille, Servante de l'Hôtellerie, où pendoit pour enseigne le Cigne, sur la Place d'Armes, dont le Major du Regiment de Bourgogne fut celui sur lequel le sort tomba: le complot fut fait que les Hautbois de l'Officier de Dragons, & des Violons qui y étoient, joueroient des fanfares ou bruits de guerre, ausquels les Laquais joindroient leurs voix, en sautant & dansant sur le plancher : en sorte que tout ce chamailli joint ensemble, fit un si grand bruit que les cris de cette Servante se trouvassent confondus, de maniere que ceux du logis ne les pourroient développer, afin que ce qui s'alloit passer ne pût venir à leur connoissance. Toutes ces choses ainsi disposées, cette fille en entrant pour apporter du vin, fut saisie & renversée sur le bord d'un lit, qui étoit d'une hauteur convenable à la mettre dans une situation toute propre à accomplir l'intention de ce Major, pendant que quatre Officiers lui tenoient les bras & les jambes, & un cinquiéme la tête, afin qu'il ne manquât rien à l'execution de leur dessein ; mais cette fille forte & vigoureuse, fit bien voir en cette occasion que la volonté étoit au dessus de la violence, & qu'à moins qu'elle ne soit de concert, il est impossible que des hommes réussissent dans un si pernicieux dessein.

La Maîtresse du logis faisant attention à ce bruit extraordinaire, & inquiéte au possible de ce que sa Servante y étoit entrée, crut bien que c'étoit à son occasion que se jouoit cette tragedie, & qu'elle y faisoit le principal rôlle, heurta avec tant de violence contre la porte, qu'elle l'enfonça, & délivra sa Servante saine & sauve, du plus dangereux écueil qui ait jamais menacé l'honneur d'une fille. Elle en fut quitte heureusement pour de grands efforts & beaucoup de peur ; & ces six Officiers pour leur argent, par le moyen duquel ils étoufferent une très-mauvaise affaire, & qui alloit sur le champ être portée devant M. le Gouverneur, qui sans doute auroit rendu bonne & courte justice à cette fille, encore plus genereuse que ne fut Lucrece, qui a peut-être moins merité les éloges que lui a donnés l'antiquité, que cette simple Servante, dont je rapporte l'histoire dans la pure verité, comme elle fut executée, la tenant de tous ceux qui en étoient les acteurs.

Ce qui prouve bien qu'une fille qui préfere son honneur à sa vie, ne peut jamais être violée, quelque quantité d'hommes qui se mettent en devoir de le faire, au lieu que cette Femme de Chambre succomba, sans être que foiblement attaquée, & que celle-ci resista aux efforts de plusieurs Officiers, forts & vigoureux.

Ce fut le souvenir de cette histoire qui me tint si reservé à l'occasion du rapport que je devois donner pour celle dont j'ai parlé ; après que j'en aurois eu fait la visite, qui se trouva couverte de honte & de confusion, par l'aveu qu'en fit ce malheureux Dragon ; la prétendue perte de sang n'étoit qu'un simple écoulement de ses ordinaires, qui pouvoient lui avoir commencé quelque peu auparavant, ou dans le temps même que cet accident lui arriva, puisque c'étoit celui auquel ils devoient venir, qu'elle declaroit neanmoins être la suite des prétenduës violences qui devoient lui avoir été faites, quoiqu'elle n'en eut souffert aucune, la seule émotion ayant même été capable de lui causer une perte de sang violente, sans qu'on lui eut fait aucune violence.

Ce qui me fait dire que si rien n'est plus difficile à connoître que la perte de la virginité, il n'est pas plus aisé de développer le déguisement & la malice des filles du caractere de celle-ci, à qui un apprentissage de dix années de Femme de Chambre de la femme d'un Commissaire des Guerres, devoit en avoir beaucoup appris.

L'on voit par ces Observations, qu'une fille peut souffrir une perte de sang des plus considerables, & même accompagnée de caillots, sans que son honneur s'y trouve interessé, quoique ce soit la seule raison qui peut avoir fait douter M. M. de la pudicité de celle dont il parle dans cette Observation, parce, dit-il, qu'elle vuidoit des caillots gros comme des noix, puisqu'il n'est presque pas de perte de sang où cela n'arrive, quand ce ne seroit que par le nez ; mais quelque aveu que cette fille pût avoir fait à M. M. de sa mauvaise conduite, j'ai au contraire été très-persuadé que les pertes de sang des trois dont je parle, n'ont eu d'autres causes que celles que je leur ai attribuées.

Je dis aussi dans ces Observations, la maniere dont je les ai traitées, à la guerison desquelles je n'ai employé que les remedes generaux & les plus ordinaires, à l'exception de la derniere à laquelle je me servis de celui de M. Helvetius, avec l'alun, le sang-dragon, & la conserve de roses, & les eaux de centinode & de plantain, dont j'ai éprouvé la bonté en plusieurs occasions, & dont le succès m'a paru le plus prompt & le plus seur.

Je ne prétends pas pourtant excuser par là plusieurs filles, qui plus livrées au libertinage que celles qui font le sujet de mes Observations, m'ont consulté sur ce fait, sans en avoir reçu d'autre secours, que le conseil de se bien comporter, & se garder

garder de rien faire qui puisse y donner occasion ; car, à la verité, c'est une chose des plus délicates ; mais comme il n'est point de feu sans fumée, il est bien difficile qu'une jeune fille ait une intrigue ou un commerce trop libre, sans que cela soit connu dans les petites villes, à la difference de Paris, où la chose est si possible, que M. M. s'en explique tout autrement.

---

## CHAPITRE V.

### *De la perte de sang.*

COMME le sang est composé de chyle, de pituite, de bile, de melancholie, de lymphe, d'esprits animaux, & de semence, que ces liqueurs sont separées par les porosités, diversement figurées, des glandes par où elles passent pour être portées chacune dans leurs reservoirs particuliers, afin de remplir les intentions à quoi la nature les a destinées, & satisfaire chacune à leur usage particulier ; ainsi de la perte de cette précieuse liqueur dépend celle de la vie, comme de son integrité & de sa bonne constitution dépend la santé du corps animé.

C'est la raison qui a engagé les anciens Medecins à mettre tant de remedes en usage, pour en arrêter l'écoulement en toutes sortes de temps & d'occasions, mais sur tout pendant la grossesse ; remedes neanmoins la plûpart inutiles en bien des rencontres, parce qu'il n'y a que la seule main d'un Accoucheur experimenté qui puisse y être de quelque secours, & tirer les femmes grosses du peril évident où cet accident les expose.

Mais comme la Chirurgie des accouchemens n'a pas été fort connuë de nos Anciens, l'on peut dire qu'ils n'en ont écrit que très-foiblement, jusqu'au dernier siecle, que l'on a commencé en France à en connoître l'utilité, lorsque d'habiles Chirurgiens se sont donné la peine d'y travailler, & sur tous les autres, Messieurs Peu & Mauriceau, à qui nous sommes redevables d'avoir porté cette operation infiniment au de-là de ce qu'elle avoit été avant eux, & dont le public a depuis ressenti & ressent tous les jours des effets très-salutaires & très-évidens.

Ce n'est pas seulement pendant la grossesse que les femmes sont exposées aux pertes de sang, mais cet accident les menace encore jusqu'au jour de leur accouchement, & souvent pendant l'accouchement même, & il ne cesse d'être en état de leur arriver, que quelque temps après qu'elles sont accouchées.

Il n'est que trop commun de voir des femmes grosses perir dans une perte de sang, pendant tous les differens temps de leur grossesse, quand elles ne sont pas assez tôt secouruës. Quelques-unes même en meurent dans le travail sans accoucher, faute de secours, & le nombre n'est pas petit de celles qui ont fini leurs jours par cet accident, aprés être accouchées, dans le temps que tout le monde ne songeoit qu'à se rejouir de l'heureuse naissance d'un enfant souhaité, & du prétendu bon état de la mere, dont la vie a coulé avec le sang, & dont la mort est arrivée doucement, avant que l'on y eut pensé. Quelquefois l'imprudence de l'Accouchée en est la seule cause, & quelquefois aussi les Sages-Femmes manque d'avoir fait assez d'attention à ce qui est de leur devoir, comme je le rapporterai dans la suite, après avoir fait connoître les causes qui y donnent occasion pendant la grossesse, afin que la femme grosse mette toute son application à les éviter.

---

## CHAPITRE VI.

### *De la perte de sang pendant la grossesse.*

LA perte de sang qui arrive à la femme grosse, vient du détachement du tout ou d'une partie de l'arriere-faix, de la rupture d'un des vaisseaux qui forment le cordon, ou des vaisseaux qui aboutissent à la partie exterieure de l'orifice interieur de la matrice. C'est de tous les accidens dont elle peut être attaquée, celui qui est le plus commun, le plus ordinaire, & le plus funeste : en un mot c'est un précipice creusé devant elle, dans lequel elle est continuellement en danger de tomber. Il ne faut qu'en examiner les causes les plus communes, pour connoître cette verité, & ces causes sont d'autant plus à redouter, qu'elles donnent souvent lieu à un accouchement prématuré, qui fait pour l'ordinaire perir l'enfant & même la mere ; car la difference qne j'ai trouvée entre l'accouchement avancé & la perte de sang, c'est qu'il est rare que l'accouchement avancé soit suivi de la perte de sang, & que la perte de sang est presque toûjours suivie de l'accouchement ; ce qui doit faire regarder ces deux accidens comme deux associez qui se suivent de près, & qu'une femme grosse très-souvent ne peut s'empêcher d'essuier l'un sans l'autre ; ce qui doit l'obliger d'être sans cesse sur ses gardes. En effet, la perte de sang étant l'accident dont une femme grosse est plus en danger d'être atteinte pendant sa grossesse ; elle doit soigneusement éviter tout ce qui peut y donner occasion, comme sont les chûtes, les coups, la peur, les fausses démarches, les efforts à lever quelque fardeau, lever par trop la jambe, ou le bras, s'appuier le ventre sur quelque corps solide, le chagrin, la colere, & plusieurs autres passions; car il n'y a aucune de ces causes au sujet de laquelle je n'aye été appellé pour secourir des femmes qui souffroient de si violentes pertes de sang, que j'ay été obligé de les accoucher, pour sauver la vie à la mere & à l'enfant ; à la mere pour le temps, & à l'enfant pour l'éternité. Les unes y ayant été exposées par necessité, par inadvertance, ou par cas fortuit ; & les autres de gayeté de cœur, ou par leur imprudence.

## OBSERVATION CC.

Le 8 Août de l'année 1687. la femme d'un Tailleur de cette Ville, grosse de trois mois ou environ, tomba de dessus son établis. Elle sentit aussi-tôt son sang couler avec impetuosité ; l'on m'envoya chercher avec précipitation. Je trouvai la femme déja foible, & il me parut que de la violence dont le sang couloit, elle ne pouvoit pas vivre une demi-heure. Je la mis aussi-tôt en situation sur le travers de son lit ; je trouvai l'orifice interieur de la matrice très-susceptible de la dilatation necessaire pour tirer un petit enfant, envelopé de ses membranes, & l'arriere-faix qui suivit sans peine, le tout vint presque ensemble. La femme étant accouchée & délivrée de la sorte, je la fis mettre en repos dans son lit, la perte de sang qui avoit déja considerablement diminué, s'arrêta presque aussi-tôt, & l'enfant vêcut encore assez pour être baptisé.

## REFLEXION.

Il n'y eut point à temporiser à cet accouchement, il fallut prendre la balle au bond, pour ainsi dire, & ne perdre pas un moment, dans la crainte que ce ne fut celuy de sauver la vie à l'enfant & à la mere. La nature de la perte de sang indique ce qu'il faut faire. Quand elle est d'une autre nature que celle de cette femme, l'on peut prendre d'autres mesures pour y remedier, mais quand elle est aussi violente, la seule vûe que le Chirurgien doit avoir est celle d'accoucher promptement femme, comme je fis celle-cy, qui se trouva foible, dès que l'accident commença de paroistre, tant il étoit violent.

Quand l'enfant est si petit il n'importe qu'elle partie vienne la premiere, mais quand il est plus grand, comme depuis cinq jusqu'à sept mois ou davantage, il faut ouvrir les membranes qui contiennent les eaux, & aller chercher les pieds, comme j'ai fait dans l'Observation qui suit.

## OBSERVATION CCI.

Le 4 de May de l'année 1686. une Bourgeoise de cette Ville, grosse de trois à quatre mois, reçut un coup violent au long des reins, dont elle sentit de grandes douleurs, qui furent suivies d'une legere perte de sang; ce qui l'obligea à me consulter; je ne trouvai rien à lui faire, sinon de la saigner du bras; ce que j'executai, & lui tirai huit à neuf onces de sang. Je lui fis garder un repos exact, ses douleurs diminuerent, mais la perte de sang ne fit que s'augmenter, de maniere que je fus obligé de l'accoucher. Je trouvai l'orifice interieur de la matrice assez aisé à dilater pour introduire un, puis deux, trois & quatre doigts, & enfin la main entiere, pour aller chercher les pieds de l'enfant, dont je me saisis; après que j'eus ouvert les membranes, je les attirai au passage, & finis ainsi cet accouchement en très-peu de temps. Le petit arriere-faix suivit; la perte de sang diminua d'abord, & cessa peu de temps après, & la femme se porta bien; mais ce ne fut pas si promptement, car ces pertes de sang affoiblissent quelquefois tellement les femmes, que ce n'est que par le secours des bons alimens, d'un grand repos, & du temps, qu'elles se retablissent. Il y en a même ausquelles il reste une douleur de tête, longue & fâcheuse, & dont le visage ne reprend jamais son beau coloris.

## REFLEXION.

Quelquesfois le hazard ou le malheur ont toute la part à cet accident; mais quelquesfois aussi les femmes se l'attirent, comme fit celle-ci. Je n'en vis de mes jours une moins raisonnable, ce qui ne doit pourtant pas autoriser un homme à en venir à de telles extrémitez. Mais en verité, il est bien difficile de se contenir dans des indispositions pareilles à celles où ce couple mal assorti se trouvoit, dont ils me faisoient un aveu sincere; & pour tout dire en un mot, c'est qu'il y a des femmes qui veulent absolument être batues, au nombre desquelles on pouvoit mettre celle-ci à juste titre.

Cet accident fut assez fâcheux, pour les faire un peu plus sages dans la suite. Je n'y épargnay ny exhortations, ny reproches, & les menaces même d'en rendre mon raport à la Justice. De maniere qu'il ne leur est plus arrivé de se battre, du moins pendant qu'elle étoit grosse; car cette femme n'a plus accouché avant son terme depuis ce temps-là.

L'enfant eut encore le bonheur d'être baptisé. Il étoit très foible, & pour peu que j'eusse attendu, je ne doute pas qu'il ne fût mort & la mere aussi, qui eut bien de la peine à se tirer d'affaire: mais on ne peut pas accoucher une femme dès le moment que l'on voit couler un peu de sang, parce qu'il y en a beaucoup ausquelles cet accident arrive, sans que les suites en soient aussi fâcheuses: mais on ne peut s'en dispenser quand les malades commencent à se trouver foibles, ou que la perte est exorbitante, comme à la femme dont est question.

## OBSERVATION CCII.

Le dix Août de l'année 1706. j'allai à Caën pour accoucher une Dame, qui avoit pour Garde une jeune femme grosse d'environ six semaines tout au plus, qui fut attaquée d'une legere perte de sang, douze jours après que la Dame fut accouchée. Cette perte dura deux à trois jours, sans augmenter; ce qui lui persuada que c'étoit ses ordinaires, qui après avoir souffert un peu de retardement, avoient repris leurs cours, & cette idée ne le confirma que trop. Le soir du troisiéme jour qu'elle avoit souffert cet écoulement sans m'en parler, quoique je la visse tous les jours, la digue se rompit brusquement, dont s'ensuivit une inondation si violente, que cette jeune femme tomba dans des foiblesses si longues, qu'elles faisoient craindre pour sa vie; comme par bonheur j'étois resté pour accoucher une autre Dame, l'on m'y vint querir bien vîte; je trouvai deux Sages-Femmes auprès de cette malade, qui étoit sans sentiment, sans mouvement, ni connoissance, dont le sang couloit abondamment, ausquelles je demandai ce qu'elles pensoient de cet accident; elle me repondirent tranquillement, que c'étoit quelque chose qui vouloit venir; mais que ce ne seroit que pour la nuit, ou pour le lendemain matin; je leur dis tout en colere, qu'il n'y avoit pas à temporiser, que c'étoit une necessité de délivrer cette femme sur le champ, & sans attendre davantage. J'eus beau leur marquer le pressant besoin où elle étoit d'être secourue, & qu'elle ne pouvoit pas soutenir la violence d'une telle perte une demie-heure sans mourir; il n'en fut ni plus ni moins. Quand j'eus connu leur indolence, ou plûtôt leur ignorance crasse, je mis la malade en situation dans son lit, où je la délivrai en un instant, d'une espece de petite vessie, comme un œuf de poulle sans coquille, dans laquelle étoit un petit fœtus, de la grosseur d'une mouche à miel; je n'y remarquai point de cordon, ni tout ce que Messieurs Harvée & Kerkerin rapportent s'être trouvé dans des fœtus même beaucoup plus jeunes que celui-ci, qui avoit six semaines. Je regarde ces relations-là, & beaucoup d'autres de cette nature, comme de belles imaginations, qui font briller l'esprit & le raisonnement de ceux qui les mettent au jour, mais où l'experience n'a aucune part.

La perte de sang diminua peu à peu, & cessa entierement le lendemain, de sorte qu'il ne venoit plus que des serosités roussâtres. Les foiblesses ne se firent plus sentir, & la malade se tira d'affaires avec le temps. Il lui en fallut beaucoup pour reprendre ses forces, & elle seroit morte très-seurement, si elle n'eut pas été secouruë aussi à propos.

## REFLEXION.

Le temps que je fus à faire examiner l'état des choses par ces deux Sages-Femmes, qui avoient été choisies comme les plus fameuses de la ville, & envoyées querir, afin de les avoir, si on ne me trouvoit pas, ne dura qu'autant qu'il en fallut me préparer à l'accoucher: quoyque je fusse trop convaincu de leur incapacité, pour m'en fier à elles, mais quand je n'aurois pas été obligé de le faire par necessité, je l'aurois fait par bienséance; parce que, comme j'étois dans une ville considerable, éclairée par quantité d'habiles Chirurgiens, si j'avois travaillé brusquement dès que j'arrivay, ces Sages-Femmes n'auroient pas manqué de dire qu'elles auroient aussi-bien executé cet accouchement que moy, mais que je l'avois voulu faire plus par entêtement pour me faire valoir, que par une urgente necessité parce qu'il y a des femmes qui souffrent de longues & de violentes pertes de sang, sans qu'elles accouchent, & que cet accouchement qui pouvoit être de cette espece, auroit par consequent été fait mal à propos. Ce fut cette raison qui m'engagea à leur faire avoüer qu'il y avoit quelque chose qui vouloit venir, mais qu'il ne viendroit que le lendemain matin, & il n'étoit qu'entre huit & neuf heures du soir; ce qui me porta à les faire retourner une seconde fois à la charge, en leur faisant connoître la pressante necessité de délivrer cette femme, & le peril évident où elle étoit, les foiblesses se succedant les unes aux autres, sans qu'elles s'en émussent davantage; je fus donc obligé de leur dire, lorsque je pris leur place, que si elles ne sçavoient pas autre chose, j'allois leurs en faire voir davantage, & je l'executai en delivrant cette malade de cette espece de petit œuf sans coquille, dans laquelle étoit ce petit fœtus, tel que je viens de le dire dans l'Observation, & dont l'extraction que je fis en un instant, en présence de plus de dix personnes, sauva la vie à la malade à qui cette perte arriva à cause de la fatigue qu'elle avoit eue auprès de la Dame en question en la servant dans ses couches, ou à l'occasion d'une peur qu'elle eut d'avoir entendu quelque chose d'extraordinaire.

Comme j'ay accouché quantité de femmes en temps de leur grossesse & que cette femme est de celles qui ont accouché dans les premiers temps, tout le secours que je pus lui donner, fut d'introduire mon doigt dans la matrice que je coulay le plus avant qu'il me fut possible, & le promenay autour de ce petit corps membraneux qui avoit la figure d'un petit œuf sans coquille, que je détachay entierement, & en délivray la femme sans l'ouvrir, de crainte que cette membrane, qui est le commencement de l'arriere-faix, étant restée, ne donnât occasion à une perte de sang ou à d'autres accidens, qui auroient été d'autant plus dangereux, que la cause se seroit trouvée difficile à détruire, consistant dans l'extraction d'une si petite membrane & si adherante, ce qui n'auroit pû se faire sans l'aller détacher du fond de la matrice, aussi-bien que l'arriere-faix dont elle est le principe.

Il est donc essentiel à un Accoucheur de s'attacher à délivrer les femmes dans les accouchemens de cette espece, où l'on trouve un petit œuf ou corps membraneux tout entier, dans lequel sont contenues les eaux, le petit fœtus, & le reste, sans quoy il seroit impossible qu'il fut assuré qu'il y eut rien de contenu au dedans, parce qu'un aussi petit enfant, qu'étoit celui ci, échaperoit aisément à sa connoissance; ce qui n'arrive pas quand le fœtus est plus avancé en âge; car les membranes s'ouvrent pour l'ordinaire, & l'enfant suit les eaux, sans que sa situation y puisse former d'obstacle jusqu'à cinq & six mois, étant indifferent qu'il vienne les pieds, la tête, ou le cul devant, je veux dire en double. La mere s'en défaisant également bien dans ce temps-là; & non pas quand il est plus grand, comme depuis la fin du sixiéme mois jusques au neuviéme, il faut alors ouvrir les membranes qui contiennent les eaux, & aller chercher les pieds, à moins que la femme ne soit en travail avec des douleurs violentes & redoublées, & que l'enfant occupant le passage n'empêche l'introduction de la main; lorsque les choses sont en cet état, le Chirurgien est obligé de laisser agir la nature, dans l'esperance que l'accouchement finira bien-tôt; car si les accidens venoient à presser, il seroit forcé de mettre le dernier remede en execution, & d'accoucher la femme.

Ce n'est pas la seule situation de l'enfant qui lie les mains au Chirurgien, quand il est appellé pour secourir une femme en perte de sang, je me suis encore trouvé en trois autres occasions où je n'ai pas été moins embarassé.

## CHAPITRE VII.

### *Des causes qui s'opposent à l'accouchement de la femme qui a une perte de sang.*

QUOIQUE l'accouchement soit d'un grand secours pour tirer une femme du danger où cette violente perte de sang l'expose; il n'est pas toûjours possible au Chirurgien de l'executer, pour quatre raisons.

La premiere est quand l'enfant est à terme, & qu'il vient naturellement, parce que sa tête remplit tellement le passage, que le Chirurgien n'y peut passer la main pour aller chercher les pieds, & est par consequent obligé d'en user, comme je l'ai dit ci-devant, à moins qu'il ne finisse, comme je le rapporte dans une de mes Observations précedentes, lorsque la perte de sang est causée par un des vaisseaux du cordon.

La seconde, est lorsque la femme par un entêtement insurmontable, ne veut se rendre, ni aux raisons de ses amis, ni à celles du Chirurgien, & qu'elle préfere la mort au remede qu'on lui propose, qui est l'accouchement.

La troisiéme, est lorsque la femme aidée de toute sa raison, se rend volontiers, & consent à tout ce qui est possible pour la soulager; mais des difficultés que le Chirurgien ne peut vaincre, rendent son dessein sans effet, & l'accouchement impossible.

La quatriéme, est lorsque la perte de sang ne vient ni du détachement de l'arriere-faix, ni de la rupture d'un des vaisseaux du cordon, mais par l'ouverture de quelqu'autre vaisseau, comme sont ceux qui fournissent à l'écoulement de quelques femmes, qui paroissent reglées pendant les deux, trois & quatre premiers mois de leurs grossesses. J'en ai vû même qui l'ont été jusqu'à sept; ce qui rend l'accouchement sans effet.

Elles ne peuvent pas toutefois se dire bien reglées, car si elles consideroient le temps, la quantité, & la qualité, elles y trouveroient un dérangement considerable. C'est cette raison qui fait dire à des femmes qu'elles ne sont grosses que de sept mois, quoiqu'elles le soient de neuf, & qui a donné lieu de faire des remedes à d'autres, dont les suites ont été fâcheuses.

La premiere raison qui rend l'accouchement impossible, se trouvera dans une Observation, rapportée à la suite du Chapitre suivant.

## OBSERVATION CCIII.

La seconde est arrivée le 12 de Mars de l'annee 1689. à la femme de mon ancien Confrere, & de mes meilleurs amis, que j'avois plusieurs fois accouchée très-heureusement; étant grosse de cinq mois, elle s'appuya fort legerement le ventre sur un coffre, pour en tirer quelque chose qui étoit au fond; quelque temps après de petites douleurs se firent sentir, qui s'augmenterent

gmenterent fort vîte, & qui furent suivies d'une perte de sang très-considerable. Mon Confrere d'autant plus allarmé, qu'il en connoissoit le danger, m'envoya prier de venir incessamment chez lui, où étant arrivé, sans me dire la cause de son allarme, il me pria de monter au plûtôt à sa chambre, où étoit sa femme, que je trouvai avec une perte de sang si terrible, qu'outre les draps & les serviettes qui en étoient remplies, il couloit dans la chambre à ruisseaux ; mais les douleurs continuelles que la malade souffroit, ne repondant pas en bas, ne donnoient aucune esperance du côté de l'accouchement. Je la touchai pour sçavoir en quel état étoit l'orifice interieur de la matrice, que je trouvai dilaté à y mettre le doigt, & assez bien disposé pour en esperer davantage ; ce qui me fit proposer à la malade de se mettre en disposition pour l'accoucher, parce que les foiblesses, quoique legeres, étoient déja frequentes. Il ne me fut pas possible de l'y resoudre ; elle me repondoit, quand je lui proposois, que les choses viendroient dans leur temps, & que le Seigneur l'assisteroit. J'eus beau lui dire que le Seigneur l'assistoit aussi, en lui donnant lieu de profiter des secours necessaires, & qu'il falloit qu'elle s'abandonnât à la Providence, sans resister à ses ordres. Ma morale fut inutile, les exhortations de son mary n'eurent pas un meilleur succès ; les défaillances, de legeres qu'elles étoient dans le commencement, devinrent longues dans la suite, à faire tout craindre, par le continuel écoulement qui se faisoit ; ce qui m'obligea de lui dire au retour d'une défaillance, que puisqu'elle vouloit, pour ternir ma reputation, mourir entre mes mains, qu'elle ne me refusât pas au moins la grace de se laisser mettre dans une situation, qui jointe aux douleurs, quoique legeres, pourroient faciliter la sortie de l'enfant ; à quoi elle consentit. Je la mis sur les pieds du lit, dans la situation requise pour l'accoucher, avec toutes les précautions necessaires, c'est-à-dire, des femmes pour la tenir, & le reste. Les choses en cet état, je pris l'occasion de la premiere foiblesse qui parut, j'introduisis ma main dans la matrice, & allai chercher les pieds de l'enfant, au moyen de quoi je finis l'accouchement, & la délivrai avant qu'elle eut assez de connoissance pour y mettre aucun obstacle. La perte de sang diminua en un moment. Je fis ensuite coucher la malade dans son lit, & elle fut du reste secouruë à propos de toutes les choses necessaires ; en sorte qu'elle recouvra sa santé & ses forces en dix-huit ou vingt jours, ſans qu'il parût rien de la perte exceſſive qu'elle avoit ſoufferte, & bien contente de ma tromperie.

## REFLEXION.

Je n'ay jamais abandonné aucune femme en travail, quelqu'oppoſition que j'aye trouvée; un Chirurgien qui ne manque ny de charité ny de bonne volonté, a toûjours aſſez de préſence d'eſprit pour inventer des moyens qui lui donnent lieu de ſurprendre une femme accablée de ſon mal, & d'inquietude, à un point qu'elle ne ſçait ny ce qu'elle veut, ny ce qu'elle ne veut pas: car ſi j'euſſe fait comme M. M. Obſervation CCCXXX, j'aurois laiſſé perir la femme de mon Confrere, que j'ay le plaiſir d'avoit ſauvée, dont elle fut un peu fâchée d'abord, mais qui me pardonna bien vîte, & qui à ſon tour condamna bien ſa foibleſſe.

Ce n'eſt pas cette ſeule Obſervation qui juſtifiera ce que j'avance, pluſieurs autres le confirmeront dans la ſuite; le malheur qui arriva à celle-cy, c'eſt que l'enfant ſe trouva mort, ſans que je puiſſe dire ſi c'étoit par le retardement que la déſobéïſſance de la mere y aporta, ou s'il l'étoit auparavant, je l'aſſuray toûjours qu'elle n'y avoit point de part, afin qu'elle n'eut pas un ſi ſenſible reproche à ſe faire: car la difference qui ſe trouve entre l'accouchement avancé par des accidens de la nature de ceux ci, ſans qu'il y ait perte de ſang, c'eſt que pour l'ordinaire l'enfant eſt mort avant que la mere accouche, & que dans ces pertes de ſang qui viennent ſi bruſquement, que l'on eſt obligé d'accoucher la mere, l'enfant eſt pour l'ordinaire vivant.

## OBSERVATION CCIII.

La troiſiéme eſt arrivée à la femme d'un Voiturier de cette Ville, groſſe de cinq à ſix mois, qui tomba le trois Janvier de l'année 1687; de deſſus ſon cheval ſur les pieds, & enſuite ſur le ventre. Cette femme fut attaquée ſur le champ de douleurs conſiderables, accompagnées d'une perte de ſang aſſez violente, & par un ſurcroît de malheur, c'étoit à trois lieuës d'ici. Auſſi-tôt qu'elle fut arrivée chez elle, elle m'envoya prier de la voir au plûtôt; j'y allai fort promptement; elle étoit veritablement en travail, avec cette perte, qui couloit toûjours, mais peu abondante. Je trouvai l'orifice interieur dilaté à y introduire aiſément mon doigt, au moyen duquel je m'aſſurai que les eaux étoient formées, & les membranes prêtes à s'ouvrir; mais ſans ſçavoir quelle partie l'enfant preſentoit; ce qui m'obligea de laiſſer paſſer encore quelques douleurs, aprés leſquelles les eaux s'écoulerent, & l'enfant s'avança aſſez pour m'aſſurer qu'il preſentoit le cul; ce qui me fit reſoudre à l'accouchement; & pour cet effet, je mis la malade en ſituation, j'introduiſis un, deux, & juſqu'au quatriéme de mes doigts; mais il me fut impossible d'y joindre le poulce, pour ensuite couler ma main, afin d'aller chercher les pieds de l'enfant, qui étoit l'unique moyen de finir cet accouchement; je mis tout en usage pour en venir à bout, malgré le précepte de M. Peu, qui dit de se bien garder de faire de violence à la matrice en pareille occasion. Je fis au contraire toute celle que j'y pus faire; j'y retournai plus de dix fois en differens temps, j'y introduisis de l'huile, & de la graisse, autant que je pus, pour faciliter la relaxation de cet orifice, que je trouvois si dur & si fermé, que je ne pouvois comprendre, comment une partie membraneuse, dont le propre est de se dilater, pouvoit opposer un si grand obstacle à mon dessein; ce qui me fit resoudre à saigner la femme, & à lui faire prendre plusieurs lavemens, faits avec les feüilles, semences, & racines émolientes, ajoutant à la décoction deux onces de miel violat, & je faisois tremper des serviettes doublées en quatre dans cette même décoction, que je lui faisois appliquer sur les parties, à qui je voulois qu'elles communiquassent leur qualité émoliente, afin de les relâcher, & tâcher par ce moyen, de leur procurer la dilatation convenable, pour executer ce que je m'étois proposé. Tout me fut également inutile, la malade étoit naturellement forte & vigoureuse, & j'avois soin de lui faire prendre de bonne nourriture; quand je vis que mes soins & mes peines n'aboutissoient à rien, & que l'orifice interieur n'étoit pas plus dilaté qu'avant que j'eusse mis tous ces remedes en usage, je la fis coucher dans son lit sur les deux heures après minuit, & quoique les douleurs eussent continué pendant toute la nuit, elles ne l'empêcherent pas de reposer. J'y retournai sur les six heures, & je trouvai pour lors l'orifice interieur dans une si heureuse disposition, que j'introduisis ma main dans la matrice, & allai chercher les pieds de l'enfant, que je saisis; en sorte que l'accouchement fut fini avant que l'on eût le temps d'y penser; parce que je ne remis point à un autre temps ce que je pus faire dans le moment. C'étoit un garçon, qui vêcut jusqu'au soir. Je délivrai la mere aussi-tôt, & la fis coucher bien à son aise; la perte de sang n'alla guerre pendant tout ce temps, & elle cessa entierement le jour même qu'elle fut accouchée. Il ne parut plus que des serosités roussâtres, qui devinrent blanches, & cesserent bien-tôt après; en sorte que cette malade se releva en bonne santé dix jours après être accouchée.

## REFLEXION.

Ce ne fut pas sans peine ny faute d'application, que cet accouchement dura si long-temps. L'on voit assez que la pratique tendoit à executer ce qu'indiquoit la theorie, l'intention étoit juste, mais la résistance & l'opposition que la nature y apporta, en rendirent pendant un certain temps l'execution impossible. Je voulus cependant mettre en usage tous les moyens que les Auteurs proposent pour faciliter l'accouchement afin de n'avoir rien à me reprocher; je fus encore convaincu dans cette occasion de l'inutilité de ces remedes dont j'avois déja fait plusieurs fois des épreuves aussi peu favorables, & je me confirmay de plus en plus dans la pensée que le temps étoit la seule ressource que l'on pouvoit avoir dans un cas pareil. Je voulus pourtant encore les tenter dans l'occasion qui suit, pour ne m'en plus servir à l'avenir, si leur usage étoit sans succès.

## OBSERVATION CCIV.

Le 22 Avril de l'année 1691. je fus mandé pour voir une femme de moyenne vertu, grosse de six mois ou environ, qui avoit souffert une perte de sang fort abondante, qui n'avoit osé me demander d'abord par la honte qu'une femme déja âgée devoit avoir de son libertinage; mais la main & le bras de son enfant sortis hors du vagin, furent un obstacle à tirer l'enfant, qui l'obligea d'implorer mon secours. Elle fit tout ce qu'elle pût pour se rendre méconnoissable, & je tâchai de ne rien faire qui la détrompât de cette erreur. Je la mis en situation, en l'exhortant à s'aider. Je trouvai ce bras qui occupoit le vagin, que je repoussai aisément, parce que le corps de l'enfant étoit de travers dans la matrice, qui n'eut pas de peine à s'éloigner, à mesure que je repoussois ce bras, dont je tenois la main dans la mienne; après quoi je trouvai les pieds fort aisément, les eaux venoient de s'écouler, la malade étoit sans douleurs, & l'enfant me paroissant fort petit, par rapport aux pieds que je tenois dans ma main, je les attirai au passage avec facilité; mais pour les faire sortir avec ma main, il étoit impossible, tant l'orifice interieur de la matrice se trouvoit dur & inflexible à mon dessein; je ne trouvois point de difficulté à retirer ma main seule, ni à l'introduire; mais aussi-tôt que j'y joignis un des pieds, pour peu que ce petit corps grossit le volume de ma main, il étoit impossible de la retirer, tant cet orifice interieur étoit peu capable de dilatation. Je fus obligé de laisser les pieds au bord interieur de cet orifice, comme calleux, ausquels je fis couler deux lacs, un à chaque pied ; après quoi j'en tirois un dehors, qui venoit tout à l'aise, mais sans pouvoir attirer le second ; je les tirai ensuite tous deux ensemble, après avoir fait rentrer celui qui étoit sorti ; j'y eus si peu de succès, que je fus forcé d'abandonner l'ouvrage, & d'aller chercher des herbes, semences, fleurs, & racines émolientes, qui sont mauves, guimauves, violiers, senneçon, branc-Ursi ne, camomille, melilot, semence de lin, & de fenugrec, & racines de guimauves concassées, de chacun une poignée, pour les faire bouilir dans un chauderon, & ensuite les mettre dans une chaise percée, afin que la malade s'étant assise dessus, en pût recevoir la vapeur, pour amollir ces parties, & en procurer la dilatation, car je n'avois pas oublié de mettre les huiles & graisses en usage, avant que de tenter celui-ci ; quand je fus de retour avec toutes ces drogues (ce qui ne peut se faire qu'avec un long-temps), après avoir tout mis sur le feu, je revins pour examiner s'il n'y auroit point de changement, ou si les efforts que j'avois faits n'avoient point causé d'inflammation ; ce que j'aurois connu par la dureté & le sentiment douloureux de la partie ; mais au contraire, je trouvai cet orifice si relaché, que j'introduisis ma main sans peine ; je pris les deux pieds de l'enfant, & les tirai avec beaucoup de facilité. Je délivrai cette vieille pecheresse, & six jours après elle étoit dans les ruës, sans qu'il y parût, tant elle se portoit bien.

## REFLEXION.

Le crime est de tout âge, bien heureux qui l'évite, malheureux qui y tombe ; celle-ci paya bien cher son impudicité, je ne puis pas comprendre comment cette flexibilité succeda en si peu de temps à la tension & à la dureté que je trouvois à l'orifice interieur de cette matrice ; ce sont ici les deux seules que j'ay trouvées dans cette disposition parmy toutes les femmes que j'ai accouchées, ce qui fait voir, qu'il ne faut jamais se prévaloir de rien, ny se vanter d'une chose qu'elle ne soit executée. Je sçavois ce qu'il falloit pour secourir ces deux femmes, je n'épargnay rien pour le mettre en execution, mais la résistance des parties rendit mon intention sans effet, jusqu'à ce que le temps eut fait le dénouement de l'affaire.

Si j'avois achevé mon bain vaporeux, que je l'eusse mis en usage, & qu'ayant ensuite examiné l'état de cette femme j'y eusse trouvé un changement si considerable, je n'aurois pas manqué de raporter la cause de ce relâchement à l'effet de ces herbes, ce qui auroit pourtant été mal fondé, puisque la relaxation s'en étoit faite auparavant, comme l'accouchement le justifie.

Je n'eus pas de peine à trouver les pieds de l'enfant si-tôt que je pus introduire ma main, puisqu'ils étoient tous deux à l'entrée de la matrice & qu'il ne tenoit qu'à la liberté du passage, qu'ils ne sortissent.

Si la perte de ſang étoit exceſſive, l'on ne pourroit pas ſe ſervir de ce bain vaporeux, ny apliquer des ſervietes trempées dans cette décoction toute chaude ſur les parties, parce que cette vapeur & humidité chaude exciteroient encore les eaux à ſortir, c'eſt pourquoy il faudroit ſe diſpenſer de s'en ſervir, ce que je conſeille d'autant plus volontiers, que je n'y connois aucune utilité, & que je n'ay jamais penſé une ſeule fois depuis ce temps là à les mettre en uſage.

## OBSERVATION CCV.

La quatriéme raiſon qui s'oppoſe à l'accouchement, eſt plus rare, mais elle eſt poſſible, comme on le verra dans le fait dont je vas parler. Je fus demandé le 2. de Mars de l'année 1694. pour voir la Maîtreſſe d'une des principales Hôtelleries de cette Ville, à qui il arriva un accident fâcheux, comme elle alloit à la campagne ſur un cheval de bât; ce cheval tomba, & la femme ſe trouva deſſous; le bord du bat lui preſſa tellement le bas ventre, qu'elle manqua de demeurer ſur la place. Cette violente douleur fut ſuivie d'une perte de ſang aſſez conſiderable dans le commencement, mais qui diminua beaucoup dans la ſuite, ſans neanmoins ceſſer tout à fait, & ſans que la malade voulut le declarer à perſonne. Elle devint groſſe malgré ce continuel écoulement, qui perſevera nonobſtant la groſſeſſe. Cette femme ne crût point l'être, juſqu'à ce qu'elle ſentit fortement mouvoir ſon enfant, dont elle fut d'autant plus inquiete, que cet écoulement ètoit plus violent dans des momens que dans d'autres; ce qui l'obligea de me conſulter, pour voir ſi je n'y pourrois pas trouver quelque remede, quoique tard, parce qu'elle étoit déja groſſe au moins de cinq mois; je la ſaignai deux fois en quatre jours, & lui tirai ſix onces de ſang chaque fois. Je lui fis prendre des lavemens de petit lait ſans miel, & lui défendis non ſeulement l'uſage de toutes liqueurs vineuſes, mais auſſi celui de ſon mary. Je lui enjoignis le repos du corps, ſoit au lit ou ſur une chaiſe commode, & lui défendis tous les mouvemens violens tant du corps que de l'eſprit. Elle me dit qu'elle étoit bien la maîtreſſe de ſatisfaire à la meilleure partie de mes conſeils, mais qu'elle ne l'étoit pas de tous, & que ſon mary n'approchoit point d'elle, que ſa perte n'augmentât juſqu'à l'excès, qu'il ne le ſçavoit que trop, puiſqu'il en etoit le témoin, mais qu'il n'entendoit point raiſon de ce côté-là. J'en parlai au mary, & lui en fis parler; c'étoit les plus belles promeſſes du monde, mais qui s'éfaçoient auſſi-tôt. Enfin, que ce fût par cette raison ou par quelqu'autre moins connuë, la perte de sang devint si violente & si continuelle pendant un mois, qu'elle fut à la fin forcée de demeurer au lit, quoiqu'elle n'y coulât pas moins. Comme je vis les choses en cet état, sans esperance de pouvoir mener l'accouchement jusqu'à son terme, craignant au contraire qu'elle ne mourût d'un jour à l'autre, par les foiblesses qui commençoient à se suivre de près. Je lui fis connoître la necessité qu'il y avoit de l'accoucher, pour peu que son accident augmentât, ou même s'il continuoit, tant pour lui sauver la vie, que pour procurer la grace du saint Baptême à son enfant, qui nonobstant cette violente & continuelle perte de sang, & le peu de nourriture que la mere prenoit, paroissoit par ses mouvemens être fort & vigoureux; à quoi elle ne voulut point entendre; mais comme les défaillances augmenterent, elle envoya prier M. Doucet, Docteur en Medecine, de la venir voir. M. Doucet vint qui gronda beaucoup, de ce que je ne l'avois pas accouchée; mais elle ne se rendit non plus à ses raisons qu'aux miennes, & resista encore pendant deux jours avec la même opiniâtreté; mais se voyant enfin à bout, & l'ame sur les lévres, elle y consentit, mais trop tard; je la mis aussi-tôt en situation sur le travers de son lit, puis ayant trempé ma main dans l'huile, j'introduisis un doigt, puis deux, trois, quatre, le poulce & la main dans la matrice; j'ouvris les membranes, puis j'allai chercher les pieds de l'enfant, que je saisis, & les attirai au passage, jusqu'au dessus des genoux; je lui retournai la face en bas, qu'il avoit en haut, & finis en un demi quart-d'heure cet accouchement. La mere bien délivrée se sentit pleine de joye; son enfant vêcut trois jours; mais elle ne fut pas si heureuse, elle mourut six heures ensuite, sans que le sang cessât de couler, jusqu'à son decès, ce qui rendit l'accouchement sans autre effet que de procurer à l'enfant l'avantage d'être baptisé.

## REFLEXION.

Ce seroit inutilement que je chercherois la cause de cette perte de sang dans le détachement d'une partie de l'arriere-faix, ny dans la rupture d'un des vaisseaux du cordon, puisque je trouvay l'orifice interieur de la matrice fermé, sans m'être aperçu, quand j'y introduisis mon doigt, qu'il en sortît aucune goute de sang, non plus que quand je poussai ma main jusques au fond de la matrice pour aller chercher les pieds de l'enfant.

Cette Observation prouve bien que les vaisseaux qui fournissent à quelqu'écoulement pendant la grossesse & que les femmes prennent pour leurs ordinaires, ne sont point ceux du dedans de la matrice, mais bien ceux qui se terminent à la partie exterieure de l'orifice interieur & au fond du vagin, qui étoient ceux qui entretenoient la perte de sang de cette femme, puisqu'elle ne seroit pas devenue grosse pendant que cette perte auroit continué, ou qu'elle auroit cessé après qu'elle seroit devenue grosse; & qu'enfin elle se seroit arrêtée après l'accouchement.

Je n'ai jamais pû excuser l'emportement brutal de ce mari, qui paroissoit considerer sa femme, laquelle me disoit en sa présence qu'après l'action, le sang venoit en si grande abondance qu'elle étoit obligée de descendre du lit & qu'elle le ramassoit sur le plancher avec la cuillere du pot, pour le mettre dans un plat; ce qui prouve encore fortement la situation des vaisseaux qui donnoient ce sang, lequel ne venoit de la sorte, que par l'irritation que le membre viril causoit à cette partie, & précisément pendant le temps de la grossesse, & de la grossesse avancée, & non avant ni dans le commencement, parce que dans ce temps-là, le membre viril n'atteignoit point jusques à cette partie, & par consequent n'y faisoit aucune impression, puisque cette femme ne s'en plaignit que quand elle fut fort avancée dans sa grossesse, qui est un temps où l'orifice interieur avance beaucoup plus qu'en tout autre, & par conséquent est plus facile à être touché par la partie virile comme je le dis.

## CHAPITRE VIII.

### *De la perte de sang qui arrive pendant le travail, & dans le temps de l'accouchement.*

APRÈS avoir traité des principales causes qui donnent occasion à la perte de sang qui arrive aux femmes depuis le commencement de leur grossesse jusqu'à sa fin, & de la maniere que je m'y pris pour les tirer, autant qu'il m'a été possible, du peril où un tel accident les expose. Il me reste à parler de celles qui en sont atteintes pendant leur travail, & dans le temps de l'accouchement; ce qui arriva à l'occasion d'un ou de plusieurs des vaisseaux du cordon rompus, en tout ou en partie, de l'arriere-faix détaché, qui n'est pas de consequence, si le travail est prompt, & que la perte soit legére; mais si elle est violente, & que le travail soit long & lent, par quelque cause que ce soit, & que l'enfant soit bien placé, & avancé au passage, ce sont des extrémités très-dangereuses, par le risque où se trouvent & la mere & l'enfant.

Mais si au contraire, l'enfant se presénte mal, ou s'il n'est pas si avancé, qu'on ne puisse le faire retrograder, afin d'aller chercher les pieds, l'accouchement pour lors sera facile à terminer ; ce qui est la voye que j'ai toûjours tenue, pour éviter les suites funestes que ce désolant accident fait appréhender.

## OBSERVATION CCVI.

Le 4 Decembre de l'année 1703. je fus mandé à la Paroisse d'Amfreville, à quatre lieuës d'ici, pour accoucher la femme d'un Officier qui étoit dans un un travail assez lent : Elle passa la nuit de même ; le matin ses douleurs augmenterent, les eaux se formerent, & je trouvai l'enfant bien situé. Environ une demie-heure après, les eaux percerent, & les douleurs au lieu d'augmenter & de finir l'accouchement, comme c'est assez l'ordinaire, diminuerent considerablement, & un petit écoulement de sang commença à se faire, qui augmentoit à toutes les douleurs que la malade souffroit, si bien qu'il venoit comme une saignée du bras, & de temps en temps d'assez gros caillots, qui tomboient sur tout lorsque la tête de l'enfant, qui n'étoit point encore engagée, venoit à retrograder, laquelle par ce mouvement, laissoit la liberté à ce sang caillé de sortir. Comme je vis qu'une heure & demie se passoient, sans que les douleurs augmentassent, que la malade se sentoit foible, & que cette perte de sang, au lieu de diminuer, augmentoit sans cesse, je pris mon parti, & fis mettre la malade en situation ; je repoussai la tête de l'enfant sans peine, qui se presentoit bien, à l'extrémité du vagin ; mais qui n'étoit point encore engagée, & j'allai chercher les pieds, dont je me saisis, les attirai au passage, & finis cet accouchement en très-peu de temps. L'arriere-faix suivit, ce qui me persuada qu'il étoit en partie détaché. Je fis accommoder la mere, & la fis coucher à son aise, qui se porta bien, & son enfant aussi.

## REFLEXION.

Si j'avois attendu que l'accouchement se fût fait naturellement & sans donner de secours à cette malade, elle auroit été dans un grand peril, d'où le parti que je pris très à propos la tira ; ce sont de ces choses où il n'y a pas à balancer. Il faut finir sur tout quand les douleurs donnent aussi peu d'esperance de la part de la nature ; si l'enfant eut été plus engagé, & que les douleurs eussent été plus fortes, j'aurois eu plus de peine ; mais aussi il y auroit eu plus d'esperance du côté de la nature, si j'eusse osé lui abandonner le soin de cet accouchement : ce qui fait voir, qu'il est d'autant plus facile à terminer par l'Accoucheur que les douleurs sont foibles, & que l'enfant est peu avancé, joint au peu de temps qu'il y avoit que les eaux étoient écoulées, qui laissoient encore beaucoup de liberté à la matrice de s'étendre, & de se relâcher; je le dirai encore en d'autres endroits de ce Livre.

Cette Dame se trouva parfaitement bien après cet accouchement, qui étoit son premier, après lequel, & pendant la durée des couches, les femmes ne sont pour l'ordinaire que peu ou point tourmentées de douleurs, de tranchées, comme elles le sont dans les autres suivantes; ce qui fit qu'elle se seroit bien levée le lendemain, n'ayant pas senti la moindre douleur depuis qu'elle fut accouchée, quoique son enfant qui étoit un garçon, fut fort gros.

## OBSERVATION CCVII.

Je fus mandé le cinq de May de l'année 1707. pour accoucher une Dame à cinq lieuës de cette Ville, qui ne sentit les vrayes douleurs de l'accouchement que trois jours après que je fus arrivé; mais quand elles eurent commencé, elles furent bientôt très-fortes & très-frequentes. Je trouvai les eaux prêtes à s'écouler, & un peu de sang dont ma main se trouva teinte; les eaux percerent bien-tôt après, & la tête de l'enfant se presenta au couronnement. Je m'apperçus que le sang venoit en abondance; ce qui me surprit, parce que je n'avois d'abord regardé ce leger écoulement que comme un présage assuré d'un accouchement prochain; ce qui me fit bien-tôt passer de mon apparente tranquillité dans une très-grande inquiétude, par l'augmentation considerable de cette perte de sang, qui devenoit plus forte à chaque douleur que la Dame souffroit. Je ne pouvois pas douter que le détachement d'une considerable partie de l'arriere faix ne produisit ce mauvais effet, sans qu'il y eut d'apparence à le terminer par l'accouchement, qui étoit le seul secours que je pouvois donner à la malade, pour prévenir le danger que l'on avoit lieu d'appréhender, parce que l'enfant étoit trop avancé, & les douleurs trop fortes & continuelles, pour le faire retrograder, afin de glisser ma main pour en aller chercher les pieds. Par bonheur la Dame étoit jeune, forte & resoluë, qui sans s'émouvoir à la vûë de cet accident, dont elle connoissoit le danger, par la foiblesse où elle se trouvoit, faisoit valoir ses douleurs avec tant de courage, qu'elle accoucha enfin, plus par le secours qu'elle se donna elle-même, que par celui de la nature, ni par le mien.

L'enfant qui étoit très-foible, étoit une fille, qui avoit trois tours du cordon autour du col; ce qui l'accourcissoit tellement, qu'un des vaisseaux donna du sang dès le commencement du travail, & dont l'écoulement devint plus considerable, à mesure que les douleurs augmenterent, par le tiraillement que souffroit ce cordon; ce qui donna occasion à la perte de sang, & causa par son racourcissement la longueur & la violence du travail, qui auroit été infiniment plus prompt, si l'enfant n'eût pas été comme suspendu par ce cordon, & qu'il eut eu la liberté de sortir, comme il auroit dû faire, par rapport aux violentes douleurs que cette Dame souffroit. Je débarrassai l'enfant de ce cordon, au moment qu'il fut sorti, & achevai de délivrer la mere, qui se trouva très-foible; mais le bon soin, la bonne nourriture, & le courage qui ne l'abandonna pas plus après être accouchée, qu'il l'avoit fait devant son accouchement, furent autant de moyens qui aiderent à la retablir bien vîte. Je l'ai accouchée sept fois depuis, sans qu'il lui soit arrivé aucun accident.

## REFLEXION.

La cause de cette perte de sang ne venoit pas du détachement d'aucune partie de l'arriere faix, comme je l'avois crû d'abord, mais par l'ouverture d'un des vaisseaux du cordon. J'aurois été beaucoup plus inquiet, si j'avois soupçonné que cette perte de sang eut eu une telle cause, lorsque je me serois représenté de quelle consequence sont ces vaisseaux, par raport à la quantité de sang qui y passe; mais à la verité je n'y fis nulle attention, d'autant que c'étoit la premiere fois qu'un pareil fait me tomboit entre les mains, ce qui ne m'est point arrivé depuis. Je ne connu la veritable source de cet écoulement, qu'après que l'enfant fût sorti; quand je le debarassai de son cordon qu'il avoit autour du col, ce fut pour lors que la chose me parut très évidente; l'ouverture de ce vaisseau paroissoit comme une excoriation qui avoit souffert une de ces especes de nœuds, qui se trouvent souvent à la veine ombilicale, qui fait partie du cordon, au travers de laquelle le sang passoit visiblement, plutôt par transudation que par ruption: & ce qui m'en persuada encore plus, est qu'il n'en vint plus du vagin, qu'après que j'eus delivré la Dame; ce qui fait voir, que le cordon ouvert en étoit l'unique cause.

Ne sembleroi-t'il pas à un nouvel Accoucheur, que le cordon qui est composé d'une veine, de deux arteres, & de l'ouraque, qui sont tous envelopez d'une même membrane, ne devoient faire qu'un même corps lisse, poli, & égal; dont l'un ne pourroit s'ouvrir sans l'autre, cette difficulté est pourtant facile à lever, s'il réflechit que si c'est une regle que tous les cordons soient unis & égaux, elle n'est pas generale, puisqu'il s'en trouve souvent, où quelquefois les arteres, mais bien plus souvent les veines, rampent sur les arteres & l'ouraque, comme un sep de vigne autour ou le long de son échalas, faisant plusieurs nœuds dans son chemin, comme il arriva en cette occasion; ce que les Sages-Femmes regardent abusivement comme un présage de la quantité d'enfans que l'Accouchée doit avoir dans la suite, quoi que ce ne soit qu'un pur effet du hazard, puisque j'ai accouché plusieurs femmes à quarante six & quarante huit ans même à cinquante, dont la veine ombilicale étoit remplie de ces nœuds, & qui n'ont point eu d'enfans : ce qui fait voir que les arteres sont quelquefois plus longues que la veine, & d'autrefois que la veine est plus longue que les arteres, louraque suivant toûjours le plus court des deux autres, à la difference que je n'ai jamais remarqué aux arteres les nœuds ou grosseurs, que j'ai presque toûjours trouvé à la veine, quand sa longueur excede celle des autres vaisseaux qui composent le cordon, qui n'en sont que des dilatations, qui paroissent le long de la veine, en plus ou moins d'endroits indifferemment.

Ce que j'expliquerois volontiers, par ce que nous voyons arriver à l'exterieur du corps à l'égard des varices, qui ne sont jamais produites par le sang arteriel, à cause de sa subtilité & de l'impetuosité de son mouvement ; mais au contraire, par le sang venal, terrestre, & grossier, joint à la longueur, la largeur, & la mollesse des veines par où il passe, qui sont des corps beaucoup plus foibles que ceux des arteres, dans lesquels le cours du sang étant retardé, on voit paroître les nœuds & les dilatations que souffrent ces veines, ausquels on donne le nom de varices, assez semblables à ceux qui arrivent à la veine ombilicale.

Je dis ce que je pense sur ce sujet, comme en plusieurs autres endroits de mes Observations & Réflexions, sans le donner pour regle ni pour principe, & pour terminer ma Réflexion je reviens à dire sur cet accouchement, que si cette Dame eut été une femme foible, qui se fût abandonnée à la douleur & à la crainte, par la connoissance du danger où elle étoit, au lieu de se servir comme elle fit, de la force de son esprit, & de toute sa raison, elle auroit couru un grand risque pour elle, mais encore bien plus pour son enfant, puisqu'il n'y avoit d'autre secours à lui donner, de la maniere que la tête de son enfant étoit avancée, que le seul accouchement, par l'ouverture du crane au moyen du crochet, ou du tire-tête, pour la tirer d'affaire ; ce qui n'est pas une chose indifferente, mais que l'on est pourtant forcé de faire, pour sauver la vie à la mere aux dépens de celle de l'enfant.

Comme, graces au Ciel, je ne me suis point encore jusques à présent trouvé dans cette fatale extrémité, je n'ai point d'avis à donner en pareille occasion. Je laisse à un chacun à consulter son sçavoir faire, & sa conscience, je dis seulement que l'accouchement est l'unique remede que l'on peut tenter par le moyen de l'Art, quand la nature ne le peut executer, sans quoy l'on est réduit à laisser perir la mere & l'enfant, comme je fais voir qu'il est arrivé dans une autre occasion où je trouvai l'arriere-faix sorti, & la Dame morte avec son enfant, manque de secours, & au contraire dans l'Observation . . . . . . de la femme du batteur en grange, dont je sauvai la mere & l'enfant, parce que je me trouvai heureusement disposé à les secourir, sans causer de préjudice à l'un ni à l'autre, d'autant que l'enfant étoit assez éloigné pour permettre à ma main d'entrer dans la matrice pour en aller chercher les pieds ; ce qui est impossible, quand la tête occupe le passage assez exactement pour interdire le secours de la main, ce qui force l'Accoucheur à emprunter celui des autres instrumens.

## CHAPITRE IX.

### *De la perte de ſang cauſée par la ſuppreſſion des menſtrues.*

IL y a une eſpece de perte de ſang toute differente des précedentes, qui arrive ſouvent, & qui donne plus d'inquiétude qu'elle ne fait de mal; il faut neanmoins la connoître, afin de la diſtinguer pour en éviter les ſuites fâcheuſes, auſquelles une Sage-Femme ou un Chirurgien qui ne ſeroit point verſé dans le traitement de ces ſortes de maladies, pourroient donner occaſion en prenant le change.

C'eſt la perte de ſang qui eſt la ſuite d'une ſuppreſſion de pluſieurs mois des ordinaires, qui cauſe quelquefois à une femme les mêmes accidens, que la groſſeſſe, ſans en exempter aucun, & qui lui perſuade abſolument qu'elle eſt groſſe, quoiqu'elle ne le ſoit pas.

Ces accidens ont tant de rapport à la vraye groſſeſſe, qu'il n'y a que le temps qui puiſſe les faire diſtinguer. Ce que l'on connoît lorſque la nature trop pleine vient à ſe décharger par les vaiſſeaux qui ſont deſtinés à cette fonction; mais cette décharge ſe fait quelquefois avec tant d'abondance, que l'on a lieu de tout craindre, quand on n'en connoît pas la cauſe.

Cette perte n'excepte ni l'âge, ni la condition; car les jeunes femmes, auſſi-bien que celles qui ſont avancées en âge, n'en ſont pas exemptes, non plus que les jeunes & les vieilles filles. J'ai vû une fille en mourir à l'âge de plus de cinquante-cinq ans, ſans en avoir pû arrêter le cours, quelques remedes que l'on eut tenté pour cet effet. C'eſt un abus à M. M. de dire que c'eſt une neceſſité qu'une fille qui ſouffre une perte de ſang, ait eu commerce avec un homme, & que la choſe n'eſt pas poſſible ſans cela. J'ai accouché Madame la Comteſſe de...... qui en a ſouffert de ſi exceſſives à l'âge de ſept ans, pendant qu'elle étoit Penſionnaire à la Viſitation de... qu'elle en a été pluſieurs fois à la mort. M. M. étoit un homme, & tout homme peut ſe tromper; c'eſt pourquoi il ne faut jamais déferer aveuglément à l'authorité de qui que ce ſoit; l'on peut & l'on doit même declarer ce qui peut arriver, parce que c'eſt l'unique moyen d'éclaircir la verité; mais on ne doit jamais aſſujettir perſonne à croire ſans examen ce que l'on avance de bonne foi ; il faut au contraire laisser à un chacun la liberté de penser comme il le trouve à propos, sur tout à l'égard de certains articles de difficile discussion, comme sont ceux qui concernent l'honneur des filles, dont il sera toûjours honteux à un Auteur de décider trop legerement, en s'exposant à être démenti par l'experience.

Comme cette perte de sang a un grand rapport avec toutes celles qui viennent par d'autres causes, il est à propos d'en sçavoir faire une juste difference, afin de n'y pas être trompé ; car elle est souvent précedée & accompagnée de maux de reins, & de douleurs qui répondent aux parties basses, avec de fortes épreintes & des vomissemens, comme il arrive à une femme qui est prête d'accoucher, comme j'en ai été souvent le témoin, ayant même été appellé à des femmes pour les accoucher, qui étoient entre les mains des Sages-Femmes sans être grosses, comme je le ferai voir dans mes Observations.

## OBSERVATION CCVIII.

Le deux de Novembre de l'année 1685. la femme d'un Drapier de cette Ville, âgée de quarante-cinq ans ou environ, se croyant grosse de quatre mois & demi, s'apperçut d'un leger écoulement de sang, qui l'effraya beaucoup ; les douleurs suivirent bien-tôt après, qui commençoient autour des reins, & se terminoient aux parties basses, avec des envies continuelles d'aller à la selle, sans le pouvoir faire ; m'ayant envoyé chercher en diligence, je la trouvai couchée dans son lit, qui étoit un lit de plume fait de couti si fort, qu'il ne permettoit pas au sang de passer ; de maniere qu'il y en avoit en si grande quantité, qu'il sembloit qu'elle étoit dans un bain, d'autant qu'il y avoit un enfoncement où elle étoit couchée, & particulierement à l'endroit de son siege, comme si la chose eût été faite exprès.

Je lui fis faire un petit lit sur une paillasse, & la fis coucher dans une situation commode, pour examiner la cause de cette perte de sang, qui ne me parut produite que par la plenitude. Le corps de la matrice étoit dans son état naturel, ainsi que son orifice interieur. Je l'exhortai à se tenir sur ce petit lit, sans souffrir de froid, ni trop de chaleur, à ne boire que de la tisanne, ou une cueillerée de vin dans de l'eau bouillie, sans vin ni cidre pur, ni aucune liqueur vineuſe, de crainte de mettre les humeurs dans un plus grand mouvement, & d'augmenter la perte de ſang; ce qu'elle executa, & par ce moyen elle fut bien-tôt hors d'inquiétude, par la ſuppreſſion de cet écoulement, qui fut ſans retour.

## REFLEXION.

Les femmes qui ont atteint cet âge, ſouffrent pour l'ordinaire plûtôt ou plus tard ces rétentions, & enſuite ces évacuations violentes, qui ne reviennent plus quoi que l'on prétende que cela ne doit arriver qu'à cinquante ans & même plus tard; ce qui ſe juſtifie aſſez par pluſieurs femmes que j'ai accouchées juſqu'à cinquante cinq ans, mais il eſt plus commun de voir que leurs ordinaires les quittent au temps qu'elles ont ceſſé à celle-ci, qui croyoit très ſurement être groſſe, parce que c'étoit aſſez le temps qu'elle avoit coûtume de le devenir, ſelon l'intervale qu'il y avoit eu entre ſes groſſeſſes précedentes.

Les femmes auſquelles leurs ordinaires ceſſent plûtôt, ſont plus incommodées, parce qu'elles engendrent plus d'humeurs, que la nature a plus de vigueur, & qu'elle demande par conſequent à être dechargée par le moyen de l'Art, quand cette decharge ne ſe fait pas naturellement, à quoi le Chirurgien peut ſatisfaire par les remedes generaux & particuliers, comme ſont les ſaignées, les potions, les tablettes, & les tiſannes propres pour cette incomomde maladie.

Les jeunes femmes à la fleur de leur âge n'y ſont pas moins ſujettes, j'en ay vû même qui en ſouffroient ſouvent de pareilles; & j'ai remarqué auſſi, qu'incontinent après ces abondantes évacuations, celle qui les ſouffroit devenoit groſſe preſque auſſi-tôt que l'écoulement étoit ceſſé: ce qu'il eſt aiſé d'expliquer en ce que la matrice, après avoir été ſi bien purgée, eſt mieux diſpoſee à recevoir, & à retenir la ſemence, n'y ayant rien alors dans ce viſcere qui puiſſe former d'obſtacle à la conception, à toutes leſquelles je n'ai donné d'autre ſecours, que ceux que j'ai donnés à celle dont il s'agit, ſi ce n'eſt que lorſque cet écoulement a duré trop long-temps, j'ai tenté la ſaignée, & les lavemens à quelques-unes, pour tâcher d'en arrêter le cours; mais cela a été fort inutile: ce qui a fait que je m'en ſuis tenu dans la ſuite au repos & au ſeul regime.

---

## CHAPITRE X.

### *Des moyens de ſçavoir faire une juſte difference entre la perte de ſang cauſée par la môlle ou par le faux germe, par la groſſeſſe d'enfant, ou par la ſimple ſuppreſſion des menſtrues.*

QUOIQUE j'aye déja fait connoître la difference qu'il y a entre la vraye & la fauſſe groſſeſſe, ou entre la femme qui eſt groſſe d'une môlle, & celle qui eſt groſſe d'enfant, l'occasion m'engage à toucher de nouveau cette matiere, afin d'entrer encore plus dans le détail des accidens qui leur sont communs, avec la simple suppression des menstrues.

Comme la femme qui est grosse d'une môlle grossit considérablement dès les premiers mois de sa grossesse, au lieu que celle qui est grosse d'enfant ne paroît grosse qu'après le deux & troisiéme mois, & que celle qui a une simple suppression de ses ordinaires, souffre les mêmes disgraces que celle-ci; c'est-à-dire, que son ventre s'applatit durant les premiers mois; qu'elle a du dégoût pour les alimens qu'elle aimoit le mieux, des envies de choses extraordinaires, des vomissemens, & que son ventre grossit ensuite, & continue à se gonfler, jusqu'à ce que la nature évacue ce qui lui est nuisible; que ce dénouement qui commence par des maux de reins, & d'autres symptomes, pareils à ceux que la femme souffre dans un accouchement prématuré, à la difference qu'une femme qui se délivre d'une môlle, ne rend point d'eaux auparavant, non plus que celle qui a une simple retention, comme il arrive à une femme qui est grosse d'enfant, & qui accouche avant son terme; ce fut aussi par où je jugeai de l'état certain de celle qui suit.

## OBSERVATION CCIX.

Le 13 Février de l'année 1702, je fus demandé pour voir une Marchande de cette Ville, qui me dit qu'elle s'étoit crue grosse de trois à quatre mois; mais que dans la défiance du contraire, voyant couler quelque peu de sang, elle avoit crû que c'étoit plûtôt le retour de ses ordinaires, dont la retention devoit lui avoir causé les accidens qu'elle avoit soufferts, & que c'étoit la raison pour laquelle elle ne m'avoit point appellé plûtôt, quoy qu'étonnée le cinquiéme jour de ce leger écoulement, à l'occasion de quelques douleurs qu'elle trouvoit pareilles à celles de l'accouchement, qui cesserent à l'instant qu'elle eut vuidé une certaine quantité d'eaux fort claires, sans neanmoins que cette legere perte de sang eut cessé, & qui devint le septiéme jour une perte assez violente, pour lui donner de l'inquiétude, si elle ne s'étoit pas tranquillement reposée sur ce prétendu écoulement de ses menstrues; mais perseverant sans cesse, qui étoit le dixiéme jour qu'il avoit commencé, & d'autres accidens s'y étant joints, elle fut obligée de reclamer mon secours,

secours, qu'elle avoit jusqu'alors opiniâtrément refusé, rapportant la cause de toutes ces inégalités, au long-temps qu'il y avoit qu'elle souffroit cette prétendue retention, pour laquelle elle n'avoit eu aucun ménagement.

Je trouvai cette femme dans une grosse fiévre, avec un poulx qui s'élevoit à l'excès, puis se perdoit entierement pendant plusieurs battemens, accompagnée d'une douleur de tête insupportable, les lévres & la langue comme rôties, tant elles étoient desséchées, une soif qu'elle ne pouvoit éteindre, & pour laquelle on lui donnoit continuellement du cidre à boire, & par dessus tout une odeur puante & cadavereuse, qui exhaloit des parties basses, dont la malade, & ceux qui entroient dans la chambre étoient infectés.

Après avoir attentivement écouté ce rapport, & refléchi sur l'odeur que je sentois, & sur les autres accidens dont cette malade étoit attaquée, je ne doutai point que la retenue de quelque corps étranger n'en fut la vraye cause, soit fœtus, caillots de sang, membranes, ou autre chose de cette nature; mais plûtôt un fœtus que toute autre chose, par rapport aux eaux claires que la malade avoit vuidées; pourquoi je mis cette femme en situation sur le bord de son lit, & allai chercher à m'éclaircir malgré cette insupportable odeur, de la vraye cause de tous ces accidens; l'orifice interieur de la matrice, quoique fermé en apparence, ne fit que peu de resistance à l'introduction du premier de mes doigts, auquel je joignis le second, avec lesquels je dilatai cet orifice, en les écartant l'un de l'autre. J'y en joignis encore deux autres, qui me servirent à tirer un fœtus très-corrompu, & l'arriere-faix qui suivit, n'étoit pas en meilleur état, après quoi les accidens discontinuerent peu à peu, & si bien, qu'après quinze jours la malade étoit relevée, se portant parfaitement bien.

## REFLEXION.

J'ai vû quantité d'accouchemens prématurez qui ont commencé par un leger écoulement de sang comme celui-ci, c'est un accident qu'on ne doit jamais negliger, mais qu'il faut prévenir autant qu'il est possible, par le repos, la saignée, le régime, & tous les moyens qui peuvent le suspendre ou l'appaiser, afin d'en éviter les funestes suites que l'on ne voit arriver que trop communément, & dont cette femme est un exemple, pour n'avoir pas pris les précautions necessaires, encore sont-elles souvent inutiles, malgré toute l'attention que l'on y peut apporter, par raport à l'accouchement qui se fait toûjours avant le terme; mais au moins on prévient les accidens qui suivirent celui-ci ; & qui furent causez par la corruption de ce petit corps dans la matrice, ce qui arriva par l'entêtement de cette femme, qui ne voulût point me faire avertir de l'état où elle étoit, dont je l'aurois tirée dès le temps que ces eaux s'écoulerent & peut être devant, & son enfant seroit venu vivant, comme il m'est arrivé en quantité d'occasions semblables.

Les commencemens pouvoient bien tromper cette femme, mais les douleurs telles qu'étoient celles qu'elle avoit ressenties dans la suite avec ce prompt & subit écoulement d'une certaine quantité d'eaux claires, étoient des circonstances trop marquées à une femme qui avoit eu plusieurs enfans, pour rester tranquille aussi long-temps, qu'elle fit sans m'en donner avis ; elle auroit évité par cette sage précaution tous les accidens qui suivirent, & qui manquerent de la faire mourir, par la corruption que cet enfant causa à la masse de son sang & à son acreté qui donna lieu aux inegalitez de son poulx, à la grande ardeur qui desseсha sa bouche & sa langue, & à sa soif continuelle, à quoi l'usage du gros cidre pour boisson ordinaire, contribua beaucoup, n'étant pas une liqueur moins spiritueuse que le vin, mais dont les esprits sont beaucoup plus acres, & par conséquent plus mauvais, pour une personne de son état, au lieu de se servir d'une eau carelée, de la tisanne, ou de quelqu'autre liqueur convenable à sa maladie.

La facilité que je trouvai à l'introduction de mon doigt dans l'orifice interieur de la matrice, fut causée par l'écoulement qui avoit toujours continué depuis son commencement, & qui entretenoit par son humidité cette partie dans cette heureuse disposition, dont l'extraction de l'enfant & de l'arriere faix furent l'effet.

Je ne fus pas surpris de voir suivre l'arriere-faix avec tant de facilité, quoique sa rétention soit très à craindre, dans l'extraction d'un enfant aussi corrompu qu'étoit celui-là, par raport à la perte de sang que la malade avoit eue les deux derniers jours, avant qu'elle me fit avertir, parce que cette perte de sang ne pouvoit venir que l'arriere-faix ne fut en partie détaché : mais je fus encore plus surpris de voir cette femme relevée quinze jours ensuite, & vaquer à son commerce comme auparavant.

## OBSERVATION CCX.

Le 23 Avril de l'année 1704. je fus prié d'aller à huit lieues de cette Ville pour voir une Dame que j'avois accouchée l'année précedente ; elle me dit qu'elle souffroit une perte de sang depuis cinq ou six jours, dont elle étoit inquiéte, parce qu'elle se croyoit grosse de trois mois ou environ ; que les trois premiers jours le sang venoit assez, comme quand ses ordinaires couloient, ce qui lui faisoit croire qu'elle n'étoit pas grosse ; mais qu'elle avoit pensé autrement dans la suite, ayant souffert des douleurs vives & pressantes, qui lui avoit fait vuider tout à coup une certaine quantité d'eaux très-claires, qui avoient mouillé tout son lit, comme il lui étoit arrivé dans son premier accouchement, mais en moindre quantité; aprés quoi ces douleurs s'étoient diminuées, sans neanmoins discontinuer entierement; que cet écoulement d'eaux avoit été suivi d'une perte de sang considerable, quoiqu'elle ne vint que par intervalles, à laquelle il s'étoit joint une très-fâcheuse odeur, & que se sentant une douleur de tête violente, avec une espece de frisson, qui la prenoit de temps en temps, elle m'avoit envoyé prier de venir la voir.

Je ne doutai point que tous ces accidens ne fussent causes par quelque corps étranger, contenu dans la matrice; & pour m'en assurer, je mis la malade en situation dans son lit, qui étoit tout preparé; l'orifice interieur de la matrice permit l'inttoduction de mon doigt avec assez de facilité, & je trouvai une partie membraneuse & en partie charnue, assez semblable à un arriere-faix, mais sans cordon, & trop grand pour un aussi petit corps, que devoit être celui d'un fœtus de trois mois; & d'un autre côté cet enfant auroit été trop grand pour s'être trouvé confondu & perdu dans les caillots de sang. Quoi qu'il en soit, cette partie membraneuse étoit d'une odeur empestée, dont je déchargeai la matrice, ainsi que des gros caillots de sang, qui n'étoient pas de meilleure condition. Le tout étant bien vuidé, sept ou huit heures ensuite, je fis donner à la malade un lavement, avec une décoction émoliente, & un peu de miel, qui lui rendirent la liberté du ventre, qu'elle avoit perdue depuis plusieurs jours. La fiévre cessa la nuit même, ainsi que ce froid & cette douleur de tête, & elle se retablit en fort peu de temps.

## REFLEXION.

Cet accouchement est assez semblable à deux autres que j'ai rapportés dans deux de mes Observations précedentes, à la difference que dans ceux-là la membrane qui contenoit les eaux suivit, & que dans celui-ci, elle resta attachée au fond de la matrice & donna lieu à la perte de sang, lorsqu'elle s'en detacha, ce qui fut aussi cause de la fâcheuse odeur qu'elle contracta par le séjour qu'elle fit dans ce viscere, manque d'un Chirurgien entendu, pour en delivrer la malade, comme je fis avec beaucoup de facilité, l'orifice interieur de la matrice s'étant trouvé assez disposé à se dilater pour en tirer les membranes & les caillots de sang qui y étoient retenus.

La perte de sang étoit entierement cessée quand j'arrivai, il ne venoit plus que des serosités roussâtres, comme il arrive pour l'ordinaire aprés les pertes de sang, & sur tout quand il en est resté des caillots dans la matrice, comme il arriva à cette Dame, & ces serosités sont toûjours accompagnées d'une odeur plus ou moins mauvaiſe, ſuivant celle qu'ont contractée les caillots, dont elle exhale, & comme celle de ces caillots dont je vuidai la matrice, étoit inſupportable, ces ſeroſitez étoient auſſi de la même qualité ; ces ſeroſités avec leur mauvaiſe qualité, ne laiſſoient pas d'avoir quelque utilité, qui fut d'entretenir l'orifice interieur de la matrice humide, & aſſez facile à ſe dilater, au moins pour en tirer un corps étranger du volume de celui-ci.

Quoique la perte de ſang parût arrêtée quand j'arrivai auprès de la malade, elle n'en étoit pas moins en danger, par la crainte d'un fâcheux retour de cet accident, encore que les corps étrangers que contenoit la matrice ne paruſſent pas être d'une grande conſideration.

J'ai vû quantité de femmes, faute d'appeler du ſecours d'abord, ou pour ne m'avoir pas voulu laiſſer faire ce que je m'étois propoſé, dans l'eſperance que la nature s'en défairoit, leſquelles ſans avoir alors aucune perte de ſang, n'en étoient pas pour cela plus en ſureté, parce que la perte revenoit deux & trois jours après plus forte qu'auparavant, & continuoit juſqu'à ce qu'elles euſſent de nouveau reclamé mon ſecours, ou qu'heureuſement la nature s'en fut dechargée par elle-même.

J'ai été ſurpris de voir quelquefois que ces corps étrangers ou ces membranes, dont je faiſois l'extraction n'étoient en aucune façon attachées à la matrice, qui neanmoins donnoient occaſion à ce mortel accident ; ce qui m'a perſuadé que leur corruption étoit ſuivie d'une fermentation vicieuſe & mauvaiſe, qui cauſoit une extenſion ſi violente à la matrice que les vaiſſeaux s'ouvroient, dont s'enſuivoit la perte de ſang qui diminuoit à proportion que la matrice ſe vuidoit de cette matiere corrompue, mais dont il en reſtoit ſouvent aſſez, pour ſervir de levain à une nouvelle fermentation, qui ſe faiſoit ſentir enſuite par la raiſon, & juſqu'à ce que la cauſe en eut été entierement détruite, ou par un effort extraordinaire de la nature, ou par la main de l'Accoucheur.

## CHAPITRE XI.

### *De la perte de ſang par le nez.*

LE ſang, à l'exemple des rivieres, eſt entretenu dans ſon lit par des digues, qui ſont les veines & les arteres, dont l'ouverture eſt toûjours à craindre ; car ſi quelqu'un de ces vaiſſeaux vient à ſe rompre, & qu'il ſe faſſe un débordement conſiderable, en quelque endroit du corps que ce ſoit, il peut être d'une dangereuſe conſequence. Cette digue ſe rompt, ou ce vaiſſeau s'ouvre, par la trop grande perte de ſang qu'il contient, ou ce vaiſſeau eſt rongé par l'acrimonie de ce même ſang, ſoit dans ſon corps, le long de ſon progrès, ou à ſon extrémité, qui eſt l'endroit qui peut plûtôt donner lieu à la perte de ſang dont je parle, qui pour être éloigné du lieu où eſt l'enfant, ne lui cause pas moins la mort, puisque cet enfant ne vit que par le secours du sang que sa mere lui fournit: de maniere que si cette précieuse liqueur vient à se perdre, c'est une necessité que l'enfant cesse de vivre, puisque la circulation nous fait voir que le sang de la tête ne sert pas moins à la nourriture de l'enfant au ventre de sa mere, que celui de la poitrine, & du ventre inferieur; ce qui nous prouve également que de quelque endroit qu'il sorte, la vie de l'enfant dépend de sa perte, & quelquefois aussi celle de la mere, comme on le voit dans l'Observation qui suit.

## OBSERVATION CCXI.

Le 7 Mars de l'année 1686. l'on me vint chercher du grand matin pour voir la femme d'un Boulanger de cette Ville, qui avoit une des plus violentes pertes de sang par le nez que j'aye jamais vûës. J'en trouvai dans un vaisseau de terre plus de deux pots de ce pays, qui sont environ quatre pintes mesure de Paris, qui étoient remplis du sang qu'elle avoit rendu en trois à quatre heures de temps, sans qu'ils me fussent venus avertir, dans l'esperance qu'ils avoient qu'il s'arrêteroit d'un moment à l'autre, & qui s'arrêta heureusement avant que j'eusse le temps de tenter aucun remede. Je fus étrangement surpris de voir une si terrible quantité de sang sorti par le nez, à une femme grosse, qui étoit environ sur son temps d'accoucher, sans qu'elle eut eu aucune défaillance; mais qui étoit pâle, comme si elle alloit mourir. Je lui fis donner un bouillon à l'instant, je lui défendis de se moucher, quelque envie qu'elle en eût, & la fis coucher dans son lit, la tête un peu haute, sans exciter la chaleur par trop de couvertures, & sans donner aucune liqueur spiritueuse, capable de mettre le sang en mouvement, en cas qu'elle eût soif; mais seulement de bonne eau fraîche. Je m'informai si elle sentoit encore son enfant, elle m'assura qu'ouy, dont je fus fort content. Je la vis plusieurs fois le jour; elle me parut assez tranquille, avec un poulx très-foible & très-menaçant; ce qui ne me laissa pas sans inquiétude, quoiqu'elle me dit qu'elle sentoit toûjours son enfant; mais moi qui fus curieux jusqu'à mettre ma main à plat d'un côté, & puis de l'aure, & sur le milieu de son ventre, & qui n'en sentis rien, dans le temps même qu'elle me disoit le sentir, j'en tirai un funeste présage.

Le soir sur les dix heures, le mary me vint dire que sa femme sentoit des douleurs, & qu'elle avoit rendu beaucoup d'eaux. J'y allai à l'instant, & je trouvai l'enfant au couronnement. Elle n'eut que deux ou trois douleurs assez legeres en apparence, qui la firent accoucher d'un enfant mort; l'arriere-faix suivit sans peine; elle ne rendit presque pas de sang; elle fut très-foible, mais elle se porta passablement bien ensuite, & se releva trois semaines après. Je l'ai accouchée plusieurs fois depuis, sans que cet accident luy soit arrivé.

## REFLEXION.

Je n'ai vû aucun Auteur qui ait encore fait mention de cette perte de sang, qui pour cela n'en est pas moins vraie; je ne doute pas même que cet accident ne soit arrivé, parce qu'il se peut bien faire que ceux qui ont écrit des accouchemens avant moy ou n'y ont pas fait d'attention, ou ne se sont pas religieusement appliquez à tout dire & avant qu'ils n'ayent pas vû cette perte à un tel excez, que de causer la mort à l'enfant, & l'accouchement à la mere, cela prouveroit que l'on peut encore rencontrer quelque chose de nouveau, dans une pratique qui a autant d'étenduë que celle des accouchemens, & que la perte de sang par le nez, seroit du nombre des accidens qui peuvent arriver aux femmes grosses.

C'étoit un vrai bonheur pour moy de n'y avoir pas été appellé plûtôt; car de bonne foy, je n'aurois eu aucun remede à lui faire; l'on a beau appeller à son secours tous les astringens, les réfrigerans, & les révulsifs, les ligatures, les ventouses, les frictions, & enfin tout ce que l'on peut imaginer, j'ai eu le malheur d'en être par moi-même un triste exemple pendant que je demeurois à l'Hôtel-Dieu, j'eus un saignement de nez durant trois jours, & il fallut que la nature y epuisât toutes ses forces, Messieurs les Medecins qui me faisoient tous l'honneur de me considerer, M. Petit & tous mes Confreres me regarderent & me plaignirent sans me pouvoir soulager. J'en restay sourd pendant près de deux mois, jusqu'à ce qu'il se fut formé de nouveaux esprits, qui eussent rétabli leur route jusqu'au timpan, qui pour lors remirent les choses en leur premier état, dont je rends graces au souverain Seigneur, qui ne permit pas que je finisse si-tôt ma carriere.

Qu'aurois-je donc fait à une femme grosse qui en perdit quatre fois plus en quatre heures que je ne faisois en un jour, puisque tant d'habiles gens & bien intentionnés ne purent me donner aucun secours, à moy qui étoit jeune, fort, & vigoureux? mais pour revenir à cette malade, je ne doutai pas que son enfant ne fut mort, ne l'ayant senti mouvoir en aucune maniere dans le temps qu'elle disoit le bien sentir.

Il faut avertir ceux qui ont des pertes de sang par le nez, de ne se point moucher quand elles paroissent être prêtes à s'arrêter, car par ce mouvement violent, l'on rouvre les vaisseaux en ôtant des petits caillots de sang qui se sont endurcis à leur extremité & qui en ont fermé l'ouverture. Il ne faut aussi donner aucune liqueur vineuse ny spiritueuse, parce que ces liqueurs mettent le sang en mouvement & l'exterieur à couler de nouveau & par ce moyen causent des foiblessés à la malade au lieu de la fortifier, quoi que ce soit l'intention de ceux qui les donnent.

Il semble que cette femme auroit dû être dans un grand danger venant à accoucher, dans une si grande foiblesse, la raison le veut, mais j'ai quantité d'exemples du contraire que j'ai raportés en plusieurs de mes Observations, sans que j'en puisse rendre d'autre raison, si ce n'est que dans une grande foiblesse, les parties sont très relâchées, & par consequent moins propres à résister aux efforts que la nature fait pour se decharger d'un fardeau qui l'accable, après tout cette femme fut bienheureuse de se tirer d'affaire, après être tombée dans un accident si menaçant.

## OBSERVATION CCXII.

Le 27 Juillet de l'année 1715. j'étois à deux lieuës de Caën, chez une Dame pour l'accoucher, lorsqu'on me vint prier d'aller voir la femme d'un Voiturier à la Paroisse de Lasson, qui souffroit une grande perte de sang par le nez dès le jour précedent. J'y allai, & j'eus le bonheur que le sang ne faisoit plus que suinter quand j'arrivai, je lui enjoignis seulement de ne se point moucher, & de ne boire que de la belle eau bien fraîche; mais comme elle me dit n'être grosse que de sept mois & quelques jours, je fus fort inquiet de son enfant, parce que je ne doutai pas qu'elle n'accouchât, quand je vis la prodigieuse quantité de sang qu'elle avoit rendu, tant sur le plancher que dans des linges, cela m'engagea à lui recommander de demeurer au lit, & de se nourrir de bons bouillons: Elle executa cet ordre, d'autant plus aisément, que la perte de sang qu'elle avoit soufferte, l'avoit laissée si foible, qu'elle ne pouvoit pas seulement lever la tête. Je fus assuré que son enfant étoit vivant; car je le sentis plusieurs fois fort distinctement; mais comme il n'y avoit personne pour la secourir, en cas qu'elle accouchât avant son terme, & voyant que la chose pouvoit arriver, je les assurai que je m'y rendrois aussi-tôt qu'ils m'en avertiroient; à quoy ils ne manquerent pas le lendemain matin, que l'on me vint dire que cette femme souffroit des douleurs pour accoucher. Je m'y rendis aussi-tôt; je la touchai pour m'instruire de l'état où elle étoit. Je trouvai les eaux formées, & l'enfant bien situé; les eaux s'écoulerent un quart-d'heure après, & le cordon suivit la tête de l'enfant. Je mis aussi-tôt la femme en situation sur son lit, & je repoussai la tête de l'enfant; & sans la laisser avancer davantage, j'allai chercher les pieds, & achevai l'accouchement en un instant. L'enfant vécut trois jours ; la mere étoit tombée dans une telle foiblesse de la perte de sang qu'elle avoit eue le jour précedent, qu'elle fut deux jours sans sçavoir qu'elle étoit accouchée ; cependant elle se releva dix jours après, se portant passablement bien.

## REFLEXION.

La mere courut moins de risque dans cet accouchement que son enfant, elle auroit pû être delivrée & se tirer d'affaire comme elle fit, mais l'enfant dont le cordon devançoit la tête seroit mort avant que de venir au monde, ce qui n'arriva pas, puisqu'il vêcut trois jours, nonobstant la violente perte de sang de sa mere, sa grande foiblesse, & son accouchement avant son terme, & contre nature, sans que je puisse comprendre pour quelle raison celui-ci vint vivant n'étant pas à terme, & que l'autre qui étoit à terme, & par consequent plus fort, y perdit la vie ; tout ce que je puis dire au surplus, c'est qu'on ne peut accoucher une femme pendant une perte de sang de cette consequence, comme on le doit faire, quand elle est causée par le détachement de l'arriere-faix, la perte de sang ne pouvant cesser que par l'extraction de cet organe.

---

## CHAPITRE XII.

### *Des convulsions, de leurs causes, & les moyens de les guerir.*

L'Un des plus fâcheux accidens que les femmes puissent souffrir dans leur grossesse, sont des convulsions, puisqu'elles sont souvent suivies de la mort de la mere & de son enfant, à moins qu'ils ne soient promptement secourus. La convulsion est une contraction du muscle vers son principe, causée par l'obstruction du nerf, par où les esprits animaux coulent dans ses fibres. Chaque muscle a d'ordinaire son antagoniste, & l'égalité des esprits qui coulent en même temps dans tous les deux, fait que l'un ne s'ébranle pas plus que l'autre ; & lorsqu'un muscle se racourcit, c'est par la volubilité qui resserrant un des nerfs, laisse remplir & racourcir le muscle qui lui est opposé.

Ces obstructions des nerfs viennent de deux causes principales ; sçavoir par l'irritation des parties membraneuses, causées par des matieres acres & corrosives, ou bien par la qualité même du suc qu'ils contiennent, lequel en s'épaississant, devient moins coulant, & se bouche à lui-même le passage.

Le pronostic qu'on peut faire des convulsions, est que celles dont la cause est legere, sont de peu de consequence, que les longues

longues & violentes ſont à redouter ; & que le moyen de les guerir, eſt d'adoucir l'acrimonie du ſang & des humeurs, d'en diminuer la quantité, en des ſujets plethoriques, & de reparer les pertes que la nature peut avoir faites, quand on a lieu de croire que l'inaction y a quelque part ; ce ſont des principes generaux, ſur leſquels il eſt neceſſaire que le Chirurgien ſe fonde, pour prendre ſon parti.

Il faut auſſi qu'il faſſe attention à la nature des parties, qui occaſionnent les convulſions, & ſur leur importance, comme ſont le cerveau, le ventricule, la veſſie, ou la matrice ; qu'il ait égard à leur compoſition, ſi elles ſont charnues, tendineuſes, ou nerveuſes ; qu'il examine par rapport à la circulation des humeurs, s'il ne s'eſt point fait une grande précipitation d'eaux dans les membranes qui contiennent l'enfant, ou entre ces membranes & la matrice ; ou enfin s'il n'y a point une ſuppreſſion d'urine : comment ces liqueurs ſe ſont aigries, épanchées, ou arrêtées ſur ces parties ; ce qui ne peut arriver que pour ne s'être pas ſervi des remedes generaux, & ſouvent pour avoir negligé les premieres marques qui pouvoient faire prévoir l'indiſpoſition future ; car alors il ne reſte d'eſperance de gueriſon que par l'accouchement.

C'eſt dans cette occaſion qu'il eſt à propos d'appeller un Chirurgien, bien verſé dans la pratique des accouchemens, puiſqu'il n'y a point de temps à perdre, & qu'il faut prendre inceſſamment ſon parti, qui eſt d'accoucher la femme, à quelque temps qu'elle ſoit de ſon terme, parce que la convulſion ne peut ceſſer que par l'accouchement, qui eſt de tous les accouchemens celui qui met la mere & l'enfant dans un plus grand peril.

Or comme la femme peut être attaquée de convulſions pendant tout le temps de ſa groſſeſſe, au temps de l'accouchement, & après être accouchée : Mes Obſervations ſeront diſtribuées ſelon ces trois differens temps, où je m'expliquerai de la maniere dont je me ſuis conduis pour ſecourir les malades en ces occaſions fâcheuſes.

## OBSERVATION CCXIII.

La femme d'un Tiſſerand en toile de cette Ville, après avoir ſoutenu une groſſeſſe des plus incommodes, accompagnée d'une longue suite de fâcheux accidens, se trouva dans le travail de l'accouchement, quoiqu'elle fut encore éloignée de son terme, les douleurs étant foibles & peu frequentes, avec de legers mouvemens convulsifs, l'empêcherent, ne se croyant pas encore assez malade, de m'envoyer avertir de l'état où elle se trouvoit, ce qui fit que je m'en allai à la campagne pour une maladie pressante ; & quoique je ne fusse pas fort éloigné, quelque diligence que l'on pût faire pour me venir chercher, je ne pus me rendre auprès d'elle avant que les convulsions ne fussent devenues presque continuelles. Je lui trouvai le poulx trés-foible, & qu'elle étoit sans aucune connoissance. La Sage-Femme l'avoit mise en situation; elle me dit que l'enfant presentoit le cul; ce que je trouvai veritable ; en sorte qu'après avoir repoussé doucement cette partie, & saisi les pieds de l'enfant sans aucune peine, je trouvai un second enfant dans ses membranes & ses eaux ; ayant donc joint en peu de temps les pieds du premier, quoy qu'éloignés l'un de l'autre, je les attirai au passage, jusqu'au gros des cuisses ; & comme je reconnus qu'il venoit la face en haut, je le retournai pour la lui mettre en bas, & achevai de le tirer. Je fis ensuite deux ligatures au cordon, que je coupai entre les deux ; l'enfant étant mort, je le donnai à tenir à la Sage-Femme, afin qu'elle lui donnât tous les petits secours usités en pareille occasion, lorsque l'on n'a point de marque qui ôte toute espeperance de vie ; mais tout fut inutile.

Pendant que la Sage-Femme étoit inutilement occupée à vouloir rendre à celui-ci la vie, dont il étoit privé, je ne perdis pas un moment pour tirer l'autre du peril. J'ouvris les membranes, & en allai chercher les pieds, que je pris tous deux, & les amenai au passage. Enfin quand je fus assuré que l'enfant avoit la face en dessous, j'achevai l'accouchement en un instant. Il étoit mort comme le premier. Je délivrai la mere, & il n'y avoit qu'un arriere-faix pour les deux enfans.

## REFLEXION.

Je ne sçus à quoi raporter la cause de la mort de ces deux enfans, ils n'étoient ny pressez ny embarassez de rien. Il n'y avoit pas beaucoup de temps que les eaux du premier étoient écoulées. Il venoit le cul devant, il n'avoit point le cordon autour du col, ny d'aucune autre partie qui pût causer d'obstacle à sa sortie ; l'autre étoit encore dans les eaux que je fis écouler, je n'eus aucune peine dans l'accouchement, ils ne furent ny retenus ny serrés au passage, quoique ce fut le premier accouchement de cette femme, où le passage, selon M. M. n'auroit pas dû être encore fait. La malade étoit à la verité dans de très violentes convulsions, mais il y avoit des femmes assez pour l'empêcher de se debattre & qu'elle ne causât quelque préjudice à ses enfans. Le battement du poulx se conserva toûjours & enfin ils vinrent morts au monde.

Tout ce que je puis dire là-dessus, c'est que si j'avois été appellé plûtôt, & dès le commencement des convulsions, je crois que j'aurois sauvé la vie à ces enfans qui étoient grands, gros, & gras, quoiqu'ils ne fussent pas à terme, parce que j'aurois accouché la femme comme je fis celle qui suit.

## OBSERVATION CCXIV.

Le 13 Juillet de l'année 1701, une Bourgeoise de cette Ville grande & forte, dont les travaux étoient pour l'ordinaire très-longs & très-difficiles, eut dès le commencement de son cinquiéme accouchement quelques legers mouvemens convulsifs, qui l'inquiéterent très-fort ; & qui l'engagerent à m'envoyer dire de venir la voir ; ce qu'elle n'avoit de coûtume de faire qu'à l'extrémité, craignant de me tenir trop long-temps. Je tâchai de la tranquilliser autant qu'il me fut possible ; mais les convulsions devenant un peu plus violentes, m'étonnerent à mon tour, sans neanmoins le faire paroître ; l'enfant étoit bien vivant, dont je trouvai la tête au travers des membranes, & les eaux paroissoient bien formées, & en quantité ; mais l'enfant étoit encore trop éloigné, pour esperer un accouchement prochain. La malade perdit la memoire, & de temps en temps la connoissance, puis les convulsions longues & violentes, qui se succedoient les unes aux autres, sans presque d'intervalle, avec des douleurs lentes & éloignées, comme dans ses accouchemens précedens, furent autant de funestes présages, qui me firent prendre la resolution d'ouvrir les membranes, & de repousser un peu la tête de l'enfant, afin de me donner la liberté de passer ma main dans la matrice pour aller chercher les pieds, que je trouvai en un instant, & finis ainsi l'accouchement. Je délivrai la mere, & les convulsions cesserent aussi-tôt, la connoissance & la memoire lui revinrent ensuite, & en huit jours elle se releva, & se porta très-bien ; mais l'enfant, qui étoit un garçon, mourut bien-tôt après sa naissance, quoiqu'il n'eût presque rien souffert dans l'accouchement, qui ne dura pas plus d'un demi quart-d'heure.

## REFLEXION.

Cet accouchement auquel je me determinai dans cette pressante necessité, me persuade bien que si j'eusse été auprès de la précedente femme, comme j'étois à celle ci, je lui aurois sans doute sauvé la vie, & qu'il faut que la nature souffre terriblement dans ces violentes convulsions, puisqu'un enfant au ventre de sa mere en meure, comme firent les deux premiers, & comme auroit fait celui-ci, si j'avois été aussi long-temps à le secourir : ce qui montre bien que c'étoit en vain que j'en cherchois la cause ailleurs, puisque ce fâcheux accident n'est que trop capable de produire un évenement si funeste.

Le temps que dure un pareil accouchement quoique court en apparence, est terrible en effet, tant l'esprit & le corps sont obligez de travailler. Trop heureux en pareille occasion de conserver son sang froid, quoique j'aye le bonheur d'en être assez le maître, il faut que j'avoüe qu'une pareille résolution prise au moment qu'il faut faire suivre l'execution, lui donne une terrible secousse, parce qu'il n'y a rien qui paroisse approcher plus des derniers momens de la vie que les convulsions, par la crainte où l'on est que la premiere ne soit celle qui la doit terminer, & c'est le temps où il faut qu'un Accoucheur fasse paroître plus de fermeté & de résolution, sur tout quand une femme est en l'état où étoit celle-ci; car il ne se faut pas faire une regle generale d'accoucher toutes les femmes qui sont attaquées de convulsions tant pendant leur grossesse, que dans le temps de leur accouchement, l'on ne doit même se servir de cet extréme remede, que lorsqu'il n'y a plus rien à esperer du côté de la nature, & que la mort de la mere & de l'enfant sont également à craindre : mais au contraire il faut aider la femme grosse autant qu'il est possible, par plusieurs remedes qui peuvent diminuer la cause des convulsions, & rendre leurs effets sans danger, comme je l'ai pratiqué dans les occasions dont je vais parler.

## OBSERVATION CCXV.

Une Dame qui demeuroit à douze lieuës de cette Ville, me pria d'y venir pour l'accoucher, quand elle me le manderoit; je lui promis, & y allai le seiziéme Octobre de l'année 1693. Le lendemain que je fus arrivé, après avoir dîné, la malade me fit asseoir auprès d'elle sur un canapée, pour causer plus à nôtre aise. Après une demie-heure de conversation, la Dame laissa aller sa tête contre le dossier du canapée, comme si elle eût voulu la renverser pour regarder au plancher, avec des mouvemens convulsifs, des yeux & des paupieres, d'une violence & d'une promptitude que je ne puis exprimer; qui se communiquerent ensuite à toutes les parties du corps, où ils étoient sans violence, la perte de la parole, & presque d'une entiere connoissance ayant succedé ; ce qui m'embarassoit le plus, étoit que ces accidens n'augmentassent pendant que je ne voyois aucune apparence du côté de l'accouchement, quoique ce fût assez le temps qu'il devoit arriver, au compte de la malade. Je la fis mettre au lit ; je composai un lavement au plus vîte, que je lui fis donner ; & envoyai chercher un fort habile Medecin à la Ville la plus proche, qui avoit coûtume de la voir dans ses incommodités. Je donnai un billet, afin que l'on apportât les choses les plus convenables à l'accident qui paroissoit ; comme le lenitif, le diaphenic, le miel de nenuphar, & de fumeterre, l'huile d'ambre, l'esprit de sel armoniac, la teinture de castor, les eaux d'armoise, de melisse, & de fleurs d'oranges, la theriaque, la confection d'hyacinte, & enfin tout ce que je crûs necessaire pour soulager la malade dans une maladie aussi inopinée & aussi inquiétante qu'étoit celle-là.

Le Medecin vint avec tout ce que je demandois, & y joignit encore de petits remedes à moi inconnus, qui avoient, disoit-il, une vertu specifique contre cette maladie ; je les lui laissai administrer, & faire ce qu'il jugea necessaire pour tâcher de soulager la malade ; mais voyant que ces gouttes de je ne sçay quoi, ne faisoient aucun effet, & que la nuit approchoit, il fut assez aise de me laisser chargé du fardeau, & me dit, avec beaucoup d'honnêteté, que c'étoit assez de moy auprès de la malade, à laquelle je rendois plus de service avec ma main, que tous les Medecins avec la boutique du meilleur Apoticaires, & s'en retourna.

Je fis prendre des lavemens à la malade, & quelques gouttes d'huile d'ambre, dans une cueillerée de boüillon, & de tems en tems je lui mettois sous le nez l'esprit de sel armoniac. Je lui fis un julep avec quatre onces d'eau de melisse, d'armoise, & de fleurs-d'orange, un gros de confection d'hyacinte, & six gouttes de teinture de castor ; je lui en donnois quelque cueillerée de temps en temps ; ce qui réüssit si bien, que les mouvemens convulsifs cesserent presque entierement ; mais sans que la parole ni la connoissance revinssent ; elle étoit comme immobile dans son lit, où elle prenoit sans difficulté la nourriture que je lui faisois donner, qui étoit ce à quoi j'avois une particuliere attention, pour empêcher que la nature déja fort affoiblie, ne vint à succomber.

Trois jours aprés que cet accident eut commencé, je m'apperçus que de temps en temps la malade faisoit quelque ferrement de lévres, & des petits mouvemens du siege; après avoir bien examiné que cela n'arrivoit que par intervalles, & que ces mouvemens augmentoient, je ne doutai point que le travail n'y eut beaucoup de part. Je la touchai pour m'en instruire, & je trouvai la tête de l'enfant au travers des membranes, qui contenoient les eaux, assez avancée pour en esperer une fin prompte & heureuse.

Je fis prendre un bon consommé à la malade, & de temps à autre quelque cueillerée de liqueur spiritueuse, & de rôtie au vin, pour rappeller les forces, & donner un peu de vigueur à la nature accablée, par ce qu'elle venoit de souffrir depuis quatre jours.

Toutes ces précautions me parurent d'un foible secours, quoiqu'elles eussent leur merite, en ce que la malade soutenoit ses douleurs sans se mouvoir davantage; ce qui m'en fit plus exactement chercher la cause, Je trouvai lorsque je la voulus faire remuer, qu'elle étoit restée paralytique de tout le côté droit, sans que jusqu'à ce temps là je m'en fusse apperçû, par le peu de mouvement qu'elle faisoit avant que son travail se manifestât.

Je fis aussi-tôt garnir le lit, & sans faire mouvoir ni tourmenter la malade, les douleurs étant venues à leur dernier periode, je l'accouchai heureusement, d'un beau gros garçon, qui s'est toûjours bien porté. Je délivrai aussi-tôt la mere; sa santé fut long-temps à se retablir; mais après six mois écoulés, elle se porta assez bien pour aller aux eaux de Bourbon, où elle acheva de se guerir.

## REFLEXION.

Ce fut-là un accident tout-à-fait imprévû, dont il semble que la cause résidoit plus particulierement dans le cerveau par la perte de connoissance & de la parole qui suivit, que dans aucune autre partie: car quoique cette malade eut des mouvemens convulsifs, ce n'étoit pas des convulsions, & les suites en font bien voir la difference, car si ç'eût été des convulsions, l'enfant seroit mort comme ceux des autres qui en eurent durant moins de temps, ce qui n'arriva pas, puisqu'il se porte bien, & il est devenu un très agréable Cavalier. 2o. La santé seroit revenue comme à la précedente, & au contraire elle resta paralytique d'un côté, accident fâcheux qui est la suite d'une apoplexie, & non de convulsions, ce qui me persuade que cette derniere maladie étoit la cause des mouvemens convulsifs, & de la paralysie qui suivit & qui l'occupa si long-temps, & dont elle ne se tira que par le secours des eaux, qui est le remede ordinaire pour tous les malades qui restent affligés de cette fâcheuse maladie & qui ne manque guere d'attaquer ceux qui ont souffert quelque attaque d'apoplexie, dont ils ne se tirent presque jamais qu'à cette dure condition.

Si ce Medecin avec ses poudres & ces goutes eut bien tablé sur cette maladie il ne se seroit peut-être pas rebuté si vîte. Il auroit encore donné quelques goutes de son esprit volatile d'urine, & auroit raporté le soulagement que la malade eut dans la suite à la vertu specifique & oculte de son remede, qui pousse par l'insensible transpiration. Si ç'eût été un autre genre de maladie, le tartre soluble, émetique, & precipitant, ou le laudanum en liqueur ou en opiate auroit été beau train; mais au lieu de briller comme il fait quelquefois par ces beaux discours, il ne fit que voir la malade, s'en retourna, & me laissa tout pouvoir d'agir, ce que j'executai assez heureusement.

Si j'ignore la vraye cause des mouvemens convulsifs & des autres accidens dont cette Dame fut attaquée vers les derniers jours de sa grossesse, j'eus moins de peine à developer la cause qui rendoit très malade celle qui suit

## OBSERVATION CCXVI.

Le 18 Mars de l'année 1695. la femme d'un Meûnier de Colomby, éloigné d'une lieuë de cette Ville, me fit prier de l'aller voir. Elle étoit reduite à l'extrémité, par un accident des plus fâcheux, qu'elle souffroit depuis plusieurs mois. J'y allai promptement, & je trouvai cette pauvre femme avec une douleur dans le bas ventre, non des plus vives, mais continuelle, accompagnée de mouvemens convulsifs, & souvent des convulsions assez violentes, pour faire craindre un accouchement prématûré. Elle étoit dans le septiéme mois de sa grossesse; ce que j'eus peine à croire, en ce qu'elle ne me paroissoit pas seulement grosse à terme, & pour accoucher d'un jour à l'autre, mais assez pour me persuader qu'elle l'étoit de deux enfans, tant son ventre avoit de volume en toutes ses dimensions, avec beaucoup de peine à marcher, & des envies continuelles d'uriner, sans le pouvoir faire, que très-peu & goutte à goutte.

Après avoir refléchi sur tous ces accidens, je fis coucher cette femme sur une paillasse devant le feu, en la même situation que pour l'accoucher; après quoy ayant voulu introduire ma sonde dans l'urette, j'y trouvai de la resistance; je trempai mon doigt dans l'huile, que je coulai dans le vagin. Je trouvai la tête de l'enfant, qui comprimoit le col de la vessie, qui interceptoit presque entierement le cours de l'urine. Je la repoussai doucement le plus haut qu'il me fut possible. Dès le moment que le col de la vessie se trouva dégagé, & que l'urine eut son issue libre ; il en sortit en telle quantité, qu'il n'est pas possible de croire que la vessie fût capable d'en contenir autant, ni de se dilater jusqu'à un tel excès, sans se rompre. La malade se trouva soulagée sur l'heure, & se porta bien jusqu'à son accouchement, qui fut heureux, parce que je lui donnai le moyen de faire elle-même, ce que j'aurois fait pour la guerir.

## REFLEXION.

Ce que l'on peut dire touchant la violente extension que la vessie souffroit pour contenir une si grande quantité d'urine, c'est que cette supression se faisoit peu à peu & non tout à coup, puisque la malade en rendoit toûjours, quoiqu'en petite quantité, la vessie se disposoit tous les jours à souffrir cette dilatation qui auroit été jusqu'à un certain point, comme fait la matrice dans l'accroissement du fœtus, ainsi que plusieurs autres parties membraneuses, que je pourrois proposer pour exemple, si les moindres Chirurgiens n'étoient pas convaincus que des parties membraneuses ont beaucoup de disposition à se dilater & à se resserrer suivant le besoin, mais cette vessie après avoir atteint le plus haut degré de son extension, le dépôt d'urine qui se seroit fait sans cesse dans cette vessie, auroit enfin forcé les fibres nerveuses à s'étendre beaucoup plus qu'elles n'auroient dû l'être ; ce qui joint à l'acrimonie que l'urine auroit contractée par son trop long sejour, auroit causé dans la suite la mort à la malade, puisque les convulsions étoient déja très violentes, & qu'elle se resserra aussi-tôt que l'urine eut son issue libre.

Cette évacuation s'étant faite sans autre secours que celui de mon doigt, je fis comprendre à la femme qu'elle pouvoit se soulager elle-même, & lui en donnai le moyen, ce qu'elle executa si bien, que je n'en entendis plus parler pendant le reste de sa grossesse, qui fut fort heureuse, ainsi que son accouchement.

Je la laissai la moitié moins grosse que je ne l'avois trouvée, elle marcha devant moy sans difficulté, ce qu'elle ne pouvoit faire auparavant, & n'eut depuis aucunes convulsions, ce qui prouve que la dilatation extraordinaire que souffroit la vessie dont le sentiment est fort exquis, par le trop long sejour de cette grande quantité d'urine, soit les douleurs dont les convulsions étoient l'effet.

J'ai vû plusieurs femmes grosses, sujetes à cet accident, c'est-à-dire, à cette supression d'urine, que j'ai soulagées, en leur faisant un peu repousser leur enfant avec leur doigt, lorsqu'il descendoit trop bas, & comprimoit le col de la vessie ; qui causoit aux unes une supression totale d'urine, & aux autres une grande difficulté d'urine, mais je n'ai vû que celle-ci qui en fut incommodée jusqu'à un tel excès, aussi bien que celle qui suit, à la difference qu'au lieu de mouvemens violens celle-ci demeuroit toute roide, mais par une cause differente.

Quoique cette Observation fasse assez voir que la guerison des convulsions qu'une femme souffre pendant la durée de sa grossesse, ne consiste pas toûjours dans l'accouchement, mais dans la guerison de certains accidens qui l'accompagnent, dont la supression d'urine est un des plus ordinaires, celle qui suit confirme encore cette verité, puisque cette femme qui en souffroit une très violente, en fut delivrée dès que j'eus trouvé le moyen de procurer une issue libre à l'urine,

dont

dont la vessie se trouvoit si remplie, que la tension & l'irritation qu'elle en souffroit, s'étant communiquée au genre nerveux, fit que les esprits n'étant plus distribuez, comme auparavant, donnerent occasion aux convulsions dont cette femme fut affligée.

## OBSERVATION CCXVII.

Le Lundy 23 Avril 1715. la fille d'un Chirurgien du bourg du Pont-l'Abbé, mariée & prête d'accoucher, fit deux grandes lieuës à pied pour se rendre chez son pere, dans le dessein d'y faire ses couches; & s'avisa le lendemain d'aller accomplir un vœu à deux autres grandes lieuës, où pendant qu'elle entendoit la Messe, elle sentit que les eaux de l'enfant s'écouloient en abondance, à quoi la fatigue de ce voyage n'avoit pas peu contribué. Elle le declara à deux femmes qui l'accompagnoient, qui lui conseillerent de rester au lieu où elle étoit, ou de prendre une commodité pour revenir chez elle: mais elle voulut retourner à pied comme elle étoit venuë; ce qu'elle eut beaucoup de peine à executer, à cause des grandes douleurs qu'elle ressentit dans les reins & au bas ventre pendant le voyage. Dès qu'elle fut arrivée chez son pere, elle se mit au lit, & comme elle ressentoit quelques legeres douleurs, on envoya querir la Sage-Femme, qui ayant trouvé la tête de l'enfant bien placée, & fort en état de s'avancer au passage, ne manqua pas d'assurer que l'accouchement finiroit dès que les douleurs deviendroient plus fortes; mais les douleurs n'augmenterent en aucune façon, & les choses demeurerent en cet état jusqu'au Jeudy suivant, vers le soir, que l'on fut obligé de me venir prier d'y aller; je trouvai que cette jeune femme, qui avoit reçû tous ses Sacremens, étoit travaillée des plus violentes convulsions, sans parole ni connoissance, le ventre excessivement gonflé & tendu, & que la tête de l'enfant occupoit si exactement le passage, (quoqu'il fût encore assez éloigné) que le col de la vessie & le rectum étoient très-fortement comprimés, depuis le jour précedent, qu'elle n'avoit rendu aucune goutte d'urine, & n'avoit pû recevoir de lavemens, quoiqu'on eut essayé plusieurs fois de lui en donner, outre qu'il exhaloit une très-mauvaise odeur des parties basses. Je tâchai dans l'intervale des convulsions, qui se suivoient d'assez près, de déranger la tête de l'enfant, & de couler ma main à côté, pour en aller chercher les pieds; mais le passage étoit si rempli, qu'il me fut impossible d'executer mon dessein : cette tentative ne fut pourtant pas inutile ; car par ce petit mouvement que je fis faire à la tête de cet enfant, je dégageai un peu le col de la vessie ; ce qui facilita le cours de l'urine, qui sortit avec une telle impetuosité, & en si grande abondance, que l'on entendoit un sifflement très-fort, & que le lit & la paillasse en furent traversés ; après quoy la tension du ventre se trouva considerablement diminuée, aussi-bien que la mauvaise odeur ; & l'effet en fut si heureux, que cette femme ne ressentit plus aucune convulsion, & la connoissance & la parole lui revinrent en moins d'une demie-heure. Comme cette femme me confirma ce que celles qui l'assistoient m'avoient dit, que peu de temps avant qu'elle fût attaquée de ces convulsions, elle avoit seurement senti son enfant ; je lui portai de l'eau sur la tête avec une petite cuillier & le baptisai ; & comme il sembla par quelques legeres douleurs qu'elle ressentit, que les choses alloient changer de mal en mieux, j'attendis tranquillement jusqu'à quatre heures du matin ; mais voyant que cette odeur devenoit de plus en plus mauvaise, sans que l'enfant eut en aucune façon avancé, ni donné aucune marque de vie, & que la femme, dans la grande foiblesse où la longueur du travail l'avoit reduite, ne pouvoit pas encore long-temps soutenir l'état où elle se trouvoit sans succomber, je pris le parti de l'accoucher ; ce que j'executai, en la mettant en situation, & la faisant aider comme j'ai de coûtume ; après quoy j'introduisis mes ciseaux dans la tête de l'enfant, jusqu'environ à la moitié des lames ; j'en ouvris les branches d'un côté & d'autre, & me donnai le jour dont j'avois besoin pour ôter une portion des os du crane, & la quantité du cerveau que je voulus, au moyen de quoy le volume de la tête se trouva beaucoup diminué ; de maniere que je la tirai dehors, & finis l'accouchement, sans qu'aucune des femmes qui y étoient presentes, ni même la malade, s'apperçussent que je me fusse servi d'autre instrument, que de mes mains. Comme le cordon étoit sans consistance, tant il étoit pourri, je fus obligé d'introduire ma main dans la matrice, pour en détacher l'arriere-faix ; ce qui fut fait avec tant de facilité, & une si grande promptitude, que le tout ne tarda pas le temps qu'il faudroit à reciter deux fois le *Miserere.* J'accommodai la femme comme il convenoit, & la couchai dans son lit, bien fait & bien chaud, lui fis prendre un boüillon, & puis la laissai aux soins de sa mere. Je retournai la voir le lendemain, elle me dit qu'elle s'étoit endormie aussi-tôt que je fus parti, & qu'elle ne s'étoit reveillée que cinq heures aprés, & elle se portoit alors autant bien qu'elle auroit pû faire, après avoir eu l'accouchement le plus heureux.

## REFLEXION.

Il est très aisé de juger que la violente tension de la vessie causée par la quantité d'urine qui y étoit contenue, étoit comme à la précedente la seule cause des convulsions que cette femme souffroit quand j'arrivai, puisqu'elles cesserent dès que j'eus trouvé le moyen de donner une libre issue à cette urine, je l'aurois accouchée dans le même temps si les femmes ne m'avoient pas assuré qu'il n'y avoit pas long-temps qu'elle avoit senti son enfant, & qu'elle ne me l'eut pas confirmé, lorsque la connoissance, la parole, & la raison, lui furent revenues, dans la crainte de précipiter une chose d'aussi grande consequence qu'est celle de tuer un enfant, lorsque même il y a encore quelqu'esperance qu'il peut venir au monde en vie, ce qui se peut faire tant que la mere a des forces, quand même il seroit mort, comme plusieurs exemples que je raporte le justifient, pat l'extréme danger qu'il y a de s'y tromper, ce que je n'aurois pas dû craindre à celui-ci tant par raport à la fâcheuse odeur que je sentis, quand j'arrivai, que dans le peu de fond que je pouvois faire sur le raport de la femme malade & de celles qui l'assistoient, l'enfant, le cordon, & l'arriere-faix ne justifioient que trop le long espace de temps qu'il y avoit qu'il étoit mort.

Je ne puis assez vanter dans cette Observation la préference que merite cette façon d'accoucher une femme, à celles qui ont été proposées jusqu'à présent, tant par le crochet, que par le tire-tête de M. M. lorsque l'enfant est resté mort au passage & qu'il est aussi peu avancé qu'étoit celui-ci, car si l'Accoucheur applique son crochet sur un des parietaux au moindre effort, il arrache sa prise par le peu de résistance qu'il y trouve, ce qui l'oblige de l'introduire dans le trou de l'oreille, ou dans l'orbite, à quoi il ne peut réüssir sans faire des violences outrées pour l'apliquer dans l'une ou l'autre de ces parties, dans le risque même de n'y pas réüssir avec toutes ces violences; j'ai un grand sujet de douter du succès de l'application de ces instrumens, puisqu'à un enfant engagé de la maniere qu'étoit celui-ci, loin de pouvoir passer non seulement un crochet avec la main de celui qui s'en sert pour l'apliquer en bonne prise, il n'est pas seulement possible d'y introduire une sonde, parce que suposé qu'il y ait quelqu'espace vuide lorsque la tête s'y présente, le parietule chevelu & les parties membraneuses de la mere qui se trouvent également comprimées entre les os qui forment ce détroit & ceux de la tête de cet enfant, s'enflament & se tuméfient à un point, qu'il est impossible d'y trouver la moindre ouverture: ce qui se justifie trop de lui-même, en faisant réflexion qu'aucune goute d'urine ne peut passer, & que la malade ne peut recevoir de lavement, par l'impossibilité que l'on trouve à introduire la canule.

Quelque constantes preuves qu'un Accoucheur experimenté puisse avoir des risques qui accompagnent l'application du crochet, ces crocheteurs lui soutiendront avec autant de ſecurité que d'effronterie, qu'en conduiſant le crochet avec les doigts dans le trou de l'oreille ou dans l'orbite, & lui donnant une bonne priſe, ils tireront en aſſurance la tête dehors ſans expoſer la femme à aucun danger, ce qui eſt pourtant faux & impoſſible dans le cas que je le propoſe, auſſi-bien que le tire-tête de M. M. en s'y comportant de la maniere qu'il l'enſeigne, parce que l'enfant étant ſitué où étoit celui-ci, le tire-tête arracheroit ſa priſe ſans faire avancer l'enfant, qu'on ne peut jamais tirer qu'en ſe comportant comme je fis, & en introduiſant le crochet dans le trou de l'oreille, ou dans l'orbite, celui qui en fera la tentative, verra que je ſuis de bonne foy.

J'ai encore remarqué à cet accouchement, comme je l'avois fait à quantité d'autres, en introduiſant mon doigt dans l'anus de cette femme, que je coulai juſques vers l'os ſacrum, que le coccix ne fait jamais d'obſtacle à aucun accouchement, malgré ce qu'en diſent les Auteurs, & que je n'ai jamais trouvé d'opoſition de la part de cet os, non plus que de la part du clitoris dont parle M. Peu, je ne puis comprendre comment cet ancien Accoucheur, après avoir, ainſi qu'il le dit, gardé ſon Livre ſi long-temps avant que de le mettre au jour, pour avoir le plaiſir de le revoir à ſon âge, peut y avoir laiſſé une choſe ſi oppoſée au bon ſens, en diſant qu'il faut avoir ſoin que le clitoris ne ſe trouve point engagé avec la tête de l'enfant, puiſque, ſitué comme il eſt, il ne s'y peut engager, à moins que par une route oppoſée à celle que l'enfant a de coûtume de tenir, il ne pouſſe ſa tête du dehors au dedans, & que ce clitoris ne ſoit de la longueur qu'il le dit, ce que je n'ai jamais trouvé, quoique je ſois perſuadé d'avoir accouché deux fois autant de femmes que lui. Au reſte je ne parle preſque pas des erreurs de cet Auteur dans tout mon Livre, parce que M. M. a pris ce ſoin avant moy, & comme j'ai examiné avec attention les deux Livres en main ſi M. M. citoit juſte, & que je l'ai trouvé auſſi exact que fidele, je n'ai à y ajoûter que ce qu'un petit imprimé, qu'un Maître Chirurgien de Paris me fit l'honneur de me prêter cet Hyver, m'a appris, danslequel un jeune Maître Chirurgien ſe juſtifie parfaitement bien de la fauſſe ſuppoſition que M. Peu a fait imprimer dans ſon Livre, touchant la ſeparation de la clôture vaginale reſtée après un accouchement de la façon de cet Auteur, dont ce jeune Maître ſe tira parfaitement bien, ayant fait cette ſeparation avec toute l'adreſſe & la dexterité que l'Art peut inſpirer, ce qui ne fait pas plus d'honneur à M. Peu que l'Accoucheur de Mademoiſelle de la Coſte. Tout ce que je puis dire là-deſſus eſt que M. M. l'a traité comme il le merite, ce qui ne donne pas une idée avantageuſe des Approbateurs de ſon Livre.

## OBSERVATION CCXVIII.

Le 13 Août de l'année 1687. la femme d'un Jardinier de cette Ville, qui avoit eu pluſieurs enfans, & groſſe en dernier lieu de quatre mois ou environ, après avoir ſouffert ſans ſe plaindre pluſieurs legers mouvemens convulſifs, fut ſubitement attaquée de douleurs ſi violentes, qu'elles ne lui donnerent que le temps de ſe coucher par terre. Le corps & toutes les extrémités lui devinrent roides comme des bâtons; mais la parole, & les autres ſens reſterent fort libres. L'on me vint chercher en toute diligence; je fus ſurpris à la vûë de cet accident, qui me parut très-extraordinaire. Je lui trouvai le poulx bon & fort, la couleur du viſage aſſez naturelle, le jugement ſain, & les douleurs ceſſées. Je m'informai ſi elle n'avoit point ſouffert les accidens fâcheux qui rendent les commencemens de la groſſeſſe incommodes & difficiles, & enfin à quoy elle s'occupoit. Elle me dit qu'elle s'étoit fort bien portée, qu'elle mangeoit beaucoup, & qu'elle dormoit de même, & qu'elle n'avoit autre occupation que de filer ſa quenouille; mais que depuis trois ou quatre jours elle avoit ſenti quelques petits friſſons ou tremblemens, qui duroient ſi peu, qu'elle n'en avoit tenu aucun compte, ſans que ſon appetit eût diminué. Après une ſerieuſe reflexion ſur ſon rapport & ſur ſon état preſent, je ne trouvai rien qui remplit mieux mon intention, que la ſaignée; & ſans la pouvoir changer de ſituation, par l'inflexibilité de ſon corps, je lui pris les bras, aidé d'un fort homme, il nous fut impoſſible à tous deux de le faire plier, tant il étoit roide. Je fis la ligature dans la ſituation où il étoit, & je ſaignai la malade. Il n'y eut pas deux onces de ſang hors du vaiſſeau, que le poulce commença à ſe mouvoir, tous les doigts enſuite, les uns après les autres, & enfin tout le corps, avant que deux palettes euſſent été tirées. Le lendemain elle retomba dans le même accident; je réïterai le même remede, que j'accompagnai de lavemens, la faiſant agir, & vivre des meilleurs alimens qu'elle pouvoit avoir, ſuivant ſon état, & en mediocre quantité; ce qui n'empêcha pas cet accident de recidiver deux jours enſuite; j'y joignis de legeres purgations, compoſées avec la caſſe, la manne, & le ſirop de pommes. J'y ajoutai dans la ſuite un peu de ſenné, le tout très-inutilement; ce qui me força de m'en tenir à la la ſaignée ſeule, autant de fois que l'accident ſe fit ſentir, ſans craindre ce qui en pouvoit arriver, vû l'état où elle étoit, à la difference que quelquefois deux onces de ſang ſuffiſoient pour faire ceſſer l'accès; le nombre des ſaignées alla juſqu'à quatre-vingts-ſix ou ſept, en cinq mois que dura encore ſa groſſeſſe; parvenue à ſon terme, elle accoucha heureuſement d'un enfant qui ſe portoit bien, nonobſtant cette prodigieuſe quantité de ſaignées, & cet accident fâcheux dont les accès étoient ſi frequens.

## REFLEXION.

Le regime ou la maniere de vivre de cette femme étoit si extraordinaire, non seulement par son peu de moyen, mais encore plus par son indocilité qui la portoit à s'abandonner, sans consideration, à tout ce que son appetit lui demandoit bon ou mauvais, cuit ou crud, incapable même depuis que je la voyois de suivre mon conseil dans les choses les plus communes.

Ce qui m'a persuadé que la cause de cet accident, consistoit dans la vie sedentaire, & la quantité de mauvais alimens dont cette femme se nourrissoit, qui faisoit un sang épais, grossier, & impur, dont les esprits qui en resultoient, étant de la même nature, ne pouvoient favoriser la circulation du sang (comme ils faisoient avant qu'elle fût grosse) ny animer le suc des nerfs de l'épine qui sortent de la moëlle allongée, dont il remplissoit tellement, jusqu'à l'extrémité des moindres rameaux, dans toute l'étendue de leur distribution, que les parties où il portoit les esprits qui sont le tronc, & les extrémités demeuroient inflexibles, jusqu'à ce que la saignée, qui en diminuoit une partie, & en interceptoit une autre portion par l'évacuation qui s'en faisoit, donnoit lieu à la nature de vaincre le reste & de lever l'obstruction qui s'étoit formée dans toute l'étendue de ces nerfs, & rendoit aux parties leur premier mouvement, à la difference des nerfs du cerveau, qui ne souffroient pas la même réplétion, d'autant que le sang le plus volatile étant porté vers cet organe, toutes les fonctions, qui en dependent immediatement, s'executoient parfaitement bien, & que la femme dans le plus fort de son mal, sentoit, parloit, voyoit, & entendoit, comme dans le temps de sa parfaite santé.

Il me seroit inutile de donner des exemples pour soutenir ce que j'avance, puisque rien n'est plus constant qu'un corps mou, long, & creux devient d'autant plus roide, tendu, & inflexible, qu'il est plus rempli, comme il arrivoit à cette femme dans ses accès, par la réplétion de ces nerfs qui sont des corps de cette nature.

Je ne doute pas que l'on ne me puisse faire quantité de difficultés sur ce que j'avance en cet endroit, comme en beaucoup d'autres, mais ceux qui ne trouveront pas mes raisons de leur goût, sans me blâmer, de ce que je declare ingenûment mon sentiment, n'ont qu'à m'écrire, & par un petit éclaircissement réciproque, je leur ferai gouter mes raisons, ou je me rendrai à leur opinion si elle est mieux fondée que la mienne. Au reste voila quelle est ma pensée sur cet accident, & ce que j'ai fait pour y remedier; si ma pensée n'est pas juste, les remedes que j'ai employez pour guerir la malade, semblent ne devoir pas être désaprouvez par le succès qu'ils ont eu.

Enfin si M. M. a paru surpris que la femme d'un de ses Confreres ait été saignée quatre-vingts fois pendant le temps de sa grossesse, il le seroit davantage de celle-ci, qui l'a été quatre-vingts sept fois pendant les cinq derniers mois de la sienne, ce sont de ces faits rares que je ne propose pour regle, ny pour exemple à suivre, mais seulement pour marquer la necessité où l'on est de passer les regles en beaucoup d'occasions, dans un lieu où l'on ne peut trouver les conseils tels qu'un Chirurgien les pourroit souhaiter, comme l'on voit que la chose m'est arrivée, en bien d'autres rencontres qu'en celle-ci.

## CHAPITRE XIII.

### *Du Meconium.*

COMME les Auteurs sont en controverse touchant le jugement que l'on doit faire de la sortie du Meconium, les uns disant que c'est une marque assurée de la mort de l'enfant, & les autres prétendant le contraire, la chose merite d'être éclaircie, parce qu'elle arrive fort souvent; mais auparavant il faut sçavoir ce que c'est que le Meconium.

Le corps de l'enfant, pendant qu'il est au ventre de la mere, fournit deux excretions sensibles, qui lui sont particulieres, dont l'une est une serosite claire, qui se précipite dans la vessie, appellée Urine, & l'autre, qui a une consistance de miel ou de vin cuit, qui est d'une couleur brune, que l'on appelle Meconium, qui se précipite dans les intestins. Ces parties étant destinées de la nature pour recevoir ces excremens, & les conserver jusqu'après la naissance de l'enfant, à moins que par une situation fâcheuse ou contrainte, comme dans un accouchement long, difficile ou laborieux, & contre nature, il ne soit forcé de se vuider par la compression violente que souffrent les organes où elles sont contenues; soit que l'accouchement se fasse naturellement, ou par le secours du Chirurgien. On doit regarder la sortie du Meconium comme un signe plus ou moins mauvais, suivant la situation en laquelle est l'enfant: car s'il est bien placé, & que le travail soit long, c'est un accident dangereux. Si le cordon de l'ombilic accompagne la tête, ou qu'il la devance, cela est d'un si mauvais augure, que la mort s'ensuit presque toûjours; quand l'accouchement finiroit à l'instant même que le cordon se presenteroit, & que la premiere douleur le feroit sortir hors de la matrice: ce qui me fait conclure que la sortie du Meconium doit causer de l'inquiétude dans un accouchement long & lent, où l'enfant vient toûjours très-foible, & souvent mort; mais qu'elle est indifferente dans tous les accouchemens où les enfans sont dans une situation forcée, ou contre nature.

## OBSERVATION CCXIX.

Dans le mois de Juin de l'année 1686. j'accouchai les deux sœurs, femmes de Rotisseurs de cette Ville, à quelques jours l'une de l'autre, de deux accouhemens très-semblables, dont les enfans venoient le cul devant. A la premiere où je fus appellé, une femme me dit, comme j'entrois dans la chambre, que les eaux étoient percées, & que la femme vuidoit beaucoup de matiere noire. A cette premiere nouvelle je ne doutai point de la maniere dont l'enfant étoit situé, sans que je le touchasse; cette marque en étoit une preuve presque asseurée, lors particulierement qu'elle paroît dès le commencement du travail, sans toutefois que l'on s'en doive faire une regle infaillible. Je touchai donc la femme pour m'en assurer; je trouvai une grosseur ronde & molle, qui étoient les fesses avec la separation qui commençoit au bas de l'épine, & se terminoit entre les cuisses. Le scrotum acheva de me persuader que c'étoit le cul que cet enfant presentoit, à la difference de la tête, qui est non seulement grosse & ronde, mais dure & sans separation.

Lorsque je me fus assuré par ces marques indubitables que cet enfant presentoit le cul, qui n'étoit point encore beaucoup engagé, & la mere sans douleur, je n'eus aucune peine à le repousser, pour attirer les pieds au passage; & comme l'enfant étoit dans la situation requise, c'est-à-dire la face en bas, je finis en très peu de temps un accouchement qui auroit pû devenir difficile & très-laborieux, par la situation de l'enfant, l'écoulement des eaux, & les foibles douleurs, & assez éloignées, si j'en avois usé autrement.

### REFLEXION.

Cette matiere noire que la femme, qui étoit auprès de cette malade, me dit quand j'arrivai, qui sortoit depuis l'écoulement des eaux, étoit le méconium; ce fut ce qui me persuada que l'enfant presentoit le cul, & c'est une regle presque generale qu'un enfant est forcé de se vuider, quand il vient en cette situation ce que l'on comprend aisément, pour peu que l'on fasse d'attention à la violente contrainte qu'il souffre en cette posture. Joint aux fortes contractions de la matrice, & aux efforts redoublés de la mere qui causent aux intestins une telle compression qu'il faut necessairement qu'ils se vuident. Ainsi loin que cette évacuation soit un signe certain de la mort de l'enfant, comme le dit M. Viardel, cela n'indique autre chose sinon que le ventre de l'enfant est fortement comprimé; c'est ce qui

qui a obligé M. Peu de s'en expliquer d'une autre maniere, pour éviter l'inquiétude que cet accident pouroit causer aux nouveaux Accoucheurs.

## OBSERVATION CCXX.

Le trois Decembre de l'année 1698. l'on me vint prier de voir une Bourgeoise de cette Ville, qui étoit malade pour accoucher, mais d'un mal si lent, qu'elle ne m'avoit point voulu faire venir, quoiqu'il y eut déja deux jours qu'elle fut en travail. J'y allai aussi-tôt, & je trouvai cette femme avec ses eaux écoulées, & le meconium qui sortoit en abondance, dont les douleurs étoient si foibles & si éloignées, qu'elle avoit eu quelque raison de ne me pas demander plûtôt, quoique la tête de son enfant se fut assez avancée, pour esperer un accouchement aux premieres douleurs qui redoubleroient; mais sçavoir quand, ce fut ce que je ne pus prévoir; je lui fis donner un lavement un peu acre, qui lui causa beaucoup d'épreintes; mais qui ne changea rien à la nature du travail. L'enfant marquoit être toûjours vivant, par des petits mouvemens qu'il faisoit, mais si foibles, que l'on ne pouvoit pas trop en juger. Elle eut quelques douleurs redoublées vers minuit, où je l'accouchai d'un enfant mort, tout plein de meconium; je la délivrai ensuite, & la fis coucher. Elle étoit si épuisée, qu'elle eut beaucoup de peine à se tirer de ses couches: ce qui n'arriva que six semaines ensuite.

## REFLEXION.

Je ne pus penétrer la cause de la mort de cet enfant; que je crûs très certainement vivant quand j'arrivai, mais que je jugeai très foible, & dont j'augurai fort mal, dès que je vis sortir le meconium, que je regarde comme un funeste présage, quand l'enfant est bien situé. J'en ai vû arriver plus de dix de cette nature, sans que les meres fussent ny promptes ny violentes dans leurs actions, & dont je ne pouvois approfondir la cause non plus que de celle ci, ny de celles que je raporte dans une autre Observation...... où à la verité l'enfant n'étoit pas mort, mais il étoit si foible, que je ne croyois pas qu'il valut beaucoup mieux, qui se tira pourtant d'affaire: ce qui me confirme dans ce que j'ai déja avancé, que la sortie du meconium est d'un mauvais augure, après l'ouverture des membranes, & l'écoulement des eaux, quand l'enfant est bien placé, mais que cette sortie est indifferente, quand il se présente dans une situation qui force les intestins à s'en décharger. Ce qui me fait croire que cet excrément ne sort point quand l'enfant se presente dans sa situation ordinaire, à moins qu'une autre maladie ne l'ait fait perir, ou ne l'ait tellement affoibli, que le relâchement des fibres intestinales ne leur permette plus de retenir ce meconium dans le corps de l'enfant.

## CHAPITRE XIV.

### *De l'accouchement où le cordon de l'ombilic sort le premier.*

SI le cordon est trop court de lui-même, ou qu'il soit devenu tel par accident, en faisant une ou plusieurs circonvolutions, autour d'une ou de plusieurs parties du fœtus; c'est un des plus fâcheux obstacles à sa sortie, parce qu'il tient l'enfant attaché, & comme lié & garotté dans la matrice, d'une maniere à faire tout appréhender au tems de l'accouchement, non seulement pour lui, mais aussi pour la mere, comme je le rapporte dans plusieurs Observations. Mais lorsque le cordon par son excessive longueur, précede la sortie de l'enfant, cet accident est encore infiniment plus à craindre, en ce que l'enfant meurt rarement, quelque court que soit ce cordon, & qu'il perit presque toûjours quand il sort le premier, particulierement quand l'enfant est bien situé, c'est-à-dire, que la tête se presente au passage, & qu'elle le remplit entierement. En pareille occasion il est rare qu'il s'en sauve, d'autant que ce cordon se trouve si fortement comprimé, entre la tête de cet enfant & les os de sa mere, que le cours du sang s'y trouve absolument intercepté; ce qui cause à l'enfant une mort très-prompte, puisqu'il ne vit & ne subsiste que par son extrémité; à moins que la mere n'en accouche dans le moment que ce cordon commence de paroître: car autrement il n'y a qu'un très-prompt secours qui le puisse tirer de ce peril, par l'accouchement, qui est presque toûjours necessaire en cette fâcheuse conjoncture, mais qu'il n'est souvent pas possible d'executer.

### OBSERVATION CCXXI.

Le trois Janvier de l'année 1689. je fus prié d'accoucher la femme d'un Tisserand en draps de cette Ville, que je trouvai dans un veritable travail, avec des douleurs violentes, longues & redoublées. Dans le court intervale que ces douleurs me donnoient, je voulus m'assurer de la situation de l'enfant, qui me parut, au travers des membranes qui contenoient les eaux, assez proche, & bien placé, pour esperer un accouchement prompt; les douleurs ayant recommencé à l'instant, les membranes s'ouvrirent, les eaux s'écoulerent, & le cordon suivit de la longueur d'un pied ou environ; mais heureusement les douleurs redoublerent d'une violence extrême, & ne finirent qu'avec la sortie de l'enfant, sans me donner le temps de me pouvoir inquiéter de cette sortie imprévûe du cordon, & du danger qui en pouvoit arriver; & malgré cette extrême promptitude, l'enfant étoit si foible, que je le crûs mort. Je délivrai la mere aussi-tôt, l'enfant revint de sa foiblesse, & l'un & l'autre se porterent bien dans la suite.

## REFLEXION.

Ce fut un vrai bonheur, que les douleurs suivissent si brusquement dans le travail, car si par malheur elles eussent discontinué, comme elles font souvent après l'écoulement des eaux, l'enfant seroit très certainement mort, étant placé & avancé comme il étoit, puisque quelque peu de temps qu'il eut été au passage, il se trouva si foible que je doutai de sa vie durant un peu de temps.

Il ne faut pas être surpris de ce que je ne pûs prévoir la nature de cet accouchement, & que je ne trouvai point le cordon au travers des membranes qui contenoient les eaux, quand je touchai la femme, pour m'assurer de la situation de l'enfant, l'intervale d'une douleur à l'autre étoit si court qu'il ne permettoit pas aux eaux de rétrograder assez pour me donner le temps d'éclaircir cette difficulté, tellement que ce qui causa mon ignorance, fut peut-être le salut de l'enfant.

## OBSERVATION CCXXII.

Le sept Decembre de l'année 1693. l'on me vint chercher pour accoucher la femme d'un Boucher de cette Ville, dont les douleurs étoient violentes, mais fort éloignées. Comme je voulus m'assurer de la situation de l'enfant, je trouvai les membranes qui poussoient fortement, & les eaux qui m'empêcherent de trouver l'enfant, ce qui m'obligea d'attendre la fin de la douleur; & comme je touchois très-certainement la tête, quoy qu'éloignée, j'attendis tranquillement, jusqu'à ce que les eaux fussent écoulées; après quoi je voulus reconnoître le progrès qu'avoit fait cette tête; je fus surpris de trouver d'abord une grande longueur du cordon hors de la matrice; mais je me rassurai, en ce que la tête étant peu avancée au passage; elle me permettoit d'introduire ma main dans la matrice, d'aller chercher les pieds, & de finir heureusement l'accouchement en si peu de temps, qu'à peine y avois-je pensé, que l'on vit un gros garçon, qui se portoit très-bien, ainsi que la mere, que je délivrai dans le moment.

## REFLEXION.

Ce n'étoit point ici le court intervale d'une douleur à l'autre, non plus que le retour précipité des eaux, qui m'empêchoient de remarquer au travers des membranes qui les contenoient, que le cordon devançoit la tête. J'avois une entiere liberté de m'en assurer dans cet accouchement, mais quelque quantité d'accouchemens que j'aye faits, où le cordon a devancé la tête, je ne l'ai jamais pû prévoir, depuis cet accouchement jusqu'à present. Pour reprendre le fil de ma réflexion, je dis que l'enfant étant encore aussi eloigné qu'il étoit, & les membranes se remplissant des eaux autant qu'elles faisoient dans le temps de la douleur, elles demeuroient si fletries & si repliées, après qu'elle étoit cessée, qu'elles m'ôtoient absolument la connoissance de ce qui se passoit, outre que ce cordon qui étoit des plus petits & des plus mollets, aida beaucoup à me tromper: je n'hesitai point sur le parti que je devois prendre, qui fut heureux pour la mere, & salutaire pour l'enfant.

Ainsi lorsque le cordon sort avant les eaux, & que l'enfant vient à l'instant, comme il m'est arrivé dans l'Observation précedente, & plusieurs autres fois, la douleur ne cessant point que l'ouvrage ne soit fini, il n'est pas necessaire que je conseille de le laisser venir, puisqu'on ne le peut empêcher, quand on en auroit la volonté, mais pour peu que la douleur cesse, comme dans celle-ci, je ne temporise point, je finis l'accouchement à l'heure même, un trop grand nombre d'exemples me convient à en user de la sorte sans quoi la mort de l'enfant est toûjours inévitable.

## OBSERVATION CCXXIII.

Le trois Septembre de l'année 1695. la femme d'un Laboureur proche la Maison de Chifreval, à demi-lieuë de cette Ville, étant en travail, les eaux s'écoulerent, & furent suivie du cordon de l'ombilic, dont il sortit une longueur considerable. Une voisine plus entendue que la Sage-Femme, sçachant qu'un pareil accident n'étoit pas sans danger, fit monter un homme à cheval, & m'envoya chercher en grande diligence. Je ne perdis pas un moment, & allai aussi vîte qu'un bon cheval, que je poussai la bride abbatue, pouvoit aller. Je trouvai la femme dans des douleurs pressantes, qui redoubloient sans relâche, la tête de l'enfant fort avancée, & le cordon qui sortoit sans battement, & très-froid, malgré toutes les précautions que l'on avoit prises pour y conserver la chaleur, tant en le reduisant ou le repoussant, pendant qu'elles en eurent la liberté, qu'en y tenant sans cesse des linges chauds; mais la tête qui remplissoit entierement le passage, & la froideur du cordon me firent juger que l'enfant étoit mort. Je fis lever la femme, & la fit asseoir sur les genoux de son mary, & lui conseillai qu'en joignant son inspiration à la douleur, elle poussât fortement en bas, comme si elle vouloit aller à la selle, pendant que de mon côté j'allois doucement dégager la tête avec mes doigts de chaque côté; ce qui fut fait si à propos, qu'elle accoucha de cette premiere douleur; mais d'un enfant mort, comme je l'avois prédit. Je laissai l'enfant sans délivrer la mere, que quelque temps après, pour voir si la circulation ne pourroit pas reprendre son cours; mais quand je vis que c'étoit inutilement, j'achevai de la délivrer, & la laissai dans un assez bon état.

## REFLEXION.

Cette femme m'assura qu'il n'y avoit pas un demi-quart d'heure avant que je fusse arrivé, qu'elle avoit senti son enfant faire deux ou trois violentes secousses ou bondissemens, ce qui me fit mettre en pratique ce que quelques Auteurs conseillent, qui est de laisser l'enfant entre les jambes de la mere dans une situation aisée, sans la delivrer, dans l'esperance que la circulation pourroit faire quelqu'effort extraordinaire, & le sang reprendre son cours, qui rendroit la vigueur à un enfant foible, & par consequent la vie.

Ce fut inutilement que je tentai ce secours, je fus obligé de delivrer la mere, après avoir donné un assez long temps à cette inutile précaution, mais comme la chose est sans consequence pour la mere, & que des personnes de réputation l'ont conseillé, je ne voulus pas en cette occasion, qui étoit celle de toutes où ce secours auroit pû plûtôt réüssir, manquer à le tenter, quoi que je l'eusse déja fait inutilement en d'autres occasions.

J'ai vû tout au contraire, revenir plusieurs enfans demi mort, & dont la mort paroissoit assurée, après avoir lié & coupé le cordon, & mis les uns devant le feu, lavé les autres dans le vin chaud, & les autres enfin en leur souflant fortement du vin dans la bouche, comme je le raporte dans d'autres Observations; ce qui me fait avoir un grand soin d'examiner les enfans qui viennent morts au monde sans cause manifeste, sur tout quand les meres assurent les avoir senti remuer depuis peu de temps.

## OBSERVATION CCXXIV.

Dix à douze jours ensuite l'on me vint chercher avec la même diligence, pour aller à une voisine de la précedente femme, pour un pareil accouchement; mais quand je sçûs en arrivant qu'il y avoit beaucoup plus de temps qu'elle étoit en travail, & que la tête de l'enfant, quoique peu avancée, l'étoit assez pour comprimer le cordon, d'une maniere à n'y laisser passer aucunement le sang; ce que je connus par le défaut de battement du cordon, & par sa froideur & flétrissure, quelque soin que la Sage-Femme eut euë d'y conserver la chaleur, tant en le repoussant dans le vagin, & même jusqu'au derriere de la tête, avant qu'elle fût si avancée, qu'avec des linges qu'elle y chauffoit continuellement. Je jugeai que l'enfant étoit mort ; & comme la mere n'avoit que de legeres douleurs & éloignées, qui n'augmenterent point par le changement de situation que je lui fis prendre, après avoir demeuré quelque temps auprès d'elle, & reflechi à toutes ces circonstances, je me déterminai à l'accouchement. Je mis pour cela la malade sur le travers de son lit, repoussai la tête de l'enfant sans peine, allai chercher les pieds, que j'attirai au passage, & finis l'accouchement en un moment. L'enfant étoit mort. Je délivrai la mere, qui se porta bien.

## REFLEXION.

La Sage-Femme avoit pris toutes les mesures possibles pour prévenir l'accident qu'elle craignoit, & qu'elle ne put empêcher, j'aurois inutilement attendu davantage à accoucher cette femme, c'est bien mal à propos qu'on la laisse souffrir, quand on peut & que l'on est sûr de la tirer de peine sans crainte de rien risquer pour la vie de l'enfant, puisque sa mort n'est que trop certaine en cette occasion. C'est ce qui me fit délivrer celle-ci, sans la laisser souffrir plus longtemps, & c'est le parti que l'on doit toûjours prendre, quand en arrivant, l'on trouve le cordon froid, fletri, & sans battement ; qui est la marque la plus certaine de la mort de l'enfant. Il faut encore beaucoup moins differer quand le contraire se rencontre, je veux dire, que le cordon est sorti & que l'on y remarque un battement sensible, parce que l'accouchement fait très-promptement peut conserver la vie à l'enfant, comme on le peut voir dans l'Observation qui suit.

## OBSERVATION CCXXV.

Le dix-sept Août de l'année 1699. la femme d'un Cordonnier de cette Ville, étant malade pour accoucher, les membranes s'ouvrirent, & le cordon suivit les eaux. La Sage-Femme inquiéte de cet accident, m'envoya chercher aussi-tôt ; mais ne m'étant pas trouvé à portée de m'y rendre qu'un bon quart-d'heure aprés ; je trouvai ce cordon froid & sans battement, quelque soin que la Sage-Femme eût pris de le reduire, non seulement dans le vagin, mais jusques au derriere de la tête, tant qu'elle l'avoit pû faire ; mais qui étoit toûjours sorti de nouveau aux premieres douleurs, & qui étoit très-froid, nonobstant les linges chauds qu'elle avoit continuellement eu soin d'y tenir, outre que l'enfant avoit cessé de remuer, dès le moment que le cordon avoit paru; ce qui me fit juger qu'il étoit mort dès ce temps-là.

Ces douleurs étant continuelles & sans relâche, & la tête de l'enfant très-avancée dans le vagin, me firent esperer que l'accouchement finiroit bien-tôt; mais quand je vis que les choses demeuroient au même état sans avancer, que c'étoit inutilement que la femme souffroit, & que la mort de l'enfant étoit certaine, par la longueur du temps que le cordon étoit sorti, qu'il étoit froid, flétri & sans battement, je resolus l'accouchement. Ce fut inutilement que je tentai de repousser la tête de l'enfant, elle étoit trop enclavée, la matrice trop affaissée, & les douleurs trop continuelles pour le pouvoir faire: ce qui me fit quitter le dessein d'aller chercher les pieds, pour prendre celui de lui ouvrir la tête avec mon bistouris; j'introduisis ma main dedans, l'accrochai, l'attirai dehors, & finis par ce moyen l'accouchement en un instant. Je délivrai la mere, qui se porta bien en peu de temps.

## REFLEXION.

Ces Observations ne prouvent pas seulement la necessité pressante d'accoucher les femmes dans le moment & sans temporiser, lorsque la sortie du cordon précede celle de l'enfant, mais elles font aussi voir que c'est inutilement que la Sage-Femme ou le Chirurgien tâchent de repousser ce cordon, quand il est sorti, & que l'enfant présente la tête au passage, puisqu'il revient à toutes les douleurs, parce qu'ils ne le repoussent que dans le vagin, vû que la tête ne permet pas qu'ils le repoussent jusques dans la matrice, pour en empêcher le retour, mais au lieu de tenter cette inutile réduction, il est bien plus avantageux de finir l'accouchement; l'on s'assure par ce moyen de la fin de son ouvrage, & en faisant autrement on ne risque pas moins que la vie de l'enfant, & pour un qui peut s'être sauvé par un bonheur extraordinaire, en suivant cette methode, il en perit dix, & en finissant l'accouchement aussi-tôt que le cordon sort avec les eaux, de dix il n'en perira pas un.

Il ne se trouve plus rien de difficile pour l'accouchement, quand il a tant fait que de repousser le cordon jusqu'au derriere de la tête, comme M. M. marque l'avoir fait, & dit qu'il le faut faire, l'obstacle est vaincu, il n'a qu'à aller prendre les pieds & finir l'accouchement, au lieu d'avoir le chagrin de voir ressortir sans cesse ce cordon à la premiere douleur de la malade, comme il arrive toûjours, quelque chose que l'on fasse pour l'empêcher.

Il est vrai que le même M. M. donne un moyen pour empêcher ce retour quand on la repoussé jusqu'au derriere de la tête, qui est de mettre une compresse en plusieurs doubles, pour fermer l'endroit par où le cordon étoit sorti. En verité, je n'ose presque dire qu'un si foible moyen ait été proposé par un aussi excellent homme; car il faut que cette compresse soit d'une certaine grosseur proportionnée pour fermer l'ouverture, par où ce cordon a passé, ce qui auroit lieu pour un trou régulier ou pour une ouverture en cercle par où un corps exactement rond & proportionné à cette ouverture, devroit passer; mais cette compresse un peu grosse, apliquée à une telle ouverture, doit necessairement laisser de petits espaces des deux côtés, par où le cordon passe facilement, au lieu que l'enfant venant à avancer sa tête au passage, derriere laquelle ce cordon aura été repoussé, le ferme si bien, qu'il sera impossible que ce cordon ressorte, de maniere que cette compresse seroit préjudiciable, au lieu d'être utile. Encore si c'eut été un bourelet qu'il eut conseillé, quoy qu'opposé à la pratique, il auroit pû le faire avec quelque vray-semblance.

Ce n'est pas un moindre abus de prétendre maintenir le cordon dans sa chaleur, en le reduisant ou le repoussant dans le vagin, pendant que l'on est en liberté de le faire, ou par le moyen des linges chauds, quand la tête est trop avancée, pendant que la circulation se fait librement, le cordon ne se refroidit jamais. Il arrive au cordon comprimé par la tête de l'enfant, ce qu'il arriveroit à une peau d'anguille, au travers de laquelle on feroit passer de l'eau. Cette peau conserveroit toûjours sa chaleur à un degré égal à celle de l'eau à laquelle elle serviroit de canal; mais elle se refroidiroit dès que l'on cesseroit d'y faire passer de nouvelle eau chaude, & celle que l'on y laisseroit croupir se refroidiroit pareillement.

Ce qui me fait dire que tant que le sang circule, il est impossible que le cordon se refroidisse, puisqu'ils agissent également tous deux en cette occasion, & qu'ils font la matiere qui entretient la chaleur de ce cordon, d'où je conclus que la réduction du cordon est plutôt nuisible qu'avantageuse, suposé que la circulation se fasse encore sentir, cette précaution peut & doit plutôt causer des obstructions au cordon, par les lacis & entortillemens qu'il est obligé de souffrir par cette réduction en un lieu aussi étroit qu'est le vagin, que de faciliter le cours du sang, qui est la chose à laquelle l'Accoucheur doit avoir plus d'attention, c'est pourquoi il est beaucoup plus avantageux de le laisser en liberté quand il est sorti, & l'entourer seulement de quelque linge chaud & molet, quand il sort d'une trop grande longueur ou qu'il pend trop bas, & avoir soin qu'il ne fasse aucun contour ny pli qui puisse le contraindre afin que le sang y coule librement & sans interruption; car s'il vient à s'arrêter & que le battement ne se fasse plus sentir, c'est inutilement que l'on prend ces précautions, il n'y a qu'à finir l'accouchement, d'autant que l'enfant est toûjours très certainement mort quand cela arrive.

Les accouchemens où le cordon sort le premier, & où l'enfant est dans une situation contre nature ou mal placé, sont moins en danger, que ceux où l'enfant presente la tête, puisqu'il en perit beaucoup plus de ceux-ci, qu'il ne s'en sauve, par la compression que cette tête cause au cordon qui est fortement comprimé entre elle & les os qui forment le bassinet, ce qui intercepte absolument le cours du sang, & fait souvent mourir l'enfant avant qu'on lui puisse donner du secours.

Mais dans les autres accouchemens où le cordon, quoique sorti d'une grande longueur

longueur, n'eſt comprimé par aucune partie de l'enfant, le ſang y coule avec liberté, & m'a donné pluſieurs fois le temps d'aller à une, deux & trois lieues de cette Ville, accoucher des femmes où le cordon, quoique ſorti de cette maniere, avoit conſervé ſon battement libre, en ſorte que les enfans n'en étoient pas moins vivans, après que j'en avois accouché les meres, ſans que l'on ſe fut donné d'autre ſoin pour y conſerver la chaleur, que de faire demeurer la malade au lit, comme je le raporte en d'autres Obſervations.

Je dis donc que c'eſt inutilement que l'on prétend conſerver la chaleur au cordon; quelque précaution que l'on prenne, lorſque la circulation ne s'y fait plus. Il devient abſolument froid, au lieu que ſa chaleur ne ſe perd jamais, tant que la circulation s'y entretient. Je donnerai un exemple pour le juſtifier, qui ſera autentique, & ſi bien fondé, que l'on n'en pourra douter; & un autre exemple qui perſuadera encore plus la neceſſité abſolue d'accoucher la femme, quand le cordon ſort avant la tête, & l'avantage que l'on en tire non ſeulement dans l'accouchement à terme, mais auſſi dans celui qui eſt prématuré.

## OBSERVATION CCXXVI.

Le dix-ſept Novembre de l'année 1700. un Laquais fut envoyé à toute bride, & tant que le cheval pouvoit aller, pour m'emmener à trois lieuës d'ici, pour voir la Dame ſa Maîtreſſe, qui avoit crû ne devoir accoucher que dans trois ſemaines, & qui étoit pourtant malade quand il partit. Quelque diligence que je puſſe faire, la Dame étoit accouchée trois groſſes heures avant que je fuſſe arrivé. Je trouvai l'enfant entre les jambes de la Dame, qui n'étoit point délivrée, le battement du cordon étoit d'une merveilleuſe force. J'eus le tems de l'examiner avant que de la délivrer, & ſon enfant n'avoit aucunement ſouffert.

## OBSERVATION CCXXVII.

Le Valet de Chambre de Monſieur de....... demeurant à cinq lieuës d'ici, vint me faire ſouvenir, & promettre de ne pas manquer de me rendre auprés de Madame de.... dans le temps marqué; ce dont je l'aſſurai. Comme il rendoit compte à ſa Dame de ma réponſe, elle eut une douleur, qui fut ſuivie d'une autre. Elle n'eut que le temps de ſe jetter ſur ſon lit, & l'enfant ſortit, ſans qu'il y eût de moyen de trouver une perſonne qui eût l'eſprit de tirer un peu ce cordon, & cet arriere-faix. Elle fut plus de deux heures de la ſorte, ſans que l'enfant en eût aucune incommodité.

## OBSERVATION CCXXVIII.

Madame la Comtesse de........ demeurant à six lieuës de cette Ville, accoucha plus de deux heures avant que je fusse arrivé ; je trouvai l'enfant qui tenoit encore à son cordon, l'arriere-faix n'étant point détaché, où la circulation se faisoit remarquer parfaitement bien ; la Dame ne voulut jamais que personne lui touchât, & c'étoit un bonheur que je vinsse si-tôt, parce qu'il n'étoit encore qu'environ trois heures, & je ne devois arriver que le soir, & qu'elle seroit demeurée dans le même état, si je ne fusse pas venu. Je n'eus pas plus de peine à délivrer ces Dames, que j'en ai pour l'ordinaire aux plus faciles accouchemens, quoiqu'il y eut long-temps qu'elles fussent accouchées quand j'arrivai.

## REFLEXION.

Si un de ces enfans eût été mort, quelque soin que l'on eût pris de le tenir chaudement, j'aurois trouvé le cordon & l'enfant refroidis quand j'arrivai, mais bien plus le cordon, qui se refroidit pour l'ordinaire, aussi-tôt que la circulation cesse, & sans qu'on eut d'autre attention à aucun de ces cordons que celle que l'on avoit à empêcher la mere de souffrir du froid. Cependant ces cordons étoient non seulement chauds comme l'enfant & la mere, mais encore davantage ; ce qui prouve que c'est inutilement que l'on prend tant de soin à échaufer le cordon qui sort avant l'enfant ; & que c'est assez de le conserver dans le lit, sans le laisser exposer au grand air : car tant que la circulation continue, la chaleur s'y conserve & dès que la circulation cesse, la chaleur se perd sans retour.

Il semble que le long-temps que ces Dames avoient été sans être delivrées auroit dû faire un grand obstacle à la sortie de l'arriere-faix, par le retrécissement qui arrive à l'orifice interieur de la matrice aussi-tôt que l'enfant est sorti, ce qui ne s'est pourtant pas rencontré à ces trois Dames, que je delivrai avec une très-grande facilité.

## OBSERVATION CCXXIX.

Le deux de Juin 1711. comme j'étois du côté de Pont-l'Evêque, pour accoucher une Dame, l'on me vint prier de venir voir une de mes voisines, femme d'un Laboureur, grosse de six mois, qui avoit une fiévre quarte, dont les accès étoient d'une violence extrême. J'y allai aussi-tôt, & je trouvai cette pauvre femme dans un accès si terrible, qu'elle avoit perdu la connoissance ; son poulx étoit fort inégal, & intermittant ; je ne pûs que faire ni que conseiller à cette pauvre malade, sinon pour étancher sa soif, qu'on eût à lui donner de l'eau panée, & tout au plus une ou deux cuillerées de vin dans un grand verre de cette eau; & à la sortie de son accès, ou le lendemain matin, qui devoit être son bon jour, qu'on eut à lui donner un lavement de simple petit-lait, avec une cuillerée de miel, pour lui faciliter la liberté du ventre, qu'elle avoit très-paresseux, les assurant au reste que son pauvre enfant étoit dans un très-grand peril, & elle aussi, & que je ne doutois point qu'une maladie aussi grande que la sienne ne la fit accoucher avant son terme.

Je la vis encore le lendemain, qui étoit son bon jour, que je trouvai neanmoins fort mauvais, mais bien moins que l'autre, en ce qu'elle étoit du moins raisonnable. Je lui demandai si elle pouvoit dire positivement de combien de temps elle étoit grosse, & si son enfant étoit bien vivant & bien fort. Elle me dit qu'elle étoit grosse de six mois & demi; mais que son enfant étoit bien affoibli depuis quelques jours. Je revins la voir dans le fort de l'accès de son mauvais jour, & je m'apperçus qu'elle faisoit bien des mouvemens du siege & des bras, marquant une espece d'impatience. Je demandai à ceux qui avoient coûtume de la garder, si elle faisoit toûjours ces sortes de mouvemens dans ses autres accès; car elle n'avoit nulle connoissance; ils me dirent que non. Je la touchai, comptant bien que c'étoit les douleurs de l'accouchement qui l'excitoient à faire ces mouvemens; je trouvai les eaux formées, & la tête de l'enfant, mais encore éloignée. Je m'assis en attendant ce qui arriveroit, & je m'apperçus d'un mouvement encore plus violent. Je la touchai de nouveau, pour m'assurer de l'état des choses; les eaux percerent, & le cordon devança la tête de l'enfant, qui se plaça au passage. Après avoir fait remarquer tout ceci aux femmes qui étoient presentes, je la fis mettre sur un petit lit au milieu de la chambre; je repoussai sans peine la tête de l'enfant, & allai chercher les pieds, que j'attirai au passage; & achevai ainsi l'accouchement; car l'arriere-faix suivit, sans que j'eusse la peine de le détacher. Cet enfant vêcut six jours, je fis faire le lit de la mere, que je fis recoucher en perte de connoissance. Elle eut encore deux violens accès aux jours ordinaires; mais ses vuidanges ayant cessé de couler, je fis venir une once de Quinquina en poudre pour lui donner, qui acheva de terminer sa fiévre, comme j'avois fait son accouchement.

## REFLEXION.

Comme je terminai cet accouchement de la même maniere que j'ai fait celui que je raporte dans une autre Observation, il semble que c'en est assez, mais celui-ci étant non seulement un accouchement avancé, mais aussi l'accouchement d'une femme qui avoit si bien perdu la connoissance, qu'elle ne croyoit pas quatre jours après qu'elle avoit été accouchée, ne pouvant comprendre comment la chose s'étoit pû faire ; je ne suis pas bien assuré d'avoir sauvé la vie à la mere, elle auroit pu être delivrée par le seul benefice de la nature, mais je suis bien sur d'avoir procuré la grace du saint Baptême à l'enfant qui seroit mort au passage, quand le cordon se présenta avec la tête. Ce fut le battement sensible que j'y trouvai qui me determina à brusquer l'accouchement comme je fis, y étant contraint par cette pressante necessité.

Je me contentai de faire prendre à cette malade de petits lavemens les jours qu'elle n'avoit point son accès, & me servit du quinquina aussi-tôt que les vuidanges eurent cessé de couler. Je mis une once de quinquina en infusion dans une bouteille de vin, de trois chopines mesure de Paris, & j'en donnai trois verres dans un jour avec autant d'eau d'orge ou d'eau de chicorée. Cette femme n'en prit pas deux jours que ses accès ne revinrent plus, & je la laissai en bonne santé quinze jours après son accouchement.

J'ai accouché des femmes dans des violens accès de fiévre qui les desoloient pendant leurs vuidanges, je leur ai donné des lavemens avec une demi once de quinquina en poudre, dans une decoction d'eau tiede, & elles en ont été très-bien gueries.

Je me suis un peu étendu sur cette matiere sans l'avoir finie, parce que le cordon se trouvera encore en plusieurs accouchemens; comme c'est un article très-important, il me semble que je n'y saurois trop insister.

---

## CHAPITRE XV.

### *De la sortie de l'arriere-faix avant l'enfant.*

LES femmes sont exposées à quantité de fâcheux accidens, qui troublent souvent le cours des plus heureuses grossesses, & qui peuvent préjudicier à leurs accouchemens, lorsque les commencemens donnent lieu d'en esperer une fin prompte & heureuse. C'est alors qu'elles ont besoin d'un prompt secours pour les tirer du danger évident où elles sont exposées ; mais entre tous ces accidens, il n'y en a point un plus perilleux que celui où l'arriere-faix se presente avant l'enfant, soit au fond du vagin, ou qu'il soit sorti, en tout ou en partie ; parce que ce détachement est accompagné d'une si violente perte de sang, qu'il est impossible que la femme ne perisse bien-tôt, si elle n'est très-promptement secourue; au lieu que les autres accidens qui peuvent lui arriver, ou pendant la grossesse, ou dans le temps de travail, ne sont jamais si pressans, qu'ils ne donnent le tems de reflêchir à ce que l'on doit faire; mais lorsque cet accident arrive, le Chirurgien est obligé, sans autre consultation, de tirer cet arriere-faix, & aussi-tôt l'enfant, afin de lui sauver la vie, & à sa mere, s'il est possible, ou du moins à l'un des deux; ce qui arrivera infailliblement, si la malade a le bonheur d'être à portée d'avoir un prompt secours; car sans cela la mort vient plus promptement, que le secours dont elle a besoin.

## OBSERVATION CCXXX.

Le 23 Mars de l'année 1687. l'on vint me querir en trés-grande diligence pour aller à une Dame qui demeuroit à deux lieuës de cette Ville, qui fut subitement atteinte d'une violente perte de sang, sur le dernier mois de sa grossesse; mais quelque diligence que je pusse faire, la perte de sang devint si terrible, par le détachement de l'arriere-faix, que je trouvai sorti, qu'elle mourut beaucoup avant que je fusse arrivé, sans que personne me pût dire la cause de cet accident inopiné.

## REFLEXION.

Je ne doute point que si j'eusse été à portée de secourir cette Dame, je ne lui eusse sauvé la vie par l'accouchement, qui n'auroit pas été difficile, quoiqu'elle ne fut pas encore à son terme, parce que la sortie de l'arriere faix avoit déja commencé à préparer les voyes, & que pour l'ordinaire l'orifice interieur de la matrice des femmes qui ont des pertes de sang est mou, relâché, & susceptible de la dilatation necessaire pour faire ce qui convient uniquement dans cette occasion qui est l'accouchement.

## OBSERVATION CCXXXI.

Le treize Février de l'année 1696. un Batteur en grange de la Paroisse de saint Germain de Tournebut, me vint querir à minuit pour voir sa femme, qui étoit en travail du jour précedent, & qui perdoit du sang depuis environ deux heures; ce qui allarmoit la Sage-Femme, qui l'avoit envoyé me prier d'y venir, sans quoy sa pauvre femme étoit en très grand peril. J'y allai aussi-tôt, quoique ce fût à une grande lieuë de cette Ville. Comme j'entrois dans la cour, plusieurs femmes sortirent, avec un cry effrayant au possible, qui me marqua mieux que tout ce qu'elles m'auroient pû dire, l'extréme danger où cette pauvre femme se trouvoit ; ce qui me fit descendre bien vîte de cheval, & aller où elle étoit. Je trouvai l'arriere-faix qui venoit d'être poussé dehors le vagin, par une derniere douleur ; & la perte de sang qui venoit en si grande abondance, qu'elles en eurent le terrible effroi qui leur avoit fait faire ce cry si perçant. J'achevai de tirer l'arriere-faix, & glissai ma main dans la matrice, je saisis les pieds de l'enfant, les attirai au passage, & achevai l'accouchement en un instant ; l'enfant eut encore assez de vie pour être baptisé, & il mourut ensuite. La mere manqua bien d'en faire autant, & elle ne dut sa vie, qu'à ce que je n'étois heureusement pas encore couché, car un demi quart-d'heure, ou quelques momens plus tard, elle seroit morte, étant heureusement arrivé, comme si j'avois épié le moment. Elle se tira d'affaire en assez peu de temps, nonobstant cette effroyable perte de sang.

## REFLEXION.

Les Auteurs de nos jours les plus experimentez qui ont écrit des accouchemens, disent qu'ils ont fait une ouverture à l'arriere-faix, quand ils l'ont trouvé à l'entrée du vagin, comme étoit celui-ci, pour introduire leur main au travers, afin d'aller chercher l'enfant dans la matrice, & le faire passer par cette ouverture dans la crainte, disent-ils, qu'ils ont du danger qu'on pourroit encourir d'arracher ou d'endomager les membranes qui contiennent l'enfant, & qui tiennent à cet arriere-faix.

Il est à croire que l'arriere-faix en partie sorti & placé à l'entrée du vagin, & au devant de l'enfant, comme étoit celui-ci, doit être entierement detaché, & qu'il n'y a que sa grosseur & les membranes qui ne sont pas encore ouvertes qui empêchent qu'il ne sorte, comme fit celui de la précedente femme ; car je jugeai que les membranes de celui-ci étoient encore en leur entier par l'évacuation surprenante qui suivit l'arriere-faix, quand je l'attirai au dehors, qui ne pouvoit pas être tout sang, puisqu'il sortit avec bien plus de violence qu'il ne faisoit quand j'arrivai, & que les assistantes crurent tout perdu, comme je le marque dans l'Observation ; & je ne puis croire que cette femme eut pû soutenir une telle perte de sang, sans mourir. Mais je me persuade que les eaux sortirent des membranes où elles étoient contenues qui percerent, qu'en même temps le sang des vaisseaux s'y joignit, la Sage-Femme m'ayant dit que les eaux étoient prêtes à percer quand l'accident étoit arrivé, & qui s'écoulerent par la ruption que je fis des membranes.

Je ne compte pas plus l'arriere-faix attaché lorsqu'il n'est arrêté que par sa grosſeur, ou lorſque les membranes ſont encore entieres contenant les eaux & l'enfant, que s'il étoit entierement ſorti ; ce qui me fit commencer cet accouchement par le tirer d'abord, & avec toutes les membranes, afin de me debaraſſer, & avoir la liberté du paſſage, parce que l'arriere-faix ainſi placé & ouvert occuperoit entierement & ſuivroit ſans ceſſe, ſi on le laiſſoit ( comme ces Auteurs le diſent ) après quoi je tire l'enfant ſans peine & ſans embarras.

Quel danger peut-on craindre, du déchirement des membranes ? Si ce n'eſt qu'il en pouroit reſter quelque portion, mais ſupoſé que la choſe arrive, n'eſt-il pas plus facile de les aller chercher & d'en vuider la matrice après la ſortie de l'enfant, comme je l'ai fait dans le cas de cette Obſervation & que je le fis encore dans l'accouchement qui ſuit, que de dechirer l'arriere faix pour faire paſſer l'enfant au travers de la Section que j'y aurois faite.

## OBSERVATION CCXXXII.

Le ſeize Octobre de l'année 1710. la femme d'un Perruquier de cette Ville, étant malade pour accoucher, mais d'un mal très-lent, depuis deux jours entiers, les douleurs s'étant fait ſentir plus fortes ſur le ſoir du ſecond jour, elle fut ſubitement attaquée d'une grande perte de ſang, la Sage-Femme m'en fit donner avis dans le moment. Je trouvai cette perte fort violente, ce qui me fit mettre auſſi-tôt la femme dans la ſituation ordinaire, ſur le travers de ſon lit pour l'accoucher, ne prenant que ce temps pour l'examiner. La Sage-Femme me dit que les eaux étoient préparées, qu'elle croyoit, ayant vû ce redoublement de douleurs, qu'elles alloient percer ; mais qu'elle avoit été bien ſurpriſe, au lieu d'eaux, d'avoir vû du ſang ; qu'au reſte elle ne lui avoit plus touché, & qu'elle s'en étoit tenuë à m'envoyer querir bien vîte. Les choſes étant ainſi diſpoſées, je travaillai à m'inſtruire de la cauſe de cette perte de ſang, qui ne me fut pas difficile à connoître, ayant trouvé l'arriere-faix qui occupoit entierement le vagin, & qui pouſſoit preſque juſqu'à l'entrée de la vulve ; ſans autre reflexion, je commençai par le tirer ; ce qui ne ſe pût faire ſans rompre les membranes qui contenoient les eaux, qui ſortirent en abondance. J'allai dans le moment chercher les pieds de l'enfant, que je trouvai bien-tôt, & finis ainſi l'accouchement ; le tout ne dura pas un quart d'heure ; mais l'enfant étoit mort. Je ne m'apperçus pas plus qu'il fut reſté de membranes dans la matrice, que quand l'arriere-faix vient comme il doit venir naturellement, c'eſt-à-dire, après l'enfant ; je les trouvai dans le même état, & de la même maniere. La femme qui avoit eu une groſſeſſe fort incommode, ayant presque toûjours été valetudinaire, eut un peu de peine à revenir, mais elle se porta bien dans la suite.

## REFLEXION.

Qu'y a-t'il de plus naturel, que cette maniere d'accoucher? Et de ne se pas embarasser sans necessité? Enfin c'étoit directement la partie moyenne de l'arriere faix, qui se présentoit à l'entrée du vagin, & qui le remplissoit, comme font souvent les membranes qui continuent les eaux, ainsi que dans la précedente Observation, à la difference que celui-là sortoit en partie dehors, & que celui-ci ne venoit qu'à l'entrée, mais dont les yeux auroient pû être les juges si la main en eut laissé quelque doute: or quel moyen de délabrer cet arriere-faix, en sorte que l'on y eut fait passer l'enfant dans la crainte de laisser quelque portion de membranes, qui seroient toûjours plus faciles à tirer de la matrice que l'enfant, que je tirai fort aisément, tant à l'une qu'à l'autre, & dont la matrice se defairoit encore mieux, que d'une quantité de gros caillots qui suivent pour l'ordinaire les plus heureux accouchemens, comme il arrive si souvent: car quoi qu'on ne doive jamais rien laisser dans la matrice, ce n'est pas une raison, pour qu'il n'y reste jamais rien, mais plus ordinairement quelque portion de ces membranes dont je n'ai jamais vû qu'un seul accident que je raporterai dans la suite. Ces raisons m'ont fait abandonner le sentiment, ou pour mieux dire la methode de ces Messieurs, pour suivre celle que je raporte, à la difference que quand l'arriere-faix n'est detaché qu'en partie, pour lors il faut suivre la methode qu'ils proposent.

## OBSERVATION CCXXXIII.

L'on vint à trois heures du matin le 23 Juillet de l'année 1702. me prier de venir à la Terre de Marandé, à une demi-lieuë de cette Ville, pour une femme en travail, qu'une violente perte de sang mettoit en grand peril, & la Sage-Femme me prioit de faire diligence. Je m'y rendis en peu de temps, je trouvai une pauvre femme très-mal, que la Sage-Femme avoit abandonnée, dans la crainte qu'elle avoit que je ne rejettasse sur elle la cause de cet accident, où elle devoit avoir beaucoup de part, ayant fait de grandes violences à cette femme, en la voulant accoucher, & n'en ayant pû venir à bout, elle fut forcée de m'envoyer querir. Je trouvai une partie de l'arriere-faix détaché, qui descendoit jusqu'à l'extrémité du vagin, & qui donnoit lieu à cette perte de sang, qui devenoit de moment en moment plus considerable. J'eus toute la facilité possible de couler ma main le long de cette partie de l'arriere-faix, & de l'introduire dans la matrice, pour m'assurer de la situation

ſituation de l'enfant, qui preſentoit le côté. Je continuai de la couler le long des cuiſſes & des jambes, juſqu'aux pieds, que je pris & que j'attirai au paſſage, juſqu'aux cuiſſes; après quoy je retournai l'enfant la face en bas, qu'il avoit en haut, & achevai de le tirer dehors. Je délivrai la mere avec la même facilité. Plus de la moitié de l'arriere-faix étoit déja détaché; l'enfant mourut bien-tôt après, & la mere manqua d'en faire autant, la perte de ſang ayant continué juſqu'au ſoir, non de la violence dont elle étoit quand j'arrivai, mais aſſez pour laiſſer paſſer le ſang au travers du lit & de la paillaſſe, & lui donner lieu de couler ſur le plancher; ce qui me la fit tirer de ſon lit, & la mettre ſur la ſeule paille, avec des linges ſur les reins, trempés dans l'oxicrat, que je changeois de temps en temps, ſans laiſſer rien ſur elle qui pût conſerver trop de chaleur; mais au contraire la diminuer, autant qu'il étoit poſſible, d'autant plus que la ſaiſon étoit fort chaude. J'avois ſoin de lui faire prendre quelques cuillerées de bouillon de temps en temps; & de l'eau bien fraîche pour ſa boiſſon. La violence de cette perte étant conſiderablement diminuée, & n'y voyant plus rien que de fort moderé, je la quittai ſur le ſoir, avec cette conduite. Elle ſe tira d'affaire, mais ce ne fut pas ſi-tôt, ni ſans peine, tant elle étoit affoiblie.

## REFLEXION.

L'on voit dans cette Obſervation que je quitte l'ordre pour aller au plus preſſant. Je defends par tout le froid, & je conſeille le chaud pour le lieu, la boiſſon, & les alimens. Ici je fais tout le contraire, la raiſon étoit de ſauver la vie à cette femme en mettant tout en œuvre pour empêcher le cours du ſang, & comme le froid eſt de tous les remedes celui qui y eſt le plus efficace, c'eſt auſſi celui que je préferai dans cette occaſion & qui me réüſſit, ce qui marque bien de quelle utilité eſt l'attention qu'un Chirurgien donne à une malade en l'état ou étoit celle ci, qui ſeroit ſans doute morte, ſi je n'euſſe donné toute mon application à la ſecourir.

C'étoit un accouchement où une partie de l'arriere-faix ſe préſentoit le premier, mais comme il n'étoit pas entiérement detaché & qu'il laiſſoit la liberté à ma main de paſſer à côté, je n'eus pas la moindre idée d'en faire l'extraction avant celle de l'enfant, ç'auroit été agir imprudemment, & l'on auroit eu fort à craindre la dilaceration qui auroit pû ſe faire: ce qui fait voir qu'il eſt auſſi avantageux de l'ôter, comme j'ai fait dans l'Obſervation précedente, quand il eſt totallement detaché, qu'il étoit utile de le laiſſer dans celle-ci, où il ne l'étoit qu'en partie.

## CHAPITRE XVI.

### *De l'accouchement où l'enfant presente la tête.*

S'Il n'y a point d'accouchement plus à desirer que celui où l'enfant presente la tête la premiere, il n'y en a point aussi, comme je l'ai déja dit ailleurs, de plus à craindre pour la mere, pour l'enfant, ni même où la reputation du Chirurgien soit plus en danger d'échouer : car il peut aider l'enfant dans toutes les autres situations, quelqu'extraordinaires qu'elles soient, & esperer de lui sauver la vie ; mais dans celle-ci, qui passe pour la plus favorable, il ne peut rien faire, parce que pour l'ordinaire l'enfant vient en peu de temps & fort heureusement ; mais quand par une fatalité imprévûë, au lieu d'être prompt & heureux, il devient lent, & ensuite laborieux & contre nature ; il fait aussi changer cette bonne situation, & fait prendre à l'enfant la plus ingrate & la plus infidele de toutes celles dans lesquelles il peut se presenter, puisqu'elle lie les mains au Chirurgien, d'une maniere si terrible, qu'il ne peut s'en débarasser, qu'en arrachant le peu de vie qui reste à l'enfant, encore s'expose-t'il à être trompé dans le plus délicat de ses pronostics, parce qu'il n'ose travailler, tant qu'il est persuadé que l'enfant est en vie, à quelque extrémité qu'il se voye reduit, sans contrevenir aux Loix de sa Religion, aux sentimens des saints Peres, & aux décisions des Docteurs Catholiques, qui conviennent tous unanimement, de laisser mourir l'enfant & la mere, plûtôt que sauver l'un aux dépens de l'autre ; de maniere qu'il faut qu'un Chirurgien qui aura un moyen prompt & assuré de procurer la grace du saint Baptême à l'enfant, & le faire vivre éternellement, & de conserver la vie à la mere, en soit empêché par ces ordres suprémes, & qu'il soit reduit à la dure necessité de voir perir un pauvre enfant au même lieu où il a reçû la vie, dans la crainte que la mere ne le suive de près, ou même ne le précede, sans qu'il ose en sacrifier l'un pour sauver l'autre, qui seroit le seul & unique moyen qu'il pourroit mettre en usage, lorsque cette heureuse situation dégenere de ce premier état, extrémité où aucune autre situation ne l'expose.

Quand je dis que j'ai tiré quantité de femmes heureusement

d'affaire, aprés avoir souffert un travail de cinq, six & sept jours; je ne prétends pas persuader que ce soit de cette sorte, ni qu'elles ayent été malades comme celle-ci; il est presque impossible qu'une femme puisse resister pendant un si long espace de tems à un travail de cette nature, & qu'elle & son enfant s'en sauvent; il y en peut pourtant avoir quelques exemples; mais ils sont si rares, qu'il n'y faut faire aucun fond.

Quoique j'aye crû m'en expliquer assez dans le Chapitre, où j'ai traité des accouchemens non naturels, où l'enfant paroît bien placé, il m'a paru d'une necessité absolue d'en parler encore dans celui-ci. Pour cela il faut sçavoir que je n'entends pas confondre ces longs & difficiles accouchemens, avec ceux que j'appelle laborieux, puisque les uns se terminent avec le temps, & que les autres ne se terminent que par les instrumens, entre lesquels l'accouchement où l'enfant presente la tête, ou qui demeure au passage, tient le premier lieu.

Mais comme cette tête se peut presenter en plusieurs manieres, qui demandent des secours differens, il est à propos de s'en expliquer, & de sçavoir que ces mauvaises situations sont par exemple à l'enfant d'avoir la face en dessus, qu'il doit avoir en dessous; la tête trop grosse, qui ne peut enfiler le passage; la tête engagée, ou enclavée au passage; la tête directement de côté, le côté de la tête, & la face en devant; ce que je vais faire suivre dans mes Observations, selon l'ordre de ces situations differentes, après en avoir fait connoître la cause la plus essentielle.

## CHAPITRE XVII.

### *Du vomissement extraordinaire, & le pronostic que l'on en peut faire.*

QUOIQUE le vomissement soit une marque des plus certaines d'un accouchement prochain, par le secours qu'il y apporte, en donnant des secousses qui contribuent beaucoup à disposer les membranes à s'ouvrir, & à seconder la sortie de l'enfant; il peut aussi devenir par sa trop longue durée, un des plus pernicieux accidens qui accompagnent l'accouchement; parce qu'il empêche la malade de prendre aucune nourriture, propre à conserver les forces qui lui sont necessaires pour soutenir la longueur & la violence d'un travail laborieux & contre nature, puisqu'elle vomit non seulement tout ce qu'elle avoit pris avant que d'être malade; mais qu'elle vomit sans cesse ce qu'elle prend, & qu'elle rend souvent jusqu'aux matieres noires, qui sont les plus funestes marques qu'un Chirurgien puisse appercevoir à une femme en travail, parce qu'il ne peut y apporter aucun remede, comme il arriva à la femme dont je vais parler.

## OBSERVATION CCXXXIV.

Le 28 Avril de l'année 1697. l'on me vint avertir d'aller à la Paroisse d'Eroudeville, à une lieuë & demie d'ici, pour accoucher une femme, dont l'enfant presentoit le cul, que la Sage-Femme prenoit pour la tête; ce qui l'empêchoit d'accoucher, depuis deux jours que les eaux étoient percées, quoyqu'elle eût eu presque toûjours de fortes douleurs, jointes à un vomissement continuel, qui la reduisoient à la derniere foiblesse, ne pouvant rien prendre qu'elle ne le vomit à l'instant, & avec usure; parce qu'il s'y joignoit une matiere qui étoit par grumeaux, comme du sang de cochon cuit, qui en avoit la couleur, & dont l'odeur étoit très-fâcheuse. Les serosités roussâtres & puantes, qui exudoient des parties basses de la malade, faisoient juger que son enfant étoit mort, dont je la délivrai en peu de temps; parce que je trouvai les pieds faciles à mener au passage, qui étoit assez disposé par le temps qu'il y avoit que cet enfant y séjournoit, étant tout pourri, & d'une odeur assez semblable à ce que la malade vomissoit, ainsi que tout ce qui suivit cet accouchement. Je jugeai que la corruption que le long sejour de ce cadavre avoit causée dans toute la masse des humeurs, avoit rendu cette femme très-foible, & que le peu de nourriture qu'elle avoit prise, par rapport à son vomissement continuel, la mettoient dans un état à ne vivre pas long-temps, comme il arriva cinq ou six heures après qu'elle eut satisfait aux devoirs du Christianisme, suivant le conseil que je lui donnai.

## REFLEXION.

L'on voit par cette Observation, que si le vomissement contribue beaucoup à avancer l'accouchement, il peut aussi devenir funeste & être la marque assurée d'une mort prochaine, quand il fournit d'auſſi mauvaiſes excretions que celles dont je viens de parler. Ce vomiſſement paroiſſoit être un ſang qui ſortoit des vaiſſeaux, tomboit dans l'eſtomach, & acqueroit par le ſejour qu'il y faiſoit, la mauvaiſe couleur, odeur & conſiſtance, que l'on y remarquoit, dont la cauſe pouvoit venir des continuels efforts que la femme faiſoit depuis qu'elle étoit en travail.

Les Auteurs diſent qu'une des marques que l'enfant eſt mort au ventre de la mere, eſt la puanteur de ſon haleine, ſi c'en eſt une marque, elle ſe rencontre rarement: car je puis aſſurer que ma longue experience ne me l'a jamais fait regarder comme un ſigne certain de ce triſte évenement. Premierement parce que la matrice n'a aucune communication ſenſible avec la bouche. Secondement parce que cette communication ne ſe pourroit faire que par les poulmons, au moyen de la circulation: ce qui n'eſt pas poſſible, parce que ſi cette corruption étoit portée de la ſorte à la bouche, elle pervertiroit toute la maſſe du ſang, & des eſprits dont s'enſuivroit en très peu de temps la mort de la mere. Troiſiémement c'eſt qu'un enfant mort au ventre de ſa mere ne ſe corrompt point, tant qu'il eſt dans ſes eaux, & que l'air ne le touche point, & qu'auſſi-tôt que ces eaux ſont ouvertes, la mere en accouche, comme je le ferai voir dans une autre Obſervation ...... ne regardant pas la puanteur de l'haleine de cette femme comme un indice de la mort de ſon enfant, non plus que celle que j'ai rapportée dans une autre endroit, ..... puiſque ſon enfant n'étoit pas mort, mais comme un accident extraordinaire, qui leur eſt arrivé à l'une & à l'autre, par des cauſes toutes differentes.

## CHAPITRE XVIII.

### *De l'accouchement où l'enfant a la tête trop groſſe.*

LORS qu'une femme eſt veritablement en travail, que les douleurs ſont longues, preſſantes & redoublées, qu'elle ſe plaint continuellement, & le reſte, le Chirurgien touche la femme en cet état, il trouve les eaux préparées, & l'enfant qui preſente la tête, mais ſi éloignée, qu'à peine peut-il s'en aſſurer dans le premier eſſai, il eſt obligé de la toucher pluſieurs fois, pour ſe tirer du doute où il eſt, par la dureté & la rondeur égale, qui fait la difference qu'il y a entre le cul & la tête, parcequ'étant éloignée, l'on peut s'y méprendre; mais quand elle eſt aſſez proche, l'on trouve la molleſſe & la ſeparation qui eſt entre les deux feſſes, lorſque l'on eſt à portée de l'examiner à fond; les douleurs augmentent enſuite à un point, que leur violence fait ouvrir les membranes & écouler les eaux, ſans que la tête avance davantage: un & deux jours ſe paſſent de la ſorte, la femme ſe trouve abbatue & épuiſée par la longueur du travail, & par la violence de ſes douleurs ; l'enfant neanmoins demeure à la même place, & de fort & vigoureux qu'il étoit, il reſte ſans mouvement : Que peut faire l'Accoucheur dans une pareille conjonćture ?

C'eſt une neceſſité de prendre ſon parti ; car il faut de deux choſes l'une, ou voir perir la femme & l'enfant, ou l'accoucher.

## OBSERVATION CCXXXV.

Le trois de May de l'année 1700. la femme d'un Cordonnier ma voiſine, que j'avois heureuſement accouchée de ſon premier enfant, étant groſſe & à terme de ſon ſecond, me vint prier de lui rendre le même ſervice, dans le temps qu'elle en auroit beſoin, je lui promis, & me rendis auprès d'elle dès qu'elle me fit ſçavoir qu'elle étoit malade. Je la trouvai comme j'avois fait dans ſon premier accouchement, avec des douleurs violentes & redoublées. J'étois comme certain par ces premieres marques que le travail alloit finir de même, & qu'il ne ſeroit pas long ; je touchai la malade, pour m'en aſſurer encore mieux. Je fus trompé dans ce premier eſſai ; je rapportai la cauſe de cette difficulté aux eaux qui m'interceptoient la route qu'il me falloit tenir. Comme les douleurs étoient vives & preſſantes, j'attendis la fin de la premiere, qui lui vint, & je pris le temps de la toucher de nouveau, lorſque les eaux retrograderent ; je trouvai au travers des membranes qui les contiennent, la tête de l'enfant encore bien éloignée ; un aſſez long eſpace de temps s'étant écoulé, je voulus une troiſiéme fois m'aſſurer de l'état des choſes ; je les trouvai ſans aucun changement, ce qui me donna quelque temps pour vaquer à mes autres affaires ; j'allai de temps en temps pendant la journée voir comment elle étoit, & je la trouvois dans de continuelles douleurs, ſans que l'enfant avançât, marquant toûjours par ſa vigueur & par la violence de ſes mouvemens, ſa diſpoſition à paroître au jour. Deux jours & deux nuits ſe paſſerent de la ſorte. Cette femme épuiſée par le changement de ſituations, lui en ayant fait prendre de toutes les ſortes, par la continuation des douleurs, & par un vomiſſement continuel, dont elle avoit été attaquée le dernier jour, ſans que pendant tout ce temps elle eut eu une heure de repos ; & ſon enfant étant ſi affoibli, qu'à peine le sentoit-elle assez pour en assurer la vie, dont la tête n'avoit en aucune façon changé de place, quoique les eaux se fussent écoulées depuis plus de trente heures, qu'elle demeuroit toûjours fixée au haut du vagin, ou à l'entrée du bassinet, & si éloignée, qu'il falloit toute l'étendue & la longueur de mon doigt pour la toucher. Je jugeai ne voyant aucun obstacle du côté de la mere, que j'avois accouchée l'année précedente, avec tant de facilité, que ce ne pouvoit être que la tête de l'enfant, qui étant trop grosse, ne pouvoit forcer le détroit des os pour se faire un passage : cette consideration me fit resoudre à faire l'accouchement; & pour cet effet, je mis la malade en situation, sur le travers de son lit, je coulai ma main à côté de la tête de l'enfant, dont j'allai chercher les pieds, que j'amenai au passage, l'enfant étant bien placé, c'est-à-dire, la face en dessous. Je continuai à la pousser jusques sous les aisselles; je dégageai les bras l'un après l'autre; & quand je vis que la tête faisoit de la resistance, je ne manquai pas, suivant ma précaution ordinaire, de conduire ma main applatie par dessous le menton, & de lui mettre mon doigt dans la bouche, tirant en même temps le corps d'une main, & la mâchoire de l'autre, tantôt directement, & aprés par secousses, d'un côté & de l'autre, & par dessus & par dessous, ou par haut & par bas, la main par dessus le col, au bas de la tête; & enfin en toutes les manieres que je pûs, mais toûjours sans violence, jusqu'à ce que j'eus tiré cette tête, qui étoit d'une grosseur surprenante; ce qui me fit aussi appréhender qu'elle ne restât seule dans la matrice; ce qui n'arriva pas, au moyen des précautions que je pris, telles que je les rapporte.

## OBSERVATION CCXXXVI.

Cette femme étant devenuë grosse l'année suivante, & étant malade pour accoucher, m'envoya encore prier de venir la voir. J'y allai, & je trouvai son enfant fort & vigoureux, mais éloigné, comme dans le travail précedent. Je ne voulus rien tenter pour l'heure, je la laissai aux soins de sa Garde, & m'allai coucher jusqu'au matin, sur les cinq heures, que l'on me vint avertir que les douleurs avoient beaucoup augmenté. Je m'y rendis au plûtôt, & au moment que je me disposois à la toucher, pour m'instruire si l'enfant ne changeoit point de ſituation, les membranes s'ouvrirent, & le bras ſuivit les eaux; j'en fus ravi, parce que cela me tiroit de l'inquiétude où je m'étois trouvé dans ſon accouchement précedent, & abregeoit beaucoup la longueur de ſon travail, qui ſe termina en aſſez peu de temps, parce que les parties étoient bien diſpoſées. Je n'eus donc qu'à couler ma main le long du bras, & aller chercher les pieds, dont je me ſaiſis, & les amenai au paſſage; je fis ſuivre le corps & la tête, qui ne me donna pas à beaucoup près tant de peine que la premiere fois, quoique je priſſe les mêmes meſures pour ne rien riſquer. Les eaux qui continuoient encore de couler, rendoient la matrice capable de toute l'extenſion neceſſaire; & les douleurs de la mere qui ceſſerent, comme il arrive ſouvent après l'écoulement des eaux, furent autant de moyens qui me faciliterent cet accouchement, qui fut terminé preſque au même moment que je l'eus commencé, ſans que la mere ni moi y euſſions eu beaucoup de part.

## REFLEXION.

Les deux accouchemens de cette femme font bien voir que la groſſeur de la tête de l'enfant eſt un obſtacle invincible à la nature, & que c'eſt une neceſſité qu'elle ſoit ſecouruë pour terminer ſon ouvrage, ſans quoi elle ſuccomberoit infailliblement; ſi c'eût été ſon premier accouchement, l'on auroit pû dire avec M. M. que le paſſage n'étoit pas fait, mais c'étoit ſon ſecond, ce n'étoit donc point le défaut de conformation du côté de la mere. Son premier étoit fort gros même autant ou à peu près que le ſecond, à la difference de la tête, & je ſuis ſûr que ce troiſiéme auroit fait la même peine, & m'auroit mis dans la même neceſſité, ſi heureuſement le bras n'eut pas devancé la tête.

Mais ne me demandera-t'on pas comment cet enfant a pû préſenter le bras le premier, puiſque quand je fus le ſoir voir la femme & que je la touchai, je trouvai qu'il préſentoit la tête, & que quand la tête eſt une fois placée, il eſt inoüi que le bras s'avance de la ſorte.

Je dis que je trouvai la tête, mais c'étoit à l'extrémité du vagin ou à l'entrée du baſſinet, qu'elle étoit encore dans les eaux, & par conſequent ſans être engagée, en ſorte qu'il lui étoit libre de rétrograder, ou de s'écarter d'un côté ou de l'autre, de maniere que la tête étant au lieu où je trouvai celle-ci, elle ne pouvoit empêcher le cordon ou le bras de ſortir, en cas que ces parties euſſent de la diſpoſition à le faire.

Si j'avois été aſſuré que la groſſeur de la tête de l'enfant eut été ce qui rendoit le ſecond accouchement de cette femme tout-à-fait contre nature, j'aurois eu une bien plus grande facilité à l'accoucher dès le commencement de ſon travail, au lieu que j'eus beaucoup de peine, après un auſſi long-temps que les eaux furent écoulées, l'enfant & la mere étant réduits à la derniere foibleſſe, bienheureux

encore

encore de ce que je me determinai à finir l'accouchement, que je n'en avois point encore entrepris de cette sorte, à moins que quelqu'accident ne m'y eut engagé; il faut au surplus convenir que le plus prompt & le plus sûr parti que l'on puisse prendre en ces occasions, est l'accouchement.

## OBSERVATION CCXXXVII.

La femme d'un Laboureur du bas des mons, à un quart de lieuë de cette Ville, m'envoya prier le jour de Pâques au matin, en l'année 1698. de venir la voir. Je trouvai qu'elle étoit malade depuis deux jours, & que ses eaux étoient écoulées depuis vingt-quatre heures, avec les lévres & la langue séches, comme si elles avoient été rôties, & les dents toutes noires, par la violence des continuelles & fortes douleurs qu'elle souffroit, sans avoir éu depuis le commencement de son travail un moment de repos. Aprés m'être informé de tout ce qui s'étoit passé, avoir examiné & connu le besoin pressant que cette pauvre femme avoit d'être secouruë, ne pouvant plus parler, à force d'avoir crié, & étant reduite à la derniere foiblesse, je la touchai, pour m'instruire de la situation de son enfant, qui présentoit la tête, comme la Sage-Femme me l'avoit dit; mais heureusement elle étoit encore plus éloignée qu'elle ne me l'avoit fait entendre, sans que la femme me pût assurer si son enfant étoit mort ou vivant; je resolus de l'accoucher. Je la fis mettre en situation sur le travers de son lit, & j'introduisis ma main au fond du vagin, avec laquelle je repoussai la tête un peu difficilement; parce que la matrice s'étoit fort desséchée, & qu'elle embrassoit exactement l'enfant, dont la tête s'étoit engagée à l'entrée du bassinet, & étoit si gonflée par le long-temps qu'elle y avoit sejourné, que l'impression s'en étoit faite autour. Aprés avoir vaincu cette difficulté, je coulai ma main à côté, & je pris les pieds, aprés les avoir débrouillés d'avec les mains, & les avoir débarrassés du cordon & des membranes, avec quoi ils étoient en peloton, je les approchai l'un de l'autre, les amenai au passage, & ensuite jusqu'aux bras, que je dégageai l'un aprés l'autre; mais voyant que la tête resistoit, je glissai ma main, suivant ma précaution ordinaire, comme je fis au précedent accouchement, le long de la gorge, & par dessous le menton, & lui mis non seulement un, mais deux de mes doigts dans la bouche, puis faisant agir mes deux mains, tantôt ensemble, & tantôt séparément, comme il faut toûjours faire, quand la tête est difficile à tirer. Après quoy l'enfant suivit, qui malgré ce laborieux travail, se portoit assez bien, & la mere, que je délivrai dans le moment, étoit relevée dix jours après.

## REFLEXION.

Si l'on pouvoit prévoir la cause d'un semblable accouchement, l'on auroit beaucoup moins de peine à l'executer dans le commencement, que lorsque les choses en sont venues à cette extrémité : car tout ce que l'on pouvoit craindre de plus mauvais se rencontroit dans celui ci. La tête de l'enfant fermoit l'entrée de la matrice qui s'étoit resserrée & l'envelopoit, comme si elle eut entrepris de faire une pelote de toutes ces parties par le long-temps qu'il y avoit que les eaux étoient écoulées, & les douleurs avoient continué sans cesse, qui s'irriterent encore pendant le temps que j'executois l'accouchement.

Quand je dis que je debrouillai les pieds d'avec les mains, les membranes & le cordon, quoique toutes ces parties soient fort differentes, en sorte qu'il n'y a pas d'apparence qu'on puisse prendre les unes pour les autres, ce debrouillement n'est pas si facile à faire qu'on peut d'abord se l'imaginer, & il faut l'avoir pratiqué plus d'une fois pour en être convaincu.

Je me serois contenté de raporter cette seule Observation ou les trois Observations sur cette seule femme, si je n'eusse pas apprehendé que l'on eut dit que ce malheur eut été unique pour elle ou pour son enfant, ce qui m'a engagé à en rapporter deux autres choisies entre plusieurs accouchemens semblables qui me sont depuis tombez entre les mains, pour faire voir que la tête trop grosse est un obstacle invincible à l'accouchement naturel, & que la femme ne peut s'en délivrer, qu'au moyen d'un secours étranger, que l'on ne peut trouver que dans la main du Chirurgien, à la difference des autres situations, où la tête de l'enfant se trouve engagée ou enclavée au passage, de maniere que le Chirurgien ne pouvant s'en servir, est réduit à la necessité d'avoir recours aux instrumens.

---

## CHAPITRE XIX.

### *Un vice de conformation à la femme grosse, est la cause la plus essentielle d'un laborieux travail.*

QUOIQUE j'aye déja traité de cette matiere en quelques autres endroits, elle m'a paru assez importante pour en faire un Chapitre particulier, puisque l'on voit plus de fâcheux travaux, longs, penibles & laborieux, produits à son occasion, qu'à cause d'un âge moins ou trop avancé, ni à cause de la foiblesse de la femme : car une personne, qui a le détroit qui forme l'entrée du bassinet trop serré, accouche avec autant de peine, qu'une autre, qui l'a ample & large, accouche avec facilité ; puisqu'il n'y a que ce seul obstacle à vaincre, pour rendre l'accouchement heureux. J'entends quand l'enfant vient la tête la premiere.

Ce détroit est formé par l'articulation des vertebres inferieures des lombes, avec la partie superieure de l'os sacrum, qui se forjette en dedans, en sorte que ces os ne laissent qu'un très-petit espace entre eux & l'os pubis, outre que les os ischion se mettent quelquefois de la partie, & rendent encore ce détroit plus serré ; ce qui m'a donné souvent des peines & des inquiétudes extrêmes, non seulement lorsque par une situation extraordinaire, j'ai été obligé d'aller chercher les pieds de l'enfant ; mais plus particulierement quand la tête s'y est trouvée engagée ou enclavée, jusqu'au point de ne pas permettre de finir l'accouchement sans le secours des instrumens, & bien difficilement, quand c'est une autre partie.

## OBSERVATION CCXXXVIII.

Le onze Decembre de l'année 1683. l'on me vint querir de la Paroisse de Sansemenil, pour accoucher la femme d'un Potier de terre, qui étoit en travail depuis deux jours & deux nuits. Les eaux etoient écoulées, & l'enfant étoit au couronnement depuis plus de vingt-quatre heures, sans qu'il eût ni reculé ni avancé. Depuis ce temps-là les douleurs avoient discontinué peu à peu, en sorte que la malade n'en ressentoit plus que de très-legeres, & que l'enfant qui avoit paru très-fort, s'étoit tellement affoibli, que la femme ne l'avoit plus senti depuis qu'il avoit fait un mouvement si violent, que la malade en avoit une secousse fort douloureuse. Il exudoit des serosités roussâtres & de mauvaise odeur des parties basses, qui étoient si tumefiées & si fort occupées de cette tête, qu'elle ne pouvoit ni uriner ni aller à la selle. La malade avoit de la fiévre, elle bûvoit sans cesse, son ventre étoit gonflé, son haleine étoit très-mauvaise, & son poulx petit. Je voulus d'abord pour lui procurer un peu de liberté, & faire avec plus de facilité l'unique chose qui convenoit (qui étoit l'accouchement) vuider la vessie, par le moien de la sonde, ou en repoussant la tête de l'enfant, je ne pus réüssir à l'une ni à l'autre de mes intentions, l'urette étoit trop serré par la tête de l'enfant, & cette tête étoit trop enclavée pour la faire retrograder, je l'aurois plûtôt enfoncée ; ce moyen ne m'ayant pas réussi, je tentai de lui donner un lavement ; il ne me fut pas plus possible d'introduire la canulle que la sonde par la même raison ; ce qui rendit mon intention sans effet.

Après avoir attentivement consideré l'état de la mere, son épuisement, sa foiblesse, & l'enfant qui depuis près de vingt-quatre heures n'avoit donné aucune marque de vie, joint à ce mouvement violent & inquiétant, qui avoit précedé cette tranquillité fâcheuse, je ne fis aucun doute que l'enfant ne fût mort, sans pourtant que je tablasse sur la mauvaise odeur de son haleine, qui étoit un accident de sa fiévre. La mere étant dans un danger très-prochain, je pris la resolution de l'accoucher avec le crochet.

Pour cet effet, je la mis en situation, j'introduisis le crochet, je fis ce que je pus pour trouver l'œil ou l'oreille, afin de l'y appliquer ; mais il me fut impossible, tant les parties étoient tumefiées ; ce qui m'obligea de l'appliquer sur l'occipital ; j'attirai le morceau, & réappliquai ensuite mon instrument en plusieurs autres endroits, où la prise n'étant pas meilleure, il m'en arriva autant qu'à la premiere ; mais à force d'en tirer des morceaux, la tête diminua un peu de son volume, & je trouvai moyen de faire changer sa situation, en sorte que j'appliquai le crochet dans l'orbite, & lui donnai une prise assez stable pour tirer l'enfant d'un seul coup. Je délivrai la mere aussi-tôt, & finis de cette maniere un accouchement, dont le commencement avoit donné les plus belles esperances. La mere se porta bien dans la suite, & je l'ai accouché fort aisément depuis, parce que son enfant n'avoit pas la tête ou si grosse ou si dure.

## REFLEXION.

Si le passage eut été assez grand, la tête ne seroit pas demeurée enclavée de la sorte, ou si la tête eut été plus petite, elle auroit passé avec la même liberté que celle des premiers enfans de cette femme, ou comme ce dernier dont je l'accouchai avec tant de facilité. Cent & cent Observations justifieroient cette verité, s'il y avoit la moindre difficulté à la croire, & que ce ne fut pas une experience journellement réiterée : ainsi à quoi peuvent servir toutes ces fomentations, ces linimens, ces embrocations ? Tous ces remedes feront-ils diminuer la tête d'un enfant, la ramoliront-ils, ou élargiront-ils ce détroit, lorsqu'il s'oppose à son passage ? nullement.

Quand les anciens ont conseillé tout ce fatras de drogues inutiles, ils étoient persuadez que l'obstacle étoit seulement aux parties exterieures, comme je l'ai expliqué dans le Chapitre où j'en ai déja parlé.

Ainsi la difference que je trouve entre une tête trop grosse & celle qui est enclavée, c'est que la tête trop grosse ne peut être poussée dans le vagin par les efforts de la mere, & ne peut s'engager dans le passage, ou dans le détroit que forment les os, & que la tête enclavée ne s'est pas trouvée assez grosse pour ne se pouvoir pas placer dans ce détroit, mais trop grosse pour sortir & s'en degager, de la même maniere que l'on engage avec peine un doigt dans le cercle d'une bague que l'on n'en peut retirer ensuite, supposé que cette comparaison puisse servir d'exemple, & donner une plus juste idée de cette verité.

Je crie contre le crochet, & je dis hardiment que je ne m'en sers pas, c'est une verité que je soutiendrai en son lieu, mais ce ne sera que dans quelques années, car je m'en suis servi quand j'ai commencé dans ces sortes d'accouchemens seulement, & jamais à ceux où la main a pu suffire, & je ne l'ai abandonné qu'après que l'experience m'a fournit un moyen plus commode; mais sans condamner & le crochet dans une main adroite, comme je l'ai dit dans un autre Chapitre . . . . . où je loüe son utilité, comme je le condamne dans une main sans experience, laissant au reste la liberté à un chacun de suivre la manœuvre qui lui réüssit le mieux, sans prétendre assujettir personne à suivre la mienne préferablement à une meilleure.

C'est donc une necessité d'emprunter le secours des instrumens dans un accouchement de la nature de celui-ci, il n'y en a point d'autre à chercher, car l'on enfonceroit plûtôt la tête de l'enfant que de la repousser, ou de passer sa main pour aller chercher les pieds, puisque même je ne pus pas ( quelque violence que je fis ) seulement couler mon doigt pour passer le crochet & le conduire dans l'orbite ou dans la cavité de l'oreille, à moins que je n'eusse voulu blesser la malade en le poussant à outrance & à la désesperade.

## OBSERVATION CCXXXIX.

Le 23 Mars de l'année 1694 je fus demandé pour accoucher une femme à la Paroisse du Teil, à deux lieuës de cette Ville, qui étoit en travail du jour précedent, & dont la main de son enfant avoit suivi les eaux; ce qui obligea de me venir aussi-tôt chercher. Comme je trouvai cette main très-petite, je crûs que je serois bien-tôt quitte de mon operation. J'introduisis la miènne dans le vagin avec beaucoup de facilité, & la poussai jusqu'à la partie superieure de l'os sacrum, & aux vertebres inferieurs des lombes, que je trouvai se courber tellement en dedans, & laisser si peu d'espace entre elles & les os pubis, que j'y retournai plus de quatre fois, avant que d'avoir les pieds; parce que ma main seule & ouverte, étoit tout ce qui pouvoit y passer, & que le pied y étant joint avec ma main fermée, il m'étoit impossible de la retirer. Je voulus tenter à me servir du lac, mais ce fut inutilement, il falloit le porter trop avant, & mon bras se trouva trop serré pour le pouvoir ajuster au pied, que je tirai à la fin entre deux de mes doigts, comme je pûs ; & l'autre pied, qui par hazard se trouva tout proche, le suivit presque seul, parce qu'heureusement c'étoit le plus éloigné que j'avois pris le premier. Je les joignis tous deux, & j'achevai l'accouchement, en agissant avec beaucoup de douceur, en prenant toutes mes précautions, & en mettant mon doigt dans la bouche de l'enfant, que je fus obligé de porter bien plus loin & bien plus haut que dans d'autres accouchemens, afin de prévenir tout ce qui étoit à craindre ; la petitesse de l'enfant me fut d'un grand secours, & je suis très-persuadé que s'il eût été plus gros, je n'aurois jamais pû en délivrer la mere. Il étoit encore vivant ; mais il mourut un quart-d'heure après sa naissance. Je délivrai la malade, & il me fallut, pour y réüssir, autant d'attention que j'en avois eu pour faire cet accouchement, à cause que l'arriere-faix & le cordon étoit très-petit.

## REFLEXION.

Ce sont ici de ces accouchemens penibles & laborieux, penibles pour le Chirurgien, & laborieux pour la femme : car il est bien vrai que si l'enfant eut été aussi gros que les enfans le sont d'ordinaire, je n'aurois jamais pu accoucher cette femme, ma main seule applatie étoit tout ce qui pouvoit passer dans le détroit des os, qui forment le bassinet, & c'est encore une fois tout l'obstacle qui rend les accouchemens laborieux, quand je poussois mon bras, il se trouvoit tellement serré, que je souffrois une douleur insuportable, qui m'obligeoit de le retirer aussi-tôt : ce qui me fait dire que j'y fus plus de quatre fois avant que de tirer les pieds, & c'est la seule cause qui peut donner occasion à l'operation Cesarienne ; car comment faire autrement ? puisqu'il n'est pas possible d'introduire la main pour aller chercher les pieds, & suposé qu'on le puisse faire, si on ne les peut attirer au dehors, c'est encore n'avoir rien fait.

Le bras de cet enfant étoit si petit qu'il ne causa nul embaras au passage, & heureusement les pieds en étoient tout proche. Je fus assez surpris de voir cet enfant en vie, étant aussi petit qu'il étoit ; mais c'est que la Sage-Femme ny toucha point, & qu'après avoir vû le bras sorti, elle m'envoya chercher aussi-tôt, & que la mere n'eut plus depuis ce temps-là aucune douleur.

## CHAPITRE XX.

### *De l'accouchement où la tête de l'enfant est enclavée au passage.*

Le terme dont on se sert pour exprimer la nature de cet accouchement est si juste, & marque si bien la chose que l'on veut signifier, qu'on ne peut se servir d'un mot plus convenable : en effet, la tête ayant enfilé ce détroit, qui a beaucoup moins d'espace qu'il n'en faudroit pour la laisser passer ; s'engage en avant autant qu'elle le peut, par les continuelles & violentes douleurs que la femme souffre, lesquelles agissent sur cet enfant, dont la tête s'allonge & s'applatit d'une telle maniere, pour s'ajuster au moule de ce passage, que le cuir chevelu en devient si tumefié, qu'il y fait paroître comme une seconde tête, ou une tête double, qui neanmoins demeure enclavée entre les os, sans pouvoir en sortir, & qui s'y engage même d'autant plus, qu'elle s'avance, en observant la même méchanique qui arrive à la pierre qui ferme une voûte, appellée en terme d'Architecture, la clef, qu'il est impossible de la tirer en bas sans la rompre ; parce que l'ouverture a trop peu d'espace, & que la pierre est taillée de maniere qu'elle s'élargit à mesure qu'elle s'avance dans l'espace où elle doit être reçûe.

Il arrive dans cet accouchement un effet tout semblable ; les os qui forment le détroit par où il faut que l'enfant passe, étant trop serrés, & les violents efforts que fait la mere à l'occasion de ses douleurs, venant à pousser la tête de cet enfant dans ce passage, elle s'allonge en quelque façon, pour en prendre la figure ; mais venant à s'élargir à mesure qu'elle avance, & l'ouverture qu'elle est obligée de forcer, diminuant de plus en plus, fait que la tête y reste enclavée, d'où elle ne peut être tirée qu'en diminuant son volume ; ce qui ne se peut executer que par les instrumens, comme je fus obligé de le faire pour finir l'accouchement qui suit.

## OBSERVATION CCXL.

Le ſept Janvier de l'année 1689. la femme d'un Laboureur de la Paroiſſe de Huberville, qui étoit en travail depuis deux jours, m'envoya chercher pour l'accoucher. J'y allai, & je trouvai une femme fort accablée, par la longueur & la violence d'un très-laborieux travail, dont l'enfant avoit la tête ſi avancée, qu'il s'en découvroit grand comme le fond de la main, ſans qu'il eut avancé, à ce que me dit la Sage-Femme, de l'épaiſſeur du doigt, depuis plus de vingt-quatre heures, que le commencement du travail avoit paru le plus beau du monde; les douleurs ſuivoient à ſouhait, la tête étoit bien placée, & les eaux ſe montroient en quantité raiſonnable, & avoient percé. Après de vives douleurs, qui avoient duré pendant quelques heures, & la tête de l'enfant s'étant avancée peu à peu, juſqu'au lieu où je la voyois, lui avoit fait eſperer que l'accouchement alloit finir; mais que toutes les continuelles & les plus fortes douleurs qu'elle avoit toûjours eues, n'avoient pû le faire déplacer de cet endroit, & elle n'avoit pas ſenti l'enfant remuer depuis plus de douze heures. Je m'apperçus que les eaux qui exudoient des parties baſſes de cette femme, étoient d'une odeur fâcheuſe; mais ce n'étoit point aſſez pour me déterminer à l'accoucher, parce que le ſecours de la main étant interdit, il n'y avoit plus d'eſperance que dans celui des inſtrumens; & comme on ne peut pas les mettre en uſage ſans une parfaite connoiſſance de la mort de l'enfant, je n'oſai me déterminer à cet extrême remede, qu'après dix ou douze heures d'un examen auſſi attentif & auſſi exact que je le pûs faire pendant tout ce temps-là, pour me rendre certain de la mort de l'enfant par toutes les marques que j'en pouvois avoir, dans la crainte de voir venir un enfant en vie par mon manque de précaution. Etant donc autant certain qu'on le peut être de la mort de cet enfant, je me déterminai à l'accouchement, que je fis en ouvrant la tête de l'enfant avec mon biſtouri, dont je tirai une partie de la cervelle; après quoy je me ſervis de ma main, dont j'accrochai cette tête au dedans du crane, & tirai l'enfant en un inſtant, qui parût être mort depuis long-temps. Je délivrai la mere, qui ſe tira d'affaire avec le temps; mais il en fallut beaucoup pour la retablir, après avoir ſoutenu un ſi rude aſſaut.

OBSERVATION

## OBSERVATION CCXLI.

Le quatre de May de l'année 1686. l'on me vint querir pour accoucher la femme d'un Laboureur de la Paroisse de Sansemesnil, qui étoit en travail depuis deux jours, mais dont les douleurs étoient si violentes & si continuelles, qu'elle n'avoit pas eu deux heures de relâche, depuis qu'il avoit commencé. Elle me dit quand j'arrivai qu'elle sentoit son enfant très-fort dans le commencement de son travail, que dans la suite elle l'avoit trouvé fort affoibli, & qu'enfin elle ne l'avoit plus senti depuis un mouvement si fort & si impetueux qu'il avoit fait, qu'elle s'en étoit trouvée foible, tant elle avoit senti de douleur & d'émotion, après quoi il n'avoit plus remué. Je la touchai, pour m'assurer de la situation de l'enfant, qui me parut autant bonne que je la pouvois souhaiter. La tête étoit avancée au passage, & si peu serrée, que j'avois la liberté de promener mes doigts tout autour, & la malade avec des douleurs encore assez fortes pour me flater de quelque esperance du côté de l'accouchement, avec le temps, si toutes les marques qui assuroient la mort de l'enfant, avec l'odeur puante, cadavereuse & insupportable, qui accompagnoit des serosités roussâtres qui exudoient des parties basses, ne m'eussent déterminé à accoucher cette femme; ce qui me fit prendre le parti de la mettre en situation sur le travers de son lit; après quoi je voulus tenter l'accouchement, en allant chercher les pieds pour retourner l'enfant, sans le secours d'autres instrumens que celui de ma main; la facilité que je trouvois à passer mes doigts autour de la tête, comme je l'ai dit, m'y convioit, aussi l'aurois-je fait, si je n'eusse eu que cette premiere difficulté à vaincre, qui est pour l'ordinaire la plus fâcheuse; mais ayant continué de pousser ma main avec la même facilité, jusqu'à l'extrémité du vagin, que je trouvai fort susceptible de dilatation, & jusqu'à ce que j'eusse atteint les épaules de l'enfant, qui n'en étoient pas beaucoup éloignées. Je tentai alors inutilement de les repousser, tant elles étoient fixées en cet endroit; la matrice étant si exactement appliquée sur l'enfant, que je ne puis mieux comparer cet état de la matrice, qu'à un gand collé sur la main, & ganté à force, joint au peu d'espace qui se trouvoit entre les dernieres vertebres des lombes, l'os sacrum, & les os ischion & pubis, qui tout ensemble rendirent mon intention sans effet, & me forcerent d'emprunter le secours du crochet ; à quoi je me déterminai avec d'autant plus de facilité, que j'en trouvois une entiere à à l'appliquer, au lieu que je voudrois choisir ; & comme je ne doutois pas, que quelque leger mouvement que je pusse donner à l'enfant, le corps ne suivît à l'instant ; Je l'appliquai d'abord sur l'os occipital, comme sur le lieu le plus proche, & le plus à ma portée ; mais qui resista si peu, que je l'arrachai du premier & du moindre effort que je fis. Je voulus ensuite l'appliquer dans le trou de l'oreille, que je trouvois sans peine, & je n'y réussis pourtant que difficilement ; parce que la tête, qui étoit mobile, comme si elle eût été sur un pivot, tournoit à tous coups, & me lâchoit prise ; mais à la fin, l'ayant bien introduit & bien fixé, j'arrachai d'un même coup l'os petreux & l'os parietal. J'appliquai ensuite mon crochet avec encore autant de peine dans l'orbite ; mais inutilement, le morceau ayant lâché dans le temps que j'esperois avoir fini, tant les efforts que j'étois obligé de faire étoient terribles, par l'invincible barriere qui arrêtoit les épaules de cet enfant. Je voulus ensuite tenter une seconde fois si je ne pourrois pas mieux trouver les pieds qu'auparavant ; j'y trouvai encore moins de jour, d'autant que les épaules avoient un peu avancé, & par consequent embarrassé encore plus le passage, qu'elles ne faisoient auparavant ; mais ce qui me fût d'un bon augure, j'arrachai avec ma main l'autre os parietal, & la mâchoire inferieure ; il ne me restoit plus de tout le crâne, que la mâchoire superieure. Je repris un peu haleine ; car l'eau me tomboit de toutes parts, comme si on l'avoit jettée sur moi.

Je revins ensuite à mon operation, & je vuidai bien le vagin de tout ce qui pouvoit y être resté. L'enfant ayant un peu avancé, comme je l'ai dit, me facilita le moyen d'envelopper le cul d'un linge, & de le prendre avec mes deux mains, le plus avant dans le vagin qu'il me fût possible, au dessus de ce qui étoit resté de la tête, qui me servoit comme de guide. Alors j'exhortai la femme à faire un dernier effort, & les assistantes à la bien tenir, mes pieds fortement appuyés au côté du lit ; & à la premiere douleur tout fut si bien conduit & executé, avec tant de concert, que l'enfant suivit. Je délivrai la mere, qui nonobstant ce terrible accouchement, se tira d'affaire en peu de temps, & l'ai accouchée depuis ; mais je manquai de mourir, & je fus tellement fatigué & épuisé, que je ne pus m'aider des bras ni des mains pendant plus de huit jours.

## REFLEXION.

La barriere invincible que les os causerent à la sortie des épaules, & la longueur du temps qu'il y avoit que les eaux étoient écoulées, qui avoient donné lieu à la matrice de se contracter & de s'appliquer si exactement sur cet enfant avec les douleurs continuelles qui accompagnoient cet accouchement, furent les causes qui le rendirent si difficile contre mon attente, comptant d'abord n'avoir que le crochet à appliquer au premier endroit de la tête, & que le moindre mouvement que je pourois donner à cet instrument, procureroit la sortie de l'enfant, en quoi je fus étrangement trompé, n'ayant pû même que très-difficilement appliquer mon crochet en bonne prise, tant la tête étoit mobile: ce qui faisoit que toutes les prises lâchoient, quelque bonnes qu'elles parussent, par la resistance que les épaules faisoient en cet endroit, où elles s'étoient tellement engagées qu'elles s'y étoient rendues inébranlables, à la différence du col qui étant beaucoup plus petit en comparaison, & d'une substance molle en sa plus grande partie, ne remplissoit point le lieu qu'il occupoit, non plus que la tête, autour de laquelle je tournois ma main sans peine; & c'étoit-là ce qui causoit cette mobilité, qui étoit si opposée au dessein que j'avois d'appliquer le crochet en bonne prise, en ce que le col lui tenoit lieu de pivot, qui étoit appliqué sur ces épaules qui lui servoient de point fixe pour faire agir cette embarassante mécanique, qui rendoit inutiles toutes les tentatives que je faisois pour donner une prise ferme à mon instrument, telle que je la souhaiterois pour terminer un des plus laborieux accouchemens que j'aye faits. Ce fut en vain que je portai ma main sur les épaules, pour allonger mes doigts jusques sous les aisselles, & m'en servir comme de crochet mousse, afin de tirer à moy les bras l'un après l'autre, comme je l'ai fait en d'autres occasions. Je voulus même tenter d'introduire le crochet dans la poitrine, mais sans succès; je tachai aussi de couler ma main pour aller chercher les pieds. La longueur du temps que cette opération dura, & la nécessité me firent tout mettre en usage, & ne me laisserent rien oublier de tout ce que j'avois fait, ou de ce que je pus inventer sur l'heure pour finir une si mauvaise besogne, & ma derniere tentative fut plûtôt un effet du hazard que de mon adresse, laquelle par bonheur me réüssit, au moment que je desesperois d'en venir à bout, les forces me manquant, si absolument que je ne pouvois effectuer ce que le courage & la bonne volonté me suggeroient de faire en faveur de cette pauvre femme, qui ne manqua jamais de résolution ny de fermeté; & qui au contraire se soutint toûjours parfaitement bien, & se tira d'affaire bien tôt après, malgré ce laborieux travail.

## OBSERVATION CCXLII.

Le deux d'Août de l'année 1689. je fus mandé à la Paroisse Dorylande pour accoucher la femme d'un Laboureur, qui étoit en travail depuis deux jours, que je trouvai ſans douleur, & la tête de l'enfant avancée au paſſage, & prête à paroître au couronnement. Je demandai à la Sage-Femme de quelle maniere tout s'étoit paſſé, depuis que cette femme avoit commencé d'être malade. Elle me dit que les douleurs avoient été très-violentes pendant la premiere journée, mais qu'elles avoient diminué peu à peu, & ceſſé abſolument depuis quatre ou cinq heures, & que l'enfant avoit encore remué ſeurement & ſenſiblement il n'y avoit pas long-temps. J'examinai ſa ſituation, que je trouvai des plus avantageuſes, & qui paroiſſoit n'avoir pas dû réſiſter aux violentes douleurs que la malade avoit ſouffertes, que par une cauſe plus éloignée; ce qui me fit encore demander à la Sage-Femme, ſi cette tête n'avoit pas été plus avancée. Elle me dit, au contrairre, qu'elle avançoit dans le fort de la douleur, & qu'elle ſe retiroit auſſi-tôt qu'elle étoit finie; mais qu'elle étoit toûjours reſtée comme elle étoit alors, depuis que les douleurs étoient ceſſées. J'y demeurai encore plus de trois à quatre heures, ſans qu'il y eut aucun changement, ſi ce n'eſt que je m'aſſurai de la mort de l'enfant; ce qui me fit prendre la reſolution d'accoucher la femme; & pour cela je la ſituai à l'ordinaire ſur le travers de ſon lit, j'introduiſis ma main dans le vagin, où je trouvai une entiere liberté de la couler le long de la tête, & juſqu'aux épaules, qui occupoient le paſſage, d'une maniere ſi exacte, qu'elles refuſerent à ma main la liberté de paſſer plus loin, & que je trouvai en recompenſe faciles à repouſſer; après quoi j'allai chercher les pieds, que je ſaiſis, & les attirai au paſſage, & finis cet accouchement en très peu de temps & fort facilement. J'eus un peu de peine à détacher l'arriere-faix; mais il vint heureuſement avec un peu de patience, & la mere & l'enfant ſe porterent fort bien.

## REFLEXION.

Voilà une difference extrême entre deux accouchemens d'un caractere aſſez ſemblable, je manquay d'abandonner l'un par les extrêmes peines que j'y ſouffris d'autant que la matrice n'avoit conſervé aucune moleſſe par la longueur du temps & les grandes & longues douleurs que la femme avoit ſouffertes, pendant lequel toutes les eaux s'étoient tellement écoulées que la matrice s'étoit ſi fort déchirée dans ſes violentes contractions, qu'elle étoit incapable d'aucune extenſion: ce qui cauſa l'impoſſibilité de retourner cet enfant, comme je fis celui-ci: ce que je fis fort aiſément, d'autant que les douleurs n'ayant pas duré ſi long-temps, ny été à beaucoup près ſi violentes, il y eut encore beaucoup de feroſités qui entretinrent la matrice molle, flexible, & capable de toute la dilatation necessaire, tant pour l'introduction de ma main, que je passay librement à côté de la tête pour aller chercher les pieds, que pour faciliter à l'enfant le moyen de faire le tour qu'il faut qu'il fasse en cette occasion, pour terminer ces sortes d'accouchemens qui se trouvent ordinairement faciles, quand la matrice est dans l'état que je marque, mais très-difficiles lorsqu'elle est autrement disposée.

## CHAPITRE XXI.

### *De l'accouchement où l'enfant se presente la face en dessus, qui est arrêtée au passage.*

COMME il est très-ordinaire de voir des accouchemens laborieux & contre nature, quoique l'enfant presente la tête, qui passe pour être la plus avantageuse de toutes ses situations, pourvû que la face soit en dessous, & le reste; il n'est pas surprenant qu'une situation contre nature telle qu'est celle-ci, où la face est en dessus, expose l'enfant dans un extrême danger, puisque les plus heureux accouchemens de cette sorte, c'est-à-dire, quand l'enfant vient la face en dessus ou en haut, ne se terminent qu'avec beaucoup de temps & de douleurs.

### OBSERVATION CCXLIII.

Une Bourgeoise de Cherbourg, dont tous les accouchemens étoient si longs & si penibles, qu'elle avoit reçû deux fois ses derniers Sacremens, étant en travail, crût avoir plus de bonheur entre mes mains; & ce fut dans cette vûë, qu'étant grosse & malade pour accoucher, elle m'envoya prier de ne lui pas refuser mon secours. J'y allai, étant mandé le huit Septembre de l'annee 1684, je la trouvai véritablement en travail, l'enfant bien placé; mais dont la foiblesse, jointe aux legeres douleurs de la mere, me firent craindre que son accouchement ne fût pas plus heureux qu'avoient été les précedens. Je fus un jour & deux nuits auprès de cette malade, avec ma tranquillité ordinaire; & jusqu'à midy du second jour, que les douleurs de lentes qu'elles étoient, devinrent violentes & bien plus fréquentes; de maniere qu'elle accoucha en une demi-heure, d'un garçon qui se portoit fort bien, & la mere dans la suite.

Deux années après, l'on me vint encore prier de sa part d'aller lui rendre le même service. Je trouvai en la touchant que l'enfant se presentoit bien ; mais que le passage étoit tellement rempli de sa tête, que je n'y crûs rien d'extraordinaire, non plus qu'au précedent. Il m'étoit impossible d'en juger autrement, parce que l'enfant étoit trop avancé pour m'en pouvoir instruire plus à fond ; les douleurs qui étoient fortes & continuelles, me faisoient esperer une fin prompte & heureuse; mais elles diminuerent peu à peu, de maniere qu'en deux ou trois heures de temps elle n'en eut plus aucune ; l'enfant ne remuoit point ; mais il n'y avoit aucune complication, ni mauvaise marque, qui pussent faire douter de sa vie. La malade avoit une perte involontaire d'urine, dont l'enfant qui pressoit la vessie, devoit être la cause. Deux jours se passerent en cet état, les accidens qui annoncent la mort de l'enfant, commencerent à paroître, & succederent par degrés jusqu'aux plus certains, & voyant que la malade tomboit dans de grandes foiblesses, je resolus de l'accoucher avec le crochet. Je trouvai dans la violence que je fus obligé de faire pour le placer en bonne prise, que l'enfant avoit la face en dessus, dont je fus surpris, ne m'attendant qu'à une tête arrêtée au passage, sans autre complication d'accident ; j'appliquai le crochet dans l'œil, que je tirai d'une main, après avoir introduit l'autre vers la fourchette, afin de soutenir la tête par dessous, & préserver le vagin des atteintes de l'instrument, allant doucement d'abord ; mais la grosseur de cette tête, & la mauvaise disposition des parties de la femme, m'ayant obligé de tirer par degrés jusqu'à la derniere violence, mon crochet tout à coup attira sa prise, & s'attacha au fond de ma main ; mais m'étant apperçû de ce qui alloit arriver, je moderai beaucoup la force avec laquelle je tirois ; ce qui fit que je ne me blessai que très peu ; j'achevai l'accouchement fort promptement, sans son secours, à l'exception de l'ouverture qu'il me fournit, en arrachant une partie de l'orbite, & de l'os du front, m'ayant par là donné lieu d'introduire mes doigts l'un après l'autre, avec lesquels je vuidai une portion de la cervelle ; ce qui diminua la grosseur de la tête, & la rendit par consequent plus susceptible du passage, qu'elle franchit sans peine, au moyen de mes doigts, qui firent l'office du crochet, plus seurement, & sans aucun risque pour la malade, que je délivrai ensuite d'un arriere-faix, qui commençoit à se corrompre, aussi-bien que l'enfant, n'osant entreprendre d'accouchemens de la nature de celui-ci, que je n'aye des marques constantes de la mort de l'enfant, ou que je n'en aye du moins autant qu'il est possible d'en avoir.

## REFLEXION.

Quoique cette situation soit de soy & par elle-même naturellement mauvaise, & qu'elle rende les accouchemens longs & difficiles, c'est neanmoins de toutes celles où j'ai le moins vû perir d'enfans, n'en ayant trouvé que deux, depuis le temps que je pratique, où j'aye été obligé de me servir d'instrumens, & de quatre que j'ai faits de cette sorte venant naturellement, j'ai été au moins trompé à deux, croyant qu'ils venoient la face en bas, tant il y a de rapport entre l'enfant qui présente la tête au passage la face en dessus, & celui qui l'a en dessous, je n'ai pas même été obligé d'en retourner aucun, c'est-à-dire, d'aller chercher les pieds pour finir l'accouchement, à moins que quelque complication d'accidens ne m'y ait forcé, ayant presque toûjours trouvé que les douleurs étoient plus vives & plus fortes dans un travail où l'enfant venoit en cette situation, que lorsqu'il étoit situé autrement, & qu'elles ne finissoient pour l'ordinaire qu'avec l'accouchement, soit que cette situation irrite davantage les parties de la femme, ou par une autre cause à moy inconnue.

Il falloit bien que la tête de cet enfant fût si fortement arrêtée au passage, soit par son extrême grosseur, ou que le panicule chevelu par son gonflement, ou la matrice en particulier par sa mauvaise disposition, ou tous les deux ensemble s'y opposassent pour résister aux violens efforts que je fis pour l'attirer dehors, puisque j'en arrachai plûtôt les morceaux que de l'ébranler seulement, parce qu'en ces occasions du moindre dégagement qui arrive à l'enfant, dépend pour l'ordinaire la fin de l'accouchement, comme il arriva à celui ci.

Je ne vis pas sans quelque sorte de peine le desordre que fit mon crochet sur cette tête, mais sans me déconcerter ny faire paroître mon inquiétude, j'augmentai encore cette ouverture avec mes doigts autant qu'il fut necessaire, pour tirer une partie de la cervelle, & diminuer la grosseur de cette tête, qui ne me fit nulle peine à tirer dès le moment qu'elle fut ébranlée, & le corps suivit avec la même facilité, en sorte que cet accouchement qui fut pour moy pendant un long espace de temps un violent sujet d'inquiétude, me fut dans la suite d'un très-grand secours, par la facilité que me donna l'ouverture que le crochet avoit faite au crâne, pour tirer la cervelle, diminuer la grosseur de la tête, & la rendre par ce moyen susceptible du passage, qui est tout l'obstacle qu'il faut lever, pour terminer generalement tous les accouchemens laborieux, dont la tête de l'enfant est la cause, soit qu'elle se présente droite ou de côté, ou qu'elle soit enclavée au passage.

Ayant donc connu l'utilité de cette ouverture par la facilité que j'eus à terminer cet accouchement, que j'aurois encore été bien du temps à terminer, si je m'étois attaché à me vouloir servir du crochet pour le finir, comme je l'avois déja éprouvé en plusieurs occasions, & particulierement pendant le cas rapporté dans l'Observation 235. . . . Je fis dès ce temps la résolution de ne m'en plus servir, sans neanmoins que j'aye juré de ne m'en jamais servir, mais seulement quand les autres moyens seront absolument sans effet, & sans m'attacher à aucun instrument en particulier, pourvû qu'il suffise à l'ouverture du crâne.

Il y a toutefois des précautions differentes à prendre, suivant que la tête de l'enfant est plus ou moins avancée au passage, car si elle se présente au couronnement, c'est avec le bistoury, parce qu'il n'y a rien à risquer & que la vûë guide l'instrument; si elle est un peu avant dans le vagin, l'on peut se servir des ciseaux communs qui sont sans bouton, les plonger dans la tête, & en ouvrir les branches, afin d'augmenter l'ouverture autant qu'il est necessaire; & si enfin la tête est jusqu'à l'extrémité du vagin, je me sers d'un canal de carte ou de cuir, que je conduis avec ma main, & que j'applique sur la tête, puis je coule un bistoury qui ne coupe que d'un côté, au long de ce canal, & je l'enfonce dans le crâne, auquel je fais une ouverture telle que je le trouve à propos, pour vuider la cervelle, je mets après cela ma main à la place, j'accroche cette tête par dedans, avec mes doigts & je la tire dehors, ce qui s'exécute fort heureusement, en prenant les précautions que je raporte.

Il ne suffit pas pour l'ordinaire de faire cette ouverture avec l'instrument, c'est souvent une necessité de l'accroître, ce qui est facile, en ce que les os tendres de ces petits crânes sont fort aisez à entamer; car si on ne faisoit que cette simple incision, les doigts ou la main se trouveroient pris entre les deux parties de l'os, & y seroient si serrés quand la tête viendroit à s'avancer au passage, qu'il seroit impossible de finir l'accouchement.

M. Mauriceau ne me paroît pas être bien fondé à dire dans l'Observation XXIX. que les parties des os blesseroient la mere quand la tête viendroit à passer: ce qui lui fait préferer le crochet à cet instrument, mais au contraire le crochet emporte le panicule chevelu avec la partie de l'os quand il l'arrache: ce qui arrive très-souvent à ceux qui s'en servent, & laisse par consequent l'os découvert; mais l'os que je brise & que j'ôte pour accroître l'ouverture du crâne, est sans le panicule chevelu, qui reste pour recouvrir la partie de l'os d'où est sorti celui que j'ai arraché, & qui empêche par consequent, que les parties de la femme n'en reçoivent aucun dommage, lorsque cette tête vient à passer.

Voilà la maniere que j'ai substituée au lieu & place du crochet, elle est sans risque & sans embarras pour ceux qui sçavent s'en servir, autrement tout est à craindre & difficile, au reste je ne fais que proposer mon opinion & ma pratique, sans engager personne à m'imiter jusqu'à ce qu'il ait éprouvé lui-même ce qui en est, pour s'en tenir ensuite à ce qui lui aura le mieux réüssi.

Je me suis un peu étendu sur cette réflexion, mais comme la chose que j'y traite est de la derniere consequence, on ne peut y faire trop d'attention. J'espere au surplus que l'on n'aura pas de peine à convenir de son utilité, si l'on veut bien faire attention à l'avantage que j'en ai retiré dans le grand nombre d'accouchemens où je m'en suis servi; & l'on conviendra aussi que M. M. n'a pas eu raison de blâmer cette methode, après en avoir tiré un si heureux succès dans sa premiere Observation, quoiqu'il se fut servi d'un instrument different du mien.

CHAPITRE

## CHAPITRE XXII.

### *De l'accouchement où l'enfant presente le côté de la tête.*

UNE des plus fâcheuses & des plus extraordinaires situations dans lesquelles l'enfant puisse se presenter, est celle où il presente le côté de la tête ; ce que l'Accoucheur connoît par l'oreille qu'il touche quand il se met en devoir de s'en assurer ; & c'est-là un signe si certain de cette situation, qu'il est impossible de s'y méprendre. Il faut que l'Accoucheur se serve de toute son adresse pour redresser la tête de l'enfant, en cas qu'elle soit par trop avancée au passage, sinon la faire retrograder pour tirer l'enfant par les pieds ; ce qui n'est pas facile à executer, quand il y a long-temps que la femme est en travail, & que les eaux sont écoulées ; parce que la matrice embrasse alors l'enfant si étroitement, qu'il n'est pas possible d'introduire la main pour satisfaire à cette intention.

Car si l'on s'aperçoit que l'enfant se presente en cette situation avant qu'il soit engagé dans le vagin, immédiatement après l'écoulement des eaux, le passage n'étant occupé de rien, il est très-facile d'en aller prendre les pieds, comme quand la tête est trop grosse ; c'est aussi ce que je fais bien plus volontiers, que d'entreprendre de la redresser pour la situer directement au passage, comme les Auteurs le conseillent ; c'est le moyen le plus assuré pour se tirer d'inquiétude ; au lieu qu'en voulant redresser la tête, c'est se tailler une mauvaise besogne, & se mettre en danger de voir (après beaucoup de souffrances pour la mere) l'enfant perir au passage, & encore heureuse, la mere qui se tire d'un pas si dangereux : la cause la plus ordinaire de ce funeste accident, vient de ce que les Sages-Femmes seduites par les apparences trompeuses, qui leur font croire qu'un enfant presentant la tête, c'en est assez pour que tout aille bien avec le temps, le laissent écouler jusqu'à ce qu'il n'y ait plus de ressource, que de la part des instrumens, comme on va s'en convaincre par les relations suivantes.

## OBSERVATION CCXLIV.

Le quinze Novembre de l'année 1686. la femme d'un Bedeau de cette Ville, épuisée par la longueur d'un laborieux travail, dont la Sage-Femme faisoit toûjours esperer une heureuse issue, pendant un jour & deux nuits, me fit prier de venir à son secours. Je trouvai l'enfant qui ne remuoit plus depuis long-temps, dont la face étoit en haut, la tête qui remplissoit le vagin, & qui y étoit de travers, de maniere que je trouvai l'oreille, lorsque je fus pour m'éclaircir de la vraye situation de cet enfant; ce qui me fis désesperer absolument de sa vie, non seulement à cause qu'il ne remuoit plus, & qu'il avoit la face en dessus, mais encore à cause de sa situation très-contraire, qui pouvoit empêcher le cours de la circulation dans les vaisseaux du col; d'où s'ensuit necessairement la mort: c'est du moins ce que la raison seule peut insinuer, quoique l'experience n'y soit pas toûjours conforme, comme on le peut remarquer dans une de mes Observations. Toutes ces considerations me firent prendre des mesures pour n'avoir rien à me reprocher dans un doute que je crois être d'une très-dangereuse consequence; ce qui fit que je m'attachai à redresser la tête. Pour y réussir, je laissois finir la douleur, & j'agissois ensuite avec le plus de douceur qu'il m'étoit possible; mais le retour de la douleur détruisoit ce que j'avois fait dans l'intervale de la précedente, nonobstant quoy, avec un peu de temps & de patience, en repoussant d'une main au dessous de l'oreille, & attirant le vertex de l'autre; & suivant sans relâche cette premiere intention, je réussis non pas à redresser entierement la tête, mais assez pour que ce petit secours lui donnât un peu de dégagement, lequel étant ensuite secondé par une forte douleur, qui redoubla si à propos, que la tête s'avança assez pour me faciliter le moyen de lui donner un secours plus assuré, avec mes deux mains applaties des deux côtés de cette tête, que j'introduisis le plus avant qu'il me fût possible, & jusqu'au derriere des oreilles, au moyen de quoy j'achevai cet accouchement. L'enfant étoit mort, je délivrai promptement la mère, qui étoit très-épuisée, & qui eut beaucoup de peine à se rétablir dans la suite.

## REFLEXION.

Ces secours sont plus faciles à donner dans le commencement du travail, en allant chercher les pieds, que quand la tête de l'enfant s'est engagée dans le vagin, & qu'il s'est écoulé trop de temps depuis que les eaux sont percées, parce que la matrice se resserre & embrasse l'enfant si étroitement, qu'il n'est pas possible de le faire rétrograder, ny de couler la main pour cet effet, car autrement il est bien plus sûr de finir l'accouchement, vû l'apparente impossibilité de cette réduction, quand l'enfant est si avancé, croyant bien que sa situation dans la matrice fait qu'il se présente de la sorte au temps de l'accouchement : c'est pourquoi l'Accoucheur ne doit nullement temporiser en pareille occasion. Aussi n'ai-je jamais manqué à accoucher incessamment la malade toutes les fois que la chose s'est ainsi rencontrée : car plus je refléchis, plus j'ai de peine à comprendre comment cet accouchement s'est pû faire, & il faut être persuadé que ce n'a été que par la force & par la suite continuelle des plus vives douleurs incessamment redoublées, que la nature avoit enfin surmonté les obstacles qui empêchoient que l'enfant ne s'avançât dans le vagin en cette situation, malgré tous les secours que je pûs lui donner, tant cette situation de l'enfant est mauvaise.

## OBSERVATION CCXLV.

La femme d'un Laboureur demeurant à la Paroisse du Ham, à deux lieuës de cette Ville, m'envoya prier de la secourir. Je trouvai cette femme qui étoit en travail depuis deux jours, sans que les plus vives douleurs qui l'avoient continuellement tourmentée, eussent pû terminer son accouchement, quoique la Sage-Femme m'assurât que l'enfant presentoit la tête ; cette femme, quoique naturellement forte & vigoureuse, étoit dans un tel épuisement, par la durée de ce laborieux travail, qu'il ne lui paroissoit plus de force pour se soutenir davantage dans un si rude assaut. Son pouls étoit foible & languissant, & elle rendoit sans cesse des gorgées de bile jaune & verte, sans pouvoit rien garder, pour soutenir ses forces, & pour en prendre de nouvelles ; & n'ayant pas senti son enfant depuis plus de trente heures, que je trouvai venir la tête de côté, dont une oreille étoit la preuve assurée. Tout cela me fit resoudre à l'accoucher sans aucun delai.

Je voulus tenter la voye de retourner l'enfant ; mais comme je trouvai de la difficulté, non seulement par rapport à l'extreme foiblesse où la mere étoit reduite, mais encore plus par la longueur du temps que les eaux étoient écoulées ; ce qui faisoit que l'enfant étoit si étroitement embrassé par la matrice, qu'elle ne pouvoit pas permettre la liberté d'introduire ma main pour en aller chercher les pieds ; ce qui m'obligea d'attirer la tête autant qu'il me fut possible, sans faire de violence, pour appliquer mon bistouri sur le parietal du côté gauche, où je fis une ouverture, capable d'introduire deux de mes doigts, que je crûs suffisante pour vuider une partie de la cervelle, & y couler ma main toute entiere ; après quoi je choisis un lieu pour accrocher avec mes doigts la tête par dedans ; & par ce moyen je finis en un moment un accouchement des plus difficiles, sans que la mere en souffrit nulle peine. Je la délivrai aussi-tôt, l'enfant étoit tout noir, & l'épiderme s'enlevât sur la plus grande partie de son corps. Environ une heure après son accouchement, elle sentit une legere douleur en l'hypocondre droit, qui devint de la derniere violence ; la difficulté de respirer s'y joignit, & je ne doutai pas qu'une mort prochaine ne vint terminer le peu de vie qui restoit à cette malade. J'ordonnai un petit lavement anodin, & fis faire sur son ventre des fomentations émolientes, avec le lait doux, dans lesquelles je faisois tremper une serviette pliée en quatre, que l'on changeoit & rechauffoit de temps en temps. Je laissai la malade en cet état, dont je n'entendis plus parler, que trois semaines après, que quelques besoins de ma profession, me firent appeller vers une Dame de ses voisines, où elle me vint voir, commençant à se bien porter.

## REFLEXION.

Quoique la Sage-Femme ne fut pas mal entenduë dans sa Profession, sûre que c'étoit la tête qui se présentoit, elle aidoit la femme de son mieux dans l'esperance que tant de douleurs si grandes & si frequentes devoient bien-tôt terminer cet accouchement, ne voyant pas me dit-elle, aucune necessité de m'envoyer chercher, que lorsque les forces de la malade se trouverent si épuisées, qu'elle commença à desesperer de sa vie. Je trouvai qu'elle me parloit juste selon son idée, mais je la lui fis bien-tôt changer, quand je lui eus fait toucher l'oreille en coulant sa main avec un peu de violence par dessous la tête de cet enfant, comme je venois de faire, pour m'assurer de sa situation ; comme je vis qu'elle avoit été trompée innocemment & qu'elle avoit fait de son mieux sans avoir rien gâté, je ne la grondai point, mais après tout quand elle en auroit usé autrement, qu'aurois je eu à lui dire ? sçachant que deux Maîtres Chirurgiens de Paris étoient tombez dans la même faute, quoiqu'ils fussent des plus habiles, & qu'ils y eussent apparemment donné toute leur attention, puisque c'étoit la femme d'un de Messieurs leurs Confreres qu'ils secouroient dans un pareil accouchement, comme

Il est raporté par M. M. Observation XXXIX qui a été un étrange sujet de surprise pour moy, de voir le peu de menagement que cet Auteur a dans plusieurs de ses Observations pour tous ceux qui accouchent, ainsi que M. Peu qui veut paroître rendre justice au merite, & qui se dit avoir tant de religion. Il est, dis je, surprenant que ces Messieurs, après avoir fait connoître par leurs sçavans Livres, & par leurs Observations, jusques à quel degré de perfection ils ont porté la pratique des accouchemens si fort au de là de tous ceux qui les ont précedez, il est, dis-je, surprenant qu'ils ayent voulu laisser à la posterité une si mauvaise idée de tous ceux qui accouchent & qu'ils deviennent dans la suite, l'un à l'égard de l'autre, ce que tous les autres pourroient être à leur égard; ce qui est une tache inéfaçable à leur memoire.

Pour les Sages-Femmes ce ne sont que de pauvres ignorantes qui ne valent pas la peine qu'on en parle. Il ne s'en trouve aucune dont M. M. dise du bien, & si M. Peu s'échape à dire d'une Madame Sion page 407 qu'elle n'étoit pas mal entendue, il fait remarquer pour soutenir son éloge, un bras sorti jusqu'à l'aisselle gros, livide, & tumefié, à force d'avoir été tiraillé, qu'elle pitié! il semble qu'il n'éleve cette Sage-Femme, que pour mieux persuader ses lecteurs de son ignorance.

Seroit il bien possible qu'une prodigieuse quantité de Dames d'une si grande qualité fussent exposées à des secours si peu dignes d'elles, comme ces Messieurs voudroient le faire croire dans un si grand nombre d'Observations, où ils disent que d'autres Chirurgiens ou Sages-Femmes avoient été appellez avant eux? c'est ce qui ne peut entrer dans la pensée des honnêtes gens, qui regardent toutes ces mauvaises histoires, comme des productions de l'envie poussée jusqu'à l'excès. J'ai connu quelques Sages-Femmes qui de mon tems étoient suffisamment versées dans la theorie & dans la pratique de leur profession, & je ne doute point qu'il n'y en ait à présent un plus grand nombre, depuis que Messieurs les Maîtres Chirurgiens de Paris les examinent & leur permettent d'assister aux démonstrations des parties genitales de leur sexe

Quoi qu'il en soit, j'évitai en cette occasion la faute où M. M. dit que ces deux Accoucheurs tomberent dans un pareil accouchement.

## OBSERVATION CCXLVI.

Le trois Janvier de l'année 1693. la femme d'un Maréchal de cette Ville, se sentant malade pour accoucher, envoya chercher sa Sage-Femme, les eaux s'écoulerent au moment qu'elle fut arrivée, & elle toucha la malade, pour s'assurer de la situation de l'enfant, mais n'y pouvant rien comprendre, elle m'envoya querir à l'instant. Je trouvai que l'enfant presentoit le côté de la tête, dont l'oreille que je sentis étoit la preuve. Je la fis toucher à la Sage-Femme; & comme les eaux venoient de s'écouler, & que la matrice étoit encore molle & flexible, au lieu de m'attacher à reduire cette tête, pour la mettre dans la ſituation où elle auroit dû être, pour un accouchement naturel; j'allai d'abord chercher les pieds, que je ſaiſis, & les attirai au paſſage, & finis de cette maniere un accouchement qui auroit pû devenir laborieux, ſi j'avois manqué l'occaſion favorable, dont je profitai, à l'avantage de la mere & de l'enfant, qui ſe porterent tous deux bien. Je délivrai la mere dans l'inſtant, & elle étoit relevée huit jours enſuite.

## REFLEXION.

Lors donc que l'enfant preſente le côté de la tête & que la face eſt en deſſus ou en deſſous, j'accouche inceſſamment la femme, parce que moins la tête eſt engagée, & plus aiſément je viens à bout de mon deſſein, car pour peu que l'on temporiſe, on laiſſe échaper le précieux moment, & d'un accouchement aiſé & facile, il s'en fait un des plus laborieux que l'on puiſſe imaginer, parce que cette ſituation remplit abſolument le paſſage, & les douleurs de la mere qui augmentent ſans ceſſe, empêchent de plus en plus l'Accoucheur, d'introduire ſa main pour aller chercher les pieds, en ſorte qu'il ne reſte d'eſperance que dans le ſecours des inſtrumens, qui font toûjours perdre la vie à l'enfant & que c'eſt un grand bonheur quand la mere s'en tire, ou qu'il ne lui en reſte pas quelque triſte ſouvenir.

---

## CHAPITRE XXIII.

### *De l'accouchement où l'enfant preſente la tête directement de côté, une oreille en deſſus, & l'autre en deſſous.*

QUELQUE experience qu'un Chirurgien ait dans la pratique des accouchemens, il ne trouvera point d'occaſion plus dangereuſe, ni où il puiſſe plus facilement ſe tromper, que dans les diverſes ſituations où l'enfant preſente la tête. Il n'y a qu'à lire les Obſervations des Auteurs qui ont écrit ſur cette matiere, pour être convaincu de cette verité. C'eſt auſſi une raiſon qui m'a toûjours fait prendre beaucoup de précautions, avant que d'aſſurer que c'eſt la tête que l'enfant preſente; parce que cette déciſion eſt fort équivoque, puiſque les feſſes, le genoux, ou le moignon de l'épaule d'un gros enfant, encore enveloppé de ſes membranes, & avant l'écoulement des eaux, y ont beaucoup de rapport, & qu'il eſt même difficile de les diſtinguer, lorſque ces parties ſont fort éloignées; & ſuppoſé que ce ſoit la tête, il n'eſt pas moins difficile de décider positivement de quelle maniere elle se presente; parce que de l'une ou de l'autre de ces manieres dépend tout ce qu'il y a à esperer pour un heureux accouchement, & ce qu'il y a aussi de plus à craindre; & encore que les exemples que j'ai rapportés dans le Chapitre précedent, confirment assez ce que j'avance, les relations qui suivent n'en fourniront pas de moindres preuves.

Si la situation où l'enfant presente la tête par l'un des côtés, & où l'on peut trouver l'oreille pour guide, est si difficile à connoître, que les plus habiles Maîtres y ayent été trompés; ne sera-t'il pas encore plus difficile d'appercevoir que la tête est directement de côté? puisque cette situation-là se manifeste d'autant plus, que la tête s'avance au passage, & que celle-ci au contraire, plus elle s'avance, moins on s'en asseure, vû qu'il n'y a aucune difference sensible entre toucher la tête, qui se presente directement de côté, & celle où la face se presente en dessous, dans la situation la plus naturelle.

## OBSERVATION CCXLVII.

Le 27 Mars de l'année 1686. l'on me vint querir pour voir une pauvre femme de la Paroisse de Biniville, à deux lieuës d'ici, qui étoit en travail depuis trois jours. La Sage-Femme m'asseura que l'enfant étoit bien placé, & que la tête étoit fort avancée; que la malade avoit eu pendant deux jours de continuelles douleurs, très-fortes & très-frequentes, sans que l'enfant se fut avancé le moins du monde, quoiqu'elle y eût apporté tous ses soins, & qu'elle y eût fait de son mieux. Je trouvai le passage si occupé par la tête de l'enfant, qu'à peine je pûs passer un de mes doigts, pour tâcher de la dégager un peu, la croyant, aussi-bien que la Sage-Femme, située à merveille. Comme la mort de l'enfant étoit très-constante, je n'y apportai pas beaucoup de ménagement; je m'asseurai pourtant un peu davantage, en poussant ma main un peu fortement dans le vagin, au moyen de quoy je donnai un peu de jour à des serosités roussâtres & très-puantes qui sortirent, avec quelques cheveux qui resterent attachés à mes doigts. La malade qui n'avoit pas rendu d'urine depuis plus de trente heures, en rendit par ce moyen en quantité, dont elle se trouva très-soulagée; ce qui diminua un peu le volume de son ventre, qui avant cette évacuation, étoit tendu à l'excès; voyant l'extrémité où cette femme étoit reduite, je pris le parti de l'accoucher sans delai, & pour cela je la mis sur le travers de son lit; & après avoir pris toutes les mesures necessaires, eu égard à son état, à sa situation, & à tout le reste, j'ouvris le crâne à l'enfant, lui tirai une partie de la cervelle, par où je diminuai beaucoup la grosseur de la tête, qui me laissa pour lors la liberté de reconnoînoître sa situation, que j'avois crû la face en bas, quoiqu'elle fût directement de côté, c'est-à-dire, la face du côté droit, le derriere de la tête du côté gauche, une oreille en dessus, & l'autre en dessous, sans que je pusse la faire non plus avancer, que si elle eût été chevillée dans cet endroit. Je lui arrachai presque tout le crâne, piece à piece, sans que je pûsse donner aucun ébranlement au corps de l'enfant; ce qui m'obligea d'introduire ma main par dessous, où je trouvai une épaule que je ne pûs repousser. Je repoussai ma main, que j'introduisis par dessus, où je trouvai l'autre épaule comme accrochée à l'os pubis, entre lesquels je ne pûs porter ma main pour tâcher de faire faire à cette épaule ce que l'autre m'avoit refusé; à quoy je ne réussis, qu'en tournant le dedans de ma main vers cet os, & le dehors du côté de l'enfant, avec laquelle, quoique d'une maniere à n'avoir pas beaucoup de force, j'en eus encore assez pour le faire un peu retrograder; & par ce moyen je débarassai cette épaule, & je fis changer à la tête sa situation, & je lui mis la face en dessous, qui est la situation la plus naturelle; après quoy je fis un dernier effort, au moyen duquel j'attirai l'enfant tout pourri. Je délivrai la mere ensuite, d'un arriere-faix trés-corrompu, & la laissai très-mal.

## REFLEXION.

Cette Observation fait parfaitement bien voir la difficulté qu'il y a de connoître si la tête est de côté, en dessus, ou directement comme elle doit être dans l'accouchement naturel, & en effet il n'est pas possible, lorsqu'elle occupe le passage, de pouvoir s'assurer de ces situations, sur tout quand il y a un peu de temps que les eaux sont écoulées, parce que la tête se tumefie tellement par la partie qu'elle présente, lorsqu'elle séjourne quelque temps au passage, que cette tumeur ôte le moyen de distinguer les parties de la tête, que l'Accoucheur touche, ne pouvant sçavoir si c'est le vertex, l'un des parietaux ou l'occipital; & ce même passage se trouve si exactement rempli, qu'il ne lui est pas possible, d'introduire un ou plusieurs de ses doigts assez avant, pour connoître cette situation par l'accouchement, ce qui le réduit dans la necessité de se servir d'instrumens

mens pour finir l'accouchement, comme je le fis à celui-ci, où neanmoins leur secours m'auroit été inutile, si je m'en fusse tenu à celui qu'ils me pouvoient rendre en cette occasion ; mais comme, pour l'ordinaire, je préfere celui de mes mains, quand il est possible, & qu'en celui-ci je ne pûs les faire servir, qu'après que les autres instrumens m'eurent ouvert le chemin, j'employai les uns & les autres si utilement, que je terminai avec succés un accouchement, où toute la réflexion & la pratique étoient necessaires, & malgré les dangereux accidens qui l'acompagnoient, la femme se tira d'affaire, mais ce ne fut qu'après un temps très long, & beaucoup de rechûtes & de traverses.

## OBSERVATION CCXLVIII.

Le sept Août de l'année 1699. étant auprès de Madame la Marquise de...... à cinq lieuës de cette Ville, l'on vint prier cette Dame de me permettre de voir la femme d'un Laboureur à une lieuë du Château, qui étoit malade pour accoucher depuis six à sept jours. La Sage-Femme ayant vainement fait esperer pendant ce long espace de temps que l'accouchement se termineroit heureusement ; l'enfant, disoit-elle, étant bien placé, & la femme ayant de continuelles douleurs ; mais désesperant à la fin du succés de ses promesses, ils venoient reclamer mon secours. La Dame consentit que j'y allasse ; ce que je fis très-promptement. Je trouvai une femme si prodigieusement enflée, que son ventre approchoit de son menton, étant presque sans poulx & toute froide, & qui n'avoit pas rendu une goutte d'urine depuis trois jours ; une odeur insupportable qui exhaloit des parties basses, & l'enfant qu'elle n'avoit plus senti remuer depuis plusieurs jours, étoient autant de preuves de sa mort. Je trouvai en la touchant la tête qui se presentoit au fond du vagin, qui n'étoit ni prise ni enclavée ; en sorte que j'avois tant de liberté de promener ma main tout autour que je m'asseurai que l'enfant avoit la face du côté droit, & le derriere de la tête du côté gauche, une oreille en dessus, & l'autre en dessous, sous laquelle je trouvai le cordon de l'ombilic, qui s'avançoit en double jusqu'à l'extrémité du vagin, sans sortir au dehors, auquel je ne sentis aucun battement ; je voulus repousser l'enfant par les épaules, afin de m'ouvrir un passage pour aller chercher les pieds ; mais le long-temps qu'il y avoit que la femme étoit en travail, & que les eaux étoient écoulées, avoit laissé à la matrice le tems de se contracter de telle maniere, & d'embrasser l'enfant si étroitement, que je ne pûs executer mon dessein, craignant que le moindre effort ne causât quelque préjudice à la matrice, si susceptible d'inflammation, ou plûtôt déja si enflammée, dont la prodigieuse enflûre du ventre, étoit une marque très-certaine; ayant donc abandonné ce parti, je pris celui d'ouvrir le crâne de l'enfant avec le bistouri, d'en vuider la cervelle, & d'accrocher la tête avec mes doigts; ce que j'executai en très-peu de temps, & accouchai ainsi la femme, que je délivrai ensuite d'un arriere-faix si pourri, qu'il n'avoit aucune consistance, non plus que le cordon. Le tout ne dura pas plus d'un demi-quart-d'heure. La femme, quelque désespe-rée qu'elle parût, se tira d'affaire avec le temps, & je l'ai vûe depuis en parfaite santé.

## REFLEXION.

Quand un enfant se présente en cette situation, il est impossible que l'accouchement ne soit laborieux & contre nature, il est aisé de le comprendre en faisant réflexion, que plus la tête avance au passage, & moins elle se trouve placée favorablement, & plus l'épaule qui est en dessous éleve celle de dessus, qui venant à s'acrocher aux os pubis, par la molesse de la matrice, & des parties de l'abdomen, qui leur laisse la liberté de le faire, forme un obstacle invincible à la nature de finir son ouvrage, d'autant plus qu'en cette situation, la tête ne se peut jamais présenter directement au passage: c'est pourquoi l'Art en cette occasion est toûjours obligé de venir à son secours, comme je le justifie par les deux Observations précedentes.

---

## CHAPITRE XXIV.

### *De l'accouchement où la tête étant sortie, l'enfant est arrêté au passage.*

QUAND l'enfant est avancé au couronnement, & que la douleur vient à redoubler, c'est alors que la tête sort; & c'est en ce temps-là qu'il faut donner toute son attention à empêcher que l'enfant ne demeure pris au passage, à la même maniere de ceux qui sont exposés au pilori, principalement quand cette sortie arrive à la fin de la douleur, dans un travail où les douleurs sont lentes & éloignées; car si le travail est prompt, que les douleurs se suivent & redoublent, l'enfant vient si facilement, que bien loin d'être arrêté par le cou, il faut prendre ses mesures bien justes, pour empêcher qu'il ne tombe sur le plancher, quand la femme est debout, comme il arrive quelquefois à ceux qui negligent de se précautionner contre ccet accident.

Le cordon de l'ombilic, & la grosseur des épaules & du corps, sont les veritables causes qui arrêtent l'enfant au passage, quand la tête est sortie, quoique les Auteurs prétendent que l'orifice interieur de la matrice en soit la seule & unique cause, par la disposition, disent-ils, qu'il a à se resserrer.

Il est vrai que l'orifice interieur de la matrice a beaucoup de disposition à se resserrer; mais ce n'est pourtant point ce seul orifice, qui pour lors met un obstacle au passage de l'enfant; & quand cet accident arrive, il faut que le cordon de l'ombilic, ou la grosseur des épaules y contribuent, comme je le dis, & que je l'ai remarqué toutes les fois que j'ai eu à faire ces sortes d'accouchemens; ce qui a fait juger aux Auteurs que l'obstacle dépendoit du seul orifice interieur de la matrice; c'est que veritablement quand l'enfant est pris de la sorte, il faut pour finir l'accouchement, que l'Operateur applique ses deux mains applaties sur les deux côtés de la tête de l'enfant, & qu'il coule ses doigts le long du col, entre lui & cet orifice interieur, qui serre veritablement le col de l'enfant, mais si foiblement, quil n'empêche pas l'Accoucheur de porter la main jusqu'aux épaules, afin de couler ensuite ses doigts sous les aisselles, qui servent comme de crochet mousse, pour attirer l'enfant au dehors; ce qui ne s'execute pas toûjours du premier coup, étant quelquefois obligé de tirer un bras, & puis l'autre, pour pouvoir ensuite tirer le corps avec peine, quand il est fort gros : car quand il n'y a d'obstacle que du côté du cordon, l'on est quitte pour le couper, & achever l'accouchement, qui n'est nullement difficile.

## OBSERVATION CCXLIX.

Une Dame éloignée d'une lieuë de cette Ville, d'une très-petite taille, se sentit la nuit du douze de May de l'année 1693. toute baignée dans son lit, comme elle avoit déja accouchée plusieurs fois, elle connût que c'étoient les eaux qui s'étoient subitement écoulées, & par consequent les avans-coureurs de son accouchement. Quelques legeres douleurs s'y étant jointes, elle fit venir une Sage-Femme, & elle m'envoya en même tems prier de me rendre auprès d'elle en toute diligence; ce que je fis ; mais elle ne pût être si prompte, que je ne trouvasse la tête de l'enfant sortie & arrêtée par le cordon, dont la Sage-Femme ne s'étoit pas àpperçuë, & l'avoit laissé ainsi perir miserablement : ce que je connus, en coulant mon doigt le long du col de l'enfant, sur lequel je conduisis mes ciseaux, leur bouton du côté de mon doigt, n'ayant rien à menager du côté de l'enfant, dont je coupai ce cordon ; après quoy je tirai l'enfant, qui vint au premier effort que je fis. Je délivrai la mere, & la couchai dans son lit ; elle se porta fort bien dans la suite ; elle prit des précautions plus justes pour ne pas retomber dans un pareil accident, m'ayant encore appellé auprés d'elle à deux accouchemens, ausquels je réussis aussi heureusement qu'à deux autres qui avoient précedé celui dont il s'agit.

## REFLEXION.

Le cordon autour du cou de cet enfant causa sa perte par la violence avec laquelle il fut serré, parce que cette compression intercepta le cours du sang, & des esprits, & lui fit ainsi perdre la vie, le fœtus ne vivant au ventre de sa mere que par la circulation qui se fait au moyen du cordon de l'enfant à la mere, & de la mere à l'enfant, si cette femme eut été assez entendue pour chercher la cause qui retenoit l'enfant plus loin qu'à l'exterieur des parties de la femme, elle auroit pû s'en apercevoir bien aisément, & sauver la vie à cet enfant en se comportant comme je fais toûjours en pareille occasion. Mais c'est en demander trop à une simple Sage-Femme de Village, puisque celles des plus grosses Villes en sont la plûpart très-peu capables. Quoiqu'il y eut déja quelque temps que les choses étoient en cet état quand j'arrivai, la matrice ne mit aucun obstacle à l'introduction de mon doigt pour m'assurer de la cause qui arrêtoit l'enfant, & je n'eus point de peine à couler mes ciseaux dessus, & ensuite mes deux mains aplaties, que je glissai beaucoup au de-là de l'orifice interieur de la matrice, sans qu'il y apportât aucune difficulté : ce qui auroit dû arriver pour peu que cet orifice eut eu de part à cet accident.

## OBSERVATION CCL.

Le 27 Mars de l'année 1687. une Sage-Femme de cette Ville, qui étoit fort foible, à cause de son grand âge, & qui de plus avoit eu depuis un mois une fracture au bras, fut appellée pour secourir la femme d'un Fondeur, qu'elle avoit accouchée plusieurs fois fort heureusement. Elle trouva l'enfant bien placé, les eaux écoulées, & la tête qui sortoit jusqu'au cou ; la bonne femme fit efforcer la malade autant qu'elle pût, pendant un très-long-temps, sans s'embarrasser ; ne lui pouvant au reste offrir que le foible secours d'une main debile ; son autre main étant devenue inutile, par la fracture qu'elle avoit euë au bras depuis peu de temps : Enfin par sa negligence l'enfant perit en cet état, & la Sage-Femme ne m'appella qu'après que l'enfant eut passé six heures en cette situation, qui étoit plus de cinq heures après sa mort ; où si-tôt que je fus arrivé, je coulai mes doigts le long du col de l'enfant, sans que l'orifice interieur de la matrice s'opposât à mon dessein, qui fut de les pousser en avant, jusqu'aux épaules & sous les aisselles, afin de les accrocher, comme je fis, mais resistant aux efforts que je pûs faire pour en venir à bout, sans avancer que très peu, je fus obligé de tirer un bras, & puis l'autre, dont je me servis, ainsi que du col & du reste, pour finir l'accouchement, où je réüssis très-heureusement, en m'y comportant de la sorte. Je ne ménageai pas beaucoup ces parties, parce que l'enfant étant mort, je n'avois rien à risquer. Je délivrai la mere, & la fis coucher dans son lit, bien accablée du long travail qu'elle avoit souffert manque de secours ; ce qui causa la mort à son enfant.

## REFLEXION.

Ces accouchemens prouvent bien, qu'il ne faut jamais rien negliger, & que souvent le delai d'un foible secours ou du moindre mouvement que l'on peut donner ou faire faire à l'enfant & que l'on neglige par inadvertance ou par ignorance cause la mort à la mere ou à l'enfant, ou à l'un & à l'autre en même temps.

Cette Observation fait assez voir que la grosseur des épaules de l'enfant & même de tout son corps étoit l'obstacle qu'il falloit vaincre pour terminer cet accouchement, & que la mort de cet enfant fut causée par l'ignorance & la foiblesse de cette vieille Sage-Femme, puisqu'il n'y avoit qu'à faire, lorsque l'enfant commença de se présenter, ce que je fis après sa mort, la chose étant encore plus facile dans ce temps-là, qu'elle ne le fut dans la suite.

Je marque précisément que je coulai mes doigts & par conséquent mes mains jusqu'aux aisselles, pour faire voir que l'orifice interieur de la matrice ne me fit non plus de peine à dilater dans cet accouchement qu'au précedent, ce qui montre assez qu'il n'a nulle part à cet accident, mais seulement le cordon ou la grosseur des épaules & du corps, aussi-bien que l'ignorance de la Sage Femme, faute à elle de donner du secours à propos : car ce n'est pas seulement la force qui est necessaire pour terminer avec succès un accouchement semblable, il faut qu'elle soit soutenue de la délicatesse de l'Art & de l'experience, autrement on mettroit la malade dans le même peril, que celle qui suit ne pût éviter.

Cette vieille Sage Femme ayant été d'un secours plus avantageux à ma mere, lorsqu'elle l'accoucha de moy, fut la raison qui m'empêcha pour un temps de lui conseiller, ce que je fus obligé de faire dans la suite en une occasion aussi funeste, mais differente, par raport à la situation de l'enfant, qui étoit (vû sa foiblesse & son grand âge) de ne plus faire d'accouchemens, étant incapable de donner les secours qui conviennent en cette occasion, mais sa mort survint à propos pour l'en dispenser.

## CHAPITRE XXV.

### *De l'accouchement où la tête de l'enfant a été arrachée, dont le corps est resté dans la matrice.*

QUE l'enfant se presente la face la premiere, qu'elle soit en dessous ou en dessus, il n'importe; pourvû que la tête sorte, l'on doit esperer que l'accouchement est bien avancé, il ne faut que prendre la douleur à propos, & pendant qu'elle dure, tirer l'enfant avec les mains applaties sur les deux côtés de la tête, s'il resiste à quelques secousses, ou même à quelques efforts que fait l'Accoucheur, sans les pousser à l'excès, pour éviter le danger qui est à craindre, en tirant continuellement & trop fortement; & si ce secours devient inutile, & que la malade cesse d'avoir des douleurs, comme il arrive assez souvent, ou qu'elles soient si foibles, qu'elles ne produisent point l'effet que l'on souhaiteroit, il faut continuer de pousser ses doigts en avant, & les conduire jusques sous les aisselles de l'enfant, afin de s'en servir comme d'un crochet, pour aider à sa sortie, se gardant bien de tirer la tête seule avec beaucoup de violence, dans la crainte de l'arracher.

C'est une necessité de brusquer cet accouchement, si l'on veut éviter la mort de l'enfant, qui se trouve étranglé en très-peu de temps, & ce fut faute de prendre ces précautions qu'arriva le fâcheux accident qui suit.

### OBSERVATION CCLI.

Le quatre de Juin de l'année 1700. la femme d'un Laboureur de la Paroisse de Négreville, à une lieuë d'ici, étant malade pour accoucher, envoya chercher la Sage-Femme. Un moment aprés qu'elle fut venuë, les eaux s'écoulerent, & la tête de l'enfant s'avança au couronnement, qui sortit un moment aprés. Les douleurs, qui jusques-là avoient été violentes & redoublées, diminuerent tout-à-coup, & cesserent bien tôt aprés absolument. La Sage-Femme craintive & sans adresse, eut peur qu'en tirant trop fort, elle ne lui arrachât la tête ; ce qui la détermina à laisser l'accouchement au benefice de la nature, qui seconda si mal son intention, que dans le long-temps que l'enfant fut en cette situation, il s'étrangla & mourut ; aprés quoy cette Sage-Femme croyant n'avoir plus rien à menager, tira cette tête avec tant de violence, & si peu de précaution, qu'elle l'arracha, & la laissa entre les jambes de la malade sans en parler, comptant que cette tête ôtée, la malade ne tarderoit pas à accoucher : mais voyant un jour & une nuit passée, sans que rien parût s'avancer, elle prit le parti de m'envoyer querir en diligence, je trouvai la femme froide comme la glace, sans presque de poulx, avec une telle raucité, qu'elle avoit peine à se faire entendre, & une respiration si contrainte, qu'elle étoit prête à suffoquer ; la tête de l'enfant que la Sage-Femme lui avoit laissée entre les jambes, étoit toute pourrie, & le Prêtre étoit prêt à lui donner ses derniers Sacremens.

Je fis mon pronostic, & demandai à cette pauvre malade si elle étoit bien convaincuë du danger où elle étoit, que j'allois, avec l'aide du Seigneur, l'accoucher bien promptement ; mais que je n'osois esperer que cela lui fût d'un grand secours, vû le pitoyable état où elle étoit reduite. Elle me pria très-fort de lui accorder cette grace, & qu'elle en mourroit plus contente. Je la mis en situation, sans la tirer de son lit, en lui faisant seulement mettre les talons auprès des fesses, & écarter un peu les genoux. Je l'accouchai dans le moment, en coulant ma main le long du corps ; j'allai chercher les pieds de l'enfant, & finis l'accouchement, sans trouver le moindre obstacle. Je la délivrai ensuite d'un arriere faix tout pourri, ainsi que le cordon & l'enfant, qui étoit d'une puanteur, dont je ne me pûs défaire de plusieurs jours, quelques choses que je fisse pour y réussir. La malade me remercia de tout son cœur, me dit qu'elle n'avoit rien souffert, & qu'elle se trouvoit très soulagée. Je n'y fis pas long sejour, dans la crainte qu'il n'arrivât en ma presence ce que je n'avois pas envie de voir, & qui ne tarda gueres d'arriver aprés que je fus sorti, qui étoit la mort de cette pauvre malheureuse.

## REFLEXION.

La Sage-Femme s'étoit esquivée, & comme je parus surpris de voir une telle corruption en si peu de temps, les assistans m'assurerent qu'elle avoit laissé la tête de l'enfant sortie pendant vingt-quatre heures, & qu'il y avoit encore près de vingt-quatre heures qu'elle l'avoit arrachée, qu'on ne l'avoit sçû que quand elle s'en étoit allée, qui étoit peu de temps après que l'on étoit parti pour me venir chercher.

Ce fut cette violente corruption, plus que la longueur du travail, qui éteignit la chaleur naturelle chez cette pauvre femme, ce qui étoit facile à juger par les funestes accidens qui accompagnoient ce travail. Il n'étoit pas surprenant que je trouvasse tant de facilité à l'accoucher, & que la malade en sentit si peu de douleur, les parties avoient perdue leurs ressort, en étoient relâchées à l'excès, & les esprits étoient trop épuisés pour pouvoir par leur entremise rendre l'ame susceptible d'une perception douloureuse, le tout pour m'avoir mandé trop tard & après la mort de l'enfant ou du moins aussi-tôt qu'on lui eut arraché la tête, qui par surcroît de malheur, fut laissée entre les jambes de la malade, ce qui ne contribua pas peu à augmenter la puanteur horrible qui exhaloit de ses parties, & qui pensa me suffoquer.

## OBSERVATION CCLII.

Le 21 de Juillet de l'année 1704. je fus mandé pour accoucher une femme à la Paroisse de sainte Colombe, à deux lieuës de cette Ville. Je trouvai en arrivant que la Sage-Femme avoit arraché la tête de l'enfant, sans avoir beaucoup tiré, ni fait de trop grands efforts. Elle étoit si contrite & si affligée, que je tâchai plûtôt de la consoler, que je ne me sentis porté à lui faire reprimande. J'examinai l'état de l'enfant, dont je trouvai les épaules fort avancées. Je coulai mes mains assez avant par dessus les épaules, & mes doigts par dessous les aisselles, avec lesquels je les accrochai, les attirai dehors, & au moindre effort le corps suivit. Je délivrai la mere, & cette operation ne dura pas le quart d'un quart-d'heure; ce que la Sage-Femme auroit parfaitement bien executé, si moins occupée de son malheur, elle eût eu la force de rappeller son sang froid, n'étant pas d'ailleurs mal entendue dans son art.

## REFLEXION.

L'on voit bien que ce ne fut qu'un manque de précaution, qui donna occasion à cet accident, que la Sage-Femme auroit évité, si au lieu de s'opiniâtrer à tirer l'enfant par la tête, comme elle avoit toûjours fait, sans que pareil malheur lui fût arrivé, elle eut eu l'adresse de couler ses doigts sous les aisselles de l'enfant, comme je fis avec tant de facilité, à quoi elle auroit réüssi aussi aisément, puisqu'il n'y avoit rien qui l'en empêchât, que les épaules même étoient si avancées qu'elles convioient d'elles-mêmes à le faire, & que quand on auroit eu dessein de faire autrement, on ne l'auroit pas pû. Car soit que la tête ait été arrachée ou non, du moment qu'elle est dehors, elle ne fait rien à la chose, & le col dans le passage, vû sa molesse & son peu de grosseur, ne met aucun obstacle à la sortie de l'enfant; ainsi quand la tête de l'enfant est sortie du vagin, si le corps fait trop de résistance, au lieu de s'atacher à le vouloir tirer par la tête & par le cou, & se mettre en danger d'éprouver le même malheur, on évitera tout inconvenient en coulant ses doigts sous les aisselles, comme je l'ai fait toutes les fois que l'occasion s'en est présentée.

---

## CHAPITRE XXVI.

### *De l'accouchement où le corps de l'enfant est arraché, & la tête restée dans la matrice.*

L'ENFANT qui presente la tête, quoiqu'éloignée, mais que l'on distingue au travers des membranes, qui contiennent les eaux, est toûjours dans une heureuse situation pour l'accouchement, soit que la face soit en dessus ou en dessous, si les douleurs suivent, & que l'accouchement finisse à la bonne heure; mais si au contraire, après de si beaux commencemens, les douleurs sont foibles, que les membranes se rompent, que les eaux s'écoulent, que le cordon suive, que le bras, ou quelqu'autre partie se presente, qu'une perte de sang considerable survienne ou des convulsions violentes, par quelque cause que ce soit, il n'y a point à temporiser, il faut incessamment prendre son parti, & accoucher la femme. La tête de l'enfant n'occupant que peu ou point le passage, n'y fait aucun obstacle, & la matrice qui est encore humectée par une partie des eaux, & qui par consequent conserve sa flexibilité, laisse la liberté à l'Accoucheur d'introduire sa main, & de la faire agir comme il le trouve à propos, pour choisir les parties, & faire faire les mouvemens à l'enfant, tels qu'il les juge convenables, pour terminer l'accouchement très-promptement & sans violence: ce sont neanmoins ces accouchemens qui font la matiere de ce Chapitre, puisqu'ils peuvent tous donner occasion au fâcheux accident, dont je vais parler dans les deux Observations suivantes.

## OBSERVATION CCLIII.

Le deux de May de l'année 1691. l'on me vint querir pour accoucher une femme à la Paroisse de Huberville, à une demie-lieuë d'ici, qui étoit en travail depuis deux jours. Je trouvai que le cordon avoit suivi les eaux, avec un bras qui sortoit, & que l'enfant se presentoit la face en dessus. Comme il n'y avoit pas long-temps que ces accidens avoient commencé de paroître, & que ce cordon ne souffroit aucune compression, il avoit conservé son battement & sa chaleur; mais comme je ne vis aucun jour à retablir ce desordre que par l'accouchement, ce fut à quoy je me déterminai, d'autant plus volontiers, que la mere n'avoit que peu ou point de douleurs, qui étoit tout ce que je pouvois souhaiter, pour le finir heureusement & en peu de temps. Rien ne me fut plus facile, que de trouver les pieds de l'enfant, que je joignis, & que j'amenai dehors, jusqu'aux cuisses; je l'ondoyai, & je fis faire ensuite un demi-tour à son corps, pour lui mettre la face en dessous, qu'il avoit en dessus, & continuai de le tirer jusqu'aux épaules, & jusqu'au cou. Après que je lui eus dégagé les bras, je donnai quelques legeres secousses, & le tirai même assez fortement & à plusieurs reprises, pour finir cet accouchement, dont les commencemens avoient si bien réussi; mais ce fut inutilement; ce qui m'obligea, suivant ma methode ordinaire, à lui mettre mon doigt dans la bouche. J'y fus trompé, en ce qu'au lieu de la bouche, je trouvai la nuque, & que le col n'ayant pas suivi le mouvement du corps, il s'étoit tors; en sorte que la face étoit demeurée en haut, & le menton par consequent s'étant accroché aux os pubis, étoit l'obstacle qu'il falloit vaincre pour finir l'accouchement; je donnai ce petit corps à tenir au mary de la malade, pendant que je repoussois le derriere de la tête d'une main, & que je dégageois le menton de l'autre, tâchant de retourner la tête autant qu'il m'étoit possible; je dis en même temps au mary, de tirer doucement, mais il tira avec tant de violence, dans l'esperance de soulager sa femme, qu'il alla tomber à six pas loin du lit, avec le corps de l'enfant, dont la tête étoit restée.

Un tel spectacle me surprit, mais sans paroître embarrassé, j'introduisis ma main gauche dans la matrice, sur laquelle j'assujettis cette tête, & avec ma main droite, je glissai une gaîne, ouverte par les deux bouts, dans laquelle étoit un bistouri, que j'appliquai sur cette tête, avec lequel je fis une ouverture capable d'introduire mes doigts ; je l'accrus ensuite autant que je le trouvai à propos, & je tirai une partie de la cervelle ; après quoi je trouvai une prise assez bonne pour tirer cette tête, dont le volume étoit considerablement diminué ; je finis par ce moyen avec plus d'inquiétude que de peine, un accouchement, dont les commencemens ne me faisoient craindre ni l'un ni l'autre de ces accidens, tant ils paroissoient favorables.

## REFLEXION.

C'est très mal à propos qu'un Accoucheur s'atache à repousser le cordon, puisque generalement & sans exception, lorsqu'il se présente, il faut toûjous accoucher la femme autant qu'il est possible, à moins que l'enfant ne soit bien situé & si avancé au passage qu'on ne puisse le retourner, & que les douleurs vives & redoublées de la mere, n'accompagnent cet accident ; il y a en pareille occasion des enfans qui se sauvent & d'autres qui meurent, mais autrement ils meurent tous sans exception, sur tout quand la tête se présente avec le cordon, & que pour un qui est peri par un accident des plus extraordinaires tel que celui dont je viens de parler, le col n'ayant pas suivi le mouvement du corps, j'en ai sauvé un très-grand nombre en m'y comportant de la sorte, au contraire quand j'ai voulu m'atacher à repousser le cordon pour me dispenser de faire l'accouchement, ou que j'ai trouvé la chose impossible, ce cordon n'a jamais manqué de resortir aux premieres douleurs, ce qui m'a fait renoncer absolument à le réduire & préferer la voye de l'accouchement comme la plus sure : mais quant à ce premier accident il s'y en joint d'autres, tels qu'ils se sont trouvez à celui ci, il n'y a pas un moment à balancer, & il faut necessairement faire ce que j'ai fait.

Je ne pus condamner l'empressement précipité du mari de cette malade, son intention étoit bonne & mon manque de précaution en ayant été l'unique cause, je fus obligé de m'en taire, me promettant bien de n'accepter jamais un pareil secours, que j'avois preferé à celui de la Sage-Femme dont la mine ne disoit rien en sa faveur. Quelque temps après m'étant trouvé en pareille occasion pour éviter un pareil accident je crûs faire un meilleur choix auquel je ne me trompai pas moins.

## OBSERVATION CCLIV.

Le trois de Janvier de l'année 1692. une Dame charitable de la Paroisse de Hauteville, m'envoya prier de venir accoucher une pauvre femme de la même Paroisse, qui étoit en travail depuis deux jours. Je trouvai une fort petite femme, âgée d'environ quarante-cinq ans, dont le bras d'un enfant fort petit sortoit du jour précedent. Je coulai ma main le long de ce petit bras, pour aller chercher les pieds, que je trouvai en peu de temps; & après les avoir joints, je les attirai hors du vagin, le corps suivit jusqu au cou; la malade étant sur le bord du lit, qui étoit fort haut, où il n'étoit pas resté assez de place pour mettre l'enfant à mesure qu'il sortiroit, je fus obligé de le donner à tenir à la Sage-Femme, pendant que j'allai avec douceur dégager la tête arrêtée au passage, à cause de son étroitesse, vû la petite taille, l'âge avancé de la malade, & le long temps que les eaux étoient écoulées, pendant lequel la matrice, irritée par la longueur du travail, & la presence de ce bras au passage, y avoit causé de l'inflammation, & par consequent de la dureté, joint au temps qu'il y avoit que cet enfant étoit mort, & qu'il étoit fort petit, étoient plus de raisons qu'il n'en falloit pour menager cet enfant, afin de l'avoir entier; ce qui me porta à introduire ma main applatie vers la fourchette, & à lui mettre le doigt du milieu dans la bouche, avec mon autre main au dessus du col; mes mesures ainsi prises, je dis à la Sage-Femme de tirer en douceur, pendant que je dégagerois les parties, crainte d'accident. Elle ne manqua pas de donner avec aussi peu de sens que d'esprit, une secousse à peu près pareille à celle du mary de l'autre femme, qui força le corps de l'enfant de sortir, & la tête resta, laquelle j'eus une peine à tirer que je ne puis exprimer, l'orifice interieur de la matrice se resserra sensiblement, quelqu'effort que je fisse pour l'en empêcher, je la tirai pourtant enfin, sans pouvoir dire comment, je me trouvai tellement épuisé, que je crûs mourir. Il n'est pas possible de souffrir plus que fit cette femme. Je l'avois délivrée avant que la tête fut venuë, parce que l'arriere-faix m'embarrassoit trop, quand je voulus assujettir la tête sur ma main, étant même détachée en sa meilleure partie. La femme se tira d'affaire, malgré la longueur & la violence de ce travail; mais ce ne fut qu'après un long-temps, & pour mourir dans un autre accouchement où l'enfant venoit encore mal.

## REFLEXION.

L'indisposition que la matrice souffroit lui causoit un tel étrécissement, que je ne pouvois tenir un moment ma main dedans, tant mon bras étoit serré, ce qui m'empêcha de pousser d'abord mon bistoury pour faire une incision à cette tête restée qui étoit heureusement petite & molle, à cause du temps qu'il y avoit que l'enfant étoit mort, je l'ouvris avec mes doigts, & avec le secours de la machoire inferieure, des yeux, & de tout ce que je pûs saisir, je le tirai enfin, mais je fus bien des fois prêt de la laisser au benefice de la nature, comme fit M. Peu en pareille occasion, mais sachant de science certaine que deux femmes étoient mortes, parce que les Sages-Femmes en firent autant, sans vouloir appeler de secours, ces raisons me firent mettre tout en usage pour en venir à bout, comme je fis heureusement.

Voilà deux accidens des plus fâcheux qui me soient arrivés pour m'être voulu faire soulager dans mes operations, qui m'ont fait prendre une ferme résolution de ne plus m'exposer à retomber dans la même disgrace.

## CHAPITRE XXVII.

### *De l'accouchement où l'enfant presente le derriere du col, & le haut des épaules.*

QUAND l'enfant presente le derriere du col & les épaules, le col plié en devant, & la face sur la poitrine, ou fort proche, il faut qu'il perisse, à moins qu'il ne soit promptement secouru; parce que c'est une situation si contrainte, que la circulation se trouve alors absolument interceptée dans les vaisseaux du col, aussi-bien que les esprits, qui ne peuvent plus couler dans les nerfs, & être distribués aux parties, pour fournir à leurs mouvemens ordinaires, à cause de la violente extension que souffre la moelle de l'épine; & comme la vie n'est entretenue que par le moyen de ces deux liqueurs; c'est une necessité qu'elle cesse aussi-tôt que l'enfant en est privé. Il n'y a que l'accouchement qui puisse prévenir ce malheur, encore faut-il qu'il soit executé avant que les douleurs ayent engagé l'enfant au passage; parce que plus il avance, plus l'obstruction augmente, & par consequent le danger, comme il est facile de le remarquer dans l'Observation suivante.

### OBSERVATION CCLV.

Le sept Janvier de l'année 1702. Madame la Marquise de.... éloignée de cinq lieuës de cette Ville, m'ayant prié de venir chez elle pour l'accoucher. Je me rendis auprès d'elle le jour qu'elle m'avoit marqué. Elle entra en travail quelques jours après que je fus arrivé; mais comme je l'avois déja accouchée très-heureusement de plusieurs enfans, & qu'elle ne se sentoit pas encore beaucoup près en l'état qu'elle avoit coûtume de m'introduire dans sa chambre ; ce qu'elle ne faisoit que dans les plus pressantes douleurs, elle me pria de demeurer dans un autre appartement, jusqu'à ce qu'elle crût avoir besoin de moi.

Comme je me suis fait une loy de ne contraindre jamais aucune femme en travail que le moins qu'il m'est possible ; je lui donnai tout le temps qu'elle voulut ; le lendemain cette Dame me fit dire qu'il venoit quantité d'eaux, fort noires & épaisses ; mais que n'ayant point de douleurs, & sentant son enfant fort & vigoureux, qu'elle ne voyoit pas que je fusse encore necessaire, quoique je lui fisse dire que ces eaux noires & épaisses étoient le meconium que l'enfant vuidoit, qui étoit détrempé dans une portion des eaux, & qui sortoit ensuite avec elles, & que c'étoit une marque assurée que l'enfant étoit dans une situation contrainte & extraordinaire ; que c'étoit par consequent une necessité de s'en assurer, afin que si la chose étoit comme je me le persuadois, & dont on ne pouvoit pas même douter, je lui donnasse les secours necessaires, dans la crainte qu'il ne mourut avant que de voir le jour. Monsieur le Marquis son époux eut beau l'exhorter à suivre mon conseil ; tout fut inutile, jusqu'à trois heures du matin de la seconde nuit, que la malade sentit des douleurs piquantes & redoublées, avec un mouvement violent & impetueux, que fit l'enfant, dont la Dame se trouva toute émue ; pour lors elle me fit entrer, & me dit qu'ayant compté pendant toute sa grossesse de mourir dans son accouchement, elle en avoit prolongé le temps le plus qu'elle avoit pû ; mais que l'heure étant venue, il falloit se resoudre à partir ; que pour cet effet elle s'y étoit preparée, & que je n'avois qu'à faire ce que je jugerois à propos, persuadée de la necessité où elle étoit de s'abandonner à ma discretion.

Je parus surpris qu'une Dame qui avoit tant d'esprit, s'en servit si mal, dans une occasion où elle auroit plûtôt dû en faire voir la force ; il lui survint une douleur ; je touchai la malade ; mais elle dura trop peu, & l'enfant étoit encore trop éloigné, pour m'assurer de sa situation dans ce premier essai. Une seconde douleur suivit de près, pendant laquelle je m'assurai que les parties que l'enfant presentoit étoient la partie posterieure du col, l'épine, & les omoplates ; la douleur étant cessée, je continuai de couler ma main pour m'assurer davantage de cette situation si extraordinaire, qui me fut confirmée, en retirant ma main du côté qu'elle étoit ; pour la pousser du côté opposé, où se trouva la tête de l'enfant repliée, & la face sur le sternum.

J'assurai cette Dame que son inquiétude étoit mal fondée, bien que la situation de son enfant demandât un prompt secours, elle pouvoit se reposer sur ma parole, & qu'elle seroit bien-tôt tirée d'affaire; je la mis en situation, & coulai ma main le long de l'épine du dos de l'enfant, & allai ensuite chercher les pieds, que je joignis, & les attirai dehors, le corps suivit. Je délivrai la Dame tout aussi-tôt, & le tout ne dura pas un quart-d'heure, au rapport du Curé, qui étoit dans l'anti-chambre, avec sa montre; mais seulement un peu plus qu'un demi-quart, quoique la Dame ait juré plusieurs fois que cet accouchement avoit duré plus de trois heures.

L'enfant n'eut de la vie qu'autant qu'il en fallut pour être baptisé; la mere fut très-malade, par l'extraordinaire perte qui suivit l'accouchement, la fiévre s'y joignit ensuite; mais le bon regime, & le grand soin que j'en eus, la mirent en six jours, que je demeurai auprès d'elle, hors de tout danger, & en trois semaines elle fut entierement retablie.

## REFLEXION.

C'est le seul accouchement où j'ai trouvé l'enfant dans cette situation, & ce ne fut qu'après une mure réflexion, & un examen très serieux, que j'en fus convaincu. L'heureuse disposition des parties & les douleurs, qui au lieu d'augmenter par l'irritation que pouvoit causer ma main, diminuerent considerablement, & contribuerent beaucoup à m'en faciliter la connoissance, après quoi je terminai l'accouchement en très peu de temps.

Si cette Dame n'eut pas eu ce mauvais entêtement, & qu'elle m'eut donné plûtôt la liberté de l'approcher, j'aurois sans doute sauvé la vie à l'enfant, en l'accouchant aussi-tôt que les eaux furent percées, elle se seroit épargnée une bonne partie du mal qu'elle souffrit dans la suite, mais sur-tout sa perte de sang qui n'eut d'autre cause que l'inquiétude, la perte de repos, l'agitation, & le continuel mouvement qu'elle se donna pendant deux jours & deux nuits qui agiterent tellement ses humeurs, & mirent son sang dans un si grand mouvement, que cette perte en fut la suite.

Ce qui fait voir qu'il est bien dangereux que des femmes d'esprit s'entêtent mal à propos, de la crainte de la mort, ou d'autres semblables imaginations, sans vouloir s'en guerir, en declarant à un Medecin ou à un Chirurgien ces sortes d'inquiétudes qui sont toûjours sans fondemens; car si cette Dame se fut ouverte à moy sur ses craintes, je l'aurois sans doute rassurée, parce qu'elle m'honoroit d'une confiance toute particuliere, heureuse au surplus de s'en être tirée, & de n'avoir pas payé de sa vie ses terreurs paniques.

## CHAPITRE XXVIII.

### *De l'accouchement où l'enfant presente le moignon de l'épaule, ou l'articulation de l'épaule avec le bras.*

IL n'est pas aisé de connoître quelle partie l'enfant presente, dans un accouchement de la nature de celui dont je prétends parler ; l'Accoucheur est obligé de toucher la femme plus d'une fois pour s'en instruire. Le rapport qu'il y a entre le moignon de l'épaule, le genou, la hanche, & la tête, lorsque l'enfant est encore enveloppé de ses membranes & dans ses eaux, est si équivoque, & les premieres apparences sont si trompeuses, qu'il est presque impossible d'en faire un juste discernement, avant que les membranes soient ouvertes, & que les eaux soient écoulées.

L'épaule étant par cette raison une des situations des plus difficiles à connoître, est aussi d'ailleurs une des parties de l'enfant qui se presente le moins frequemment dans les accouchemens, & quoy qu'elle m'ait embarrassé avant que je pusse m'assurer si c'étoit cette partie que je touchois, j'ai toûjours conduit ces accouchemens sans beaucoup de peine à une heureuse fin, sur-tout quand j'ai été appellé dès le commencement, où incontinent après l'ouverture des membranes, & l'écoulement des eaux ; parce que le passage n'étant pour lors occupé de rien, il donne une entiere liberté de chercher les pieds de l'enfant, & de finir l'accouchement avec toute sorte de facilité.

## OBSERVATION CCLVII.

Le 22 juillet de l'année 1692. je fus demandé pour accoucher la femme d'un Rotisseur de cette Ville. Les douleurs me parurent assez fortes en arrivant, & pour m'assurer de la situation de l'enfant, je touchai sa mere, n'ayant rien pû connoître par ce premier essai, je remis à m'en mieux instruire à la premiere douleur, dont je ne tirai pourtant pas plus d'éclaircissement ; ce qui m'obligea de pousser mon doigt jusqu'à une grosseur, dont l'éloignement ne me permettoit pas de distinguer avec certitude, quelle partie ce pouvoit être ; ce qui m'engagea à ouvrir les membranes, & à faire couler les eaux pour m'en assurer. Je connus pour lors que c'étoit le moignon de l'épaule avec le bras, & pour me le confirmer davantage, je coulai ma main d'un côté où je trouvai le col, & dans la route opposée je rencontrai le bras, & en la poussant en avant je trouvai l'aisselle, ce qui me fit continuer de pousser ma main jusqu'aux pieds, que je pris tous deux, les attirai au passage, & finis cet accouchement en un moment. L'arriere-faix suivit avec la même facilité.

## REFLEXION.

Comme l'Accoucheur ne peut presque pas s'assurer laquelle de toutes ces parties est celle que l'enfant présente, lorsqu'il est appellé à un accouchement, où il se produit en quelqu'une de ces situations, avant que les membranes soient ouvertes & que les eaux soient écoulées, il doit pour s'en éclaircir, les ouvrir, comme il le fit en cette occasion, ce qui ne m'arrive, presque jamais dans un accouchement soit naturel ou non, mais quand un accouchement tel que celui-ci me tombe entre les mains, ou quelqu'un de ceux qui y ont du rapport, je les ouvre toujours, pour m'en assurer, & finir l'accouchement le plûtôt qu'il m'est possible, sans m'attacher à placer la tête de l'enfant au passage, comme font quelques Accoucheurs avec beaucoup de temps & de peine, c'est une methode dont je n'ai jamais eu lieu de me repentir.

---

## CHAPITRE XXIX.

### *De l'accouchement où l'enfant presente la main, avant l'ouverture des membranes & l'écoulement des eaux.*

QUAND le Chirurgien est auprès d'une femme qui est malade pour accoucher, dont les douleurs sont violenlentes & redoublées, qui est le temps auquel il doit s'instruire & s'assurer de la situation de l'enfant, & quelle partie il présente la première, s'il en trouve au travers des membranes qui contiennent les eaux, d'autres que la tête, il faut qu'il s'assure autant qu'il le peut, quelle partie c'est, d'autant qu'en cet état, & avant l'écoulement des eaux, il est le maître de finir l'accouchement, & comme les mains de l'enfant sont les parties qu'il doit le plus appréhender, par la difficulté qu'elles causent, venant à suivre les eaux après l'ouverture des membranes, parce qu'elles remplissent en partie le vagin, & rendent l'introduduction de sa main très-difficile, ce qui met la mere & l'enfant dans un peril évident, en abandonnant un pareil accouchement aux soins de la nature, il prévient ce fâcheux accident en ouvrant les membranes aussi-tôt qu'il trouve plusieurs petites parties en confusion; si ce sont les pieds il faut qu'il finisse l'accouchement; & si ce sont les mains, il faut qu'il aille chercher les pieds, rien n'est plus facile à faire dans ce moment, par la liberté qui se trouve tant au vagin, qui n'est occupé d'aucune partie, qui empêche l'introduction de sa main, dans la matrice, qu'à l'égard de la matrice même qui est capable de toute l'extension necessaire, pour lui permettre d'aller librement saisir les pieds de l'enfant, les attirer, au passage, & finir l'accouchement comme je l'ai fait un grand nombre de fois, & toûjours avec un heureux succès.

## OBSERVATION CCLVII.

Le 3 Janvier de l'année 1685. étant auprès d'une Dame de cette Ville pour l'accoucher, dont les douleurs étoient assez fortes & frequentes, pour esperer un prompt accouchement, je la touchai pour connoître si l'enfant étoit bien placé, mais au lieu de la tête je trouvai plusieurs petites parties en confusion, sans que je pusse distinguer si c'étoit les mains ou les pieds, je fis mettre la Dame sur le petit lit que j'avois fait préparer, j'ouvris les membranes, & m'assurai par ce moyen, que c'étoit les mains, je continuai d'introduire & de pousser la mienne jusqu'au fond de la matrice, où je trouvai les deux pieds fort éloignées l'un de l'autre, mais que je joignis sans peine, les attirai hors du vagin, & finis l'accouchement en un moment, l'arriere-faix suivit l'enfant. La mere inquiete de s'apercevoir qu'il y avoit quelque chose d'extraordinaire dans son accouchement, fut agréablement surprise d'entendre crier l'enfant dans le tems qu'elle croyoit à peine que j'eusse commencé.

## REFLEXION.

Il n'est pas surprenant qu'un Accoucheur quelqu'experimenté qu'il soit, ne puisse faire la difference des mains d'avec les pieds au travers des membranes où les eaux sont encore contenues, puisque souvent les plus versés dans cet Art, s'y trompent d'abord, après même que les membranes sont ouvertes, & les eaux écoulées, il ne faut pas que cette difficulté apporte le moindre retardement à leur ouverture, mais au contraire elle doit engager le Chirurgien à faire l'accouchement sur le champ, parce que quand ce seroit les pieds, l'accouchement ne seroit pas moins necessaire que si c'étoit les mains, ainsi que ce soit les unes ou les autres de ces parties que l'enfant présente, il faut sans delai ouvrir les membranes, & finir l'accouchement.

Qu'un Accoucheur seroit heureux s'il étoit toûjours à portée de prévenir la sortie du bras d'un enfant comme j'eus le bonheur d'être en état de le faire à celui-ci, combien de peine & d'inquiétude ne s'exempteroit-il pas? mais par malheur cette occasion échape souvent, pour ne pas pouvoir venir assez tôt, ou même quoi qu'il soit auprès de la malade, l'enfant étant encore fort éloigné empêche le Chirurgien de s'assurer de sa situation, dont l'irrégularité fait ouvrir les membranes d'elles-mêmes, prématurément, & dès les premieres douleurs, l'un ou les deux bras suivent les eaux, que les efforts & les violentes douleurs de la mere poussent fortement, & empêchent le Chirurgien de donner les secours necessaires, comme il m'est arrivé dans l'accouchement dont je vais parler dans l'Observation suivante.

## OBSERVATION CCLVIII.

Le 19 Fevrier de l'année 1685. la femme d'un Marchand de cette Ville m'envoya prier de venir l'accoucher. Je la trouvai en arrivant chez elle dans de violentes douleurs qui redoubloient sans cesse, dans le temps que je me disposois à la toucher pour m'instruire de la situation de l'enfant, elle se plaignit d'une si violente envie d'aller à la selle, qu'elle ne put consentir à ce que je lui demandois avant que de s'être présentée au bassin dans un cabinet qui étoit à côté de sa chambre. J'eus beau lui dire que c'étoit l'enfant qui pressoit le rectum & le siége, qui donnoit occasion à cette envie, sans qu'aucune autre cause y eut part, qu'elle ne craignit rien, la propreté n'étant aucunement de saison, lorsqu'une femme étoit dans l'état où elle se trouvoit, je n'en fus pas le maître, elle entra brusquement dans ce cabinet pour satisfaire à cette prétendue necessité, où elle fut surprise d'une nouvelle douleur qui fit percer les membranes & couler les eaux, avec les deux mains de l'enfant qui venant à irriter la matrice par leur présence, ou par une cause assez naturelle & ordinaire aux femmes qui sont en cet état, la douleur continua d'une telle violence, que non seulement les mains, mais aussi les bras, & jusqu'au devant de la poitrine fut poussé de la même violence, sans qu'avec toutes mes précautions, & les secours que je lui donnois, je pusse ralentir cette impetuosité.

Je fis aussi-tôt coucher la malade sur le travers de son lit & la mis dans la situation la plus commode pour l'accoucher, dés le moment que les douleurs donneroient quelque tréve ; car d'y toucher pendant cet orage, je n'aurois fait qu'irriter le mal. Je bornai toute mon application à en dresser le progrès, en contenant toûjours l'enfant avec ma main applatie sur la poitrine, & au moment que la douleur donna le moindre intervalle, j'en profitai pour couler ma main le long de cette poitrine & allai chercher les pieds, à quoi je ne réüssis qu'après un très long-temps, & avec tant de peine, que ma chemise fut trempée de sueur quoi que ce fut dans une saison des plus froides de l'année. L'enfant n'eut de la vie que pour recevoir la grace du saint Baptême, & mourut incontinent après. Je délivrai la mere d'un fort petit arriere-faix membraneux, qui ne vint pas d'abord fort aisément, mais très-bien dans la suite. La mere souffrit dans les commencemens, mais elle se releva après un mois se portant bien.

## REFLEXION.

Si j'avois été appellé plûtôt, je me serois épargné cette extrême fatigue, que je fus obligé d'essuier, parce qu'aussi-tôt que j'aurois trouvé les mains au travers des membranes, je n'aurois pas manqué de les ouvrir & d'aller chercher les pieds, comme je fis à la précedente, ce que j'aurois executé avec autant de facilité, le passage n'étant occupé de rien, au lieu qu'en l'occasion dont il s'agit il étoit tellement rempli, tant par la sortie des deux bras, qu'à l'occasion des continuelles & violentes douleurs de la mere, qui poussoient la poitrine d'une maniere à interdire absolument l'entrée de ma main dans la matrice, à quoi je ne réüssis que dans le moment de relâche qu'il y eut d'une douleur à l'autre, qui me donna cette liberté, par où je finis cet accouchement si laborieux pour la malade, & si penible pour moy, ce sont des accouchemens tels que ces deux derniers, qui doivent persuader le Chirurgien Accoucheur du peu de prévention qu'il doit avoir en sa faveur, & combien deux accouchemens semblables dans leurs commencemens peuvent être differens dans la suite. Je finis l'un avec la facilité du monde la plus grande, parce que la femme se soumit à ce que je demandai d'elle, & que les douleurs ne s'opposerent point à mon dessein ; & je ne terminai l'autre qu'avec beaucoup de peine par l'indocilité de la mere, & les douleurs fortes & continuelles qui accompagnerent son travail, cette Dame ne m'ayant pas permis de prendre le moment favorable pour l'accoucher en peu de temps.

## CHAPITRE XXX.

*De l'inutilité des Lacqs, de la necessité d'accoucher la femme, & du danger qu'il y a à mutiller aucune partie de l'enfant.*

QUAND je commençai de faire la fonction d'Accoucheur, je crûs être obligé de suivre de point en point la pratique que les Auteurs proposent pour les terminer heureusement, & que par consequent il n'étoit pas possible de délivrer la mere quand l'enfant présentoit le bras le premier, sans non seulement le réduire, mais ensuite aller chercher un pied, l'attirer dehors, y attacher un lacq, fait d'un ruban de fil de la largeur de deux doigts ou environ, & d'une longueur convenable, faire rentrer le pied où ce lacq est attaché dont on laisse pendre l'autre bout dehors, pour ensuite chercher l'autre pied, l'attirer aussi dehors, & y faire la même chose qu'au premier, pour après le faire aussi rentrer & tirer également les deux rubans, jusqu'à ce que les pieds soient hors du vagin.

## OBSERVATION CCLIX.

Le 7 Avril de l'année 1684. je fus prié d'aller accoucher la femme d'un Laboureur de la Paroisse de Magneville à deux lieues d'ici, je trouvai cette femme en travail depuis deux jours, le bras de l'enfant sortoit jusqu'à l'épaule, depuis plus de vingt-quatre heures. Je mis la femme en situation, & fis tous mes efforts pour réduire le bras en son lieu, afin de me debarasser de cet incommode accompagnement, & de ne pas pécher contre le précepte; mais ce fut inutilement, que je tentai cette reduction; je ne pûs jamais le conduire jusqu'au dedans de la matrice, pour le placer le long de l'enfant, comme il auroit dû être pour en tirer quelque avantage; j'étois obligé de le laisser au fond du vagin, d'où il ressortoit aussi-tôt que j'avois retiré ma main, comme font pour l'ordinaire ces prétendus Reducteurs, & c'est comme je l'ai toûjours trouvé reduit, lorsque quelque Chirurgien ou Sage-Femme m'ont dit l'avoir fait, quand l'occasion s'en est presentée; après avoir tenté de reduire ce bras pendant plus d'une demie-heure par d'inutiles efforts, je fus forcé d'abandonner ce bras, & de pousser ma main tout le long, jusques dans la matrice, pour chercher un des pieds, que j'attirai dehors, y attachai un lacq, & le remis même avec quelque sorte de peine, afin de chercher l'autre, que je trouvai avec assez de facilité, & l'attirai dehors; mais au lieu d'y attacher un autre lacq, & de le reduire comme j'avois fait le premier, je tirai seulement le lacq, avec lequel j'attirai l'autre pied, afin de le joindre à celui-ci, à quoy je réussis dans le moment. Je les joignis ensemble, & attirai l'enfant jusqu'aux fesses; voyant qu'il avoit la face en dessus, & qu'il étoit fort glissant, à cause d'une quantité d'onctuosité dont il étoit couvert. Je l'enveloppai d'un linge fin, & continuai de l'attirer, en le retournant la face en bas, jusqu'aux épaules, d'où je dégageai les bras l'un après l'autre, pour prévenir la resistance qu'ils paroissoient vouloir faire; & pour vaincre celle que la tête me fit, je lui mis le doigt du milieu de ma main gauche dans la bouche, & l'autre par-dessus le col, & vers la nuque, avec lesquelles je tirois tantôt obliquement, & tantôt directement, allant par degrez, mais sans trop de violence; encore que j'eusse toutes les marques équivoques qu'il étoit mort quand j'arrivai, jusqu'à ce qu'il vint tout entier. Je délivrai la mere avec toute la facilité possible, quoique l'arriere-faix & le cordon fussent très-corrompus; l'enfant étoit mort, & la mere se porta bien.

## REFLEXION.

Si j'avois eu plus de pratique, j'aurois eu moins de peine à cet accouchement. Je connus dès cette premiere fois, que c'étoit une mauvaise methode que de se servir de lacqs; on accoucheroit deux femmes en cet état, pendant que l'on emploieroit inutilement le temps à vouloir réduire le bras, & attirer un pied dehors, pour y attacher un lacq, à le faire rentrer pour chercher l'autre pied, y attacher aussi un lacq, si mieux n'aime l'Accoucheur, ou ne trouve plus à propos de tirer le pied réduit dont le lacq pend en dehors, joindre ces deux pieds, les enveloper d'un linge &c. C'est un embaras où je ne me suis jamais exposé depuis ce premier essai; je me fais un point de vûë, qui est de chercher les pieds de l'enfant, comme je l'ai dit dans tant d'Observations, puis je l'exécute, sans que les cris ny les mouvemens d'une malade impatiente, ny les discours des assistans, m'en detournent, & pour y parvenir, j'introduis ma main jusqu'au fond de la matrice, si je ne trouve pas les pieds du côté que je la pousse d'abord, je retire cette main, & introduis l'autre du côté opposé, & par ce moyen je ne manque jamais de les trouver, parce que mes deux mains introduites alternativement de la sorte, font tout le tour de la matrice, & ce qui a échapé à la recherche de l'une, ne peut par consequent se derober à l'autre.

Si le corps de l'enfant est trop glissant, il faut l'enveloper dans un linge, afin d'avoir la serre plus ferme, mais seulement dans la necessité, sans s'en faire une regle inviolable, J'ai souvent fini l'accouchement plûtôt que je n'aurois envelopé l'enfant de ce linge, que l'on n'a pas même toûjours commodément.

Je n'ai jamais mutilé aucune partie de l'enfant de dessein prémedité, comme je l'ai déja dit ailleurs, quelqu'apparence que j'aye trouvé d'une mort constante & assurée, comme il est aisé de le voir dans cette Observation, & dans plusieurs autres, mais au contraire j'ai toûjours mis tout en usage pour tirer l'enfant tout entier autant qu'il m'a été possible, comme je l'ai fait dans l'Observation qui suit.

## OBSERVATION CCLX.

Le 30 Août de l'année 1697. l'on me vint prier d'aller accoucher une très-pauvre femme de la Paroisse de Greneville, à trois lieuës d'ici. Je la trouvai avec un hoquet continuel, le ventre dur, tendu & élevé jusqu'à la gorge, les yeux creux, le nez retiré, les lèvres violettes, l'haleine puante, les extrémités froides, & presque sans poulx, avec le bras de son enfant sorti jusqu'à l'épaule, gros, noir, molasse & froid, dont l'épiderme étoit en partie enlevé, avec une odeur puante & cadavereuse, qui exhaloit des parties basses, qui étoient tellement relâchées, que j'allai sans peine chercher les pieds, que je pris, & les attirai au passage ; le bras suivit le mouvement du corps, & rentra au fond de la matrice, l'enfant étant bien du reste, c'est-à-dire, la face en bas. J'achevai de le tirer jusqu'au cou ; je mis par précaution mon doigt dans sa bouche, en continuant de tirer doucement, & ne negligeai rien pour tirer cet enfant tout entier, nonobstant la corruption où il étoit, comme je fis en très-peu de temps. Le cordon tout pourri n'avoit aucune resistance, & me demeuroit à la main ; ce qui m'obligea d'aller détacher l'arriere-faix, que je tirai aussi tout entier, malgré cette excessive corruption, qui l'avoit rendu presque sans consistance ; après quoy je donnai toute mon attention à vuider la matrice de tous les caillots de sang, & generalement de ce qu'elle pouvoit contenir. La femme, quoique reduite à une telle extrémité, se tira d'affaire, & se porta bien dans la suite.

## REFLEXION.

Ce fut très-inutilement que je conservai le bras à ce petit cadavre, dans l'excès de corruption où il se trouvoit depuis le temps qu'il étoit mort au ventre de sa mere ; mais puisque je n'en fis pas l'accouchement, ny plus difficilement ny moins promptement, de quelle utilité m'auroit-il été de le mutiler ? c'est une chose qui fait toûjours quelqu'espece d'horreur aux assistans, & que je tâche d'éviter autant qu'il m'est possible, car sans cela il est fort inutile de le conserver dans son integrité, quand la mort de l'enfant est aussi averée qu'elle l'étoit en cette rencontre.

N'est-ce pas dans une pareille occasion que ces grands Accoucheurs appellent prodiguer le remede, que d'accoucher une femme en cet état, & par où pouvois-je esperer autre chose qu'une mort certaine & très prompte, avec tous ces fâcheux simptomes ? ainsi n'aurois-je pas abandonné cette pauvre femme à une mort certaine, si j'avois sauvé leurs préceptes & leurs exemples.

Mais ayant au contraire préferé celui de Celse, j'ai heureusement tiré cette femme du précipice sur le bord duquel le laborieux accouchement l'avoit exposé, & c'est par ce même accouchement, que je prétends prouver, que quelque desesperées que soient les femmes en travail, le Chirurgien Accoucheur ne peut ny ne doit jamais leur refuser son secours, sans manquer d'humanité, & qu'il ne doit pas même être sans inquiétude de tomber dans le crime d'homicide en negligeant de faire ce que je dis, la maxime de droit paroissant même lui parler plus décisivement en cette occasion, qu'en toute autre, qui veut que celui-là tue celui qu'il ne sauve pas, quand il peut le sauver. Rien n'étant plus vrai que toutes les femmes en l'état qu'étoit celle-ci meurent infailliblement, si on ne les accouche, & qu'étant accouchées, il s'en peut sauver quelqu'une, puisque celle-ci a eu ce bonheur-là avec le temps, nonobstant le pitoiable état où elle étoit réduite, au lieu qu'une autre femme de la même Paroisse, que j'allai accoucher trois semaines après d'un enfant qui étoit en pareille situation & bien vivant, pour la vie duquel il sembloit qu'il n'y avoit rien à craindre, la mere ne manquant de rien, laquelle ayant été heureusement accouchée & délivrée, ne laissa pas de mourir huit jours après son accouchement.

L'on voit aussi que je m'atachai à vuider exactement la matrice, des caillots de sang, & de tout ce que je trouvai dedans, pour la décharger de l'effroyable corruption que ce cadavre par son trop long séjour y avoit communiquée, sans y avoir fait autre chose pour combatre cette putréfaction, quoique j'aye vû que plusieurs Auteurs en pareille occasion s'étoient servis d'injections & de lotions composées en plusieurs manieres. Je n'en ai jamais tenté aucune dans la crainte de troubler l'action propre à cette partie, qui est d'exprimer & vuider par le moyen de la contraction qui lui est naturelle, generallement tout ce qu'elle contient d'étranger, ce qui m'a toûjours parfaitement bien réüssi, ce qui me fait conclure qu'il est absolument necessaire d'accoucher toûjours les femmes, en quelqu'état & quelque desesperées qu'elles soient, & de ne jamais mutiler aucune partie de dessein prémedité, quelque assurée que soit la mort de l'enfant, dans la crainte d'y être trompé, à moins que d'y être forcé par des raisons qui ne permettent pas de faire autrement.

## OBSERVATION CCLXI.

Le ſept Decembre de l'année 1705. étant allé à dix-huit lieuës de cette Ville pour accoucher Madame la Marquiſe de..... où je ne tardai que cinq jours, pendant trois deſquels l'on vint deux fois me chercher de Cherbourg, pour y aller accoucher une pauvre femme, à qui le bras de ſon enfant ſortoit depuis trois jours ; Un de mes Confreres s'y étant trouvé par hazard, fut prié de faire cette œuvre de charité en mon abſence ; Comme c'eſt un Chirurgien fort experimenté, & qui accouche, ſans neanmoins en vouloir faire ſon capital, il fut à cette femme, où il trouva le bras de l'enfant qui ſortoit, & qui étoit très-avancé, gros, dur, livide, froid, & ſans aucune apparence de vie, & la malade dans une foibleſſe à mourir en peu de temps ; ce qui ne pouvoit pas être autrement, étant en travail depuis quatre à cinq jours. Aprés avoir meurement reflechi ſur le fâcheux état de cette malade, & ne trouvant rien qui n'aſſurât la mort de l'enfant, ce Chirurgien arracha ce bras, attira la tête au paſſage, fit une ouverture au crâne, y introduiſit ſa main, vuida une partie de la cervelle, puis tira la tête dehors, le corps ſuivit ſans peine, & finit l'accouchement en un inſtant, il délivra la mere, qui reſta très-foible, & qui pourtant s'eſt tirée de ce laborieux accouchement avec du temps; mais aſſez heureuſement dans la ſuite.

Jamais accouchement n'a été fait plus à propos, ni avec de plus juſtes reflexions ; la mere, ſelon toutes les apparences, alloit mourir, & l'enfant qui avoit les marques les plus aſſeurées d'une mort certaine, ſe trouva vivant, quoiqu'il eût le bras arraché, le crâne ouvert, la cervelle en partie dehors, après le long ſéjour qu'il avoit fait au paſſage, depuis le temps que la mere étoit en travail.

## REFLEXION.

Ce ſont les mépriſes de cette nature qui arrivent dans ces ſortes d'accouchemens, qui me font tout mettre en uſage pour tirer les enfans entiers, autant qu'il m'eſt poſſible ; car quand cela arrive, ce ſont de ces choſes qu'on ne peut voir ſans chagrin, pour peu que l'on ait d'humanité, quoique celle-ci n'en ait point dû faire à ſon Auteur, puiſque ce ne fut ni manque de ſcience, ni faute de reflexion ; mais par un effet auſſi rare qu'il eſt extraordinaire & ſurprenant : ce bras étant ſphacelé au point qu'il l'étoit, l'enfant n'auroit pû vivre que très-peu de temps ; ainsi ayant eu le Baptême, c'est ce que l'on pouvoit souhaiter de plus avantageux, à l'exception du pitoyable spectacle où il fut exposé à la vûë des assistans.

Mon intention n'est pourtant pas, en rapportant cet accouchement, d'interresser l'honneur ny la réputation de celui qui l'a fait, j'en dis trop de bien pour en penser si mal ; Mais afin de justifier par plusieurs exemples que l'enfant peut quelquefois conserver sa vie étant tiré de la sorte, c'est-à-dire après avoir eu le crâne ouvert, comme étant tiré avec le crochet, sans quoi cet accouchement n'auroit pas trouvé place dans mes Observations. Pour preuve de ce que je dis, c'est que la même chose m'est arrivée, aidé du conseil d'un de mes anciens Confreres, comme je le raporte dans l'Observation 328. Ainsi quand M. Peu dira que le crochet a cette préference sur le tire-tête de M. M. que le crochet ne tue pas absolument, ce qu'on ne peut dire du tire-tête ; je dirai pour soûtenir le moyen dont je me sers, quoiqu'opposé à la pratique de M. M. que l'ouverture du crâne ne tue pas absolument de la même maniere que M. Peu le dit du tire-tête, c'est-à-dire sur le champ & dans le moment, car il n'est jamais échapé d'enfant qui ait été tiré du ventre de sa mere soit par le secours du crochet ou par l'ouverture du crâne, (quoiqu'il en soit venu plusieurs qui ont encore conservé la vie un peu plus ou un peu moins, après avoir été tirés de la sorte, ce qui ne s'est jamais vû quand l'accouchement a été fait par le tire-tête de M. M.) d'où l'on doit par consequent donner la préference à l'un & à l'autre de ces deux instrumens sur celui du tire-tête. Au reste je raporte plusieurs Observations qui justifient l'incertitude d'assurer la mort de l'enfant au ventre de sa mere, sans crainte de se tromper, parce que la mort de l'enfant, autant certaine qu'elle peut l'être, fournit le seul cas qui permet l'usage de ces instrumens sans quoi ils sont tous également defendus. C'est aussi ce qui me fait accoucher toûjours les femmes, autant qu'il m'est possible, sans mutiler aucune partie, à moins que je ne me trouve dans la circonstance qui suit.

## OBSERVATION CCLXII.

Le trois de Septembre de l'année 1705. l'on me vint chercher de la Paroisse de saint Martin d'Audouville, pour accoucher une femme, dont le bras de l'enfant sortoit jusqu'à l'aisselle, depuis plus de vingt-quatre heures. Quoi-qu'il n'y ait que deux lieuës d'ici, & que l'on n'eût pas tardé un moment à me venir chercher ; il arriva par malheur que j'étois à quatre lieuës d'un autre côté, pour accoucher une autre femme ; de plus l'on me perdit en route, ce qui fut un contre-temps étrange pour cette pauvre femme, qui neanmoins étoit bien resolue quand j'arrivai. Elle me promit merveilles, & me tint parole dans la durée d'un violent & fâcheux travail ; car l'enfant, qui étoit mort dès l'heure que l'on partit pour m'avertir, étoit alors si corrompu, qu'il étoit presque impossible d'en soutenir l'odeur ; & les eaux qui s'étoient écoulées depuis si long-temps, avoient laissé les parties si desséchées, & la matrice si étroitement appliquée sur l'enfant, qu'il n'étoit pas possible d'introduire ni mes doigts ni ma main dans la matrice, pour aller en chercher les pieds; l'épaule fermoit trop exactement le passage, joint à l'extrême grosseur du bras, & à l'étroitesse du vagin : tous ces obstacles, qui me paroissoient comme invincibles, me déterminerent, après une courte reflexion, à tordre & arracher ce bras; ce que je fis en deux coups de main, ne doutant pas qu'après l'extraction de cette partie étronçonnée, je n'eusse une entiere liberté à mettre à execution le dessein que j'avois toûjours d'aller chercher les pieds; mais quelque liberté que me pût donner cette extraction, je n'en eus pas encore assez pour executer mon intention, quoique la malade fût sans douleur, ce qui étoit encore un grand avantage, tant pour elle que pour moi; car quand je voulois forcer ma main à entrer à côté de ce moignon d'épaule, que je ne pouvois faire retrograder, par les raisons que j'ai dites, je souffrois une si violente douleur, qu'elle étoit suivie d'une impuissance absolue de remuer aucun de mes doigts, à cause que la compression, que toutes les parties en general souffroient, causoit un étranglement aux nerfs de ma main, qui interceptoit le cours des esprits; en sorte que ces parties tomboient dans un engourdissement paralytique, qui s'augmentoit d'autant plus, que je m'opiniatrois à vouloir vaincre cet obstacle; ce qui m'obligea à retirer ma main plusieurs fois, afin qu'en procurant le cours aux esprits, je pusse y rendre sa premiere vigueur; après quoy je retournois à l'ouvrage, comme auparavant, jusqu'à ce qu'enfin j'eusse forcé ce passage; alors j'introduisis ma main dans la matrice, & j'attirai les pieds & le corps jusqu'aux aisselles; je dégageai le bras qui restoit; & avec ma main applatie, portée sous le menton, je mis le doigt du milieu dans la bouche de l'enfant, le tirai avec l'autre par dessus le col, toûjours avec beaucoup de douceur, dans la crainte de laisser la tête dans la matrice, que je trouvois très-disposée à se separer. En prenant toutes ces mesures, je finis cet accouchement, l'un des plus laborieux que j'aye jamais fait; je délivrai la femme d'un arrierefaix qui n'avoit aucune consistance, tant il étoit pourri; je crus trés-certainement que je mourrois après cet accouchement, où j'épuisai & ma science & mes forces, & après lequel je restai sans respiration; en sorte qu'il me fallut mettre sur un matelas devant un grand feu, & me frotter avec des linges chauds pendant plus d'une heure, de même que si je fusse sorti de jouer à la paume : & ce qui surprendra, c'est que la femme souffrit si peu, que trois jours après étant revenu la voir, quoique j'eusse encore de la peine à me tenir à cheval, je la trouvai faisant son repas en maigre; parce qu'elle se croyoit trop bien pour faire gras le Vendredy, & elle étoit assise sans se plaindre d'avoir rien souffert depuis qu'elle fut accouchée.

## REFLEXION.

Ce sont de dangereuses extrémités que celles ou l'Accoucheur se trouve quand elles sont telles que je viens de les représenter, l'enfant pouvant être vivant comme la chose pouvoit très-bien arriver, en ayant tiré de tels après avoir été plus long-temps exposés au même danger que celui-ci, sans que les meres ny les enfans en ayent eu aucun fâcheux retour, mais que la longueur du travail n'avoit pas veritablement réduits aux mêmes extrémitez, car si les choses étoient toûjours de la sorte; il seroit impossible qu'aucun enfant s'en pût sauver, l'adresse du Chirurgien n'allant pas jusqu'à pouvoir vaincre toutes les difficultés dans ces occasions épineuses. L'on trouvera un grand nombre d'exemples de tout ce que j'avance ici dans mes Observations & sans même les chercher plus loin que dans la situation de l'enfant que je rapporte dans l'Observation précedente.

C'étoit donc une necessité de me debarasser de ce bras pour ensuite aider cette femme plus à propos, & ce fut un bonheur que la malade n'eut point de douleurs pendant tout le temps que je mis à terminer son accouchement, & que l'irritation que causoit ma main à ces parties si sensibles ne les fit point revenir. Outre que la grosseur de ce bras causoit de l'inflammation, non seulement au vagin, mais aussi à toute la matrice, joint à la corruption étrange dont tout le corps de cet enfant se trouvoit atteint, qui avoit tellement changé l'état naturel de toutes les parties, que le bras se separa sans peine, & que rien ne fut égal à celle que j'eus pour empêcher que la tête n'en fit autant, ce qui m'engagea à y donner, pour éviter cet accident, toute l'attention dont je fus capable, il faut avoüer aussi que cette malade eut beaucoup de courage & de résolution pendant tout le temps de cet accouchement, sans marquer la moindre inquiétude, mais au contraire beaucoup de fermeté & de constance, malgré la corruption que le bras de son enfant avoit contractée, dont il exhaloit une odeur insuportable, & malgré la longueur de son travail, & la grandeur de courage dont peu de femmes sont capables, quoi qu'elle leur soit très necessaire, comme on le va voir dans l'Observation qui suit.

## OBSERVATION CCLXIII.

Le sept Novembre de l'année 1704. l'on vint à dix heures du soir me prier d'aller accoucher la femme d'un pauvre Journalier, dans la forêt de Montebourg, dont le bras de l'enfant sortoit jusqu'au coude depuis le matin. J'entendis, étant encore fort loin de la maison, des hurlemens horribles, que l'on m'assura être ceux que cette pauvre femme faisoit. Dès que je fus arrivé auprès d'elle, je lui demandai si c'étoit l'extréme violence des douleurs qui l'excitoit à crier de la sorte; elle me dit que non, & même qu'elle n'en avoit pas souffert que de fort legeres, depuis que ses eaux étoient écoulées, & que le bras de son enfant étoit sorti, dont elle comptoit bien d'accoucher, quand il lui en reviendroit, comme elle avoit fait dans les autres accouchemens, ayant une crainte terrible d'être entre mes mains, quoiqu'elle eût vû quantité de femmes que j'avois très-heureusement accouchées, & qui s'étoient bien portées ensuite. Je lui offris cependant mes services, qu'elle accepta volontiers, malgré l'extréme frayeur dont elle étoit prévenuë. Je la mis en situation, & allai avec toute la facilité possible prendre les pieds de l'enfant, que j'attirai au passage; après quoy je lui retournai la face en dessous, qu'il avoit en dessus, & finis ainsi l'accouchement dans un instant, & je la délivrai ensuite, la fis coucher dans son lit, & lui fis prendre aussi-tôt un bouillon; & étant pressé de m'en retourner, je la laissai bien honteuse de la crainte qu'elle avoit euë, & bien contente du service que je lui avois rendu; mais toûjours tremblante sans avoir froid.

## REFLEXION.

L'enfant étoit mort, l'arriere-faix bien entier, sans que la malade eut souffert de perte de sang, de douleurs, ny aucun accident sensible. Elle mourut cependant une demi-heure après que je l'eus si heureusement accouchée, sans que j'en puisse penétrer la cause, ayant peine à croire que la peur que ma présence lui avoit causée, eut pû produire un si surprenant effet sur son esprit; quoiqu'il en soit, il est très vrai qu'elle mourut, & que l'on ne peut guere imputer cette mort qu'à la frayeur dont cette femme avoit été saisie.

## CHAPITRE XXXI.

*L'inutilité de la reduction du bras seul, ou accompagné du cordon de l'ombilic, prouvée par les Observations de M. M. quoiqu'il conseille de la mettre en pratique.*

Ce n'est pas assez de faire voir que l'usage des lacs est absolument inutile, & que c'est en vain que l'Accoucheur se donne beaucoup de peine à les ajuster pour s'en servir; il faut encore supprimer, comme une mauvaise pratique, la reduction du bras, ou seul, ou accompagné du cordon de l'ombilic, afin de rendre l'accouchement, où l'enfant se presente de la sorte, infiniment plus prompt & plus facile.

La reduction de toutes les parties de l'enfant, hors la tête, quand elle se presentoit au temps de l'accouchement, a été tellement en usage parmi les Anciens, pour commettre ensuite l'accouchement au benefice de la nature, que les Modernes n'ont encore pû s'en défaire, autant qu'il seroit à souhaiter pour l'avantage des meres & des enfans. Cette reduction n'étoit pas, à la verité si generale à l'égard de toutes les autres parties, mais beaucoup plus qu'elle n'auroit dû l'être à l'égard de la sortie de l'un ou des deux bras de l'enfant seuls, ou accompagnés du cordon de l'ombilic, quoique celle-ci ne se doive jamais tenter, & l'autre très-rarement.

M. M. s'est fait une si constante maxime de reduire ces parties, ou jointes ou separées, quoique contre ses propres principes, qu'il n'attend pas souvent qu'elles soient sorties; mais il lui suffit qu'elles soient prêtes à sortir, comme il fait dans plusieurs de ses Observations, où il dit, *je repoussai*, &c. sans que neanmoins il y eût necessité de le faire; parce que ces parties étant encore enfermées dans les membranes qui les contiennent avec les eaux, lorsque l'Accoucheur s'en asseure, & qu'il se détermine à l'accouchement; c'est pour l'ordinaire tout ce qu'il peut faire, que d'introduire la main dans la matrice, par le peu de dilatation qu'il trouve à son orifice interieur, pour aller ouvrir les membranes, & chercher les pieds de l'enfant, sans donner le temps au bras ni au cordon de sortir, qui bien qu'ils ayent beaucoup de disposition, n'en ont pas la liberté, le temps ni le pouvoir. Ce sont neanmoins les termes dont M. M. se sert, lorsqu'après avoir reconnu au travers des membranes qui contenoient les eaux, que les bras seuls aux uns, & les bras avec le cordon aux autres, se presentoient. Il a ouvert les membranes pour prévenir la sortie de ces parties, & finir l'accouchement, Observation CCLXVII. aprés quoy, dit-il, son travail s'étant veritablement declaré, par de bonnes douleurs, & ses eaux étant tout-à-fait preparées, j'en rompis les membranes, & ayant aussi-tôt repoussé le bras que l'enfant presentoit, je le retournai, & le tirai par les pieds. Et dans l'Observation CCCXXI. j'ai accouché une femme d'un gros enfant mâle, vivant, qui presentoit le bras devant, avec le cordon de l'ombilic; ce qu'ayant bien reconnu au travers des membranes, & des eaux, je les rompis aussi-tôt que la matrice me parut assez dilatée pour y pouvoir introduire ma main sans violence; après quoy ayant repoussé en dedans le bras de l'enfant, & le cordon de l'ombilic, qui se presentoient ensemble au passage; je retournai en même temps l'enfant, & le tirai par les pieds. La mere & l'enfant ayant évité, par le secours que je leur donnai, le grand danger de la vie où ils étoient tous deux, se porterent très-bien ensuite.

Ces Observations de M. M. ne persuadent-elles pas par les expressions les plus fortes, que c'est une necessité absoluë de diriger tous les accouchemens en cas pareils, sur le modele de ceux-ci; & qu'inutilement il se sert du terme, *je repoussai*, puisqu'il y avoit autant de dilatation à l'orifice interieur de la matrice, qu'il en falloit pour l'introduction de sa main, & pour la conduire où la necessité le demandoit, sans qu'aucune partie pût s'y opposer? Mais loin de se fixer à cette pratique, quoiqu'il n'y en ait point, selon lui, de meilleure, un esprit de changement le conduit à une pratique bien opposée, dans l'Observation DCIX. où ce même Auteur dit, J'ai accouché une jeune femme, âgée de vingt ans, de son premier enfant, qui étoit un garçon, qui presentoit le bras avec la tête, ses eaux s'étant écoulées dès le commencement de son travail; ce qui fut cause qu'il en fut rendu des plus laborieux. Je repoussai le bras de l'enfant jusqu'au derriere de la tête, aussitôt que je le pus faire, afin de lui donner lieu de venir naturellement, comme il vint en effet; mais ce ne fut qu'après avoir demeuré la tête au passage, près de deux jours entiers, nonobstant quoy il vint vivant; mais étant pour lors très-foible, &c.

De pareilles Observations ne devroient être mises au jour, que pour en faire connoître les mauvaises suites, & pour servir d'un préservatif aux nouveaux Accoucheurs, capable de les empêcher de tomber en de pareilles fautes, desquelles neanmoins l'Auteur se pare, comme d'autant de chefs-d'œuvres aussi injustement, qu'en la CXLIV. CLII. & DXL. où il repousse les bras & le cordon de ces enfans derriere la tête : situations qui auroient rendu tous ces accouchemens absolument impossibles, si elles étoient effectives, comme je le ferai voir dans la suite, ne doutant pas qu'elles ne soient supposées. Pour le prouver, il n'y a qu'à lire son Observation CCXCIV. elle le justifie parfaitement : en voici les propres termes. Je vis une femme qui avorta d'un enfant mort, au sixiéme mois de sa grossesse. Il y avoit douze ou quinze jours qu'elle s'étoit blessée, en allant dans une voiture trop secouante; ce qui lui causa des douleurs de ventre durant tout ce temps, à la fin duquel elle vuida ses eaux en grande abondance, sans aucune veritable douleur : & comme son enfant présentoit le bras, la Sage-Femme croyant d'abord que c'étoit le pied, n'y prenant pas garde, le tira dehors jusqu'à l'épaule; ce qui avoit engagé l'enfant dans une plus mauvaise posture qu'il n'etoit dans le commencement. Les choses étant en cet état, lorsque je fus mandé pour secourir cette femme, je repoussai au dedans ce bras ainsi sorti; mais comme toutes les eaux étoient entierement écoulées depuis un jour entier, & que l'orifice de la matrice étoit trop peu ouvert & trop dur, pour y pouvoir introduire ma main, je jugeai plus à propos de commettre à la nature l'expulsion de cet enfant, &c.

Où donc cette prétendue reduction, ou ce repoussement de bras a-t'il été fait, puisque l'orifice de la matrice étoit trop peu ouvert, & trop dur, pour que M. M. y pût introduire sa main, sinon dans le vagin? reduction supposée, ou si elle est veritable, elle a dû être beaucoup plus nuisible qu'avantageuse, puisqu'elle ne se doit jamais faire dans un autre lieu, que dans le fond même de la matrice, & le bras étendu le long du corps de l'enfant, pour que cette reduction soit aussi utile & avantageuse que cet Auteur le prétend, toutes les autres étant absolument opposées à l'experience, au bon sens, & à la raison.

Après

Après avoir prouvé par les Obſervations de M. M. même, que cette reduction eſt inutile, déſavantageuſe, ou ſuppoſée, il faut faire voir par les Obſervations mêmes de cet Auteur, que la vraye pratique, eſt de couler ſa main le long du bras de l'enfant, pour en aller chercher les pieds, & finir l'accouchement, ſans qu'il ſoit neceſſaire de tenter la reduction du bras, que je ne défends pourtant pas abſolument, quand elle ſe peut faire ſans peine, le bras ne rempliſſant jamais aſſez le vagin, pour empêcher l'Accoucheur d'introduire ſa main dans la matrice, & faire ce qu'il convient pour finir l'accouchement ; & pour en être convaincu, il n'y a qu'à faire attention à l'Obſervation CCXCI. où M.M. dit fort naturellement, J'accouchai une femme d'un fort gros enfant mort, qui preſentoit le bras, avec ſortie du cordon de l'ombilic ; mais comme lorſque je fus appellé pour ſecourir cette femme, ſon enfant étoit tout à ſec, par l'entier écoulement de ſes eaux, depuis un jour & demi, & qu'il eût fallu faire une trop grande violence à la mere, pour repouſſer tout-à-fait ce bras, qui étoit toûjours au paſſage, ſans en pouvoir être déplacé, en tirant un des pieds de l'enfant, que j'y avois amené pour le retourner ; je jugeai qu'il étoit moins dangereux pour la mere de tronquer le bras de cet enfant mort, pour le tirer enſuite plus facilement, que de faire un trop violent effort à la mere pour repouſſer ce bras, qui empêchoit par ſon fort engagement au paſſage, que le corps de l'enfant ne pût en ſe retournant, ſuivre l'attraction de ſes pieds, &c.

Il eſt aiſé de voir que M. M. coula ſa main le long de ce bras, malgré la longueur du temps qui s'étoit écoulé depuis ſa ſortie, quoiqu'il fut avancé juſqu'à l'épaule, & que ſa groſſeur, la ſechereſſe des parties par l'écoulement des eaux depuis un jour & demi, & le peu de diſpoſition que ces mêmes parties avoient, ne l'empêcherent pas d'aller chercher un pied qu'il avoit amené au paſſage ; toutes raiſons qui juſtifient qu'en quelque état que ſoit un bras quand il eſt ſorti, il eſt rare, pour ne pas dire impoſſible, qu'un Accoucheur experimenté, ne trouve le moyen d'accoucher la femme, ſans en tenter la reduction ; & ce qui fit que M. M. ne pût terminer celui-cy : c'eſt qu'au lieu de joindre les deux pieds pour les attirer au paſſage, comme il auroit dû faire, il ſe contenta d'un ſeul, qui cauſa un tel engagement, qu'il fut forcé de tronquer le bras pour en venir à bout ; parce que l'autre bras & l'autre pied qui étoient reſtés dans la matrice, firent une eſpece de demi-croix de ſaint André ; & s'étendirent autant que le bras avec le pied, qui ſe trouverent au paſſage, ſe replierent : en ſorte qu'il ſe fit une eſpece d'arc de tout ce côté, dont la figure ne pût être détruite qu'après que ce bras fut ôté ; ce qui ne lui feroit pas ſans doute arrivé, s'il eût eu la précaution de le tronquer dès le commencement du travail, ayant une parfaite aſſeurance de la mort de l'enfant, ou qu'il eût joint ſes deux pieds, & qu'il les eût attirés enſemble, au lieu de ſe fixer à un ſeul ; car quoi qu'en quelques occaſions ce ſoit aſſez de prendre un pied ſeul, ſur-tout quand l'enfant eſt petit, que les eaux viennent de s'écouler, que les parties ſont bien diſpoſées, comme M. M. dit l'avoir fait en pluſieurs de ſes Obſervations ; cela ne doit pourtant jamais être mis en pratique dans un cas pareil à celui-cy, à moins que de s'expoſer à une auſſi dangereuſe réuſſite qu'il eut dans le cas dont il parle ; ce qu'il auroit évité, s'il avoit agi dans cette occaſion, comme il fit dans celle qu'il rapporte enſuite, Obſervation CLVII. où il dit : J'ay accouché une femme d'un fort gros enfant, qui preſentoit le bras, que je trouvai ſorti juſqu'à l'épaule, depuis quatre heures. Lorſque je fus mandé pour ſecourir cette femme, ſa Sage-Femme ayant fait beaucoup d'efforts inutiles pour tirer cet enfant, en tirant ſi fortement le bras qui ſe preſentoit, qu'on en voyoit paroître l'épaule ; ce bras ainſi ſorti, étoit ſi gros & ſi tumefié, que je ne pus pas le repouſſer au dedans, devant que d'avoir été chercher les deux pieds de l'enfant, qui me donnerent lieu en les tirant, de le retourner, & de repouſſer en même temps ce gros bras de l'enfant, dont le paſſage étoit embarraſſé ; ce qui étant fait, j'achevai de tirer dehors cet enfant, en le tirant par les deux pieds, &c.

Puiſque ce bras ſi gros & ſi tumefié, & ſorti juſqu'à l'épaule depuis quatre heures, n'empêche point M. M. de couler ſa main dans la matrice, & d'aller chercher les pieds de cet enfant, de les joindre tous deux, & de le tirer dehors en ſi peu de tems : pourquoi donc s'attache-t'il à reduire ces parties, pour laiſſer enſuite l'accouchement au benefice de la nature ? Quel eſt celui de tous les accouchemens qui peuvent ſe preſenter à un Chirurgien, qui peut être accompagné de plus fâcheuſes conjonctures que celui-cy, & qui ſe termina pourtant avec un ſuccès heureux pour la mere, pour l'enfant, & pour l'Accoucheur ;

en s'y comportant de la maniere que M. M. fit en cette occasion, où sans essayer la reduction, il coula sa main le long de ce gros bras, sorti jusqu'à l'épaule, & alla sans aucun empêchement, jusqu'au fond de la matrice chercher les pieds de cet enfant; & finit cet accouchement sans peine? Pourquoy donc ne se pas faire une methode fixe après un tel accouchement, sans changer sans cesse, & ne pouvoir se fixer à une manœuvre uniforme? De la maniere que ses Observations sont dirigées, elles persuaderoient que ce grand homme n'a travaillé que par caprice, malgré les principes fermes & solides qu'il nous a donnés dans ses Chapitres generaux; & pour en être encore plus convaincu, il n'y a qu'à opposer sa CCIII. Observation à la précedente, où il dit: J'ay accouché une femme d'un enfant mort en son ventre depuis quelques heures, lequel presentoit le bras gauche hors de la matrice, jusqu'à l'épaule, lorsque je fus appellé pour la secourir; cet enfant me parut pourtant avoir été vivant dans le commencement du travail de la mere; car tout le bras & l'épaule qui étoient au passage, étoient livides des meurtrissures que la Sage-Femme y avoit faites, soit en tirant ce bras avec violence, comme elle avoit fait mal-à-propos, soit en essayant de le repousser, dont elle n'avoit pas pû venir à bout, pour le tirer ensuite par les pieds, & le retourner, comme on doit toûjours faire en pareille rencontre, &c.

Ce seroit inutilement que je demanderois où M. M. a fait cette prétendue reduction d'un bras sorti jusqu'à l'épaule; il n'y a point d'Accoucheur qui ne convienne que c'est une chose moralement impossible; mais supposé qu'il l'ait faite, pourquoy ne laisse-t'il pas l'expulsion de l'enfant à la discretion de la nature, puisqu'il l'a fait tant de fois, comme il le cite; ou plûtôt, pourquoy ne finit-t'il pas tous les accouchemens, comme il dit dans celui-ci, qu'on le doit toûjours faire en pareille rencontre? En verité, c'est une pratique trop dereglée & trop incertaine, pour être émanée d'un aussi grand homme qu'étoit M. M. & s'il avoit assez vêcu pour voir ses Observations critiquées si à propos, je ne doute pas qu'il ne fût revenu de l'entêtement qui l'obsedoit, d'avoir atteint le suprême degré de perfection en fait d'accouchemens, & que rentré en lui-même, il auroit songé qu'il étoit homme, & par consequent capable de manquer; lui qui n'a jamais épargné personne, & qui rend ces trois Sages-Femmes coupables des fâcheux évenemens qui ont accompagné ces trois Observations.

Voilà ce que j'ai crû devoir dire, pour prouver l'inutilité des lacqs, & de la reduction du bras & du cordon, & pour faire voir que ce n'est pas par entêtement que je me suis déterminé à finir l'accouchement, sans m'attacher à vouloir reduire ces parties, puisque je n'ay suivi cette pratique qu'après en avoir éprouvé les heureux succès, au lieu des dangereuses suites où cette reduction m'a exposé, aussi-bien que les meres & les enfans, ausquels je l'ai voulu tenter, avant que d'en connoître les mauvais succès, comme je le ferai voir dans le Chapitre suivant.

## CHAPITRE XXXII.

### *De l'accouchement où l'enfant presente le bras.*

Les Accoucheurs ont traité si legerement des moyens d'aider la femme dans son accouchement, lorsque l'enfant presente le bras le premier, que j'ay crû devoir approfondir davantage une matiere qui est d'une assez grande consideration, par rapport à la quantité d'enfans qui viennent en cette situation, & aux differentes manieres dont ce même bras se presente.

Ces Auteurs donnent deux moyens pour les terminer heureusement ; le premier est de reduire le bras, de placer la tête au passage, & de laisser ensuite l'accouchement au benefice de la nature ; & le second, d'aller chercher les pieds, quand il est impossible de réussir par le premier moyen.

A l'égard du premier, si l'enfant presente le bras avec la tête, tellement avancée au passage, qu'il puisse venir sans autre secours, que celui que je rendis à la femme d'un Corroyeur de Cherbourg, dont j'ay parlé dans une de mes Observations précedentes, ou quand j'aurois voulu faire autrement, je ne l'aurois pas pû executer ; c'est une necessité en pareille occasion de finir l'accouchement de la maniere que je fis ; mais de reduire le bras quand il est sorti, & placer la tête au passage, dans la situation où elle doit être naturellement, pour laisser ensuite l'accouchement au benefice de la nature. C'est ce que j'ay voulu faire, & qui m'a si mal réussi, que je ne le ferai jamais, pour trois raiſons ; la premiere, eſt que la tête de l'enfant qui ſe trouve pour l'ordinaire au fond du vagin, ferme le paſſage à la main de l'Accoucheur, dans laquelle doit être celle de l'enfant, qui ſort pour la reduire en ſon lieu ; & comme c'eſt ſouvent tout ce que l'Accoucheur peut faire, que de couler ſa main à côté de cette tête : comment fera-t'il, quand il tiendra la main de l'enfant dans la ſienne, qui naturellement doit en groſſir conſiderablement le volume, pour la paſſer auprès de cette tête, & la reduire au lieu qu'elle doit occuper, qui eſt au dedans de la matrice, & le long du corps de l'enfant? La ſeconde, qu'il ne peut porter ſes deux mains toutes à la fois juſqu'au lieu où eſt cette tête, pour l'embraſſer des deux côtés, l'attirer, & la mettre directement au paſſage. La troiſiéme, eſt qu'après toutes ces prétenduës reductions, la malade demeureroit ſi épuiſée, & l'enfant ſi foible, que l'un & l'autre ſeroient hors d'état de ſoutenir un travail, dont la violence & la longueur les pourroient faire perir tous deux, d'autant qu'il n'y auroit plus d'eſperance d'aller chercher les pieds, par l'obſtacle que la tête enclavée au paſſage causeroit à l'introduction de la main, & qu'il y auroit de l'impoſſibilité de le faire retrograder, parce que la longueur du temps qu'il pourroit y avoir que les eaux ſe ſeroient écoulées, donneroit occaſion à la contraction de la matrice, qui venant à s'appliquer ſur l'enfant, & à l'embraſſer étroitement, ôteroit tout moyen de le ſecourir, & ne laiſſeroit d'autre reſſource que l'extrême remede ; ce que l'Accoucheur auroit ſans doute évité, s'il s'étoit attaché en reduiſant la main ou le bras, (ſuppoſé qu'il eut trouvé moyen de le faire), à aller chercher les pieds, qui ne ſont jamais éloignés du lieu où ces Auteurs ordonnent que cette reduction ſe faſſe, & il auroit fini par ce moyen très-facile un accouchement qui ne devient perilleux que par une maniere d'agir peu convenable.

Le moyen que ces Auteurs donnent d'aller chercher les pieds, n'eſt pas encore auſſi ſimple que celui que je pratique ; car au lieu de faire comme ils diſent, qui eſt de reduire le bras ſorti, afin d'operer avec plus de facilité ; je coule ſeulement ma main dans le vagin le long du bras de l'enfant, & vais chercher les pieds, que je prends, les attire dehors, & finis l'accouchement, comme je le rapporte dans mes Obſervations précedentes.

L'on pourra ſans doute m'accuſer d'introduire une pratique nouvelle, qui paroît être préjudiciable à la mere, en paſſant la main dans un lieu aussi étroit qu'est le vagin, déja en partie occupé par le bras de l'enfant, sans en faire la reduction, qui est un procedé absolument contraire au sentiment de tous les Auteurs, qui ont traité des accouchemens ; mais si l'on fait reflexion à la dilatation dont le vagin est capable, non seulement par rapport à la sortie d'un très-gros enfant, mais même d'un des plus gros, lors même qu'il vient le siege le premier ; ou si l'on considere que les Auteurs sont des hommes qui ont écrit ce qu'ils ont fait, comme je rapporte sincerement ce qui m'est journellement arrivé, l'on se défera bien-tôt de ce préjugé : car enfin si les Auteurs Modernes n'avoient pas rendu l'Art plus parfait, que ceux qui les ont précedés, les accouchemens seroient encore dans la même imperfection où ils étoient au siecle précedent, & l'on reduiroit non seulement les bras, mais aussi les pieds au fond de la matrice, quand ils se presenteroient pour attirer & placer la tête au passage, comme les Anciens le pratiquoient : ce qui ne prouve que trop le peu d'experience de ces temps-là, puisqu'au lieu de finir l'accouchement, comme on le fait aujourd'hui, ils mettoient la femme dans le commencement d'un travail, dont les suites étoient très-funestes, supposé même qu'ils pussent faire ce qu'ils ont laissé par écrit, ne trouvant pas moins de difficulté à tourner l'enfant, pour lui mettre la tête au passage, en cas qu'il fût necessaire, que je trouve de facilité à executer le contraire.

Enfin, pour derniere preuve que la reduction du bras sorti est contraire à la veritable & bonne pratique ; c'est qu'elle ne se peut faire qu'en trois manieres. 1°. Lorsque le Chirurgien introduisant sa main jusques sous l'aisselle de l'enfant ; & donnant ensuite un mouvement à tout son corps, fait rentrer ce bras dans la matrice. 2°. En prenant le bras au coude, & en le repliant doucement, il le pousse dans la matrice. 3°. Enfin en prenant le bras de l'enfant par le poignet ; & en mettant la main qui est sortie dans la sienne, il la porte ensuite dans la matrice, observant dans toutes ces reductions, d'avoir toûjours soin d'allonger la main & le bras reduit le long du corps de l'enfant, & non comme le veut M. M. au derriere de la tête.

A quoy je dis qu'en se servant de la premiere maniere, la main & le bras du Chirurgien se trouveroient avec celuy de l'enfant, & c'est ce que l'on condamne ; en procedant de la ſeconde maniere, le bras de l'enfant plié au coude, ſe trouveroit en double dans le vagin, avec la main ou le bras du Chirurgien, qui groſſiſſant encore bien plus le volume, rendroit la choſe plus difficile ; & à l'égard de la troiſiéme maniere, le Chirurgien ſeroit obligé de tenir le poignet ou la main de l'enfant dans la ſienne, pour accomplir cette reduction ; ce qui formeroit un volume encore plus conſiderable, qu'aux deux manieres précedentes, & rendroit par conſequent cette reduction impoſſible ; ce qui fait que je crois être bien fondé à ſoutenir, tant par les raiſons que je viens d'alleguer, que par un nombre infini d'experiences, qu'on ne doit jamais tenter la reduction du bras quand il eſt ſorti, pour placer la tête de l'enfant au paſſage, non plus que pour faciliter l'accouchement de la femme ; mais que toutes les fois que la choſe arrive, il faut que le Chirurgien coule ſa main dans le vagin le long du bras de l'enfant, pour en aller chercher les pieds ; parce qu'auſſi-tôt qu'il les a ſaiſis, le premier mouvement qu'il leur donne pour les attirer au paſſage, eſt auſſi-tôt ſuivi du corps de l'enfant, qui engage le bras à rentrer au fond de la matrice, à meſure que les pieds viennent à ſortir, & ne fait plus d'obſtacle à l'accouchement, comme il m'eſt arrivé un grand nombre de fois, ſelon les differentes ſituations, où j'ai trouvé le bras ſorti, & précedant l'enfant au commencement du travail.

Tout le reſpect que j'ai pour M. M. ne peut pas me perſuader qu'il ait autant reduit de bras ſortis qu'il le dit, pour faire l'accouchement ; & ce qui me confirme dans cette penſée, eſt que cet Auteur dit dans pluſieurs de ſes Obſervations, Je lui reduiſis le bras derriere la tête : or, comme il n'eſt point neceſſaire d'être excellent Accoucheur, pour faire voir qu'il eſt impoſſible que la femme accouche pendant que le bras de ſon enfant gardera cette ſituation, ſans que ce bras, ainſi reduit, ne ſe torde & ne ſe rompe ; mais que le plus idiot, en ſituant ſon bras derriere ſa tête, peut en juſtifier l'impoſſibilité : c'eſt ce qui me fait dire, avec beaucoup de vray-ſemblance, ou que M. M. n'a jamais fait cette reduction, ou qu'il l'a faite autrement qu'il ne le rapporte dans ſes Obſervations. Et pour ſçavoir à quoy m'en tenir, voici la maniere dont cette reduction m'a réuſſi, & l'avantage que j'en ai tiré.

## OBSERVATION CCLXIV.

Le 24 de Decembre de l'année 1686. la femme d'un Menuisier de cette Ville, étant malade pour accoucher, envoya querir la Sage-Femme ; les eaux percerent aux premieres douleurs, & le bras de son enfant suivit presque aussi-tôt qu'elle fut arrivée ; ce qui fit qu'elle m'envoya prier d'y aller. Je trouvai les parties disposées autant bien que je le pouvois souhaiter, pour faire la reduction de ce bras, que je repassai dans le vagin, tenant la main de cet enfant dans la mienne, que je portai jusques dans le fond de la matrice ; j'étois le maître de finir cet accouchement, comme de tirer mon mouchoir de ma poche ; mais je m'y sentis d'autant plus de penchant, que les douleurs qui avoient discontinué après l'écoulement des eaux, recommencerent, & que la tête de l'enfant qui se trouva dans la meilleure situation où elle pût être, furent les raisons qui me firent abandonner cet accouchement aux soins de la nature, qui, selon toutes ces belles apparences, ne devoit pas durer long temps ; après quoy je m'en retournai, & laissai la Sage-Femme auprès de cette malade, qui après plus de vingt heures de continuel travail, me renvoya querir. Je ne l'accouchai encore de plus de quatre heures, qui en étoit plus de vingt-quatre après cette belle reduction, pendant lesquelles elle souffrit des peines & des douleurs inconcevables. Je la délivrai ensuite, & elle manqua de mourir.

## REFLEXION.

Si j'ai suivi cette methode, ç'a été pour obéïr à mes Anciens, n'ayant pas encore pris celle que je pratique à présent. Ce sont de ces choses qui ne s'acquierent que par un long usage & un grand nombre d'experiences, car si j'avois été aussi éclairé en ce temps-là que je le suis à présent, n'aurois-je pas fini cet accouchement, plûtôt que d'avoir abandonné cette pauvre femme à un si long & si laborieux travail, par un excès de soumission & de déference au conseil de ces habiles gens ? puisqu'aujourd'hui je ne procede plus de cette façon quelque heureuses dispositions que je trouve à y réüssir, comme je le fais voir dans l'Observation suivante. Ainsi la réduction réüssissant si mal lorsqu'une femme est aussi bien disposée à l'accouchement qu'on le puisse desirer, que peut-on esperer dans un travail où le bras de l'enfant sort, & que le Chirurgien n'y est appellé que long-temps après que les eaux sont écoulées, soit par la negligence de la malade, ou le trop de confiance qu'a la Sage-Femme à son sçavoir faire ? C'est ce que je justifierai dans la suite.

OBSERVATION

## OBSERVATION CCLXV.

Le 29 de May de l'année 1689. la femme d'un Gantier de cette Ville, par une ſcrupuleuſe délicateſſe, eut le bras de ſon enfant ſorti long-temps avant que de pouvoir ſe reſoudre à m'envoyer chercher, outre que la politique de la Sage-Femme s'accommodoit aſſez de la repugnance de ſa malade, par l'envie qu'elle avoit de faire cet accouchement; mais n'en pouvant venir à bout, elle fut contrainte de me mander. Elle s'excuſa le mieux qu'elle pût, de ne m'avoir pas fait avertir plûtôt, & en rejetta la faute ſur la repugnance de la malade. Elle me dit enſuite qu'elle avoit reduit le bras pluſieurs fois; mais qu'il reſſortoit à la premiere douleur, qu'elle l'avoit encore reduit, & que j'euſſe à le voir; ce que je trouvai veritablement, mais reduit en double dans le vagin, & ſerré en ſorte que je ne pouvois y paſſer la main, juſqu'à ce que j'euſſe tiré l'avant-bras dehors. Aprés en avoir inutilement tenté la reduction, parce qu'auſſi-tôt que je voulois introduire ma main dans le vagin, l'irritation qu'elle y cauſoit, donnoit occaſion aux douleurs les plus violentes, qui duroient auſſi long-temps que je m'opiniâtrois à vouloir finir cette reduction; ce qui me fit quitter ce deſſein, pour aller chercher les pieds de l'enfant, malgré les douleurs que ſouffroit la mere; à quoy je ne réuſſis qu'avec beaucoup de peine, à cauſe de la compreſſion violente que ſouffroit ma main quand je l'avois introduite dans la matrice, qui embraſſoit ſi fortement l'enfant, par la ſécheresſe où ce viſcere ſe trouve bien-tôt aprés que les eaux ſe ſont écoulées; que l'Accoucheur ne peut y introduire ſa main qu'avec beaucoup de peine; ce qui cauſe une ſi forte compreſſion à ſon poignet & à toute ſa main, comme je l'ai déja dit ci-devant, qu'elle eſt incapable d'aucune action, juſqu'à ce qu'il l'ait retirée, afin que ſon poignet débaraſſé de cette ligature, rende au ſang & aux eſprits la liberté de couler comme auparavant, & aux parties de reprendre leur reſſort, pour recommencer d'agir. Ce fut cette raiſon qui me força de retirer pluſieurs fois ma main en cette occaſion, comme je marque l'avoir fait en pluſieurs autres, avant que de pouvoir tenir les pieds aſſez ferme pour, en les attirant au paſſage, donner un mouvement au corps de l'enfant, qui fit rentrer le bras, comme il arrive preſque toûjours. Enfin, après toutes ces violences, j'eus le bonheur de tirer l'enfant vivant, & la mere, que je délivrai dans le moment, se releva bien-tôt après.

## REFLEXION.

Cette Observation fait bien voir qu'il est avantageux à un Accoucheur de se trouver présent à l'ouverture des membranes & à l'écoulement des eaux ou du moins bien-tôt après qu'elles sont écoulées, & combien il a à souffrir, ainsi que la mere, quand il est mandé trop tard, puisqu'il s'ensuit un tel desechement du vagin & de la matrice, que ces parties ne sont plus susceptibles de la dilatation necessaire, à moins que l'Accoucheur n'use d'une extrême violence, cette contraction de la matrice qui se fait par la raison physique qui nous apprend que la nature ne souffre point de vuide, rend l'accouchement difficile à la mere & au Chirurgien, pendant que l'entrée de l'air le rend funeste à l'enfant, dont il cause la corruption qui le fait mourir avant que de naître, ce qui ne lui arrive pas, tant qu'il est contenu dans les eaux qui empêchent que l'air ne le frappe a plein, comme je le fais entendre dans une autre Observation; supposé donc ce qu'on ne peut révoquer en doute, & ce que j'ai déja avancé plusieurs fois, que c'est le propre des parties membraneuses, & par consequent de la matrice, de se resserrer aussi-tôt qu'elles se sont vuidées de ce qu'elles contiennent, quel moyen de tenter ou d'esperer la réduction d'un bras dans une occasion aussi difficile, pour ne pas dire impossible?

Et pourquoi donner cette réduction pour principe & pour regle generalle puisque l'experience en confirme non seulement l'inutilité, dans la meilleure disposition où les parties puissent être pour se dilater, mais qu'elle insinue encore le danger qu'il y a, tant pour la mere que pour l'enfant, lorsque ces mêmes parties mises à sec, ne peuvent prêter qu'en leur faisant une extrême violence, ce qui me fait conclure suivant ces raisons & mes experiences, qu'un Accoucheur ne doit jamais faire la réduction du bras, pour ensuite laisser l'accouchement à la conduite de la Sage-Femme & au benefice de la nature, dans l'esperance qu'il se terminera avec plus de facilité, mais au contraire qu'il est de son devoir indispensable de le finir sur le champ.

## OBSERVATION CCLXVI.

Le deux Février de l'année 1687. une Marchande de cette Ville, se sentant malade pour accoucher, m'envoya prier de venir la voir. Je la trouvai avec des douleurs fortes & frequentes, qui m'engagerent à m'assurer de la situation de son enfant; mais plusieurs parties qui se presentoient en confusion, m'ôterent le moyen de juger précisément dans ce premier essai, quelles étoient ces parties; cependant les membranes s'étant ouvertes à l'instant, & les deux bras ayant suivi les eaux, ne me laisserent pas long-temps dans ce doute ; ce qui fit que je ne me donnai que le temps de faire les dispositions necessaires, tant à l'égard de la malade qu'au mien ; après quoy je coulai ma main dans le vagin, le long du bras de l'enfant ; j'allai chercher les pieds, que je joignis, les pris & les attirai dehors ; le corps suivit, & je finis cet accouchement en moins d'un demi-quart-d'heure. Je délivrai ensuite la mere, qui se porta si bien, de même que son enfant, qu'elle auroit souhaité dans la suite n'avoir jamais d'accouchemens que de cette sorte.

## REFLEXION.

Il m'auroit été facile de réduire les bras de cet enfant, quoique la multiplicité des corps eût dû remplir davantage le vagin : car ç'auroit été une necessité que l'un des bras en conservant son étendue, l'autre se fût replié, & que ma main y eut encore été ; mais comme les eaux ne s'étoient écoulées qu'en partie, qu'elles s'écouloient encore actuellement, elles rendoient le vagin susceptible de toute la dilatation qui auroit été necessaire & la matrice capable de toute l'extension que j'aurois pû souhaiter, outre que la malade étant sans douleur, c'étoit autant de moyens pour en venir heureusement à bout, mais pour finir l'accouchement encore plus promptement & plus sagement, en coulant ma main dans le vagin entre les deux bras de l'enfant, & jusqu'au fond de la matrice, je cherchai les pieds, que je joignis, les attirai en dehors & je finis cet accouchement sans aucune peine, & en beaucoup moins de temps que je n'aurois été à faire la réduction du bras, & laissant ensuite l'accouchement au benefice de la nature, il ne se seroit peut-être terminé que long-temps après, & à l'aide des longues douleurs que la mere auroit soufferte, supposé qu'elles fussent revenues, au lieu qu'il fut terminé en aussi peu de temps que le plus heureux accouchement naturel, & qu'il auroit encore été plus heureux, si j'avois eu le temps de prévenir la sortie des bras, avant que les membranes eussent été ouvertes & les eaux écoulées.

## OBSERVATION CCLXVII.

Le 23 de Mars de l'année 1701. étant auprès d'une Dame à vingt-deux lieuës de cette Ville, dont le travail commença de se declarer par de legeres douleurs, qui augmenterent en assez peu de temps, pour m'obliger en la touchant de m'assurer de la situation de son enfant. Je trouvai, au lieu de la tête, au travers des membranes, qui contenoient encore les eaux, plusieurs parties qui se presentoient en confusion. Je fis aussi-tôt accommoder le petit lit, sur lequel je fis mettre la malade, & l'ayant située comme elle devoit l'être, j'ouvris les membranes qui contenoient les eaux, dont l'écoulement donna lieu à la sortie d'une main, mais si peu avancée dans le vagin, que je n'eus aucune peine à la faire rentrer dans la matrice, en la repoussant avec la mienne; après quoy je pris les pieds en toute liberté, que j'attirai dehors, & voyant que l'enfant avoit la face en dessus, je le retournai, en continuant de tirer depuis ses genoux jusqu'aux reins, ensorte que je lui mis la face regulierement en dessous; après quoy j'achevai en un seul & leger coup de main, de le tirer entierement. La mere bien délivrée, & couchée dans son lit, étoit aussi peu fatiguée, que si elle n'avoit point accouché, & l'enfant, qui étoit un garçon, se portoit parfaitement bien.

## REFLEXION.

L'on voit par cette Observation que je ne blâme la réduction du bras, qu'autant qu'elle est difficile ou inutile, puisque je la fais quand l'occasion favorable se présente. L'on trouvera que j'en use de la même maniere dans plusieurs de mes Observations, mais jamais dans le dessein de laisser l'accouchement au benefice de la nature, puisque ce n'est que pour faciliter l'introduction de la main, & finir l'accouchement en même temps, & avec moins de douleur pour la mere, parce que plus le passage est libre, plus cette introduction est facile.

## OBSERVATION CCLXVIII.

Le 13 Novembre de l'année 1699. la femme d'un Serrurier de cette Ville, étant en travail avec des douleurs fortes & frequentes; la Sage-Femme qui étoit auprès d'elle, fut fort embarrassée, de s'appercevoir qu'après l'écoulement des eaux, il se presentoit plusieurs parties, sans qu'elle en pût distinguer aucunes; ce qui l'engagea de m'envoyer prier d'y venir en toute diligence. Je m'y rendis incessamment, & ayant trouvé la malade sur le lit, dans une situation commode, j'examinai avec autant d'attention que la chose le meritoit, la situation de cet enfant, qui selon cette Sage-Femme, étoit si extraordinaire; mais que je debrouillai sans peine, en ce que les parties étoient parfaitement bien disposées, & la femme sans douleur. Je trouvai que les deux coudes se presentoient à l'entrée du vagin, dont les bras, en se pliant, formoient les deux angles mousses que je touchois, & dont les deux mains s'appliquoient sur les joues de l'enfant, comme si on l'avoit fait à plaisir, & la tête de l'enfant n'étant pas assez proche pour mettre le moindre obstacle à l'entrée de ma main, je la coulai le long du col, de la poitrine, des cuisses, des jambes, & jusqu'aux pieds de l'enfant, que je joignis, les attirai au passage, le corps suivit sans peine, & l'accouchement fut terminé en un moment. Je délivrai la mere, elle & son enfant se portant bien.

## REFLEXION.

C'est le seul accouchement que j'ai trouvé de la sorte, les parties étoient dans une si heureuse disposition, que faisant connoître cette situation à la Sage-Femme, d'une maniere très distincte, elle n'en pût avoir le moindre doute. Je dis aussi dans cet accouchement que je continuai de couler ma main le long du dos, de la poitrine, des cuisses, & des jambes, jusqu'aux pieds de l'enfant, ce que je ne dis dans aucune autre, ne le donnant pas pour regle generale, comme fait un Auteur moderne, c'est donc je me garderai bien, puisque je ne suis cette route que dans de certaines dispositions où l'on ne peut faire autrement, & celle-ci en est une. Ce seroit en bien des accouchemens une peine inutile d'en user ainsi, puisque je trouve souvent les pieds, avec plus de facilité, que je ne ferois aucune autre partie. Cette pratique auroit lieu, si l'enfant étoit tout de son long dans la matrice, mais au contraire c'est l'unique situation où il ne se trouve jamais, ce qu'on ne peut dire de toute autre, à moins que par un malheur inoüi il n'ait percé la matrice & qu'il n'ait passé en partie dans le ventre de la femme, comme je le raporte dans une autre Observation ....... sa plus commune situation étant d'avoir les genoux repliés proche le ventre ou la poitrine, & les talons sur les fesses. Cette situation suposée, qui est très-constante, je coule ma main au fond de la matrice où je ne manque presque jamais de trouver les pieds; en cas même que je ne les rencontre pas avant d'y parvenir.

## OBSERVATION CCLXIX.

Le 27 Août de l'année 1711. l'on me vint prier d'aller à la Paroisse d'Yvetot, à une demie-lieuë de cette Ville, pour accoucher la femme d'un Tailleur de pierres, qui étoit en travail du jour précedent. Je trouvai le bras de son enfant sorti jusqu'à l'épaule, dont l'articulation étoit très-avancée depuis minuit, & il étoit environ deux heures après midy quand j'y arrivai. Ce bras étoit sans mouvement, tumefié, très-froid, & très-livide, tous symptomes qui m'assuroient la mort de l'enfant, mais quelque évidente qu'elle me parût, je tentai en repoussant un peu le corps de l'enfant avec ma main, appuyée sous l'aisselle, de le faire retrograder; en sorte qu'il me donnât la liberté de passer ma main à coté de cette épaule, pour après l'avoir introduite, aller chercher les pieds, à quoy je réussis bien mieux que je n'aurois osé l'esperer; & dès que je les eus trouvés, je les joignis, & les attirai au passage ; ce prétendu mouvement fit rentrer le bras en partie ; m'étant ensuite donné un peu de relâche, tant pour la malade que pour moi, je fis un second effort, qui fit entierement rentrer ce bras, & sortir l'enfant jusqu'au jaret ; après quoy j'achevai doucement un accouchement qui paroissoit absolument impossible, à moins que d'ôter le bras ; la mere souffrit beaucoup aussi-bien que moi ; mais nous en fûmes quittes pour la peine. Il n'en fut pas de même de l'enfant, qui étoit mort, sur tout le corps duquel l'épiderme s'enlevoit. Je délivrai la femme avec un peu de peine d'un arriere-faix tout pourri, laquelle nonobstant ce laborieux travail, se porta bien peu de temps après.

## REFLEXION.

J'aurois volontiers tronqué ce bras auquel on remarquoit toutes les marques d'un vrai sphacelle, mais la crainte de faire des fautes qui ne sont point sans exemple, m'a toûjours tenu dans le respect, & m'a fait mettre tout en usage, pour tirer les enfans, autant qu'il m'est possible, sans en séparer aucune partie. Celui-ci étoit si avancé, que je desesperois d'abord de pouvoir faire cet accouchement de la maniere que je le fis, & que je l'avois projetté, mais heureusement j'y réüssis mieux que je n'aurois crû, persuadé que j'étois de la résistance que pourroit faire la matrice, que je trouvai au contraire assez flexible pour permettre à l'enfant de rétrograder, en poussant ma main étendue sous son aisselle, dont mes doigts, sçavoir le pouce & l'index, embrassoient autant qu'ils pouvoient l'articulation du bras avec l'épaule, & en allant avec douceur & sans impatience, je satisfis peu à peu à ma premiere intention, en sorte que je me donnai assez de liberté pour ensuite couler ma main le long du corps, aller prendre les pieds, & finir un accouchement des plus difficiles, peines que je me serois épargnées, si empressé de vouloir finir, j'avois voulu tronquer ce bras que je conservai soigneusement ayant devant les yeux l'accouchement que je raporte dans une autre Observation ..... qui étoit semblable à celui ci aussi bien qu'en d'autres occasions que je raporterai dans la suite.

## CHAPITRE XXXIII.

### *De l'accouchement où l'enfant se presente dans une situation extraordinaire, dont le bras est la principale partie.*

NOUS avons proposé dans le Chapitre précedent les moyens de terminer avec succès l'accouchement où l'enfant presente le bras, parce que ce bras plus ou moins avancé, insinuë par lui-même le parti que l'Accoucheur doit prendre, soit de tenter la reduction du bras sorti, ou sans penser à faire cette reduction, de chercher les pieds de l'enfant pour finir l'accouchement.

Mais quoique l'Accoucheur sçache parfaitement bien ce qu'il faut qu'il fasse pour terminer un accouchement de l'espece de celui dont je prétends parler dans ce Chapitre; il se trouve de si fortes oppositions à le mettre en execution, qu'il n'y réussit quelquefois qu'avec beaucoup de temps & des peines incroyables, & je m'en suis souvent trouvé dans un état à faire croire que j'avois été plongé dans un bain d'eau tiede, & avec une lassitude si terrible, qu'elle me mettoit dans une impuissance si absoluë d'agir durant plusieurs jours: beaucoup de Lecteurs ne croiront peut-être que difficilement ce que je dis; mais pour en être convainçus, ils n'ont qu'à faire attention à ce que je souffris dans l'accouchement qui suit.

## OBSERVATION CCLXX.

Le 17 Août de l'année 1705. je fus prié d'aller accoucher la femme d'un Laboureur de la Paroisse de Colomby, à une lieuë de cette Ville; mais étant allé à quatre lieuës d'un autre côté, il fallut attendre mon retour pendant un assez long-temps; après quoy je me rendis en toute diligence auprès de cette pauvre femme, que je trouvai très-épuisée, par le long travail qu'elle avoit déja souffert. Les douleurs étant heureusement cessées, ou du moins considerablement diminuées, me laisserent la liberté d'examiner avec toute l'attention possible la situation de son enfant, à qui je trouvai la partie exterieure de l'avant-bras, qui étoit enclavée de travers, & qui occupoit tout le passage, ayant le coude d'un côté, & le poignet de l'autre, dont la main étoit repliée, & tournée du côté d'en-haut. Ce bras étoit très-enflé & dur, par le long-temps qu'il avoit passé dans cette situation contrainte. Le coude & le poignet avoient fait une telle impression aux deux côtés de la matrice où ils s'étoient logés, qu'ils sembloient se perdre dans sa substance; de maniere qu'un nouvel Accoucheur l'auroit crûe percée des deux côtés, & ces parties hors de son corps; en sorte que j'eus besoin de toute ma reflexion pour débrouiller cette bizarre situation. De plus, cette matrice encore plus tumefiée que le bras, remplissoit si exactement le vuide qui auroit dû ou pû se trouver entre ce bras & sa propre substance, qu'il me parût comme impossible de terminer cet accouchement avec un heureux succès, par la difficulté que je trouvois à l'introduction de ma main, ne pouvant faire changer la situation de ce gros bras, pour m'en procurer la liberté. Je l'introduisis enfin avec le temps & beaucoup de douceur; & je trouvai que la tête de l'enfant poussoit le bras, qui faisoit cette embarrure au passage, de même qu'une personne qui dort son bras sur sa tête. Je coulai ma main le long du col & du dos de l'enfant; mais la matrice étoit tellement resserrée, & l'enveloppoit si exactement, les eaux étant écoulées depuis plus de vingt-quatre heures, qu'il étoit trés-difficile de la pousser plus loin; parce que l'inflammation qui avoit succedé à la douleur qu'y causoit ce bras, n'occupant pas moins le fond de la matrice que le col, ce secours de ma main me devenoit inutile, par la forte compression qu'elle souffroit, qui me forçoit de la retirer de moment à autre, pour la dégourdir, & lui laisser prendre de nouvelles forces; parce que les douleurs qui avoient discontinué pour un temps, & qui se firent ensuite sentir d'autant plus fortes, que je continuois de pousser ma main en avant, me barroient absolument dans la route que je devois tenir pour conduire cet accouchement à sa fin. Pendant tout ce temps, je ne pûs remarquer aucune vie à l'enfant, & toutes les parties de cette femme souffroient une si grande inflammation, que son ventre montoit jusqu'à sa gorge, avec des envies continuelles de vomir, rendant même de tems en tems des gorgées de bile jaune ou verte, d'une amertume la plus fâcheuse. Tant d'accidens rassemblés ne me rebuterent pourtant pas, & à force de retourner avec ma main sans faire beaucoup de violence, je parvins enfin jusqu'aux pieds de l'enfant, que je joignis sans peine, les pris & les attirai au passage. Le premier ébranlement du corps fit à l'instant changer la situation du bras, à quoi je n'avois pû réussir auparavant, quelque peine que je me fusse donnée; en sorte que le reste du corps suivit; & ainsi se termina un accouchement des plus laborieux que j'aye jamais faits. Je délivrai la mere avec un peu de difficulté; mais heureusement dans la suite, & elle eut beaucoup de peine à se relever de ses couches.

REFLEXION

## REFLEXION.

L'enfant que je croyois très-certainement mort étoit vivant, & se portoit bien : ce qui fait voir qu'il ne faut jamais précipitamment mutiler aucune partie, mais au contraire les conserver de son mieux, je craignois beaucoup que la matrice ne souffrit quelque chose de fâcheux dans la suite par la violente compression que ce bras lui avoit causée, pendant ce long espace de temps & par une si bizarre situation, joint à l'inflammation qu'elle souffroit avant que j'y fusse appellé & les violences que je fus obligé de faire, qui étoient autant de causes qui devoient produire de très mauvais accidens, qui cependant n'arriverent point, en sorte que la femme se releva plûtôt même que je ne l'aurois osé esperer.

Le bras de l'enfant se trouva très gros & tout livide, dont la main resta pliée à l'endroit du poignet, comme il arrive à ceux qui tombent en paralysie, ou ensuite des coliques des Peintres & des Plombiers ; par la longueur du temps qu'elle fut dans la figure que j'ai remarquée. Je fis appliquer sur ce bras une compresse trempée dans le gros vin, pendant quelques jours, les parties reprirent leur ressort, & l'enfant se porta bien.

## OBSERVATION CCLXXI.

Le 22 Janvier de l'année 1697. l'on vint la nuit me prier d'aller accoucher la femme d'un faiseur de Cercles, de la Paroisse de Tamerville, située à une lieuë d'ici, dont les bras de son enfant sortoient, & étoient si avancés, que la partie anterieure & superieure de la poitrine paroissoit vouloir s'y suivre, & sortir en même temps. La tête de l'enfant étoit repliée contre le dos ; il y avoit plus de douze heures que les choses étoient en cet état, lorsque j'y arrivai ; & ce qui augmentoit encore l'accident, c'est que les douleurs redoubloient continuellement & sans relâche, & devenoient d'autant plus violentes, que je m'opiniâtrois à vouloir repousser la poitrine, afin de me procurer la liberté de passer ma main entre les bras de l'enfant, pour en aller chercher les pieds. Pour peu que la douleur vint à cesser, il me paroissoit quelque sorte de moyen d'accomplir mon intention, mais l'irritation que causoit ma main, faisoit revenir la douleur, qui augmentoit & redoubloit avec d'autant plus de violence, que je continuois de l'introduire, & ne cessoit qu'autant de temps que je donnois de relâche à la femme, jusqu'à ce qu'enfin les douleurs eurent quelque intervale, dont je profitai si à propos, que je repoussai la poitrine suffisamment pour donner à ma main la liberté d'entrer dans la matrice, que je coulai ensuite avec plus de facilité que je n'aurois osé l'esperer, ne croyant pas trouver cette partie aussi flexible qu'elle étoit, depuis le long-temps que les eaux en étoient écoulées. Je trouvai les pieds sans peine, que je saisis ; mais sans les pouvoir attirer au passage, ni faire changer de situation à cet enfant, comme les commencemens me l'avoient fait esperer. Cette poitrine si avancée faisoit une espece d'embarrure, que je ne pouvois forcer. Je tirois les pieds, & poussois la poitrine, tantôt alternativement, & tantôt en même temps ; mais c'étoit en vain, les douleurs de la mere redoublant sans cesse, mettoient un obstacle invincible à l'execution de mon projet. J'esperois que quand j'aurois attiré les pieds au passage, le mouvement que tout le corps de l'enfant seroit forcé de faire, changeroit la situation des bras, & les feroit rentrer en dedans. J'y fus trompé, ils étoient si fort engagés, qu'il me fût impossible d'y faire rien changer, quoique je misse en usage jusqu'aux efforts les plus violens, mais enfin sans sçavoir comment les pieds se relâcherent, après quoy les jambes, les cuisses, & le milieu du corps suivit, sans que j'eusse le temps de me reconnoître. Je profitai du secours dont la nature me favorisa dans le moment ; & j'aurois fini l'accouchement, si elle avoit continué de la sorte ; mais je fus arrêté par les bras, que je dégageai l'un après l'autre assez doucement, & ensuite la tête. Je délivrai la femme au même instant, qui se porta bien ensuite.

## REFLEXION.

Je crus que cet accouchement seroit le dernier de ma vie, tant j'étois las & épuisé, & j'eus besoin de plus de huit jours pour me remettre de l'extrême fatigue que j'y avois soufferte, sans que je pusse m'aider pendant tout ce temps-là des mains, ny des bras, ne marchant même qu'avec peine.

Les bras de cet enfant se trouverent rompus, sans que je me fusse aperçû de cet accident, jusqu'à ce que la mere fût delivrée, & que je les eusse examinés, parce qu'ils étoient durs, enflés & livides ce qui faisoit qu'ils se soûtenoient comme s'ils eussent été entiers & sans fracture.

Ce ne fut point dans le temps que je les debarassai du passage, que cet accident arriva, mais dans le temps du cruel & extrême effort que je fus obligé de faire pour terminer ce penible & laborieux accouchement. Je ne me serois pas embarassé de ce fractures, si l'enfant se fut bien porté à cela près, parce qu'un bras rompu à cet âge se ressoude aisément, & en peu de temps ; mais comme il étoit mort, je n'y fis autre attention.

La femme soûtint ce travail avec une fermeté surprenante, & se porta assez bien après.

## OBSERVATION CCLXXII.

Le dix de Mars de l'année 1698. l'on me vint prier la nuit d'aller accoucher une pauvre femme, qui demeuroit au coin du Bois, Paroisse du Menil-au-Val. Je trouvai cette pauvre malheureuse couchée sur un peu de paille, avec un enfant, dont le bras sortoit avec l'épaule, qui étoit fort avancée. Par bonheur ce bras, quelque tiraillé qu'il eût été, n'étoit point arraché; mais les ligamens en étoient seulement fort allongés. Le respect que j'ai pour un celebre Auteur moderne, ne me fit point suivre sa pratique, qui étoit de finir l'accouchement de la maniere qu'il avoit commencé, en tirant l'enfant par la partie qu'il presentoit; mais au contraire, je repoussai peu à peu l'épaule. Les douleurs legeres & peu frequentes que souffroit la mere, contribuerent beaucoup à me faire executer mon dessein; en sorte que je réussis à faire retrograder le corps de l'enfant, pour me laisser la liberté d'introduire ma main dans la matrice, avec laquelle je pris les pieds, que je trouvai très-facilement; & finis ainsi l'accouchement, dont je devois tout craindre, tant l'enfant étoit avancé, & hors d'esperance de le pouvoir reduire comme je fis. J'eus plus de peine à délivrer la mere, l'arriere-faix étant très-sec & fort adherant.

## REFLEXION.

Je ne prétends pas accuser de faux cet Auteur dans ce qu'il dit avoir fait en cette occasion, mais je dis que ce sont de ces choses, quoique rares, qui ne sont pas impossibles, par l'heureuse disposition des parties de la mere & la petitesse de l'enfant, car sans cela l'on arracheroit plûtôt les parties l'une après l'autre, que d'en venir à bout par cette voye. Je trouvai cet enfant petit & la mere sans grandes douleurs, qui fut ce qui me facilita les moyens de finir cet accouchement, comme je le fis: la mere étant delivrée, je mis l'enfant sur un peu de paille devant le feu sans aucune marque de vie: la mere toute épleurée de la prétendue perte qu'elle venoit de faire, quoique très-heureusement baptisé, & qu'elle eût plusieurs autres enfans, vit en moins d'une demie-heure celui-ci revenir de cette apparente mort, dans une vie toute évidente, ce qui me fit lui dire que je craignois bien qu'elle ne donnât dans peu une autre cause à ses larmes toute opposée à la précedente, & avec bien plus de raison, par raport à son extrême pauvreté, & la crainte que cet enfant, dont le bras qui étoit fort alongé d'avoir été si violemment tiraillé, ne fut estropié pendant toute sa vie, les muscles & les ligamens en paroissant considerablement alongés, qui neanmoins reprirent leur ressort (après avoir souffert une espece de paralysie pendant quelques jours) par l'aplication du vin aromatique, dont j'ordonnai de continuer l'usage, jusqu'à sa parfaite guerison.

Je ne me suis attaché à rapporter dans ces situations où l'enfant se présente depuis la main jusqu'à l'épaule, qu'une Observation de chaque sorte, quoi que j'en eusse un grand nombre à y ajouter, parce qu'un Accoucheur peut faire rouler toutes les autres situations où l'enfant présente un ou les deux bras depuis la main jusqu'à l'épaule, & même jusqu'à la poitrine, sur celles-ci en general.

J'évite autant que je puis de rendre ce volume ennuyeux par des redites inutiles. Je passe même sous silence ceux de cette nature que j'ai fait sans autre difficulté, que d'aller sans peine chercher les pieds de l'enfant, & finir dans l'instant un nombre infini d'accouchemens, au succès desquels l'heureuse disposition des parties de la femme, le volume de l'enfant, & l'absence des douleurs contribuent entierement, & je conclus en disant que les plus celebres Praticiens de nos jours, donnent tant qu'il leur plaira pour regle generale d'essayer à réduire le bras quand il est sorti, pour avoir lieu de placer la tête de l'enfant au passage, & d'abandonner ensuite l'accouchement au benefice de la nature, c'est ce que je ne ferai jamais, & je préfererai toûjours de finir promptement l'accouchement, sans avoir égard à la réduction de ces parties, pour les raisons que j'ai dites.

Je m'asseure par ce moyen de la fin de mon operation, trouvant toûjours les pieds avec beaucoup plus de facilité, que je n'en aurois à remettre le bras le long du corps de l'enfant, comme il doit être, & non derriere la tête, comme dit M. M. Observation CLII. & après l'enfant dans la situation qu'il doit avoir, c'est-à-dire, la tête au passage, la face en bas & le reste. Quel moyen d'aller chercher cette tête, l'approcher & la situer où elle doit être, si elle est encore éloignée, comme cela est fort possible? & enfin il faut convenir que l'enfant est très avancé où il l'est peu, s'il est très avancé on ne peut réduire le bras que dans le vagin, d'où il ressort à la premiere douleur; s'il est peu avancé, & qu'il ne sorte que la main, de quel secours sera cette réduction, puisque quelqu'heureusement qu'elle soit faite, elle ne sera pas exempte de récidive, & en danger de mettre le Chirurgien dans la necessité d'en venir à l'extrême remede? ce qu'il évitera en accouchant incessamment la femme, comme je l'ai toûjours fait, depuis que l'experience m'a convaincu de l'avantage qu'il y a d'en user ainsi.

## CHAPITRE XXXIV.

### *De l'accouchement où l'enfant presente le dos ou le ventre.*

C'EST une necessité absoluë que les eaux soient écoulées, & que le Chirurgien introduise ses doigts, & mene sa main (ces doigts étant trop courts) dans la matrice, pour s'asseurer que l'enfant presente le dos ou le ventre. Ces parties n'étant pas assez flexibles, pour se presenter en un lieu aussi étroit qu'est l'entrée du vagin, sans que l'épine du dos de l'enfant ne se rompe, ou que les ligamens & la moëlle de l'épine ne s'allongent d'une maniere à ne pouvoir conserver sa vie, si c'est par le dos qu'il se presente, ou si c'est le ventre, sans être comprimez à l'excès, cette partie même s'ouvriroit par l'extension violente qu'elle souffriroit, si par hazard elle venoit à y être poussée par les excessives & continuelles douleurs de la mere, & par les contractions de la matrice, mais aussi quand le Chirurgien a tant fait de s'assurer de cette situation, par l'introduction de sa main dans la matrice, il est le maître de finir l'accouchement sur le champ, puisqu'il n'a qu'à prendre les pieds pour le terminer, comme je l'ai fait dans l'accouchement qui suit.

## OBSERVATION CCLXXIII.

Le 23 Decembre de l'année 1697. l'on me vint prier à minuit d'aller en la Paroisse de Teurteville, à deux lieuës d'ici, pour accoucher une pauvre femme en travail depuis plusieurs jours, dont les eaux s'étoient écoulées le soir, sans que les Sages-Femmes pussent trouver l'enfant, & les douleurs que souffroit cette pauvre malade, étoient d'une telle violence, & si frequentes, qu'elle ne souhaitoit, disoit-elle, rien tant que de mourir pour en voir la fin, & même les Sages-Femmes auroient douté que ces cruelles douleurs fussent pour accoucher, si elles n'avoient senti l'enfant remuer sans cesse dans le ventre de sa mere; l'on me pria avec tant d'instance de faire cette charité, que la rigueur de la saison, l'obscurité de la nuit, & l'éloignement du lieu, ni les mauvais chemins, ne purent m'empêcher de satisfaire l'inclination naturelle que j'ay de secourir ces pauvres malheureuses. Je me rendis le plûtôt qu'il me fut possible auprès de celle-ci, & je trouvai heureusement la violence des douleurs beaucoup diminuée, n'étant plus que lentes & passageres, la malade sur un peu de paille auprès du feu, & les Sages-Femmes, sans me pouvoir rendre aucun compte de la situation de l'enfant, me dirent seulement que les eaux étoient écoulées du soir. Je touchai la pauvre malade, & comme je vis les parties préparées à souhait, je m'assurai de la situation de l'enfant, qui presentoit le dos. Je conduisis ma main le long de l'épine, jusqu'au derriere de la tête; mais n'étant pas ce que je cherchois, je pris la route opposée, où je trouvai le cul, les cuisses, les jambes & les pieds, que je joignis, & tirai jusqu'aux cuisses. L'enfant étant bien situé, c'est-à-dire, la face en bas, j'achevai en un moment d'accoucher cette pauvre femme, que je délivrai ensuite ; le tout ne dura pas le quart d'un quart-d'heure. Je laissai ensuite la mere & l'enfant se portant bien.

## REFLEXION.

Ce fut un bonheur que l'enfant eut conservé sa vie pendant un si long travail, dans une aussi mauvaise situation que celle où il étoit, & que la matrice eut conservé sa molesse, qui fut la principale cause qui me rendit cet accouchement si facile, joint que les Sages-Femmes portoient si souvent leurs mains graissées dans le vagin, qu'elles entretinrent le passage en état, & le disposerent encore plus qu'il n'étoit dans le commencement du travail, sans rien gâter au reste, parce qu'elles n'oserent aller jusqu'au lieu où étoit l'enfant ; ce qui fit qu'elles ne m'en rendirent aucun compte quand je leur demandai en arrivant en quelle situation il étoit ; ce qui n'est pas surprenant, puisque ce n'est que l'experience qui a fait connoître une situation semblable, & qui fait finir un pareil accouchement avec succès. Les Sages-Femmes en userent toutefois mieux que ne firent celui & celle qui furent employés à l'accouchement que je raporte dans mon Observation.... d'une femme restée grosse sans qu'ils le pussent connoître, quoi que l'enfant dont je l'accouchai fut des plus gros.

## OBSERVATION CCLXXIV.

Le trois Janvier de l'année 1700. la femme d'un Cordonnier de cette Ville, malade pour accoucher, m'envoya avertir de son état. Je me rendis auprès d'elle, & je trouvai que les douleurs étoient assez violentes, pour avoir fait tellement avancer l'enfant, qu'il me fut aisé de m'assurer de la situation ; mais ne trouvant que les membranes très-tendues au tems de la douleur, par l'impulsion des eaux, sans que l'enfant parût y avoir part, & les choses subsistant pendant quelque temps dans le même état, sans que rien se manifestât ; j'e pris le parti d'ouvrir les membranes, & de faire écouler les eaux ; après quoy je poussai ma main assez avant pour m'assurer de la situation de l'enfant ; duquel je trouvai le ventre, que je connus par son étendue, par la mollesse, & par le cordon de l'ombilic qui y étoit attaché, & dont le battement assuroit la vie de l'enfant. Les choses étant ainsi, je continuai de pousser ma main le long des cuisses & des jambes, jusqu'aux pieds, que je joignis ensemble, & finis cet accouchement, avec la même facilité que le précedent.

Je délivrai la mere ensuite, & la laissai, ainsi que son enfant, dans un très-bon état.

## REFLEXION.

Ces accouchemens qui m'avoient souvent tiranisé l'imagination par la difficulté que je me representois à les exécuter, me causerent une agréable surprise quand j'en trouvai la pratique si aisée, n'en ayant fait aucuns dans quelqu'autre situation où les enfans se soient pû présenter, dont j'aye eu lieu de me moins inquieter, ny ausquels j'aye eu moins de peine. Je n'explique pas plus au long comment je me suis comporté pour y parvenir, n'y ayant aucune difference entre ceux ci & tous ceux qui sont contre nature, quand une fois l'Accoucheur est maître des pieds. Il faut qu'il garde toûjours les mêmes mesures, & qu'il procede sur les mêmes erremens.

Je n'ai pas raporté d'autres Observations de l'accouchement où la sortie du cordon de l'ombilic accompagne cette situation, me contentant de celles que j'ai rapportées là-dessus en d'autres Chapitres, dans la crainte de les multiplier inutilement.

Je ne dis rien aussi de l'accouchement où l'enfant se présente par le côté, parce qu'il n'y a rien de different dans la pratique pour le terminer à celle des précedens.

## CHAPITRE XXXV.

### *De l'accouchement où l'enfant presente le cul.*

LE peu d'experience du Chirurgien, est quelquefois ce qui l'empêche de connoître la situation de l'enfant, quand il presente le cul; ce qui fait qu'il confond cette partie avec la tête, tant il y a de rapport de l'une à l'autre, particulierement quand l'enfant est encore fort haut, ou trop éloigné, & que les membranes renferment des eaux en si grande quantité, qu'elles ne lui permettent pas d'en faire une juste distinction, jusqu'à ce qu'avec douceur & beaucoup de presence d'esprit il introduise son doigt dans le vagin, & qu'il le pousse aussi avant qu'il est necessaire pour s'en assurer précisément, même la main, si le doigt est trop court; car de ce moment negligé, ou pris à propos, dépend souvent l'heureux ou le laborieux accouchement; ce qui marque la necessité où est le Chirurgien d'être assuré de cette situation; & au cas que le doigt & la main ne suffisent pas pour lever ce doute, il faut qu'il ouvre les membranes pour s'en asseurer. Il n'y a aucun danger d'en user de la ſorte : car il eſt auſſi ordinaire de prendre le cul pour la tête, qu'il eſt rare de prendre la tête pour le cul : l'on prend ſouvent le cul pour la tête, par les raiſons que j'ai dites dans un des Chapitres précedens ; mais l'on ne prend pas ſi aiſément la tete pour le cul, en ce que la tête eſt toute ronde, dure, ſolide, & ſans ſeparation, & que quand on l'a une fois touchée, il n'eſt plus poſſible de s'y méprendre ; & de plus il ne vient rien que des eaux quand c'eſt la tête ; mais au contraire, la ſortie du meconium ne manque preſque jamais de faire connoître que c'eſt le cul qui ſe preſente.

La femme ne donne pas moins d'occaſion à cette mépriſe que le Chirurgien ; car comme il y a des femmes qui ſe livrent ſans crainte ni ſcrupule aux ſoins & à l'adreſſe d'un Accoucheur, il y en a beaucoup auſſi qui par entêtement refuſent de faire ce qu'il leur conſeille, comme je le rapporte dans un Chapitre du ſecond Livre, & dans un autre Chapitre du troiſiéme ; car ſi les Dames dont je parle en ces endroits-là euſſent été ſoumiſes, comme elles auroient dû l'être, l'une auroit été bien moins malade, & l'autre auroit ſauvé la vie à ſon enfant.

Ainſi ce n'eſt pas aſſez qu'un Chirurgien ait toute l'experience qu'il lui eſt neceſſaire pour s'aſſurer qu'un enfant preſente le cul, afin de finir l'accouchement en le retournant, lorſqu'il appréhende la longueur du travail, ou qu'il ne ſoit laborieux, ou de laiſſer agir la nature, s'il eſpere qu'elle ait pardevers elle d'aſſez heureuſes diſpoſitions pour operer auſſi efficacement qu'il le ſouhaite. Il faut encore que la malade ait une vraye confiance en luy, & qu'elle execute ponctuellement tout ce qu'il lui conſeille, pour le terminer heureuſement ; ç'a été au moyen de ces reciproques avantages, que j'ai réuſſi à ceux qui ſuivent.

## OBSERVATION CCLXXV.

Le dix-ſept Octobre de l'année 1696. étant auprès de la femme d'un Notaire de Cherbourg, groſſe de ſon premier enfant, & malade pour accoucher, qui avoit des douleurs aſſez fortes & aſſez frequentes pour m'engager à m'inſtruire de la ſituation de ſon enfant ; Ce fut inutilement que je la touchai une premiere fois, la ſeconde ne m'en apprit pas davantage, quoique ce fut quelque temps après la premiere, & que les douleurs augmentaſſent conſiderablement, n'ayant trouvé dans ces deux accouchemens

accouchemens que les membranes & les eaux qui poussoient fortement pendant la douleur, & qui disparoissoient au moment qu'elles étoient cessées; ce qui m'obligea de faire succeder le secours de ma main à celui de mon doigt; au moyen de laquelle je développai la difficulté au travers des membranes, & à la fin de la douleur, lorsque les eaux qui s'étoient retirées, n'y mettoient plus d'obstacle; ce qui me fit prendre le parti de les ouvrir, dès que je fus assuré que c'étoit le cul que l'enfant presentoit. J'allai chercher les pieds, que je trouvai en un instant, & les attirai au passage, & finis cet accouchement en peu de temps, & avec beaucoup de facilité. Je délivrai la mere, & tant l'une que l'autre se porterent très-bien.

## REFLEXION.

C'étoit un bonheur que je fusse à portée d'en user de la sorte, non pas à cause que c'étoit son premier accouchement & que selon M. M. le passage ne doit point encore être fait, mais parce que c'étoit une grosse fille qui nonobstant le secours, & le peu de temps que dura le travail, ne laissa pas de me donner de la peine à la tirer par les pieds, qui par consequent m'en auroit donné infiniment davantage, si elle fut venue en double, comme font ceux qui viennent en cette situation, sans autre secours que celui de la nature; le Chirurgien ny la Sage-Femme ne pouvant aider à l'accouchement, que l'enfant ne soit avancé jusqu'à un certain point, comme je le raporte dans un Chapitre du second Livre.

M'étant donc assuré par l'introduction de ma main dans la matrice que cet enfant présentoit le cul, mon doigt s'étant trouvé trop court pour lever la difficulté, parce que loin d'être engagé, il étoit encore trop haut; je n'eus aucune peine à repousser un peu le siege & à aller chercher les pieds que je joignis, je les attirai au passage & l'enfant étant dans la situation necessaire; c'est-à-dire, la face en bas, je terminai cet accouchement, qui auroit pû devenir très-laborieux, si je n'eusse pas été en état de le finir promptement.

## OBSERVATION CCLXXVI.

Le 19 Decembre de l'année 1698. la femme d'un Tisserand en toile de cette Ville, qui étoit en travail depuis quatre jours, m'envoya prier de la secourir dans un pareil accouchement. Je trouvai l'enfant qui presentoit le cul depuis plus de trente heures, & qui étoit si avancé, qu'il étoit impossible de le faire retrograder, n'ayant nulle marque de vie, & la mere étant reduite à la derniere foiblesse, sans souffrir pour lors aucune douleur. Tous les reproches que j'aurois pû faire à la Sage-Femme de ne m'avoir pas envoyé chercher plûtôt, sans se fier tant à sa suffisance, auroient été inutiles. Je m'attachai donc uniquement à secourir cette pauvre femme, sans rien précipiter du côté de l'enfant, dont les parties qui se presentoient, ne laissoient point douter du sexe, puisque le scrotum qui étoit tout-à-fait dehors, le marquoit assez. Il étoit trop engagé pour esperer de le repousser: de le tirer par la partie qui se presentoit, & qui étoit si avancée, je n'y voyois aucun jour, d'autant plus que la Sage-Femme n'avoit rien oublié pour m'épargner cette peine, depuis le long-temps qu'il étoit en cette situation; je me resolus ainsi d'aller chercher les pieds, malgré l'apparente impossibilité que j'y voyois, n'étant pas croyable qu'un enfant pût venir dans la situation où étoit celui-ci; & pour y parvenir, voici la maniere dont je m'y comportai. Je trempai ma main dans l'huile, dont je coulai très-doucement, & peu à peu un doigt vers la fourchette le long du vagin, puis un second, après un troisiéme, & enfin jusqu'à ce que le poulce & la main pûssent y être introduits, allant toûjours avec douceur, & sans aucune violence, afin de menager cette partie, & la rendre peu à peu susceptible de la dilatation necessaire. Après avoir vaincu cet obstacle, je portai ma main avec la même douceur, le long des cuisses, & des jambes, & jusqu'à ce qu'enfin j'eusse atteint les pieds, que je pris tous deux, & en repliant & repoussant les genoux vers le ventre de l'enfant, je trouvai moyen de leur ouvrir un passage, & de les attirer dehors, & l'enfant ayant la face en bas, je finis un accouchement des plus difficiles & des plus embarrassans que j'aye faits; mais ce ne fut qu'avec un temps très-long, de serieuses reflexions, & une peine extrême, non pas par rapport à la violence, dont je n'usai point; mais par la grande attention qu'il me fallut toûjours avoir, de crainte de déchirer l'entrefesson. Je délivrai la mere avec beaucoup de difficulté & de temps; mais heureusement, & dans la suite, l'enfant, que je croyois très-seurement encore mort, mais qui étoit seulement très-foible, s'est depuis fort bien porté, aussi-bien que sa mere, qui ne souffrit non plus dans sa couche, que si son accouchement eût été naturel.

## REFLEXION.

Je n'ai jamais vû d'autre enfant que celui-là engagé de la sorte, & quelqu'avancé qu'il fut, je ne pûs jamais introduire mes doigts dans ses aisnes pour en les accrochant faire avancer le siege, les parties de la femme l'embrassoient si étroitement, que je ne pouvois pas passer l'ongle entre la matrice & l'enfant, ce fut par hazard que je me fixai au lieu où j'introduisis mon doigt avec tant de peine, que je n'aurois jamais crû que cette partie qui étoit déja fort dilatée, eut encore été susceptible d'une dilatation aussi considerable; mais aussi cette premiere difficulté levée, plus j'allois en avant, plus je trouvois le moyen de satisfaire mon intention, qui étoit de prendre les pieds, si une extrême crainte ne se fut pas rencontrée en même temps, qui étoit de ne pouvoir les tirer dehors sans rompre les jambes ou les cuisses. Ce fut en cet accouchement que je connus la facilité qu'il y a à rompre quelques-unes de ces parties, étant celles qui se présentent les premieres, & qui paroissent d'abord faire esperer quelque moyen de délivrer une femme qui est en cet état. Il faut s'aider de toute sa raison pour ne se pas rebuter de la longueur du temps ny de l'extrême peine qu'il faut essuyer pour y réüssir.

L'on évitera ce dangereux écueil, si l'on se remplit l'idée de ce que l'on doit faire, avant que de commencer, qui est de ne s'attacher aux cuisses, ny aux jambes; mais d'aller jusqu'aux pieds, les joindre tous deux, travailler de tête & avec réflexion: car la maniere de se comporter est bien differente de ce que l'on doit faire quand on les va chercher dans le fond de la matrice. où l'on a la liberté de les attirer comme l'on veut; il n'y a au contraire ici qu'un détroit dont il faut les tirer, & pour cela les replier doucement vers les maleolles, & flechir les jambes autant qu'il est possible, & en sorte que les genoux poussent leur angle dans le ventre, & qu'ils y trouvent si bien leur place, que l'on puisse faire revenir les pieds repliés le long de la cuisse, en sorte qu'ils puissent suivre la main de l'Accoucheur, & sortir dehors sans rien rompre, quoi que M. Peu p. 393. propose de les rompre de dessein prémedité comme une necessité absolue, à quoi je suis très opposé, ce malheur ne m'étant jamais arrivé, que contre mon intention, ayant toûjours tâché de conduire l'accouchement à une heureuse fin, autant qu'il m'a été possible.

## CHAPITRE XXXVI.

### *De l'accouchement où l'enfant presente la hanche.*

SI le Chirurgien est quelquefois obligé d'introduire non seulement son doigt, mais aussi sa main, pour connoître la situation de l'enfant, quand il vient le cul devant, il y est encore bien plus engagé, quand il presente la hanche. Il n'y a point de partie sur l'enfant qui ressemble mieux à la tête que celle-là, sa rondeur & sa dureté, joint à l'éloignement de cette partie, qui ne peut que se fléchir un peu pour se presenter; sans se plier assez pour s'engager dans le passage, à moins qu'elle n'y soit forcée par les plus violentes douleurs que la femme puisse souffrir après l'écoulement des eaux; ce qui fait que le Chirurgien, loin de demeurer tranquille, en attendant que cette prétendue tête avance, doit faire une serieuse reflexion sur l'état present de cet accouchement, & tâcher de s'assurer de cette situation obscure & trompeuse, dans la crainte qu'il ne lui en arrive le même accident qui arriva à une Sage-Femme de Cherbourg, qui fera le sujet de l'Observation suivante.

## OBSERVATION CCLXXVII.

Le sept de Mars de l'année 1698. comme j'étois à Cherbourg auprès d'un blessé de consequence, la femme d'un des principaux Bourgeois, qui étoit grosse de son premier enfant, vint me prier de vouloir bien l'accoucher lorsqu'elle seroit à son terme; ce que je lui promis. Le temps du travail s'étant declaré, l'on vint me prier à six heures du matin d'aller voir cette malade, où je trouvai une Sage-Femme, qui me dit que les eaux étoient préparées, l'enfant bien placé, & les douleurs bonnes; qu'ainsi l'on m'étoit fort obligé; après quoi l'on me vint reconduire jusqu'au bas de l'escalier. Je fus assez surpris de ce mauvais compliment; mais on n'accouche point une femme contre sa volonté; j'eus mon tour environ minuit, que l'on me vint prier de revenir pour voir cette pauvre malade, qui n'étoit point encore accouchée, malgré toutes les belles apparences où la Sage-Femme me l'avoit dite, & que je croyois veritables, selon l'assurance avec laquelle elle m'avoit parlé; ce qui me fit leur dire qu'ils étoient trop pressez, qu'ils eussent patience, & que tout iroit bien, leur assurant au reste que je n'irois pas; & priai qu'on les reconduisît jusqu'à la rue, pour leur rendre civilité pour civilité. C'étoit ma pensée dans le moment; mais qui changea bien vite; car le moyen de refuser son secours à une malade en cet état, & à une famille affligée? Je me levai donc au plûtôt pour m'y en aller. Je trouvai encore en chemin d'autres personnes qui me venoient de nouveau prier avec bien des excuses des mauvaises manieres que l'on avoit eues à mon égard. Je trouvai l'enfant qui presentoit la hanche depuis quinze ou seize heures, si engagée par les violentes & continuelles douleurs que cette jeune femme avoit souffertes depuis ce temps là, que j'eus une extrême peine à repousser un peu cette partie, pour me procurer la liberté de couler ma main dans la matrice, afin de chercher les pieds, que je ne trouvai que très-difficilement, &

que je ne tirai dehors qu'après un très-long-temps & beaucoup de difficulté, tant la matrice étoit resserrée & appliquée sur l'enfant; & les douleurs qui ne cessoient pas un moment, m'obligeoient de retirer ma main de temps en temps, pour reprendre de nouvelles forces; je joignis à la fin les pieds, que je tirai dehors, & le corps de l'enfant suivit, à force de le tirer; en sorte que je ne finis cet accouchement, qu'après m'être bien fatigué. Je délivrai la femme avec peine, & l'enfant n'eut qu'autant de vie qu'il en fallut pour le baptiser, & peu s'en fallut que la mere n'en fit autant; cependant elle se retablit avec un peu plus de temps, par sa propre faute, ayant refusé les secours que je lui aurois donnés dans le commencement du travail, si à propos alors, qu'elle n'auroit presque rien souffert.

## REFLEXION.

Une pudeur mal fondée donna occasion à tout ce que souffroit cette jeune femme, qui après tant de maux fut obligée de s'en défaire par necessité, mais au prix des longues souffrances qu'elle se seroit épargnées si elle m'avoit laissé agir dans le commencement: car quoi qu'en cette situation le passage ne soit occupé de rien, il faut encore, comme je l'ai déja dit plusieurs fois, pour que le Chirurgien fasse un accouchement avec facilité, que la malade soit sans douleur, ce qui ne se trouvoit pas en celle-ci, puisque cette partie qui occupoit l'extrémité du passage interceptoit l'introduction de la main, les douleurs ne discontinuerent pas un seul moment, jusqu'à ce que j'eusse fini l'accouchement, dont la malade resta si épuisée, qu'elle ne se pût aider de ses membres durant plusieurs jours, à quoi tous les changemens de situation qu'elle avoit faits, selon que la Sage-Femme le jugeoit necessaire, ne contribuerent pas peu. Je ne blâmai pas cette Sage-Femme de s'être trompée en cette occasion, tant cette partie avoit de ressemblance avec la tête, mais je m'impatientai quand elle me voulut soûtenir que c'étoit cette même partie qui se présentoit, & il me fut facile de lui faire voir le contraire dans un instant, lorsque la femme fut accouchée, l'enfant ayant une tumeur en cette partie de la hanche par le long séjour & la situation contrainte qu'elle avoit soufferte en ce lieu là, comme il arrive à la tête par la même raison, lorsqu'elle séjourne trop long-temps au même endroit.

Si le coccix étoit jamais capable de causer quelqu'obstacle à l'accouchement, ç'auroit été en cette occasion, puisque ce ne fut que l'entiere liberté que je trouvai de son côté qui m'aida à terminer celui-ci; où je n'aurois jamais réüssi, s'il eut été capable d'y faire la moindre opposition, mais c'est dont je ne me suis jamais aperçu, car aussi-tôt que j'eus trouvé le moyen de dilater assez le vagin, pour y passer le premier de mes doigts, & les autres consecutivement jusqu'à ma main entiere, je les coulai entre les cuisses & les jambes de l'enfant, qui me servoient de conducteurs, pour aller trouver les pieds, à quoi je n'eus aucune peine, quand je les joignis, & les pris tous deux dans ma main; & au lieu de me mettre en état de les tirer, comme je fais quand je les vas saisir dans la matrice, où j'ai la liberté entiere d'en user de la sorte, à cause de l'espace qui j'y trouve, je les fis au contraire reflechir vers le ventre, en les y forçant & les pliant avec ma main, c'est à-dire, à l'endroit des genoux, & de cette maniere, j'attirai les pieds le long de la cuisse & les jambes aussi, & les fis ainsi sortir hors de ce détroit embarassant, sans rien rompre, quoique ce soit la situation de toutes celles qui sont contre nature où l'on s'y trouve le plus exposé. Cet accouchement fut fatiguant pour la mere au delà de ce qu'on peut dire; mais encore davantage pour l'enfant, qui en mourut & qui me fit aussi beaucoup souffrir, & le tout par le sot entêtement de cette femme qui s'en procura d'elle-même la punition.

## OBSERVATION CCLXXVIII.

Le 19 Août de l'année 1701. Madame la Comtesse de'... se trouvant à son terme, & malade pour accoucher, m'envoya prier à cinq heures du matin de me rendre auprès d'elle, je la trouvai levée, avec des douleurs violentes, qui redoubloient sans cesse. Elle me dit qu'il y avoit plus de deux heures qu'elle sentoit couler des eaux en abondance, sans être la maîtresse de les retenir. J'inferai de son rapport, qu'il devoit y avoir quelque chose d'extraordinaire dans son travail; les douleurs étoient trop fortes & trop fréquentes, joint à l'écoulement continuel de ces eaux, pour ne pas accoucher, si l'enfant eût été bien situé. Je grondai tout le monde, & je dis à cette Dame que je la gronderois aussi, si j'osois, de me donner journellement des marques de sa confiance, & de me refuser la grace de m'envoyer chercher dans un si pressant besoin, dès le moment qu'elle s'étoit sentie en cet état, sans differer pendant deux ou trois heures, qui étoient un temps précieux, tant pour elle & pour son enfant. Je la mis en situation, & examinai avec attention celle de l'enfant. Je n'ai jamais trouvé de tête plus proche ni mieux formée, si les apparences eussent pû me tromper; mais prévenu du contraire, par les violentes & frequentes douleurs que la malade souffroit, je repoussai peu à peu cette prétenduë tête, & m'asseurai dans ce prétendu attouchement que c'étoit la hanche. Je n'eus pas de peine à couler ma main par dessous, pour aller chercher les pieds, qui étoient fort proche; je les joignis tous deux, les tirai dehors, & achevai l'accouchement en un petit moment. Cette Dame crut, se voyant en cet etat, que c'étoit la derniere heure de sa vie; mais elle changea bien vite son inquiétude en joye, lorsqu'elle entendit crier l'enfant, presque aussi-tôt que j'eus commencé à travailler ; & sa joye augmenta encore quand elle sçut que c'étoit un garçon, parce qu'elle n'avoit qu'une fille. Je la délivrai ensuite ; elle se porta très-bien, & l'enfant, quoique très-petit, s'est bien fait nourrir, & est à present un grand garçon.

## REFLEXION.

La partie de la hanche qui se présentoit étoit déja toute noire, quoiqu'il n'y eut que peu de temps que la Dame étoit malade, parce que les douleurs étoient si pressantes que cette partie s'engageoit de moment à autre de plus en plus, & d'autant plus aisément que l'enfant étoit fort petit, outre que l'inegalité de cette partie irritoit sans cesse celles de la mere : ce qui étoit cause du peu de relâche qu'elle avoit, par le retardement que l'on avoit eu à m'envoyer chercher : car elle se seroit très certainement epargné les douleurs qu'elle souffrit dans ce long intervale, quoique l'accouchement n'eut pas pû être plus heureux, parce que les eaux s'écouloient actuellement & entretenoient le vagin & la matrice dans la souplesse qui facilite l'extension qui leur est necessaire, pour finir promptement l'accouchement & avec un aussi heureux succès que je fis celui-ci, tout contraire au précedent par les raisons opposées.

---

## CHAPITRE XXXVII.

### *De l'accouchement où l'enfant presente l'un ou les deux genoux.*

IL faut convenir que la situation où l'enfant presente les genoux, peut aisément tromper l'Accoucheur, en lui faisant prendre cette partie pour la tête, lorsque l'enfant est éloigné, que les genoux sont encore dans les eaux, & recouverts des membranes qui les contiennent ; mais aussi-tôt que les membranes sont ouvertes, & les eaux écoulées, il n'y a qu'un défaut de reflexion ou de pratique, qui puisse laisser un Chirurgien dans cette erreur, d'autant plus qu'il n'y en a qu'un, pour l'ordinaire, qui s'avance au passage, dont la grosseur est si differente de celle de la tête, que la moindre attention ne permet pas de s'y méprendre ; l'autre genoux étant presque toûjours un peu derriere ; ce qui oblige l'Accoucheur de repousser un peu celui qui est le plus avancé, afin d'aller avec plus de facilité prendre les pieds, qui sont très-faciles à trouver, l'enfant étant comme à genoux sur les os pubis ; je veux dire celui qui reste derriere, dont celui qui est dans le vagin, & qui se presente au passage, ne doit pas être éloigné; les deux pieds étant joints, il les faut tirer, & finir l'accouchement, de la maniere que je l'ai pratiqué dans l'Observation suivante.

## OBSERVATION CCLXXIX.

Le 22 Février de l'année 1698. Madame de....., grosse de son premier enfant & à terme, sentant de legeres, & passageres douleurs, tant dans le ventre, vers le nombril qu'autour des reins; m'envoya prier de venir la voir. J'y allai aussi-tôt; & après avoir examiné la nature des douleurs qu'elle souffroit; je l'asseurai que c'étoient les avant-coureurs de son accouchement; & l'avertis de ne pas sortir en chaise, en carosse, ni à pied; mais qu'il n'y avoit encore rien qui m'obligeât de rester actuellement auprès d'elle, que je ne m'éloignerois pas, & que je serois toûjours à portée de la voir de temps en temps; ce que je fis pendant trois jours, que ces legeres douleurs continuerent, qui n'interrompirent aucunement ses plaisirs ordinaires, recevant compagnie pendant tout ce temps-là, & jouant comme elle avoit coûtume. Sur la fin de la troisiéme nuit, les douleurs ayant considerablement augmenté, elle m'envoya avertir. Je me rendis en peu de temps auprés d'elle; je la touchai pour m'assurer de la situation de son enfant; & comme l'orifice interieur de la matrice, n'étoit encore que très-peu dilaté; je fus obligé de laisser passer encore trois ou quatre douleurs, qui étant violentes & redoublées, disposerent si bien les parties, que je crûs toucher la tête au travers des membranes qui contenoient les eaux, mais elle me parut encore fort éloignée. Je demeurai quelque temps tranquile, sur cette apparence trompeuse, & jusqu'à ce que les eaux fussent écoulées, où pour lors je trouvai le genou au lieu de la tête. Après m'en être bien asseuré, si-tôt que la douleur fut finie, je le repoussai, & allai chercher le pied de l'enfant, que j'arrêtai, je n'eus aucune peine à trouver l'autre, que je joignis au premier; & les ayant pris tous deux, je les attirai au passage. L'enfant ayant la face en dessus, je lui fis faire le demi-tour, qu'il convient de lui donner en cette occasion, afin de la lui tourner en dessous; puis je finis l'accouchement, & délivrai la mere à l'instant, l'une & l'autre se portant fort bien.

REFLEXION

## REFLEXION.

Si plusieurs Dames bonnes amies de la malade qui étoient tranquilles dans l'anti-Chambre sur l'esperance que je leur avois donnée de la bonne situation de l'enfant, eussent sçu ce qui se passoit, & que l'enfant étant mal situé je meditois l'accouchement que j'executai en fort peu de temps, elles auroient été très inquietes, aussi-bien que celle qui y étoit la plus interessée, à qui je n'en dis rien, m'étant facile de lui faire faire ce que je voulois, & de la mettre en telle situation que je le trouvois à propos, parce que c'étoit son premier enfant; en cette occasion comme en quantité d'autres, j'ai toûjours tâché d'en user ainsi, ou du moins autant que je l'ai pû, dans la crainte d'allarmer la malade & les assistans, par l'extraordinaire situation de l'enfant, quand assuré de la réüssite, je l'ai pû terminer heureusement, qui est des plus faciles pour ceux qui ont quelqu'experience; cette situation se declareroit d'elle-même, si le genoux seul pouvoit defendre assez; mais il en est empêché par l'autre que l'Accoucheur trouve pour l'ordinaire vers les os des isles ou pubis, où l'enfant est comme agenoüillé sur un de ces os. Il faut si bien se garder de tirer ce premier genou comme on le feroit aisément en mettant son doigt sous le pli du jaret pour l'attirer ensuite, mais il faut au contraire le repousser, pour aller chercher les pieds, la chose est très-facile, étant fort près l'un de l'autre, il faut après cela les joindre ensemble, puis les attirer & finir l'accouchement.

Je n'ai jamais trouvé les deux genoux ensemble, l'un étant presque toûjours plus avancé que l'autre; mais aussi quand j'ai trouvé l'un des deux peu avancé au passage, l'autre étoit quelquefois assez proche, pour dire qu'ils se présentoient tous deux.

---

## CHAPITRE XXXVIII.

### *De l'accouchement où l'enfant presente l'un ou les deux pieds.*

LA situation où l'enfant presente les pieds, rend l'accouchement très-facile. Il ne faut point en cette occasion que l'Accoucheur s'ennuye à attendre le moment favorable; car quand il trouve les pieds, si les membranes ne sont pas encore ouvertes, il faut qu'il les ouvre sans temporiser; & si elles sont ouvertes, il n'a qu'à joindre un pied à l'autre, à les attirer tous deux, & à finir l'accouchement, en s'aidant de son bon sens, & se conduisant comme je le conseille; il réussira même sans avoir de pratique dans ces sortes d'operations. Je propose ce que j'ai fait, comme je le rapporte dans une de mes Observations. S'il y a un des pieds sorti seul, il faut le faire rentrer, pour le joindre à l'autre, & ne s'exposer jamais à tirer l'enfant par un pied seul, à moins qu'il ait une impossibilité absolue de joindre l'autre, comme il arrive dans de certaines conjonctures, qui sont rares, mais qui ne sont pas impossibles.

Il semble que je me retracte dans ce Chapitre, à l'égard du pied qui sort, de ce que j'ai dit dans celui du bras qui est sorti; parce que dans celui du pied, je conseille la reduction, & que dans celui du bras, je fais un assez long discours, pour faire entendre non seulement l'inutilité, mais le danger qu'il y a de le tenter. Il sembleroit neanmoins que ces parties qui ont tant de rapport les unes avec les autres, pendant qu'elles sont renfermées dans la matrice, qu'un Chirurgien s'y peut quelquefois tromper pour un moment, en prenant l'une pour l'autre, devroient courir une même fortune, & être secourues de la même maniere.

Mais quoique ces parties ne different que trés-peu les unes des autres au ventre de la mere, les secours qu'on leur doit rendre quand elles sortent les premieres, sont neanmoins bien differens, en ce qu'il faut que le Chirurgien prenne la main de l'enfant qui est sortie dans la sienne, pour la reduire au fond de la matrice; ce qui ne se peut faire sans que ces parties passent dans le vagin, où il faut que le bras se replie, & que ces deux mains l'une dans l'autre passent le long de ce bras replié, comme je le rapporte dans une Observation précedente; au lieu que le pied étant sorti, le Chirurgien n'a qu'à prendre la cuisse de l'enfant en sa partie inferieure, si elle sort jusques-là, ou par la jambe, s'il n'y a qu'elle de sortie; ou enfin, prendre le pied dans sa main, & le repousser doucement au dedans de la matrice; ce qui se fait facilement, parce que cette cuisse, jambe, ou pied, ne trouvent point d'obstacle qui les empêche de rentrer, sans crainte qu'elles ne ressortent, comme fait le bras; ce qui facilite le moyen de chercher l'autre pied, le joindre au premier, les prendre tous deux, les attirer dehors, & finir l'accouchement, & ayant toûjours égard à ce que l'enfant ait la face en dessous, pour ne pas tomber dans la faute d'une Sage-Femme dont je vais parler.

## OBSERVATION CCLXXX.

Le premier Septembre de l'année 1693. l'on me vint prier

d'aller voir la femme d'un Charpentier, à la Lande de Beaumont près de cette Ville, qui étoit en travail, & la Sage-Femme fort embarrassée. Je m'y rendis le plûtôt que je pûs. Je trouvai la Sage-Femme qui tiroit de son mieux l'enfant, dont les pieds étoient venus les premiers, & dont le corps étoit sorti jusqu'au menton, qui me parut accroché aux os pubis. Je coulai ma main entre cet os & le menton de l'enfant, qui étoit mort, il y avoit déja quelque temps, & par le moyen de mon doigt, que j'introduisis dans sa bouche, en repoussant un peu le derriere de la tête de mon autre main, que j'avois introduite par dessous vers la fourchette; en sorte que mes deux mains s'entr'aidant de la sorte, je fis un peu tourner la tête de côté, & par ce mouvement je fis avancer encore davantage mon doigt, & agissant alternativement, puis de mes deux mains ensemble, je fis tant enfin, que le menton s'avança au passage, & me donna une meilleure prise, n'osant faire agir le col que foiblement, crainte d'arracher la tête, qui ne tenoit que très-peu, quand j'arrivai; après avoir mis toutes choses en cet état, j'attendis jusqu'à ce que la malade eût une nouvelle douleur, qui par bonheur fût assez vive, jointe au foible secours que je luy donnai, pour finir un accouchement, où la tête de l'enfant seroit infailliblement restée, si je n'eusse pas pris toutes les précautions que je rapporte, sans que je fisse le moindre effort & sans aucune violence; ce qui fut cause que j'y employai beaucoup de temps, & j'eus besoin de toute ma patience. L'arriere-faix suivit, & la Sage-Femme eut soin du reste.

## REFLEXION.

La patience d'un Accoucheur contribue beaucoup à terminer heureusement l'accouchement, & la précipitation au contraire l'empêche de réflechir avec assez d'attention à ce qu'il doit faire pour secourir la malade efficacement. Cette Sage-Femme manqua à une seule chose, quoiqu'elle eut fait plusieurs accouchemens très heureux, & même d'enfans mal placez dont elle avoit été chercher les pieds, ce fut de tourner la face de l'enfant en dessous qu'il avoit en dessus. Si elle eut levé cette petite difficulté, elle auroit sauvé la vie à cet enfant, qui est la principale attention que l'on doit avoir quand l'enfant vient les pieds devant, comme je l'ai fait remarquer dans une Observation précedente. De tous les accouchemens c'est celui où l'enfant vient en cette situation que je crois devoir appeller heureux à plus juste prix, puisqu'aussi-tôt que le Chirurgien arrive il n'a qu'à travailler, comme je l'ai dis dans le premier Livre. Mais qu'il fasse attention à ce que l'enfant vienne la face en bas: car si elle vient en dessus, il doit au plûtôt le retourner; de pareilles répetitions ne doivent pas déplaire, parce que l'Accoucheur ne peut jamais trop se remplir l'idée d'une chose aussi importante, puisqu'il y va de la vie de l'enfant, & quelquefois même de celle de la mere.

## CHAPITRE XXXIX.

### *De l'accouchement où l'enfant presente les pieds avec la tête, & de celui où il presente les pieds, les mains & la tête.*

LES situations extraordinaires dont je dois parler ici, font bien voir que l'enfant est en état d'en prendre de toutes les manieres au ventre de sa mere. En faisant reflexion à celle qu'il tient quand il presente la tête & les pieds, ou les pieds & les mains, il sembleroit qu'il pourroit ou devroit y être resté depuis long-temps; mais ce que je puis asseurer sur ce sujet, c'est que j'ai ouvert une femme au moment qu'elle eut expiré, pour procurer la grace du Baptême à son enfant, que je trouvai mort, malgré toute la précaution que je pûs prendre, qui étoit situé en cette sorte. De sçavoir si c'étoit une disposition prochaine à l'accouchement, c'est ce que je ne sçaurois dire; la cause que je trouve la plus vrai-semblable, pour expliquer ces situations, me paroît être le manque de liberté, que les enfans qui viennent aussi mal, ont à se mouvoir dans la matrice, ou le défaut de force, qui les empêche de porter leurs pieds où étoit leur tête.

Les douleurs que la mere souffre dans le temps de l'accouchement, peuvent aussi y avoir quelque part, en les surprenant avant qu'ils ayent eu le temps de faire ce mouvement, par l'écoulement inopiné des eaux, & la contraction subite que souffre la matrice. Cet accouchement, comme plusieurs autres, a son bon & son mauvais, suivant le temps que le Chirurgien y est appellé, & la disposition des parties de la femme.

## OBSERVATION CCLXXXI.

Le quatre Novembre de l'année 1689. étant auprès d'une Bourgeoise de cette Ville, malade pour accoucher, je voulus m'asseurer de la situation de l'enfant, à qui je trouvai la tête au travers des membranes & des eaux, avec quelques autres parties en confusion. Je ne pûs distinguer si c'étoit les pieds ou les mains; sans en vouloir faire un plus long examen, ni attendre que les douleurs, quoique violentes & redoublées, eussent fait ouvrir les membranes & écouler les eaux, je mis la femme en situation sur le travers de son lit pour la coucher, j'ouvris les membranes, & trouvai que c'étoit les pieds que l'enfant presentoit, avec la tête. Je repoussai la tête au dedans de la matrice; je joignis les deux pieds, les pris, les attirai au passage, & finis l'accouchement en un instant & sans peine. Je délivrai la mere, qui ne souffrit presque rien.

## REFLEXION.

Il y a des Praticiens qui ont des moyens qui ne conviennent point à tous les Chirurgiens qui s'apliquent aux accouchemens, celui d'aller prendre les pieds au travers des membranes sans les ouvrir en est un que M. P. propose pour regle, que je n'ai jamais pû comprendre & lorsque j'ai voulu l'essayer, j'ai toûjours été obligé de l'abandonner par l'impossibilité que j'ai trouvée à réüssir en suivant cette regle. 1°. en ce que je ne pouvois m'assujetir le pied, étant recouvert de cette membrane. 2°. cette membrane tenant à l'arriere faix, j'aurois été obligé de la tirer avec le pied. 3°. l'Accoucheur ayant quelquefois de la peine à distinguer les mains avec les pieds, dans la confusion où ils sont avec des caillots de sang, & le cordon dans le temps même qu'il les touche à nud, le moyen de ne s'y pas méprendre au travers des membranes; sans neanmoins que je prétende refuser cette pratique, comme chacun a la sienne, je veux croire que M. Peu s'en accommodoit aussi-bien que je m'en accommodois mal, puisque je ne manque jamais d'ouvrir les membranes pour aller chercher les pieds, comme je l'ai fait dans cet accouchement, & en plusieurs autres que je raporte, mais je ne l'ai pas encore fait remarquer comme je fais en celle ci, combien il est plus avantageux d'ouvrir les membranes, que d'en commettre l'ouverture aux soins de la nature, quand il est necessaire de finir l'accouchement. C'est une chose que je ne saurois trop répeter pour en persuader le bon usage, rien n'étant plus capable de le faire comprendre que l'experience, puisque l'avantage que l'Accoucheur en retire n'est pas moindre que la crainte de les ouvrir, ou qu'elles ne s'ouvrent prématurément dans un accouchement naturel, puisque rien n'est plus capable de le rendre long & difficile, que cette ouverture faite à contre-temps; de maniere qu'il n'y a point à temporiser, aussi tôt que l'on est assuré que les pieds ou les mains se présentent seuls, ou avec la tête, il faut ouvrir les membranes & saisir les pieds de l'enfant quand ils se présentent, où les aller chercher quand ce sont les mains, pour finir l'accouchement; il est aisé de voir par cette Observation, avec quelle facilité cela se fait, en prenant le temps à propos, mais aussi lorsque l'on manque de profiter du temps, on a bien de la peine à y réüssir.

## OBSERVATION CCLXXXII.

Le 21 de Novembre de l'année 1700. je fus mandé pendant la nuit pour aller à la Paroisse de Montaigu, à deux lieuës de cette Ville, accoucher une très-pauvre femme, qui étoit en travail depuis deux jours. Je trouvai l'enfant qui presentoit les pieds & la tête, également avancés ; ce qui avoit fait croire à la Sage-Femme qu'elle n'avoit qu'à travailler à élargir le passage, & qu'aussi-tôt la tête sortiroit, d'autant que les douleurs de la femme, qui étoient fortes & redoublées, sembloient devoir beaucoup contribuer à la faire promptement accoucher : ce fut aussi à quoy elle s'employa de son mieux ; mais ce fut en vain qu'elle déchira toute cette pauvre femme, à qui je trouvai les grandes lévres prodigieusement enflées, par les violences qu'elle y avoit faites, aussi-bien qu'aux nimphes ou clitoris, & à la fourchette, qui étoient toutes dilatées, sans qu'elle eut pû faire avancer la tête en aucune maniere ; malgré tous ces efforts & tout ce délabrement, je ne doutai point qu'en prenant le contre pied de ce qu'elle avoit fait, je terminerois bien-tôt cet accouchement ; ce qui me fit quitter la tête, qui avoit été son objet, pour m'attacher aux pieds. Rien ne me paroissoit plus facile ; je les attirai l'un après l'autre hors le vagin d'une main, pendant que je faisois continuellement agir l'autre, pour repousser la tête au dedans, afin de donner la liberté au siege de passer ; mon intention étoit l'unique que je devois avoir ; mais je ne pûs la mettre en execution, la matrice s'étoit tellement resserrée, & si étroitement appliquée sur l'enfant, depuis le temps que les eaux étoient écoulées, joint aux violentes & continuelles douleurs que cette pauvre femme souffroit depuis le commencement de son travail, qui augmentoient encore si-tôt que je lui touchois, que je me vis à bout. Tantôt je tâchois en repoussant la tête d'attirer les pieds, tantôt je repoussois la tête seule, & tantôt enfin je tirois les pieds seuls ; après quoy je m'attachai à la tête de laquelle je tirai une partie du cerveau, & l'attirois de toute ma force, aussi-bien que les pieds, ayant les miens appuyez contre le bord du lit, la femme étant tenue très fermement. Tout cela me fut également inutile, le passage étoit tellement engagé, que cette malade n'avoit pas pissé ni été à la selle depuis plus de vingt-quatre heures, qui est une preuve de l'état pitoyable où elle étoit reduite, sans que neanmoins le courage lui manquât. Je lui fis donner une rôtie au cidre, & lui en fis boire un grand verre, n'ayant autre bien à lui faire, pendant que je repris un peu haleine; après quoy je la fis tenir encore mieux qu'auparavant; je remis mon pied comme il étoit contre le bois du lit, & en ramassant toutes mes forces, & encourageant la femme à s'aider, je fis un dernier effort, & tirai si violemment, que l'enfant venant à s'ébranler, sortit tout d'un coup, sans sçavoir comment. Je délivrai cette pauvre femme, & eus soin de lui faire donner un verre de cidre, en attendant qu'il y eût un lait bouilli, que je lui fis prendre. Elle ne perdit point courage en cette occasion, mais elle fut très-malade ensuite, & elle eut une perte involontaire d'urine, avec un si violent cours de ventre, qu'elle laissoit tout aller sans se sentir. Malgré tous ces accidens, elle se tira d'affaire, sans avoir aucun reste fâcheux de cette mauvaise couche; mais ce ne fut que plus de six mois après l'accouchement.

## REFLEXION.

Cet accouchement, comme beaucoup d'autres que je cite, ne devient difficile, que par la contraction que la matrice souffroit depuis le long-temps qu'il y avoit que les eaux étoient écoulées, ce qui fit qu'elle se colla pour ainsi dire sur l'enfant, & ne laissa aucun vuide au de-là des os qui forment le bassinet, en sorte qu'il me fut impossible de faire rétrograder la tête, afin de laisser la liberté au siege de sortir, tant toutes ses parties étoient embarées & enclavées en cet endroit, ce qui me força à faire les terribles efforts que je raporte pour en venir à bout. Les accidens qui suivirent cet accouchement & qui debiliterent si fort l'anus & la vessie, furent causez par la violente compression que les parties souffrirent pendant le temps que l'enfant fut dans cette situation genante, qui interdisant le cours des esprits & des humeurs, fit tomber leurs sphincter en paralysie, qui reprirent pourtant si bien leur ressort quelques mois après l'accouchement, que toutes ces parties se trouverent parfaitement rétablies.

Il n'est pas surprenant que les grandes levres, les nymphes, le clitoris & la fourchete fussent autant mal traitées qu'elles étoient, après toutes les violences que la Sage-Femme y avoit faites. J'envoyay une lotion detersive pour les bassiner sans cesse, & je prescrivis ce qu'il falloit faire pour empêcher qu'elles ne tombassent en mortification, & même qu'après la chute des chairs contuses, il ne se fit une coherence de toutes ces parties semblable à celle que je raporte dans une autre Observation, .... ce qui fut ponctuellement executé.

Je n'eus aucune crainte particuliere pour le clitoris, quoi qu'en puisse dire M. Peu. Les accidens de cette partie ne sont pas plus à apprehender que ceux de toutes les autres. Et je puis dire que je ne lui en ai jamais vû arriver à aucun qui ait été fort fâcheux, je n'ai non plus jamais pû rien comprendre aux soins qu'il exige d'un Accoucheur en faveur de cette partie, que je n'ai pas trouvé à une seule femme du nombre infini de celles que j'ai accouchées de la maniere qu'il l'a décrit, & quand même elle seroit telle que cet Auteur le propose, il me paroît que les moyens qu'il conseille seroient bien inutiles, puisque la tête de l'enfant ne peut engager ce clitoris avec elle, étant situé en la partie superieure & exterieure de la vulve, qui par consequent ne peut la pousser que devant soy, ainsi l'avertissement de cet Auteur est tout-à-fait inutile.

J'étois si fatigué après cet accouchement, que tout en eau & en chemise, envelopé seulement de mon manteau, je me determinai à passer le reste de la nuit sur un peu de paille, n'ayant pas le courage d'aller à deux cens pas de-là chez un de mes amis, qui me força à la fin de le suivre, où il ne me manqua rien pour me remettre de l'épuisement où je me trouvois.

## OBSERVATION CCLXXXIII.

Le dix-huit Août de l'année 1702. la femme d'un Marchand de volaille de cette Ville, étant malade pour accoucher, m'envoya prier de venir chez elle ; mais une Dame éloignée de quatre lieuës de cette Ville, m'ayant envoyé querir la nuit pour l'accoucher, le mary de cette femme fut obligé de m'y venir chercher. Comme j'avois heureusement fini l'accouchement de cette Dame, je n'eus qu'à monter à cheval & m'en retourner ; ce que je fis le plus promptement qu'il me fut possible. Je trouvai cette femme avec des douleurs continuelles, dont les eaux étoient percées il y avoit trois à quatre heures ; ce qui me fit juger sans la toucher qu'il y avoit quelque chose d'extrordinaire dans son travail, & que si l'enfant eût été bien situé, vû le redoublement continuel des fortes douleurs qu'elle souffroit, il auroit dû être fini avant mon arrivée. Cette reflexion m'empêcha d'être surpris en la touchant de trouver plusieurs parties en confusion. Je situai la malade sur le travers de son lit pour l'accoucher. Je trouvai dans l'examen que je fis des parties de l'enfant qui se presentoient, la tête, les mains, & les pieds, que je débrouillai sans peine d'avec les mains ; je les pris d'une main pour les attirer au passage, pendant qu'avec l'autre, & dans le même temps, je repoussai la tête au dedans ; je finis cet accouchement en agissant de la sorte, allant avec beaucoup de douceur, & avec un peu de peine, & de temps en temps. Je délivrai la mere, qui fut très-mal pendant quelques jours ; mais qui se porta bien dans la suite, ainsi que l'enfant, nonobstant le long-temps qu'il fut en cette situation contraire.

REFLEXION

## REFLEXION.

Si j'avois été auprès de cette femme dans le commencement de son travail, je lui aurois epargné toutes les douleurs qu'elle souffrit jusqu'à mon retour, ayant été beaucoup plus mal qu'elle ne l'auroit été, si son enfant fut venu dans une meilleure situation, parce que son accouchement en auroit été bien plus court avec les douleurs qu'elle souffroit; mais heureusement les eaux ne s'étant pas écoulées tout à coup, & continuant encore de sortir après que je fus arrivé, elles contribuerent beaucoup à tenir le vagin & la matrice dans la souplesse necessaire pour non seulement permettre l'introduction de ma main, afin d'aller prendre les pieds de l'enfant qui ne sont pas difficiles à trouver, quand il se présente en cette situation, mais aussi pour me laisser la liberté de repousser la tête, en quoi consiste toute la difficulté ou la facilité d'un pareil accouchement, parce que l'Accoucheur trouve pour l'ordinaire des moyens assez faciles pour surmonter les autres difficultés quand celle-ci a cedé à son adresse, sans neanmoins que la chose soit si generale, qu'elle ne puisse avoir quelqu'exception.

## OBSERVATION CCLXXXIV.

Le trois de Decembre 1702. j'allai à la Paroisse d'Eraudeville, à deux lieuës d'ici, pour accoucher la femme d'un Boulanger, dont l'enfant presentoit la tête, les deux mains, & un pied, & dont la mort étoit annoncée par toutes les marques que l'on en pouvoit avoir. Je mis la femme en situation, & repoussai la tête assez aisément; mais les mains n'en occuperent que mieux le passage, & empêcherent la mienne d'aller chercher l'autre pied; ce qui m'obligea de tenter leur reduction, en tâchant de pousser la poitrine en dedans, afin de faire suivre les mains; mais il me fut impossible d'y réussir, le passage étoit trop occupé; ce fut aussi en vain que je voulus tenter la reduction de l'un ou de l'autre bras, que M. M. a trouvé tant de fois si possible; ce qui me fit entreprendre l'accouchement par le pied seul, que j'attirai dehors, jusqu'au dessus du genou, sans le pouvoir faire avancer davantage, après y avoir inutilement fait plusieurs efforts. Je pris le parti de faire rentrer ce pied, & pour y parvenir, je pris la cuisse en sa partie inferieure vers le genou, que je repoussai peu à peu, jusqu'à ce qu'elle eût fait retrograder le corps; & voyant que je réussissois dans mon idée, je continuai de la même maniere à repousser la jambe & le pied, jusqu'à ce que j'eusse la liberté de couler ma main dans la matrice, pour aller chercher l'autre pied, que je trouvai comme fixé, à peu près vers la partie moyenne de la face interieure de l'os des isles du côté gauche, où il paroissoit comme engagé dans la substance même de la matrice, d'où je le débarrassai, le joignis à l'autre, les attirai tous deux au passage, à mesure que je leur faisois faire ce mouvement, les bras rentroient au dedans, & ne me firent plus d'obstacle à cet accouchement, que je finis après beaucoup de peines. L'enfant étoit mort. Je délivrai la mere d'un fort gros arriere-faix; peu s'en fallut qu'elle ne perit aussi, cependant elle se tira d'affaire après beaucoup de souffrances.

## REFLEXION.

Il n'y avoit pas long temps que la Sage-Femme étoit arrivée quand elle m'envoya chercher, qui fut au moment qu'elle eut connu la mauvaise situation de cet enfant, mais il y avoit plusieurs jours que la femme étoit malade avant qu'elle la fit venir. La malade étant en situation, je m'assurai de celle de l'enfant, que je trouvai telle que je l'ai dite, après que j'eus repoussé la tête au dessus des os pubis, je voulus aussi repousser les mains; mais il me fut impossible, tout le passage étant occupé des parties susdites, en sorte que quand j'en voulois réduire une, les autres trouvant plus de liberté s'avançoient davantage, & rendoient mon operation encore plus difficile, ce qui me fit quiter ce dessein, & m'atacher à ce pied seul, ou après avoir fait en vain quelques legers efforts, sans aller aux extrêmes dans la crainte de causer quelque dérangement à l'articulation de la cuisse de l'enfant, je tentai la réduction, à laquelle je réüssis en poussant la cuisse par sa partie inferieure, où je la tenois assujetie avec une partie du genou. Ce mouvement donna occasion à celui de tout le corps qui retira les bras & les mains du passage, en les faisant rentrer au dedans & jusqu'au fond de la matrice, & me facilita le moyen d'aller en liberté chercher l'autre pied, que je ne trouvai neanmoins qu'après avoir fait tout le tour de la matrice plus d'une fois avant que de m'en assurer, étant comme perdu dans la substance de ce viscere, ce qui n'est pas difficile à croire, en considerant la molesse de cette partie, & la situation de cet enfant, qui étoit comme s'il eut été placé de dessein prémedité pour l'empêcher de sortir.

Ce qui me fait dire que si l'enfant présente un pied seul, qu'il est necessaire de chercher l'autre, pour finir l'accouchement, & qu'au cas qu'il soit très difficile à trouver, le Chirurgien peut tenter d'accoucher la femme par ce pied seul, comme j'ai fait bien des fois & avec beaucoup de facilité; mais qu'au cas qu'il trouve trop de difficulté à le terminer de cette maniere, il est toûjours en état d'en venir à la réduction pour aller chercher l'autre, comme je l'ai fait à l'accouchement de cette femme, ce qui est très different du bras, en ce que le bras resort toûjours plûtôt que l'on ne voudroit, à moins qu'il ne soit porté jusqu'au fond de la matrice, comme je l'ai dit ailleurs, & que le pied ne resort jamais assez tôt; quand on le joint à son compagnon, il est impossible qu'un enfant puisse soûtenir un travail de la nature qu'étoit celui-ci sans mourir; c'est un bonheur que la mere s'en soit sauvée, & le tout pour avoir negligé d'envoyer chercher du secours aussi-tôt qu'elle commença d'être malade parce qu'elle ne croïoit pas ses douleurs assez fortes.

## CHAPITRE XL.

### *De l'accouchement où le cordon accompagne une ou plusieurs parties de l'enfant.*

QUORQUE j'aye fait connoître la necessité absolue qu'il y a d'accoucher incessamment la femme, quand le cordon de l'ombilic se presente, & sort avant la tête de l'enfant, lorsqu'il est bien situé, si l'on veut lui sauver la vie, je suis obligé de le repeter non seulement à l'occasion de cette situation, mais à l'occasion de toute autre; à la difference que quand l'enfant est bien situé, & que la tête vient à s'avancer dans le passage, ce cordon se trouve pressé entre les parties de la femme & la tête de l'enfant, d'une telle maniere, qu'elle cause une interception au sang & aux esprits, qui venant à cesser de couler, cause la mort à l'enfant, puisqu'il n'entretient sa vie au ventre de sa mere, que par l'heureuse communication qui subsiste de l'une à l'autre, & qui cesse dès le moment que ce commerce est interrompu.

Il faut donc pour que cette décision ait lieu, que la tête soit bien située & avance au passage; car autrement, il est rare que le cordon venant à sortir, avec quelqu'autre partie que ce soit, ou la tête même, autrement située qu'elle ne le doit être, pour venir naturellement; que ce cotdon, dis-je, puisse souffrir un étranglement assez considerable, pour faire mourir l'enfant, avant que le Chirurgien, s'il se trouve à portée, puisse avoir le temps de lui donner les secours necessaires pour le tirer de ce danger par l'accouchement, comme je l'ai fait frequemment; ce qui m'a toûjours très-bien réussi.

### OBSERVATION CCLXXXV.

Le sept Juillet de l'année 1696. l'on me vint chercher pour aller à la Paroisse de Tamerville, accoucher la femme d'un Laboureur, que je trouvai avec des douleurs lentes & éloignées, qu'elle souffroit depuis environ quatre heures, que ses eaux s'étoient écoulées, & que le cordon de l'ombilic avoit suivi, qui sortoit de la longueur d'un demi-pied, dont la chaleur & le battement sensible asseuroient la vie de l'enfant, qui étoit encore fort éloigné, & qui presentoit le visage à plein, que je repoussai sans resistance, pour avoir lieu de chercher les pieds, que je trouvai dans un moment, les attirai au passage, & finis un accouchement, qui auroit été bien moins heureux, si par malheur l'enfant eût été bien situé, & plus avancé au passage, parce que j'aurois été forcé de le laisser au benefice de la nature, attendu que la tête à mesure qu'elle se seroit avancée, auroit comprimé le cordon, intercepté le cours du sang, & par consequent causé la mort à l'enfant, qui se porta très-bien, & la mere aussi, en finissant l'accouchement, comme je le dis. Je délivrai la mere, & tout ne dura pas la quatriéme partie d'un quart-d'heure.

## REFLEXION.

En quelque situation que soit l'enfant, lorsque le cordon de l'ombilic le devance, & qu'il sort, j'accouche toûjours la femme, & ne laisse jamais l'accouchement au benefice de la nature, je donne cela pour regle generale & sans nulle exception. Je supose pourtant l'enfant mal placé, & le pouvoir de le faire: car quoique l'on soit assuré du peril où l'enfant se trouve exposé, quand il se présente au couronnement avec la sortie du cordon de l'ombilic, s'il n'est promptement secouru, le Chirurgien n'est pas toûjours le maître de le faire, en ce qu'il est impossible de réüssir alors, sans le secours des instrumens, qui tuant tous égallement l'enfant, ne doivent être employés que dans la connoissance assurée de sa mort, parce que le hazard ou le bonheur a fait qu'il s'est quelquefois trouvé des accouchemens, où les enfants quoi qu'en cette situation, & le cordon avec peu ou point de battement, se sont encore sauvez quand l'accouchement a été fort prompt, ce qui ne s'est jamais vû, lorsque les enfans ont été tirés par le moyen des instrumens.

Il n'y a certainement d'autre secours à tenter dans un cas pareil: car l'on enfonceroit plûtôt la tête de l'enfant, & l'on creveroit plûtôt la mere, que de pouvoir aller chercher les pieds pour le retourner, quand il est en cette situation, & que les douleurs de la mere sont fortes & redoublées; mais pour peu qu'un de ces deux accidens viennent à cesser, la chose n'est pas impossible, & il est toûjours mieux de tenter ce secours, que de ne rien faire. Le cordon conservoit sa chaleur & son battement; parce que l'enfant presentoit la face, qui ne fermoit pas heureusement le passage si exactement, que le sang n'eût la liberté de passer dans le cordon, qui sortoit par un des côtés de cette tête; ce qui ne seroit pas arrivé, si la tête eût été bien située, parce qu'elle se seroit avancée après l'ouverture des membranes & l'écoulement des eaux; au lieu que celle-ci demeura à l'entrée du passage, sans s'y engager, à cause de sa mauvaise situation.

Ce cordon avoit conservé sa chaleur, quoiqu'il y eut plus de quatre heures qu'il étoit sorti, sans que la Sage-Femme eut eu aucun soin de l'enveloper pour l'empêcher de se refroidir, ce qui fait bien voir, comme je l'ai déja dit, que c'est le cours du sang qui conserve la chaleur du cordon & non les secours exterieurs, mais que l'enfant étant mort, c'est inutilement que l'on prétend y apporter du secours, le cordon se refroidissant en très peu de temps, quoi que l'on fasse, & même l'enfant dans la suite, quoi qu'il soit encore au ventre de sa mere, comme le raporte M. M. dans ses Observations.

## OBSERVATION CCLXXXVI.

Le trois Août de l'année 1710. l'on me vint prier d'aller à la Paroisse de Brix, pour accoucher une femme qui étoit en travail du jour précedent; mais d'un travail si lent, que la Sage-Femme n'y pouvoit rien connoître jusqu'alors, & que j'y étois fort necessaire. Je trouvai deux Sages-Femmes, qui travailloient fortement à faire le passage, afin que la tête de l'enfant pût sortir, qui se presentoit depuis trois ou quatre heures, avec les pieds & le cordon de l'ombilic, qui sortoit de la longueur de plus d'un demi-pied, auquel je trouvai un battement très-foible, & de la chaleur à proportion; ce qui me fit juger que l'enfant étoit aussi dans une grande foiblesse. Je fis voir à ces Sages-Femmes que leur travail étoit inutile, & en même temps très-préjudiciable à la pauvre malade, qu'elles faisoient souffrir sans necessité; & qu'au lieu de s'attacher à vouloir faire venir la tête au passage, ce qui ne se pouvoit faire, à moins de repousser les pieds au fond de la matrice; il n'y avoit au contraire qu'à les attirer, comme je fis devant elles, en repoussant un peu la tête, & finis l'accouchement en un instant. L'enfant étoit si foible, comme je l'avois prévû, qu'il mourut un quart-d'heure après. Je délivrai la mere avec la même facilité, que je laissai assez trantranquille, malgré les peines que ces deux Sages-Femmes lui avoient fait souffrir, en lui voulant ouvrir le passage, prétendant faire sortir cet enfant dans cette situation, ce qui étoit impossible.

### REFLEXION.

Quoiqu'il y eut un jour & demi que cette femme étoit en travail, je n'eus aucune peine à l'accoucher, parce qu'il n'y avoit que le temps que l'on avoit mis à me venir querir que les eaux étoient percées; mais la distance de deux grandes lieues m'empêcha d'y arriver, que quatre heures après, & comme malgré ce retardement, la matrice avoit conservé beaucoup de molesse, j'eus bien plus de facilité à repousser la tête de l'enfant, que les violences qu'avoient faites les Sages-Femmes n'avoient eu d'effet pour accroître le passage, puisque ce n'étoit pas le lieu où elles travailloient pour faciliter la sortie de l'enfant qui y faisoit le moindre obstacle, comme je l'ai fait voir en son lieu, & que quelques douleurs de plus ou de moins en font l'office, en ce que c'est une disposition naturelle aux parties membraneuses de s'élargir selon qu'elles y sont excitées, ce que cette Observation justifie parfaitement, puisque les cuisses & le siege passerent, aussi-bien que le reste du corps, avec toute la facilité possible, aussi-tôt que la tête eut debarassé le passage.

Ce ne fut pas tant le long-temps qu'il y avoit que le cordon étoit sorti, que le prétendu secours que les Sages-Femmes avoient crû rendre à cette malade, qui causa sa foiblesse où je trouvai l'enfant, & la mort qui lui arriva dans la suite, le cordon ne souffrant presque jamais d'étranglement lorsque l'enfant se présente en cette situation. La preuve en étoit assez manifeste en voyant toutes les parties exterieures noires, contuses, & déchirées, dont s'ensuivit beaucoup de pourriture, qui se separa par le moyen des fomentations que je lui conseillai, & qui la tirerent d'affaire.

## OBSERVATION CCLXXXVII.

Le 7. Avril de l'année 1705. un Boucher de cette Ville vint me prier de venir accoucher sa femme, qui étoit en travail depuis quelques heures. J'y allai ; mais ayant trouvé l'enfant encore trop éloigné, pour m'assurer de sa situation, & que j'avois trois autres femmes à peu près au même état que celle-là, je fus obligé de retourner, & de rester auprès de celle qui me paroissoit la plus pressée ; & après que j'y eus fait ce que j'avois à faire, je revins chez celle-ci, mais lui voyant des douleurs encore plus lentes que la premiere fois, je dis que l'on me vint avertir chez l'autre femme où j'allois, si l'on voyoit du changement ; ce qui arriva une heure ensuite. Je ne pûs être si-tôt venu, que je ne trouvasse le cordon sorti, avec la tête, la main, & le pied de l'enfant, qui se presentoient tous ensemble, & même fort près les uns des autres. Ayant reconnu un battement sensible au cordon, je mis la femme en situation, & sans m'arrêter à aller chercher l'autre pied, tant le passage étoit occupé de cette quantité de parties. J'attirai celui qui se presentoit avec une de mes mains, pendant que de l'autre je repoussois la tête au dedans, afin que le siege eût la liberté de passer ; ce qui me réussit très-bien, en ce que la cuisse, la jambe & le pied, vinrent pliés & couchés sur le ventre, qui ne me firent pas la moindre difficulté. J'achevai l'accouchement de la sorte,

& délivrai la mere, qui se porta très-bien, & l'enfant aussi, nonobstant la sortie du cordon, qui d'ordinaire n'est pas de consequence en cas pareil, je veux dire, lorsque l'enfant est mal placé, à moins que cet accident ne persevere pendant un long-temps, qui pour lors pourroit contribuer à la perte de l'enfant, où en traitant la mere comme le fut celle de l'Observation précedente, dont j'accusai encore plûtôt la temerité des Sages-Femmes, que la longueur du temps; parce que le sang ne souffre pas, comme je l'ai dit, une interception assez forte en ces sortes de situation, pour faire mourir l'enfant si-tôt; mais il peut y contribuer, comme le reste de sa mauvaise situation, qui est une complication d'accidens, plus que suffisante pour produire ce funeste évenement.

## REFLEXION.

C'est un embaras qui m'arrive quelquefois, d'avoir plusieurs femmes à accoucher en même temps, dont je ne m'inquiete en nulle façon, quand les enfans sont bien placés. Je les laisse aux soins de la garde, s'ils viennent bien à la bonne heure, & s'il y a quelque chose d'extraordinaire, je suis à portée d'y donner les secours qui y conviennent; mais pour cette fois de quatre qui étoient malades en même temps, il y en eut une dont l'enfant vint le bras devant, & celui-ci de la maniere que je l'ai dit. Je fus aussi heureux à l'un qu'à l'autre, qui étoient deux garçons, ce qui fait voir par ces Observations ausquelles j'en pourois joindre un très-grand nombre de pareilles, que l'accouchement est souvent plus heureux quand l'enfant presente plusieurs parties, que s'il n'en présentoit qu'une.

Quoique d'habiles Praticiens defendent de tirer l'enfant par un pied seul, & que je remarque l'avoir fait dans cette Observation, c'est seulement une preuve qu'il ne faut pas s'attacher si exactement à suivre cette regle, parce qu'il y a des occasions où la necessité oblige de le faire, & où il est même impossible d'en user autrement. Je l'ai fait plusieurs fois avec un heureux succès, car au pis aller si l'autre pied ne peut suivre celui que l'Accoucheur tire, il s'éclaircit par là de la difficulté en coulant sa main au long de la jambe, de la cuisse, & du pied qui se présente, & continuant jusqu'à l'union de l'autre cuisse, il l'a suivra pour trouver l'autre pied, & s'il y trouve trop d'embaras, il n'a, mettant sa main dans cette union des cuisses, qu'à repousser tout le corps, pour ensuite aller chercher l'autre pied, les joindre tous deux, les prendre, les attirer dehors, & finir l'accouchement, ce que j'ai été rarement obligé de faire, ayant presque toûjours heureusement terminé ceux que j'ai entrepris d'un pied seul, sans autre difficulté que celle que je raporte dans les Observations précedentes, ne tirant au reste qu'autant que je croyois le pouvoir faire sans nuire à la mere & à l'enfant, & loin de donner ce procedé pour regle, quoiqu'il m'ait bien réüssi, je ne le fais jamais que quand j'y suis absolument forcé, & je me crois obligé d'avertir ceux qui ne sont pas assez versés dans la pratique des accouchemens, de ne manquer jamais de joindre les deux pieds de l'enfant autant qu'il est possible, pour finir l'accouchement avec moins de danger, & qu'au cas qu'ils soient forcés de tirer l'enfant par un pied seul, ils ayent beaucoup de menagement, parce que si l'on alloit tirer avec un pied de la même force, qu'on le peut faire avec les deux, l'on se mettroit en danger d'estropier l'enfant pour jamais, par l'alongement ou la rupture du ligament qui tient la grosse tête du femur dans la grande & profonde cavité de l'ischion, & dont on ne s'apercevroit que bien tard; mais quand on le connoîtroit sur l'heure, cela ne rendroit pas la faute plus réparable, puisque ce seroit un mal sans remede, qui neanmoins pourroit être moins grand, si l'on y faisoit assez attention dans le moment qu'on s'en apercevroit.

## OBSERVATION CCLXXXVIII.

Le 27 Octobre de l'année 1711. l'on me vint prier d'aller accoucher la femme d'un Menuisier à Montebourg, qui étoit en travail du jour précedent, & dont l'enfant étoit placé d'une maniere que la Sage-Eemme ne pouvoit m'en rendre aucun compte. J'y allai sur l'heure, & je trouvai une femme très-épuisée; & comme elle étoit en bonne situation, je ne fis que la toucher, & je distinguai aussi-tôt un pied, deux mains, la tête, & le cordon, qui accompagnoit ces parties sans sortir, & que je trouvai pourtant froid, & sans battement.

Je ne fis que couler ma main, repousser la tête, & continuer à l'introduire jusqu'au fond de la matrice, où je trouvai l'autre pied, que j'attirai au passage, pour le joindre à celui-ci, où à mesure que je les attirois dehors, les bras rentroient au fond de la matrice, comme ils font pour l'ordinaire, & me laisserent par ce moyen le passage libre, pour finir l'accouchement, qui fut fait, & la femme délivrée en moins d'un demi quart-d'heure. L'enfant étoit mort, & la femme si contente d'être si promptement délivrée, qu'elle assuroit n'avoir rien souffert.

## REFLEXION.

La Sage-Femme trouvant cet accouchement au dessus de sa portée, envoya demander le secours d'un jeune Chirurgien, qui tira ce pied autant qu'il pût sans crainte; mais voyant qu'il n'avançoit rien par là, il fut saisi de peur, & quitta la partie; après quoy l'on me vint chercher bien avant dans la nuit du second jour. Je ne doutay point que l'enfant ne fût mort, aussi tôt que je touchai le cordon, que je trouvai froid, & sans battement, ce que je dis d'abord aux assistans; mais j'assurai la malade qu'elle seroit bien-tôt accouchée, parce qu'elle étoit sans douleur, que les parties s'étoient conservé fort humides, n'y ayant pas beaucoup de temps que les eaux étoient percées; en sorte qu'elles les avoient laissées dans

une

une heureuse disposition, ce qui arriva en moins de temps qu'on ne le peut croire, rien ne s'étant opposé à l'introduction de ma main, pour aller chercher l'autre pied, qui étoit aussi eloigné de celui qui étoit au passage que j'en aye jamais trouvé, mais très-facile à y être joint; ce que le jeune Chirurgien n'auroit pas moins bien fait que moy, si à l'exemple de feu son pere, il avoit porté le Livre de M. M. avec lui, à quoi ce bon homme n'avoit jamais manqué quoiqu'il eut plus de trente années de pratique dans les accouchemens.

Ce cordon, qui étoit froid, quoiqu'il ne sortît pas, est une preuve bien constante que ce ne sont point les linges continuellement chauffés & apliquez dessus & autour, quand il est sorti, qui lui conservent sa chaleur, puisqu'il n'est pas possible de se persuader que le lieu où étoit celui ci, ne fut assez chaud de lui-même, où neanmoins il se trouva froid; ce qui ne seroit pas arrivé, si le cours du sang n'eut pas été intercepté, & qu'il eut conservé son battement libre, comme je le dis dans une autre Observation.

## CHAPITRE XLI.

*De l'accouchement de deux enfans, & de l'avantage que la mere reçoit d'être accouchée du second; ce n'est pas une necessité qu'une femme s'avance quand elle est grosse de deux enfans.*

SI la grosseur extraordinaire du ventre, les jambes enflées, la difficulté de marcher, les mouvemens égaux des deux côtés du ventre, & le reste, ne sont pas des marques certaines qu'une femme est grosse de deux enfans; ce n'est pas non plus une verité constante, que celles qui en sont grosses, s'avancent toutes de quelques jours plus ou moins. Quelque attention que j'aye eu à examiner ces sortes de grossesses, je n'y ai jamais rien remarqué qui ne se puisse trouver également à celles qui ne le sont que d'un seul; & quand une femme s'est trouvée attaquée de ces incommodités, cela n'est arrivé que par des accidens, ausquels toutes les femmes grosses sont indifferemment sujettes, comme je l'ai remarqué plusieurs fois, & que je l'ai rapporté contre le sentiment de M. M. qui en fait une regle generale.

Ce même Auteur conseille quand le premier enfant est sorti, d'ouvrir les membranes, & de faire écouler les eaux du second enfant, quand il est bien situé, pour accelerer l'accouchement, & le laisser finir naturellement, ayant même fait la reduction du cordon, & des bras sortis, ainsi que des têtes mal situées, pour suivre cette intention.

Ma pratique y est absolument opposée ; car loin de tenter la reduction des parties que je viens de nommer, & ouvrir les membranes d'un second enfant, pour en évacuant les eaux, avancer l'accouchement, je m'en abstiens religieusement, parce que je n'accouche pas moins une femme de son second enfant, quoique bien situé, après en avoir ouvert les membranes, que s'il étoit dans la situation la plus fâcheuse, à moins que les douleurs vives, piquantes & redoublées, ne terminent l'accouchement dans le moment, comme il m'est arrivé, & que je le rapporte dans mes Observations.

Tout paroît difficile dans les commencemens ; mais quand le Chirurgien est guidé par une longue pratique, il trouve les moyens de terminer facilement les accouchemens les plus désesperés, & d'avancer ceux qui par leur trop long delai pourroient donner de l'inquiétude. Il ne faut pas s'étonner de voir des choses nouvelles, quand elles sont établies sur la raison, & soutenues par un grand nombre de faits incontestables ; il semble que c'est tout ce que l'on peut souhaiter. Ainsi pourroit-on blâmer ce qui est fondé sur de si bons principes, pour approuver ce qui entraîne autant de risque après soy, comme ce qui suit le justifie ?

## OBSERVATION CCLXXXIX.

Une Dame demeurant à quatre lieuës de cette Ville, que j'avois accouchée plusieurs fois, étant grosse, & se croyant très-seurement à son terme, m'envoya prier le 17 Août de l'année 1698. de me rendre auprès d'elle pour l'accoucher. J'y allai ; mais elle n'accoucha que quinze jours plus tard qu'elle ne le comptoit. Elle n'étoit ni plus grosse ni moins libre que dans ses autres grossesses, ayant même été de chez elle à l'Eglise de sa Paroisse, à Vêpres & au Sermon à pied, quoique sa maison en fut assez éloignée, la veille de son accouchement, qui fut d'une fille, qui vint les pieds les premiers, les douleurs n'ayant pas discontinué, les membranes d'un second enfant, avec les eaux, s'avancerent jusqu'à l'extrémité du vagin, à la fin de la douleur. Je trouvai la tête de cet enfant bien située, mais encore fort éloignée ; ce qui me fit prendre le parti de les ouvrir, & d'aller chercher les pieds, que je trouvai bien-tôt. Je les pris, les attirai hors du passage, & finis l'accouchement en un instant. Je délivrai la Dame ensuite d'un fort petit arriere-faix, quoique commun aux deux enfans.

## REFLEXION.

Cette Dame fut fort surprise, quand on lui eut annoncé qu'elle étoit grosse d'un second enfant, n'ayant eu aucun lieu pendant le cours de sa grossesse de s'y attendre plûtôt que dans la précedente. Le peu d'eaux & la petitesse de l'arriere-faix, furent les causes qui aiderent à tromper cette Dame, qui ne se trouva pas plus gros que dans ses précedentes grossesses. Elle se portoit veritablement bien; mais son ventre, au lieu d'être élevé en pointe par le devant, comme il avoit coûtume de l'être dans ses grossesses précedentes, étoit fort large, & n'occupoit pas moins le derriere que les deux côtés, ce qui me fit soupçonner quelque chose, & le peu d'eaux qui s'écoulerent dans l'accouchement du premier enfant, me le persuada de maniere, que je ne fus point obligé de voir perseverer les douleurs, & de trouver un second enfant.

Quand je dis la veille de son accouchement, qui fut d'une fille, qui vint les pieds les premiers, les douleurs n'ayant pas discontinué, &c. ce qui m'arrive en plusieurs autres endroits, où je dis, j'accouchai du premier. Il est sous-entendu que j'ai mis la femme en situation, que j'ai fait les ligatures au cordon, & tout ce qui convient, je retranche tout cela comme inutile, sçachant qu'on ne peut faire un second accouchement que le premier ne soit fini.

Je terminai cet accouchement sur le champ, quoique, les deux enfans fussent situez d'une maniere à venir naturellement, c'est à dire, le premier, qui étoit une fille, présentoit les pieds, & le second, qui étoit un garçon, présentoit la tête, à raisonner sur mon principe, puisque la fille, qui venoit par les pieds, n'étoit pas moins disposée à venir que le garçon, qui présentoit la tête; mais la crainte de risquer une seconde & troisiéme fois, me fait en user ainsi; comme cette autre Observation en est une preuve.

## OBSERVATION CCXC.

Une Dame demeurant à portée de m'avoir, tant elle étoit proche de cette Ville, me dit qu'elle comptoit d'accoucher sur la fin du mois de Mars, afin de l'assurer de ma residence actuelle en ce temps-là; elle se sentit effectivement malade dans le temps qu'elle me l'avoit dit; mais ce mal se passa, pour ne revenir que six semaines après, qu'elle sentit quelques legeres douleurs, & se trouva toute baignée d'eaux dans son lit. Elle m'envoya donner avis de l'état où elle se trouvoit. Je me rendis incessamment auprés d'elle; & comme elle étoit encore couchée, je m'assurai de la situation de son enfant, que je trouvai qui presentoit un pied, une main, & la tête. Je preparai aussi-tôt le petit lit, & la fit mettre dessus en situation. Je tirai le pied seul d'une main, pendant que de l'autre je repoussois la tête au dedans de la matrice, l'autre pied vint avec la jambe, & la cuisse pliée, ou couchée sur le ventre de l'enfant, qui ne me fit aucun obstacle au reste du corps, que je pris ensuite de mes deux mains vers les hanches, & achevai de le tirer en un moment, sans rien dégager aux bras ni à la tête. J'allai ensuite pour délivrer la mere; la resistance que j'y trouvai m'obligea de couler ma main le long du cordon, dans le dessein d'aller jusqu'à sa racine, afin de m'instruire de la cause de cet obstacle; mais j'en fus empêché par les membranes qui contenoient les eaux d'un second enfant, qui se presentoit bien, c'est-à-dire, la tête la premiere. Je n'en fus nullement surpris, ayant trouvé la Dame trés-grosse, quoique ses eaux fussent écoulées quand je la fis lever de son lit, pour se mettre sur le petit que je lui avois préparé, outre que ce premier enfant étoit fort petit; & quoy qu'il fût dans l'heureuse disposition, où je le dis pour venir naturellement, après que j'eus fait les deux ligatures, coupé le cordon, & donné ce premier à tenir, j'ouvris les membranes, lui repoussai un peu la tête, & allai chercher les pieds, que je trouvai d'abord, je les joignis ensemble, les attirai au passage, & accouchai cette Dame de ce second enfant, qui étoit encore un bien plus gros garçon que le premier. Je la délivrai ensuite d'un fort gros arriere-faix, commun à tous les deux, la mere & ses deux enfans se portant bien.

## REFLEXION.

Lorsque cette Dame fut levée, & n'ayant qu'un simple jupon sous sa robe de chambre, elle me parut trop grosse pour n'avoir qu'un enfant, après même que ses eaux furent écoulées, qui auroient dû beaucoup diminuer son ventre, quoiqu'elle n'eut eu, pendant cette grossesse, rien de different des précedentes, si ce n'est sur la fin, qu'elle se sentit un peu plus grosse, lourde, & pesante, dont elle raportoit plûtôt la cause à son prétendu retardement, persuadée qu'elle étoit de passer son terme de beaucoup, qu'à une grossesse de deux enfans, n'ayant souffert aucun des accidens que M. M. assure en être inseparables, pas même les pieds ny les jambes enflées, ce qui prouve bien que s'il y en a qui étant grosses de deux enfans, ont tous les accidens que cet Auteur dit; cela n'est pas general, & que ce n'est pas aussi une chose assurée, qu'une femme accouche avant son terme, toutes les fois qu'elle est grosse de deux enfans, puisque celles-ci sont accouchées plus tard qu'elles ne l'avoient crû. Ainsi tous ces prétendus signes d'une grossesse de deux enfans, sont de ces choses qui peuvent arriver, mais fur lesquelles on ne doit faire aucun fond. Comme je trouvai en arrivant que les eaux étoient percée, je n'eus qu'à m'assurer de la situation de l'enfant; ce que je fis en touchant la malade; mais ayant trouvé qu'elle étoit contre nature, je fis lever la malade pour l'accoucher sur le petit lit, quoique je l'eusse pû faire dans le sien; d'autant plus aisément, que les eaux étoient déja écoulées; mais, quoi qu'en dise M. M. il me semble que le lit ordinaire est si peu commode pour accoucher une femme, que je n'ai jamais pû me resoudre à le faire, à moins qu'une maladie aigue, ou une surprise brusque & inopinée ne m'y ait forcé.

Pour reprendre la chose de plus loin, je suppose que j'eusse fini l'accouchement de cette Dame dans son lit, quand les eaux de ce second enfant se seroient écoulées, la quantité de sang qui vient ensuite, plus aux unes qu'aux autres, mais qui est toûjours considerable, quelque bien garni qu'eût été le lit, il auroit été tout gâté; joint à cela que les femmes qui sont obligées d'être en toutes sortes de postures, pour aider la malade & la tenir commodément, se trouvent dans une situation incommode, qui ne leur permet pas de se servir de toutes leurs forces, & ne peuvent s'empêcher de salir les draps, les couvertures, & toute la garniture du lit, sans compter qu'il n'est pas agreable de gâter un lit précieux, par les huiles ou les graisses que l'on met en usage; & avec tout cela l'Accoucheur ne peut jamais aider une femme en travail, comme quand elle est sur le petit lit, devant le feu, ou ailleurs, selon la saison, & où l'on seroit toûjours obligé de la porter après être accouchée, pour avoir la liberté de faire son lit, si l'on veut la mettre à son aise: tout cela étant ainsi, comme on n'en peut disconvenir, ne doit-on pas éviter autant qu'il est possible, d'accoucher la femme dans son lit ordinaire; mais l'accoucher toûjours sur le petit lit; parce que l'on est en état de lui donner plus aisément tous les secours dont elle a besoin, & de l'accommoder toute prête, pour la porter ensuite dans le sien, qui se trouvera bien propre, bien fait, bien chaud, & bien garni: ce qui est impossible, quand elle accouche dedans ce lit là même? J'essayai de tirer ce premier enfant, par un pied seul; & comme je trouvai qu'il venoit librement, je continuai & finis l'accouchement; au lieu que si j'y avois trouvé de la resistance, j'aurois repoussé le pied autant que j'aurois pû, afin d'aller chercher l'autre, pour les joindre ensemble; la chose n'auroit pas été difficile. les membranes ne faisant que de s'ouvrir; mais comme il venoit très-bien, en tirant celui-ci seul, je n'eus qu'à pousser un peu la tête, en continuant de tirer ce pied, l'autre vint, & la cuisse pliée sur le ventre.

Je finis enfin cet accouchement, en ouvrant les membranes, & j'allai chercher les pieds du second enfant, après avoir un peu repoussé la tête, au lieu de le laisser venir naturellement, comme le conseille le plus excellent Auteur de nos jours, sur tout quand il est dans la situation où étoit celui-ci.

Quand l'Accoucheur trouve trop de résistance au délivre, il ne faut pas qu'il s'attache à tirer le cordon jusqu'à ce qu'il se rompe; mais il faut qu'il porte sa main dans la matrice, & qu'il le suive jusqu'à sa racine, & si c'est un second enfant qui fasse la difficulté, il liera ce premier cordon à deux endroits, comme je l'ai dit, le coupera, & donnera ce premier enfant à la garde, afin de s'en débarasser, pour ensuite accoucher la femme du second, Par ce moyen il évitera le malheur où tomba la Sage-Femme, qui accoucha la femme d'un Boucher de Montebourg d'un premier enfant, pour laquelle l'on me vint chercher.

## OBSERVATION CCXCI.

Le treize Juillet de l'année 1700. l'on me vint prier d'aller en diligence voir la femme d'un Boucher de Montebourg, qui étoit accouchée ; mais que la Sage-Femme n'avoit pû délivrer. Je trouvai cette pauvre femme accouchée d'un enfant, après quoy cette Sage-Femme avoit tiré le cordon pendant un temps infini, & avoit fait des violences outrées, sans que le sang, qui venoit en abondance, par le détachement d'une partie de l'arriere-faix, ni les cris que la malade faisoit sans cesse, la pussent arrêter. Le cordon soutint tous ces efforts sans se rompre ; mais enfin cette Sage-Femme, inquiéte de voir affoiblir sa malade, se détermina à attendre que je fusse venu. Les choses étant dans cet état, je coulai ma main dans la matrice, où je trouvai les membranes, & les eaux d'un second enfant, que je les ouvris, la main de l'enfant suivit, qui se presenta d'abord ; mais comme le passage n'en étoit pas occupé, je ne lui donnai pas le temps de descendre plus bas, & je continuai de pousser la mienne jusqu'aux pieds, que je joignis, & finis l'accouchement en un instant, en presence de plus de trente personnes ; ce qui fut salutaire pour l'enfant, qui vêcut encore assez pour être baptisé par le Curé, qui y étoit present, & qui venoit de donner le Sacrement d'Extrême-Onction à la mere, qui mourut douze heures après être accouchée.

## REFLEXION.

Cette Sage-Femme étoit de celles ausquelles il n'en étoit jamais autant arrivé, qui faisoit l'habile & la femme de consequence, & qui neanmoins fit une faute d'Aprentisse. Il est vrai que l'enfant étoit fort loin, & que j'eus besoin d'aller jusques dans la capacité de la matrice, même bien avant, pour le trouver ; mais ce qui fit que cette Sage-Femme n'alla pas si loin, fut par malheur, que le cordon ne se rompit pas ; mais au contraire, qu'il résista à tous les efforts qu'elle voulut faire ; car si heureusement il s'étoit rompu, elle n'auroit pas manqué d'aller chercher le délivre au fond de la matrice, comme elle me dit l'avoir fait plusieurs fois, ce qui étoit veritable, elle me dit aussi l'avoir quelquefois attaché à la cuisse de certaines femmes, longues & difficiles à délivrer, & que l'arriere-faix étoit venu après un certain temps tout seul, aidé seulement de quelques legeres douleurs ; mais la tête lui tourna d'une telle sorte dans cet accouchement, que loin de se servir de ce dernier moyen, qui auroit été mille fois plus favorable que le tiraillement qu'elle fit si mal à propos, puisque le second enfant se seroit manifesté dans la suite, qui auroit levé la difficulté, elle n'eut seulement pas la précaution de lier le cordon du premier enfant, par où elle laissa couler le sang de cette femme autant qu'il en voulut venir.

Il est surprenant qu'une femme ait pû soûtenir si long temps une aussi effroyable perte de sang que fit celle-ci sans mourir. Si cette Sage Femme trouvant de la résistance à la délivrer, eut été assez entendue pour couler sa main le long de ce cordon, jusqu'à sa racine, sans se démonter, elle n'auroit pas manqué de trouver ce second enfant, & si elle avoit lié le bout du cordon qui sortoit dehors, & qu'elle m'eut envoyé chercher, comme elle fit, mais trop tard, elle eut sauvé la mere, & même l'enfant, puisque la promptitude de mon operation assura son salut par le Baptême, au lieu que l'une & l'autre perirent par sa mauvaise conduite. Celle qui suit fut plus heureuse.

## OBSERVATION CCXCII.

Le 17 Octobre de l'année 1699. la femme d'une Gantier de cette Ville, que j'avois accouchée plusieurs fois, m'envoya prier à six heures du matin de venir la voir. Je la trouvai avec des douleurs vives & redoublées. J'accommodai le petit lit, la fis coucher dessus, & la touchai ensuite, pour m'instruire de la situation de son enfant, que je trouvai bien placé, & les eaux prêtes à percer. Comme c'étoit une fort petite femme, elle étoit toûjours fort grosse, paroissant même toute ronde, & elle ne marchoit que très-difficilement; les premieres douleurs firent ouvrir les membranes, les eaux s'écoulerent, & l'enfant suivit. Je délivrai la mere d'un fort petit arriere-faix; après quoy je ne songeois plus qu'à la faire coucher dans son lit, lorsqu'elle fut subitement attaquée d'une violente douleur; ce qui ne me surprit pas, étant sujette à en souffrir de violentes après être accouchée; mais ayant continué, je crûs devoir examiner si cette douleur n'avoit point une cause extraordinaire. Je trouvai les eaux d'un second enfant; mais comme la douleur étoit trop forte, & que les membranes étoient par trop bandées, je voulus attendre que cette douleur fût finie; mais au lieu de finir, elle redoubla si violemment, que les eaux percerent, & furent suivies des bras & du cordon de ce second enfant. J'allai chercher les pieds, que je joignis ensemble, & les attirai au passage; & ayant connu que l'enfant avoit la face en haut, je lui fis faire le demi-tour, le retournai, & lui mis la face dessous, au moyen de quoy j'achevai l'accouchement. C'étoit un gros & vigoureux garçon. Je délivrai la mere d'un fort gros arriere-faix, beaucoup plus gros que le premier; mais les eaux étoient en petite quantité à l'un & à l'autre.

## REFLEXION.

La grossesse de cette petite femme ne fut point differente de celles qui l'avoient précedée, je n'avois aucun soupçon qu'il y eût un second enfant, non plus qu'elle, qui fut étrangement surprise, & encore plus affligée, quand je fus obligé de lui annoncer cette nouvelle, ce qui fait bien voir que les marques que Messieurs Peu & Mauriceau donnent pour infaillibles peuvent tromper ceux qui croyent travailler en assurance sur leurs écrits, puisque la plus longue pratique n'en est pas exempte.

J'aurois fort bien réduit ces bras & ce cordon, si j'avois voulu imiter M. M. La petitesse de la femme & la grosseur de l'enfant m'auroient assez convié à faire ce qu'il fit selon son Observation CCCXXI. Mais quand j'aurois fait cette réduction, elle n'auroit pas été sans crainte de recidive, & sans m'exposer à la necessité d'en venir à l'extréme remede, après avoir perdu un long-temps, non seulement sans succès, mais au grand préjudice de la mere, laquelle épuisée d'un premier travail, auroit eu ce second, peut être beaucoup plus fâcheux à soutenir, & l'enfant auroit été exposé à perdre la vie, comme il arriva à celui dont M. M. parle dans cette Observation; au lieu que s'il avoit accouché cette femme-là, comme je fis celle-ci; il auroit, sans doute, sauvé la vie à l'enfant, qui mourut, non seulement à cause de son extréme grosseur, & par la foiblesse de la mere, mais plûtôt encore par sa mauvaise situation, puisqu'il présentoit la main avec la tête, & une partie du cordon de l'ombilic, qui étoient autant d'accidens, qui, chacun en leur particulier, marquoient la pressante necessité qu'il y avoit d'accoucher la mere incessamment, au lieu de s'arrêter à réduire les parties, comme il fit, & de commettre l'accouchement au benefice de la nature, qui ne finit, comme il le dit lui-même, qu'après que la tête eut été deux heures au passage, avec le cordon de l'ombilic, qui souffre une continuelle compression, laquelle intercepta le cours du sang, pendant ce long espace de temps, qui étoit quatre fois plus qu'il n'en falloit pour faire mourir l'enfant; ce qui arriva comme l'avoüe ingenuement cet Auteur.

J'ai été surpris qu'un aussi grand Homme ait été capable d'une telle faute & j'ai encore été plus etonné, quand j'ai vû cet accouchement si funeste au nombre de ses Observations, sans qu'il en ait fait connoître la veritable cause, afin de mettre en état ceux qu'il a prétendu instruire, d'éviter un pareil malheur: car on ne doit jamais manquer d'accoucher une femme le plûtôt qu'on peut, quand l'enfant se présente en cette situation; c'est un bonheur que celle-ci s'en soit tirée avec la seule perte de son enfant, vû que le manque de secours la devoit entraîner dans le même précipice.

Je pourrois rapporter d'autres exemples aussi touchans pour me confirmer dans la résolution que j'ai prise il y a long-temps, si les heureux succès que ma methode opere visiblement tous les jours, ne m'étoient pas de surs garants de ce que je fais; & si le détail d'une quantité d'histoires toutes semblables n'ennuioient pas le Lecteur, je lui citerois une longue legende de malheurs qui sont arrivez à quantité d'habiles Chirurgiens & de Sages-Femmes, pour n'avoir pas mis en usage dans ces occasions une pratique semblable à la mienne.

Je m'en tiens à ces Observations, pour en persuader la necessité, après avoir fait voir dans le second Livre ce qui m'a engagé à en user de cette maniere ; mais aussi faut-il, avant de l'entreprendre, le sçavoir executer, pour ne pas tomber dans le même cas où l'ignorance d'un Chirurgien fit perir les deux enfans de la femme de Cherbourg que j'ai raporté dans une autre Observation.

## CHAPITRE XLII.

### *De l'accouchement de trois enfans.*

QUAND la femme est grosse de deux enfans, & que le premier vient naturellement, si le second est bien situé, que les douleurs de la mere suivent, que les eaux percent, & que l'enfant sorte ; c'est une necessité de commettre un pareil accouchement au benefice de la nature ; mais si au contraire la femme après être accouchée du premier enfant, reste sans douleurs, que ce second soit bien ou mal placé, & les eaux percées ou non, j'accouche incessamment la femme.

Ainsi, comme c'est une loy que je me suis faite, pour prévenir les dangers où j'ai vû plusieurs femmes, & nombre d'enfans exposez, tantpar l'ignorance des Sages-Femmes, & de plusieurs Accoucheurs, que par la mienne propre ; & que l'accouchement fait de la sorte, m'a si heureusement réussi, depuis que je l'ai mis en pratique, comme je l'ai fait voir dans le Chapitre précedent ; je n'ai pas hesité d'un moment à faire la même chose, malgré le conseil des Auteurs les plus accredités. Il n'est donc pas moins necessaire d'accoucher la femme d'un troisiéme enfant, que d'un second, & même de plusieurs autres, s'il arrivoit qu'il s'en trouvât un plus grand nombre ; & au cas que le premier ne soit pas bien situé, & que le Chirurgien soit obligé d'en accoucher la mere, il ne changera rien à l'ordre établi pour le second, non plus que pour le troisiéme, & pour d'autres s'il y en avoit.

La peine d'esprit est plus grande dans un pareil accouchement, que l'execution n'en est difficile ; quand une fois le premier enfant est venu, il est facile d'aller chercher les pieds des deux autres, & d'accoucher la mere dans le moment. Mais si les enfans se presentent tous bien, & qu'un, manque de pratique, ou qu'une crainte mal fondée, lie les mains au Chirurgien ;

il feroit plus à propos qu'il les laissât venir, comme font ces simples Sages-Femmes, en deux ou trois jours, un chaque jour, comme il est quelquefois arrivé, que de commencer ce qu'il ne seroit pas capable de finir, comme je le rapporte dans une de mes Observations. La chose est très-possible; & quand on a la raison & l'experience pour guide, & la bonne methode pour l'execution, l'on est en état de le faire, comme l'exemple suivant le fait voir.

## OBSERVATION CCXCIII.

Le 13 de Juin de l'année 1692. je fus prié d'aller à la Paroisse de Colomby, pour accoucher une grande femme forte & vigoureuse, qui étoit au terme de sa premiere grossesse; mais qui me parut trop grosse pour n'avoir qu'un enfant. Elle souffroit quand j'arrivai des douleurs violentes & redoublées. J'examinai dans l'intervale de ses douleurs, en quelle situation son enfant se presentoit. Je trouvai sa tête fort proche, & dans la premiere douleur des eaux qui étoient préparées, & en quantité raisonnable s'écoulerent, & l'enfant vint aussi-tôt. Je suivis le cordon sans le tirer; je ne fus pas trompé dans mon préjugé, puisque je trouvai de secondes eaux & un enfant. Je donnai quelques legeres secousses, pour voir si cet enfant n'avoit pas son arriere-faix particulier; mais y trouvant de la resistance, je fis deux ligatures au cordon, que je coupai dans l'intervale, & donnai le premier enfant à tenir à une femme pour en avoir soin.

J'ouvris les membranes du second, quoique bien situé, j'allai chercher les pieds, les attirai au passage, & après avoir observé si la face étoit en dessous, j'achevai de le tirer, & le laissai entre les jambes de la mere pour la délivrer au plûtôt, & pour finir l'accouchement, en faisant agir alternativement les deux cordons, & quelquefois tous les deux ensemble; celui de l'enfant dernier venu attira son arriere-faix qui lui étoit propre; je liai le cordon & le coupai ensuite, afin de donner ce second enfant à une femme pour délivrer la mere, croyant avec beaucoup d'apparence que ces deux enfans avoient chacun leur délivre particulier; j'y fus trompé, la resistance étant égale, je fus obligé d'introduire une seconde fois une main pour développer quelle en étoit la cause; je trouvai des eaux, & un troisiéme enfant, aussi disposé à venir que le second, & occupant la même place. J'en usai aussi de la même maniere ; j'allai chercher les pieds, & finis par ce moyen un accouchement, qui auroit pû faire mourir la mere, avec un ou deux de ces enfans, qui au contraire se portoient tous quatre fort bien, je veux dire la mere & les trois enfans, qui étoient tous garçons, & chacun aussi gros que s'il n'y en avoit eu qu'un seul, le tout n'ayant pas duré un quart-d'heure & demi, depuis le premier, qui vint naturellement, jusqu'au dernier, dont j'allai chercher les pieds, comme je l'ai dit, aussi bien qu'à délivrer la mere.

Je fis à ce dernier comme aux précedens, deux ligatures au cordon, pour me débarasser de l'enfant, & travailler à mon aise à tirer l'arriere-faix ; ce que j'executai sans peine, en tirant les deux cordons ensemble, & puis separément ; ce qui le détacha en peu de temps, quoiqu'il fût d'une grosseur extraordinaire.

## REFLEXION.

Il n'est pas necessaire que je fasse remarquer que ces trois enfans n'avoient que deux arriere-faix, l'accouchement l'explique assez ; mais il n'est pas indifferent de faire réflexion à l'avantage que l'Accoucheur pouvoit tirer, qu'un de ces arriere-faix fut commun au premier & au dernier, plûtôt qu'au premier & au second, ou au second & au dernier.

Si le délivre avoit suivi le premier enfant, comme il fit le second, l'Accoucheur auroit cru son ouvrage fini jusqu'à ce qu'un des enfans restez eût donné occasion par ses mouvemens ou par les nouvelles douleurs qu'il auroit causées à la mere, de lui donner un nouveau secours, qui après la venue de ce second enfant, n'auroit pû ignorer qu'il n'y en eut eu un troisiéme, par l'impossibilité où il avoit été de delivrer la mere de son arriere-faix, qui auroit été commun au troisiéme.

Mais si, au contraire, l'arriere-faix du premier enfant eut été commun à celui du second, ce qui auroit été connu sans peine, comme je l'explique, les deux enfans venus, & la mere delivrée de cet arriere-faix, le troisiéme seroit, sans doute, demeuré enfermé, pour me servir des propres termes de M. Peu, dans cette seconde bourse, ou dans l'un de ces apartemens particuliers, qu'il dit fort haut du côté droit ou gauche, quoique je n'y connoisse que cette capacité plus ou moins ample, suivant le besoin, ou les differents corps qu'elle renferme, & la quantité de leur volume, parce qu'étant d'une substance molle & flexible, elle se resserre ou s'élargit, suivant la disposition qu'ont ces corps de se planter plûtôt d'un côté que d'un autre, dont celui-ci auroit été de ce genre, d'où il auroit disputé sa sortie avec la vie de sa mere, celle d'un enfant resté de la sorte, n'étant souvent comptée pour rien, sans sçavoir neanmoins qui eût eu la préference des deux.

Ces trois enfans auroient vêcu long-temps, si la mere eût eu le moyen de les donner à des Nourrices ; mais étant pauvre, il ne lui en resta qu'un, les autres étant morts quelques mois après l'accouchement.

## OBSERVATION CCXCIV.

Le 23 Mars de l'année 1702. une Sage-Femme ayant accouché la femme d'un Serrurier de cette Ville de deux enfans, & le délivre ne venant pas comme elle l'auroit souhaité, quoiqu'elle ne negligeât rien de ce qu'il convenoit de faire (supposé que cette femme n'eût été grosse que de ces deux enfans) m'envoya prier de venir voir cette malade ; étant arrivé, je coulai d'abord ma main fort avant dans la matrice, pour m'instruire de la cause qui faisoit ce retardement. Je trouvai un enfant de travers dans ses membranes & ses eaux, qui n'avoit aucune disposition à se bien presenter ; & comme la mere étoit sans aucune douleur, j'ouvris les membranes de ce troisiéme enfant, lui pris les pieds, que je trouvai avec facilité, & les attirai hors du passage ; voyant qu'il avoit la face en dessus, je lui fis faire le demi-tour, en l'attirant, afin de lui mettre en dessous ; je le pris avec mes deux mains au dessus des hanches, & finis cet accouchement en un moment ; après quoy je me servis de ce troisiéme cordon, pour aider à détacher l'arriere-faix ; mais m'étant apperçû qu'il étoit trop gros pour sortir sans aide ; j'introduisis une seconde fois ma main, le pris, & l'attirai par ce moyen dehors. Il étoit unique pour ces trois enfans, qui étoient trois filles, mais si petites, qu'elle ne vêcurent que trois jours.

## REFLEXION.

Voilà des preuves assez suffisantes pour persuader que je fais ce que je dis, sans m'éloigner des principes que j'établis en quelque situation que le second & troisiéme enfant se présente, à moins qu'il ne suive immediatement le premier, j'accouche incessamment sans m'arrêter aux decisions de Messieurs P. & M. Je les trouve trop fautives pour m'y conformer. Voici ce que ces Messieurs en disent; C'est pourquoi le premier enfant étant sorti, dit M. Peu. page 209. l'ordre est de lier son cordon, de le couper, & d'attendre l'accouchement du second, s'il se présente bien & qu'il ait des forces pour ouvrir ses eaux ; il ne faut rien précipiter ; si la nature est trop foible, soit dans la mere soit dans l'enfant, pour attendre l'ouverture, il faudra soi-même rompre les membranes. On ne voit rien qui ne soit conditionnel dans cette idée, de maniere qu'elle n'est ny juste, ny decisive, ny satisfaisante ; car après avoir trouvé l'enfant bien placé, qui peut deviner s'il a des forces pour ouvrir ses membranes ou non ? & de plus ce n'est point une necessité que l'enfant ouvre ses membranes, pour que l'accouchement soit heureux, puisque nous en voyons journellement qui viennent fort bien; quoique les membranes, avec une partie des eaux, sortent & pendent entre les cuisses de la mere, sans être ouvertes, & que le Chirurgien est obligé de les ouvrir.

Mais au cas que le second ou troisiéme enfant soit mal placé, M. Peu conseille d'accoucher incessamment la femme, sans jamais tenter la réduction d'aucune partie.

M. M. tient le même langage, & en use de la même maniere dans l'Observation CCLXIV. Le premier de ces enfans, dit-il, vint naturellement la tête la premiere, mais le second présentoit les deux mains, aussi-tôt que j'eus reçu le premier, je rompis les membranes des eaux du second, pour le tirer par les pieds, comme je fis assez facilement, après l'avoir retourné, c'est ainsi que l'on doit faire lorsqu'il y a plusieurs enfans; car le premier sorti, ayant fait un suffisant passage au second, on doit toûjours rompre aussi-tôt la membrane des eaux du second pour en accelerer par ce moyen la sortie, que l'on doit neanmoins commettre ensuite à la nature, si l'enfant se presente en bonne situation, & que la mere ait des forces & des douleurs suffisantes pour le pousser dehors; mais si après avoir ainsi rompu la membrane des eaux du dernier enfant, on reconnoît qu'il ne se présente pas dans la posture naturelle, on doit aussi-tôt le retourner & le tirer par les pieds.

Cette Observation est circonstanciée d'une maniere si juste & si exacte qu'elle peut servir d'exemple & de modele pour terminer heureusement tous les accouchemens de deux & de trois enfans, M. M. n'a rien oublié pour accorder le raisonnement avec la pratique, & faire voir jusqu'à quel degré de perfection il a poussé l'Art d'accoucher; quel service n'auroit-il pas rendu & de quelle utilité cette Observation n'auroit-elle pas été, si, content d'avoir si bien dit & si bien executé, il s'en fût tenu à elle seule, sans y en joindre une quantité d'autres plus préjudiciables qu'utiles, & qui ne répugnent pas moins au bon sens, qu'à la raison, & à l'experience? Le parti que j'ai pris de ne me soumettre qu'à ceux qui me feront voir le contraire de ce que je dis, me fait tenir ce langage, que je prouve par les Observations de ce même Auteur.

Il dit dans l'Observation CDLIX. Aussi-tôt que j'eus tiré le premier dehors, je rompis les membranes des eaux du second pour accelerer par ce moyen sa sortie; mais comme la mere étoit très foible, & que le cordon de l'ombilic de ce second enfant se présentoit au passage à côté de sa tête, à chaque douleur que la mere avoit; elle n'accoucha de ce dernier enfant qu'une heure après la sortie du premier, & nonobstant cette mauvaise disposition, à laquelle je remediai, en empêchant dans le temps de chaque douleur que ce cordon qui se présentoit ainsi, ne fut tout-à-fait poussé dehors, & qu'il ne se refroidit en même temps, étant exposé à l'air, ou qu'il ne fut trop comprimé par la tête de l'enfant, je tirai cet enfant vivant, & se portant très bien, comme le premier.

L'on ne peut rien voir de plus different que ces deux Observations, dans l'une M. M. dit si l'enfant se présente en bonne situation, & que la mere ait des forces & des douleurs suffisantes pour le pousser dehors &c.

Celle-ci est très-foible, & ses douleurs apparemment lentes & eloignées, & enfin le cordon se présente au passage avec la tête, qui est de toutes les situations la plus dangereuse pour l'enfant, qui neanmoins est abandonné par M. M. aux soins de la nature, quoique, selon le même Auteur, il n'y ait point d'accident qui exige un plus prompt secours que celui où le cordon de l'ombilic accompagne la tête de l'enfant dans sa sortie. Il n'y a qu'à lire le Chapitre XXIII de son second Livre de l'accouchement naturel pour en être convaincu, & quel accouchement peut être plus facile que celui-ci, la matrice conserve une large & ample étendue par les eaux & la sortie du premier enfant; & de plus M. M. vient d'ouvrir les membranes de ce second, qui en facilitent d'autant mieux l'accouchement, il voit le cordon sorti, il en connoît le danger, & laisse accoucher la femme, sans lui donner de secours, c'est ce que je ne puis comprendre.

Mais je suppose que cet accouchement ait été aussi heureux que M. M. le dit, dont je doute très fort, pourquoi neglige-t'il encore dans cette occasion le précepte qu'il donne dans sa premiere Observation, quand il dit; Mais si après avoir ainsi rompu la membrane des eaux du dernier enfant, on reconnoît qu'il ne se présente pas dans la posture naturelle, on doit aussi-tôt le retourner & le tirer par les pieds. C'est ce que l'on doit toûjours faire & ce que M. M. ne fait pas, & pour en être convaincu voyez ce qui suit, c'est le même Auteur qui parle, Observation, DXL. La premiere de ces filles vint naturellement & se portoit fort bien; mais la seconde présentoit la main avec la tête, & étoit si foible quand elle vint au monde, qu'elle expira une heure ensuite, quoiqu'elle n'eût souffert aucune violence dans l'operation que je fis, pour donner lieu à la nature de pousser dehors ce second enfant, comme elle avoit fait le premier, qui fût de réduire la main de ce second enfant au derriere de la tête.

Ce second enfant ne perit'il pas, par la mauvaise manœuvre de M. M. quoi après une decision comme la sienne, il réduit un bras derriere la tête d'un second enfant, contre le précepte qu'il donne, non seulement dans l'Observation précedente, mais dans le Chapitre XX de son second Livre de l'accouchement, où il le donne pour maxime generale, lorsque l'enfant seul se présente en cette situation, qui est par consequent beaucoup plus utile, plus facile & plus necessaire, quand c'est un second enfant, comme en celui-ci, où neanmoins M. M. réduit ce bras derriere la tête, quoique cette réduction faite de la sorte, rende l'accouchement moralement impossible, puisqu'il n'eut le coude de l'enfant qu'en face de l'os pubis; en sorte qu'il ne pourroit sortir sans se tordre ou se rompre, comme je l'ai déja expliqué ailleurs, où je fais voir que la réduction du bras ne peut être avantageuse, à moins qu'il ne soit porté dans la matrice, & placé le long du corps de l'enfant; celle du derriere de la tête étant non seulement opposée à l'experience, mais aussi à la raison, quoique M. M. dise l'avoir faite dans un grand nombre de ses Observations; mais pour faire voir qu'il y a plus de caprice dans cette maniere d'operer, que de belle & bonne methode, c'est que dans l'Observation DXC. M. M. dit.

J'ai accouché une femme de deux enfans mâles vivans, dont le premier vint naturellement; mais comme le second se présentoit par l'épaule, cette mauvaise situation, qui ne permettoit pas qu'il pût être poussé dehors en cette posture, m'obligea de le retourner, pour le tirer par les pieds, comme il fit, immediatement aprés la sortie du premier.

Rien n'est plus facile que de repousser l'épaule de cet enfant, & de placer la tête au passage, qui n'est occupé de rien ; là main y peut être introduite sans peine, la sortie du premier enfant ayant levé la difficulté qui auroit pû s'y rencontrer, & procurer un ample & large espace à la matrice, pour faciliter le moyen à l'Accoucheur de situer ce second enfant, comme il le juge à propos, pour rendre cet accouchement naturel & heureux ; neanmoins M. M. retourne cet enfant, & finit cet accouchement.

En verité, je n'ai jamais pû comprendre l'esprit de M. M. dans ces sortes de contradictions, sinon, en disant qu'il a bien voulu multiplier les êtres sans necessité, parce qu'il lui auroit été difficile de repeter tant de fois la même chose, sans ennuyer le Lecteur, persuadé qu'il étoit que jamais personne ne s'aviseroit d'y donner d'atteinte, ni de développer le bon d'avec le mauvais, supposé qu'il y en ait. Quelqu'un pourroit être porté à croire que M. M. ayant réussi dans ces sortes d'accouchemens, en usant des differens procedés, dont il rapporte l'évenement, il a bien voulu informer les Lecteurs de toutes les manieres dont ces accouchemens sont pratiquables, sans les assujettir précisément à celle qu'il a dû regarder comme la meilleure : Mais si M. M. a eu cette pensée, on peut dire qu'il n'a pas eu dans son procedé toute la candeur que l'on doit appercevoir dans celui d'un homme d'honneur, qui doit toûjours porter ceux qu'il prétend instruire, à se fixer au meilleur parti. L'on doit après tout la justice à cet excellent homme, qu'il ne s'étoit point vû jusqu'à lui d'Accoucheur aussi éclairé qu'il étoit ; mais qui cependant, comme je le fais voir, n'a pas été immanquable, & qu'il auroit beaucoup mieux fait de s'en tenir à l'Observation CCLXIV seule, bien entenduë, bien expliquée, comme elle est, & executée avec tout l'ordre & la pratique la plus fine & la plus délicate, que d'y en ajoûter trente autres, & davantage, plus capables d'embrouiller l'esprit d'un nouvel Accoucheur, que de lui donner une idee juste & précise de ce qu'il doit faire, pour terminer un accouchement de plusieurs enfans, avec un heureux succès.

J'ai tâché, autant que je l'ai pû, de parler plus décisivement, lorsque j'ai dit, que quand les douleurs suivent, & que l'enfant est bien situé, comme je le fais voir dans le Chapitre XXXII de ce Livre troisiéme, je laisse l'accouchement au benefice de la nature ; mais que si l'une ou l'autre de ces deux conditions manque, j'ouvre les membranes, pour laisser couler les eaux, & j'accouche incessamment la femme, comme je l'ai fait dans l'Observation CCLXXXII. C'est une très-bonne methode, quand on sçait en bien user, mais qui n'est pas sans danger entre les mains des ignorans ; la preuve s'en trouve dans l'Observation CXCI. Ainsi, que l'Accoucheur consulte son sçavoir faire, & qu'il tâche, autant qu'il lui sera possible, d'éviter un tel malheur. Je rapporte ces Observations de M. M. tout au long dans ce Chapitre, parce que l'extrait n'auroit pas été suffisant pour faire voir combien elles se contredisent ; ce qui n'auroit aussi pû se justifier, sans avoir en main ce Livre d'Observations, dans lequel je n'en trouve que trop à retrancher sur bien d'autres articles ; mais comme ce seroit un ouvrage trop long, je me contente d'exhorter ceux qui accouchent à y faire une serieuse reflexion ; & ils conviendront ensuite que M. M. auroit infiniment mieux réussi, s'il en eut voulu moins dire là dessus dans ses Observations ; au lieu que l'on ne peut rien ôter ni ajoûter à ses Chapitres generaux, que l'on peut dire avoit atteint le dernier degré de perfection.

## CHAPITRE XLIII.

### *De la necessité de sçavoir finir un accouchement avant que de l'entreprendre.*

LA necessité de sçavoir conduire un accouchement à une heureuse fin, avant que de l'entreprendre, est trop bien prouvée, par les exemples que j'ai rapportées en plusieurs endroits de ce Livre pour en pouvoir douter; & comme ce n'est que par la lecture que l'on peut se mettre en état d'accomplir ce précepte, & que l'on ne peut pas s'en instruire par démonstration, les Sages-Femmes, aussi-bien que les Chirugiens qui accouchent, sont absolument obligez de lire les Auteurs qui ont écrit sur cette matiere, s'ils veulent éviter les fautes ausquelles ils sont à toute heure exposez : car il n'y a point d'occasion où la bonne opinion de son sçavoir-faire doive avoir moins de lieu, qu'en fait d'accouchemens, ni où l'ignorance puisse donner occasion à de plus grandes fautes; parce que ceux qui accouchent s'abandonnent trop absolument à l'une des deux extrémités qu'elle produit, qui sont ou la temerité, ou la crainte mal fondée. La prévention que l'on a de son sçavoir faire, pour avoir réussi en quelques occasions, fait trop legerement entreprendre des accouchemens, dont la mauvaise issue doit causer un sensible remords à un Accoucheur qui a de la probité; ce qu'il éviteroit, si moins prévenu en sa faveur, il donnoit lieu d'agir à ses reflexions; au lieu que faute d'attention, il entreprend un travail dont il ne se tire souvent qu'avec autant de chagrin qu'il l'avoit entrepris avec confiance.

C'est au grand préjudice des meres & des enfans que ce précepte est également negligé par les temeraires ou par les timides. La temerité qui fait entreprendre aux premiers ce que souvent ils ignorent, ce qu'ils ne sçavent qu'à demi, engage les uns & les autres à finir un accouchement aux dépens de la vie de la mere, ou de l'enfant, ou de tous les deux; & il n'arrive pas un moindre malheur à ceux qui par une crainte mal fondée, à la vûë d'un accident reparable, abandonnent une pauvre femme avec son enfant à une mort certaine, puisque ce n'est que dans la mauvaise vûë d'empêcher leur reputation d'en recevoir quelque

quelque atteinte, s'ils avertissoient les assistans de l'extréme danger où est la malade, dans la crainte qu'un autre ne fût appellé pour la secourir. Ce seroit neanmoins le plus seur & le plus legitime moyen de se tirer d'inquiétude, d'apprendre la maniere de mieux réussir à l'avenir, & de ne pas tomber dans les fautes énormes que je ne puis m'empêcher de rapporter, pour l'instruction des uns & des autres.

## OBSERVATION CCXCV.

Le 20 de Mars de l'année 1712. comme j'étois à trois lieuës de Caën, l'on me vint prier d'aller à la Paroisse du Rosel pour secourir la femme d'un Fermier, qui étoit accouchée d'un premier enfant il y avoit environ vingt heures, & que la Sage-Femme avoit abandonnée, après avoir tâché inutilement de la délivrer pendant presque tout ce temps, ou du moins jusqu'à ce qu'elle fût entierement épuisée de force, & qu'elle fût hors d'esperance d'y réussir.

Je fus surpris de la foiblesse extréme où je trouvai cette pauvre malade, qui paroissoit n'avoir pas un moment à vivre ; ce qui m'engagea à lui donner le plus prompt secours qu'il me fut possible, de maniere qu'après l'avoir mise dans une situation commode, la premiere chose que je trouvai fut un ruban de fil de la longueur d'une aune, & de la largeur de deux doigts, que la Sage-Femme avoit porté dans le ventre de cette femme, pour tâcher de le pousser derriere le col de l'enfant, & de l'attirer dehors par ce moyen ; mais ce secours lui ayant manqué, aussi-bien que tous ceux qu'elle avoit pû mettre en usage, elle fut contrainte d'abandonner cette malade à une mort certaine. Après que j'eus tiré ce ruban, je pris les pieds de ce second enfant, les attirai dehors, le baptisai sous condition, & achevai cet accouchement en un instant. Je coupai le cordon, & donnai l'enfant à une femme, pendant que je délivrai la mere ; après quoy je la fis coucher le plus à son aise que je pus, & allai ensuite à l'enfant, auquel je soufflai du vin dans la bouche, le faisant tenir devant un bon feu ; & après un peu de temps, je vis luire sur lui un souffle de vie, qui augmenta si bien, qu'en moins d'une demie-heure je laissai l'enfant & la mere en état d'en bien esperer ; & la suite fut si heureuse, que je les laissai, huit jours ensuite (qui fut le temps auquel je quittai la Dame auprès de laquelle j'étois ) en aussi bonne santé, que si l'accouchement n'eut été traversé par aucûn fâcheux accident, quoique la femme eût perdu un si prodigieuse quantité de sang, qu'elle n'entendoit presque plus quand j'arrivai, & qu'elle perdoit la vûe d'un moment à l'autre.

## REFLEXION.

La Sage-Femme qui mit tant de moyens en usage pour accoucher cette femme de ce second enfant, étoit une des plus spirituelles & des plus raisonnables que j'aye vûës, ce qui ne pouvoit pas être autrement, étant femme d'un Medecin, à ce qu'elle m'avoit dit chez Madame la Marquise de ...... où elle fut demandée pour recevoir l'enfant & l'emmailloter, après que je lui eus mis entre ses mains, à quoi elle se prenoit parfaitement bien, & j'en aurois eu une très-bonne opinion, si elle eut aussi-bien executé cet accouchement qu'elle m'avoit dit être habile; mais je me confirmai de plus en plus à son occasion dans la pensée où j'étois déja, sur la difference qu'il y a entre dire & faire, & qu'en fait de Sage-Femme, il n'y a pas beaucoup à compter sur la meilleure.

L'ignorance regna dans cet accouchement dans toutes les formes, & la temerité ne s'y fit pas moins remarquer, cette Sage-Femme ayant eu assez d'imprudence pour vouloir passer un lac au col de cet enfant, qui est une chose inoüie, beaucoup plus capable de nuire à un accouchement, que de fournir un moyen de le finir, encore si ç'eût été à un des pieds, la chose n'auroit pas été extraordinaire; mais ce qui prouvoit que c'étoit au col, comme plusieurs personnes me le rapporterent, c'est que l'enfant avoit la tête au passage, que je repoussai sans nulle peine, pour en aller chercher les pieds, comme je fis avec toute la facilité possible.

Et la crainte qui succeda à ces violences, & qui obligea cette habille Sage-Femme à abandonner la malade, & son pauvre enfant, au plus triste sort dans un accouchement aussi facile à terminer, qu'étoit celui-ci, font évidemment voir la superiorité de science qu'ont les Chirurgiens sur les Sages Femmes, puisque celle-ci étoit naturellement doüée d'adresse & d'intelligence, qualitez que n'ont pas beaucoup d'autres, outre qu'elle avoit du bien, de la naissance, & qu'elle étoit femme d'un Medecin, & qui cependant avec toutes ces belles prérogatives, étoit très ignorante dans la pratique de l'Art dont elle faisoit profession.

## OBSERVATION CCXCVI.

Le 17 Avril de l'année 1712. l'on me vint chercher pour aller à Brettefé, à trois lieuës de cette Ville, pour accoucher une femme qui étoit en travail depuis trois jours, que je trouvai accouchée quand j'arrivai. Un Chirurgien y fut mandé avant moi, qui sans examiner avec autant d'attention qu'il auroit fallu, l'état & de la mere & de l'enfant, pour s'assurer de la necessité de faire l'accouchement, auquel on ne doit jamais se déterminer, que lorsque la mort de l'enfant est certaine, ouvrit le crâne inutilement, & se servit ensuite du crochet, avec aussi peu de succés, quoique pendant un temps assez long, pour à l'exemple de celui dont parle M. M. dans une de ses Observations, abandonner la besogne ; mais n'ayant pas un tel supplément que ce Chirurgien, il fut obligé de laisser l'accouchement au benefice de la nature, qui comme une sage ouvriere, s'en délivra seule, avant que je fusse arrivé, à l'honneur de la Sage-Femme, qui s'opposoit au dessein de ce mauvais Accoucheur, l'assurant que la mere avoit des forces suffisantes, & que l'enfant n'étoit pas mort ; ce qui combla de honte ce Chirurgien, que je ne trouvai plus quand j'arrivai.

## REFLEXION.

Ce qui empêcha le Chirurgien de réüssir, fut que l'enfant étant encore trop eloigné, pour lui permettre de faire une ouverture assez considerable pour introduire sa main au dedans du crâne, afin d'attirer ensuite l'enfant, & que par la même raison il ne pût aussi assujettir la tête dans une assez ferme assiete, pour y appliquer son crochet ; ce qui rendit son operation défectueuse.

C'étoit un accouchement aussi peu entendu que mal executé, car l'enfant étant encore aussi eloigné qu'il étoit, si ce Chirurgien eût eû un peu d'experience, il lui auroit été facile de couler sa main à côté de la tête, & d'aller chercher les pieds, pour finir en toute assurance & sans aucun danger un accouchement, dont la prétendue difficulté ne consistoit que dans la longueur ; mais qui n'étant pas excessive, n'engageoit pas l'Accoucheur à faire au lieu de la nature, ce qu'elle n'exigeoit pas de lui, & ce qu'elle executa, malgré le trouble & l'opposition qu'il y apporta.

Et quand je dis que je préfere l'ouverture du crâne au crochet, ce n'est que quand l'enfant est certainement, & tellement engagé au passage, que cette ouverture est infiniment plus facile, que d'appliquer la crochet en bonne prise, & jamais autrement : car que l'enfant soit mort ou vif, quand je puis couler ma main à côté de la tête pour aller chercher les pieds de l'enfant, comme je l'ai fait dans un grand nombre d'occasions, je ne me sers jamais d'instrumens, l'operation étant toûjours beaucoup plus assurée de cette maniere, supposé qu'elle soit plus necessaire qu'en des occasions pareilles à celles-ci, où il n'y a eu que l'ignorance crasse, & le trop d'impatience qui ont engagé les Accoucheurs à en venir à cette extrémité.

## CHAPITRE XLIV.

*Ce que le Chirurgien doit observer avant que de se déterminer à accoucher la femme dont l'enfant presente les pieds, les mains, & la tête, ou quelqu'autre partie que la tête, avant que l'orifice interieur de la matrice soit dilaté, & que les membranes soient ouvertes.*

QUOIQUE j'aye fait voir dans un autre Chapitre la necessité qu'il y a d'accoucher une femme dès le moment que l'Accoucheur trouve que l'enfant presente toute autre partie que la tête; J'entends que ce ne doit être que quand l'orifice interieur de la matrice s'est dilaté à l'occasion des douleurs fortes & continuellement redoublées; & qu'il n'y a que les eaux & les membranes d'interposées, entre le doigt de l'Accoucheur & ces parties, qui sont les preuves constantes & asseurées que la femme est en travail: car si l'Accoucheur ne trouvoit point ces parties qu'au travers du globe ou de la substance de la matrice, il ne doit pour lors rien précipiter, quand même la femme souffriroit les plus fortes douleurs; mais au contraire, attendre patiemment la suite qu'un commencement de cette nature peut produire, dans l'esperance même que l'enfant peut changer cette situation en une naturelle, n'y ayant rien qui l'y oblige, tant que la matrice se conserve en cet état, & que les eaux ne sont point écoulées.

Sans doute qu'un Accoucheur se revoltera d'abord contre un sentiment si opposé aux préceptes de tous les Auteurs qui ont traité des accouchemens, puisque, selon eux, rien n'est plus vray que l'enfant fait la culbutte à sept mois, après lesquels il demeure en cette situation, jusqu'au temps de l'accouchement; mais pour peu qu'il veuille se détromper par lui-même de ce faux préjugé, & s'aider de sa raison, de quelque peu d'experience qu'elle soit soutenue, sans qu'il soit necessaire de rappeller ce que j'en ai dit; Il sera forcé de reconnoître que c'est une erreur des plus grossieres, de croire que les enfans ont une situation fixe au ventre de leur mere, jusqu'à sept mois, comme ces Auteurs l'ont dit, ni cette prétendue culbutte, qu'ils regardent comme la vraye cauſe de l'accouchement, quand il arrive à ſept mois, par la prétendue irritation que ce mouvement cauſe à la matrice ; & qu'au cas que la femme accouche à huit mois, qui eſt un mois après cette culbute, l'enfant meurt infailliblement, n'ayant pas eu, ſelon eux, le temps de ſe retablir des prétendus efforts qu'il doit avoir faits pour lors ; quoique très-ſeurement les enfans faſſent dans tous les temps de la groſſeſſe, & juſqu'à celui de l'accouchement, pluſieurs mouvemens, de la tête aux pieds, & d'un côté à l'autre, ſans en ſouffrir aucun préjudice ; & que ceux qui naiſſent au terme, ſe font incomparablement mieux nourir, que ceux qui viennent à ſept mois ; parce qu'étant plus avancés en âge, ils approchent davantage de leur perfection ; ce qui montre que ces Auteurs n'errent pas moins dans un de ces points que dans les autres, puiſque la figure ronde de la matrice, & ſa conſiſtance molle, la rendent d'autant plus capable de s'allònger & de s'étendre de tous côtés, que rien ne s'y oppoſe, en ce que les parties du bas ventre ſont preſque toutes membraneuſes, de maniere que ſon ample capacité permet à l'enfant de prendre toutes ſortes de ſituations, les eaux mêmes dans leſquelles il eſt contenu, lui en facilitent tellement la liberté, qu'il ſeroit abſurde de penſer autrement, dès que l'on veut y faire une ſerieuſe attention, & cela depuis le commencement de la groſſeſſe juſqu'au temps, non ſeulement des douleurs pour accoucher, mais juſqu'à celui de l'ouverture des membranes & de l'écoulement des eaux ; parce que je ſuis perſuadé par pluſieurs experiences que l'enfant peut encore pendant les douleurs, & tant que les eaux ne ſont pas percées, prendre la ſituation qu'il plaît à la nature de lui donner, & que ce n'eſt que dans ce moment que l'enfant prend la ſituation dans laquelle il doit venir au monde ; ce qui ſe juſtifie par la CCCXIX Obſervation de M. M. quoiqu'il n'ait pas prévû que l'enfant eſt pendant la durée de la groſſeſſe, tantôt dans une ſituation, & tantôt dans l'autre, ſans que la culbutte ſe faſſe, comme tous ces Auteurs ont dit, ni que l'enfant ſouffre rien d'extraordinaire dans aucune de ces ſituations, quelque differentes qu'elles puſſent être : ce qui fait voir que la raiſon qu'ont alleguée les Auteurs, pour cauſe de la mort des enfans, quand l'accouchement arrive à huit mois, eſt mal fondée, comme je le juſtifie par pluſieurs Obſervations que je rapporte dans le premier Livre, auxquelles j'ai crû en devoir joindre encore quelques-unes, quoique mon seul dessein dans ce Chapitre ait été de proposer les regles qu'un Chirurgien doit suivre avant que d'accoucher une femme, lorsque l'enfant presente toute autre partie que la tête, & que l'orifice interieur de la matrice n'est que peu dilaté, & avant que les eaux soient écoulées.

## OBSERVATION CCXCVII.

Le sept Avril de l'année 1714. étant à cinq lieuës de cette Ville, auprès de Madame la Marquise de...... pour l'accoucher; le travail s'étant declaré par de très-fortes douleurs, continuellement redoublées. Je la touchai pour sçavoir en quelle situation étoit son enfant, que je trouvai (au travers de la substance ou du corps de la matrice, son orifice interieur n'étant pas encore dilaté) presenter plusieurs parties, sans pouvoir bien distinguer les pieds d'avec les mains; parce qu'il n'est pas possible d'en faire une juste difference, tant que cet orifice est fermé, qui s'étant ensuite dilaté en très-peu de temps, je trouvai les pieds, les mains & la tête, au travers des membranes, qui contenoient les eaux, qui percerent au redoublement de la premiere douleur, qui me donna lieu de distinguer toutes ces parties qui s'avancerent ensemble; mais comme j'étois disposé à lui donner les secours necessaires, je m'attachai à débarasser les pieds d'avec les mains, qui me parurent plus avancés que la tête, que je repoussai, autant que je le pus au dedans de la matrice, afin de tirer le corps avec plus de facilité, comme je le fis en un instant sans aucune peine. Je délivrai la mere (d'un gros arriere-faix) qui se porta très bien, ainsi que l'enfant, qui étoit un garçon.

## REFLEXION.

Cette Observation justifie parfaitement bien ce que j'avance, quand je dis que quoique l'Accoucheur soit sûr que l'enfant est mal situé, tant que l'orifice interieur de la matrice demeure ferme, il doit absolument en attendre la dilatation, & même que les eaux soient percées, avant que d'entreprendre d'accoucher la femme, à moins que quelque partie, comme les pieds ou les mains, ne vinst à s'avancer au passage, avec une portion des eaux & des membranes, sans s'ouvrir, comme il arrive quelquefois: ce qui met pour lors l'Accoucheur dans la necessité de les ouvrir, comme aussi quand il est très sûr des parties qui se présentent, & qu'il trouve la matrice suffisament dilatée, pendant que la mauvaise situation de l'enfant est cause que les douleurs sont foibles, ou que l'épaisseur des membranes y met obstacle, parce que la dilatation que la nature fait d'elle-même, est toûjours plus avantageuse, ne cause point tant de douleurs, & est moins susceptible d'inflammation, que celle qui est faite trop tôt, à l'occasion d'un secours étranger.

C'est cette raison qui me fait recommander si précisément aux Sages-Femmes de ne toucher les femmes qu'elles accouchent que pour s'assurer de la situation de l'enfant, & dans l'urgente necessité : car quand il est bien situé, il doit faire le reste lui-même, aidé des douleurs de la mere, sans que le specieux prétexte du secours qu'elles prétendent donner à la femme en travail, les doive engager à élargir le passage, & à faire beaucoup de violence à la mere pour faciliter la sortie de l'enfant, puisque, comme je l'ai dit ailleurs, & que je le répete encore ici, l'accouchement naturel est le seul ouvrage de la nature, auquel l'Art n'a que peu ou point de part, mais bien en une occasion pareille à celle-ci, ainsi qu'à celle qui suit, où la réflexion, l'experience, & l'adresse de l'Accoucheur se font remarquer.

## OBSERVATION CCXCVIII.

Le 12 Avril de l'année 1713. je fus mandé à quatorze lieuës de cette Ville, auprès d'une Dame pour l'accoucher, dont le travail commença à se declarer par de legeres douleurs, courtes & éloignées, qui neanmoins s'augmenterent en assez peu de temps, au point d'esperer un accouchement prochain. Je la touchai, pour m'assurer de la situation de l'enfant, que je trouvai au travers de la matrice, sans que son orifice interieur fût encore dilaté, presentant plusieurs petites parties en confusion. Comme les douleurs augmenterent, & redoublerent sans discontinuer, je la touchai une seconde fois, & je trouvai pour lors, outre ces petites parties, un gros corps, dur & rond, sans me pouvoir assurer certainement si c'étoit la tête, le cul, le genou, ou le moignon de l'épaule; parce que l'épaisseur des parties qui étoient interposées, entre celles de l'enfant & mon doigt, m'en ôtoient le moyen ; ce qui me força enfin d'attendre que l'orifice interieur de la matrice fût dilaté, afin de m'assurer de cette situation ( si difficile à connoître, & très-opposée à la naturelle. ) Je fus surpris de trouver peu de temps après, non seulement l'orifice interieur de la matrice très-dilaté, les eaux préparées & prêtes à percer, mais aussi la tête de l'enfant, dans une assez heureuse situation, pour à l'instant que les eaux furent percées, en repoussant un peu les pieds, qui étoient beaucoup moins avancés, finir l'accouchement en très-peu de temps. Je délivrai la mere, qui se porta très-bien, & l'enfant, qui étoit un gros garçon, se fit aussi très-bien nourrir.

## REFLEXION.

Si j'avois trouvé l'orifice interieur de la matrice dilaté, je n'aurois pas manqué de finir cet accouchement dès le moment que je trouvai ces parties en confusion ; mais comme il est inutile de violenter cet orifice, avant ce temps-là, à moins d'une urgente necessité, parce qu'au lieu d'être situé à l'extrémité du vagin, comme il paroîtroit devoir l'être ; il est pour l'ordinaire en la partie posterieure en remontant vers l'os sacrum, & ne fait à peu près qu'un corps avec la matrice, qui forment ensemble une espece de globe ou balon ; en sorte que quand le Chirurgien est obligé d'accoucher une femme pendant la durée de sa grossesse, soit à l'occasion des violentes convulsions dont elle est tourmentée, ou pour telle autre cause que ce soit, il ne faut pas qu'il s'attache à chercher l'orifice interieur de la matrice, à l'extrémité du vagin, mais qu'il continue de couler son doigt posterieurement le long du corps de la matrice, il trouvera une inegalité plus ou moins considerable, qui est le lieu où est situé cet orifice. Je dis à l'occasion des convulsions plûtôt qu'aucun autre accident, parce que la perte de sang & l'enfant mort au ventre de la mere, qui peuvent avancer l'accouchement, font dilater cet orifice assez considerablement, pour lever la difficulté qu'il y a à le trouver en tout autre tems.

Il n'est pas necessaire qu'une femme soit dans un accident si fâcheux, qu'il force le Chirurgien d'en venir à l'accouchement, pour le persuader de la verité que j'avance, puisqu'il peut s'en assurer à tous les accouchemens ausquels il est appellé, quand il touche la femme avant que cet orifice soit dilaté, comme il arrive assez ordinairement, quand les douleurs ne font que commençer, & qu'elles sont encore très courtes & très legeres ; il voit alors que cette dilatation se fait du derriere en devant ; mais quelquefois si peu favorablement, qu'il trouve que la tête de l'enfant en pousse une portion au devant d'elle, & pour lors l'Accoucheur est d'un grand secours à la femme, en dilatant cet orifice avec son doigt, afin de le repousser au derriere de la tête de l'enfant, pour en faciliter la sortie, & avancer l'accouchement, qui toutefois ne s'en feroit pas moins, mais avec de plus longues douleurs, & plus de peine pour la malade.

Les meilleurs Praticiens de nos jours, qui ont écrit des accouchemens, prétendent que ce sont ceux de cette nature, qui donnent occasion à la descente ou rélaxation de matrice, en quoi ils se trompent, puisque la tête de l'enfant peut seulement pousser une portion de cet orifice, ou même l'orifice tout entier au devant d'elle, qu'elle fait dilater plûtôt ou plûtard, selon que les douleurs sont plus ou moins violentes & redoublées, sans que le reste du corps de la matrice puisse s'avancer, en étant empêché & retenu par l'enfant qu'elle contient qui est une raison qui ne souffre point de replique, la difficulté ne consistant tout au plus qu'à retarder un peu l'accouchement.

Il n'en est pas de même de l'arriere-faix, qui peut parfaitement bien donner occasion à cet accident. Car lorsque l'Accoucheur le tire avec trop de violence, il peut causer non seulement une descente ou relaxation de matrice, mais même une perversion, qui cause la mort, à moins que la femme ne soit promptement secourue par un Chirurgien, qui soit assez au fait de la maladie, pour en sçavoir faire aussi-tôt la réduction, qui est le seul & unique remede.

Si ces Observations prouvent évidemment que l'enfant ne prend la situation dans laquelle il doit naître, que lorsqu'il est prêt à sortir hors de la matrice, celle

qui

qui suit ne fera pas moins voir que les raisons que les Auteurs alleguent, pour persuader que l'enfant tient une situation fixe au ventre de sa mere, sont mal fondées, puisqu'au contraire, il prend celle qui lui est la plus convenable & la plus commode jusqu'au terme de l'accouchement, celle de sept mois, terme auquel ils prétendent aussique la tête par son propre poids lui fait faire la culbutte, n'étant pas mieux prouvée par tous leurs raisonnemens, que l'experience renverse de fond en comble.

C'est donc une verité constante, que la nature dispose l'enfant au temps du travail, à prendre une situation convenable pour parvenir à un accouchement naturel; & quand il arrive autrement, c'est ou qu'elle s'oublie dans son cours ordinaire, ou qu'elle y trouve de l'opposition; soit à l'occasion de l'enfant, ou à cause de la mauvaise conformation des parties de la mere.

## OBSERVATION CCXCIX.

Le 16 May 1703, j'accouchai une femme à la Paroisse d'Yvetot, que je pansois depuis trois mois d'une fracture compliquée à la jambe gauche, la grandeur & la consequence de la fracture, par rapport à sa cause, qui donna occasion à la sortie de quantité d'esquilles, & à une exfoliation considerable qu'il fallut attendre, prolongea le pansement de deux mois entiers. Son travail fut si court, & l'enfant qui vint la tête la premiere, rendit l'accouchement si heureux, que je ne pus rien souhaiter de plus favorable, malgré la peur dont elle fut saisie dans le temps de sa fracture, & la douleur qu'elle souffrit à l'occasion d'une maladie de cette consequence pendant le reste de sa grossesse.

## OBSERVATION CCC.

Le trois de Juin 1707. je fus prié d'aller voir la femme d'un Meûnier de la Paroisse de Quineville, qui étant grosse d'environ six mois, avoit eu la jambe prise sous une portion de la meule du moulin, qui rompit, & se separa en plusieurs morceaux, dont un luy tomba sur la jambe, qui lui applatit les chairs & les os, comme une planche, il y avoit environ un mois, qu'elle avoit été pansée par le Chirurgien d'un vaisseau, qui y étoit en rade, & qui étoit assez entendu; mais comme il ne voyoit aucun jour à guerir cette femme, il fut obligé de m'y appeller. Aprés que j'eus examiné cette fracture avec beaucoup d'attention, & que j'eus remarqué que les os étoient fracassez depuis le genou jusqu'aux maleoles, & qu'il n'y avoit d'autre parti à prendre que l'amputation, dont convint aussi le Chirurgien Major du Regiment de Gassion, qui étoit campé tout proche; j'en fis bien comprendre la necessité à cette malheureuse femme, en l'assurant que cette operation la délivreroit des continuelles & cruelles douleurs dont elle étoit tourmentée, & qu'elle ne souffriroit pas davantage pendant l'operation, qu'elle faisoit dans un seul pansement. Ces raisons eurent tant d'effet sur son esprit, que toute grosse qu'elle étoit, elle s'y détermina sur le champ. J'allai querir ce qu'il falloit pour l'appareil, & le lendemain matin je lui coupai la jambe, dans la fracture même, tant elle étoit proche du genou, en presence de ces deux Chirurgiens. Je la pansai deux fois, ils continuerent ensuite, n'y allant que de temps en temps, jusqu'à celui de son accouchement, qui fut si heureux, qu'au moment que je la touchai, pour m'assurer de la situation de l'enfant, dont je trouvai la tête, les eaux percerent, & l'enfant suivit avec l'arriere-faix, sans que l'extréme peur qu'elle eut, & la douleur qu'elle souffrit pendant le temps qu'elle eut cette masse de pierre si lourde sur la jambe, qu'à peine deux hommes la lui purent ôter, & sans que les pansemens de cette fracture pendant un mois, suivis de l'amputation, eussent causé aucun préjudice à sa grossesse, qui se conserva si heureusement, que l'enfant, qui étoit un garçon, se portoit parfaitement bien. On ne peut assez s'étonner que cette pauvre femme ait pû soutenir de si terribles assauts, pendant que l'on en voit d'autres journellement qui accouchent pour le moindre mal qui leur arrive.

REFLEXION.

Ces deux Observations prouvent sans replique, combien les Auteurs se sont trompez quand ils ont dit que l'enfant étoit plus à son aise & plus commodément dans la situation en laquelle ils le font rester au ventre de sa mere, jusqu'à sept mois, qu'en toute autre, qui est, au dire de M. M. d'être comme un homme qui regarde ce qu'il fait, situation qu'il ne peut garder, que lorsque la mere est à genoux, assise, ou debout, pour donner occasion à cette heureuse necessité, qu'ils font trouver dans la grosseur de la tête de l'enfant, dont le poids à ce qu'ils prétendent, l'entraîne en bas, & qui par une admirable intelligence, se place comme elle doit être, pour venir au monde, au temps de l'accouchement.

En suivant leur idée, ç'ût donc été une necessité que les enfans de ces deux femmes eussent été couchez sur le dos, ainsi que leurs meres, pendant les trois derniers mois de leur grossesse, puisqu'elles ne furent pas un seul moment agenoüillées, assises, ny debout, & qu'en cette situation la pesanteur de la tête n'ayant été d'aucune consequence au reste du corps, & n'ayant pas par consequent occasionné la culbutte, ils auroient dû venir les pieds devant, & neanmoins c'étoit la tête, ce qui détruit aussi fortement ce prétendu mouvement à sept mois, qu'il prouve très évidemment que l'enfant ne prend la situation dans laquelle il se présente, que dans le moment qu'il doit venir au monde. J'ai crû devoir faire cette répetition, pour détruire des préjugez qui paroissent si bien établis, afin de trouver les moyens d'accoucher plus surement dans la suite.

# TRAITÉ DES ACCOUCHEMENS.

## LIVRE QUATRIÉME.

*Accouchemens mêlez, ou de differentes especes.*

## CHAPITRE I.

APRE'S avoir parlé avec autant d'ordre que je l'ai pû faire dans les trois Livres précedens, des secours que j'ai donnés aux femmes dans leurs accouchemens naturels, non naturels, & dans ceux qui sont contre nature, sans m'écarter des principes que j'ai établis, pour en rendre la pratique seure & certaine, & l'execution facile; j'ai crû devoir separer ceux qui par complication de quelques accidens, ont plûtôt du rapport à deux de ces accouchemens en même temps, qu'à un seul; en sorte qu'ils ne pourroient trouver place dans les Chapitres précedens, sans y causer quelque dérangement; ce qui m'oblige pour en donner une plus facile intelligence, d'en faire des Chapitres particuliers, avec les Observations & les Reflexions qui y conviennent, afin que ceux & celles qui pratiquent les accouchemens, puissent plus aisément donner aux femmes malades en ces fâcheuses conjonctures, les secours qu'elles doivent attendre de leur ministere.

### OBSERVATION CCCI.

Le trois de Juillet de l'année 1702. la femme d'un Peintre de cette Ville, grosse de sept mois & demi ou environ, dont les eaux venoient de s'écouler tout-à-coup, m'envoya prier de venir la voir. Je la trouvai ayant de legeres douleurs, l'orifice interieur de la matrice dilaté à y introduire le doigt sans peine, l'enfant bien situé, & ayant toutes les dispositions qui pouvoient faire esperer un accouchement prochain, pour peu qu'il fût secondé des douleurs pour le terminer ; mais ces douleurs au lieu d'augmenter, comme il y avoit lieu de l'esperer, cesserent entierement, & la femme se porta bien le reste du temps que dura sa grossesse, vaquant aux soins de son ménage, & à ses affaires domestiques, comme avant l'écoulement de ces eaux, jusqu'à ce que le temps des neuf mois fût accompli, qui fut celui où les douleurs se firent sentir assez fortement pour m'en donner avis. Je me rendis aussi-tôt auprès d'elle ; elles augmenterent de telle sorte, que je l'accouchai presque aussi-tôt que je fus arrivé, quoique les eaux fussent écoulées depuis si long-temps, & qu'il n'en parut point de nouvelles ; c'étoit d'une grosse fille, qui se portoit fort bien. Je délivrai la mere avec la même facilité, & le tout se termina très-heureusement.

## OBSERVATION CCCII.

Le 7 Juin de l'année 1711. la femme d'un Couvreur d'ardoise de cette Ville, grosse de huit mois, entendit un espece de craquement dans son ventre en se couchant, & se trouva ensuite toute baignée dans son lit ; mais comme cet écoulement ne fut suivi d'aucune douleur, elle regarda cet accident avec beaucoup d'indifference, & n'en reposa pas moins bien pendant la nuit. Le matin elle me vint trouver pour me dire ce qui s'étoit passé, & l'état où elle étoit ; mais comme elle se portoit parfaitement bien, je lui conseillai de ne se fatiguer que le moins qu'elle pourroit, dont elle tint si peu de compte, que je la rencontrai plusieurs fois dans les ruës, jusqu'à la fin de son terme, que les douleurs se firent sentir. Elle me manda, & je l'accouchai en moins d'une heure de travail, d'un gros garçon ; quoique les eaux fussent écoulées depuis plus d'un mois. Je la délivrai ensuite, & la laissai, aussi-bien que son enfant en très-bon état.

## REFLEXION.

Ce n'étoit point des hydropisies de matrice, dont la nature se déchargea dans ces deux occasions, non plus que les premieres eaux, dont parle M. Peu, lorsqu'il se recrie sur les mauvais discours que tiennent certaines Sages-Femmes, en des rencontres à peu prés semblables ; la dilatation que je trouvai à la matrice de la premiere de ces deux femmes, & la situation de l'enfant, dont je touchai la tête à nud, faisoient évidemment voir que c'étoient les veritables eaux ; ce qui me fut confirmé par l'Accouchement de l'une & de l'autre, qui vint dans son temps, sans être précedé d'aucunes autres eaux ; leur travail, n'en fut ny plus difficile ny plus laborieux, quoiqu'il auroit semblé qu'il dût l'être, aprés un accident, puisque souvent l'écoulement prématuré des eaux d'un seul jour, peut produire ce mauvais effet, au lieu que ceux-ci furent trés-naturels, en ce que la matrice conserva une espece d'humidité glaireuse (nonobstant la dilatation que je remarquai à son orifice interieur) qui tint lieu des eaux, & qui l'entretint dans son état ordinaire, & dans la même souplesse où elle auroit pû être, quand ces eaux ne se seroient point écoulées, comme elles firent si long temps avant qu'elles accouchassent.

Ce sont de ces choses rares, sur lesquelles l'on ne doit faire aucun fond ; mais qui font voir, qu'il faut attendre que la nature se declare, avant que de vouloir tenter l'accouchement, quelque marque que l'on puisse avoir qu'il doit être prochain, & ne jamais mettre une femme en travail mal à propos, de peur qu'en voulant éviter un peril qui n'est qu'apparent, l'on ne l'expose dans un danger trés effectif.

De toutes les femmes ausquelles j'ai vû rendre des eaux avant leur accouchement je n'en ai remarqué aucune à qui cet accident soit arrivé tant de fois en si grande abondance, ny si long-temps avant que d'accoucher, qu'à celle qui fait le sujet de l'Observation qui suit, ny qui m'ait fait plus craindre un accouchement avancé, outre que sa grossesse étoit accompagnée d'un flux si excessif de fleurs blanches qu'elle ne croyoit jamais avoir d'enfans, parce que depuis quatre à cinq ans qu'elle avoit fait sa derniere couche, elle n'avoit eu que deux fois ses ordinaires.

## OBSERVATION CCCIII.

Dans le commencement du mois de May 1714. une femme de cette Ville me vint consulter sur plusieurs accidens qu'elle souffroit, comme étoient les nausées, les vomissemens, les lassitudes, & un dégoût general pour tout ce qu'elle avoit coûtume de manger, & même pour les alimens qu'elle aimoit le mieux ; je l'assurai que tous ces accidens étoient des signes convaincans de sa grossesse ; ce qu'elle ne voulut point croire, parce qu'elle n'avoit point eu ses ordinaires il y avoit bien quatre années, & que depuis ce temps-là, & même avant la derniere grossesse, elle avoit été continuellement affligée d'un flux excessif de fleurs blanches, & que ses ordinaires n'ayant pas paru depuis, elle ne pouvoit se persuader d'être grosse : comme je lui voyois toutes les marques de plenitude, je la saignai le lendemain matin ; cette saignée lui ayant procuré un peu d'appetit, je la réïterai quelque jours après : l'effet en fut si heureux, que tous ces accidens disparurent; en sorte qu'elle ne songea plus à sa grossesse, jusqu'à ce que les mouvemens de son enfant l'en assurerent, trois mois & demi après ; quinze ou vingt jours ensuite, elle m'envoya prier de l'aller voir. Je la trouvai très-allarmée, à cause d'une quantité d'eaux qui venoient de s'écouler, dans la crainte que l'accouchement ne suivît, dont elle regardoit ce subit écoulement d'eau, comme l'avant-coureur ; mais comme elle ne ressentoit aucune douleur dans le ventre, ni vers les reins, je lui conseillai le repos dans sa maison, sans autre précaution. Elle se porta très-bien, & continua de sentir son enfant, dont les mouvemens qui augmentoient tous les jours, persuadoient qu'il se fortifioit de plus en plus, quoique l'écoulement de fleurs blanches continuât toûjours. Un mois après, qui étoit le sixiéme de sa grossesse, elle eut une seconde évacuation, comme la premiere, je lui conseillai la même chose ; ce qui arriva encore deux autres fois à un mois d'intervalle, & ne revint plus qu'au cinq de Janvier, qui fut le temps que les douleurs de l'accouchement se firent sentir, mais qui furent si foibles & si éloignées, que les veritables eaux, qui contenoient l'enfant, s'écoulerent dès ce premier jour, sans que je pusse accoucher cette femme que le huitiéme du mois. Je la délivrai dans le même temps ; elle se porta très-bien pendant la durée de ses couches ; mais son écoulement de fleurs blanches ne laissa pas de continuer.

## REFLEXION.

C'étoit une necessité que les eaux qui s'écoulerent en si grande quantité pendant les cinq derniers mois de la grossesse de cette femme, fussent contenues dans des membranes particulieres, soit qu'elles se formassent peu à peu, comme se font les Kistes, qui contiennent des abscès, ou qu'elles eussent commencé à se former au moment de la conception, & qu'elles s'acrussent à proportion de la quantité de serosités qu'elles pouvoient contenir, en s'étendant jusqu'à un certain point, après quoi elles étoient forcées de s'ouvrir & de laisser échaper ces serosités, mais ensuite la poche se remplissoit & s'ouvroit de nouveau, & qui se remplit ainsi successivement, jusqu'à quatre fois.

Il est probable que les choses se sont passées de la sorte, parce que si ces eaux eussent été une portion de celles qui étoient contenues dans les membranes qui contenoient l'enfant, elles se seroient toutes écoulées par l'ouverture qui s'y seroit faite, sans qu'il s'en fut formé de nouvelles, dont la mort de l'enfant s'en seroit ensuivie étant demeuré à sec, ce qui n'arriva pas, puisqu'il en vint une quantité assez raisonnable au temps de l'accouchement, outre que l'enfant, qui étoit un garçon, se portoit très-bien.

Si les eaux n'eussent pas été contenues dans des membranes particulieres, mais seulement entre la matrice & les membranes qui contenoient celles de l'enfant, elles se seroient écoulées à mesure qu'elles se seroient separées des vaisseaux dans la matrice, comme faisoient les fleurs blanches, dont l'évacuation continua en très-grande quantité, jusqu'au temps de l'accouchement, qui ne finit qu'après trois jours d'un travail continuel, malgré les avantages que les Auteurs prétendent qu'une femme en doit recevoir en facilitant la sortie que cet écoulement doit rendre infiniment plus glissante.

Ce continuel écoulement de fleurs blanches, plus abondant encore que l'on ne peut se l'imaginer, qui affligeoit cette femme depuis un si long-temps, sans que ses ordinaires eussent paru depuis plus de quatre années, lui persuadoient avec bien de la raison qu'elle n'étoit pas grosse, puisque si je n'étois moi-même accoutumé, comme je le suis, à voir des choses tout-à-fait extraordinaires, je ne me le serois pas persuadé, tant ce fait-ci est particulier; car comment l'œuf, ou les semences, ont elles pû être retenues dans une matrice, qui permettoit un continuel écoulement à ces fleurs blanches, qu'on ne peut pas dire venir d'ailleurs, à moins d'accuser M. M. de supposition, qui ne l'a dit, qu'après Hippocrate, dans le quarante-cinquiéme Aphorisme du Livre cinquiéme, ce qui fait voir que Galien, & tous ceux qui ont parlé de la generation après lui, ont dit que l'orifice interieur de la matrice restoit si absolument fermé après la conception, qu'il n'est pas possible d'y d'introduire une aiguille la plus fine, se sont lourdement trompez, cette décision n'étant fondée, ny sur l'experience, ny sur la raison, en ce que je pourrois joindre plus de deux cens exemples à celui-ci de femmes qui étant affligées d'un continuel écoulement de fleurs blanches, sont devenues grosses, sans qu'elles se soient supprimées; la raison n'y est pas moins opposée après la conception, puisqu'il n'y a point de matrice, dont l'orifice interieur ne souffre sans difficulté, non seulement l'introduction de l'aiguille la plus fine, mais celle de la sonde la plus grosse, comme je l'ai déja dit ailleurs.

J'ai même été surpris que Galien ait fait une telle avance, puisqu'Hippocrate rapporte, suivant cet Aphorisme, pour cause de l'avortement, le temperament humide de la femme, l'écoulement continuel de fleurs blanches; car si cet accident peut causer l'avortement, en humectant & lubrifiant la matrice, en sorte qu'elle puisse laisser échaper l'enfant, c'est donc une possibilité physique, que son orifice interieur, outre sa figure & sa composition, est susceptible de l'introduction de la plus grosse sonde, sans neanmoins que je convienne, avec Hyppocrate, que les femmes humides, & que celles qui sont sujettes aux fleurs blanches, soient plus exposées à souffrir un accouchement avancé, que les plus seches, & celles qui sont de la meilleure constitution, par le grand nombre de celles que j'ai accouchées, qui avoient cet écoulement de fleurs blanches, & quelques unes, mais qui ont été très rares dont la grossesse étoit accompagnée d'un flux de serosités qui les incommodoit beaucoup, & qui augmentoit à proportion du temps de leur grossesse qui s'est également bien conservée, tant aux unes qu'aux autres, à moins que quelqu'accident imprévû n'ait produit ce mauvais effet, comme il peut arriver à toute autre sans exception.

## CHAPITRE II.

### *Du mauvais effet des eaux quand elles sont en trop petite quantité, ou trop abondantes.*

SI les eaux sont d'un aussi grand secours pour faciliter l'accouchement, que leur écoulement prématuré donne lieu d'en appréhender les suites, leur usage n'est pas moins utile à la femme, pour rendre sa grossesse supportable; mais pour que la femme grosse en tire cet avantage, il faut que leur quantité ne soit ni trop petite ni excessive; l'un des deux défauts n'étant pas moins à craindre, qu'aucun des autres accidens qui peuvent lui arriver pendant sa grossesse; en ce que la petite quantité fait douter qu'elle soit grosse, parce que la matrice n'ayant point assez d'étendue, ou n'étant pas assez dilatée par leur presence, elle tient l'enfant comme enveloppé, & dans une posture si génante, qu'à peine la mere se peut-elle appercevoir de ses mouvemens, & ce doute fait qu'elle s'expose plus volontiers à quantité de dangers qui peuvent la faire accoucher avant le temps.

Mais la quantité excessive de ces eaux est aussi un poids accablant à une femme grosse, qui la met dans un doute continuel d'être grosse de deux enfans, & l'expose même à accoucher avant le terme de neuf mois, quelques précautions qu'elle puisse prendre pour éviter ce malheur, par la facilité qu'a la matrice à se dilater, & à laisser par ce moyen sortir l'enfant avant son entiere perfection.

Ce n'est pas seulement l'excessive abondance de ces eaux, qui fait craindre à la femme d'être grosse de deux enfans, quoiqu'elle ne le soit que d'un, leur seule quantité ordinaire, jointe à un arriere-faix d'une extraordinaire grosseur, ne donne pas moins de lieu à ce doute, & m'a souvent empêché d'en juger décisivement.

Comme une Observation que j'ai ci-devant rapportée, justifie que la trop petite quantité d'eaux qui accompagnent la grossesse, peut en rendre le jugement difficile; j'y renvoye le Lecteur, pour ne pas multiplier mes Observations sans necessité; joignant seulement à ce Chapitre, celles dont je n'ai point encore parlé.

OBSERVATION

## OBSERVATION CCCIV.

Le 17 Novembre de l'année 1692. une jeune femme grosse pour la premiere fois, m'envoya prier de venir la voir, pour me consulter sur l'état extraordinaire où elle se trouvoit, pour le peu de temps qu'elle étoit grosse, soupçonnant l'être de deux enfans. Je tâchai, autant qu'il me fut possible, de la tirer de cette inquiétude, quoique je le crusse pour le moins autant qu'elle; mais qu'au pis aller, il n'y avoit à craindre que l'incommodité que l'on peut souffrir pendant la grossesse, puisqu'un accouchement de deux enfans est autant & même plus facile, que lorsqu'il n'y en a qu'un seul, quoique les femmes qui sont frappées de cette idée, en pensent autrement, parce que les enfans étant plus petits, ils viennent plus aisément.

Cette grossesse ayant continué, comme elle avoit commencé, les jambes enflées à l'excès, les mouvemens de l'enfant s'étant fait sans cesse ressentir des deux côtez tout à la fois, & cette jeune femme grosse ayant beaucoup de peine à se remuer, étoient autant de sujets de l'entretenir dans son inquiétude, & le temps de l'accouchement ayant commencé à se manifester par de vives douleurs, plûtôt qu'elle ne l'avoit compté, & qui l'obligerent de me faire avertir, étoient des preuves comme certaines, selon M. M. du soupçon dont nous étions frappés; je pris mes précautions, comme si très-seurement cette jeune femme alloit accoucher de deux enfans. Il ne s'en trouva pourtant qu'un seul, encore n'étoit-il que mediocre en toutes ses dimensions; l'excessive grosseur de cette femme ayant éte causée par une si grande quantité d'eaux, qu'il faut l'avoir vû pour le croire. L'accouchement, quoiqu'avancé, fut fort prompt; je délivrai la mere, après que ces eaux furent écoulées, laquelle ne tarda pas à se bien porter; mais l'enfant, qui paroissoit fort & vigoureux, quoique d'une mediocre grosseur, mourut presque aussi-tôt qu'il fut né.

## REFLEXION.

Une grossesse de la nature de celle-ci est plus facile à comprendre qu'à expliquer, c'étoit une necessité qu'il se fit une grande fonte dans le sang, pour qu'il s'en separât tant de serosités, quoique cette femme se nourrist d'alimens qui auroient dû fournir un bon suc, sans s'être trouvée dans l'état où sont beaucoup d'autres femmes qui sont réduites à ne vivre que de mauvais alimens. Le mouvement que cette femme ressentoit également des deux côtés tout à la fois, & qui lui persuadoit être celui de deux enfans, venoit de l'extension que cette quantité d'eaux, causoit à la matrice, qui donnoit la liberté à l'enfant de prendre toutes sortes de situations, & de s'étendre à son gré de long & de travers. Il n'étoit pas surprenant que les jambes de cette femme fussent enflées, tout le corps même le seroit sans doute devenu, si cette prodigieuse quantité de serosités ne se fussent pas dechargées par la matrice, & sur les parties inferieures, comme elles firent durant le cours de sa grossesse : toutes ces marques jointes ensemble, ne me permettoient pas de douter que cette femme ne fut grosse de deux enfans, quoiqu'elle ne le fut que d'un seul, aussi-bien que celle qui suit

## OBSERVATION CCCV.

Une Dame demeurant à quatre lieuës de cette Ville, m'ayant fait prier d'aller chez elle le 22 Janvier de l'année 1701 pour m'engager à la venir accoucher dans le temps qu'elle me marqua, n'osant s'en tenir à la Sage-Femme, à cause de l'extraordinaire grosseur où elle se trouvoit, par rapport au peu de tems qu'elle étoit grosse : elle ne pouvoit quasi porter son ventre, tant il étoit grand, les jambes étoient très-enflées, & elle sentoit des mouvemens si violens & si continuels, qu'elle me dit qu'il lui sembloit avoir plusieurs enfans qui se battoient dans son ventre, qu'elle se consoleroit s'ils n'étoient que deux ; mais que la crainte d'un plus grand nombre lui causoit beaucoup d'inquiétude. Je mis tout en usage pour la rasseurer ; je lui promis que je ne manquerois pas de me rendre auprés d'elle dans le temps marqué, & je la laissai avec des incommodités, qui augmenterent tous les jours, jusqu'au temps que le travail commença à se declarer par de fortes douleurs, qui l'obligerent de me faire avertir, beaucoup avant le temps que nous avions crû fixer pour la fin de son terme ; ce qui rendit toute la diligence que je fis inutile, n'ayant pû arriver assez-tôt que la Dame ne fût accouchée d'un enfant mort, après avoir vuidé une si prodigieuse quantité d'eaux, que la chambre en fut non seulement inondée, mais qu'elle couloit à ruisseaux sur l'escalier. Je délivrai la mere avec assez de facilité, qui rendit en peu de temps toutes ces eaux, & qui se porta bien ensuite, & quoiqu'elle eut été d'une grosseur surprenante, son enfant étoit fort petit.

## REFLEXION.

Les accouchemens de cette espece doivent absolument être prématurez, parce que la mauvaise qualité du sang de la mere, qui est la nourriture des enfans, les entretient dans une continuelle indisposition, ce qui fait qu'ils ne sont jamais gros, & que la matrice sans cesse abreuvée par une quantité de serosités, s'ouvre à la premiere occasion que la nature lui fournit. Il est même surprenant qu'elle puisse se conserver dans une exacte clôture, jusqu'à un temps aussi avancé que celui où ces deux femmes accoucherent, dont les grossesses étoient si extraordinaires, par rapport à la violente extension, que la matrice étoit forcée de souffrir, qui auroit dû avancer encore plus l'accouchement.

Si je fus trompé à la premiere, la seconde ne me surprit pas moins, parce qu'il n'y avoit rien qui n'assurât, que tant l'une que l'autre, étoient grosses de plusieurs enfans, quoiqu'elles ne le fussent que d'un seul, encore étoient-ils assez petits; mais comme ce ne sont pas les seules eaux qui donnent occasion à cette méprise, celle qui suit n'est pas moins extraordinaire, & prouve bien le peu de fond que l'on doit faire sur des marques si douteuses; & par consequent que l'on risque toûjours de se tromper, en prononçant décisivement sur l'évenement d'une grossesse.

## OBSERVATION CCCVI.

Le troisiéme Février de l'année 1699. une Marchande de cette Ville, après avoir été très incommodée pendant tout le temps de sa grossesse, avoir eu les jambes enflées à l'excès, & le ventre si grand, qu'à peine le pouvoit-t'elle porter, sentant au surplus des mouvemens continuels, violens & douloureux, des deux côtés du ventre tout à la fois: étant malade pour accoucher, elle envoya chercher sa Sage-Femme, qui en arrivant trouva la douleur assez forte pour s'assurer de la situation de l'enfant, les membranes s'ouvrirent, les eaux s'écoulerent, & la main de l'enfant suivit; pourquoy elle m'envoya prier de me rendre chez cette malade, que je trouvai en situation pour l'accoucher; & si-tôt que je me fus disposé pour cela, je coulai ma main le long du vagin & du bras de cet enfant, pour aller chercher les pieds, que je trouvai si petits, que je ne les osai prendre pour les attirer dehors, qu'auparavant je n'eusse fait plus d'un tour de ma main dans la matrice, pour m'asseurer s'il n'y avoit pas un autre enfant avec celui que je trouvois, ne pouvant pas croire qu'il fût seul, en me representant combien la mere avoit été incommodée pendant cette grossesse, & de quelle surprenante grosseur étoit son ventre, pour n'avoir qu'un enfant, aussi petit que celui-là paroissoit être. Etant donc asseuré qu'il étoit seul ; je finis l'accouchement très-promptement ; mais l'arriere-faix étoit d'une grosseur plus que double, & des plus gros qui se voyent pour l'ordinaire ; que je ne pus tirer, qu'en introduisant ma main dans la matrice, pour le prendre, & l'attirer dehors, le cordon ayant eu assez de force pour le détacher de toute sa circonference ; mais pas assez pour en faire l'extraction, sans le secours que je lui donnai. L'enfant mourut presque aussi-tôt, mais la mere se porta bien en peu de temps.

## REFLEXION.

Peut-on rien voir de plus bizarre ni sur quoi le Chirurgien puisse moins faire de fond, que sur les marques qui sembleroient devoir assurer qu'une femme est grosse de deux enfans, comme celles qui sont raportées dans ces Observations, quoiqu'elles ne le fussent que d'un seul ? ce qui fait voir qu'un Chirurgien se doit tenir prêt à tout évenement, puisqu'aidé d'un peu de pratique, il ne sera point embarassé si la femme accouche d'un ou de plusieurs enfans, la difficulté étant plus grande dans l'imagination, qu'elle ne l'est en effet.

L'on voit souvent de gros arriere-faix, mais il est très-rare d'en voir un du volume de celui-ci, je n'en ai pas même vû aucun si gros, fut-il commun à deux enfans, ce qui m'obligea de porter la main dans le vagin, comme je le dis, & jusqu'à l'entrée de la matrice, où je le pris pour aider à sa sortie, le cordon seul ne l'ayant pu faire, quoiqu'il fut très fort. Il n'est pas necessaire que l'arriere-faix soit de cette extrême grosseur pour être obligé de lui prêter quelquefois ce secours, mais il ne le faut jamais faire, à moins que l'on ne s'aperçoive que le cordon est trop foible pour suffire à en faire l'extraction, d'autant que c'est l'ouvrage de la nature aidée du seul cordon, qui ne doit être secondé que dans la necessité ; ce qui me fait condamner ceux qui imprudemment laissent le cordon sans s'en servir, & introduisent leur main dans la matrice, avec laquelle ils attirent l'arriere-faix. C'est une pratique opposée à l'experience & à la raison, au moins autant qu'étoit celle d'attacher le cordon à la cuisse de l'Accouchée, quand l'arriere-faix ne pouvoit se détacher, dont on ne parle plus aujourd'hui, il faut garder un juste milieu entre ces deux extrémitez ; c'est-à-dire, qu'il faut tirer doucement ce cordon, jusqu'à ce que l'arriere-faix suive, & si après un espace de temps raisonnable, il ne vient pas, pour lors il faut le détacher, comme je l'ai rapporté ci-devant. Car dans l'une de ces manieres de délivrer une femme l'arriere-faix peut rester tout entier par l'exacte clôture de l'orifice interieur de la matrice, qui rendroit l'extraction impossible, & dans l'autre une plus ou moins considerable partie de ce même arriere-faix pourroit rester à cause de l'empressement qu'auroit l'Accoucheur à le prendre & à l'attirer dehors ; ces deux manieres entraînent ainsi après elles un pareil danger.

## CHAPITRE III.

*Des accouchemens laborieux & contre nature, par l'extrême grosseur de la tête de l'enfant, lors même qu'il se presente dans une bonne situation.*

QUOIQUE l'accouchement où l'enfant presente la tête la premiere, soit censé venir dans une bonne situation, puisque souvent sa sortie précede l'arrivée de la Sage-Femme & du Chirurgien ; il peut toutefois devenir le plus laborieux travail de toutes les situations dans lesquelles un enfant se puisse presenter, comme je l'ai déja dit ailleurs, par l'excessive grosseur de cette tête, & donner occasion à un accouchement contre nature, en ce que la tête ne pouvant passer plus avant que l'entrée du vagin, elle la ferme d'une maniere à n'y pouvoir passer la main que très-difficilement, pour en aller chercher les piéds, qui est la meilleure methode & la plus asseurée, parce que l'enfant n'étant ni contraint ni forcé que dans la durée des douleurs ; il ne perit en ce lieu que faute d'être secouru à propos, & par la longueur du temps, dans l'attente continuelle que les douleurs deviendront assez fortes pour le pousser dehors ; mais trompant enfin l'esperance, non seulement de la Sage-Femme, mais aussi du Chirurgien, par les marques les plus constantes d'une mort certaine ; l'on est pour lors forcé, afin de terminer l'accouchement, de se servir de l'extrême remede, soit par le secours du crochet, ou par l'ouverture du crâne, ce qui ne s'execute qu'avec un très-grand danger, tant pour la mere que pour l'enfant ; pour la mere, en ce que le crochet étant appliqué sur une tête si éloignée, peut être en mauvaise prise, se lâcher, & tomber sur les parties de la femme, dont elle ne peut manquer de souffrir une notable blessure, par la dilaceration que cause l'impression de cet instrument ; pour l'enfant, qui peut avec toutes les marques d'une mort certaine, être encore vivant, & qui meurt certainement dans l'operation, ou bien-tôt après, comme il s'en voit beaucoup d'exemples dans les Auteurs qui ont écrit de nos jours ; ce sont ces funestes experiences qui m'ont fait mettre tout en pratique, & donner toute mon application à suppléer absolument par l'usage de mes mains, à celui de ce pernicieux instrument, qui s'étoit rendu si recommandable pour terminer des accouchemens de l'espece de ceux dont je traite dans ce Chapitre, qu'il sembloit ne pouvoir jamais être aboli, par la quantité de partisans qu'il s'étoit acquis ; mais qui l'abandonneront sans doute, comme j'ai fait, ou qui ne s'en serviront que rarement, quand ils verront comme j'ai réussi en ces occasions sans son secours.

## OBSERVATION CCCVII.

Le six de Janvier de l'année 1710. la femme d'un Marchand de cette Ville, qui étoit malade pour accoucher, m'envoya prier de venir la voir. Je la trouvai avec de legeres douleurs, ses eaux percées, & son enfant qui se presentoit bien, mais fort éloigné ; le reste du jour se passa de la sorte, aussi-bien que la nuit suivante, à la difference seulement, que les douleurs se suivirent de temps à autre, & devinrent très-fortes & très-frequentes le lendemain & le jour suivant, sans que les plus vives & les plus piquantes de ces douleurs fissent en aucune façon avancer l'enfant. Je trouvois la rondeur de la tête à plein, qui me paroissoit grosse & dure, & qui occupoit très exactement l'entrée du vagin. Un si long travail, sans que la malade eût pû rien prendre pour soutenir ses forces, qu'elle ne l'eut vomi, & sans qu'elle eût eu une heure de repos, la reduisit dans une si grande foiblesse, qu'elle perdit plusieurs fois connoissance, sans même que son enfant donnât par ses mouvemens aucune marque de vie ; mais comme cette absence de mouvement n'étoit accompagnée d'aucun des accidens mortels, qui en sont comme inséparables ; que la tête, au lieu d'être molle, & de trouver les os chevaucher les uns sur les autres, étoient au contraire fort ronds, durs, & de niveau, qu'il n'exudoit aucune serosité des parties basses, & qu'il n'en exhaloit aucune mauvaise odeur, qui en pussent asseurer la verité, Un doute de la nature de celui-là, m'engagea à l'accouchement, que j'executai sans autre reflexion, que celle de la pressante necessité que j'y trouvois ; & pour y parvenir, je mis la malade en situation, sur le travers de son lit, je mis des femmes en devoir de l'aider, après quoi je coulai ma main le long du vagin, & jusqu'à la tête de l'enfant, que je repoussai avec quelque difficulté, mais assez pour me procurer la liberté du passage, & aller chercher les pieds, que je joignis, je les pris, & les attirai tous deux dehors. L'enfant étoit d'une grosseur si extraordinaire, que j'eus une peine infinie à l'attirer jusqu'aux aisselles ; je dégageai les bras l'un après l'autre, & n'y ayant plus que la tête à sortir, je mis ma main applatie par dessous le menton, & lui introduisis mon doigt dans la bouche ; après quoy je tirai tantôt directement, & puis de devant en derriere, d'un côté & de l'autre, en sorte qu'enfin l'enfant vint tout entier, mais si foible, qu'il mourut dès qu'il eut été baptisé. Je délivrai la mere, qui souffrit differens accidens, & qui fut très-malade pendant ses couches ; mais qui se porta bien dans la suite, sans aucun reste fâcheux, par le grand soin que j'en eus.

## REFLEXION.

Plusieurs choses contribuerent à rendre cet accouchement long, laborieux & contre nature, l'écoulement des eaux dès le commencement du travail, la grosseur de la tête de l'enfant, sa dureté, sa rondeur, & l'étroitesse du passage, entre les os sacrum, ischion, & pubis, comme je l'ai raporté ailleurs, y furent autant d'obstacles.

La grosseur de la tête, & l'étroitesse du passage, sont deux circonstances aussi opposées à l'heureux accouchement, que le contraire y est favorable. Il y a des enfans qui en venant au monde, ont la tête si dure, qu'elle ne perd rien de sa rondeur ni de sa figure dans l'accouchement, de quelque violence qu'elle soit poussée, par les excessives douleurs de la mere ; & d'autres qui l'ont si molle, qu'elle s'ajuste au gré du passage, en sorte que les os chevauchent si fort les uns sur les autres, qu'ils perdent assez leur niveau pour que l'Accoucheur s'en aperçoive, quoique l'enfant soit bien vivant, fort, & vigoureux, ce qui ne doit par consequent pas être regardé comme une preuve assurée de sa mort, quoique M. M. la donne pour regle dans plusieurs de ses Observations ; les douleurs pressantes, vives, & souvent réiterées, ne se faisant sentir que de temps en temps & par intervalles, ne furent d'aucun secours à la malade, pour finir cet accouchement, que je résolus de terminer par l'extrême danger où je jugeai l'enfant & la mere qui auroient très certainement peri, si je ne leur eus pas donné ce salutaire secours ; un Chirurgien seroit trop heureux, s'il sçavoit prévoir dès le commencement des douleurs que le travail deviendroit aussi penible & dangereux que fut celui-ci, ce qui n'arrive que trop sovent, parce qu'il pourroit en prenant son parti, comme je le fis, prévenir par l'accouchement tous les maux qu'une femme est obligée de souffrir. Mais se reposant au contraire sur toutes les meilleures marques qui peuvent flater son esperance, d'une fin prompte & heureuse, il laisse tranquillement couler le temps avec la vie tant de l'enfant que de la mere, sans neanmoins meriter aucun blâme, puisqu'il n'y a que la nature qui peche, & que l'Art ne manque à rien dans cette occasion, que l'on peut cependant redresser par un coup aussi hardi que fut celui-ci, mais qu'un manque de hardiesse & d'experience, tient encore aussi envelopé, qu'une très longue pratiqué le fait executer hardiment, comme je vais le faire voir dans l'Observation suivante.

Cette femme fut tellement épuisée par le continuel vomissement & par la perte du repos qu'elle souffrit, pendant la durée de ce fâcheux travail, qu'elle manqua plusieurs fois de mourir. Ses vuidanges se supprimerent presqu'aussitôt qu'elle fut accouchée, ausquelles succeda un cours de ventre si violent, qu'elle laissoit tout aller sous elle, son ventre devint dur, tendu & douleureux & le délivre lui survint avec une fievre des plus fortes. A tous ces pernicieux accidens il s'en joignit encore beaucoup d'autres dont je la tirai heureusement, par le seul régime de vivre & le grand soin qu'on eut d'elle; sans le secours d'aucuns remedes, comme je l'avois tirée de son accouchement, au moyen duquel par une pratique nouvelle je lui procurai la vie pour le temps, & à son enfant pour l'Eternité, sans quoi cette femme seroit très surement morte sans accoucher.

## OBSERVATION CCCVIII.

Le treize Novembre de l'année 1711. un Voiturier demeurant à un quart de lieue de cette Ville, dont j'avois accouché la femme de plusieurs accouchemens laborieux, me vint chercher un Vendredy après midy pour l'aller encore accoucher; mais comme son travail ne faisoit que de commencer, sans qu'il me pût rien dire de certain de l'état auquel elle étoit, & que de plus j'étois occupé depuis le jour précedent, auprès d'une jeune femme de cette Ville, qui étoit aussi malade pour accoucher, mais d'un travail fort lent; je ne pus me resoudre à quitter celle-ci pour y aller; je lui indiquai seulement une Sage-Femme, que je connoissois assez entendue, & lui conseillai de l'emmener avec lui; & qu'au cas qu'il y eût quelque chose d'extraordinaire, je ferois en sorte de m'y rendre. Le reste du jour se passa, aussi-bien que le Samedy & le Dimanche, sans que j'en eusse de nouvelles, qui fut le temps que celle auprés de qui j'étois, accoucha environ sur le midy, qui étoit malade depuis le Jeudy à pareille heure. Comme je n'avois rien entendu de cette femme, jusqu'au Lundy matin, je ne doutois presque pas qu'elle ne fût accouchée, lorsque sur les quatre heures après midy l'on me vint prier de l'aller voir, que les foiblesses continuelles où elle se trouvoit, faisoient absolument désesperer de sa vie, qu'elle avoit eu tous ses Sacremens, & que pourvû qu'elle eût la satisfaction de me voir, elle mourroit contente. Je grondai bien de ce que l'on avoit tant tardé à me venir chercher, & je me rendis au plûtôt auprès de cette malade, que je trouvai presque sans poulx, & dont l'enfant

fant étoit si foible, qu'à peine pouvoit-on s'asseurer qu'il fût en vie ; mais aussi n'y avoit-il aucune marque certaine de sa mort. Je trouvai en touchant cette femme, que la tête de l'enfant occupoit le fond du vagin, sans être en aucune façon avancée ni engagée. Comme la malade étoit en une situation commode pour l'accoucher, je coulai ma main le long du vagin, & à côté de cette tête, pour aller chercher les pieds, que je joignis, les pris, les amenai au passage, & gardai les mêmes mesures qu'à l'accouchement précedent, pour les mêmes raisons ; & je finis celui-ci en très-peu de tems, quoique l'enfant, qui étoit une fille, fût extrémement grosse, qui se trouva un peu foible & étourdie d'abord ; mais elle revint, & se porta bien en peu de temps, ainsi que sa mere, qui fut relevée en moins de quinze jours.

## REFLEXION.

Il me semble que j'entends déja demander pourquoi j'ai delivré cette femme aussi tôt que je fus arrivé auprès d'elle, & que j'ai demeuré si long-temps auprès de celle où j'étois lorsque l'on me vint chercher sans en avoir fait autant. Comme j'ai déja rendu raison ailleurs de ce different procedé, je dirai seulement ici que, quand la tête de l'enfant est enclavée, prise, ou arrêtée au passage, il est impossible de la faire rétrograder, pour pouvoir passer la main, & aller chercher les pieds, qu'il n'y a pour lors que la violence & le redoublement des douleurs, aidée des efforts de la malade, ou l'extrême remede qui sont les instrumens, qui puissent tirer d'affaire une femme qui est en cet état, au lieu que quand c'est la seule grosseur de la tête de l'enfant qui fait la difficulté de l'accouchement, l'Accoucheur peut le terminer par sa dexterité, sans que le crochet y doive être employé, non seulement à cause de l'éloignement de la tête qui ne permet pas d'appliquer l'instrument en bonne prise ; mais aussi par le peu de résistance & de stabilité, que l'Accoucheur qui n'a que cet instrument pour ressource, y peut trouver, & que l'accouchement de l'enfant enclavé seroit sans difficulté, si un Accoucheur, du merite de celui dont j'entends parler, étoit assuré dans le commencement du travail que les choses en vinssent à cette extrémité, rien ne lui étant plus facile pour lors que de le terminer & même plus aisément, que ceux où les enfans se présentent dans une mauvaise situation, mais comme cette prévoyance est impossible, c'est aussi une necessité que les choses arrivent de la sorte, sans que toute l'adresse de l'Art ait pû jusqu'à présent prévenir ny empêcher de semblables accidens, quoi que l'on ne doive pourtant pas desesperer que dans la suite du temps les choses ne puissent changer & se rendre plus favorables, s'il est permis d'en juger par le progrès avantageux que les accouchemens ont fait depuis un siecle, dont ceux de l'espece de ces deux derniers, sont des preuves d'un aussi heureux augure que le malheur de les avoir negligés, a été funeste aux femmes, quand les enfans se sont présentez en cette situation, pour n'avoir pas été secourües assez tôt,

## CHAPITRE IV.

*De l'accouchement où l'enfant a non seulement la tête & les épaules d'une grosseur extraordinaire, mais aussi le corps & les hanches.*

CE n'est pas dans la seule grosseur de la tête & des épaules que consiste toute la difficulté de l'accouchement, quand l'enfant est d'une grosseur extraordinaire ; cette même difficulté s'étend jusqu'au corps, & n'est pas moins embarrassante, lorsque les hanches viennent occuper le passage, & ne finit qu'avec son entiere sortie. Il est à la verité rare d'en trouver de l'espece de celui dont je traite dans ce Chapitre ; mais la suite persuadera qu'il n'est pas impossible d'en rencontrer ; & cette sorte d'accouchement surprend d'autant plus l'Accoucheur, que quand il espere avoir terminé son ouvrage, il trouve de nouvelles difficultés qui s'y opposent, & qui ne finissent qu'avec beaucoup de peines, & de terribles efforts.

Quand un enfant, tel que celui dont j'entends parler vient vivant, & que la mere se porte bien, c'est un cas très-particulier, & cet accouchement merite à juste titre le nom de non naturel : car il est aussi surprenant que difficile à comprendre, comment la nature s'en peut débarrasser, avec tout le secours du plus experimenté Accoucheur ; mais quelques peines qu'il souffre, quand il est secondé de cette sage ouvriere, & qu'elle ne s'écarte point de son cours ordinaire, tout cela n'est rien, en comparaison des peines ausquelles il se trouve exposé, lorsque le contraire arrive, je veux dire, lorsqu'elle quitte sa route accoûtumée, pour en prendre une toute opposée, resistant également à tous les efforts que fait une femme en travail, pour s'en délivrer ; ce qu'elle ne peut faire que par un secours étranger, qui ne se peut trouver que dans celui des instrumens : l'un & l'autre se trouve également justifié dans les Observations qui suivent.

## OBSERVATION CCCIX.

Le douze Novembre de l'année 1711. je fus prié d'aller

accoucher la femme d'un Laboureur à une demie lieuë de cette Ville. Son mal, quand j'arrivai, me parut des plus pressans. Je trouvai en touchant cette malade, la tête de son enfant bien avancée au passage; les douleurs qui étoient des plus fortes, & qui redoubloient sans cesse, me firent esperer que cet accouchement finiroit d'un moment à l'autre, qui dura neanmoins plus de quatre grosses heures, avant que la tête fût sortie, les épaules ne resisterent pas moins, n'ayant pû les faire avancer qu'après que j'eus coulé mes doigts sous les aisselles; après quoy je dégageai les bras, & crûs la chose finie, mais la grosseur du corps ne ceda pas plus volontiers. J'eus encore autant de peine qu'aux épaules, & les hanches m'en firent aussi beaucoup, & ne furent tirées dehors qu'après avoir fait joindre les efforts de la Garde aux miens, à quoy nous nous employâmes tous deux de nôtre mieux pour en venir à bout. C'étoit un garçon qui vint bien vivant, nonobstant tous les efforts que nous avions mis en pratique pour l'avoir. Je délivrai la mere d'un très-gros arrierefaix; elle se porta fort bien dès le moment qu'elle fut accouchée, quoique ce fut son second accouchement.

## REFLEXION.

Quoique j'eusse éprouvé par deux fois que le secours des Sages-Femmes m'étoit fatal, la necessité me le fit encore tenter cette troisiéme fois; mais sans en avoir aucune appréhension, parce qu'à l'endroit où cette Sage-Femme fixoit sa prise, pour m'aider à achever l'extraction de cet enfant, elle n'étoit d'aucune consequence, en tirant l'enfant par le milieu du corps, à la difference, que si ç'eût été par la tête, elle auroit pû quitter le corps, qui seroit resté dans la matrice; comme, au contraire, si ç'eût été le corps qui eut sorti, la tête dans un trop grand tiraillement auroit pû rester de même, & ainsi d'une jambe seule; mais par l'endroit que tiroit cette femme, il y avoit tout lieu de travailler en assurance pour finir cet accouchement, qui étoit du plus gros enfant que j'eusse vû jusqu'alors, sans que je puisse expliquer la cause de cette excessive grosseur, qui n'étoit pas, comme le veulent quelques Auteurs, parce que le pere étoit d'une grosse & grande taille, ny qu'il eût les épaules fort larges, puisqu'il n'étoit que d'une stature moyenne & des plus communes.

## OBSERVATION CCCX.

J'ai accouché encore deux femmes dans cette même année 1712. de deux enfans de la même grosseur du précedent; je veux dire, qu'ils étoient tellement gros, qu'il m'étoit presque impossible de faire sortir les hanches, sans que je puisse trouver d'autres raisons de cette extrême grosseur, que celle que je viens de dire, bien qu'au lieu de l'admettre, je dirai, au contraire, que j'ai accouché par deux fois Madame la Marquise de ..... à vingt lieuës de cette Ville; & une autre Dame du même lieu, que j'ai accouchée quatre fois, dont l'une étoit grosse de deux enfans, qui étoient tous (tant à l'une qu'à l'autre de ces Dames) des plus petits, quoyque leurs maris fussent d'une grosseur extraordinaire, & les Dames d'une bonne taille; ce qui me fait dire de ces remarques, comme de quantité d'autres, qu'il est rare d'en trouver qui s'accordent avec l'experience, ou que si la chose arrive, ce n'est que par un hazard, puisqu'il est plus ordinaire de voir la petite femme d'une homme de moyenne taille, accoucher d'un gros enfant, que la grande femme d'un gros & grand homme, qui même au contraire accouche le plus souvent d'un très-petit.

Dans les Observations de M. M. il se trouve quantité d'accouchemens rendus difficiles par l'extraordinaire grosseur de la tête & des épaules; mais il ne s'y en voit aucun où le corps ni les hanches ayent formé quelque obstacle à la sortie de l'enfant. Je cite neanmoins ceux-ci, non seulement sous les apparences de la verité, par rapport aux circonstances; mais bien davantage, par les témoignages asseurés des enfans qui en ont été le sujet, & qui ont fait l'étonnement de quantité de personnes qui les ont vûës. Le fait qui suit n'est pas moins surprenant.

## OBSERVATION CCCXI.

Le 19 Octobre de l'année 1712. l'on me vint prier d'aller à une demie-lieuë de cette Ville, pour accoucher la femme d'un Laboureur, qui étoit en travail depuis trois jours, que les eaux étoient percées. Je touchai la femme, & trouvai son enfant bien situé, dont la tête, qui étoit trop grosse, se presentoit au fond du vagin, sans être aucunement engagée, & la mere épuisée à n'en pouvoir plus, par les longues & continuelles douleurs qu'elle souffroit, depuis le commencement de ce travail. Il sortoit du meconium en quantité depuis le jour précedent, & le cordon, qui avançoit au devant de la tête, en passant par dessous, sans sortir du vagin, étoit froid & sans battement; ces marques certaines de la mort de l'enfant, laisserent l'entiere liberté de travailler ſans rien ménager de ſon côté ; ce qui me fit eſperer de terminer l'accouchement très-promptement, voyant la tête ſi éloignée, ſans être engagée, ni former aucun obſtacle à l'introduction de ma main, pour en aller chercher les pieds. Pour accomplir mon intention, j'introduiſis ma main dans le vagin, la paſſai du côté de la tête de l'enfant, & la coulai par deſſus ſon dos, juſqu'au milieu de ſon corps, ſans la pouvoir paſſer plus loin, à cauſe que la matrice étoit ſi étroitement appliquée ſur le reſte de ſon corps, que je fus obligé de retirer ma main, & la couler par une route oppoſée, en la faiſant paſſer par deſſous le ſternum, mais avec auſſi peu de ſuccès ; ce qui m'obligea de la retirer une ſeconde fois, une troiſiéme, & une quatriéme, ſans l'avoir pû porter juſqu'aux pieds ; en ſorte que cet obſtacle, ſi nouveau pour moy, ne m'en étant jamais autant arrivé, me força d'abandonner ce parti, pour prendre celui de lui ouvrir le crâne ; ce que j'executai avec mes ciſeaux, que je plongeai dans la tête, & que j'ouvris enſuite avec les branches de cet inſtrument, afin d'élargir cttte ouverture autant qu'il falloit pour y pouvoir porter mes doigts, avec leſquels je rompis pluſieurs morceaux des os parietaux, & fis une ouverture aſſez ample pour vuider le cerveau ; après quoy je voulus attirer la tête avec ma main, pouſſée ſous le crâne, comme je l'ai fait nombre de fois ; mais quand elle venoit à s'avancer & à s'engager entre les os iſchion, ſacrum, & pubis ; elle ſe trouvoit ſerrée, de maniere qu'il m'étoit impoſſible de la faire avancer plus loin ; ce qui m'engagea à rompre encore pluſieurs morceaux, non ſeulement des parietaux, mais auſſi du coronal, & de l'occipital, avec auſſi peu de ſuccès, ma main ſe trouvant toûjours également ſerrée à ce paſſage ; ce qui m'obligea d'envoyer chercher un crochet, que j'appliquai dans le trou de l'oreille droite, que j'attirai d'une main, pendant que l'autre étoit appliquée au côté oppoſé, afin de préſerver les parties des atteintes de cet inſtrument, en cas qu'il vint à lâcher priſe, comme il arriva, ſans que je puſſe faire avancer la tête dans le vagin. J'introduiſis de nouveau le crochet dans l'un des orbites avec la même précaution, il lâcha encore priſe. Je l'appliquai dans l'autre orbite, & il ne me réuſſit pas mieux ; je repris haleine, ſans neanmoins me rebuter, quoique fatigué au poſſible ; j'envoyai querir la pinſe d'un Maréchal, voiſin de la malade, dont il ſe ſert pour tenir ſon fer dans la forge ; j'engageai l'occipital autant que je le pûs dans cette pince, avec laquelle j'attirai la tête hors du passage, qui avoit resisté à tout ce que j'avois pû employer pour y parvenir; je la pris aussi-tôt, & fis tout ce que je pûs pour achever l'accouchement; mais j'en fus empêché par la largeur des épaules, qui ne resisterent pas moins à tous mes efforts, qu'avoit fait la tête; ce qui m'obligea de donner cette tête à la Sage-Femme, à qui je dis de tirer de son mieux, pendant qu'avec mes doigts, que j'avois coulez dessous les aisselles, pour en les tirant les faire avancer au passage, ensuite dégager les bras, à quoi je réussis; après quoy je tirai le corps jusqu'aux hanches, que je ne pûs avoir, sans appeller encore une fois la Sage-Femme à mon secours, pour terminer un accouchement, que je comptois finir, selon les apparences, avec toute la facilité possible, & que je me vis neanmoins tenté plusieurs fois d'abandonner.

Ce fut un vrai étonnement pour moy de voir cette femme, qui ne devoit pas être moins épuisée que moy, par un vomissement qui avoit accompagné ses douleurs, pendant toute la durée de ce laborieux travail, se saisir à l'instant d'un morceau de pain, qu'elle trempa dans du miel, & qu'elle mangea sur l'heure du meilleur appetit que l'on puisse dire. Elle eut une difficulté d'uriner, qui ceda aux fomentations émolientes, que je lui fis appliquer sur l'hypogastre. Quatre jours ensuite elle se porta bien mieux. L'enfant étoit d'une grosseur monstrueuse, & l'arriere-faix proportionné à la grosseur de l'enfant, qui étoit un garçon, qui me parut mort au moins de deux jours, en ce que l'épiderme s'enlevoit & se separoit presque sur tout son corps.

## REFLEXION.

Un Accoucheur peut-il sans temerité se prévaloir sur l'ancienneté de sa pratique, & dire qu'il y ait quelque chose d'assuré dans les accouchemens, après avoir éprouvé un tel évenement ? non sans doute, & si cette Observation n'est pas suffisante pour prouver cette verité, il faut lire la XXVI de M. M. pour en être convaincu; quand un Chirurgien a fait ce qu'il a pû, & qu'il n'a manqué ny dans le précepte ny dans l'execution, il n'est pas necessaire qu'il retourne jusqu'au premier aphorisme d'Hippocrate, pour être persuadé que l'experience est perilleuse, puisque c'est une verité, que l'on est en état d'éprouver sans cesse; mais plus particulierement dans cette partie de la Chirurgie, qu'en toute autre de la Medecine: car si après trente années d'une pratique continuelle, je me vois rebuté au point d'abandonner un accouchement, si un vil instrument non usité ne m'eût tiré d'affaire, que ne feroit donc pas un nouvel Accoucheur? je rapporte cette Observation avec toutes ses circonstances, afin qu'un plus éclairé me puisse dire où j'ai manqué, la faute n'en étant pas encore venue à ma connoissance.

La sortie du meconium qui paroissoit depuis si long-temps, me fut un présage de la mort de l'enfant; car quoi qu'en puisse dire M. M. c'est toûjours un très mauvais préjugé, quand le meconium se vuide dans un accouchement où l'enfant vient la tête la premiere, au lieu qu'il est indifferent, quand l'enfant est mal placé; car s'il n'est pas une marque très assurée de sa mort, c'est du moins un signe qu'il est très foible; ce qui est justifié par le même Auteur dans plusieurs de ses Observations, & qui me fut confirmé par le défaut de battement au cordon, que je trouvai froid, quoiqu'il s'en manquât plus de trois travers de doigts qu'il ne sortît du vagin, étant seulement plus avancé que la tête, qui étoit appuyée dessus; ce qui fait bien voir, comme je l'ai dit, contre le sentiment de M. M. que c'est inutilement que l'on s'attache à repousser le cordon au dedans, quand il est sorti, afin de lui conserver sa chaleur, puisqu'elle n'est entretenue que par la circulation, & que cette circulation se fait toûjours plus facilement, en laissant l'entiere liberté au cordon, sans le repousser ny le contraindre.

C'auroit été en cette occasion, que l'extrémité des os, dont une portion avoit été arrachée, auroit dû blesser les parties de la femme, de la maniere que M. M. le veut insinuer, dans sa XXIX Observation, mais au contraire, puisque ces extrémités d'os sont toûjours recouvertes par le cuir chevelu, qui ne suit jamais les portions d'os, que l'Accoucheur arrache, & qui empêche par consequent ceux qui restent de causer aucune blessure à la femme: car si la chose étoit comme le dit cet Auteur, celle-ci auroit dû s'en plaindre; ce qui n'est pas arrivé.

La difficulté d'uriner fut causée à l'occasion de la douleur que les épaules, le corps, & sur tout les hanches, occasionnerent au col de la vessie, en passant par dessus avec tant de violence, & après tant d'efforts qui donnerent lieu à l'inflammation qui produisit cet accident, mais qui ceda bien-tôt aux fomentations que j'y fis appliquer, & j'ose dire que c'est le seul accouchement où je n'ai pas réüssi, quand j'ai eu la liberté d'introduire ma main pour aller chercher les pieds de l'enfant; mais la grosseur exorbitante de celui-ci m'en ôta le moyen.

Ce seroit une chose rare que le crochet fût d'aucun secours, quand la tête est aussi éloignée qu'étoit celle-ci; n'étant pas possible qu'en quelque bonne prise que l'Accoucheur l'applique (cette tête n'ayant aucun soûtien en ce lieu-là) elle pût résister au tiraillement qu'il faut faire pour l'attirer au passage, en étant empêché par les os qui forment le bassinet, & non par l'orifice interieur, comme le dit M. M. dans la même Observation XXIX, qui loin de faire aucun obstacle à un tel accouchement, la tête étant sortie, cet orifice ne pourroit soûtenir les efforts que je fis sans être dilaceré: car quoique l'orifice interieur de la matrice, au lieu d'être mince & mou, comme il le doit être naturellement, se trouve quelquefois en forme de bourelet, & d'une substance assez dure & solide, pour empêcher pendant un temps la tête de sortir, & l'Accoucheur d'introduire sa main, pour aller chercher l'autre pied, lorsqu'il y en a un de sorti, ou les deux pieds, lorsque l'enfant se présente dans une mauvaise situation, ou à l'occasion d'une violente perte de sang, qui demande l'accouchement, pour procurer la grace du saint Baptême à l'enfant, & sauver la vie à la mere; ce n'est pas une raison qu'il en puisse arriver autant, quand une tête est passée, à cause que son volume a été considerablement diminué, pour en avoir vuidé le cerveau, & ôter une partie des os du crâne, qui n'étant plus capable de dilater assez cet orifice, ne doit plus être le sujet de la difficulté qui se trouve ensuite, à la sortie des épaules.

Lorsque la tête d'un enfant est sortie & assez avancée pour la saisir en bonne prise, qu'elle soit grosse ou menue, elle est toûjours très-capable de faire le passage d'une maniere assez ample pour laisser sortir les épaules & obéir aux efforts que le Chirurgien ou la Sage-Femme font en cette occasion pour les avoir, quand ces os, dont j'ai tant de fois parlé, seront assez éloignés les uns des autres; mais elles résisteront toûjours, quelque grosse que soit la tête sortie, quand ils seront trop serrez, ne regardant que cette seule difficulté à vaincre dans l'accouchement, qui sera toûjours aisé & facile, lorsque ce passage ne fera point d'obstacle, quelque grosse que soit la tête, les épaules, & le reste du corps de l'enfant; quoique je comprisse parfaitement bien, que cet instrument ne me seroit d'aucun secours avant que de m'en servir, je ne voulus pourtant pas mépriser son usage en cette occasion, encore que je ne m'en fusse pas servi depuis plus de vingt ans, il me persuada encore cette fois, que là où ma main ne pouvoit me satisfaire, son secours étoit toûjours sans effet, ne m'en servant jamais, quand la tête est arrêtée ou enclavée au passage, n'ayant alors manqué de terminer aucun accouchement, en me comportant comme je le dis en quantité d'endroits par le moyen de l'ouverture du crâne.

---

## CHAPITRE V.

### *Accouchemens où les enfans se sont trouvés en partie dans le ventre par une dilaceration qui s'est faite à la matrice, dans les efforts des douleurs de l'accouchement.*

LORSQUE l'accouchement s'est declaré par de legeres douleurs, qui sont devenues très-violentes, les membranes qui contiennent les eaux s'ouvrent, & l'enfant y joint ses efforts, étant dans une bonne situation, & ne se trouvant point d'obstacle qui empêche sa sortie, c'est une chose bien-tot finie; mais si au contraire quelque chose se trouve qui l'arrête au passage, comme une tête trop grosse, & les os ilion, ischion & pubis, par trop serrez, c'est une necessité que les violens efforts que cet enfant fait, reflechissent contre le fond de la matrice, qui ne se trouvant pas toujours d'une égale consistance, ni assez forte pour resister si long-temps aux impetueuses saillies de l'enfant, ses parois sont à la fin obligez de ceder & de se rompre.

Il est assez facile de se persuader qu'un enfant de la force & de la vigueur de celui dont je parle, qui a la tête appuyée sur les os qui forment le bassinet, dans lequel il ne peut descendre, à cause de leur peu d'espace, & étant renfermé dans un lieu aussi étroit qu'est la matrice, qui le devient encore davantage par l'écoulement des eaux, venant à s'étendre avec vigueur, peut bien causer ce desordre, si l'on y joint encore la disposition de certaines matrices, qui se peuvent trouver d'une tissure plus délicate que d'autres, & donner par ce moyen occasion à cette ouverture, sans quoy ces accidens seroient plus communs qu'ils ne sont, quoyqu'ils le puissent être plus que l'on ne pense; mais dont on ne s'apperçoit point, par l'ignorance de ceux ou de celles qui accouchent, puisque l'on n'entend que trop souvent dire qu'une femme est morte sans avoir accouché, quoyque son enfant fût bien situé, & que la Sage-Eemme en fît bien esperer, lorsqu'étant demeurée sans douleurs, suivies de foiblesses, le ventre lui est devenu dur & tendu, le hoquet, les sueurs froides, & la mort, ont succedé les uns aux autres; ce qui se prouve évidemment par les accouchemens qui suivent. A quoy l'on peut ajoûter un grand nombre de fœtus trouvés dans le ventre de leur mere hors de la matrice, que les partisans des œufs ont crû & croyent encore avoir été conçûs dans la trompe étendue sur le ligament large de la matrice, qu'ils prétendent tellement favoriser leur opinion, qu'ils regardent ces évenemens comme des preuves incontestables de leur systeme.

## OSERVATION CCCXII.

Le quatre Juillet de l'année 1687. l'on me vint prier d'aller accoucher la femme d'un Pescheur de la Paroisse de Fermanville, qui étoit malade depuis deux jours. Je trouvai cette femme sans douleurs, après en avoir eu pendant onze à douze heures des plus violentes, longues & frequentes. Elle me dit que son enfant, qui étoit auparavant très-fort & vigoureux, n'avoit plus remué depuis cinq ou six heures, qu'il avoit fait un mouvement si terrible, que le cœur lui avoit manqué, de la douleur qu'elle avoit ressentie, après quoy ses douleurs avoient cessé, en sorte qu'elle n'en avoit ressenti aucune depuis ce temps-là. Elle avoit le ventre dur, tendu & douloureux, le poulx très-petit, & vomissoit sans cesse, sans qu'elle pût rien garder de tout ce qu'on lui faisoit prendre. La Sage-Femme me dit que l'enfant étoit bien situé, mais encore fort éloigné, sans qu'il eût aucunement changé de place, ni avancé, quoique la malade eût eu d'assez fortes douleurs pour la faire accoucher. Je fus fort intrigué de voir tant d'accidens sans en pouvoir penetrer la veritable cause. Je touchai cette femme pour m'en instruire, & je trouvai la tête de l'enfant à l'extrémité du vagin, qui n'étoit nullement engagée; ce qui me donna lieu de passer ma main à côté, pour aller chercher les pieds, que je trouvai avec assez de facilité, en continuant de suivre la rectitude du corps, qui étoit étendu tout de son long, depuis les os pubis jusqu'au diaphragme, qui fut l'endroit où je les allai prendre, les attirai hors du passage, & finis l'accouchement, sans m'être donné aucun relâche, n'ayant eu de difficuté qu'à dégager les bras & la tête; après quoy je délivrai la malade d'un arriere-faix percé dans son milieu, ou plûtôt tout delabré; l'enfant étoit mort, & la mere vêcut encore trois jours, en continuant de vomir, jusqu'au dernier moment de sa vie.

## REFLEXION.

La quantité d'accidens qui accompagnoient cet accouchement, tous plus pernicieux les uns que les autres, ne me permirent pas de choisir le parti que je devois prendre, qui étoit celui d'accoucher la femme, à quoi je me disposai à l'instant; ce fut pour moi une surprise étrange, quand après avoir coulé ma main le long du vagin, & après l'avoir passée sans difficulté à côté de la tête de cet enfant, je trouvai son corps étendu, au lieu d'être recourbé ou replié, comme naturellement il auroit dû être, & quand pour suivre la longueur de ce petit corps, je passai ma main au travers de l'ouverture qu'il avoit faite à l'arriere-faix, & à la matrice, pour en aller chercher les pieds, qui repoussoient le diaphragme en haut afin d'avoir leur étendue libre, autant que le lieu le pouvoit permettre, la vûë de cette cruelle nouveauté, quelque surprenante qu'elle fût, ne m'étourdit pas assez, pour interrompre mon premier dessein, que je conduisis à une plus heureuse fin que je n'aurois osé l'esperer, si avec plus de réflexion j'avois medité sur l'extrême danger où étoit cette pauvre femme. Quelqu'inutile que fût cet accouchement, nous fumes plus contens tous deux, elle, d'être accouchée, parce qu'elle en mourut plus tranquillement, & moi de l'avoir executé. J'introduisis une seconde fois ma main dans la matrice, après en avoir tiré l'arriere-faix, pour m'assûrer encore mieux si elle étoit certainement ouvette dans son fond, & si pouvant être d'une consistence tendre & molle, elle ne se seroit point assez dilatée pour souffrir cette extension, quoique violente, en donnant en long ce qu'elle auroit pû avoir de trop en large, & si le seul arriere-faix n'auroit pas souffert cette dilaceration, je fus éclaircis de tout cela, en plongeant ma main au travers de l'ouverture de la matrice dans la capacité du ventre & sur les inteſtins, que je prenois à pleine main, je ne fus pas ſurpris de trouver l'enfant mort, mais je le fut beaucoup de voir la mere ſurvivre pendant trois jours à un auſſi funeſte accident que celui-là.

Ce n'eſt pas le ſeul accouchement où la tête de l'enfant ſe préſente de la ſorte, qui peut cauſer l'ouverture de la matrice, puiſque la femme, qui a ſouffert celui qui ſuit, quoique de differente eſpece, n'a pas été plus heureuſe.

## OBSERVATION CCCXIII.

Le deux Octobre de l'année 1707. une Bourgeoiſe de Cherbourg, qui avoit eu neuf enfans ſans preſque aucun mal, & qui étoit accouchée pluſieurs fois ſans Sage-Femme, tant les accouchemens étoient heureux, étant groſſe du dixiéme, ſe trouva malade pour accoucher vers minuit ou environ. Le commencement de ſon travail ne fut point different des autres. Les douleurs vives & frequentes s'entreſuivirent, les membranes s'ouvrirent, & les eaux s'écoulerent; mais au lieu que la tête ſuivit comme à l'ordinaire, ce fut la main. La Sage-Femme envoya auſſi-tôt chercher un Chirurgien, voiſin de la malade, qui vû ſon grand âge, ne voulut pas ſe commettre à faire cet accouchement, dans la crainte que ſes forces n'étant pas ſuffiſantes, il ne fût contraint d'abandonner la beſogne, & conſeilla de me venir chercher en diligence; ce qui fut executé dans le moment. Je trouvai une femme très-foible, dont le bras de l'enfant étoit ſorti juſqu'à l'épaule, froid & ſans mouvement, ce qui me le fit juger mort, ſans neanmoins le trop aſſurer. Comme la Sage-Femme étoit preſente, j'envoyai querir le Chirurgien, auquel je demandai ce qu'il penſoit de l'extréme foibleſſe où étoit cette femme, qui n'avoit ni convulſions ni perte de ſang, & qui n'étoit malade que depuis environ ſept à huit heures, temps qui n'étoit guere que celui de mon voyage; qui n'avoit ſenti de grandes douleurs que depuis une heure & demie, ou deux heures tout au plus, qui étoient diminuées peu à peu, en ſorte qu'elle n'en ſouffroit alors aucune, ne pouvant concevoir la cauſe d'un pareil accident, à une femme forte & vigoureuſe, comme ils me diſoient qu'elle étoit naturellement. Je l'exhortai autant que je pûs à prendre courage, & lui promis qu'elle alloit être bien-tôt délivrée, tout étant diſpoſé pour en venir à l'operation; je la mis ſur le travers de ſon lit, j'introduiſis ma main à côté & le long du bras de l'enfant, avec assez de facilité, & la coulai par dessous son corps, pour aller chercher les pieds. Je fus étrangement surpris de les trouver passez au travers de la matrice, dont j'assurai le Chirurgien, qui ne le fût pas moins que moi, je les joignis, & les pris dans le ventre de la femme, où ils s'étoient glissez, avec une partie du corps. Je les attirai au passage, & finis ce fâcheux accouchement en moins d'un *Miserere*. Je tirai l'arriere-faix tout entier, à l'exception de l'ouverture du milieu, & vuidai la matrice de mon mieux.

## REFLEXION.

Je ne m'étonnai pas, après que cet accouchement fut fini, de la foiblesse dans laquelle je trouvai cette femme quand j'arrivai, la cause n'en étoit que trop évidente, la dilaceration que la matrice & l'arriere-faix avoient soufferte, & la perte de sang qui en est inseparable, la faisoient assez connoître, nonobstant quoi, cette femme vêcut encore quatre jours. Son corps fut ouvert après sa mort, l'on ne trouva à la matrice que le vestige de cette ouverture, dans laquelle l'on ne pût introduire que le bout du petit doigt, quoique le corps de l'enfant y eût passé tout entier; ce qui prouve la grande disposition de la matrice à se rétablir dans son premier état, aussi-tôt que l'accouchement est fini, & qu'elle se trouve vuide.

Il s'ensuit de-là que l'accouchement où l'enfant présente la tête la premiere, mais qui est plus grosse que le passage n'est large, ne peut presque jamais être terminé que par le secours de la main ou des instrumens, à la difference de celui où la tête de l'enfant est prise ou enclavée dans ce passage, qui s'étoit trouvé assez large pour lui permettre de s'y engager, mais trop étroit pour l'en laisser sortir, à moins qu'elle ne soit fortement poussée par des douleurs assez vives & redoublées pour l'en faire sortir, car autrement cette tête y demeure tellement engagée, que l'enfant y perd la vie, aussi-bien que la mere, s'ils ne sont tirez de cet embaras par le moyen des instrumens qui sont l'extrême remede, la main seule y étant très-inutile, comme l'accouchement suivant le justifie.

---

## CHAPITRE VI.

### *De l'accouchement où la tête de l'enfant étoit enclavée au passage, & de la mort de la même femme avec son enfant dans le ventre, pour n'avoir pas été secourus dans un travail pareil au premier.*

QUOIQUE j'aye déja traité dans le Livre précedent, de l'accouchement où l'enfant a la tête trop grosse, & de celui qui a la tête enclavée au passage, les faits que j'ay encore à rapporter, m'ont paru avoir quelque chose de si particulier, que j'aï crû ne pouvoir pas me dispenser d'une repetition, qui, par rapport à sa grande utilité, doit être d'autant moins ennuieuse, que les accouchemens dont j'ai à parler sont au nombre de ceux qui se rencontrent le plus souvent, & qui meritent à plus juste titre le nom de difficiles & de laborieux; puisqu'ils sont comme l'écueil contre lequel toute la science & toute la dexterité des plus habiles Accoucheurs se brise & devient inutile : car qu'y-at'il de plus sensible & de plus affligeant pour lui, que de se rencontrer à un tel spectacle ? & peut-on sans en être touché voir perir un enfant dans un lieu & dans une situation d'où il sembleroit qu'une seule douleur bien conditionnée le devroit tirer, & où l'on croiroit d'un autre côté, qu'il seroit très-facile de lui donner du secours, sans pourtant qu'on l'ose entreprendre, puisque ce secours ne peut être donné sans mettre sa vie en danger comme si l'Art & la nature avoient alors conjuré sa perte.

Ce qui fait qu'un Chirurgien ne peut prendre trop de mesures pour terminer un accouchement comme celui-ci, le plus heureusement qu'il lui est possible, & pour tâcher d'en tirer un du précipice, s'il ne peut pas les sauver tous deux, il doit enfin mettre tout en usage, pour éviter ce dangereux coup; qui n'est souvent que trop difficile à parer, quelques précautions qu'il prenne pour y réussir.

## OBSERVATION CCCXIV.

Le 12 Septembre de l'année 1689, je fus prié d'aller à la Paroisse de Colombi pour accoucher la femme d'un Laboureur, malade depuis trois jours, dont l'enfant étoit enclavé au passage, sans qu'il eut presque avancé depuis que les eaux avoient percé, quoique les douleurs eussent sans cesse été assez fortes en aparence; mais en effet insuffisantes pour finir l'accouchement. Cette femme étoit dans une telle impatience qu'elle ne pouvoit garder la même situation un seul moment, elle se débatoit sans cesse, & elle n'avoit pas senti remuer son enfant depuis un jour & demi, ce qui me fit douter de sa vie. L'odeur puante & cadavereuse qui accompagnoit ce defaut de mouvement, fit changer mon doute en assurance, & m'indiqua la necessité d'un prompt secours pour empêcher la mere de tomber dans un pareil malheur, ce qui me fit résoudre de l'accoucher, comme je fis à l'instant, en ouvrant la tête de l'enfant avec mon bistouri, dont le cuir chevelu étoit d'une épaisseur de plus de trois travers de doigts, après quoi j'introduisis deux de mes doigts, ensuite trois, & puis quatre, avec lesquels je tirai le cerveau, la tête s'étant trouvée beaucoup diminuée par ce moyen, je l'accrochai avec ces mêmes doigts, & l'attirai aisément hors du passage, voyant que le reste du corps n'avoit pas une meilleure disposition à venir que la tête, je coulai mes doigts d'un côté jusques sous l'aisselle, dont je degageai un bras, j'en fis autant de l'autre côté, après quoi je tirai le reste; mais le tout difficillement jusqu'aux cuisses.

La mere eut le bonheur de se tirer de ce penible & laborieux accouchement: mais ce ne fut qu'après beaucoup de temps & de souffrances.

Cette femme eut encore le malheur de se trouver grosse deux années après, & de mourir le second jour de son travail, avec son enfant resté au couronnement, sans en avoir pû être déplacé par toutes les plus fortes & frequentes douleurs, & sans que l'on me fût venu avertir, bien qu'ayant été averti de sa grossesse, j'eusse promis d'y aller à la premiere réquisition qui m'en seroit faite. J'appris que son pauvre enfant étoit encore en vie plus d'une demi-heure après que la mere fut morte, ce qu'il manifestoit par des mouvemens si sensibles que tous ceux qui étoient présens en furent convaincus, sans que la Sage-Femme ny pas un de la compagnie, osât lui ouvrir le ventre, pour sauver cette petite victime, ou du moins lui procurer la grace du saint Baptême.

## REFLEXION.

Le premier accouchement de cette femme, ainsi que ce second, commençoient d'une maniere à donner les meilleures esperances; les douleurs étoient fortes & frequentes, les eaux étoien percées, la tête de l'enfant étant placée au couronnement, c'étoit tout ce qu'un Accoucheur pouvoit souhaiter, & cependant la fin en devint si funeste que l'enfant perit au premier accouchement, & que le second fit perir la mere & l'enfant.

Nous avons assez d'histoires qui confirment que l'os sacrum, trop proche de l'os pubis & des os ischion, par trop serrez, forment un détroit où la tête de l'enfant demeure enclavée, comme je l'ai déja dit, elle s'avance quelquefois assez, pour se faire voir de la grandeur du fond de la main; ce qui s'appelle au couronnement; mais elle ne sort pas plûtôt pour cela, & c'est presque la seule situation en laquelle le Chirurgien ne peut donner de secours, & qui le réduit dans la cruelle necessité d'abandonner un enfant à la mort quelque science, quelque capacité, & quelqu'experience qu'il ait dans la pratique de son Art, il ne peut alors se dispenser de se servir des instrumens, soit du crochet, du tire-tête, ou du bistouri, chacun selon son goût, & celui qui lui réüssir le mieux, mais il doit être bien prévenu qu'il ne doit jamais les mettre en usage que dans une extrême necessité, & en des occasions semblables à celle-ci, où je me servis du bistouri, qui est l'instrument ordinaire dont je me sers en pareil cas.

L'on me seroit venu chercher à ce second accouchement comme au précedent, si la malade, par un entêtement outré, ne s'y étoit pas opiniâtrément opposée, dans l'esperance que son accouchement alloit finir à toutes les douleurs, comme la Sage-Femme le promettoit, ce qui seroit sans doute arrivé, si les forces eussent pû soûtenir aussi long-temps la violence du mal qu'elle fit la premiere fois, de maniere que sa résistance causa sa mort, & celle de son enfant, faute au mari de n'avoir pas pris le parti qui convenoit, dans le danger où se trouvoit cette malade, sans écouter les mauvaises raisons d'une personne, à qui les douleurs ôtent les vrais sentimens qu'elle devroit avoir, occasions où je me trouve assez souvent, mais je ne fais attention aux frivoles discours des malades, qu'autant que la necessité le requiert, comme on le verra dans les accouchemens suivans.

## CHAPITRE VII.

### *Accouchemens faits contre la volonté des femmes qui les ont soufferts.*

SI les extrêmes douleurs n'ôtent pas absolument la raison à la plûpart des femmes qui les souffrent, l'on peut au moins dire qu'elles l'afoiblissent beaucoup. Ce sont de fâcheuses experiences qu'un Chirurgien ne fait que trop souvent; mais celui sur-tout, qui fait son capital des accouchemens, l'on en trouvera des preuves dans les Livres de Messieurs Peu & Mauriceau, où ces Grands-Hommes rapportent dans plusieurs Observations, que des femmes malades pour accoucher, ont quelquefois préferé la mort au remede, & que par un esprit d'humanité & de pitié ils ont accordé à la foiblesse de ces personnes craintives ce qu'elles exigeoient d'eux, & les ont charitablement abandonnées à leur deplorable sort, plûtôt que de faire violence à l'entêtement qu'elles avoient, ce qui auroit pu leur sauver la vie & à leurs enfans, mais moi qui n'ai jamais pû avoir cette condescendance scrupuleuse, j'ai toûjours eu assez de fermeté pour tout promettre aux malades & aux assistans, quand ils m'ont demandé des choses dont Dieu seul peut être garand, & pour user d'une violence salutaire lorsque les grandes douleurs ont fait perdre la raison à des femmes en travail. C'est une compassion meurtriere d'abandonner une pauvre femme dans un accouchement laborieux, parce qu'elle ne veut point être secourue, & de ne pas répondre du succès de l'operation à des parents qui l'exigent mal à propos, plûtôt que de les laisser expirer dans les plus cruels tourmens, & au reste une femme n'auroit donc qu'à montrer de la répugnance à suivre les conseils qu'on lui propose, pour engager un Accoucheur à dire, si vous voulez je vous tirerai d'affaires, sinon je m'en retourne, je crois que ma conscience m'oblige d'en user d'une autre maniere, comme on en peut juger, si l'on fait attention aux deux Observations qui suivent qui feront connoître que je n'ai rien risqué en certaines occasions de promettre des choses que je n'étois point trop sûr d'executer, que mes tromperies ont été avantageuses, & que l'heureux évenement de mes violences les a fait si bien goûter, qu'elles n'ont servi qu'à donner des preuves de mon bon naturel, puisque je n'ai jamais manqué d'attention ny de charité envers toutes les femmes pour lesquelles j'ai été appellé, lorsque j'ai crû que leur salut & celui de leur enfant dependoit du secours que j'avois à leur donner.

## OBSERVATION CCCXV.

Le 7 Decembre de l'année 1686. l'on me vint prier d'aller dans la Forêt de Sausemesnil pour accoucher la femme d'un Potier de terre, qui étoit en travail du jour précedent. Je trouvai qu'il y avoit eu beaucoup de sang répandu, que les parties exterieures étoient fort enflées, & que l'enfant étoit mal situé, ce qui m'engagea à demander à la Sage-Femme ce qu'elle avoit fait, & qu'il me sembloit qu'elle avoit beaucoup travaillé sans beaucoup avancer l'ouvrage ? elle me dit fort naturellement, que la femme après avoir souffert des douleurs très-violentes, les eaux avoient percé, & que le bras de l'enfant les avoit suivies; mais que ne se jugeant pas capable de finir cet accouchement avec succès, elle avoit conseillé d'aller chercher du secours & que le Chirurgien qui étoit venu avoit arraché le bras de l'enfant quoiqu'il fut bien vivant, mais qu'ayant fait après des violences outrées sans rien avancer, la femme ennuiée de souffrir

avoit

avoit dit qu'elle mourroit plûtôt, que de se laisser accoucher; ce que le Chirurgien ayant vû, il lui avoit jetté le bras de son enfant à la tête, & s'en étoit retourné, sans rien faire de plus. Que c'étoit absolument contre la volonté de la malade, que l'on m'étoit venu chercher, parce qu'elle étoit toûjours dans les mêmes sentimens. Aprés m'être disposé, comme il est necessaire, je voulus me mettre en état de l'accoucher. Tant que je ne touchai les parties qu'à l'exterieur, elle le souffroit fort bien; mais quand il fut question d'aller plus avant, elle jura qu'elle ne le permettroit pas, & se voulut mettre en état de le faire comme elle l'avoit dit. Quand je vis que c'étoit tout de bon, & qu'elle n'étoit pas en état d'entendre raison, je pris mon parti, & je lui fis si bien tenir les deux jambes pliées contre les cuisses, & écartées l'une de l'autre, par deux forts hommes, & les bras & la tête par trois femmes bien resolues, que je la reduisis à ne pouvoir remuer. Je portai alors ma main jusqu'au fond de la matrice, où je trouvai les pieds en un instant; je les joignis, les pris, & les attirai dehors, & achevai ainsi l'accouchement en un moment. Je la délivrai avec la même facilité, sans que sa mauvaise volonté me fit aucun obstacle; l'enfant étoit tout pourri, mais la mere se porta bien assez-tôt après.

## REFLEXION.

Il paroît que la résistance de cette femme fit bien du plaisir à ce Chirurgien, qui au lieu de la résoudre par de bonnes raisons à souffrir qu'il l'accouchât, & au lieu de faire succeder comme je fis la violence aux exhortations, pour terminer cet accouchement, ravi au contraire, d'avoir un prétexte qu'il crût plausible, afin de se tirer de ce mauvais pas, en faisant le fâché, jetta inhumainement le bras de ce pauvre enfant au nez de cette mere affligée, action honteuse & indigne d'un homme raisonnable. Je ne trouvai aucune difficulté à cet accouchement, les parties étoient bien disposées, & le bras arraché me laissoit toute la liberté que je pouvois souhaiter, aussi fut-il terminé en si peu de temps, que la malade n'eut pas celui de s'en apercevoir, l'enfant étoit si pourri quoiqu'il ne fût mort que depuis le soir jusqu'au matin, qu'il n'étoit pas possible d'en soûtenir l'odeur; ce qui marque bien la grande corruption dont cette partie est susceptible, puisque celle de cet enfant en vint à un tel degré en si peu de temps. Ce fut un bonheur que la mere n'en ressentît pas les mauvais effets; ce qui, sans doute, n'auroit pas manqué d'arriver, si elle n'eût pas été secourue aussi promptement qu'elle le fut.

## OBSERVATION CCCXVI.

Le 23. de Mars de l'année 1712. l'on me vint prier à minuit d'aller accoucher la femme d'un Marchand de Beure de Montebourg ; je trouvai une femme de la plus mauvaise humeur du monde, sans vouloir me parler ni me repondre, & qui faisoit des cris effroyables à la moindre douleur. Elle étoit agenouillée sur le plancher, les deux coudes appuyez sur une chaise, & soutenant sa tête de ses deux mains. La Sage-Femme me dit qu'elle ne lui avoit permis de la toucher que trois fois ; mais qu'aussi-tôt elle la rebutoit tellement, qu'elle n'avoit pû lui donner aucun secours ; qu'elle avoit seulement remarqué que le cordon sortoit, & que l'enfant presentoit les pieds, & la tête très-engagée au passage, sans que cette malade eût voulu en souffrir davantage. Je commençai par lui demander si elle ne vouloit pas que je l'accouchasse pour lui sauver la vie, sans quoi c'étoit une necessité qu'elle mourut ; que pour cet effet elle me laissât examiner l'état où elle étoit ; ce qu'elle fit en rechignant ; je m'assurai dans ce premier essai de la mort de l'enfant, par le défaut de battement au cordon, qui avec cela étoit froid & flétri. Je touchai ensuite les deux pieds & la tête, qui étoit repliée, en sorte que l'enfant avoit le nez entre les jambes, & que le corps faisoit une espece d'arc, depuis le siege jusqu'aux épaules, au dedans de la matrice. Je crus qu'aussi-tôt que cette femme se seroit resolue à se laisser accoucher, les pieds étant si avancés, j'en aurois bon marché ; ce qui me fit la soliciter fortement à le vouloir bien souffrir ; mais elle me marqua une resolution toute contraire, & moi qui en avois pour le moins autant qu'elle, je preparai le lit comme il doit être, où après lui avoir parlé raison pendant quelque temps, & voyant qu'elle n'y vouloit point entendre, je la pris, & me fis aider à propos par six femmes bien resolues qui étoient là. Nous la mîmes sur le lit, & après avoir disposé ces femmes, en sorte qu'il lui fut impossible de remuer ni bras ni jambes, non plus que le corps, tant elle étoit bien tenuë. Pour lors n'ayant plus que la langue, elle l'employa de son mieux à me dire toutes les ordures imaginables ; mais comme cela ne gâtoit rien à l'affaire, j'allai, suivant mon premier dessein, pour attirer les pieds, qui étoient au bord, & en apparence prêts à sortir du vagin ; mais la tête, située comme je l'ai dit, avec cette espece de voute que le corps formoit en son entier, y mit un si grand obstacle, qu'il me fut impossible de réussir à les attirer entierement dehors, quoique je n'eusse rien à menager, vû l'asseurance que j'avois de la mort de l'enfant; ce qui me fit changer de dessein, & qu'au lieu de continuer à vouloir tirer les pieds, je resolus de repousser l'enfant, non par la tête; car elle étoit si engagée, que je l'aurois plûtôt écrasée que d'y réussir; mais en coulant ma main entre la tête & les jambes, jusqu'au ventre de l'enfant; ce que je n'executai pas sans peine; mais c'étoit l'unique moyen de parvenir à mon but, qui étoit de faire rentrer la tête au dedans de la matrice, pour donner ensuite une entiere liberté aux pieds de sortir, à quoi contribua beaucoup le changement d'humeur de la malade, qui voyant que c'étoit tout de bon, & que sa resistance étoit inutile, rappella sa raison à son secours, & fit pour lors tout ce que j'aurois pû attendre de la personne la plus raisonnable; après quoy je pris les deux pieds de l'enfant, les attirai dehors, & donnai toute mon attention à lui faire faire le demi-tour à mesure qu'il sortoit, afin que la face qu'il avoit en dessus se trouvât en dessous; ce qui fut fait par ce moyen, & l'accouchement fini, avec la femme délivrée en assez peu de temps, moitié gré, moitié force; mais il suffit d'obtenir ce que l'on souhaite.

## REFLEXION.

Cette femme opiniâtre comptoit sur sa force, qui devint inutile par celle que je lui opposai, les six femmes dont je parle, se donnerent de tout leur cœur à secourir leur voisine & bonne amie, sans qu'aucune manquât pour un moment, de courage ny de charité, sans quoi elle auroit peri par son entêtement, comme fit celle dont parle M. M. dans une de ses Observations, qui ne seroit pas morte dans son accouchement, s'il eut eû le même empressement à la secourir que j'eus à sauver celle-ci. C'est une politique dont je ne suis pas capable, je fais toûjours ce que je dois à Dieu & à ma profession sans craindre le qu'en dira-t'on?

Cet enfant avoit les talons vers le siege de sa mere, les doigts des pieds en dessus, & la tête appuyée sur le devant des jambes, le nez entre les deux; ce qui m'obligea à lui faire faire le demi-tour, en l'attirant dehors pour lui mettre la face en dessous; comme la tête & les jambes étoient au passage, je crûs qu'aussitôt que j'aurois attiré les pieds, le siege venant à suivre, l'accouchement seroit terminé; mais au contraire, j'y trouvai une résistance inebranlable, & voyant que plus je m'opiniâtrerois à user de ce moyen, plus je rendrois l'accouchement difficile, je résolus de repousser le corps de l'enfant dans son entier, en introduisant ma main entre les jambes & la tête, comme je l'ai dit, & lorsque je fus parvenu au ventre, j'étendis ma main à plat, & le repoussai avec plus de facilité que je n'esperois, d'autant que les cris continuels, & les efforts que la femme faisoit sans cesse, pendant que j'introduisois ma main, m'étoient fort à charge, parce qu'en poussant continuellement en bas, elle faisoit autant d'obstacle à mon dessein, par sa mauvaise volonté, que faisoit l'enfant par sa mauvaise situation; mais voyant ma fermeté & que je ne negligeois rien pour vaincre son obstination, elle se rendit docile par la necessité, & par un prompt changement, elle se soumit à l'execution des conseils que je lui donnai, comme auroit pû faire la femme du monde la plus raisonnable, & par ce moyen j'achevai de la tirer d'affaire, ainsi que la précedente, & plusieurs autres, entre lesquelles je ne peux oublier une jeune femme, qui juroit & tempêtoit, sans vouloir se rendre à aucune raison, & qui pendant que les douleurs étoient à leur dernier periode, & que je l'accouchois, perseveroit dans la résolution de mourir plutôt que de me souffrir; je l'applaudissois dans son dessein, & tins toûjours le même langage avec elle sans la contredire, jusqu'à ce qu'elle fut accouchée & delivrée; & en effet faut-il écouter les raisons d'une femme dans un temps que l'excès des douleurs lui en ôte tellement l'usage, qu'il ne lui en reste aucune, ou celles des parens, qui n'en ont que de mauvaises? comme il arriva à M. M. suivant une de ses Observations.... qui laissa plustot mourir une pauvre femme, que de promettre à des parens insensez qu'il leur répondoit de la vie de la malade, comme ils l'exigeoient; ce seroit trop peu pour moi en pareil cas, car je leur répondrois aussi de tout ce qu'ils pourroient desirer d'ailleurs; enfin ayant fait ce que la science me conseille, & ce que l'experience me suggere, si la malade venoit ensuite à mourir, que pourroit-on faire à un Chirurgien, sinon de ne se plus servir de luy?

## CHAPITRE VIII.

### *De l'accouchement des femmes qui ont des hernies.*

Il y a de deux sortes de hernies, ausquelles les femmes sont sujettes, & dont elles sont quelquefois travaillées, tant pendant la durée de leur grossesse, de leur travail, & de leur accouchement, qu'après être accouchées, qui sont celle du nombril, appellée Hernie Ombilicale ou Exomphale, & celle de l'aîne, nommée Bubonocelle, qui se font pour l'ordinaire de l'intestin, ou de l'épiploom, ou de tous les deux ensemble. Il peut aussi arriver en ces parties des tumeurs qui étant formées par des eaux, des vents, ou par la dilatation des veines, ou par des excroissances charnues, ont toutes des noms differens, selon la differente nature de la cause qui les produit, ou du lieu qu'elles occupent. Mais comme ce n'est point ici l'endroit d'expliquer ces differentes especes de hernies, & que celles de l'intestin ou de l'épiploom ou de ces deux parties ensemble, sont aussi communes que les autres sont rares ; ce sont de ces deux seules dont j'entends parler ; ainsi que la dilatation particuliere du peritoine, & de son extréme relaxation.

J'ay vû plusieurs femmes qui souffroient des hernies ombilicales, qui causoient assez souvent aux unes des douleurs de coliques, au lieu que les autres n'en ressentoient jamais aucune. Aussi-tôt que l'intestin souffre quelque étranglement, ces douleurs se font sentir, & cet étranglement se reconnoît par une dureté au nombril, qui se grossit plus ou moins, selon la quantité des parties & des matieres qui causent la tumeur ; & ces douleurs cessent dés le moment que cette tumeur & cette dureté disparoissent.

Ce n'est pas tant la tumeur qui donne occasion à ces tranchées, que la dureté qui marque l'étranglement ; car il y a presque toûjours de la grosseur, & même une grosseur considerable, sans que souvent cette tumeur soit accompagnée d'aucune douleur, & jamais il n'y a de dureté sans douleur ; mais elle peut être plus ou moins grande.

J'en dirai à peu prés autant de celle qui vient à l'aîne ; car puisque ce sont les mêmes causes, elles doivent produire les mêmes effets ; & ainsi la hernie, quelle qu'elle soit, & quand elle s'allongeroit jusqu'aux genoux, comme celle dont parle M. Peu, lorsqu'elle est sans dureté, elle est sans douleur ; mais aussi-tôt qu'il y a de la dureté, quand elle ne seroit pas plus grosse que le pouce, ou même que le bout du doigt, elle seroit très-douloureuse.

Si pendant la grossesse, ou en tout autre temps, l'une ou l'autre de ces hernies, devient dure & douloureuse ; il faut donner toute son attention à la ramolir, afin d'en procurer la reduction. Pour cela l'on applique sur la tumeur une serviette en plusieurs doubles trempée dans le lait doux, aussi chaud que la malade le pourra souffrir, & l'on tâche de faire rentrer d'abord la partie de l'intestin qui est sortie la derniere, en agissant avec autant de précaution que de douceur, de crainte de l'irriter ; car de cette irritation s'ensuivroit l'inflammation & la gangrene, par la grande disposition qu'a cette partie d'y tomber.

Si l'on ne peut réussir de cette maniere, il faut faire un cataplasme fait avec la pulpe des feüilles & des racines de mauves & de guimauves, les mucilages de semences de lin & de fenugrec, les fleurs de camomille & melilot, le son de froment, & la farine de seigle, y ajouter les huiles de lis & de camomille; & si l'usage de ces cataplasmes est sans effet, les bains en ont un merveilleux; & si malgré tous ces remedes la dureté persevere, & qu'elle augmente, que les vomissemens suivent, & qu'ils aillent jusqu'à ceux des matieres fecales, il n'y a plus que l'operation à attendre: Mais comme je ne parle ici des hernies qu'à l'occasion de l'accouchement, je dirai seulement que c'est un grand malheur à une femme d'être attaquée d'une hernie, mais encore plus grand quand elle est accompagnée de quelqu'un de ces accidens, & sur tout quand cela arrive au temps du travail, en ce qu'il rend l'accouchement très-difficile, tant à la malade, qu'au Chirurgien qui l'execute; mais que quand il n'y a que la seule tumeur que cause la sortie de ces parties, cette maladie fait plus de peur que de mal.

Quoique le nombril & l'aîne soient les deux principales parties ausquelles ces fâcheuses maladies arrivent ordinairement, tout le reste du ventre n'en est pas plus exempt; parce que cette maladie a pour cause immédiate la dilatation du peritoine; & comme le peritoine est susceptible de dilatation dans toute son étendue, il n'y a par consequent aucun lieu, où il ne se puisse faire une hernie, mais plus particulierement dans la region ombilicale & hipogastrique; & quand elle arrive en quelqu'autre endroit du bas ventre, on la nomme hernie ventrale.

## OBSERVATION CCCXVII.

Le sept Juillet de l'année 1705, une Dame qui avoit eu plusieurs enfans à Paris, & qui étoit venuë demeurer à quinze lieuës de cette Ville, me fit prier de me rendre auprès d'elle au tems de son terme pour l'accoucher. Cette Dame me dit que depuis plusieurs années elle souffroit une hernie ventrale, & toutes les précautions qu'elle prenoit par le conseil des meilleurs Chirurgiens, pour se preserver des fâcheux accidens qu'une telle indisposition faisoit craindre à une femme en travail; que pendant tout ce temps-là une personne étoit continuellement occupée à avoir sa main appliquée à l'endroit où la grosseur se montroit; qu'elle étoit beaucoup moindre pendant sa grossesse qu'avant qu'elle fût grosse ; & que plus elle avançoit vers son terme, plus cette tumeur diminuoit, en sorte qu'il n'y paroissoit presque plus rien à present qu'elle étoit vers le temps de son accouchement. J'asseurai cette Dame qu'elle n'avoit rien à craindre de cet accident, & qu'elle n'en devoit avoir aucune inquiétude. Heureusement son travail fut fort court, & son accouchement facile, sans que j'employasse personne pour empêcher sa descente de grossir, qui me donna si peu de soin, voyant que la Dame ne se plaignoit de rien, que je n'y fis pas la moindre attention ; & comme cette espece de hernie ne paroît pour l'ordinaire que quand la femme est levée, cette Dame ne s'apperçut en aucune façon de la sienne pendant quatre jours que je demeurai auprès d'elle, après que je l'eus accouchée.

Je l'ai accouchée depuis avec le même succès, & avec aussi peu de précaution, sans que cette hernie lui ait causé la moindre incommodité, parce qu'elle avoit la précaution quand elle n'étoit point grosse, & aussi long-temps qu'elle le pouvoit pendant sa grossesse, de tenir dessus une plaque d'acier, garnie avec une bande autour d'elle, qui venoit s'attacher à une pointe mise exprès sur le milieu de cette plaque, au moyen de laquelle elle la serroit, & la lâchoit autant que l'on vouloit, qui est le seul remede que j'ai trouvé pour mettre ceux qui en sont attaquez en état de n'en rien appréhender.

## OBSERVATION CCCXVIII.

Le treize Janvier de l'année 1707. une Dame voisine de la précedente, que j'avois déja accouchée deux fois, dont le premier accouchement fut aussi long & difficile, que le second fut prompt & heureux, environ six mois après ce second accouchement, sentit quelques douleurs de colique, & s'apperçut en même temps d'une grosseur qu'elle avoit au nombril, pour laquelle je fus consulté. Je lui fis réponse qu'en examinant les circonstances qui m'étoient marquées, que c'étoit une hernie ombilicale, qui quelquefois étoit incommode, & d'autres fois ne l'étoit pas. Que c'étoit une necessité de la reduire, & de mettre dessus une plaque d'acier faite exprès, que j'envoyai toute preparée, de la maniere que je l'ai dit cy-dessus, pour en empêcher la recidive ; que cette reduction étoit d'autant plus facile à faire, qu'il n'y avoit qu'à se coucher sur le dos pour y parvenir; ce qu'elle executa aussi-tôt; mais ayant negligé de se servir continuellement de ce bandage, cette tumeur parut de nouveau plus grosse qu'elle n'étoit auparavant, avec plus de douleur & beaucoup plus de dureté; aussi cette Dame eut-elle plus de peine à la reduire, à quoy pourtant elle réussit, en appliquant un linge en plusieurs doubles, trempé dans du lait bien chaud dessus, ce qui l'obligea à porter soigneusement son bandage, sans le quitter un seul jour, jusqu'à ce qu'elle fût fort avancée dans sa grossesse; car alors le bandage ne lui pouvant plus servir, elle fut obligée d'en discontinuer l'usage. Elle n'y fit aucune attention, non plus que moy pendant son travail, ni dans son accouchement, qui ne dura que très peu de temps, sans que les douleurs, quelque fortes qu'elles fussent, en fissent rien paroître. Je lui conseillai qu'aussi-tôt qu'elle seroit relevée, de n'être jamais un jour sans ce bandage; mais que cette grosseur ne paroissant point dans le temps de ses couches, elle pouvoit s'en dispenser seulement quand elle seroit au lit; ce qu'elle executa avec soin.

## REFLEXION.

La hernie ombilicale paroît moins pendant la grossesse que dans un autre temps, & ces deux Dames eurent le bonheur de n'en être nullement incommodées, au temps de leur travail, ny de leur accouchement. L'on peut dire que l'extrême grosseur de la matrice, fait changer la situation de toutes les parties du bas ventre, en sorte que l'intestin qui par sa sortie, au moyen de la dilatation que le peritoine souffre à l'endroit du nombril, changeant alors de place, doit par ce changement laisser cette dilatation libre & sans être occupée, à moins que ce ne soit des vents, qui ne sont pas, à beaucoup près, si dangereux, que l'intestin, ce qui rendoit la précaution que la premiere de ces Dames prenoit, de faire tenir la main d'une personne continuellement, sur le lieu où cette tumeur avoit coûtume de paroître, pendant ses travaux précedens, d'autant plus inutile, que quand même elle auroit paru dans toute son étendue, elle auroit rentré au moment que la Dame étoit couchée; mais cette inutile précaution, comme quantité d'autres choses, se font plûtôt pour suivre une coustume mal fondée, ou par ostentation, que par un fond de raison; & pour en être convaincu, c'est que cette Dame s'étoit consultée à des personnes, qui manque d'experience en fait d'accouchemens, quoique très éclairez d'ailleurs, croyoient que dans les efforts que la Dame seroit obligée de faire, durant le travail, l'intestin étant continuellement poussé par les douleurs, ne manqueroit pas de sortir, si la malade ne se précautionnoit pas contre ces efforts, pour prévenir cet accident, sans qu'ils eussent consideré qu'aussi-tôt que la malade est couchée, la

tumeur

tumeur disparoît, par la précipitation qui se fait à l'instant de l'intestin dans le fond du ventre, à moins qu'il n'y eut un étranglement, qui se connoîtroit par la dureté de la partie, & les excessives douleurs que la malade auroit soufferte, & qui sont appaisées par l'usage des remedes, tels que je les ai décris dans le précedent Chapitre. Ce qu'il y a à considerer, c'est que ces Dames étoient fort grasses, & que les femmes grasses sont plus sujettes à cette indisposition, en ce que le peritoine est plus moû, & par consequent plus facile à se dilater, qu'à celles qui sont maigres.

Les enfans nouveaux nez y sont aussi très sujets, par la même raison, je veux dire, par la foiblesse & la mollesse des parties ; une plaque de cire un peu gibée du côté du nombril, appliquée dessus, & contenue par le moyen du bandage, durant assez de temps, les guerit entierement.

Il y en a qui prétendent que le cordon de l'ombilic lié trop long, donne occasion à la descente que souffrent les enfans, ils se trompent, cette éminence ne vient que par la dilatation du peritoine, à laquelle celui qui aura l'ombilic lié court, aussi bien que celui qui l'aura lié long, sont également sujets ; les cris excessifs que les enfans font, peuvent aussi y avoir beaucoup de part.

## OBSERVATION CCCXIX.

Le 18 Novembre de l'année 1683. j'accouchai la femme d'un Drapier de cette Ville, qui étoit affligée de la hernie la plus énorme que j'aye jamais vûë à une femme, les anneaux s'étoient tellement dilatés, qu'il sembloit que la plus grande partie des intestins fussent tombez dans cette descente ; ce qu'il y avoit d'avantageux dans une sortie si ample, c'est que la rentrée se trouvoit très-facile ; en sorte que quand cette femme étoit debout, toutes les parties tomboient, & aussi-tôt qu'elle étoit couchée, elle les faisoit rentrer de même, particulierement quand elle n'étoit pas grosse ; mais quand elle étoit grosse, la chose étoit fort differente, parce qu'à mesure que la matrice grossissoit, elle empêchoit le retour des parties, sans former d'obstacle à leur issue ; ce qui rendoit cette maladie très à charge à cette femme, mais beaucoup plus pendant sa grossesse, par la raison que je viens de dire, qu'en tout autre temps, & ses accouchemens plus difficiles, par l'exorbitante grosseur qui se trouvoit occuper non seulement l'aîne, mais aussi l'espace qui est entre les cuisses ; en sorte que l'on ne sçavoit comment s'y prendre, pour faciliter la sortie de l'enfant. Ce fut cet accident qui l'engagea à me prier de lui accorder mon secours quand elle en auroit besoin ; je lui promis, & j'y allai dès le moment qu'elle m'eut fait avertir, quoique je fusse fort nouvel Accoucheur. Je ne m'effrayai point à la vûë d'une aussi extraordinaire descente. La femme qui souffroit des douleurs fortes, quoi qu'encore éloignées, & qui avoit autant de soumission pour obéir à ce que je lui disois, que de courage pour soutenir son travail, consentit à tout, dont la premiere chose fut de se coucher sur le dos, en s'inclinant un peu sur le côté gauche, qui étoit opposé à celui de la descente, le siege un peu plus élevé que le reste du corps; & incessamment après que la douleur fut passée, je reduisis peu à peu sa descente, après quoy je fis bien chauffer un linge doublé en quatre, que j'appliquai dessus l'endroit, & que je fis tenir par une femme adroite avec sa main applatie, en sorte que l'intestin, ou plûtôt les intestins, ne purent pas ressortir au temps des douleurs, après quoy je lui fis un peu élever la poitrine & la tête, mais je laissai les reins, comme ils étoient pendant la reduction des parties; ces douleurs s'augmenterent considerablement, & bien-tôt après je trouvai son enfant bien situé, les eaux percerent, & l'enfant sortit. Je délivrai la mere, la fis coucher dans son lit, & lui recommandai d'avoir un grand soin de bien retenir sa descente, s'il étoit possible, ou du moins de la reduire aussi-tôt. Comme le conseil que je lui donnois étoit facile à executer, elle le fit ponctuellement, jusqu'à ce qu'elle fût relevée; après quoy je lui fis faire un braier propre à retenir sa descente, qui l'empêcha de retomber, & au moyen duquel elle jouit dans la suite d'une vie plus douce qu'elle n'avoit fait depuis long-temps.

## REFLEXION.

La hernie ou descente de cette femme, étoit si extraordinairement grosse, que c'étoit quelque chose de surprenant, & je suis persuadé qu'outre l'intestin ilion, qui est pour l'ordinaire le seul intestin qui forme la descente, le cœcum, & quelque portion de colon, devoient se trouver interessez dans celle ci, tant elle étoit grosse. J'en ai vu beaucoup, mais je n'en ai jamais vu aucune d'une si enorme grosseur. Je fus surpris que cette petite portion du peritoine, & les tegumens pussent, sans se rompre, souffrir l'extension extrême qu'il falloit pour contenir un si gros volume d'intestins, conjointement avec la grossesse; ce qui fait bien voir jusqu'à quel excès les parties membraneuses se peuvent dilater, lorsque cela se fait peu à peu, & combien elles sont disposées à reprendre ensuite, sinon entierement, au moins à peu près leur ressort, leur forme & leur figure ordinaire, dès que la cause, qui donnoit lieu à cette extension, cesse d'agir.

Cette pauvre femme n'avoit pas pû trouver de remede, ny d'adoucissement à son mal, faute de personnes qui s'y connussent, parce qu'un braier ordinaire se trouvant trop petit pour empêcher les parties de sortir, elles passoient sans cesse par dessus, par dessous, ou à côte, joint au serrement du cercle d'acier, dont elle ne s'accommodoit pas mieux; ce qui la réduisoit à rouler une bande autour d'elle, à laquelle un linge attaché par derriere, servoit de suspensoire à cette descente, l'attachant ensuite par devant; & quoi que cette machine supportoit un peu le fardeau de la tumeur, elle ne la préservoit pas des grandes douleurs de colique, & d'un vomissement continuel; incommodités dont je la delivrai, par le moyen d'un champignon, proportionné à la grandeur de l'ouverture de l'anneau, avec une bande de cuir fort, à laquelle il étoit attaché, & qui faisoit le tour du corps, pour revenir se boutonner sur le pied du champignon, & une autre bande du même cuir, attaché posterieurement à la ceinture, & qui venoit passer sous la cuisse, & l'attacher fortement au pied du champignon, afin de l'assujettir sur l'endroit de la descente, pour empêcher les parties de tomber dans le sac de la hernie. Ce champignon ainsi appliqué, & assujetti, retint l'intestin parfaitement bien, sans que la femme ressentit presque d'incommodité de ce bandage, à la difference du braier, qu'elle ne pouvoit souffrir. J'ai trouvé les moyens en plusieurs autres occasions de faire réüssir l'usage d'un pareil champignon, où celui du braier s'étoit trouvé inutile.

Les Sages-Femmes qui avoient accouché cette malade avant moi, n'avoient ny le soin ny l'adresse, de faire rentrer l'intestin, avant que de l'accoucher, ce qui rendoit l'accouchement très-difficile; ce sont aussi ceux par où je commençai, & après cette réduction faite, l'accouchement fut des plus prompts & des plus faciles.

Quoique la situation où je mis cette femme fût opposée à celle qu'elle auroit dût avoir, elle ne laissa pas d'accoucher fort promptement, la situation est d'un grand secours dans un accouchement long & difficile; mais lorsque la femme a de bonnes douleurs, & que l'enfant est fort & vigoureux, quand elle auroit la tête en bas & les jambes en haut, elle n'en accoucheroit pas moins.

Je fus un peu surpris à la vûë d'une tumeur, telle qu'étoit celle qui occupoit l'aine de cette femme, dans le commencement de mon application aux accouchemens, parce que la meilleure partie d'un établissement en dépend, dont cependant la réüssite me fut avantageuse, parce que l'incommodité de cette femme est generalement connuë, aussi-bien que le danger auquel elle étoit exposée dans ses grossesses, & plus encore au temps de son accouchement, on fut surpris qu'entre mes mains elle eut accouché avec beaucoup de facilité. Pour moi, après que j'eus fait réflexion que le plus grand obstacle de l'accouchement de cette femme consistoit dans cette effroyable descente, ma seule intention fut de la réduire, après quoi tout se termina heureusement.

## OBSERVATION CCCXX.

Le trois Janvier de l'année 1687. la femme d'un Officier de Judicature de cette Ville, étant incommodée depuis longtemps d'une hernie à l'aîne, & qui m'avoit prié de l'accoucher, m'envoya avertir qu'elle ressentoit des douleurs assez fortes. J'y allai aussi-tôt ; je la trouvai veritablement en travail, avec son enfant bien situé, & les eaux prêtes à percer. Je touchai sa descente, qui étoit un peu grosse, mais pas assez pour mettre obstacle à l'accouchement, dont neanmoins je tentai inutilement la reduction ; parce qu'outre qu'il y avoit de la dureté, c'est qu'elle étoit si sensible, que je n'y pouvois toucher sans causer beaucoup de douleur à la malade ; ce qui me fit abandonner cette premiere attention, pour la donner toute entiere à l'accouchement, qui se termina fort heureusement & en très-peu de temps ; mais qui fut suivi d'une complication de douleurs des plus violentes, par la jonction de celles de la hernie avec celles des couches ; pourquoy je donnai à cette accouchée une once d'huile d'amandes douces, tirée sans feu, avec autant de sirop de capillaires, & trois à quatre cueillerées de vin, & un bouillon demi-heure ensuite ; après quoy je la fis coucher dans son lit, bien chaud, avee une serviette chaude sur son ventre, & la laissai de la sorte. La descente rentra, & tout le reste alla bien dans la suite.

## REFLEXION.

Comme mon intention étoit de réduire la descente pour faciliter l'accouchement, qui est l'unique vûe que l'on doit avoir en pareil cas, & qui ne pût avoir son effet, par l'opposition qu'y formerent la dureté & le sentiment douloureux qui accompagnoit la hernie, j'en fus inquiet, dans la crainte que ce ne fut une disposition à un plus grand mal, parce que l'étranglement, qui est toûjours à appréhender, mais plus encore dans l'état où étoit cette malade qu'en tout autre, à cause des douleurs & épreintes ausquelles sou travail l'exposoit, toutes ces circonstances pouvoient augmenter le mal considerablement, que je ne trouvois déja que trop grand, sur quoi je fus pourtant un peu rassuré, par le rapport de la malade, qui me dit qu'il y avoit plus de quatre mois que sa descente n'avoit rentré, & que les choses avoient été à peu près egales, dans ses autres accouchemens ; mais que le lendemain de son accouchement, sa descente ne manquoit pas de rentrer.

Les douleurs suivirent si brusquement, & l'accouchement se termina en si peu de temps, que je n'eus pas lieu de m'en inquietter davantage ; mais les tranchées furent si violentes, après que cette femme fut accouchée, tant du côté de la descente, qui se trouvoit irritée par les efforts que la malade avoit faits, que de celles qui suivent pour l'ordinaire l'accouchement, que cette pauvre malade faisoit pitié ; ce qui m'engagea à lui faire une onction d'huile d'amendes douces, sur tout le ventre, mais plus particulierement sur le lieu de la tumeur, & à lui en faire prendre au dedans, avec le sirop de capillaire & le vin, non pas dans le dessein de moderer ses douleurs, à quoi un semblable remede ne peut contribuer, puisque c'est une necessité qu'elles arrivent, comme je le fais voir dans une autre Observation ; mais à cause des tranchées ou douleurs de colique que lui causoit sa descente ; ce fut aussi à ce dessein que je lui en fis une onction sur le ventre, avec l'application de la serviette chaude, & le peu de vin que je lui donnai, avec l'huile d'amendes douces, pour dissiper les vents qui pouvoient y être mêlez, parce qu'il s'en trouve toûjours avec les autres matieres qui composent les hernies. Le temps & les remedes administrez de la sorte, réüssirent si bien, que la descente disparut, & la malade se porta chaque jour de mieux en mieux, jusqu'à la fin de ses couches, qui se terminerent heureusement.

Je l'ai depuis accouchée plusieurs fois, mais j'avois besoin de l'avertir de ne laisser jamais sa descente sortie, & de l'entretenir toûjours dans la liberté de rentrer, parce que si elle y trouvoit de la résistance, elle n'avoit qu'à faire chauffer du lait, tremper dedans un linge en plusieurs doubles, l'appliquer dessus sa tumeur, & qu'aussi-tôt elle la feroit rentrer, ce qu'elle executoit de la sorte, & s'en trouvoit si bien, qu'elle étoit toûjours rentrée quand je l'accouchois, sans qu'elle ait jamais pû s'assujettir à porter un braier ou un champignon. Elle supporte encore à present cette descente sans beaucoup d'incommodité, si ce n'est qu'elle souffre de temps en temps quelques douleurs de colique, qui se terminent par l'usage du lait, comme je l'ai dit, mais dont on n'est pas toûjours sûr d'obtenir ce soulagement quand l'étranglement est considerable, & que l'inflammation s'y joint, ce qui fait que cette femme est très-souvent exposée au danger de l'operation, qui n'est pas toûjours en état de sauver la vie.

## OBSERVATION CCCXXI.

Le 19 Decembre de l'année 1700. j'accouchai une femme, qui étoit travaillée d'une hernie des plus incommodes, qu'elle disoit lui être restée d'un penible travail, & d'un accouchement contre nature, où elle, ainsi que le Chirurgien avec son crochet, firent de si grands efforts, qu'il lui en resta une enflûre, entre l'aîne & le nombril ; que cette enflûre se durcissoit quelquefois, & lui causoit des douleurs de colique, & des tranchées si fortes, qu'elle vomissoit, non seulement une humeur jaune & amere au possible, mais ensuite quelque chose encore de plus mauvais goût ; & que dans ces vomissemens cette grosseur augmentoit considerablement, qui perseveroit quelquefois jusqu'à deux jours, & qui se terminoit à force de la frotter d'une serviette chaude, & d'en appliquer dessus sans discontinuer. Cette descente étoit si douloureuse, qu'elle avoit de la peine à souffrir que je la touchasse. Ces serviettes chaudes ou trempées dans le lait, n'étoient pas alors de saison ; parce que dans les continuels mouvemens qu'elle étoit obligée de faire, par rapport aux douleurs de son travail, & à celles de sa descente, rien ne pouvoit rester dessus, & que la main pour l'y tenir étoit trop à charge à la malade; ce qui me fit aviser de la faire coucher, & de la bander avec une grande serviette doublée en trois (& une compresse doublée en quatre, trempée dans le vin tiede, & appliquée sur la tumeur) aussi serrée avec trois grosses épingles, que la malade la put souffrir sans beaucoup d'incommodité.

Cette bande & cette compresse soutenoient si bien le ventre de cette femme, qui n'étoit pressée qu'autant qu'il étoit necessaire pour contenir cette hernie dans son état, que la femme accoucha en trois ou quatre heures d'un travail assez doux. Je la délivrai, & la laissai bandée, avec ordre à la Garde de l'entretenir en cet état, avec la compresse, trempée dans le vin chaud, de temps en temps, & appliquée continuellement dessus; elle se releva en bon état, & assez promptement.

## REFLEXION.

Il est très possible, que dans les efforts outrés qu'une femme est obligée de faire avec ceux qu'un Chirurgien fait pour aider à la prise de son crochet mal appliqué, sans compter ceux ausquels le travail donne occasion, une hernie ait pu se former de la même qualité que celle dont cette femme étoit attaquée, qui étoit beaucoup plus fâcheuse & plus à craindre que les précedentes, parce qu'à celles-là, il y a une espece d'anneau au nombril, & un autre anneau à l'aîne, qui font au moins que si cette espece d'anneau à l'une, & à l'autre de ces parties, n'empêche pas de sortir une plus ou moins grande quantité d'intestins, qui forment les descentes, ils empêchent au moins le peritoine de s'étendre excessivement, & assez pour laisser échaper jusqu'à la matrice, quoique remplie de l'enfant & du reste qui l'accompagne, qui seroit un accident fort difficile à vaincre, pour conduire une grossesse de cette nature, jusqu'au temps de l'accouchement, & le terminer avec succès, quelque précaution que l'Accoucheur pût prendre pour y réüssir, quoique M. Peu page 578. rapporte que pareille chose lui est arrivée, même quantité de fois.

La bande que j'appliquai à cette femme pendant son travail & son accouchement, lui fut d'un très-grand secours, en ce qu'elle contient les parties dans leurs bornes en faisant l'office de peritoine, ou pour mieux dire, en soutenant sa foiblesse, contre les efforts continuels que la femme étoit obligée de faire, pour pousser son enfant dehors, je lui fis continuer ce bandage contre mon usage ordinaire, pour satisfaire à la necessité qu'elle me paroissoit en avoir, avec une compresse trempée dans le vin, & appliquée dessus l'endroit de la dilatation du peritoine, pour tâcher de lui rendre sa premiere fermeté, en raprochant les parties écartées, & en les conservant raprochées; mais comme cette femme n'a pas eu d'enfans depuis ce temps-là, cette maladie ne lui a plus été d'aucune incommodité, ç'a été un vrai bonheur pour elle, ne pouvant pas m'imaginer que le peritoine dilaté de la sorte se puisse jamais reprendre, & qu'une femme attaquée de cette fâcheuse maladie, devenant grosse, ne soit sans cesse exposée à une mort prochaine, ni qu'une femme qui a le peritoine assez dilaté, pour laisser sortir la matrice, puisse porter son enfant jusqu'au terme de son accouchement, ny accoucher dans quelque heureuse situation que soit son enfant, parce que la matrice ne seroit jamais capable de le pousser dehors, sans le secours des muscles de l'abdomen, & qu'en ce cas les muscles de l'abdomen lui devenant inutiles, la femme seroit dans une impossibilité absolue de se délivrer, à la difference d'une rélaxation de tout le peritoine en general, qui peut causer un grand obstacle à l'accouchement, mais qui ne le rend pas impossible.

## OBSERVATION CCCXXII.

Le 12 Août de l'année 1705. l'on me vint prier à sept heures du soir d'aller à la Paroisse de Craville, pour secourir une femme qui étoit en travail depuis le matin; le bras de son enfant sortoit depuis midy, que la Sage-Femme, quoiqu'assez adroite, n'avoit pû terminer l'accouchement. J'y allai en toute diligence; je trouvai un enfant mort, dont le bras sortoit avec le pied & la jambe jusqu'au haut de la cuisse, à force d'avoir été tiraillé; & la femme, dont le ventre pendoit comme une espece de sac, jusqu'au milieu des cuisses, affoiblie au possible, par la quantité de sang qu'elle avoit perdue, & par les violences extrémes qu'elle avoit souffertes dans la durée d'un si laborieux travail, & enfin si prête à mourir, que pour peu que j'eusse été jaloux de ma réputation, ou que j'eusse eu de politique, je l'aurois sans doute abandonnée à son malheureux sort: mais loin de penser à faire une chose si indigne d'un Chrétien, je me mis au plus vîte en état de la délivrer, afin que si je n'étois pas le maître de lui sauver la vie, je fisse voir au moins que je l'étois bien de lui donner les secours qui lui convenoient.

Je la situai à l'ordinaire sur le travers de son lit, la plus avancée sur le devant qu'il me fut possible, & la fis tenir bien ferme par des femmes fortes & adroites. Mon premier soin fut de reduire le pied, que la Sage-Femme avoit attiré jusqu'au haut de la cuisse, qui faisoit un si fort engagement avec le bras de l'enfant, qu'il m'étoit impossible de conduire cet accouchement à sa perfection, qu'auparavant je n'eusse fait cette reduction; & pour y parvenir, je pris la cuisse au dessus du genou, que je voulus faire retrograder; mais il me fut impossible de l'ébranler de cette maniere-là; ce qui me fit changer de route, & pousser ma main entre le bras & cette cuisse, que je coulai (malgré l'obstacle que je croyois invincible) jusqu'au ventre de l'enfant, où je l'appliquai à plat, & trouvai le moyen de faire un peu rentrer cette cuisse; mais la compression que souffroit mon poignet, rendit le secours de ma main inutile; ce qui m'obligea de la retirer par deux fois, afin de lui donner lieu de reprendre une nouvelle vigueur; après quoy prévenu de ce que je devois faire, je la coulai de nouveau au lieu d'où je venois de la tirer, & continuai de pousser le corps, comme j'avois commencé, dont la cuisse, la jambe & le pied rentrerent entierement; après quoy je m'assis à plate-terre, ayant la face en haut; & en conduisant ma main tout autrement que je n'avois de coûtume, pour la porter au fond de cette espece de sac, & me saisir des deux pieds de cet enfant, que j'attirai au passage: ce mouvement fit rentrer aussi tôt le bras en dedans. J'enveloppai les pieds d'un linge, parce qu'ils étoient trop glissans, & les tirai en tournant à l'enfant, à mesure qu'il sortoit, la face en dessous qu'il avoit en dessus; & finis de la sorte cet extraordinaire & laborieux accouchement, en beaucoup moins de temps qu'on ne le peut croire, par rapport à toutes les difficultez dont il étoit accompagné.

## REFLEXION.

J'appelle cet accouchement extraordinaire, par rapport à la mauvaise conformation du ventre de cette femme, & laborieux, à cause de la situation de l'enfant, & de l'engagement où la Sage-Femme l'avoit jetté par son imperitie, en voulant entreprendre ce qui étoit au dessus de sa portée, aux depens de la vie de l'enfant, qui manqua d'être suivie de près de celle de la mere: une telle temerité me fit tancer vivement cette Sage-Femme, & lui faire d'expresses defenses de retomber à l'avenir en pareille faute; ce qu'elle me promit, & me l'a tenu, comme je vais le faire voir.

Quoiqu'il fût fort tard, & que je fusse fatigué au possible, je voulus revenir chez moi, dans la crainte que la femme ne vint à mourir d'un moment à l'autre, mais les fortes instances de son mari affligé à l'excès, m'obligerent à rester jusqu'au matin, que je laissai cette femme hors d'esperance de retour, sans neanmoins que je negligeasse rien de sa conduite, ni de prescrire ce que l'on pouvoit faire pour son secours; ce qui fut si exactement observé, tant à l'égard du regime que du traitement des parties basses, réduites dans un total délabrement, par la Sage-Femme, que cette malade enfin se tira avec peine de ce deplorable accouchement.

OBSERVATION

## OBSERVATION CCCXXIII.

Le 17 May de l'année 1707. l'on me vint querir en grande diligence pour aller une seconde fois accoucher cette même femme, dont l'enfant presentoit encore le bras ; mais aussitôt que la Sage-Femme s'étoit apperçue de cette mauvaise situation, elle avoit fait monter un homme à cheval pour me venir chercher. Je fis toute la diligence possible, & je trouvai la malade couchée tranquillement dans son lit, avec le bras de son enfant, qui sortoit jusqu'au dessus du coude, & qui étoit bien vivant. Je découvris le lit, où je ne laissai que le drap sur la malade, que je fis avancer jusqu'aux pieds, où sans autre situation que l'ordinaire, un drap plié sous elle, & deux femmes à tenir les genoux, élevés & écartés, J'allai comme l'autre fois, & de la même maniere dans ce cul-de-sac prendre les pieds de cet enfant, que je joignis, & les attirai avec le corps & la tête. Je la délivrai ensuite ; le tout fut fait si promptement, que personne n'auroit pû prononcer les paroles d'un *Pater* & un *Ave*, pendant le temps que dura cet accouchement ; & la femme fut si peu malade dans cette couche, qu'elle se seroit bien relevée le lendemain.

Elle redevint grosse, & comme l'on montoit à cheval pour me venir querir, sans attendre l'évenement bon ou mauvais, vû que le mary étoit persuadé que tous les accouchemens devoient être fâcheux & difficiles ; elle accoucha pourtant en deux ou trois douleurs, avant même que la Sage-Femme fût entrée, qui ne demeuroit qu'à une portée de fusil de sa maison.

## REFLEXION.

Ce fut ici en apparence un accouchement de la nature qu'étoit celui dont M. Peu a prétendu parler dans sa pratique des Accouchemens, Livre second page 578. c'étoit le peritoine, qui par sa grande mollesse, se relâcha jusqu'à l'excès, & qui donna occasion au mauvais usage que la Sage-Femme fit de sa prétendue adresse, en tirant cet enfant par un pied seul, au lieu de les avoir cherchés tous deux, pour les joindre ensemble, & les tirer ensuite ; sans doute qu'elle auroit réussi, comme je fis après que j'eus réduit celui qu'elle avoit tiré. Il y a des occasions où l'on peut en user de la sorte ; mais il faut être bien sûr que l'accouchement se pourra finir avant de trop engager ce pied au passage ; car quand une fois l'engagement est fait jusqu'à un certain point, l'Accoucheur n'est plus le maître d'en user autrement, qu'après avoir fait mourir l'enfant, & exposé la mere dans un peril évident, & sans avoir essuyé lui-même d'extrêmes peines, & tout le chagrin qu'une temeraire entreprise peut causer. Quoique cette maniere d'accoucher ait réüssi à M. M. comme il le rapporte dans une de ses Observations, c'est assez qu'il ait échoué dans une autre Observation pour ne la jamais tenter qu'avec cette précaution, ce n'est qu'après en avoir fait la triste experience, comme je le dis ailleurs, où je n'achevai l'accouchement qu'à ces dures conditions, parce qu'il ne m'étoit pas possible de faire autrement, sans neanmoins que je prétende m'excuser d'une maniere à vouloir persuader que je sois immanquable. Je m'en suis trop bien expliqué dans le commencement de ce Traité pour avoir cette pensée.

Ce seroit en vain que l'on prescriroit une situation à un Accoucheur comme a voulu faire M. M. quand il dit que la femme sera située, en sorte que l'on puisse être assis sur une chaise auprès d'elle, lorsque l'enfant présente le bras. Celle que décrit M. Peu avec un serviteur pour lui appuyer le pied, ne doit pas être plus approuvée. Il faut dans tous les differens accouchemens que l'Accoucheur prenne sa situation telle, qu'elle lui convient, & dans laquelle il croit pouvoir mieux réüssir, comme je fis en cette occasion, où je fus obligé de prendre celle que je rapporte dans l'Observation, afin qu'après avoir passé mon bras par dessus les os pubis, je pusse le reflechir, aussi bien que ma main, pour aller chercher les pieds dans ce cul-de-sac, afin de terminer plus aisément un des plus difficiles accouchemens que j'aye faits.

La crainte d'être témoin de la mort de cette femme, causa l'empressement que je marquai de m'en retourner; elle échappa pourtant contre mon attente, toute languissante & épuisée qu'elle fut, quand j'arrivai; ce qui fait bien voir que c'est mal-à-propos que M. M. appelle prodiguer le remede, que d'accoucher une femme en cet état; car la crainte qui m'auroit fait souhaiter de n'être point chargé d'un si perilleux ouvrage, ne me fit pourtant pas balancer un moment pour l'accoucher, puisqu'il n'y a point d'extrémité dont une femme ne puisse se tirer, par des ressources qui nous sont inconnuës, quand elle est bien accouchée; & qu'il faut à coup seur qu'elle perisse, si on ne l'accouche pas. Aussi n'eus je dessein de me retirer qu'après, non seulement l'avoir accouchée, mais encore avoir conseillé tout ce qui pouvoit contribuer au rétablissement de sa santé, comme si son accouchement eût été des plus heureux.

J'eus soin de la faire bander, aussi-tôt que son ventre fut en état de le souffrir; mais ce fut inutilement, puisque je le trouvai dans le même état que je l'avois laissé, lorsque je fus mandé une année & demie ensuite pour l'accoucher de nouveau, où je vis son enfant dans la même situation, presentant le bras; mais très different pourtant dans l'execution, n'en ayant jamais fait un de cette espece, ni plûtôt ni plus heureusement, puisque ce troisiéme finit sans autre secours que celui de la nature, nonobstant ce cul-de-sac, & cette figure de ventre si éloignée de la naturelle; n'est-il pas prouvé par là que cette grossesse extraordinaire, & ce sac ainsi pendant, venoient du relâchement du peritoine, sans que la rupture y contribuât, comme M. Peu le rapporte, en parlant d'un accouchement pareil, page 576. Car si c'étoit une rupture, au lieu que cette grossesse tomboit jusques sur les os pubis, comme cet Auteur le dit, par la foiblesse du derme & de l'épiderme, qui étoient les seules parties qui auroient dû pour lors contenir la matrice & la vessie, dans leurs bornes, elles auroient été si eloignées de satisfaire à cette rétention, qu'au moindre mouvement qu'auroit fait l'enfant, la matrice auroit sans doute sorti, puisque la force du derme n'est comptée, que pour peu de chose & que celle de l'épiderme n'est comptée pour rien; ce qui persuade bien, qu'au lieu d'une rupture que doit souffrir le peritoine, selon cet Auteur, c'est seulement une relaxation de tout son corps, causée par les humidités dont il est abreuvé, qui est l'effet le plus ordinaire de celles qu'il reçoit en trop grande abondance.

Cette rélaxation n'arrive pas seulement au peritoine, il y a peu de parties contenues dans le bas ventre qui en soient exemptes, la matrice en souffre d'assez considerables, pour être fort à charge aux femmes qui en sont affligées, & je regarde le temperament humide de celles à qui cela arrive, comme la seule cause qui peut donner occasion à cet accident, sans que celui que rapporte M. M. y ait toute la part que cet Auteur prétend, quand il dit que la cause la plus frequente des descentes & chûtes de matrice, est celle qui provient des violens & fâcheux accouchemens; ce qui arrive principalement, dit-il, quand l'enfant se présente dans une situation en laquelle il ne peut sortir, quand il a la tête trop grosse, ou quand l'orifice interieur de la matrice ne se dilate pas assez, pour lui permettre en ce temps-là une issue facile.

Je consentirois volontiers à ce que dit M. M. s'il parloit ici de la descente de l'aîne ou de l'ombilic; mais autant que cet Auteur est porté à regarder l'accouchement pour cause de la descente de matrice, autant j'en suis éloigné: car je puis assurer d'avoir vû plusieurs femmes, se plaindre d'une chûte ou rélaxation de matrice, plus ou moins considerable, quelque temps après qu'elles étoient relevées de leurs couches, sans que j'en aie jamais vû ausquelles la rélaxation de matrice ait été la suite & l'effet d'un fâcheux accouchement; si cela étoit, les femmes qui ont souffert des travaux où j'ai été obligé de mettre tout en œuvre, jusqu'aux violences les plus outrées, n'en auroient pas été exemptes, quoiqu'elles n'en ayent eu aucun reste fâcheux, comme on le voit dans plusieurs de mes Observations . . . . . & en effet, la matrice est par trop pleine, tant qu'elle renferme l'enfant dans sa capacité, pour qu'elle puisse forcer le détroit qui se trouve entre les os sacrum, ischion, & pubis, afin de sortir de concert avec l'arrière-faix & l'enfant; aussi M. M. dans les sept cens Observations, n'en donne aucun exemple, au contraire, du renversement de cette même partie, dont il donne quelques relations.

Je n'ai jamais vû dans le nombre infini d'accouchemens que j'ai faits, entre lesquels il se trouve plusieurs femmes sujettes à cette rélaxation, plus ou moins considerable, que le col de la matrice ait été poussé dehors, ny qu'il ait devancé la tête de l'enfant, quand cette tête se trouve un peu éloignée de l'orifice interieur de la matrice, c'est qu'aussi-tôt que les eaux sont écoulées, la matrice se contracte, & reprend son ressort, sur tout en ce lieu là, qui étoit rempli avant l'écoulement des eaux, & qui fait un certain vuide aussi tôt qu'elles sont écoulées.

Il faut encore pour que cela arrive ainsi, que les douleurs cessent, & que la tête de l'enfant demeure sans avancer; car si les douleurs perseverent & augmentent, & que la tête de l'enfant avance à proportion, l'orifice interieur forme seulement un cercle autour, sans qu'il y paroisse jamais de col, puisque très-certainement le col s'aneantit dans l'étendue de la matrice, à mesure que le globe se forme, comme je l'ai dit en parlant de la grossesse, en sorte que quand la femme commence d'être en travail, & que l'Accoucheur vient à la toucher pour s'assurer de la situation de l'enfant, il ne trouve pour l'ordinaire qu'un gros globe ou corps rond, ou à peu près, car il peut & il doit aussi être oblong, dans lequel l'orifice interieur est tellement confondu, qu'il ne se peut distinguer que par une très exacte attention à laquelle il est même obligé de faire succeder quelque violence, legere à la verité, mais necessaire en cette occasion, pour donner le temps à l'accouchement de se declarer, par la dilatation naturelle de cette partie, qui de posterieur & un peu superieur, qu'étoit cet orifice interieur avant cette dilatation, devient égal & directement à l'extrémité du vagin, qui venant à s'augmenter peu à peu, laisse sortir une portion des membranes qui contiennent les eaux, qui grossissent à mesure que cet orifice s'etend, & se dilate, jusqu'à ce que ces membranes venant à s'ouvrir, & la tête de l'enfant à se présenter & à sortir, si l'accouchement est prompt, mais qui demeure quelquefois longtemps au même état, quand l'accouchement est lent, qui est donc le temps que cet orifice est poussé devant la tête, mais qui peut arriver sans exception à toutes sortes de femmes, sans que celle qui est affligée d'une descente de matrice y soit plus sujette, ou y ait plus de disposition qu'une qui ne l'aura jamais eûë, puisque cet accident n'arrive qu'à cause que l'orifice interieur n'etoit pas assez dilaté, & que la matrice d'une femme qui souffre une rélaxation causée par son temperament humide, doit être plus facile à dilater, que celle d'une autre femme qui ne souffre point cette même incommodité.

Ce qui me fait dire que le col de la matrice aussi bien que l'orifice interieur d'une femme sujette à la chûte ou à la rélaxation de matrice, ne doivent non plus avancer ny sortir avant la tête de l'enfant, ny rendre l'accouchement difficile, qu'à celles qui ne souffrent point cet accident, & aussi lorsque cette chûte, ou cette rélaxation, n'est point la suite d'un fâcheux accouchement, puisque rien n'est plus constant que les femmes les plus heureusement accouchées, n'en sont pas plus exemptes que les autres, & que si c'étoit la suite d'un fâcheux accouchement, il y auroit quantité de femmes, qui en ont eu des plus fâcheux que l'on puisse imaginer, qui en seroient tourmentées, dont il n'y en a aucune qui s'en ressente, mais comme je remets à un Chapitre particulier à traiter plus expressément de cette fâcheuse maladie, j'y renvoye le Lecteur : je dis cette fâcheuse maladie, parce que celles qui en sont attaquées sont plus à plaindre par l'incommodité qu'elles en reçoivent, que par les douleurs qu'elles en ressentent; à la difference de la descente & du renversement qui sont des maladies mortelles, si les femmes à qui cela arrive, ne sont secourues à propos, car autant que je suis persuadé que le seul temperament humide de la femme, peut donner occasion au relâchement des ligamens larges, dont la rélaxation de matrice peut s'ensuivre, autant aux filles qu'aux femmes, sans, par consequent que l'accouchement y ait aucune part; autant est-il vrai que la descente & le renversement de ce viscere, sont la suite d'un fâcheux accouchement, puisque l'un ny l'autre de ces accidens ne peuvent arriver que par la rupture des ligamens larges, qui est l'effet des violences outrées que le Chirurgien ou la Sage-Femme auront exercées pour finir l'accouchement, comme je le ferai voir dans un Chapitre particulier.

## CHAPITRE IX.

### *De plusieurs Accouchemens particuliers.*

C'EST beaucoup que d'avoir trouvé les moyens de secourir les femmes dans toutes les situations ausquelles leurs enfans peuvent se presenter ; mais ce n'est pas encore assez. Il y a quantité d'accouchemens où il faut qu'un Chirurgien travaille de tête sans se rebuter, & qu'il se serve de toutes ses reflexions, pour approfondir l'état où une femme & un enfant se trouvent avant que d'en porter un jugement certain. Les Observations suivantes ne prouveront que trop ce que j'avance, pour douter de cette necessité ; & l'on y verra des enfans abandonnez à la corruption & à la pourriture dans le ventre de leurs meres, après y avoir perdu la vie ; & qui auroient sans doute entraîné leur perte, par le manque de connoissance du Chirurgien & de la Sage-Femme, si elles n'eussent pas eu d'autre secours, les ayant asseurées qu'elles n'étoient point grosses.

On verra encore que par une ignorance aussi grossiere, mais opposée à la précedente, une femme qui se croyant grosse & malade pour accoucher, mais d'un accouchement avancé, envoya querir sa Sage-Femme, qui trouvoit un enfant, quoiqu'il n'y en eut point, & qui par une ignorance la plus inconcevable, prenoit l'orifice interieur de la matrice (tumefié & grossi par les violences qu'elle avoit faites) pour la tête de cet enfant prétendu, qu'elle auroit sans doute arraché, pour finir son ouvrage, si je ne fusse venu à propos pour secourir cette malade.

L'on en verra une autre grosse, & jugée telle par la Sage-Femme ; mais sans asseurer que ce fût d'un enfant, parce qu'elle ne le trouvoit point, quoiqu'elle introduisît son doigt sans peine de toute sa longueur dans la matrice, dont l'orifice interieur se trouvoit assez dilaté pour cet effet ; elle avoit trop senti les deux premiers jours du travail les mouvemens d'un enfant, pour douter que c'en fût un ; mais ces mouvemens ayant discontinué par sa mort le troisiéme jour, qui fut l'effet de la longueur de ce travail, manque d'être secourue ; cette Sage-Femme se trouvoit dans un doute, dont je fus seul capable de la tirer.

L'on verra enfin une femme abandonnée par une Sage-Femme & un Chirurgien, à tous les remedes qui peuvent rappeller la nature dereglée dans les fonctions ordinaires, comme la seule cause de ses indispositions, persuadez qu'ils étoient, tant l'un que l'autre, que la grossesse n'y avoit aucune parr.

## OBSERVATION CCCXXIV.

Le 18 de May 1687. la femme d'un Maréchal de cette Ville, qui avoit eu plusieurs enfans, étant devenuë grosse, comme les autres fois, sentit son enfant fort & vigoureux, depuis quatre mois & demi jusqu'à son terme, se trouvant malade pour accoucher, elle envoya chercher la Sage-Femme. Les douleurs devinrent très-violentes & redoublées, les membranes s'ouvrirent, & les eaux s'écoulerent en grande quantité, la Sage-Femme toucha la malade sans trouver l'enfant, les douleurs discontinuerent, comme il arrive assez souvent après l'écoulement des eaux, mais qui reviennent ensuite ; à la difference de cette femme, qui n'en ressentit aucune le reste du jour, non plus que la nuit, ni les deux jours suivans. Ce fut en vain que la Sage-Femme toucha & retourna plusieurs fois cette malade, parce qu'au lieu que l'accouchement se rendit plus palpable par l'approche de l'enfant, l'orifice interieur de la matrice se resserra, en sorte que la Sage-Femme asseura à la malade qu'elle s'étoit trompée, & qu'elle n'étoit point grosse ; comme elle étoit d'un taille grosse, lourde, & bien chargée d'embonpoint, elle entra d'autant mieux dans la pensée que cette Sage-Femme lui suggeroit, qu'elle y fut fortifiée par un Maître Chirurgien, qu'elle envoya chercher, qui lui fit entendre qu'une humeur acre & étrangere, dont la matrice s'étoit remplie, l'irritoit par son sejour, & étoit la cause des mouvemens qu'elle avoit ressentis, & qui lui persuadoient qu'elle étoit grosse ; la chose paroît s'expliquer assez, lui dit-il, par la quantité d'eaux que vous avez renduës, qui étoient la matiere d'une vraye hydropisie de cette partie, & la cause de ces mouvemens, puis-qu'après leur évacuation, elle se trouvoit exempte de tous ces accidens ; après quoy le Chirurgien & la Sage-Femme la quitterent.

Cette femme me fit prier de l'aller voir le matin du troisiéme jour, après que ses eaux furent écoulées, qui après m'avoir fait un rapport assez fidele de ce qui s'étoit passé à son égard, depuis le commencement de son mal jusqu'alors; Je lui demandai si avant cette grossesse prétendue supposée, elle étoit bien reglée, & si ses ordinaires couloient en quantité, si elles n'avoient point paru depuis qu'elle s'étoit cruë grosse, si elle avoit ressenti les accidens communs à quantité de femmes dans le commencement de leur grossesse, comme dégoût, perte d'apetit, nausée, vomissement, &c. qui sont moindres aux unes qu'aux autres; si au temps accoûtumé, c'est-à-dire, à quatre mois & demi ou environ, elle avoit senti remuer son enfant, si les mouvemens avoient continué jusqu'au temps qu'elle comptoit d'accoucher; si après que ses eaux furent écoulées, & que les douleurs eurent cessé, elle n'avoit plus rien senti, & enfin si depuis qu'elle n'avoit plus rien senti, c'est-à-dire, des mouvemens comme d'un enfant vivant, elle ne sentoit point une lourde masse dans son bas ventre, ou comme une très-grosse boule, qui tomboit du côté qu'elle se couchoit. Elle répondit très-juste à toutes mes questions, & particulierement à la derniere; ce qui m'obligea de la faire placer sur le dos, les talons repliés auprès des fesses: en sorte que je trouvai cette grosseur comme elle venoit de me le dire, avec beaucoup de dureté au travers des parties, contenantes, communes & propres, d'un grand ventre bien gras; ce qui m'engagea à la faire tourner sur un côté, & puis sur l'autre. Je trouvai dans toutes les situations que cette lourde masse tomboit par son propre poids, du côté sur lequel la malade se couchoit; la matrice produisit après l'accouchement un effet à peu près semblable, mais beaucoup moins gros que n'étoit celui-ci; ce qui acheva de me déterminer à dire à la malade que son rapport, joint à ce que je voyois, ne me permettoit pas de douter qu'elle ne fût certainement grosse, & que j'allois l'accoucher le plus promptement & avec le moins de douleur qu'il me seroit possible; à quoy je me disposai très-promptement.

Après avoir mis la malade dans une situation convenable, je trouvai l'orifice interieur de la matrice exactement fermé, mais si facile à dilater, que j'y introduisis un doigt, puis deux, trois, quatre, & enfin le poulce; ensuite la main & le bras assez avant, pour aller chercher les pieds d'un tres-gros enfant, que je trouvai presentant le dos. Cette situation étoit une des plus mauvaises, dans lesquelles l'enfant se puisse presenter, pour accoucher naturellement, mais en recompense facile pour l'Accoucheur. Je n'y eus aussi nulle peine ; j'attirai les deux pieds au passage ; & comme l'épiderme quittoit, à cause de la pourriture que l'enfant avoit contractée, depuis le temps qu'il étoit mort; je fus obligé de prendre une serviette pour l'envelopper, & pour achever de le tirer; ce que je fis très-aisément, par le secours de cette serviette, & l'heureuse disposition des parties de la femme, qui en permirent la sortie sans peine ; quoiqu'elles eussent dû, suivant ce qu'en disent les plus celebres Auteurs, s'être resserrées & rendues incapables de la dilatation necessaire, depuis trois jours que les eaux étoient écoulées, sans que le passage eût été occupé de rien. De ceci, comme de tout le reste, point de regle, si generale qu'elle soit sans exception, l'arriere-faix suivit avec la même facilité, & la femme se seroit bien relevée dès le lendemain, tant elle fut peu malade de cet accouchement.

## REFLEXION.

Il est aussi aisé de voir que la situation extraordinaire de cet enfant causa la méprise de la Sage-Femme, que de juger de son extrême ignorance ; ne falloit il pas qu'elle eût perdu la raison, pour ne pas remonter plus loin, chercher les signes certains que cette femme étoit grosse d'enfant, au lieu de l'être d'eaux, comme elle en fit convenir le Maître Chirurgien, qui pour un homme aussi éclairé qu'il étoit, ne devoit jamais s'en tenir à l'infidele rapport de cette Sage-Femme, mais s'en assurer par lui-même, & examiner la chose plus regulierement qu'il ne fit, puisque sans un troisiéme secours, la femme n'auroit jamais pû s'en sauver, à moins que par un bonheur extraordinaire il ne se fût fait un abscez à la matrice, & en la partie hypogastrique, & qu'après son ouverture, toutes les parties solides de cet enfant ne fussent sorties, comme il est arrivé à plusieurs femmes en pareille occasion, rapportées, non seulement dans Rousset, mais dans les Journaux des Sçavans de Paris & de Trévoux.

Quand je dis que cet enfant étoit mal situé pour l'accouchement naturel, mais facile pour l'Accoucheur, c'est que le vagin n'étoit occupé d'aucune partie qui empêchât l'introduction de la main, ce qui faisoit que l'on pouvoit trouver les pieds de l'enfant, avec plus de facilité qu'en aucune autre situation.

S'il est fort surprenant qu'une Sage-Femme ne puisse pas connoître qu'une femme soit grosse, lorsqu'elle l'est d'un si gros enfant, il ne l'est pas moins qu'une autre Sage Femme en veuille trouver un, lorsqu'il n'y en a point.

## OBSERVATION CCCXXV.

Le 28 Novembre en l'année 1698. un Gentilhomme de cette Ville me vint prier, sur les dix heures du soir, d'aller sauver la vie à Madame sa sœur, qui étoit grosse de quatre à cinq mois,

&

& qui avoit depuis le matin une perte de sang des plus violentes, à quatre lieuës d'ici, dans un très mauvais chemin, au travers d'une forêt, dans un temps fort pluvieux, & une nuit fort obscure, c'étoient les peines qu'il me falloit essuyer pour aller où la necessité me demandoit. J'y allai en toute diligence, & y arrivai entre une & deux heures après minuit; j'y trouvai la prétenduë moribonde avec un mediocre écoulement de sang, & la Sage-Femme fort occupée auprès d'elle; je lui demandai où elle étoit, & en quel état étoient les choses. Elle me dit sans balancer, que la perte de sang continuoit, que l'enfant n'étoit pas encore au couronnement, mais seulement sur les os, & qu'il lui paroissoit être de cette longueur là, en me la marquant de sa main gauche sur la moitié de son avant bras droit. Je crûs qu'elle étoit de ces Sages-Femmes hardies, qui après avoir connu la grandeur du peril, & la necessité de l'accouchement, l'avoit voulu tenter; & que pour cet effet, elle avoit introduit sa main dans la matrice de cette Dame; mais qu'y ayant trouvé plus de difficulté qu'elle n'avoit pensé, elle avoit été obligée de l'abandonner, jusqu'à ce que je fusse venu : car autrement, qui l'auroit pû faire parler de la sorte? J'y fus trompé, elle n'étoit ni assez intelligente, ni assez hardie, c'étoit pure bêtise.

Je touchai cette prétenduë femme grosse, & je trouvai que le sang couloit comme il a coûtume de faire dans un flux menstruel bien conditionné, & que l'orifice interieur de la matrice étoit beaucoup plus gros qu'il ne devoit être naturellement, par les continuelles irritations que cette Sage-Femme y avoit causées, en y touchant sans cesse, depuis plus de vingt-quatre heures, & cet orifice étoit la prétenduë tête de cet enfant, qui faisoit croire à cette Sage-Femme, qu'il étoit de la longueur de la moitié de son avant-bras.

Je fis ôter tout l'appareil de ce prétendu travail, & coucher la Dame dans son lit bien fait & bien chaud, où elle accoucha encore pendant deux ou trois jours de son flux menstruel, lui conseillant de se tenir en repos, pour se rétablir des peines que la Sage - Femme lui avoit fait souffrir pendant qu'elle fut auprès d'elle, & avant que je fusse arrivé.

## REFLEXION.

Cette Dame après avoir souffert pendant quelques mois un retardement assez considerable, qui donna occasion à des accidens que l'on jugeoit être l'effet d'une grossesse, & la nature ensuite remise dans ses regles ordinaires, par un écoulement de menstrues un peu plus considerable qu'à l'ordinaire, mais qui le remit incessamment dans son état naturel, donna occasion à une des plus grandes bévûës que l'on puisse faire, & il est sûr que si je n'étois pas venu, la Sage-Femme se seroit à la fin impatientée, & auroit arraché la matrice à cette Dame, en tout ou en partie, dans la fausse croyance que c'étoit un enfant.

Le peu de réflexion de ces deux Sages-Femmes les fit décider aussi hardiment sur une idée fausse, que celle qui suit avoit peu de sujet de douter d'un fait réel & effectif.

## OBSERVATION CCCXXVI.

L'on me vint chercher à minuit pour aller à la Terre de Marandé, près de cette Ville, voir la femme d'un Laboureur, qui étoit en travail depuis deux jours. La Sage-Femme m'assura que l'enfant étoit fort & vigoureux quand elle étoit venue, il y avoit trois jours; mais que depuis que les eaux étoient écoulées, ces mouvemens avoient discontinué peu à peu, & qu'il y avoit plus de quinze heures qu'il n'en avoit fait aucun, que même elle ne pouvoit se persuader que ce fût un enfant, parce qu'elle ne trouvoit rien quand elle touchoit la femme, quoique l'orifice interieur fut disposé d'une maniere à ne faire aucun obstacle pour s'en asseurer. Je situai la femme commodément, & j'introduisis mon doigt aussi avant que je le pûs faire, sans trouver le fond d'un canal que la Sage-Femme prenoit pour la matrice même, & qui veritablement me parut du premier abord extraordinaire; mais sans retirer mon doigt, je le promenai d'un côté & de l'autre, avec tant de facilité, que je m'assurai dès ce premier essai que l'enfant étoit mort, & qu'il presentoit la face, & que l'ouverture de sa bouche s'appliquoit si juste à l'entrée de l'orifice interieur de la matrice, qu'il sembloit que ce n'étoit qu'un même canal, au moyen duquel cette Sage-Femme se trouvoit si embarrassée, à quoy la petitesse de l'enfant contribuoit beaucoup. Je repoussai cette petite tête, passai ma main à côté, allai chercher les pieds, & finis l'accouchement en un moment, l'enfant ne paroissoit pas avoir plus de sept mois. Je délivrai la mere ensuite d'un petit arriere-faix, dont la foiblesse du cordon m'obligea de lui prêter du secours, en le détachant en partie, avant que d'avoir pû le tirer, avec cette précaution; il vint tout entier, & la mere se porta bien ensuite.

## REFLEXION.

Dans la situation où étoit cet enfant, jointe à sa grande foiblesse, par rapport à son petit corps, quoique la Sage-Femme l'eut trouvé fort & vigoureux dans le commencement du travail, il n'y avoit que l'accouchement seul qui peut lui sauver la vie, aussi-bien qu'à sa mere, la preuve en est sensible, puisqu'il ne pût s'ouvrir un passage, dont les parties étoient si disposées à en permettre l'issue, que très surement elles ne se seroient pas moins aisément dilatées le premier jour, que le troisiéme que j'y fus appellé; ce qui fait voir la necessité qu'il y a de s'assurer le plûtôt qu'il est possible, de la situation d'un enfant, afin de prendre des mesures justes, pour finir l'accouchement, par le moyen de l'Art, quand il est impossible à la nature de le terminer.

Et comme celui ci présentoit la face la premiere, sans être engagé dans le vagin, c'étoit une necessité de finir l'accouchement, dès que le travail se fut declaré, puisqu'un Chirurgien & une Sage-Femme, se doivent faire une régle generalle, d'accoucher incessamment la femme dont l'enfant se présente en cette situation, à moins que des raisons plus fortes ne leur imposent la necessité d'agir autrement, par la crainte d'un plus grand mal.

## OBSERVATION CCCXXVII.

La femme d'un Eperonnier de cette Ville, qui avoit eu plusieurs enfans, & qui se croyoit grosse de cinq à six mois, ressentit des douleurs si violentes & si égales à celles qui précedent l'accouchement, qu'elle fut obligée d'envoyer chercher la Sage-Femme, qui après l'avoir touchée & examinée, autant que sa capacité luy put permettre d'en juger, avoua ingenument qu'elle n'y connoissoit rien, pourquoi elle fit prier le Chirurgien de la malade de la venir voir, lequel après de serieuses reflexions, & avoir plusieurs fois touché cette femme, avoir examiné son ventre, étant couchée & levée, l'asseura qu'elle n'étoit pas grosse, lui ordonna quelques lavemens carminatifs & anodins pour évacuer des vents, qui selon lui, gonfloient les intestins, & causoient les mouvemens qui aidoient à la tromper; après l'usage desquels elle se sentit très soulagée, pendant trois semaines, après quoy elle fut atteinte des mêmes douleurs. Inutilement auroit-elle fait revenir la Sage-Femme; elle s'en tint à l'avis du Chirurgien, qui l'examina encore avec plus d'attention que la premiere fois, & demeura aussi de plus en plus persuadé qu'elle n'étoit point grosse, & l'en asseura encore plus fortement; mais que quelque humeur acre & grossiere causoit les douleurs qu'elle souffroit, que les vents gonfloient son ventre, & donnoient occasion aux petits mouvemens qu'elle ressentoit, joint à la suppression de ses menstrues ; ce qui lui fit ordonner des lavemens comme auparavant, à la verité l'effet n'en fut pas si avantageux, en ce que les douleurs continuerent, nonobstant leur usage ; ce qui le mit dans la necessité de conseiller d'autres remedes pour calmer cet accident, & engager la nature à se retablir dans ses regles ordinaires ; mais leur usage étant sans effet, cette malade me fit prier de venir la voir. Je la trouvai avec de legeres douleurs, paroissant fort peu grosse, quoiqu'elle comptât être à sept mois de son terme. Je la fis coucher sur le dos, les deux genoux élevez, & les talons auprès des fesses. Je trouvai son ventre plus dur, plus élevé, & plus grand entre les os pubis & le nombril, que du nombril au cartilage xiphoide ; mais assez grand dans son étendue, pour juger que cette femme étoit certainement grosse, & j'achevai de m'en asseurer, par l'introduction de mon doigt dans le vagin, la femme étant dans une situation, comme pour aller à la selle, au moyen duquel je trouvai l'orifice interieur de la matrice clos, serré, & presque à l'uni du corps de cet organe, qui ne faisoit qu'une espece de globe bien plein & bien gros ; ce qui me fit en asseurer la malade, qui m'engagea à vouloir bien avoir soin d'elle pendant le reste de la durée de cette extraordinaire grossesse ; à quoy ayant consenti, je l'empêchai de se purger davantage, mais de continuer l'usage des lavemens de petit lait seulement, dans lequel elle feroit bouillir une pincée d'anis vert, quand ses douleurs se feroient ressentir, & rien de plus, & même quand ses douleurs seroient supportables, qu'elle demeurât tranquille sans rien faire ; par ce moyen je la conduisis jusqu'à son terme, & l'accouchai d'une grosse fille, qui se portoit fort bien, & la mere dans la suite, quoiqu'elle eut paru fort grosse jusqu'à son accouchement.

## REFLEXION.

C'est bien à propos que je conseille de ne decider jamais sur des choses incertaines, ny de proposer aucuns remedes qui puissent être préjudiciables à une grossesse, qu'après une longue & serieuse réflexion. Les potions données à contretemps, tant purgatives qu'aperitives, ou hysteriques, pour faire revenir les ordinaires à cette femme, auroient pû produire de mauvais effets, dont je la garantis, en lui conseillant quelques petits lavemens pour tous remedes, la patience, & le repos. Si le Chirurgien s'en fût tenu aux seuls lavemens, voyant que leur usage étoit avantageux, tout au plus à quelques legers purgatifs, sans accabler cette femme de remedes, dans un temps où l'on n'en doit faire, que dans l'urgente necessité, il auroit fait sagement, en attendant, comme je fis, l'évenement des accidens dont cette femme étoit attaquée, puisqu'ils se terminerent par l'accouchement, dans le temps où il devoit arriver.

## CHAPITRE X.

### *De deux Accouchemens très-differents.*

VOICI les montagnes qui accouchent d'une souris, par rapport à l'extraordinaire grossesse de deux femmes, dont les enfans étoient tout des plus petits, où l'on peut dire qu'il y a quelque chose de bien singulier. Ils seroient encore plus surprenans s'ils s'étoient rencontrés à des femmes qui eussent eu moyen de vivre de bons alimens, qu'à de pauvres malheureuses qui n'en prenoient que de très-mauvais, & capables de causer beaucoup d'obstructions pendant la grossesse, & de donner occasion à des accouchemens de cette espece; & quoique de pareils accouchemens soient rares, ils ne sont pas impossibles; c'est ce qui m'engage à en faire un Chapitre particulier, non pour les mettre en regle, mais pour avertir en quelque maniere le Chirurgien de ne se pas laisser surprendre aux grossesses extraordinaires, par une crainte mal fondée du succès, puisque je n'en ai pas vû de plus heureux que ceux-ci, ni qui ayent été terminés plus promptement, quelque défiance que j'eusse de leur issue, par le mauvais état des femmes qui y étoient exposées.

### OBSERVATION CCCXXVIII.

Le 12 Février de l'année 1701. un Manœuvre de la lande de Beaumont, à un quart de lieuë de cette Ville, me vint prier de venir pour accoucher sa femme, qui étoit malade depuis deux ou trois heures. Je trouvai cette pauvre femme sur un peu de paille, si prodigieusement enflée, depuis la tête jusqu'aux pieds, qu'il sembloit que toutes ces parties alloient crever; ce qui empêchoit que sa grossesse ne se manifestât, son ventre ne paroissſant pas plus gros à proportion que les autres parties. Elle ſentoit de legeres douleurs, & éloignées; mais qui augmenterent peu de temps après que je fus arrivé. Je la touchai, pour m'aſſeurer de la ſituation de l'enfant, & je trouvai les grandes lévres fort tumefiées, & les pieds d'un très-petit enfant, tout proche du paſſage, que j'attirai enveloppés de leurs membranes, & comme tout venoit très-facilement, je continuai de tirer très-mediocrement, juſqu'à ce que j'euſſe non ſeulement l'enfant enveloppé de ſes membranes, mais auſſi l'arriere-faix, ſans qu'il ſortit aſſez de ſang pour gâter une ſerviette. Je déchirai les membranes à l'inſtant, pour en tirer l'enfant, auſquelles je ne trouvai aucune ouverture, par où les eaux euſſent pû s'écouler, avant que je fuſſe venu. Je ne trouvai dans ces membranes qu'une eſpece d'humeur mucilagineuſe, nonobſtant quoy cet enfant vêcut encore un bon quart-d'heure, après être venu au monde, quoiqu'il fût très-petit, & ſi émacié, qu'il n'avoit que la peau collée ſur les os; la mere, malgré le mauvais état dans lequel cette hydropiſie univerſelle l'avoit reduite, ſe tira d'affaire, mais ce ne fut qu'après un très-long temps, & beaucoup de ſouffrance.

## REFLEXION.

Il eſt bien facile de concevoir, que la meilleure & la plus ſaine partie des alimens que cette femme prenoit, au lieu de ſe convertir en nourriture, dégeneroit en ſeroſités & en vents, dont la tranſparence qui ſe remarquoit en toutes les parties de ſon corps, étoit la preuve; mais, il eſt bien difficile de comprendre comment les membranes qui envelopent l'enfant ſe trouverent vuides, contre le propre uſage, à quoi la nature a deſtiné ces parties, qui en doivent toûjours contenir une certaine quantité, tant pour l'utilité de la mere, que pour celle de l'enfant, l'on peut dire qu'elles étoient écoulées quand j'arrivai, mais l'examen le plus exact que j'en pus faire, ne m'en put rien apprendre; & d'un autre côté, je ne puis me perſuader que cet enfant eut atteint ſon terme parfait, quoique trouvé très petit, envelopé dans ſes membranes, ſans avoir des eaux, pendant qu'il étoit au ventre de ſa mere, comme en ont les autres enfans, quoique je n'aye point trouvé le lieu par où elles étoient échappées, les membranes étant ſi entieres, que je fus obligé de les rompre pour en tirer l'enfant. Je ne fus pas moins ſurpris de voir que l'arriere-faix ſuivit immediatement après, ſans qu'il ſortît aſſez de ſang pour faire une impreſſion de la ſeule grandeur d'un écu à la ſerviette dont je me ſervis, non plus qu'à la chemiſe, & voir cet enfant venir avec aſſez de vie pour recevoir le Baptême, me furent autant de ſujets d'étonnement, auſſi bien que de voir la mere ſe tirer de ce dangereux pas, nonobſtant ſon extrême pauvreté, à quoi coopererent beaucoup les ſoins de pluſieurs personnes charitables ausquelles, je la recommandai : si je l'avois vuë pendant sa grossesse, je lui aurois fait quelques remedes qui auroient pû prévenir cette surprenante & universelle enflure, mais je n'en entendis parler que lorsqu'il fallut l'accoucher.

## OBSERVATION CCCXXIX.

Quelques jours ensuite j'accouchai la femme d'un Jardinier de cette Ville, qui étoit si maigre, qu'elle n'avoit que la peau sur les os ; mais elle avoit le ventre d'une grandeur si extraordinaire, que je n'en ai jamai vû aucun qui parût si grand, les douleurs étoient vives, piquantes, & redoublées, quand j'arrivai ; ce qui me la fit mettre aussi-tôt en situation pour l'accoucher ; & quand je la touchai pour m'asseurer de celle de l'enfant (de la vie duquel la malade ne me pouvoit rien dire de positif,) les membranes s'ouvrirent, & il sortit une portion des eaux ; mais en petite quantité. Je la touchai une seconde fois, & je trouvai la petite main d'un enfant mort, sortie jusqu'à moitié de l'avant-bras, qui fermoit si exactement l'orifice interieur de la matrice au reste des eaux, qu'il paroissoit n'y en avoir pas davantage. Je repoussai cette main, & introduisis la mienne à la place, avec laquelle j'allai chercher les pieds de l'enfant, que j'attirai au passage, & accouchai la mere en un moment. Jé crûs plonger ma main dans un baril plein d'eau, dans lequel je trouvai cet enfant, qui flottoit d'une telle maniere, que j'avois peine à le prendre, tant il étoit mobile, quoiqu'il fût mort, comme je l'ai déja dit. Ce mouvement n'étant si libre qu'à l'occasion de la vaste étendue de la mattice, qui s'étoit prodigieusement dilatée, pour contenir l'excessive quantité d'eaux qui s'y étoient amassées ; car je crois qu'il n'y en avoit pas mcins que douze à quatorze pintes mesure de Paris ; ce qui fut la vraye cause de la mort de l'enfant. Je délivrai cette femme après l'évacuation de toutes ces eaux, d'un trés-petit arriere-faix ; elle se tira fort heureusement de ses couches, par les mêmes raisons que la précedente, étant toutes deux également pauvres ; mais cette derniere se rétablit en beaucoup moins de temps.

## REFLEXION.

La difference qu'il y a entre ces deux grossesses, est qu'à l'une, la séparation de ces serosités se faisoit dans les glandes de la peau, qui se répandoient ensuite dans toutes les cellules des tegumens; des membranes, & des parties charnuës, ou pour mieux dire, dans toute l'habitude du corps; & qu'à l'autre elles se précipitoient dans la matrice; ce qui paroît assez, par l'amaigrissement que souffroit cette pauvre femme, qui n'étoit que la suite d'une fonte de toutes les humeurs en general, sans que l'on pût cependant nommer cette quantité d'eaux, hydropisie de matrice, à moins que de prendre ce nom d'hydropisie très-largement, je veux dire, pour tout assemblage d'eaux, dont celles qui sont contenuës dans les membranes avec l'enfant seroient du nombre, qui pour lors empêcheroient de faire une juste difference de ces eaux d'avec l'hydropisie de matrice, qu'il est pourtant très utile de sçavoir distinguer, en ce que les membranes ne peuvent s'ouvrir, sans que l'accouchement ne suive le plus souvent; au lieu que les eaux qui font l'hydropisie de matrice, & qui sont contenuës entre la partie interieure de la matrice, & les membranes qui contiennent les eaux & l'enfant, peuvent s'écouler, sans que ces membranes s'ouvrent, & par consequent les propres eaux, & l'enfant demeurer en leur lieu naturel, comme il est facile de le remarquer dans l'Observation suivante.

## OBSERVATION CCCXXX.

La femme d'un Eperonnier de cette Ville, que j'avois accouchée plusieurs fois, & qui étoit grosse de sept mois ou environ, mais beaucoup plus qu'elle n'avoit de coûtume de l'être, même à son terme, se sentit étant à l'Eglise toute baignée d'une quantité d'eaux, sans que cet écoulement eut été précedé d'aucune douleur. Elle revint chez elle, & m'envoya prier de venir la voir. Je la trouvai très-allarmée de l'accident qui lui venoit d'arriver, par la crainte d'un plus grand mal. Je la touchai pour lui rendre compte de l'état où elle étoit. Je trouvai l'orifice interieur de la matrice assez dilaté pour y introduire mon doigt sans peine, & des eaux qui couloient sans cesse, mais en petite quantité, & l'enfant dans ses membranes & ses eaux, en assez bon état; pour ne rien approfondir davantage, je me contentai de cette découverte, & je conseillai à cette malade de garder le lit jusqu'au lendemain, que je la trouvai tranquille, sans qu'il fût rien venu depuis le soir. Je lui permis de se lever, & de vaquer à ses affaires comme à l'ordinaire. Je n'en entendis plus parler, jusqu'au temps de son travail, auquel je l'accouchai en très peu de temps d'une fille, qui se portoit fort bien. Je délivrai la mere, qui fut relevée dix jours ensuite.

REFLEXION

## REFLEXION.

C'étoit une veritable hydropisie de matrice, qui étoit contenue entre la matrice & les membranes qui renfermoient les eaux & l'enfant en particulier. Rien n'auroit été plus aisé, que d'accoucher cette femme, à en juger par la facilité que je trouvai à introduire mon doigt dans l'orifice interieur de la matrice, qui est la seule difficulté qu'il y a à surmonter, quand un Chirurgien est en necessité de le faire ; celle d'ouvrir les membranes & d'aller chercher les pieds, n'étant plus comptée pour rien ; & pour se le persuader, il n'y a qu'à faire reflexion à ce qui venoit de se passer, & l'on conviendra que telle chose ne peut être, sans que la matrice soit fort humide, & par consequent facile à se dilater autant qu'il est necessaire pour finir un accouchement contre nature.

L'on peut conclure que la premiere de ces femmes étoit attaquée d'une hydropisie universelle, appellée Leucophlegmatie ; mais que la seconde, quoique les eaux fussent contenuës dans la matrice, comme elles étoient dans les membranes avec l'enfant, en quelque quantité qu'elles fussent, n'ont point dû être appellées hydropisie, comme je l'ai dit dans la précedente Reflexion, puisque l'enfant suivit ses eaux, lorsqu'elles s'écoulerent ; à la difference de cette troisiéme, dont l'écoulement des eaux donna beaucoup plus de liberté à cette femme, qui se trouva moins grosse, & que l'enfant, au lieu d'en souffrir, ne se porta que mieux dans la suite ; ce qui prouve bien que c'étoit une hydropisie de matrice, qui se vuida, sans que la grossesse en reçut aucun préjudice, non plus que l'enfant, n'étant venu au monde, qu'après les neuf mois de grossesse, à la difference des deux autres, dont l'un étoit venu mourant, & l'autre mort, sans que l'accouchement y eut eu aucune part, ayant été terminé tant l'un que l'autre, avec toute la promptitude & la facilité possible.

---

## CHAPITRE XI.

### *De l'accouchement d'enfans hydropiques.*

CE ne sont pas les femmes grosses seules qui deviennent hydropiques, leurs enfans sont aussi en état de contracter cette fâcheuse maladie au ventre de leur mere, & quoique ce soit une chose rare, elle n'en est pas moins possible. Cet accident rend leurs accouchemens si difficiles, que les meilleurs Praticiens de nos jours ont inventé plusieurs instrumens propres & particuliers pour secourir les femmes dont les enfans ont eu le malheur de tomber dans cette indisposition, afin de les terminer avec plus de facilité & en moins de temps, & d'éviter dans la suite le penible embarras dans lequel ils se sont trouvés, par le défaut de ces secours.

Mais comme l'Art se perfectionne tous les jours, j'ai heureusement trouvé dans la suite d'une longue pratique, les moyens de substituer d'autres instrumens à leur place, dont l'usage est plus seur, moins inquiétant & sans danger, qui sont mes mains, ne m'étant jamais servi d'autres instrumens dans les accouchemens de cette espece, & dont l'heureux succès prouve la préference qu'elles doivent avoir, sur tous ceux dont ces Messieurs ont fait un si pompeux étalage, comme les Observations qui suivent, le justifient.

## OBSERVATION CCCXXXI.

Le 27 Février de l'année 1689. la femme d'un Jardinier de cette Ville, qui étoit en travail depuis deux jours, m'envoya prier de venir la voir. Je trouvai cette femme dans une grande foiblesse, à cause d'une grande perte de sang qu'elle avoit eue depuis un mois. Elle souffroit des douleurs lentes & fort éloignées; mais les eaux ayant percé bien-tôt après que je fus arrivé, ces douleurs de lentes qu'elles étoient, devinrent plus fortes, quoique toûjours éloignées; ce qui n'empêcha pas qu'après que les eaux furent écoulées, qui vinrent en quantité, d'une mauvaise couleur & qualité, comme la tête de l'enfant ne s'avançoit pas assez au passage, je fisse asséoir la mere sur les genoux d'une femme, afin qu'à l'aide de cette situation, j'eusse plus de prise au dessous des aisselles, pour attirer l'enfant dehors. Je l'attirai dehors avec les épaules, jusqu'au milieu du corps, où je trouvai assez de resistance pour juger qu'il y avoit quelque chose d'extraordinaire, qui ne m'empêcha pourtant pas de terminer bien vîte l'accouchement, tant la prise que j'avois au dessous des aisselles étoit bonne & sans crainte de causer aucun desordre. Le delivre suivit de lui-même; & je ne fus pas surpris de voir que cet enfant étoit mort, mais je le fus beaucoup de lui trouver le ventre bien plus grand qu'il ne devoit être, & rempli d'eaux brunes, tirant sur le vert, jusqu'à la quantité d'environ trois pintes mesure de Paris.

## REFLEXION.

La foiblesse où cette femme se trouvoit, avoit toûjours continué depuis la grande perte de sang qu'elle avoit eue à l'occasion d'une chûte sur le siege, & ensuite sur le dos; elle ne s'aperçût presque plus d'aucun mouvement de son enfant, jusqu'au commencement de son travail, qu'elle me dit ne l'avoir plus senti remuer comme auparavant; mais comme ce prétendu mouvement, dont les meres disent s'être apperçues dans ce temps, est fort suspect, sur tout lorsqu'elles ont été assez long temps sans le sentir mouvoir pour douter de sa vie, par rapport à quelqu'accident qu'elles ont souffert pendant leur grossesse, dont les chûtes, suivies de perte de sang, sont les principaux, je ne fis pas grand fond sur son récit, parce que ce prétendu mouvement procede alors d'une fermentation qui arrive à cause de l'alteration que les eaux, les humeurs, & les autres parties de l'enfant ont soufferte depuis qu'il est mort, qui venant à se gonfler, font un mouvement de totalité, sur lequel on ne peut compter, par rapport à la vie de l'enfant, aussi celui-ci se trouva mort, nonobstant les mouvemens que cette femme me dit avoir sentis dans le commencement de son travail, & dont elle ne s'aperçût plus aussi tôt que les eaux furent écoulées, ne croyant pas neanmoins qu'il le fût dès le moment que la femme eut souffert cette perte de sang, mais cette perte en ayant été la cause la plus plausible, il ne fit plus que de s'affoiblir peu à peu, pour mourir bien-tôt après, le croyant certainement mort, long-temps avant que le travail eut commencé, quoiqu'on n'y apperçût aucune corruption, parce qu'il s'étoit conservé dans ses eaux, qui ne s'étant écoulées que depuis l'ouverture des membranes, qui se fit bien-tôt après que je fus arrivé, l'air exterieur n'avoit pas eu le temps de le corrompre, & il c'étoit conservé dans l'état où je le trouvai.

La facilité qu'eut l'arriere-faix à se détacher, ayant suivi l'enfant, sans aucun secours, bien persuadé que la perte de sang étoit venue, parce qu'une considerable partie s'en étoit detachée, mais que les extrémités des vaisseaux s'étoient refermées dans la suite, sans quoi cette perte de sang ne se seroit arrêtée, qu'au moyen de l'accouchement; ce qui fit que l'enfant n'en recevant plus autant de sang qu'il lui en étoit necessaire pour conserver sa vie, il la perdit à proportion que ce soutien lui manquoit, que le sang qui restoit ayant perdu sa consistance & sa qualité, devint sereux, de maniere qu'au lieu de porter une bonne nourriture à l'enfant, il ne recevoit que des serosités, qui venant à se filtrer ou à se separer par le moyen des glandes, se répandirent dans le bas ventre, dont se forma cette hydropisie; mais, quelque considerable qu'elle fût, elle me fit d'autant moins de peine dans cet accouchement, que je tirai la tête & les épaules, comme dans ceux qui sont longs & difficiles, après quoi l'extraction du corps ne me couta que quelques efforts, sans que j'eusse rien à risquer, & en effet quel accident pouvoit-il arriver de ce ventre plein d'eau, sinon de s'ouvrir? & faire sans autre secours que celui du hazard, ce que M. M. trouve à peine dans celui des instrumens, & quoique cet enfant fut non seulement hydropique, mais aussi mort, & la mere très-foible, qui cependant accoucha, parce que la tête ny les épaules n'y firent point d'obstacles, par où aurois-je pû conjecturer qu'il étoit hydropique, comme il arriva au même Auteur en pareille occasion, qui fit la matiere de l'accouchement le plus mal entendu qui soit rapporté dans ses Observations, comme je le ferai voir dans la suite.

## OBSERVATION CCCXXXII.

Le neuviéme Decembre de l'année 1690. une Demoiselle de cette Ville, qui étoit extraordinairement grosse, quoiqu'encore éloignée du temps de son accouchement, & qui ne sentoit remuer son enfant que très peu, m'envoya prier de venir la voir, pour lui dire mon sentiment, sur cette prodigieuse grossesse. Comme elle jouissoit d'ailleurs d'une parfaite santé, qu'elle avoit l'apetit bon, qu'elle n'avoit point de vomissemens, mais seulement le ventre très-grand; Je l'asseurai qu'elle n'avoit aucun lieu de s'inquiéter de son état; qu'un enfant un peu gros, un arriere-faix épais, des eaux en plus grande quantité qu'il n'y en devroit avoir, ou qu'au pis aller, deux enfans, pouvoient être cause de cette grosseur extraordinaire, sans qu'elle en dût rien appréhender de fâcheux, puisqu'aucun de ces accidens ne rendroit un accouchement plus difficile. Calmée là-dessus par mes raisons, elle laissa couler le reste du temps de sa grossesse sans s'inquiéter, & son accouchement s'étant declaré par l'ouverture des membranes, & l'écoulement des eaux, qui furent suivies de legeres douleurs, je fus mandé à l'instant; les douleurs continuerent un peu plus ou un peu moins fortes, mais toûjours fort éloignées jusqu'au troisiéme jour, qu'elles augmenterent, & devinrent aussi violentes & aussi vives qu'une jeune femme, forte & vigoureuse pût les souffrir dans un travail. Ces douleurs firent avancer la tête au couronnement, & dans la suite jusqu'aux oreilles, le long desquelles j'appliquai mes deux mains applaties, en faisant glisser mes doigts en dessous vers le col, & aussi avant dans le vagin qu'il me fut possible, afin de seconder (en tirant autant que je le pouvois) la disposition où étoit la nature à finir l'accouchement, par la continuation de ces extrémes douleurs. J'eus besoin de cette précaution pour attirer les épaules, d'où je venois de tirer la tête, qui ne marquerent pas une meilleure disposition à sortir; ce qui m'obligea de couler mes doigts fort avant sous les aisselles, avec quoy je les fis assez avancer, pour dégager les bras l'un après l'autre, & attirer l'enfant jusqu'au milieu du corps. Après quoy je comptois que le reste sortiroit de luy-même. J'y fus trompé, puisque pour finir, je fus obligé d'appuyer mon pied contre le petit lit, & de tirer de toute ma force jusqu'à ce que le ventre fût entierement dehors, le reste vint tout seul. Je délivrai la mere d'un arriere-faix très-gros; nonobstant tous ces violens efforts, l'enfant conserva sa vie encore quelques heures. Une hydropisie universelle occupoit tout son corps, & le rendoient d'une grosseur énorme ; mais sur tout le ventre, qui contenoit au moins cinq chopines, ou trois pintes d'eaux, mesure de Paris, qui étoient fort claires ; en sorte que cet enfant pesoit environ seize à dix-sept livres, quoyque les plus gros n'en pesent pour l'ordinaire que treize à quinze.

## REFLEXION.

Je comprenois bien qu'il y avoit quelque chose d'extraordinaire, qui faisoit obstacle à la sortie de l'enfant, de la maniere que cette jeune femme faisoit valoir ses douleurs qui étoient fortes & frequentes sans accoucher. Je comptois d'en venir à bout, quand j'aurois pû attirer la tête dehors, mais ce fut pour moi une surprise étrange, quand je trouvai que la résistance perseveroit après la sortie non seulement de la tête, des bras & des épaules; mais que je fus obligé de rapeler toutes mes forces pour finir cet accouchement, quoique l'enfant fût sorti jusqu'au milieu du corps ; ce que j'avois de consolant c'est que ma prise étant bonne par dessous les aisselles, j'étois exempt de l'inquietude que m'auroit causé un pareil tiraillement par la tête, à l'occasion de la grosseur des épaules, dans la crainte de l'en separer, en agissant de la sorte, je finis cet accouchement plus heureusement que je n'aurois dû l'esperer, si j'avois pû prévoir la cause qui en faisoit la difficulté : car ayant trouvé cet enfant bien situé quand j'arrivai, les eaux écoulées, & la mere avec de legeres douleurs, par quel endroit aurois-je pû deviner que cet enfant étoit hydropique, & que pouvois-je faire mieux que d'attendre ? & les douleurs lentes s'étant changées en de longues & fortes douleurs, qui firent sortir la tête & les épaules au moyen du secours que je leur donnai, vû l'extrême grosseur de ces parties, quelle necessité pouvois-je avoir de ce couteau courbe, dont parle M. M. dans le Chapitre XVIII. de son second Livre, à l'occasion d'un accouchement de l'espece de celui-ci, à la difference que la tête & les épaules de celui dont je parle ne firent pas moins de peine que le ventre, & que dans celui de M. M. il n'y eut que le ventre seul qui se rendit difficile ? ce qui fait voir que cet accouchement fut aussi peu entendu que mal executé ; & pour prouver ce que j'avance par des faits de pratique incontestables, pourquoi cette illustre Sage-Femme ne donnoit elle pas son attention à couler ses doigts jusques sous les aisselles, pour faire avancer les épaules, degager les bras, & les attirer dehors, lorsqu'elle vit que la tête ne tenoit plus qu'à la peau ; ou que n'essaioit-elle à le faire, avant que d'avoir poussé les choses à cette extrémité? si elle dit qu'il étoit impossible, M. M. prouve le contraire, quand il dit qu'il poussa d'abord sa main applatie, à l'entrée de la matrice jusqu'aux épaules, lesquelles ne lui parurent pas être trop grosses pour pouvoir sortir, ce qui fit qu'il l'introduisit après cela plus avant. Donc il étoit aisé de degager les bras, & de finir cet accouchement là ; de la même maniere que je fis celui-ci, & pourquoi M. M. alloit-il chercher cet autre Chirurgien, qu'il ne dit pas être Accoucheur, & qui en effet ne donne aucune preuve de sa suffisance dans la pratique, puisqu'il fut enfin obligé de le terminer lui-même, en ouvrant le ventre de cet enfant avec son crochet, pour en évacuer les eaux comme il fit, ce qui auroit été bien plus heureusement terminé, s'il l'eut conduit comme je fis celui qui suit.

## OBSERVATION CCCXXXIII.

Le 13 de Mars de l'année 1686. l'on me vint chercher pour accoucher la femme d'un Fermier du Pont au Blanchon, à une lieue de cette Ville, qui dès qu'elle s'étoit sentie malade, avoit envoyé chercher sa Sage-Femme, qui la trouva dans un vray travail, ses eaux écoulées, & la tête de son enfant qui s'avançoit à toutes les douleurs, jusqu'à ce qu'elle fût entierement sortie : cette Sage-Femme crût qu'il n'y avoit qu'à tirer pour finir cet accouchement, à quoy elle s'employa de son mieux, jusqu'à ce qu'elle eût arraché cette tête ; aprés quoy il fallut m'envoyer querir. Comme j'avois une femme à penser d'une fracture compliquée à une jambe, que je visitois de deux en deux jours assez près de cette pauvre malade ; il vint un homme m'y chercher, pendant qu'un autre étoit allé à ma maison. Je me trouvai heureusement chez cette blessée, d'où je me rendis incessamment chez cette pauvre femme, où je trouvai la Sage-Femme qui me parla fort juste, & avec bien de la raison, & me dit qu'il falloit qu'il y eût quelque chose d'extraordinaire dans cet accouchement, pour avoir donné occasion au malheur qui lui venoit d'arriver ; je crûs que la grosseste des épaules, & le peu d'espace qui se trouvoit entre les os sacrum & pubis, étoit la cause de cet accident, dont je fus détrompé, lorsqu'aprés avoir mis cette femme en situation sur le travers de son lit, je coulai ma main dans la matrice, avec toute la facilité possible ; je repoussai un peu les épaules de l'enfant, & allai chercher les pieds. Je m'apperçûs bien que le ventre de cet enfant étoit très-grand & mou ; mais sans y faire autre attention, je joignis les pieds ensemble, & les attirai hors du vagin, & cela fort aisément, jusqu'au haut des cuisses. Mais en cet endroit je fus obligé de faire de grands efforts, pour faire passer le gros des fesses & les hanches, & pour lors je commençai de m'appercevoir que cet enfant étoit hydropique, non seulement par rapport à l'attention que j'avois faite à son grand ventre, en allant chercher ses pieds, mais aussi parce qu'à mesure qu'il sortoit une partie du ventre, elle grossissoit démesurément, par la compression que souffroit l'eau contenue dans la partie qui occupoit le passage, & par la liberté que celle qui étoit sortie, trouvoit à s'étendre, & à augmenter son volume, pour lors je moderai mes efforts, & je ne tirai plus directement ; mais en détournant de côté & d'autre, jusqu'à ce que le ventre fût sorti ; après qooy je finis cet accouchement, & délivrai la mere sans aucune peine, qui resta assez tranquille, & se porta bien dans la suite, quoyque cet accouchement l'eût beaucoup travaillée. Le ventre de cet enfant paroissoit contenir à peu près autant d'eaux que le précedent. Je l'ouvris, & les laissai écouler ; elles étoient claires & sans odeur.

## REFLEXION.

La Sage-Femme fut aussi contente que je fus surpris, à la vûë d'un pareil enfant ; le Vicaire de la Paroisse, & plusieurs voisins qui la virent, ne furent pas moins étonnés de ce spectacle. Un enfant dont la tête étoit arrachée, & le ventre plein d'eaux, & deux à trois fois plus grand, qu'il n'auroit dû être naturellement. Il m'auroit été facile d'ouvrir ce ventre, en la partie qui se presentoit au dehors ; quand je l'eus attiré jusqu'aux fesses, pour en évacuer les eaux, qui paroissoient à la vûë & au toucher. Mais de quelle utilité cette évacuation m'auroit-elle été, puisque j'étois beaucoup plus le maître de finir cet accouchement (où j'avois une aussi bonne prise par les pieds qu'au précedent accouchement, où je l'avois égale par le milieu du corps ; ) j'étois, dis-je, plus en état de le finir, qu'aucun Accoucheur ne le peut être, quand l'enfant vient le cul devant, quoique ce soit une situation où il se presente souvent ; d'autant qu'en celui-là ce sont des parties solides, qui occupent le passage, qui ne cedent qu'à la violence & au redoublement des douleurs ; & qu'en celui dont je parle, ce sont des parties fluides, qui ne cherchent qu'un vuide pour s'y placer, en désemplissant le passage : qu'en l'un l'Accoucheur ne peut trouver aucune prise, pour soulager la mere ni l'enfant, en avançant l'accouchement ; & qu'en celui-ci il peut (avec un peu plus de pratique dans les accouchemens, que n'avoient la Sage-Femme, nommée Madame la France, ni le Chirurgien que cite M. M. dont j'ai parlé dans l'Observation précedente) finir son operation avec moins de temps & beaucoup de facilité, par les secours qu'il est en état de lui donner ; qu'à l'un l'Accoucheur doit tout craindre, s'il tire avec excès, tant à l'égard de la mere que de l'enfant ; & en l'autre, quand il tireroit avec la derniere violence, que peut-il lui arriver, sinon d'ouvrir le ventre, ce qui seroit faire par hazard tout ce que l'art & l'adresse de M. M. a pû faire à celui dont il dònne une aussi fâcheuse representation qu'une pernicieuse idée, & dont le Lecteur sera convaincu en la lisant, & dira avec moi que Madame la France, le Chirurgien & M. M. ont tous trois fait des fautes, ausquelles on ne peut penser sans en avoir pitié ; ce qui me fait dire que l'accouchement où l'enfant vient le cul devant, & qui est arresté au passage, doit faire plus de peine à l'Accoucheur, que celui où l'enfant se trouve hydropique, parce qu'il est plus facile de secourir l'un que l'autre.

Et comme M. M. a mis toutes les circonstances de son histoire de l'enfant hydropique, afin, dit-il, que le Chirurgien connoisse, comment il doit se comporter en semblable occasion, j'en fais autant pour suivre son exemple, mais dans le dessein d'avertir le Chirurgien qu'il doit abandonner la methode de M. M. pour en suivre une meilleure, puisqu'il est moralement impossible que la femme qui a souffert cet accouchement en soit échapée, & que les deux femmes dont je rapporte l'exemple, n'en ont été guere plus incommodées que de leurs accouchemens ordinaires.

Le ventre n'est pas la seule partie de l'enfant dont l'hydropisie rend l'accouchement difficile. La tête n'en est pas exempte, & l'accouchement n'en est pas moins fâcheux; pour en être convaincu, il n'y a qu'à réflechir sur celui qui suit.

## OBSERVATION CCCXXXIV.

Le huit Septembre l'on me vint prier de voir la femme d'un Fermier de la Paroisse de Monneville, qui étoit malade pour accoucher depuis deux jours, dont l'enfant presentoit la tête, au rapport que m'en fit la Sage-Femme, mais sans qu'elle eut suivi les eaux, ni que les plus fortes douleurs l'eussent beaucoup fait avancer. Je trouvai cette malade fort foible, & presque sans douleurs. Je lui demandai si elle sentoit son enfant, & si elle le croyoit vivant; elle me dit qu'il y avoit huit à dix jours qu'elle ne l'avoit senti; mais qu'avant ce temps il étoit fort & vigoureux, qu'elle avoit souffert de violentes douleurs à plusieurs reprises, qui cessoient de temps en temps, & qui la laissoient dans le même état où elle étoit pour lors, sinon qu'elle se sentoit beaucoup fatiguée. Elle me parut très-grosse, quoique ses eaux fussent écoulées dès le commencement du travail; ce qui me fit juger que l'arriere-faix ou son enfant étoient bien gros, ou qu'ils l'étoient l'un & l'autre. Je la plaçai sur le travers de son lit, afin de voir si la Sage-Femme m'avoit parlé juste sur la situation de l'enfant, dont je trouvai la tête à l'extrémité du vagin, sans être en aucune façon engagée de la même maniere qu'elle me l'avoit dit; ce qui me détermina à l'accoucher, comme je fis à l'instant; & pour cela je repoussai un peu cette tête, & coulai ma main à côté, pour aller chercher les pieds, que je joignis, & les attirai au passage, puis je continuai de tirer l'enfant jusqu'aux aisselles; je dégageai les bras l'un après l'autre, & ensuite la tête, où je trouvai plus de resistance que je n'avois fait au reste du corps; ce qui me fit mettre ma main applatie par dessous le menton, & mon doigt dans la bouche de l'enfant; après quoy je tirai de cette main

&c.

& de l'autre, qui étoit par dessus alternativement, jusqu'à ce que cette tête fût sortie ; ce qui ne s'executa qu'à force de s'allonger à mesure qu'elle avançoit dans le passage ; parce qu'étant très-molle à l'occasion d'une quantité d'eaux dont elle étoit remplie, & qui la rendoit très-grosse, elle étoit forte & capable en même temps de prendre la figure du lieu par où elle devoit passer. Je délivrai la femme ensuite, & la laissai assez doucement ; mais toûjours bien foible.

## REFLEXION.

La tête de cet enfant étoit d'une grosseur surprenante, qui s'alongea comme je l'ai dit, sans quoi il auroit été impossible que j'eusse accouché la mere ; mais qui reprit sa figure dès qu'elle fut dehors, je ne connus point l'extrême grosseur de cette tête, quand je la touchai la premiere fois pour m'assurer de la situation de l'enfant, parce que le doigt seul avec quoi je la pouvois toucher n'étoit pas suffisant pour me faire connoître son volume, mais seulement lorsque je coulai ma main à côté, pour en aller chercher les pieds, sans que pour cela je fusse en doute de la cause qui rendoit cet accouchement difficile, sur tout à une femme qui a eu plusieurs enfans, & qui doit selon M. M. avoir le passage fait, sans pourtant que je convienne avec lui que le premier le fait aux autres, mais que s'il n'y avoit eu rien de different des autres enfans, dont la mere avoit accouché précedemment, celui-ci auroit dû venir comme ils avoient fait, si l'extrême grosseur de la tête n'y eut pas fait d'obstacle, qui est l'accident le plus ordinaire, quand l'enfant est bien situé, ce qui me fit donner toute mon attention à tirer celle-ci : ce que je ne fis pas sans peine.

C'est dans un accouchement de cette espece qu'il faut qu'un Chirurgien conserve tout son sang froid, car si en le brusquant il arrivoit que la tête restât dans la matrice, l'accident seroit d'autant plus à craindre, qu'il y auroit moins d'esperance de tirer cette tête par rapport à sa grosseur, car si l'extraction des plus petites, fait d'extrêmes peines, que ne feroit point une tête aussi grosse que l'étoit celle-ci ?

L'hydropisie dont cet enfant fut atteint, s'étoit formée entre le crâne, le perioste & le cuir chevelu, ce qui fit que cette tête s'alongea en apparence, quoique le crâne & le cerveau conservassent leur figure ordinaire, les eaux seules ayant cedé à mesure qu'elles se trouverent pressées dans le passage, & s'assemblerent au haut de la tête, parce que ces parties membraneuses s'alongerent autant qu'il fut necessaire, pour les recevoir, y étant disposées par le sejour que ces eaux avoient fait en ce lieu, à la difference de celle que je rapporte dans une autre Observation . . . . . où l'hydropisie s'étoit formée entre les meninges & le crâne.

Ces Observations font voir qu'il y a deux parties principales chez l'enfant qui peuvent être attaquées de l'hydropisie pendant qu'il est au ventre de sa mere ; ces parties sont le ventre & la tête : au ventre les eaux se répandent seulement dans sa capacité ; mais à la tête elles se peuvent amasser en trois endroits differens. sçavoir entre le crâne, le perioste & le panicule chevelu, entre les meninges & le crâne, ou entre le cerveau & les meninges.

Outre ces enfans hydropiques ; j'ai accouché beaucoup de femmes dont les enfans par le long sejour qu'ils avoient fait au ventre de leurs meres après y être morts, sont venus enflez, non seulement de la tête & du ventre, mais de tout le corps, & cette enflure étoit la suite de la fermentation que cause la corruption qu'ils y avoient contractée, faute d'être secourus à tems, & cette pourriture étoit parvenue à un tel excès, que les parties par où j'étois obligé de les prendre pour les tirer du ventre de leurs meres, me demeuroient entre les mains, & je ne pouvois en faire l'extraction qu'après un temps très-long & beaucoup de peine, comme je le fais voir dans quelques Observations . . . . . . j'aurois fait ces accouchemens avec bien de la facilité, si j'avois été appellé dès le commencement du travail, bien que j'y aye réüssi, aussi bien qu'à ceux dont je traite dans ce Chapitre, sans le secours du crochet ny du couteau courbe.

Ce que j'ai proposé au sujet des enfans hydropiques dans les Observations précedentes ne doit être regardé que comme une essai, ne doutant point que l'on ne puisse réüssir dans ces sortes d'accouchemens en s'y comportant d'une maniere un peu differente de la mienne. Il n'en est pas de même de ce que j'ai à dire au Chapitre suivant, dans lequel je prétends prouver la possibilité de l'Operation Cesarienne ; mais je puis dire premierement au sujet des enfans hydropiques, que M. M. qui n'avoit pas coûtume d'être contredit, auroit été bien mortifié ;

S'il avoit vû son Observation sur l'hydropisie des enfans au ventre de leur mere, recueillie avec tant d'attention, écrite avec tant de regularité, & si bien circonstanciée, implacablement condamnée, comme la plus mal executée de toutes celles de son Livre. Et s'il avoit ensuite vû soutenir la possibilité du succès de l'operation Cesarienne, dans le Chapitre que j'en vais donner, accompagné des Observations & Reflexions qui lui conviennent, lui qui traitoit d'imposteurs ceux qui avec Rousset ont parlé en sa faveur. C'est toutefois la possibilité du succès de cette operation que je prétends établir dans les articles suivans, par des preuves si solides, qu'il seroit difficile de douter de sa réüssite, quand le public n'en seroit pas convaincu, par les exemples que l'on en a vûs en diverses Provinces, & en differens lieux où cette operation a été faite avec tant de bonheur, que les enfans ont été tirés vivans, par le moyen de cette section, & les meres parfaitement guéries, après l'avoir soufferte.

## CHAPITRE XII.

### *De l'Operation Cesarienne.*

L'EXTRACTION de l'enfant du ventre de sa mere, par l'ouverture faite aux parties contenantes communes & propres de l'abdomen, & par celle de la matrice, que l'on appelle communément l'Operation Cesarienne, a été pratiquée par les Anciens avec un plus heureux succès, que M. M. ne se l'est imaginé : il me semble donc que cet excellent Accoucheur a eu tort de se recrier contre cette operation, d'une maniere si forte, qu'il n'est pas permis, selon lui, à un Chirurgien de reputation de l'entreprendre ; & elle seroit ensevelie dans l'oubli, s'il ne s'en étoit pas trouvé quelques-uns, qui soit par un manque de capacité & de connoissance, par pure témerité, ou à la vûe d'un peril inévitable d'une mere & d'un enfant, ont eu plus de hardiesse à la mettre en execution, que M. M. n'avoit été soigneux de l'éviter, & pathetique à la décrier & à la proscrire ; & quoyque de plusieurs de ces operations, qui peuvent avoir été faites avec succès, il n'en soit venu dans ces derniers temps que deux ou trois à la connoissance du public, qui ayent réüssi, un Chirurgien Accoucheur, qui sçait joindre la science à la pratique, ne peut il pas sur ce fondement entreprendre cette operation, comme on fait celles dont le succés, quoique rare, n'a pas été moins effectif ? car si cette operation a réussi en quelques occasions, pourquoy ne la pas entreprendre comme tant d'autres operations, dont l'évenement est toûjours incertain ; mais qui ne laissent pas de sauver la vie à bien des sujets, qui periroient sans leur secours ?

Le sçavant M. Lamy, Medecin de Paris, n'a-t'il pas fait voir d'une maniere plausible, dans un de ses discours anatomiques, qu'il y a des parties inutiles au corps humain, proposant, pour soutenir ce qu'il avance, l'exemple d'un Disciple de Columbus, qui fut connu par l'ouverture de son cadavre, avoir vêcu sans pericarde, cette partie si importante, au dire de tous les Auteurs, pour empécher que le cœur nageant dans la liqueur qu'elle contient, ne s'échauffe à l'excès, & ne se desséche dans ses mouvemens continuels

Si donc M. Lamy a crû prouver suffisamment l'inutilité du pericarde par ce seul exemple, ne me sera-t'il pas plus permis de soutenir la possibilité de l'operation Cesarienne, puis qu'outre celle qui a été faite par deux fois à Château-Thierry sur une même femme, & une fois sur une autre, qui en sont échappées, & celle qui a été faite à Xaintes par le sieur Ruleau ; avec le même succès ; il vient d'en être fait encore une en ce pays, sur une femme qui s'est tirée d'affaire, & qui travaille à present, comme elle faisoit auparavant.

## OBSERVATION CCCXXXV.

La femme d'un pauvre Journalier, nommée Jacqueline de Carpiquet, de la Paroisse d'Amfreville, âgée de trente-cinq ans ou environ, d'un assez bon temperament en apparence, quoi qu'incommodée d'une hernie ombilicale très-grosse, n'avoit pas laissé d'être assez heureuse dans ses accouchemens, malgré cette incommodité, qui les rendoit longs & difficiles, par l'impossibilité de faire valoir ses douleurs. Mais au mois de Mars de l'année 1704. s'étant trouvée à terme d'une nouvelle grossesse, elle envoya chercher une Sage-Femme, & fut quatre jours dans des douleurs lentes. Elles augmenterent le cinquiéme jour, les membranes s'ouvrirent, les eaux s'écoulerent, & l'enfant, au lieu de venir comme il avoit coûtume, presenta un bras; la Sage-Femme qui n'étoit point accoûtumée à ces accidens, crût qu'il n'y avoit qu'à prendre patience, & que tout viendroit bien; mais voyant au contraire que la femme perdoit ses forces, & que rien n'avançoit, elle tira le bras & l'arracha; après quoy ne sçachant plus par où s'y prendre, elle demanda du secours. Le sixiéme jour le mary de la malade alla chercher un Chirurgien au Pont-Labé, qui est un Bourg situé à une demie-lieuë de-là. Ce Chirurgien, qui se disoit fort habile dans la pratique des Accouchemens, étant arrivé, & ayant vû l'enfant mort & un bras arraché, asseura que l'unique remede pour sauver la femme, étoit de lui ouvrir le ventre pour tirer son enfant, & sans autre examen, l'ayant étendu sur son lit, luy fit une incision, qui commençoit environ deux doigts de l'ombilic, au côté gauche, & venoit obliquement gagner la ligne blanche, & se continuoit jusqu'à l'os pubis. Il ouvrit ensuite la matrice dans toute sa longueur, tira l'enfant tronqué d'un bras, & l'arriere-faix. Il fit ensuite cinq points de suture entrecoupée dans l'étendue de cette effroyable ouverture; mit dessus des plumarium de charpie séche, lui banda le ventre avec une serviette, & s'en retourna bien content de son operation. La malade qui perdit connoissance dès le commencement de l'operation, lui donna tout le temps de la finir, n'étant revenue que quelque temps après. Il la pensa pendant cinq jours, avec le simple digestif, & en laissa ensuite à son mary pour la panser, sans y retourner après cela une seule fois, ni s'embarrasser de l'évenement. La corruption y parut huit ou dix jours après à un tel degré, que la partie de l'inteſtin qui y touchoit s'ouvrit, & laiſſant échapper les matieres fecales par la playe, accompagnées de vers longs d'un pied, rendit l'uſage de l'anus inutile. Deux Chirurgiens paſſans devant cette maiſon furent priez de voir cette pauvre malade ; ils découvrirent la playe, & ayant examiné les accidens ſuſdits, ils la plaignirent, & tâcherent de la conſoler, en l'aſſeurant qu'elle ſeroit bien-tôt ſoulagée, perſuadez qu'une mort prochaine en termineroit le cours. Ils furent trompés, & ſon mari eut la conſolation de la revoir ſur pied en moins d'un mois de panſement. Les matieres fecales reprirent leur cours ordinaire, la playe ſe réunit, non par une cicatrice dure & ſolide, mais par une chair baveuſe & ſpongieuſe, où il ne reſta aucune ouverture apparente ; & afin que l'on ne puiſſe revoquer la choſe en doute, la ſuite perſuadera que c'eſt une verité très conſtante.

Lorſque cette femme eſt dans le temps d'avoir ſes menſtrues, la cicatrice, qui n'eſt, comme j'ai dit, qu'une chair ſpongieuſe, auſſi-bien que le corps de la matrice, ſe r'ouvre aux moindres impulſions des vaiſſeaux, qui étant trop pleins, ſe déchargent du ſuperflu par cette ouverture, au travers de laquelle les menſtrues coulent comme par le vagin.

Ce ne ſont pas ſeulement les menſtrues qui ſe font jour au travers de cette fauſſe cicatrice, ce qui les accompagne eſt bien plus ſurprenant ; elle rend les vents & ſes matieres fecales par le même endroit, comme par l'anus ; elle rend même très-ſouvent des vers, comme il arriva dans le temps le plus fâcheux de ſon panſement ; ce qui dura cinq, ſix & ſept jours ; aprés quoy tous ces accidens ceſſerent pendant trois ſemaines, au bout deſquelles les mêmes accidens recommencerent ; ce qui n'a preſque pas manqué depuis quatre ans que l'operation a été faite.

Il y a trois mois qu'étant dans ſa Paroiſſe, elle me fit voir ſa hernie, dont la groſſeur démeſurée l'incommodoit beaucoup, ainſi que les autres accidens, qui perſeverent toûjours ; connoiſſant ſon mal ſans remede, je lui prêchai la patience, & lui conſeillai de mettre des compreſſes ſur ſa hernie, & de la tenir toûjours aſſujettie avec une bande large, pour lui en rendre le poids plus ſupportable, & empêcher par ce moyen que ſa chemiſe & ſes jupes, par leurs frottemens continuels, ne donnaſſent occaſion à quelque inflammation, qui ſeroit ſuivie d'accidens qui lui feroient perdre la vie.

Elle use du coït comme auparavant, & n'y trouve aucun changement.

La consequence que je tire de cette Observation, est la possibilité de l'operation Cesarienne, quoique je la regarde d'ailleurs comme très cruelle, & que je ne conseille de la faire que dans une extrême necessité; que cette necessité ne pourroit se rencontrer qu'en une seule occasion, & qu'elle ne devroit pour lors être tentée que par les plus habiles Chirurgiens, qui auroient soin de bien panser la playe, afin de prévenir les fâcheux accidens ausquels la femme en question se trouve exposée le reste de ses jours, par la negligence que l'on a eue à la bien panser.

## REFLEXION SUR L'OPERATION CESARIENNE.

L'accouchement de la femme de Château-Thierry n'étant accompagné d'aucuns accidens, rien n'obligea le Chirurgien à faire l'operation que la mauvaise situation de l'enfant, qui se presentoit de travers, comme il est rapporté dans le Journal des Sçavans du mois de Juillet 1693. étoit-ce une raison pour en venir à cette extrémité, puisque rien n'empêchoit l'introduction de la main ? que n'alloit-il chercher les pieds de cet enfant, pour finir en seureté un accouchement, qui ne se trouva difficile que par son ignorance ?

Et afin que l'on n'impute point à son manque d'experience la hernie qui survint, par sa mauvaise suture, il en rejetta la cause sur l'empressement qu'il eut de sortir, d'autant que l'on apportoit le saint-Sacrement à la malade, ne voulant pas assister à cette ceremonie, parce qu'il étoit de la Religion, comme s'il n'eût pas été à son pouvoir d'y revenir dans la journée, & même plusieurs jours de suite, pour donner à cette suture tous les soins que demandoit une operation de cette consequence, qui fut faite en 1667. la malade mourut à l'Hôtel-Dieu de Paris, quatorze ans après de son hernie ventrale, & son enfant tiré par cette succion, vêcut treize mois; comme il est porté par la Relation que feu M. Saviard fit inserer dans le Journal des Sçavans du 21 Juillet 1692.

Dans le Journal du 8 Juin de l'année suivante, M. Jobert, Medecin de Château-Thierry, non content de confirmer la verité de la Relation de M. Saviard, rapporte qu'une autre femme de la même Ville, qui étoit encore vivante, avoit souffert deux sections Cesariennes, à vingt mois l'une de l'autre; que l'enfant qui lui avoit été tiré du ventre par la premiere incision, vivoit encore, depuis dix ans ou environ que cette operation avoit été faite à sa mere; qu'on lui voyoit à la mâchoire inferieure la cicatrice d'une playe que l'instrument de l'Operateur lui avoit faite. Que c'étoit les sieurs Beyne & Bouvet, Chirurgiens de Château-Thierry, qui avoient fait cette operation.

Que la seconde section avoit été faite par le sieur Bouvet seul, son Confrere étant mort dans l'intervalle. La mere en guerit un peu plus difficilement que la premiere fois, dans l'espace de deux mois; mais son enfant se trouva suffoqué dans ses eaux, qui s'étoient épanchées dans la capacité de la matrice; Et l'on peut dire que la Relation de l'operation Cesarienne que M. Ruleau, de la Ville de Xaintes, a donnée au public, fut faite avec une parfaite connoissance de cause ; elle étoit necessaire, elle étoit possible, il l'executa avec ordre & methode ; & enfin elle lui réussit, sans neanmoins l'avoir entreprise qu'après un serieux examen de plusieurs Medecins & Chirurgiens, ausquels il fit connoître que la mauvaise conformation des os qui ne lui laissoient que la liberté d'introduire deux de ses doigts, rendoit l'accouchement impossible par les voyes ordinaires, qui est la seule raison qui doit engager un Accoucheur à entreprendre cette operation, & où je ne balancerois pas à la faire, dès que j'en aurois reconnu la necessité, & avant que les forces de la malade fussent épuisées, dans la crainte qu'il ne m'en arrivât autant qu'à M. Ruleau, dans les deux autres operations Cesariennes qu'il dit avoir faites sur deux femmes agonisantes, dont il tait le succès ; preuve constante qu'il ne fut favorable ni aux meres ni aux enfans.

Cependant malgré l'attestation de Messieurs les Docteurs en Medecine, j'ay de la peine à croire, qu'une éminence de la grosseur d'une noix, qui s'est trouvée attachée à l'os pubis, & que l'os coccix recourbé par une chûte que la malade avoit faite depuis cinq années, ayent pû empêcher l'introduction de la main, & qu'ils n'ayent permis que celle de deux des doigts du sieur Ruleau, comme il le rapporte, pour faire voir que cette operation étoit absolument necessaire.

Une éminence osseuse au dedans de l'os pubis est une bagatelle, qui ne peut apporter aucun obstacle à la sortie d'un enfant, qui peut être non seulement fort gros, mais qui peut venir en double ou le cul devant, & qui souvent n'en vient pas moins bien, & le coccix ne peut jamais apporter d'obstacle à l'accouchement ; du moins je n'en ai trouvé aucun de sa part, dans le nombre infini d'accouchemens contre nature que j'ai faits ; ce qui m'a obligé pour prouver ce que j'avance, d'en traiter particulierement dans le premier Livre de ce Traité, où j'ai fait voir que cet os est d'une si petite consequence, que je le crois incapable de nuire à la sortie d'un enfant ; mais loin de me revolter contre ceux qui donneront pour cause de l'accouchement difficile, & même impossible, le détroit que forment les os sacrum, ischion, & pubis, par trop resserrez ; je conviendrai au contraire avec eux de ce fait, parce que j'ai une parfaite connoissance des consequences que cette disposition peut avoir.

En sorte que si j'approuve l'operation Cesarienne de M. Ruleau, ce n'est que par rapport à la cause qu'il declare en avoir été le sujet, sans convenir des parties qu'il prétend rendre l'introduction de la main impossible. Je ne condamne pas moins pour cela les deux autres operations Cesariennes, qu'il dit avoir faites à des femmes agonisantes, puisqu'elles ont été faites sans esperance de succès, vû l'extrémité où ces femmes étoient reduites, & sans necessité, les parties n'étant occupées de rien qui dût l'engager à faire cette operation, qu'on peut dire avoir été entreprise sans ordre ni raison ; & je ne conviendrai jamais que cette operation soit utile aux femmes qui ne la peuvent soutenir, lorsqu'elles se pourroient tirer heureusement elles & leurs enfans se portant bien, quoique reduites à l'extrémité, & sans espoir de retour, comme je l'ai vû arriver quantité de fois par un accouchement, qui à la fin vient terminer toutes les inquiétudes où l'on peut être ; ce qui prouve bien que si cette operation a réussi à une femme, elle a été fatale à deux, & peut être à plusieurs autres, dont l'Auteur n'ose se vanter.

Mais entre toutes ces opérations Cesariennes, il n'y en a point une plus criante contre celui qui l'a faite, que celle de la pauvre femme d'Amfreville. Ce Chirurgien fut appellé à une femme qui étoit en travail depuis six jours, où la Sage-Femme s'étoit épuisée, & avoit arraché à force de tirailler un bras qui se présentoit; il n'y avoit plus d'obstacle qui empêchât l'Accoucheur d'operer, les parties n'étant que trop préparées, par les longues violences de la Sage-Femme; la difficulté de l'accouchement ne consistoit, comme celui de Château-Thierry, que dans la mauvaise situation de l'enfant, il n'y avoit de même qu'à aller chercher les pieds, & à finir l'accouchement.

Ce Chirurgien ouvrit le ventre à cette pauvre femme, & au lieu de faire son incision dans le ventre des muscles du côté gauche de l'abdomen, au dessous du nombril, en figure de croissant, &c. il l'a fit dans le centre de la ligne blanche, où generalement tous les Auteurs défendent de faire la moindre incision; il ouvrit la matrice dans toute son étenduë, tira ce pauvre enfant mort, & tronqué d'un bras, ensuite l'arriere-faix; & après il fit la suture entrecoupée, au nombre de cinq points, dans toute l'étenduë de cette effroyable ouverture, qui auroit pû causer autant d'hernies qu'il restoit d'espace entre ces points, si la hernie ombilicale, qui précedoit cet accouchement, n'en eût pas ôté l'occasion, au lieu de faire la gastroraphie.

Il ne fit au surplus ni lotions ni injections, il vaut mieux dire qu'il laissa à la nature le soin de faire le reste, n'y ayant été que les cinq premiers jours; ce qui fut cause que la playe, faute de secours, vint à un tel degré de corruption, que l'intestin qui touchoit cette partie ne s'en put sauver, comme il parut par la sortie des vers & des matieres fecales qui s'en ensuivirent.

Tous les Auteurs prétendent que la playe des intestins grefles est mortelle, les sçavans dans la pratique des accouchemens asseurent qu'un coup d'ongle au dedans de la matrice peut causer un ulcere malin, incurable, & bien-tôt mortel; & pour éviter cet accident, ils enjoignent à ceux qui accouchent, d'avoir soin de les bien couper; l'experience est opposée à tous ces sçavans préceptes. L'intestin dans cette femme ne fut pas seulement ouvert d'un coup d'épée, ni d'un autre instrument tranchant ou piquant, mais par une pourriture qui devoit avoir causé une déperdition de substance très-considerable: cependant elle ne mourut point; la matrice ne fut pas seulement insultée d'un coup d'ongle, mais d'une incision, qui l'ouvrit dans toute son étenduë; elle y survêcut, & même en guerit, & fit ses fonctions presque comme auparavant.

Il y a bien des reflexions à faire sur les moyens dont la nature s'est servie pour ces réunions, quoi qu'imparfaites, chacun en jugera selon son idée: pour moi, je suis persuadé que ces deux parties étant contiguës, la corruption qui est survenuë à la playe de la matrice, faute d'y apporter les soins necessaires, a donné occasion à celle de l'intestin, & l'une & l'autre playe s'étant detergées & mondifiées, par le seul secours de la nature, aidée de son propre baume, se sont intimement unies & cicatrisées ensemble, l'un servant d'appui à l'union de l'autre, ainsi que l'ulcere de la ligne blanche, non d'une consistance ferme & solide, mais molle & spongieuse, facile à se remuer aux premieres impulsions violentes d'une matiere étrangere; ou par la fermentation qui se fait dans les vaisseaux de ces

parties,

parties, lorsque se trouvant trop pleins, la nature veut s'en décharger dans son temps periodique; & comme la réunion de ces trois parties est commune; sçavoir celle de l'intestin, de la matrice, & de la ligne blanche; l'une ne se peut ouvrir sans donner occasion aux deux autres de s'ouvrir pareillement; d'où il arrive que les vaisseaux de la matrice qui ont été ouverts dans l'operation, venant à se r'ouvrir, pour laisser couler les menstruës, donnent occasion à l'ouverture de l'intestin, & à celle de la ligne blanche; ce qui fait que la femme rend les vents & les matieres fecales par cet ulcere, & que les menstruës en découlent comme elles feroient par le vagin.

Après ces experiences, peut-on s'empêcher de mettre l'operation Cæsarienne au nombre des autres operations dont le succès est possible? & peut-on dire qu'il est impossible qu'une femme n'en meure après l'avoir soufferte! Et après que M. P. a tiré d'affaire Madame Gervaiso qui avoit eu la vessie & la matrice ouverte à y passer trois à quatre travers de doigts, outre la contusion violente que ces parties avoient soufferte dans la longueur du plus violent & laborieux travail, n'auroit il pas pû conseiller cette operation dans le seul cas, que je cite, au lieu de s'y opposer generalement comme ils ont fait M. M. & luy.

Qu'y a t'il de plus dangereux qu'à l'operation de la taille au haut appareil, rapportée dans le livre des operations de M. Thevenin, peut-on dire que cette operation est moins dangereuse que l'operation Cæsarienne, puisqu'à toutes les deux il faut ouvrir l'abdomen presqu'en même lieu? Il n'y a de difference que dans la grandeur de l'incision qui n'est pas d'une grande consequence. Au reste je ne connois pas moins de danger à ouvrir la vessie dans son fond, que la matrice dans son corps. L'on me dira peut être que cette operation n'est plus en usage depuis que l'art a trouvé d'autres moyens de faire la lithotomie, avec un si heureux succès, que souvent de dix il n'en meurt pas un, par la dexterité des operateurs, & le choix d'un lieu moins dangereux, mais que l'operation Cæsarienne ne se peut faire autrement aujourd'huy qu'elle se faisoit il y a mille ans & plus.

N'est-il pas vray aussi que depuis un siecle seulement, plusieurs excellens Chirurgiens s'étant appliqués aux accouchemens avec toute l'attention possible ils en ont tellement surmonté les difficultés, qu'il ne s'en trouve plus où cette operation soit necessaire, si ce n'est en une seule occasion, qui peut se trouver, mais qui peut-être aussi ne se trouvera jamais? puisque marchant sur les pas de ces habiles gens, & eclairé de leurs lumieres depuis plus de trente années que je fais une profession particuliere des accouchemens, & que dans un nombre infini de toutes sortes de travaux laborieux & contre nature, je n'en ay trouvé aucun que je n'aye heureusement terminé, sans avoir, grace au ciel, jamais eu le moindre penchant à faire cette operation, à ceux même qui sembloient ne pouvoir être terminez que par son seul moyen, tant les causes qui doivent y donner occasion étoient manifestes, je n'avance rien que je ne soutienne, & je ne citerai que des femmes qui vivent, afin d'en rendre un fidele témoignage à ceux qui en pouroient douter, & pour y parvenir il est bon de faire voir en combien d'accouchemens l'operation Cæsarienne peut estre necessaire, & comment je me suis comporté pour rendre son secours inutile.

L'operation Cæsarienne semble estre utile en quatre sortes d'accouchemens laborieux & contre nature en general, sçavoir,

1°. Lorsqu'après un accouchement laborieux où l'enfant est resté trop long temps au passage, joint au mauvais usage du prétendu secours des mal-habiles Chirurgiens ou Sages-Femmes, qui voulant faciliter la sortie de l'enfant, donnent occasion par leurs violences à la bouffissûre & à la dureté des parties exterieures, qui y cause la mortification qui fournit des escares & ensuite des cicatrices dures & calleuses incapables de souffrir aucune dilatation, pour la sortie d'un autre enfant, une grande brûlure donne aussi lieu aux mêmes accidens.

2°. Quand après un accouchement laborieux les grandes lévres se sont intimement unies avec partie du vagin & que la femme est devenue grosse malgré cet obstacle.

3°. Lorsqu'un enfant se presente bien, soit qu'il n'avance point dans le vagin ou qu'il soit enclavé au passage & vivant, la mere & l'enfant perdans leurs forces par la longueur du travail, avec une impossibilité morale qu'elle puisse accoucher.

4° Et enfin quand par un défaut de la premiere conformation les os sacrum, Ischion, & Pubis, se trouvent tellement serrez, qu'en quelque posture ou situation que l'on mette la femme, l'Accoucheur ne peut qu'à peine introduire quelques doigts pour connoître l'obstacle, & s'assurer de l'impossibilité de l'accouchement par les voyes ordinaires, comme celle que rapporte M. M. Observation XXVI.

## OBSERVATION CCCXXXVI.

Pour répondre au premier, j'ay accouché deux femmes qui avoient été brûlées d'une maniere très-fâcheuse en ces parties-là; ce qui faisoit craindre que l'orifice interieur de la matrice fut incapable d'aucune dilatation; la chose se passa pourtant très-heureusement, contre mon attente; en sorte que ces deux femmes, qui sont d'auprès de Valongnes, se sont bien tirées d'affaires; & touchant la dureté de la cicatrice, j'en citerai une entre plusieurs autres.

## OBSERVATION CCCXXXVII.

Le 27 Janvier de l'année 1698. un Laboureur de la Paroisse de saint Germain de Tournebu, à une lieuë de cette Ville, me vint prier de venir pour secourir sa femme dans un accouchement, qui la reduisoit à l'extrémité, depuis trois jours qu'elle étoit entre les mains d'une mauvaise Sage-Femme; mais étant occupé auprès d'une Dame qui étoit malade pour accoucher, je n'y pus aller que son accouchement ne fût fini, qui dura encore deux heures; après quoy je me rendis sans perdre un seul moment auprès de cette pauvre femme. Je la trouvai toute déchirée, & l'enfant au couronnement, après avoir bien condamné le tirannique procedé de cette indigne Matrone; je lui fis voir que l'enfant viendroit tout seul, en aidant seulement la mere d'une situation commode sans lui toucher: en effet, elle accoucha aussi-tôt que je l'eûs fait situer comme il convenoit; mais d'un enfant qui avoit perdu la vie, dans tous les tourmens qu'elle lui avoit causés. La malade bien délivrée & couchée dans son lit, j'ordonnai les choses necessaires pour fomenter ces parties si maltraitées, & enjoignis que l'on eût soin de les panser exactement, vû qu'après la chûte de toutes ces chairs contuses & dilacerées, qui tomberoient en pourriture, avec une odeur effroyable, les parties ne manqueroient pas de se réunir ensemble, & mettroient un grand obstacle à l'accouchement, si elle devenoit grosse, ou même à ses menstrues, si la coherence étoit entiere. Ils eurent si peu d'attention à ce que je leur dis, qu'ils n'en firent rien.

Environ trois mois après l'on me vint chercher pour voir cette pauvre femme, qui devoit être mourante, je demandai si c'étoit encore ses couches; ils me dirent que non, qu'il y avoit plus de deux mois qu'elle étoit relevée, se portant bien; mais qu'un autre accident la reduisoit à l'extrémité, J'y allai à l'instant; je trouvai une femme dans des convulsions terribles, se plaignant dans les intervales que ces convulsions lui donnoient, des douleurs insupportables aux parties basses, & dans tout le bas ventre. Je cherchai la cause du mal où les douleurs se faisoient sentir; je ne trouvai aucune apparence de vulve, l'urette seul, & rien davantage; les grandes lévres s'étant si exactement réunies & cicatrisées après la chûte des escarres qui s'étoient détachées de ces parties, qui avoient été contuses & dilacerées, pendant le travail, qu'il n'y en restoit aucun vestige, pas même de nymphes. Je ne doutai pas que les menstrues étant sorties de la matrice, & arrêtées dans le vagin par la réunion de ces parties, ne fussent la cause de ces fâcheux simptomes, par leur sejour dans un lieu qui leur est étranger; mais le moyen de leur procurer une issue libre, je n'en voyois aucun. Je mis mon doigt du milieu trempé dans l'huile, dans l'anus, & la sonde dans la vessie. Il me parut une telle coherence de ces parties, que je jugeai la chose impossible, à moins que la nature, par un effet extraordinaire, en dilatant ces parties, ne donnât occasion à quelque tumeur, comme il arriva à la femme que cite M. M. CDXCII, ne voulant pas tomber dans le même accident qui arriva au Chirurgien qui contre l'avis de M. Peu page 255. voulut entreprendre une pareille operation, & fut contraint de la laisser imparfaite, ce qui me fit prendre le parti de faire differer la malade jusqu'au lendemain, & je m'en revins chez moy.

Au reste ce récit de M. Peu page 255 est faux d'un bout à l'autre. Le prétendu jeune Chirurgien étoit un nommé M. Simon, lors âgé de 50 ans ou environ, qui avoit aquis de la réputation dans le traitement des maux veneriens, il réüssit fort bien dans la division de la coherence vaginale dont parle M. Peu, & l'operation fut achevée avec tout le succès possible, comme il paroît par une lettre imprimée du sieur Simon, où il traite M. Peu comme il le merite, au sujet de la falsification de cette histoire, deux Chirurgiens étoient présens quand l'operation fut faite, sçavoir M. du Tertre, alors Lieutenant de M. Felix, premier Chirurgien du Roy, & M. Devaux fils, Ancien Prevôt de la Compagnie.

A deux heures après minuit arrive le mari de cette malade, le desordre où il étoit ne me permit que le temps de m'habiller & de me rendre incessamment où la necessité m'appelloit ; sitôt que je fus arrivé je mis la femme en situation comme pour l'accoucher, j'introduisis le doigt du milieu trempé dans l'huile, dans l'anus, & la sonde dans la vessie que je fis tenir à la femme qui me parut la plus adroite, & sans suivre la rectitude des fibres, comme les Auteurs l'ordonnent, je conduisis ma grande lancette de plat dont j'avois assujetti la lame avec la châsse, tenant le milieu entre le doigt & la sonde, c'est-à-dire, entre le rectum & le col de la vessie, autant qu'il me fut possible, & arrivay heureusement au bout de l'adherence, qui étoit environ de deux à trois travers de doigts, il sortit une quantité incroyable d'un sang très-noir & grossier, sans aucune odeur, tous les accidens cesserent à l'instant, & m'étant rendu le maître par cette conduite de ce qu'il y avoit à craindre, eu égard à la proximité de la vessie & de l'intestin, pour lors, je finis l'operation comme l'Art l'ordonne, en faisant la separation des parties comme elle le devoit être dans l'ordre naturel. La femme se porta bien ; je la pansai ensuite avec un pessaire fait exprès, jusqu'à parfaite guérison. Je l'accouchai un an après d'un enfant, qui venoit un bras le premier, nonobstant la dureté de la cicatrice. J'y eus à la verité plus de peine, mais j'en vins heureusement à bout: ce qui fait voir que la dureté & la calosité d'une vieille cicatrice, n'est point un obstacle invincible à l'accouchement.

## OBSERVATION CCCXXXVIII.

Le trois Octobre de l'année 1689. un Marchand d'huile me vint prier d'accoucher sa femme, qui étoit en travail depuis trois jours. Je trouvai cette pauvre malade à peu près comme la précedente, & dans un aussi mauvais état, à l'occasion des attouchemens violens de la Sage-Femme, qui est un malheur commun presque à toutes les femmes qui ont des accouchemens longs, difficiles, ou laborieux, quelque soin que je me donne pour leur faire quitter cette mauvaise habitude; l'enfant étoit au couronnement, avec toutes les marques équivoques qu'il étoit mort; & ne voyant enfin aucun signe de vie pendant le temps que j'y restai, je pris le parti de lui ouvrir le crâne avec mon bistouri; je tirai la cervelle, & l'accouchai en un moment; ma main faisant en cette occasion l'office de crochet & de tire-tête, mais avec bien moins de crainte de la blesser. Je la délivrai de son arriere-faix, puis la recommandai aux soins de sa Garde, en l'avertissant des accidens qui pourroient arriver de sa negligence.

Dix-huit mois ou environ après ce fâcheux accouchement, son mary me vint prier de l'aller accoucher encore cette fois, & qu'elle étoit dans un pire état qu'à son précedent travail, qu'il y avoit deux Sages-Femmes, mais qui ne pouvoient la secourir. J'y allai aussi-tôt, les deux Sages-Femmes m'assûrerent qu'il n'y avoit aucune ouverture par où l'enfant pût venir. J'examinai le lieu, je fus surpris de le trouver exactement fermé. Je sentois, introduisant mon doigt (trempé dans l'huile) dans l'anus, l'enfant fort & vigoureux, dans ses membranes & ses eaux, qui paroissoient être en quantité raisonnable; mais le passage étoit absolument fermé par une cicatrice qui s'y étoit faite, & qui avoit réuni l'orifice exterieur après la chûte des chairs de ces parties, qui avoient souffert une grande contusion dans son accouchement précedent.

Je me fis éclairer avec de la chandelle, afin d'examiner cette coherence avec plus d'exactitude ; j'apperçus une goutte de serosité, qui étoit attachée à un endroit particulier ; je l'essuyai, après quoy il s'en forma peu à peu une nouvelle goutte, que j'essuyai encore. Je voulus introduire mon stilet à la place, mais je n'y pus réussir, vû qu'il n'y avoit point d'ouverture sensible, & que cette larme d'eau transudoit au travers de la cicatrice ; ce qui me persuada qu'elle devoit être fort mince en ce lieu-là, & me détermina à y donner plus volontiers un coup de lancette qu'en tout autre ; après quoy je mis mon bec de corbin, puis mon doigt, puis les deux, & enfin les trois, & les quatre. Les membranes commencerent à paroître au passage, & les douleurs ayant redoublé, les eaux sortirent grosses comme un œuf, puis comme le poing, trouvant une dilatation considerable. Je les perçai, l'enfant s'avança au couronnement, les douleurs de la mere redoublant sans cesse, & l'enfant, qui étoit très-fort, y joignant ses secousses pour sortir ; à quoy j'aidai si bien & si à propos, que l'accouchement, tout déseſperé qu'il étoit un quart-d'heure auparavant, finit de la sorte. C'étoit une fille, qui se porta fort bien. Je délivrai la mere, qui ne fut pas long-temps à se rétablir.

## OBSERVATION CCCXXXIX.

La femme d'un Chirurgien demeurant à six lieuës de cette Ville, étant grosse de son premier enfant, son mary mourut, après quoy elle vint demeurer à Valongnes. Etant environ à son terme d'accoucher, ses eaux percerent, sans qu'elle sentit aucune douleur. Elle se retira à sa chambre sans en sortir. Après avoir été deux jours en cet état, les douleurs commencerent à se faire sentir ; elle m'envoya prier de venir la voir ; mais comme elle ne m'avoit point donné avis de ce qui s'étoit passé, & que j'avois trépanné un homme à quatre lieuës de cette Ville, où j'étois pour lors allé, elle fut obligée, outre la Sage-Femme, de demander un de mes Confreres, qui trouvant l'enfant au couronnement, dît à la Sage-Femme ce qu'il y avoit à faire, & s'en retourna. Aussi-tôt qu'il fut sorti, la Sage-Femme persuadée d'en sçavoir plus que le Chirurgien, à cause de son âge avancé, commença de travailler de son mieux pendant trois jours, & autant de nuits, qui fut le temps qu'elle l'accoucha ; mais en perte de connoissance, & d'un enfant mort, ayant mis les parties basses dans un tel desordre, que la mortification y parut dans toute son étendue. Son Chirurgien en eut tant de soin, qu'elle fut guérie en deux mois ou environ. Il ne resta rien d'extraordinaire à l'exterieur; comme elle étoit veuve, on ne songeoit point en quel état étoit le vagin; dans le temps que ses menstrues voulurent reprendre leurs cours, elle souffrit de très-grandes douleurs pendant plusieurs jours, jusqu'à ce que ces humeurs eussent vaincu l'obstacle qui les retenoit, où elles acqueroient pendant leur sejour un degré de corruption si terrible, qu'elle étoit insupportable à ceux qui étoient obligez d'approcher d'elle; ce qui se passoit après sept ou huit jours, pour revenir trois semaines ensuite, avec les mêmes accidens. Elle souffrit cette cruelle disgrace pendant cinq ou six mois sans s'en plaindre ni s'en ouvrir à personne; après quoy ces incommodités se terminerent, & ses menstrues coulerent, comme auparavant sa grossesse.

Cette femme fut recherchée pour un second mariage. Elle demanda au Chirurgien qui avoit eu soin d'elle, avant que de s'engager, s'il ne connoissoit rien qui l'en pût empêcher. Il l'assura que non; sur sa parole elle se marie, elle ne trouva pas dans les approches de ce second mary ce qu'elle avoit perdu au premier; elle lui en imputa la faute, jusqu'à ce qu'elle en fut détrompée par une serieuse reflexion qu'elle fit, sur ce qui lui étoit arrivé après ce fâcheux accouchement.

Tout ce qu'elle pût faire, fut de faire un sanglant reproche à son Chirurgien, du peu d'attention qu'il avoit eu de l'état où elle pourroit se trouver dans un second mariage, & d'avoir trop legérement donné son avis sur une chose d'une telle consequence; après quoy elle eut recours à mon avis, & me vint demander ce que je croyois qu'elle avoit à faire. Je la visitai; je trouvai une coherence environ à un poulce de profondeur dans le vagin; quand je poussois de mon doigt, elle obéissoit un peu, en donnant en long ce qu'il pouvoit y avoir de trop en large, comme quand on pousse dans une petite bourse. Je lui dis que le seul remede étoit de l'ouvrir. Elle me pria de mettre mon avis par écrit, pour le faire consulter à Paris; ce que je fis volontiers. Il fut envoyé à M. du Tertre, Chirurgien du Roy, & Lieutenant de M. le premier Chirurgien, dans la Ville, Prevôté & Vicomté de Paris, qui me fit l'honneur d'approuver tout ce que je proposois pour sa guérison, & eut en même temps la bonté de m'avertir que j'eusse à me précautionner contre l'hemorragie ; mais la crainte qu'eut la malade d'essuier les douleurs d'une operation, l'emporta sur le plaisir d'être guérie, elle ne put se resoudre à la souffrir. Je lui donnai avis de cet accouchement précedent, par le rapport qu'ils pouvoient avoir ensemble. Ils continuerent de faire son mary & elle comme auparavant, après avoit été prêts de se separer, par l'apparente impossibilité de la consommation du mariage ; mais dans la suite elle ne laissa pas de se trouver grosse.

Elle me pria de l'aller accoucher à la campagne où elle demeuroit ; je lui promis ; j'y allai ; elle étoit sur son terme ; les douleurs qui commençoient à être fortes quand j'arrivai, ayant augmenté considerablement après quelques heures. Je la touchai par l'anus, je trouvai l'enfant dans ses eaux, fort & bien situé, & un corps dur & calleux, qui occupoit une partie du vagin. Je la mis en situation comme pour l'accoucher, les jambes écartées, les genoux élevés, & les talons auprès des fesses, tenue par des femmes. Quelque examen que je pusse faire, avec le secours de la lumiere, je ne trouvai point d'ouverture capable d'admettre le plus petit stilet ; ce qui m'obligea de commencer mon incision avec un bistouri, tranchant seulement d'un côté, un doigt au dessous de l'uretre, & je la conduisis jusqu'auprès de la fourchette, faisant l'incision à plusieurs reprises, parce que j'essaiois de temps en temps si mon doigt, ma main, ou mon speculum matricis ne pourroit pas terminer cette dilatation ; mais voyant que c'étoit inutilement, je la finis avec le bistouri, & j'emportai toute la callosité, ayant toûjours mon doigt dans l'anus, pendant que je faisois agir mon instrument, pour voir combien j'en étois éloigné, afin de ne rien risquer.

Le sang sortit avec assez d'abondance, mais aussi-tôt les douleurs augmenterent, les membranes s'avancerent, & les eaux s'écoulerent à l'instant, & la tête de l'enfant se presenta au couronnement, de maniere à ne lui pouvoir donner aucun secours : en sorte que les parties, & par consequent les vaisseaux se trouverent tellement pressez par cette tête, qu'elle ne laisserent pas échapper un goutte de sang, parce qu'elle y faisoit une espece de ligature, qui en intercepta le cours pendant trois heures, que les douleurs cesserent entierement ; après quoy elles recommencerent si fortement, qu'en moins d'un quart-d'heure l'accouchement l'accouchement fut terminé, dont les suites furent heureuses. Je la pensai avec un pessaire, que je fis exprès, de peur que ces parties ne se réunissent une seconde fois; à quoi je réussis parfaitement bien : l'enfant & la mere s'étant fort bien portés dans la suite.

Cette femme devint encore grosse trois mois après cet accouchement; & au bout du terme, comme elle sentit quelques douleurs, on voulut monter à cheval pour me venir chercher; elle accoucha avant que l'on pût être parti, qui fut en moins d'un-quart-d'heure. Si l'on trouve quelque chose d'extraordinaire dans cette Observation, l'on verra encore autre chose, dont on sera surpris dans celle qui suit.

## OBSERVATION CCCXL.

La femme d'un Boulanger demeurant au pont de Negreville, à une lieuë d'ici, après avoir eu deux accouchemens laborieux & d'enfans morts, sans avoir reçu la grace du Baptême, étant grosse pour la troisiéme fois, une mauvaise voisine en se querellant avec elle, lui dit qu'elle portoit encore de quoi graisser un chou. Son mary & elle, se trouverent si insultez de ce reproche, qu'ils resolurent de me venir consulter, & me prierent de ne leur refuser pas mon secours dans le temps qu'ils en auroient besoin; ce que je leur promis, après quoi le mary me dit qu'il ne pouvoit comprendre comment cet enfant s'étoit pû faire, après les accidens que cette femme souffroit de son dernier accouchement, qui étoient jusqu'à laisser aller ses matieres fecales, sans qu'elle le sentit; ce qui l'obligeoit d'avoir toûjours des linges pour les recevoir, & qu'il me prioit très-fort de l'examiner. Je trouvai un corps dur & calleux, qui commençoit au dessous de l'uretre, & qui alloit obliquement se terminer à deux grands poulces de profondeur au rectum, perçant le vagin & le rectum à y passer le poulce tout à l'aise, par où couloient les matieres fecales, qui tomboient involontairement dans le vagin, sans que la femme les sentît. L'usage du muscle sphincter étoit par ce moyen devenu inutile, l'orifice interieur étoit absolument couvert de ce corps calleux, qui interceptoit la communication de l'orifice exterieur à l'orifice interieur de la matrice, quoique la chose ne dût pas être en effet, la grossesse de cette femme en étant la preuve. Je remis au temps des couches à examiner le reste.

Le temps de l'accouchement étant arrivé, le mary me vint chercher, & je me rendis aussi-tôt auprès de sa femme, que je trouvai avec des douleurs si violentes, qu'il sembloit que tous les visceres de son ventre en alloient sortir. Je la touchai pour voir si le temps n'avoit point fait changer les parties de l'état ausquelles elles étoient quand je les examinai ; je trouvai, comme j'ai dit, cette espece d'ouverture ou fistule, qui se conduisoit du vagin dans le rectum, par où je touchois l'enfant bien vivant, au travers de ce corps calleux, avec toutes les parties ensemble, sans pouvoir distinguer les bras d'avec les jambes, ni le cul d'avec la tête, à cause de l'épaisseur & de la dureté des parties, qui étoient entre mon doigt & cet enfant, qui n'avoit encore pris aucune situation ; ce corps calleux qui recouvroit l'orifice interieur, ôtoit tout moyen de soulager cette pauvre femme, qui ne se mettoit en peine de rien, pourvû que son enfant pût être baptisé. La necessité pressoit, les défaillances & les mouvemens convulsifs commençoient à attaquer la malade. Je pris enfin mon parti, qui fut d'entreprendre l'accouchement ; & pour y parvenir, j'introduisis mon speculum matricis dans le vagin, au moyen duquel je découvris ce corps calleux, & avec ma grande lancette, dont j'avois asseuré la lame, avec la châsse ; je me donnai assez de jour au travers de ce corps dur, pour introduire mon doigt, qui me fut fort inutile ; cette calosité étoit trop dure ; je me servis du speculum matricis, au lieu de mon doigt ; mais voyant que je ne réussissois pas mieux, j'eus recours à ma lancette, pour augmenter cette ouverture, de maniere qu'après beaucoup de peine, & à plusieurs reprises, j'introduisis peu à peu ma main. Je trouvai le cul de l'enfant à la premiere douleur, au travers des membranes & des eaux, qui percerent dès le moment qu'elles en eurent la liberté ; je repoussai le cul, & trouvai les pieds, que je joignis, & les pris tous deux, mais pour les faire passer avec ma main, l'ouverture étoit trop petite, & la partie ne pouvoit permettre une plus grande dilatation, par la proximité d'autres parties où je n'osois plus toucher avec la lancette, la dureté & la calosité du vagin & du rectum qui s'étoient unis & joints ensemble, rendoient l'usage du speculum matricis & de ma main également inutiles. L'obstacle étoit trop profond, & ce pauvre enfant qui se remuoit à faire plaisir, & pitié tout ensemble, dont j'aurois eu un pied aisément, (pour lui procurer la grace du saint Baptême, ) & dont je me dispensai par la crainte de faire un engagement à contre-temps, qui auroit pû m'être plus nuisible qu'avantageux, n'ayant autre dessein pour conduire cet accouchement à une heureuse fin, que d'attirer les deux pieds ensemble, enfin après bien du temps, en continuant d'agir avec douceur & patience, sans me rebuter de tant de difficultés, les douleurs qui avoient toûjours été de plus en plus fortes & qui redoubloient sans relâche, cesserent assez promptement, en sorte que la malade se trouva dans une espece de tranquillité dont je profitai si heureusement, que j'attirai les deux pieds, dont les mouvemens assuroient que l'enfant étoit vivant, je le baptisai, après quoi la mere se trouva très-contente dans l'idée que son enfant seroit enterré à l'Eglise, j'épuisai toute mon adresse & ma force, & je n'oubliai rien de tout ce que je pùs faire, pour que l'enfant vint au monde comme il avoit commencé. Tous mes soins & mes efforts furent inutiles, il ne vêcut qu'un quart-d'heure après avoir été plus d'une demie-heure au passage, trop heureux que le corps ne demeurât point, & plus heureux encore que la tête suivît. Je fus obligé d'user de toutes les précautions possibles poor terminer cet accouchement de la maniere qu'il le fut. La mere se porta bien, à l'exception des accidens qui avoient précedé cette grossesse, & qui ont perseveré: Je la delivrai sans peine, d'un arriere-faix bien entier.

Il n'y a pas de doute que si elle eût été secourue dans ses deux autres accouchemens, comme elle le fut dans celui-ci, elle n'auroit pas eu l'insulte de sa mauvaise voisine à essuyer, & n'en auroit pas eu de si tristes restes. Si l'operation Cesarienne étoit faisable dans quelques accouchemens, ne seroit-ce pas dans ces derniers, puisqu'il n'y en peut avoir de plus laborieux, qui ont pourtant été heureusement terminés sans son secours: la troisiéme cause qui peut donner occasion à cette operation est lorsqu'un enfant se présente bien, soit qu'il n'avance point dans le vagin ou qu'il reste engagé au passage & vivant, la mere & l'enfant perdant leurs forces par la longueur du travail, & que la mere enfin réduite à l'extrémité est prête à mourir, si elle n'est promptement secourue, aussi-bien que son enfant, & ce prétendu secours ne se pouvant trouver que dans l'operation Cesarienne, sçavoir, si on la doit entreprendre; comme ce seroit en vain que l'on feroit l'operation, l'enfant étant mort, il faut sçavoir s'il est possible d'établir un jugement certain de sa vie ou de sa mort, les quatre accouchemens qui suivent, pourront éclaircir cette question importante.

## OBSERVATION CCCXLI.

Le 19 de Mars 1687 Monsieur le Procureur du Roy de cette Ville, me pria d'aller au Hain, à deux lieues d'ici, pour accoucher sa Fermiere. Je trouvai une femme qui étoit en travail depuis trois jours, qui n'avoit point senti depuis ce temps-là remuer son enfant, qui tomboit comme une masse du côté qu'elle se couchoit, dont les eaux étoient écoulées depuis deux jours, & le meconium qui sortoit en quantité. Je trouvai l'enfant bien placé & dont les foibles douleurs qu'avoit la mere faisoient avancer la tête au passage, mais qui se retiroit quand la douleur venoit à cesser. Cette femme avoit les parties froides, elle étoit réduite à une extrême foiblesse, mais comme elle avoit le courage si bon qu'elle prenoit toûjours de quoi la fortifier, & que je ne m'apercevois pas qu'il exhalât de ses parties aucune odeur cadavereuse, je demeurai tranquillement auprès d'elle, depuis le matin que j'arrivai jusqu'à sept heures du soir, que deux fortes douleurs vivement redoublées, nous donnerent un garçon tout plein de meconium sans pleurer ny remuer, & qui reprit aussitôt qu'il fut né, la même figure qu'il avoit dans le ventre de sa mere, jusqu'à ce que j'eusse fait chauffer du vin, avec quoi je le lavai bien, & lui en fis avaler ensuite, il reprit des forces, s'est bien porté, & est présentement grand homme. Je delivrai la mere, qui reprit des forces aussi-bien que son enfant, & se porta bien.

Quel bonheur pour l'enfant de n'être pas tombé entre les mains d'un crocheteur de profession, & pour la mere de n'avoir pas eu un operateur Cesarien ; car quelle marque peut-on avoir plus constante de la mort d'un enfant au ventre de sa mere, que celles que je rapporte dont une seule la certifie selon M. Viardel ; mais sans se récrier contre cet Auteur comme a fait M. M. il est toûjours constant, que quand l'enfant est bien situé, que l'accouchement est lent & que le meconium se vuide, si ce n'est pas une marque qu'il est mort, comme l'assure cet Auteur, ç'en est au moins une qu'il est bien près de cet état, ce qui ne se peut dire en quelqu'autre situation que l'enfant se presente, qui pour lors n'est d'aucune consequence pour indiquer la mort, comme je l'ai dit ailleurs.

## OBSERVATION CCCXLII.

Le 4 Novembre de l'année 1699. la femme d'un Archer de la Maréchaussée, demeurant en cette Ville, étant à son terme avec de legeres douleurs, m'envoya prier de venir la voir. Je la trouvai dans un état qui ne paroissoit pas encore vouloir rien décider, la nuit se passa à peu près de la même maniere, le matin les douleurs augmenterent, les membranes s'ouvrirent, les eaux s'écoulerent, & la tête de l'enfant se plaça au passage, un commencement aussi avantageux me faisoit esperer une suite agréable, j'y fus trompé. Je demeurai en cet état jusqu'au matin du cinquiéme jour. La fiévre commença à se faire sentir dès le quatriéme. Elle augmenta considerablement le soir du cinquiéme, & à minuit le delire s'y joignit, le visage parut tout bouffi, les yeux enfoncez & mourans, les levres violettes, l'haleine d'une puanteur à ne la pouvoir souffrir, le ventre tendu & elevé jusqu'au menton, & la tête de l'enfant qui fermoit le passage si exactement, qu'elle ne laissoit rien sortir d'un côté ny d'autre, depuis que les eaux s'étoient écoulées, & qu'elle s'étoit placée en cet endroit appellé le couronnement, ce qui empêcha de lui donner des lavemens ny de se servir de la sonde, qui fut ce qui lui rendit le ventre si plein, si dur, & si tendu, avec des tranchées qui continuerent pendant tout ce temps plus ou moins fortes, & quelques serosités roussâtres qui sortoient des parties basses, à peu près semblables à de la laveure de chairs, & qui étoient d'une si mauvaise odeur, que personne ne pouvoit rester avec moi dans la chambre ; lorsque je vis tant d'accidens, que l'enfant ne donnoit plus de marque de vie depuis le jour précedent, & qu'il n'y avoit plus rien à esperer du côté de la nature, j'envoiai chercher M. des-Rosiers mon ancien Confrere homme d'un bon jugement & d'experience pour avoir son sentiment sur le dangereux état de cette malade. Il n'hesita pas à conseiller l'accouchement, vû tous les signes équivoques qui paroissoient & qui assuroient que l'enfant étoit mort, & que la mere alloit mourir si elle n'étoit promptement secourue, après avoir conformé mon pronostique au sien, je me determinai à l'accouchement faisant de plus attention, que depuis le longtemps que la tête de l'enfant occupoit le passage, elle causoit un tel étranglement au corps de la vessie & au rectum, qu'il étoit à craindre que toutes ces parties ne tombassent en mortification, & qu'il ne s'ensuivit une déperdition de substance par la chute des chairs pourries & contuses, qui pourroit donner occasion à une perte involontaire d'urine & d'excrémens ; mon pronostique fini, je mis la malade en situation pour l'accoucher, & me fis aider par des femmes: après quoi j'ouvris le crâne de l'enfant avec mon bistoury, dont le dos étoit du côté de l'uretre, & ma main sous la tête, vers la fourchette pour en recevoir le trenchant, je vuidai la cervelle en partie, & avec ma main que j'introduisis au dedans du crâne, j'accrochai cette tête avec mes doigts, & l'attirai sans le secours d'aucun autre instrument, ainsi que le reste du corps, je donnai l'enfant derriere moi, qui remua encore, & assez long-temps pour permettre à mon Confrere de le baptiser, aux conditions qu'il ne le fut pas, parce qu'il l'avoit déja été au ventre de sa mere dès le moment que j'y connus du peril pour sa vie, en voulant délivrer la femme, le cordon étoit si pourri, qu'il me restoit autant de fois à la main que je tentois de m'en servir ; ce qui m'obligea de détacher l'arriere-faix, de le prendre & l'attirer dehors. Il n'étoit pas moins corrompu que le cordon. Si-tôt que le passage fut libre, tout ce qui étoit retenu depuis si long-temps sortit en quantité & avec un bruit comme qui renverseroit une cruche de cinq à six pintes pleine d'eau, le cul en haut, ce que je n'avois ny n'ai pas vû depuis. Il n'y eut personne qui pût soûtenir l'odeur insupportable qui sortit après cet enfant, ce qui fit que je demeurai seul pour coucher cette malade, où je fis de mon mieux en attendant que l'air se fût un peu purifié, après quoi on lui donna tous les secours necessaires.

Tous les fâcheux accidens suivirent, comme je l'avois prévû, les parties tomberent en mortification, qui même y étoient déja avant que l'accouchement fût fini, ce que l'on connoissoit assez par l'insupportable odeur qui exhaloit, l'urine & les matieres fecales sortirent involontairement, mais le grand soin, le bon régime, les injections & fomentations détersives, confortatives, & spiritueuses, capables de résister à cette terrible corruption, détergerent, mondifierent, & cicatriserent si bien les ulceres & les excoriations, que toutes les parties se réunirent & revinrent dans leur premier état, faisant leurs fonctions ordinaires en moins d'un mois, sans que la malade en ait souffert dans la suite la moindre incommodité ; j'ai accouché cette femme quatre autres fois, sans qu'elle ait eu qu'un seul accouchement naturel, dont l'enfant se soit fait nourrir.

## OBSERVATION CCCXLIII.

Le 8 Mars de l'année 1700. une Dame grosse de sept mois ou environ, sortant de son carosse, se laissa tomber sur le ventre; comme c'étoit une grande personne, sa chûte fut violente, elle ne sentit ny douleurs ny trenchées le reste du jour, mais elle en eut quelques legeres la nuit, qui augmenterent le matin, ce qui l'engagea à m'envoyer prier de venir la voir pout lui en dire mon sentiment. Aprés que je me fus informé de la nature de ses douleurs, & que j'eus sçû qu'elles ne se faisoient sentir qu'en la region ombilicale, sans que les reins ny le bas ventre en souffrissent la moindre atteinte, sans qu'il vint rien par les parties basses, me disant au surplus qu'elle sentoit son enfant remuer vigoureusement, je lui conseillai de se tenir au lit & de prendre un lavement de petit lait avec deux onces de miel violat, de manger une petite soupe avec un peu du blanc d'une jeune volaille seulement, pour ne se point trop remplir. Par ce moyen les douleurs cesserent, cette Dame se porta comme avant sa chûte, disant sentir toûjours son enfant. La couleur de son visage ne changea point, elle n'eut aucun dégoût, aucune pesanteur dans le ventre, soit qu'elle fut couchée ou debout, dormant tranquillement, sans réves ny inquiétudes, & enfin elle ne sentit rien d'extraordinaire, pendant le reste du temps de sa grossesse, & jusqu'à ce que les neuf mois fussent accomplis. Pour lors elle sentit quelques legeres douleurs, dont elle me fit donner avis. Je me rendis aussi-tôt auprès d'elle, les douleurs augmenterent, les membranes s'avancerent, les eaux percerent, & l'enfant se presenta. Je lui demandai si elle sentoit toûjours bien son enfant, & elle m'assura l'avoir encore senti depuis que j'étois entré. Je trouvai le panicule chevelu de la tête de cet enfant qui s'avançoit dans le passage, comme auroit pû faire une vessie pleine d'eau que j'aurois pû prendre pour les membranes qui contiennent les eaux, si je n'eusse pas été temoin de leur écoulement, & si fondé sur le mauvais langage des Sages-Femmes de Paris, rapporté par M. Peu j'avois crû comme elles, qu'il y en eut eu de secondes. J'aurois sans doute ouvert celles-ci, mais dans l'examen que j'en fis, je m'aperçus que les cheveux tenoient à ces sortes de membranes, & cette espece de tête ou de vessie, s'étant avancée à proportion que les douleurs suivoient, sortit assez, pour que je pusse lui donner quelque secours, je fus surpris de sa longueur & de l'étendue qu'elle avoit, à mesure qu'elle sortoit du passage, paroissant pleine d'eau dans laquelle étoit la cervelle dissoute & les os coronal, parietaux, & occipital, qui tomboient en sortant du vagin dans cette espece de vessie, en sorte qu'elle se trouva fort pleine, tant d'eaux de la cervelle, que de ces os, le tout pesle-mesle, à l'exception des os de la face que je tirai en entier avec le reste du corps qui ne me fit nulle peine; je m'informai de nouveau si veritablement la malade avoit senti remuer son enfant depuis si peu de temps, comme elle me le venoit de dire, elle me répeta qu'oüi surement, je ne doutai plus, après une telle confirmation d'une femme d'esprit, & à laquelle la douleur n'avoit causé que peu d'émotion, qu'il n'y eut un second enfant, & ce qui me le persuada davantage, fut la résistance que je trouvai à l'arriere-faix, j'introduisis ma main pour m'en instruire, je ne trouvai qu'un très-petit délivre tout désseché, & si adherant aux parois de la matrice, que j'eus beaucoup de peine à le tirer en son entier, & ainsi finit cet accouchement.

L'enfant ne paroissoit avoir qu'environ sept mois, mais il étoit si désseché qu'il sembloit que l'on avoit appliqué sa peau sur son visage & sur tous ses os, après en avoir ôté les chairs. Je ne doute pas que la chûte de la mere, n'eut causé la mort à l'enfant, qui peut-être ne mourut pas aussi tôt qu'elle l'eut faite, mais il s'affoiblit peu à peu, & ne mourut qu'aprés que toutes les chairs & les humeurs se furent consumées.

Il n'y avoit point de corruption, parce que la matrice se conserva close, & l'air n'y ayant pû penetrer, les eaux servirent comme de saumure, & empêcherent l'enfant de se corrompre, selon le sentiment de M. M. & les prétendus mouvemens dont les femmes qui sont en cet état s'aperçoivent, & qui leur persuadent que leur enfant est en vie, sont l'effet d'une fermentation qui se fait dans ces humeurs, par leur long séjour. J'ai crû que cet enfant étoit mort il y avoit au moins six semaines. La Dame fut assez malade pendant cinq ou six jours, mais le bon régime, & le grand soin que j'en eus, la remirent sur pied, trois semaines ensuite.

OBSERVATION

## OBSERVATION CCCXLIV.

Le 22 Septembre de l'année 1704. la femme d'un Boulanger ma voisine, forte & vigoureuse & d'un bon temperament, m'envoya prier de venir pour l'accoucher. Elle étoit à son terme, & elle n'avoit souffert aucuns des accidens que cause la grossesse; comme j'entrois dans sa chambre, les membranes venoient de s'ouvrir, & les eaux déja écoulées, j'y restai deux heures, sans qu'il revint aucune douleur, ce qui me donna la liberté d'aller à mes affaires les plus pressantes, assurant la malade q e je ne m'éloignerois point, & que j'aurois soin de venir de temps en temps, savoir de ses nouvelles. Elle sentoit son enfant qui se remuoit souvent, trois jours & jusqu'au milieu de la troisiéme nuit se passerent en cet état. J'allois de temps à autre m'informer de sa santé, qui étoit assez bonne, à ce qu'elle me disoit. & quand je lui demandois si elle sentoit toûjours bien son enfant, elle m'assuroit qu'oüi. J'y allai enfin vers minuit que son ma i me vint avertir qu'elle sentoit d'assez fortes douleurs, la premiere qu'elle eut après que je fus arrivé, étant passée je la touchai pour m'assurer de la situation de l'enfant, je trouvai que la tête commençoit d'occuper le passage, mais qu'elle étoit molle, comme si ç'ût été des eaux, qui eussent encore voulu percer, & cette tête molle s'avança à toutes les douleurs, en sorte que j'eus assez de prise pour lui aider beaucoup, avant qu'elle fût entierement hors du passage, parce qu'au lieu que les os étoient entierement separés à la précedente, ils se tenoient à celle-ci, mais ils s'applatirent & s'ajusterent à la figure du passage, de maniere que la tête reprit à peu près sa figure, après qu'elle fut sortie, mais elle étoit d'une grosseur si monstrueuse qu'elle n'auroit jamais pû sortir, si la molesse n'eut supplée à sa grosseur, je fus étonné quand après avoir tiré la tête, je ne pus avoir le reste du corps qui étoit attaché si court par le cordon, quoiqu'il ne fit qu'un tour au col, que je fus obligé après avoir fait plusieurs efforts inutiles, de couler mes ciseaux sur mon doigt que j'avois introduis entre le col & le cordon, & de le couper, après quoi je fis encore quelques efforts inutiles, qui m'engagerent à couler mes doigts jusques sous les aisselles, avec lesquels je les accrochai & fis avancer les épaules au passage. Je dégageai ensuite les bras, & tirai toûjours avec force jusqu'à ce que le cul fût dehors, tant cet enfant étoit gros. Je delivrai la mere avec beaucoup de facilité, le cordon étoit si court que la main dont je le tenois étoit dans le vagin; mais l'arriere-faix se détacha presque de lui-même.

Je crûs que le peu de longueur du cordon qui faisoit un tour au col de l'enfant, de la grosseur qu'il étoit, se trouva tellement serré, après qu'il ne fut plus soutenu par les eaux, que le cours du sang fut intercepté de la même maniere que lorsque le cordon sort avec la tête, & qu'il est comprimé au passage. Que cette ligature laissa la liberté au sang de couler par les arteres, mais que causant un étranglement aux veines qui sont plus superficielles, la tête s'en remplit démesurément & donna occasion à la mort de l'enfant, & à la grosseur extraordinaire de sa tête, dont les pieds & les mains pouvant par hazard faire quelques mouvemens, selon le changement de situation de la mere, pouvoit aussi causer la méprise où elle étoit, en m'assurant qu'elle l'avoit toûjours senti, jusqu'au moment que je l'accouchai, puisque la grosseur de sa tête ne pouvoit s'être faite que depuis trois jours, & que la couleur de son visage persuadoit que c'étoit environ le temps qu'il étoit mort, étant très noir & sa tête étoit toute corrompue à la difference du reste du corps, depuis le col jusqu'aux pieds, qui étoit de la couleur ordinaire à tous les enfans qui se portent bien en venant au monde.

J'eus besoin de toutes les mesures que je pris pour accoucher cette femme, dont l'enfant étoit un des plus gros que j'eusse vûs, comme j'ai dit en quelques endroits, que je degageai les bras, bien entendu que c'est après avoir fait avancer assez les épaules au passage, pour le pouvoir faire, comme j'ai fait celui-ci, ne l'ayant jamais tenté autrement, quand les enfans viennent la tête la premiere.

La quatriéme raison qui peut donner occasion à l'operation Césarienne, étant causée par un vice de conformation ou defaut de nature, c'est l'écueil contre lequel toute la science du Chirurgien se vient briser, car ne pouvant par toute son adresse vaincre la solidité des os, il faut pour finir un accouchement de cette espece, qu'il cherche d'autres voyes que les ordinaires, & qu'il joigne à la delicatesse de sa main le secours des instrumens, c'est une dangereuse extrémité. Mais que fera-il? Il n'y a pas d'autre parti à prendre, ou l'operation, ou la mort. Si vous en voulez voir un triste exemple, lisez l'Observation XXVI de M. M. vous verrez non seulement l'adresse de cet excellent Accoucheur échouer, mais encore celle de cet Anglois qui disoit n'en avoir jamais manqué aucun, preuve trop convainquante de l'impossibilité de l'accouchement, par les voyes ordinaires, & de la necessité absolue de l'operation Césarienne, ou de se voir réduit dans la dure necessité de laisser mourir la mere avec son enfant dans son ventre, sans pouvoir être baptisé. C'est en vain que l'on proposera le canon d'une seringue pour en venir à l'effet, parce que c'est une necessité de toucher le lieu où l'on veut pousser l'eau, pour être assuré qu'il est nud, & pour le pouvoir toucher avec la main, il faut un espace pour l'y introduire, ne s'y en trouvant point à cause de la mauvaise conformation, il n'y a donc autre moyen de baptiser l'enfant que par celui de l'operation Césarienne. Si malheureusement quelqu'occasion fatale m'expose jamais à une telle extrémité, après avoir fait connoître l'impossibilité d'accoucher la femme, pris l'avis de Medecins & Chirurgiens, autant que je le pourrai, avec un pronostique juste & sincere, j'entreprendrai l'operation, sans hesiter, prenant toutes les précautions que les Auteurs conseillent, & sans rien omettre des préceptes de l'Art; mais dans ce cas seulement, ne la croyant pas moins possible, que toutes les autres operations dangereuses, & ce qui fait qu'elle réüssit si rarement, c'est qu'on ne l'entreprend que lorsqu'une malade est à l'extrémité, pour des raisons dont je prouve assez l'inutilité, puisque je fais voir par une quantité d'experiences que les occasions de la faire sont rares & très particulieres, puisqu'il n'y a point d'accouchemens tels qu'ils puissent être, à l'exception de ce dernier, dont un Chirurgien experimenté ne vienne à bout, & qu'il ne termine sans le secours de cette operation, puisque les Accouchemens même où l'on s'en est servi, sont des plus faciles à ceux qui savent accoucher, comme je l'ai montré très-clairement dans le commencement de cette Dissertation.

Qu'il est d'une dangereuse consequence d'épprouver de telles operations, & que ces hardis ou plûtôt temeraires operateurs auroient eu de belles occasions de mettre cette operation en pratique, s'ils eussent été à ma place dans des accouchemens semblables à ceux pour lesquels ils l'ont executée, dont le récit les va convaincre qu'ils auroient pû fort bien s'exempter de la faire, s'ils avoient été mieux versez dans la pratique de leur Art.

## OBSERVATION CCCXLV.

Le 21 Août de l'année 1704. l'on vint me prier d'aller chez la femme d'un Fermier de Monſieur de Matignon, à la Paroiſſe de Varreville, à quatre lieuës d'ici, qui étoit en travail depuis trois jours, & ſur qui la Sage-Femme avoit épuiſé tout ſon ſçavoir faire. J'y allai en toute diligence, & je trouvai une femme toute des plus grandes, mais très accablée par la violence & la longueur de ſon travail, les douleurs n'ayant ceſſé que depuis quelques heures, quand j'arrivai. Je m'informai de la Sage-Femme comment tout alloit, & en quelle ſituation étoit l'enfant, elle m'en rendit un compte très fidele, & me dit qu'il étoit mort du jour précedent, qu'il avoit un bras entierement ſorti, & qu'il étoit tout corrompu, ſans que la malade depuis ce temps lui eût voulu permettre de la toucher une ſeule fois, tant la maladie l'avoit rendue de mauvaiſe humeur, quoiqu'elle l'eût naturellement fort bonne. Après cet examen, je demandai à la malade en quel état elle ſe trouvoit, & ſi elle ne ſeroit pas bien contente qu'un prompt ſecours la tirât du peril auquel elle ſe voyoit expoſée, elle m'interrompit bruſquement, & ſans me vouloir entendre, elle me dit, que ſi je voulois l'accoucher par le côté, elle s'y réſoudroit volontiers ; mais qu'à moins de cela, je n'avois qu'à m'en retourner, qu'elle ſçavoit certainement qu'une de ſes voiſines s'étoit bien tirée d'affaire par-là, ainſi que quantité d'autres,& qu'ainſi je n'avois qu'à voir le oüi ou le non. La choſe m'étoit trop facile à promettre, pour ne pas m'attirer les bonnes graces de la malade. Ce qui me porta à lui demander ſans autre réflexion, ſi elle étoit d'humeur que je fiſſe ce qu'elle diſoit. Elle me répondit avec beaucoup de fermeté qu'elle ne vouloit pas être accouchée autrement, & que je me le tinſſe pour dit une fois pour tout.

Je choiſis quatre hommes entre pluſieurs qui étoient-là, avec un nombre infini de femmes, auſquels je demandai s'ils auroient aſſez de courage, pour ſauver cette bonne amie, de la tenir pendant que je ferois l'operation qu'elle ſouhaitoit, que je ne ſçavois pas un plus ſur moyen pour la tirer d'affaire, & que j'eſperois avec l'aide du Seigneur, en dix jours de temps, leur rendre la malade en bonne ſanté ; qu'ils euſſent ſur tout à me la bien tenir ſans la lacher, quelques efforts & quelques cris qu'elle pust faire. Ils m'assurerent tous quatre qu'ils ne manqueroient à rien de tout ce que je leur ordonnerois pour voir la fin de mes promesses. La femme bien résolue, je mis tout le monde inutile dehors. Je tirai tous les instrumens de mon estui que je rangeai sur la table, bistouri, grande lancette, bec de corbin, sondes, & ciseaux, tout ouverts, afin de l'intimider par l'horrible représentation de ces choses. Je fis un fatras d'appareil de charpie, & enfin tout ce que je crus capable de ramener cette femme à la raison, qui d'ailleurs en avoit beaucoup & étoit très charitable, ce qui faisoit que tant de personnes s'interessoient à la tirer de son fâcheux état. Je voulus encore une fois tenter sa volonté & la priai de me laisser seulement la toucher pour m'assurer de la situation de l'enfant, à quoi elle ne voulut non plus entendre qu'elle avoit fait auparavant. Je pris mon parti enfin, & lui dis de se mettre sur une paillasse, au milieu de la chambre, elle ne balança pas un moment à se situer comme je voulus. Je la fis tenir par les quatre hommes choisis de la maniere que je le trouvai à propos; car c'étoit, comme je l'ai dit, une des plus grandes, & des plus fortes femmes, que j'aye jamais vues. Quand elle fut en cet état, la puanteur de cet enfant étoit si terrible que les bons & fidelles serviteurs n'étant pas comme moy accoûtumés à pareil régal, étoient prêts à lacher prise, mais leur ayant reproché leur lâcheté, & le danger où ils exposoient la malade, au cas que j'eusse commencé, & s'ils manquoient à la bien tenir; ils m'assurerent de nouveau après avoir pris une derniere résolution, que je n'avois qu'à travailler en toute assurance, & qu'aucun d'eux ne lâcheroit prise.

Je dis à la malade que c'étoit une necessité pour le present que je connusse la situation de l'enfant, afin de faire mon operation plus surement; quand elle sentit que je la touchois, elle n'entendit plus aucune raison, & elle commença à faire des cris effroyables, accompagnez de tous les efforts & les mouvemens les plus violens, pour tâcher de se debarrasser de ceux, aux soins desquels je l'avois commise, qui auroient sans doute rendu mon dessein sans effet, si je n'eusse pas pris toutes les précautions précedentes. J'introduisis ma main dans la matrice, & allai chercher les pieds de l'enfant, & je l'accouchai en un instant, d'un enfant tout entier, quoique très pourri, l'arriere-faix suivit sans peine, quoiqu'il fut d'une aussi mauvaise qualité.

Après que la femme fut bien accouchée & bien delivrée, je fis retirer les hommes d'un autre côté, qui étoient en leur particulier dans un plus mauvais état que la malade même ; mais après être un peu revenus de leur étonnement, ils furent bien aises d'avoir rendu un si bon office à une personne qu'ils consideroient particulierement, & qui seroit perie par son entêrement, si je n'avois pas trouvé les moyens de la secourir en la trompant ainsi à son avantage.

J'y passai le reste de la nuit, & le matin je pris congé d'elle, sans qu'elle me voulut accorder la faveur de me répondre un seul mot, tant elle étoit piquée de ce que je l'avois accouchée sans lui ouvrir le côté, comme elle le souhaitoit, qui est le terme dont les femmes se servent pour exprimer l'operation Césarienne, comme il avoit été fait à la femme d'Amfreville qui étoit l'exemple qu'elle me proposoit.

Voilà ce que j'ai crû devoir dire en faveur de l'operation Césarienne & que mon sentiment est de la mettre en pratique en cas qu'un vice de conformation intercepte l'introduction de la main, bien entendu que cette necessité soit bien connue, avant que d'en venir à l'effet ; car il arrive quantité d'accidens dans un travail long & difficile, qui feroient paroître le passage trop étroit, & qui autoriseroient le Chirurgien à faire cette operation, s'il se laissoit seduire aux apparences trompeuses des parties tumefiées, & une dureté à n'y pouvoir qu'à peine passer quelques doigts, ou à l'occasion d'une brûlure ou d'une vieille cicatrice, qui seroit moins l'effet d'une mauvaise conformation, que la suite d'un accouchement laborieux, comme je le fais voir en plusieurs Observations ; mais cette section seroit encore plus tolerable, quand il se trouve une clôture qui fait un obstacle invincible, non seulement à l'introduction du doigt ; mais du stilet le plus fin, comme il m'est arrivé aux trois accouchemens qui font le sujet des Observations précedentes, que j'ai neanmoins terminés avec un très heureux succés, sans en venir à cet extrême secours.

Quoique la nature de ces accouchemens ait quelque chose qui surprend dans la réflexion, la maniere dont la generation de ces enfans s'est faite, en ces occasions, est encore bien plus surprenante.

Plusieurs histoires confirment que la femme peut concevoir, sans que l'intromission du membre viril se fasse dans la matrice. Il y a même des Auteurs qui poussent cette pensée si loin qu'elle paroît plûtôt ideale que réelle, mais avec quelque Art qu'ils composent leurs histoires, ils laissent toûjours la liberté à la matrice de recevoir la semence par une voye sensible, ce qui ne se trouve pas à ces trois femmes, en sorte que l'on n'en peut juger que par les lumieres de la raison, par rapport aux obstacles qui se sont présentés à la vûë & au toucher, qui en interdisoient absolument l'entrée, puisque par la recherche la plus fidelle que j'en ai faite, je n'ai pû découvrir la moindre ouverture au corps calleux ou aux cicatrices qui formoient la clôture du vagin, je ne dis pas pour cela qu'il n'y en eût point, puisque leurs menstrues couloient, mais elles étoient si petites qu'elles ne se manifestoient point à la vûë: ce qui me faisoit douter si cet écoulement ne se faisoit point au travers de quelques chairs spongieuses, comme nous voyons souvent arriver à des playes dont la bouche des vaisseaux se couvre de la sorte, ou par quelque sinus tortueux, qui devoit y être; mais que je ne pus découvrir, par où la semence devoit avoir passé pour servir de matiere à ces generations, ou du moins à sa partie spiritueuse.

Je craindrois qu'on ne m'accusât de supposition, si plusieurs personnes considerables ne m'eussent pas interessé dans le soin de quelques-unes de ces femmes, & qu'elles ne m'eussent pas engagé à consulter une de ces maladies si extraordinaires à Messieurs les Chirurgiens de Paris, à laquelle, comme je l'ai dit M. du Tertre me fit l'honneur de répondre: car il ne s'en trouve aucune dans les sept cens Observations de M. M. qui approche de celles-ci, & dans les deux que M. P. cite, il s'y est trouvé une ouverture sensible, pour conduire un stilet au lieu desiré, & faire avec une entiere connoissance ce que l'Art ordonne, & par consequent la difficulté de la conception que je trouve dans ceux que j'ai faits, sur l'impossibilité de conduire la semence par le vagin, pour être reçuë dans la matrice, est levée dans celles de cet Auteur, sans neanmoins que j'aye peine à croire que dans les femmes que je cite, la chose ne se soit passée comme je le marque, quoique les voyes ayent échappé à ma connoissance; mais la difficulté de ce passage, me fait douter que la semence dans son entier soit absolument necessaire à la generation, vû que l'état des parties de ces trois femmes persuaderoit qu'il devoit n'y avoir que la partie la plus subtile & la plus spiritueuse de la semence, en se debarassant de la plus grossiere, qui paroît par là ne lui servir que de vehicule qui ait trouvé moyen de forcer l'obstacle qui s'opposoit à son passage, & s'être unie ensuite à celle de la femme, pour faire la conception, suivant l'ancienne opinion, ou pour rendre l'œuf fecond, suivant le sentiment des Ovistes.

C'est à l'occasion de ces accouchemens particuliers & rares, que je dis dans ma Préface, que c'est aux personnes de ma profession, à ramasser des faits sur lesquels les habiles Physiciens puissent établir des Sistêmes propres à decouvrir peu à peu quelques-uns des admirables ressorts qui composent le corps humain, & la maniere dont ils font leurs fonctions: cela étant beaucoup au dessus de ma portée, & je leur abandonne d'autant plus volontiers ces recherches curieuses, que je crois me devoir attacher à la pratique, & que je n'ai dû parler de l'operation Césarienne que pour faire entendre que rien n'est plus rare que la necessité d'y avoir recours, non seulement par les accouchemens que j'ai faits, où cette prétendue impossibilité du passage sembloit se rencontrer, puisqu'aux unes, il n'y avoit qu'un obstacle qui sembloit être très difficile à vaincre, & qu'aux autres il n'y en avoit point du tout: ce qui m'a donné lieu de justifier aussi par quatre Observations differentes, qu'il est impossible de juger certainement de la vie ou de la mort de l'enfant, tant qu'il est au ventre de sa mere, puisque l'enfant vivant frustreroit cette operation de son effet, d'autant que ce n'est que sur le principe de sa mort bien averé, qu'on en doit établir la necessité pour sauver la mere, à moins que l'on ne fut obligé par un ordre souverain, à risquer la mere, pour sauver l'enfant par cette operation, comme il arriva aux Chirurgiens qui la firent, par ordre d'Henry 8^e^. à Jeanne Seymour Reine d'Angleterre, que l'on sacrifia pour tirer vivant Edouard VI^e^. qui dans la suite succeda à la Couronne du Roy son pere.

L'on voit dans le travail de ces deux femmes tout l'embarras & la crainte qu'un accouchement long, difficile, & laborieux peut causer à un Accoucheur, sur tout quand l'enfant presente la tête la premiere, & qu'elle est restée au passage, dont l'un fut plus heureux que l'autre, en ce que l'un vint vivant, par le seul secours de la nature, & l'autre au contraire, quoi qu'envie aussi ne vint que par le secours des instrumens, les meres les croioient tous deux morts, à la difference des deux autres que les meres assuroient être en vie, quoi qu'ils fussent morts, dont les têtes étoient extrémement remplies d'eaux ou de matieres liquides,

qui

qui ne furent pas moins heureusement terminez que ceux des enfans hydropiques du ventre, raportez dans d'autres Observations, sans que je me fusse survi d'instrumens, ny pour les uns ny pour les autres : ce qui prouve bien leur inutilité en ces sortes d'accouchemens, contre le sentiment de M. M. Que cette femme qui desiroit avec tant d'empressement qu'on lui fit cette operation, auroit eu lieu d'être affligée, si je m'étois rendu à ses pressantes sollicitations, quand elle se vit sur pied, quinze jours après ce fâcheux travail, & son accouchement fait malgré elle, & qu'elle fut contente, quand, revenue de son entêtement, elle sçut à quelles infirmitées la femme d'Amfreville étoit réduite!

Les exemples que citent Rousset, le Journal de Paris, le sieur Ruleau, & plusieurs autres, de quantité de femmes qui ont eu des abscès, d'où sont sortis des os d'enfans restez & pouris, dans la matrice, qui se sont fait jour au travers de sa substance & des parties de l'abdomen, pour prouver que l'ouverture, ou les playes de la matrice ne sont pas mortelles, & autoriser par consequent cette operation, sont assez semblables à ce que j'ai vû arriver à quelques blessez, à l'Hôtel-Dieu de Paris pendant que j'y travaillois, en l'année 1678. A l'égard du trépan qui s'y pratiquoit pour lors, & des os dont l'exfoliation se faisoit avec le temps, dans l'operation du trépan, il ne s'enleve, comme tous les Chirurgiens sçavent, qu'une très-petite portion de l'os du crâne, & generallement tous ceux qui souffroient cette operation à l'Hôtel-Dieu mouroient, au lieu que ceux à qui un parietal tout entier s'exfolioit avec ses deux tables, qui est de la grandeur du fond de la main, en échappoient tous. Il en est à peu près de même de l'operation Césarienne, mise en parallele avec les abscès qui se forment à la matrice, par où tous les os d'un enfant passent; car c'est l'Art qui opere, dans l'operation Césarienne, & dans les abscès, c'est la nature qui a des ressources que l'esprit humain ne peut approfondir; mais ces exemples n'auroient point eu lieu, si les femmes qui en ont été le sujet, eussent été secourues aussi à propos que fut la femme dont je parle dans une Observation précedente qui étoit exposée au même danger, & auroit pû servir au même usage, si je l'eusse abandonnée, comme fit le Chirurgien qui y fut appellé avant moy.

Voilà ce que je puis dire dans cette espece de récapitulation pour justifier combien je suis éloigné de jamais entreprendre l'operation Césarienne, puisque tous les accouchemens que je rapporte dans ce Chapitre, l'auroient égallement exigée par rapport à ceux qui ont donné occasion de la faire, que j'ai cependant assez heureusement terminez sans son secours. La crainte que j'aurois d'autoriser cette cruelle operation, & d'encourager quelques Chirurgiens à la faire, à l'exemple de M. Ruleau, fait que je proteste que quand je me trouverois dans le cas où je la croirois d'une necessité absolue & avec la plus belle esperance d'y réüssir, aussi bien que lui, je ne la mettrois jamais en usage, d'autant qu'elle n'est pas plus à approuver que de tirer, par le moyen du crochet, un enfant en vie pour sauver celle de sa mere : ce que j'ai tâché d'éclaircir autant qu'il m'a été possible.

---

## CHAPITRE XIII.

*De la nécessité d'accoucher une femme dans un peril pressant, pour sauver la vie à la mere ou à l'enfant, ou à tous les deux ensemble.*

IL n'est pas surprenant que la question qui a été debatue depuis si long-temps, & qui a été en dernier lieu agitée par Messieurs Peu & Mauriceau, soit encore indecise, les consequences en sont trop dangereuses, pour pouvoir facilement decider sur une matiere aussi importante ; & en effet si cette apparente necessité d'accoucher une femme en tuant son enfant étoit tollerée, à quels dangers n'exposeroit-on pas quantité d'enfans & à quelles extrémités plusieurs Chirurgiens ne pousseroient-ils pas cette tollerance, pour peu qu'elle penchât de leur côté, ou qu'ils pussent l'expliquer en leur faveur, puisque malgré & contre la Loy du Deuteronome, la decision du saint Apôtre, celle des Saints Peres de l'Eglise, de Messieurs les Docteurs des Maisons de Sorbonne & de Navarre, ils ne laissent pas de se fonder sur cette prétendue necessité, pour se determiner à tirer un enfant, avec le crochet, ou d'autres instrumens, qui est un mal assez égal à l'operation Césarienne, n'y ayant de difference entre l'une & l'autre de ces manieres d'operer, sinon que l'une tue la mere, & l'autre l'enfant, quoique la specieuse intention, en faisant l'operation Césarienne, soit de sauver la mere & l'enfant, & que celle du crochet ne soit, que de sauver la mere en tuant l'enfant.

Comme je croi avoir assez fait connoître le peu d'utilité du crochet, & le danger qu'il y a de s'en servir, & en même temps le moyen de rendre son usage inutile, ayant substitué d'autres instrumens à sa place, dont l'effet est moins dangereux, je me dispenserai de le répeter ici, quoique ce soit l'instrument favori de M. Peu, comme le tire-tête l'est de M. M. & comme c'est la préference de ces instrumens que ces deux Grands-Hommes ont prétendu avoir l'un sur l'autre, qui fait le fondement de cette consultation, ce sera aussi sur l'usage de ces instrumens, que roulera une partie de ce Chapitre, sans que j'y connoisse d'autre préference, si ce n'est que l'un peut tuer l'enfant plûtôt, & l'autre plus tard; mais qu'ils le tuent également tous deux.

Mais comme l'Eglise défend absolument de se servir de cet instrument, pendant que l'enfant est en vie, quoique l'on soit persuadé qu'il va faire mourir sa mere, si elle n'est promptement secourue, & que ce secours n'est autre, que de tuer l'enfant pour la sauver, qu'il vaut mieux les laisser mourir tous deux, que d'en sauver un aux depens de l'autre; ce dont Messieurs Peu & Mauriceau conviennent avec une soumission aveugle, & dont je serois convaincu, si sans approfondir la matiere, je m'en tenois à leurs premiers discours; mais comme ils changent de ton dans la suite, & qu'ils pratiquent tout autrement qu'ils ne parlent, j'ai crû qu'il étoit à propos de rapporter les consultations telles qu'elles sont, & les sentimens de ces deux Accoucheurs de réputation, avec ce que j'ai fait moi-même, pour m'en éclaircir, & la consequence que j'ai pû tirer du tout ensemble.

## *CONSULTATION.*

*Répondue par Messieurs les Docteurs des Maisons de Sorbonne & de Navarre, au mois d'Avril* 1648.

Sçavoir si une femme étant dans les douleurs de l'accouchement, & réduite à telle extrémité, que l'on juge qu'il faut par necessité qu'elle & son enfant meurent; mais en tirant son enfant par force (ce qui ne se peut faire qu'en le tuant) il y a esperance de sauver la mere; si en ce cas il est permis de tirer l'enfant en le tuant, particulierement lorsqu'il a été ondoyé au ventre de sa mere.

*Sçavoir si un Prestre peut donner ce conseil.*

## RE'PONSE.

*NOUS Sousſignez Docteurs en Theologie de la Faculté de Paris, sommes d'avis 1°. Que si l'on ne peut tirer l'enfant sans le tuer, l'on ne peut sans peché mortel le tirer, & qu'en ce cas, il faut se tenir à la Maxime de saint Ambroise 3 des Offices. Chap. 9. Si l'on ne peut pas secourir l'un des deux, sans en offenser l'un, il vaut mieux n'aider ny l'un ny l'autre. 2°. Consequemment qu'un Prestre ne peut donner ce conseil sans grand peché, & sans tomber dans l'irrégularité, qu'il doit se souvenir de ce que dit le même saint Ambroise, au lieu allegué, c'est l'Office d'un Prestre de ne nuire à personne, & de vouloir faire du bien à tous.*

*Signez* { MESSIER. JACQUES. HENNEQUIN. HALLIER. DU VAL. GRANDIN. de sainte BEUFVE.

*Avis de Messieurs les Docteurs de la Faculté de Theologie de la Maison de Navarre.*

*LES Docteurs soussignez, estiment & jugent que le susdit remede est pernicieux & crime capital, vû qu'il tend directement à faire mourir, & à la perte de l'enfant qui est en vie, & ainsi on coopere à la mort d'un innocent : ce qui est de soy, & essentiellement un très-grand mal.*

*Signez* { BEYRET. CORNET. GUISCHARD.

Voilà les Consultations telles qu'elles sont raportées dans le Livre de M. Peu que j'ai exactement tirées pour faire voir que c'est le sentiment de cet Auteur, qu'il autorise par une Loy de l'exode Chap. 23. Tu ne mettras point à mort le juste ny l'innocent, & en continuant d'examiner la question, le même M. Peu dit, pag 369. je serai donc bien éloigné de prendre l'expedient qu'on me propose de tirer un enfant que je sçaurai ou que je douterai être vivant, de le tirer, dis-je, par morceaux, ou de croire que j'y puisse être jamais indispensablement obligé, pour sauver la vie à la mere ; pour ne point deguiser ma pensée, j'ai cette doctrine en horreur. pag 370. il est inoüi que les Loix nous autorisent à tuer un innocent pour sauver la vie à un autre ; arracher la vie à l'innocent, me paroît une chose si essentiellement mauvaise, que je ne saurois concevoir qu'on puisse lui donner la couleur ny la teinture du bien p. 371. c'est l'Observation des sçavans sur cet endroit, qui regarde cette pratique comme une chose indigne du nom chrêtien, & conclut par le passage de l'Apostre du 3 Chap. de l'Epitre de saint Paul aux Romains, qui dit qu'il ne faut point faire un mal pour qu'il en arrive un bien.

Comme l'on ne doit se servir de cet instrument, que dans les occasions où l'on ne fait nul doute que l'enfant ne soit mort, mais toutes les marques que l'on en peut avoir étant équivoques, comme je le fais voir dans des Observations précedentes, & que les Chirurgiens les plus experimentés peuvent s'être trompés, le même M. Peu dit, aprés un long narré de la ptéference qu'il donne au crochet, sur le tire-tête de M. M. où je n'en vois, comme je l'ai dit, que très-peu, puisqu'ils tuent tous deux, l'un plus tost & l'autre plus tard, pag 375. que si malgré cette grosse difference des personnes éclairées me faisoient connoître, qu'il fallut s'abstenir même du crochet, je prendrois plustost sans doute le parti de ne m'en plus servir, que non pas de renverser les principes de la Morale Chrêtienne.

Le Docteur le plus éclairé, ny le Casuiste le plus rigide, ne defendront jamais le crochet à M. Peu, tant qu'il suivra les principes qu'il établit, qui est lorsque la mort de l'enfant est certaine, & jamais autrement, mais comment peut-il tenir ce langage, que si malgré cette grosse difference, des personnes éclairées me faisoient connoître &c. Après que neuf Docteurs des plus celebres de Paris, ont decidé de la sorte, & les rigoureuses Sentences qu'il vient de fulminer contre ceux qui exercent cette cruauté, se récriant même sur le fond que l'on fait sur le passage de Tertulien, pour ensuite le suivre par tout où je trouve à faire valoir le passage de ce Docteur.

Tertulien au Livre de l'Ame Chapitre 23 dit que c'est une cruauté necessaire de donner en cette occasion la mort à l'enfant, plutost que de l'en exempter, parce qu'il feroit très certainement mourir sa mere s'il demeuroit envie, si ce sentiment paroît opposé à celui dans lequel étoit M. Peu, aparemment que la réflexion l'a fait changer, c'est le même Auteur qui parle dans la page 292. quand la nature est capable d'expulser un enfant par de genereux efforts, que l'Art ne s'en mesle point, quand la nature est impuissante & que la main peut lui prester seule un secours suffisant ; que le crochet n'en soit point, j'y consens, mais quand la nature & la main ont trop peu de force, qu'elles sont vaines, & qu'un tiers sagement employé, peut les rendre utiles, rien ne doit nous empêcher de nous en servir, ce tiers est le crochet, à la fin de la page 345. voici ce que l'Auteur dit encore en faveur du crochet. Voilà de quelle methode on se sert, quand la douceur n'a plus de lieu pour tirer un enfant dont la tête est fortement prise ou enclavée au passage, pour lui procurer la grace du saint Baptême, & pour sauver la vie de sa mere, pour moi, je suis du nombre de ceux qui la mettent en pratique, à la page 380. Aussi, je puis dire que je n'ai jamais employé le crochet sinon, quand j'ai trouvé le passage si étroit & si resserré qu'il me fut impossible de prendre une autre methode pour ne pas suivre celle de les laisser perir miserablement, pag 347 ; je cedai donc à leurs sollicitations, & connoissant que l'enfant étoit vivant, par les signes que nous avons décris ailleurs, je lui mis le crochet en l'oreille droite, & la tirai de la sorte, il vêcut deux jours, p. 348. j'usai encore de cette methode pour soulager la femme d'un Marchand de chevaux, ruë du petit Huleu, que je tirai des convulsions, & dont l'enfant vêcut quatre jours pag. 349. j'appliquai mon crochet en l'œil gauche de l'enfant, & le tirai, j'etois à la verité comme certain de sa mort ; mais supposé même qu'il eut été vivant, vû l'extremité du peril, je n'aurois pas laissé de passer outre, page 350. ainsi quand il leur arrive d'être appellez à quelque travail, où l'enfant est pris au passage, la mere dans les convulsions, & tous deux dans un extréme danger de leur vie, ils les laissent plûtôt perir, que d'essaier de les sauver par la voye que j'ay décrite : or je voudrois leur demander d'où vient qu'ils n'osent entreprendre l'operation du crochet.

M. Peu appelle-t'il cela suivre les principes de la Morale Chrétienne ; & comment peut-il faire paroître un si grand relâchement, dans le temps qu'il se dit si reservé, & un si exact observateur des Loix du Christianisme ?

M. Mauriceau ne declare dans aucune Observation qu'il en ait usé si ouvertement ; il y en a à la verité quelques-unes qui pourroient le faire juger de la sorte, supposé qu'il me soit permis de deviner. Mais je m'en tiendrai plus volontiers à ce qu'il en dit dans le vingt-huitiéme Chapitre de son Livre, à l'occasion de Madame de Saint-Ju, qui mourut manque d'être secourue: mais le plus grand mal, dit-il, procedoit principalement du delay de l'operation, qui fut causé par le Curé du lieu, qui soutenoit positivement qu'on ne pouvoit pas baptiser un enfant au ventre de sa mere, & que dans le soupçon qu'on avoit qu'il pouvoit encore être vivant; on ne devoit pas hazarder sa vie pour sauver celle de sa mere; mais un Religieux qui étoit apparemment meilleur Theologien que le Curé, & qui faisoit la fonction de Prédicateur au même lieu, asseuroit avec raison le contraire, qui est que l'on peut baptiser l'enfant au ventre de sa mere sans le voir, pourvû qu'on le puisse toucher, & que l'eau soit effectivement versée sur quelqu'une des parties de son corps; & qu'après l'avoir fait, on devoit toûjours préferer la vie de la mere à celle de l'enfant, quand il n'y avoit pas moyen de les sauver tous deux, lequel sentiment fut suivit comme le meilleur, mais ce fut trop tard, comme j'ai dit &c.

Cette Observation declare bien serieusement la pensée de M. M. quand il dit que le sentiment de ce Religieux fut suivi, comme le meilleur; mais que ce fut trop tard, qui étoit de préferer la vie de la mere à celle de l'enfant, quand il n'y avoit pas de moyen de les sauver tous deux.

Le même M. M. dit encore dans le trente-deuxiéme Chapitre du même Livre, parlant de l'operation Césarienne: or il est certain que ne pouvant pas sauver la vie à tous deux, on doit toûjours préferer celle de la mere à celle de l'enfant, pour plusieurs raisons, que tous les bons Theologiens sçavent.

Ce qui me paroît avoir assez de rapport à ce dont M. Peu convient dans le radoucissement qu'il fait succeder aux dures décisions dont la Morale Chrétienne doit être la base.

Ce seroit en vain que je continuerois de rapporter les sentimens de ces deux Auteurs, puisque la chose a été si authentiquement décidée dans les Maisons de Sorbonne & de Navarre, dont j'ai rapporté les propres termes au commencement de ce Chapitre, que j'ay extraits du Livre de M. Peu.

Il me semble donc que cet Auteur auroit dû s'en tenir à ces décisions, quand il a tant fait que de les inserer dans son Livre, ou bien se conduire dans sa pratique, sur le principe qu'il établit page 304. où il dit que c'est une question encore indécise, que les sentimens sont partagées, & que tant que l'Eglise ne déterminera rien de précis là-dessus, un Accoucheur experimenté dans son Art aura le choix. Il est incontestable qu'il fera toûjours mieux de tirer l'enfant avec le crochet, lui pouvant procurer le Baptême par ce moyen, & ne pas souffrir qu'il perisse à ses yeux en état de damnation, &c.

Si les choses se fussent passées de la même maniere dans l'esprit du Curé d'une Paroisse, à une lieuë de cette Ville, à l'égard d'une femme qui étoit en travail, à laquelle il donna tous ses soins, j'aurois pû lui sauver la vie, qu'elle perdit, pour avoir été accouchée trop tard, ne m'ayant permis de le faire que quand la mort de l'enfant fût certaine.

## OBSERVATION CCCXLVI.

Le quatre Septembre de l'année 1710 une jeune femme d'une taille fort petite, mais d'une grosseur & d'une graisse extraordinaire, tant par rapport à sa jeunesse, qu'à cause de sa petite stature, qui étoit en travail du jour précedent, m'envoya prier de venir pour l'accoucher. J'y allai aussi-tôt. Je la trouvai avec de legeres douleurs, fort éloignées, accompagnées d'un vomissement continuel, dans lequel elle rendoit absolument tout ce qu'elle prenoit, & des gorgées jaunes & vertes, qui n'avoit pas senti son enfant depuis quelque temps. Comme elle étoit sur le petit lit depuis le soir, je trouvai en la touchant que son enfant étoit bien placé, & fort avancé au passage. Voyant ce vomissement qui étoit si general, je lui fis une mixtion de vin, d'eau & de sucre, bouilli sur le rechaud, dont je lui faisois prendre par cueillerées. J'y joignis le pain rôti; je lui donnai le vin & l'eau, je lui donnai aussi le vin pur & l'eau pure, le cidre, & enfin tout ce que je jugeai lui être convenable, sans qu'elle en pût rien retenir. Comme les douleurs n'augmentoient point, je la fis coucher dans son lit, pour la délasser de l'extrême fatigue qu'elle avoit soufferte pendant le long-temps qu'elle avoit resté sur ce petit lit, dans l'esperance que s'y trouvant plus à son aise, elle y pourroit reposer; mais tout au contraire sa foiblesse augmenta à un point, que je commençai à désesperer qu'elle se tirât de cet accouchement, d'autant que ces vomissemens bilieux furent suivis de celui d'une humeur noire & puante, qui fut pour moi un accident nouveau,

veau, & que je regardai comme l'avant-coureur de sa perte, si elle n'étoit bien-tôt délivrée; ce qui me fit consulter le Curé, pour sçavoir si dans le doute de la mort de l'enfant, que je ne pouvois lui assurer certaine, mais fort douteuse, n'ayant pas remué depuis quelque temps; cet extraordinaire vomissement de la mere & sa foiblesse, qui concouroient au peril évident où je la voyois, dont elle pourroit être tirée par l'accouchement, si dans cet état je pouvois en seureté de conscience l'accoucher; que c'étoit l'unique moyen de sauver la vie à la mere; parce que tant que l'enfant demeureroit dans la matrice, il irriteroit cette partie par son séjour, & entretiendroit ce vomissement jusqu'à la mort; que l'enfant étoit baptisé, & que si je n'avois point de marques certaines de sa mort, je n'en n'avois pas aussi de sa vie; & qu'enfin il n'y avoit que ce seul & unique moyen de sauver la mere, supposé encore qu'elle se pût sauver, vû l'extréme foiblesse où elle étoit reduite; mais ce Curé me répondit que si je le voulois prendre sur moy, & lui asseurer la mort de l'enfant, je le pouvois faire; mais qu'autrement j'encourrois, selon lui, les peines de l'anathême, en sacrifiant l'un pour sauver l'autre, & qu'il ne pourroit se dispenser d'être non seulement irregulier; mais qu'il seroit dans le même cas que moi; qu'il n'étoit pas plus permis, selon la Loy, de tuer un enfant baptisé, que sans Baptême; & qu'en un mot il ne pouvoit y consentir, ni moi le faire en seureté de conscience. Sur quoy je m'allai jetter sur un lit pendant trois heures; après quoy je jugeai l'enfant certainement mort, par la puanteur qui accompagnoit les serosités roussâtres qui exudoient des parties basses; ce qui me détermina de l'accoucher, en ouvrant le crâne avec mes ciseaux, que je plongeai, fermez vers la fontenelle de la tête, qui n'est que membraneuse; après quoi je les ouvris avec un peu de violence; ce qui me donna assez de jour pour vuider un peu du cerveau, placer mes doigts au dedans du crâne, l'accrocher vers les orbites, & attirer l'enfant d'un seul coup de main, quoiqu'il fut fort gros, tant il y avoit de facilité à la faire venir, dont neanmoins la mere étoit incapable par elle même, tant elle étoit foible, à cause de ce continuel vomissement, joint aux douleurs qui étoient legeres & fort éloignées, & qui n'augmenterent en aucune façon, & ne devinrent point assez frequentes pour le pousser dehors. Je délivrai la mere dans le moment, & la fis mettre commodé-

-ment dans son lit, après lui avoir fait prendre un boüillon; qu'elle garda sans le vomir ; mais épuisée de forces, elle expira dans le temps que l'on en esperoit un peu mieux, & que le Curé se remercioit de n'avoir pas permis l'accouchement dans le temps que je l'avois proposé, sans qu'il eut celui de lui donner ses derniers Sacremens, comme il auroit dû faire, s'il avoit été plus soigneux de s'acquitter des fonctions de son ministere, qu'il ne fut prompt à empêcher de lui donner le secours dont elle avoit besoin pour sa vie.

Ce dernier bouillon qu'elle ne vomit point dès le moment qu'elle fut accouchée, est une preuve bien convainquante, que si j'eusse fait l'accouchement quand je le proposai, elle se seroit tirée d'affaire ; ce qui étoit d'autant plus faisable, que j'avois baptisé l'enfant, dès le moment que j'eus le moindre soupçon du danger où il étoit, & qu'il ne donnoit aucune marque de vie, quand je proposai l'accouchement ; à la difference du Pasteur & du Prédicateur, dont les sentimens partagez sur la possibilité de baptiser l'enfant au ventre de sa mere, prolongérent l'accouchement de cette Dame, où M. M. fut mandé, mais trop tard, puisque celui-ci étoit très-seurement baptisé, & dont le doute de vie ne devoit point engager ce Curé si zelé à s'opposer à l'un ni à l'autre de ces accouchemens, mais seulement quand la vie est constante & certaine ; en sorte que les mouvemens sensibles de l'enfant en sont une preuve évidente. Aussi ces deux femmes subirent-elles le même sort, à la difference que celle-ci fut aussi-bien & methodiquement accouchée & délivrée, que l'autre le fut mal, au rapport du même M. M. & ce qui en fait la preuve, c'est qu'à celle-ci le vomissement cessa aussi-tôt qu'elle fut accouchée, & que les convulsions continuerent à l'autre.

Quel moyen de se déterminer à laisser perir une mere & un enfant en cet état, de quelle dureté & de quelle cruauté ne faut-il pas s'armer pour soutenir un tel spectacle, & pour comble de chagrin, perdre la reputation que l'on a dans le monde, lorsqu'il est facile de se la conserver? C'est pourtant une chose bien délicate ; car qui croira que cette femme est morte par l'ordre des Saints Peres & des Docteurs : Et qui ne dira pas plûtôt, & avec beaucoup de vray-semblance, par l'ignorance du Chirurgien, puisque suivant cette belle maxime de Droit, rapportée dans Messieurs Peu & Mauriceau, *Que celui-là tue qui ne sauve quand il peut peut sauver.*

Je n'ai pû comprendre comment des Accoucheurs aussi experimentez que ceux dont je parle, ont pû proposer l'usage du canon d'une seringue, pour porter de l'eau sur une partie de l'enfant, afin de lui procurer la grace du saint Baptême au ventre de sa mere, lorsque la necessité le requiert, qu'il est ménacé d'un peril évident, & qu'il est si éloigné, qu'on ne le peut faire avec une cueillere ou un autre ustencile semblable : car l'enfant est bien ou mal situé ; s'il est bien situé ou placé, & qu'il presente la tête, il est engagé, ou il ne l'est pas ; s'il est engagé au passage, il l'est peu ou beaucoup ; s'il n'est que peu ou point engagé, l'Accoucheur peut sans difficulté repousser la tête, & aller chercher les pieds, comme je l'ai fait voir en plusieurs Observations, les attirer dehors, & finir l'accouchement ; s'il est beaucoup avancé & engagé au passage, pour lors l'on touche la tête tout à l'aise, même souvent on la voit assez pour verser l'eau dessus avec une tasse ou avec une cueillere : ce que je dis est si constant, qu'en ma vie je n'y ai eu autre difficulté que celle que je rapporte.

Ce seroit quelque chose que de faire voir la possibilité qu'il y a de baptiser l'enfant au ventre de sa mere, sur une partie à nud, par des moyens très-naturels, si je pouvois de la même maniere asseurer la validité de ce Baptême. Je rapporterai, pour la prouver, ce que ces Messieurs en ont dit.

M. Peu Livre 2 Chapitre 4, page 378 dit, Mais n'autorisons point cette supposition d'égalité, qui ne peut être qu'en idée, puisque le salut de l'enfant n'étant point veritablement en seureté, que par un Baptême reçu après qu'il est né, le peril de sa vie tant qu'il est dans l'uterus, est inseparable de celui de son salut.

Au contraire, M M. dans ses Observations particulieres sur la grossesse & l'accouchement des femmes page 6, dit, M. Joisel ancien Docteur de Sorbonne, qui sur la priere que je lui en avois faite, a expressément proposé en Sorbonne la question si le Baptême d'un enfant, qui étant au ventre de sa mere, a été ondoyé dans une necessité sur la tête qui se presente à découvert au passage, est bon & valide ; sur laquelle proposition tous les Docteurs lui ont declaré, qu'ils étoient de son sentiment, qui est que le Baptême en cette occasion est bon & valide.

Cette question est absolument resolue par cette Décision authentique ; mais en remplissant la condition, qui dit sur la tête qui se presente à découvert, sans qu'il soit necessaire d'expliquer d'autres parties, ne doutant pas qu'elles n'ayent toutes la même égalité, en supposant la même condition, qui par consequent ne doit pas être executée avec le canon d'une seringue, qui pourroit tromper le plus experimenté Accoucheur, dans la croyance qu'il auroit d'avoir poussé cette eau sur une partie de l'enfant à nud, qui neanmoins se seroit recouverte par une portion des membranes, qui contenoient les eaux de l'enfant, avant qu'elles fussent écoulées, qui ensuite se sera non seulement unie & appliquée ; mais qui se sera collée sur cette partie ; de maniere que la délicatesse de sa substance est le limon dont l'enfant est pour l'ordinaire enduit au ventre de sa mere, & rend la chose si sensible au toucher, qu'il n'y a, comme je l'ai dit, ni usage ni experience qui puisse empêcher de s'y tromper ; & comme le risque ne va pas à moins qu'au salut éternel de l'enfant, je condamne d'autant plus cette methode, que je n'ai jamais trouvé de difficulté à m'en passer, ayant au contraire toûjours trouvé d'autres moyens de me tirer de cette inquiétude, de la maniere que je l'ai dit en plusieurs endroits.

Quand je rapporte le sentiment de ces illustres Accoucheurs, avec autant de fidelité que d'exactitude ; c'est dans un esprit bien different de ceux que je cite en quantité d'endroits de ce Traité, parce que ce n'est le plus souvent qu'afin de confirmer le mien par le leur, ou de detruire le leur par le mien ; mais en cette occasion la chose en est d'autant plus differente, que les suites en sont d'une consequence beaucoup plus considerable ; ce qui me reduit dans l'impossibilité de décider non plus du merite du leur, que de parler en faveur du mien ; & en effet, qu'y a-t'il de plus terrible à un Chirurgien que de commettre un homicide de dessein prémedité, & faute de n'avoir pas sur un sujet aussi important, les éclaircissemens convenables & possibles : & pour avoir negligé les préceptes, & ne pas prendre les mesures requises pour éviter ce terrible accident, n'en ayant jamais tant apprehendé aucun, que celui de voir venir un enfant en vie par le secours de mes instrumens, ayant eu un deplaisir sensible, quand la chose m'est arrivée une fois seulement, comme je le rapporte dans une de mes Observations précedentes, quoique ce ne fût, si je l'ose dire, ni par précipitation, ni par ignorance ; mais sur toutes les apparences les plus vray-semblables de la mort constante & certaine de l'enfant, & par le conseil de mon Ancien ; je dirai encore que quelque quantité d'accouchemens laborieux & contre nature que j'aye fait, je ne me suis jamais disposé à en faire aucun de cette espece, que je ne me sois senti saisi d'un frisson & d'un boulversement si terrible, que je ne le puis exprimer, sans que je m'en puisse défaire, quelques précautions que je prenne pour me faire une raison sur cet article. Loin de me déterminer, comme M. P. à tuer l'enfant, en le tirant vivant avec le crochet, de dessein prémedité; non plus que d'avoir abandonné la mere à une mort certaine; comme fait M. M. Observation XCIV & CCCXXIX. le ciel m'a toûjours suggeré quelques expediens pour éviter l'un & l'autre de ces funestes accidens, malgré la crainte dont j'étois préoccupé.

L'inconvenient auroit été à craindre, & les suites seroient terribles, si Messieurs les Docteurs en Theologie, moins fermes & plus sensibles au mal d'autruy, eussent été capables par une pitié hors de saison, de se relâcher là-dessus, & de permettre ces sortes d'accouchemens, dans quelque occasion prétendue urgente & pressante, & à quelles extrémités quantité de Chirurgiens ne se seroient-ils pas souvent abandonnez, puisqu'au mépris des terribles menaces que l'Apôtre, les saints Peres, & les Docteurs de l'Eglise fulminent contre ceux qui sont coupables d'une aussi mauvaise action; ces accouchemens ne se font encore que trop souvent; comme je le rapporte en d'autres endroits, sur-tout dans les Provinces.

C'est trop peu que d'avoir fait voir par des consultations authentiques qu'il n'est pas plus permis de tuer la mere pour sauver l'enfant par l'operation Cesarienne, qu'il est permis de tuer l'enfant pour sauver la mere, par le secours du crochet, mais qu'il faut tâcher de les sauver tous deux, comme j'ai eu le bonheur de le faire presque toûjours, sans le secours d'aucuns instrumens, quand j'ai été appellé assez-tôt; ce que je prouve par des femmes qui se sont tirées d'affaires, après avoir été jusqu'à sept jours en travail, avec leurs enfans au passage, comme je le rapporte dans l'Observation CVII.

Ce n'est pas encore assez, d'avoir prouvé la validité du Baptême au ventre de la mere, par une Décision authentique de Sorbonne, rapportée dans le Livre de M. M. contre le sentiment rapporté dans celui de Monsieur Peu d'avoir fait voir le peu de fond que l'on doit faire sur le Baptême administré à l'enfant au ventre de sa mere, par le moyen du canon d'une seringue, & la facilité qu'un Accoucheur aura de baptiser sur une partie à découvert. Ce n'est pas assez, dis-je, à ces grands hommes, d'avoir donné toute leur application à vouloir décider ces questions, & avoir laissé dans l'indifference la necessité d'accoucher une femme qui souffre une abondante perte de sang, & celle qui est tombée dans des convulsions violentes, l'enfant n'étant pas moins tué par un accouchement prématuré, lorsque l'enfant n'a encore que cinq à six mois, que lorsqu'il est tiré par les instrumens, en quelque temps de la grossesse que ce soit; & comme j'ai voulu porter cette Consultation où elle a pû aller; voici ce qui en resulte.

## OBSERVATION CCCXLVII.

La femme d'un Bourrelier de cette Ville, grosse de six mois, fut surprise d'une perte de sang violente, qui la porta à m'envoyer prier de venir la voir. J'y allai, & l'ayant trouvée en ce triste état, je la saignai aussi-tôt, pour en arrêter ou pour en diminuer le cours; ce qui parut étre de quelque utilité. Je demandai l'avis de M. Doucet, Docteur en Medecine, homme fort éclairé, & très-excellent Praticien; nous allâmes ensemble chez M. nôtre Curé, Docteur de Sorbonne, chez qui nous trouvâmes sept à huit Ecclesiastiques des plus sçavans du Pays, qui étoient assemblez pour une Conference, ausquels M. Doucet exposa le fait avec autant de facilité que de précision, n'oubliant rien pour faire connoître à ces Messieurs la necessité d'accoucher incessamment la femme, & qu'il n'y avoit point d'autre moyen de procurer la grace du saint Baptême à cet enfant, & de sauver la vie à la mere, sans quoi ils alloient mourir tous deux, la mere pour le temps, & l'enfant pour l'éternité. L'assemblée conclut par l'Ecriture Sainte, par le passage de saint Paul, par les saints Peres, & enfin par la Consultation de Messieurs les Docteurs de Paris, & conseillerent de ne point faire un mal pour qu'il en arrive un bien, c'est-à-dire, que nous les laissions mourir tous deux, plûtôt que de sauver l'un aux dépens de l'autre. Nous quittâmes cette honorable assemblée pour retourner à cette pauvre malade, nous trouvâmes que le sang couloit plus fort qu'auparavant, & que les foiblesses commençoient à se faire sentir; ce qui fit que du conseil de M. Doucet, je la mis en situation, & allai avec assez de facilité, (quoique peu avancée dans sa grossesse) chercher les pieds (après avoir ouvert les membranes) que je pris, & finis l'accouchement en moins d'un demi quart-d'heure, en presence de M. Doucet, qui eut le plaisir, comme bon Chrétien, de baptiser l'enfant. Il vêcut deux jours, à la satisfaction de plus de dix femmes qui étoient presentes.

## OBSERVATION CCCXLVIII.

Le sept de Novembre de l'année 1689. une Dame qui demeuroit à une demi-lieuë de cette Ville, grosse de trois mois ou environ, & ainsi bien moins avancée que la précedente, passant par un lieu de difficile accès en levant excessivement la jambe sentit un craquement qui lui causa une legere douleur, qui fut suivie d'une perte de sang legere dans le commencement; mais qui augmenta dans la suite, au point de faire tout craindre pour sa vie: comme elle est niece & belle sœur de deux Docteurs de Sorbonne, il fut question de decider si l'on abandonneroit la malade à la mort, ou si l'on se determineroit à faire un mal pour qu'il en arrivât un bien qui étoit d'accoucher la Dame pour lui sauver la vie, Messieurs les Docteurs ne balancerent pas un moment à conclure, qu'il valoit mieux la laisser mourir, que de contrevenir aux decisions des SS. Peres.

Je la saignai & lui fis quelque petits remedes astringeans, par l'ordonnance de M. Doucet qui se trouva heureusement à portée de la voir. Cette saignée & ces remedes suspendirent la violence du mal, sans que l'accident cessât tout-à-fait, après quoi ces Messieurs les Docteurs de Sorbonne & de Medecine s'en allerent, & me laisserent auprès de la Dame, en me recommandant bien de ne rien faire contre les Loix du Christianisme, & m'exhortant d'avoir toûjours une soumission aveugle pour les decisions de l'Eglise & des SS. Peres. Je les assurai que je ferois toute ma vie ma profession dans cette vûë, ce dont M. Doucet les assura, ne doutant pas de mon intention.

Sur les dix à onze heures du soir, l'accident se fit sentir plus violent qu'auparavant, les douleurs de legeres qu'elles avoient été pendant tout le jour, devinrent fortes & redoublées, la figure de la mort s'empare du visage de la Dame, les extrémités devinrent froides, les yeux s'obscurcirent, elle perdit l'ouie, la parole, & se trouva presque sans pouls, me trouvant dans cette extremité, j'envoyai incessamment chercher M. le Curé, & sans autre réflexion, je travaillai & tirai un petit faux germe, gros comme la moitié d'un œuf de poule, la perte de sang cessa à l'instant, la couleur du visage changea en mieux, le pouls, la vûë, l'ouie, & la parole revinrent en peu de temps & en moins de deux heures, elle parloit d'une voix aussi forte, que si elle n'eût rien souffert, & quinze jours après elle étoit relevée, se portant bien à un peu de foiblesse près.

Si je n'avois pas pris un autre parti que celui que ces Messieurs me vouloient inspirer, la Dame seroit morte: quelle douleur! quand par l'ouverture du cadavre, je n'aurois rien trouvé qui m'eut dû empêcher de lui sauver la vie, qu'une interpretation des SS. Peres qui paroît aussi mal entendue, qu'elle est cruellement expliquée.

Si ces consultations avoient lieu, ce seroit bien en vain que ces Grands Hommes ont passé tant de mauvaises nuits, qu'ils ont blanchi dans ce penible travail, & qu'ils ont laissé à la posterité des Livres remplis de si beaux faits, pour apprendre aux Chirurgiens les moyens de sauver une femme par l'accouchement, dans une infinité d'accidens qui lui peuvent arriver sans cesse, pendant le cours de sa grossesse; mais plus particulierement lorsqu'elle est attaquée d'une perte de sang ou de convulsions, puisqu'il ne faut pas faire un mal, pour qu'il en arrive un bien, laisser perir de pauvres enfans sans Baptême, à qui l'on peut procurer la vie Eternelle, & verra-t'on dans une entiere inaction couler la vie d'une malade avec son sang, ou perir dans les mouvemens furieux d'une convulsion violente, lorsqu'en un moment un Chirurgien entendu peut par un prompt accouchement tirer la mère du précipice, & mettre l'enfant en état de loüer Dieu eternellement. C'est une chose qui paroît bien cruelle; mais il n'importe, l'enfant n'étant pas dans un âge assez avancé pour vivre, n'est pas moins tué par cet accouchement prematuré, qu'un autre à terme le seroit par le crochet ou par d'autres instrumens. Ecoutez l'oracle encore un coup, Si vous ne pouvez en secourir l'un sans endommager l'autre, ne secourez ny l'un ny l'autre.

Pour moi, je m'en tiendrai aux sentimens que la sainte Theologie inspire à un chacun, lorsqu'elle marque la necessité absolue d'éviter le pire de deux inconveniens. Or comme celui de de ſauver la vie à la mere pour le temps, & à l'enfant pour l'Eternité, paroît bien préferable à les laiſſer perir tous deux, ſans doute que l'accouchement eſt abſolument neceſſaire, lorſqu'il y a une perte de ſang ou des convulſions. Si l'on ne ſe contente pas de celles que je rapporte; que l'on voïe les Obſervations de M. M. & de M. Peu.

Voilà ce que j'ai crû devoir adjoûter à ce que ces Meſſieurs avoient omis, ſelon moy.

L'on m'objectera peut-être que la pretendue groſſeſſe de cette Dame n'étant que de trois mois, l'enfant n'avoit point encore de vie, & que par conſequent la difficulté n'avoit pas de lieu, d'autant plus que c'étoit une môle.

Il faudroit être peu eclairé pour croupir encore dans l'ancienne erreur, que l'enfant ne doit avoir vie, qu'à quatre mois & demi, qui eſt le temps qu'il fait pour l'ordinaire ſentir ſes premiers mouvemens, puiſqu'il n'y a rien de plus commun; que de voir des femmes qui ont ſenti les leurs des quarante jours, que les Sçavans conviennent que l'enfant eſt formé à vingt-cinq jours, & que le cœur a même un mouvement ſenſible pluſieurs jours auparavant, qui eſt une marque aſſurée de ſa vie; Mais quand, contre toute ſorte de raiſon, on ne l'appelleroit pas vivant dès le premier & le moindre mouvement que le cœur fait, il ne ſeroit pas toûjours poſſible de ſe perſuader qu'un enfant ſoit formé ſans vie, à moins de parler contre ſon propre ſens.

Et comme il n'y a point de marques aſſurées pour faire une juſte difference entre une vraie & une fauſſe groſſeſſe, & que cette Dame qui avoit déja été groſſe trois fois, & qui croyoit encore très ſurement l'être, par tous les accidens equivoques qui pouvoient l'en perſuader, je fus obligé de prendre les mêmes meſures, n'y ayant rien qui pût aſſurer ny faire connoître le contraire, qu'après qu'elle fut delivrée. L'on peut m'objecter avec bien plus de raiſon pourquoi je laiſſai perir la premiere, & que je ſauvai les deux dernieres, puiſque je conviens que l'enfant n'eſt pas moins tué par un accouchement prematuré, ou avant terme, qu'avec des inſtrumens, lorſqu'il eſt à terme, & enclavé au paſſage.

Trois raiſons m'y engagerent, 1°. C'eſt que le Curé étoit préſent à la premiere qui s'oppoſoit directement à l'accouchement, à moins que je ne l'aſſuraſſe que l'enfant eſtoit mort, &

comme je n'en avois point d'autre marque, sinon qu'il n'avoit point remué depuis quelques heures seulement, dans la crainte d'attirer l'enfant vivant avec la tête ouverte, comme il est arrivé à quantité d'autres, je n'osai le prendre sur mon compte ; & qu'à cette autre j'y étois convié par un Docteur en Medecine sçavant & eclairé qui me l'ordonnoit par quantité de fortes raisons. 2°. je ne pouvois accoucher cette femme-là, sans tuer son enfant, supposé qu'il ne fut pas mort avant que d'entreprendre l'accouchement, parce qu'on ne le pouvoit avoir autrement, & qu'au cas qu'il vint au monde encore en vie, comme il arrive quelque fois, ce ne peut pas être pour long-temps, parce que l'enfant ne peut survivre à l'operation que quelques jours au plus, sans qu'il en ait jamais échapé aucun, & qu'à celle-ci, il n'y avoit qu'à introduire les doigts l'un aprés l'autre, & ensuite la main dans la matrice, dont l'orifice interieur est presque toûjours facile à dilater dans les pertes de sang, ouvrir les membranes pour, aprés que les eaux seroient écoulées, chercher les pieds de l'enfant, les prendre, les attirer dehors, & finir l'accouchement, sans que la mere ny l'enfant en souffrissent aucun préjudice, si ce n'est, comme je l'ai dit, que lorsque le fœtus n'est pas d'un âge assez avancé pour pouvoir prendre sa nourriture, c'est une necessité qu'il meure. 3°. C'est que quelque foible que soit la mere, & quelqu'enclavé que soit l'enfant, elle peut toûjours accoucher seule, par un effort extraordinaire de la nature, quelqu'epuisée & languissante qu'elle puisse être, comme je le rapporte dans une autre Observation ... confirmée par Monsieur Mauriceau dans deux de ses Observations ; quoi qu'à la verité, si l'on s'en remet absolument à la nature, & que l'on se repose uniquement sur son secours, la vie d'une femme en cet état est dans un grand danger, car s'il y en a quelques-unes qui s'en sauvent, il y en a aussi beaucoup qui y perissent, même aprés s'être delivrées seules, & à ce sujet, je ne puis m'empêcher de raporter une histoire qui me fut faite par le Vicaire de la Paroisse de Sausmesnil, comme j'y étois pour accoucher une femme. Ce Vicaire, avec cinq ou six femmes, m'assurerent comme une chose très vraie, que quelque temps auparavant, m'étant venu chercher pour accoucher une femme en l'état que je dis, avec un mal lent, dont l'enfant étoit bien situé & fort avancé au passage depuis plusieurs jours ; mais que ne m'ayant pas trouvé, & la Sage-Femme en ayant toûjours fait esperer une bonne issuë, la pauvre femme estoit morte, & que le Vicaire étant resté auprès du corps pendant la nuit, avec ces voisines, & bonnes amies de la deffunte, ils avoient tous conjointement entendu un certain bruit, comme un gargoüillement qui leur fit croire que cette femme se vuidoit de quelques excremens : ce qui arrive souvent par le relâchement que les parties souffrent, en sorte qu'ils laisserent la chose indifferente jusqu'au matin, sans y avoir fait aucune attention. Quand il fut jour, & qu'ils allerent pour ensevelir la femme morte, leur surprise fut etrange, de trouver un gros enfant entre les jambes de cette femme, qui étoit l'effet du bruit qui s'étoit fait entendre par cinq ou six personnes, & qui me fut attesté par tous ceux du Hameau, qui avoient vû cette femme morte avec son enfant dans le ventre, & qu'ils virent tous ensemble le matin, l'enfant qui étoit venu la nuit sous le drap qui couvroit la morte, sans autre bruit ny mouvement.

Cette histoire, quoi qu'incroyable en aparence, est neanmoins circonstanciée de maniere que je ne puis m'empêcher de la croire, & que c'est une verité dont je suis aussi persuadé qu'un chacun peut l'être du contraire; mais qui me fait toûjours dire, qu'il ne faut point qu'un Accoucheur appelle les instrumens à son secours, que le plus tard qu'il lui est possible, & seulement dans cette urgente necessité qui a fait dire aux Anciens qu'aux extrêmes maladies il faut d'extrêmes remedes, dans l'esperance que la nature peut faire quelquefois des choses qui surpassent les connoissances humaines.

Mais que quand la perte de sang est abondante, comme à celle-ci, il étoit impossible que la mere ny l'enfant s'en pussent sauver, la mere parce qu'elle perdoit tout son sang, dont la perte ne se pouvoit arrester qu'en vuidant la matrice, par l'extraction de l'enfant & de l'arriere-faix, & que l'enfant étant très petit, foible, & enfermé dans ses membranes, & ses eaux, sans que la mere eut de douleurs, ny que les parties fussent disposées à le laisser sortir, c'étoit une necessité qu'il fut tiré par l'accouchement, ou que la mere & l'enfant perissent : or cette raison de ne pouvoir accoucher sans secours, où il faut que la mere meure, & que l'enfant soit privé de voir jamais Dieu, engagea M. Doucet à me solliciter d'accoucher cette femme, comme je le fis avec un succès aussi heureux pour la mere & l'enfant, que celui de l'autre fut triste & desolant pour tous deux, par la soumission aveugle qu'eut Monſieur le Curé, pour les deciſions des Saints Peres.

Quand je dis que je ne me ſuis jamais diſpoſé à faire un accouchement contre nature, que je n'aie ſenti une étrange émotion chez moi, ce n'eſt pas, grace au Ciel, dans l'inquietude de ne ſçavoir pas comment il le faut faire, ou je tromperois beaucoup de monde, qui me rend la juſtice ou qui me fait la grace de croire le contraire; Mais c'eſt par la crainte de n'y pas réüſſir, & ce ſuccès peu favorable, peut venir de quantité de cauſes differentes, comme ſont le mauvais temperament de la femme, une conſiderable perte de ſang, de violentes convulſions, la groſſeur extraordinaire d'un enfant, & l'étroiteſſe du paſſage; or, ſi un tel accouchement ou tant d'antres que j'ai terminés avec un ſi heureux ſuccès, quoique prévenu & comme aſſuré, que celui que je vais entreprendre ne me ſera pas moins favorable, me fait neanmoins trembler; à quelles extrémités ne ſerois-je pas réduit? ſi je me voyois forcé de tuer un enfant, de la vie duquel je ſerois aſſuré, pour ſauver celle de ſa mere; ou en état de réſoudre l'operation Céſarienne, pour procurer la vie ſpituelle & peut-être temporelle à l'enfant, aux depens de celle de ſa mere, qui eſt une operation infiniment plus cruelle que celle de la taille, plus dangereuſe que l'empyeme, plus à craindre que le trépan, plus douloureuſe que l'amputation de toutes les extrémités, plus delicate que la buboncelle, plus ſenſible que la réduction de l'inteſtin, la ligature & l'amputation de l'epiploom, & la ſuture de l'abdomen, à l'occaſion d'une plaie faite d'un inſtrument trenchant & perçant, par où ces parties ſeroient ſorties, & plus terrible enfin que toutes ces operations enſemble, dont neanmoins M. Ruleau parle comme s'il vouloit l'egaler à ces autres operations, & en donner les preceptes, afin d'en rendre l'uſage familier, parce qu'elle lui a réuſſi une ſeule fois, entre pluſieurs qui n'ont pas eu un ſuccès favorable, quoiqu'il n'en declare que deux. En verité cet Auteur marque trop d'eſprit dans ſon petit Livre, pour ne pas convenir avec tout ce qu'il y a de gens ſenſés, que les choſes rares ne ſont point les Arts, comme une ſeule hirondelle ne fait pas le Printemps.

## CHAPITRE XIV.

### *De l'accouchement d'un enfant sans cerveau & de plusieurs autres de differentes figures.*

TOUS les Auteurs qui ont traité des Accouchemens se sont fait un merite de raporter quelques faits extraordinaires qui leur sont arrivés, tant pour faire voir combien la nature est bizarre dans ses productions, qui devroient être les plus uniformes, qu'afin d'instruire les Chirurgiens de la maniere dont ils se sont comportés, pour les finir heureusement, comme deux enfans unis & attachés ensemble, un enfant a deux têtes, ou un enfant avec une masse de chair, au lieu de tête, ou une tête sans cerveau, ainsi que de plusieurs autres figures, avec deffaut de parties, ou avec des parties superflues.

J'ai crû, à l'exemple de ces grands Hommes, en devoir rapporter, quelques-uns de même nature, mais plus particulierement celui-ci, non par rapport à l'accouchement, puisque je regarde la situation en laquelle il est venu au monde, comme la plus avantageuse & celle qui sur toutes les autres merite à plus juste titre le nom de naturelle, ce qui se prouve évidemment par le peu de temps & par la maniere dont j'accouchai la mere, quoique l'enfant fut mort; mais pour donner lieu à bien des raisonnemens, & aux consequences que l'on peut tirer de la structure d'un pareil enfant.

## OBSERVATION CCCXLIX.

Le 22 Aoust de l'année 1694. l'on me vint chercher pour secourir une revendeuse de vieux habits, qui étoit en travail depuis le soir précedent, & dont l'enfant étoit mal placé: comme les eaux étoient écoulées & les douleurs fortes & continuelles, je n'eus d'autre vûë que de m'assurer de la situation de l'enfant, dont je trouvai un pied, & l'autre assez proche pour les joindre tous deux, les attirer hors du vagin, & finir l'accouchement en un instant, l'arriere-faix suivit avec la même facilité. C'étoit une fille à laquelle je ne connus aucunement de vie, quoique la mere & les femmes qui lui aidoient, m'assurassent toutes, qu'elle avoit beaucoup & très vivement remüé, pendant tout son travail, & qu'il n'y avoit qu'un moment qu'elle avoit cessé de se mouvoir.

## REFLEXION.

Cette petite fille étoit d'une grandeur ordinaire, & très-bien formée en toutes les parties de son petit corps, depuis les pieds jusqu'aux paupieres superieures, avec les yeux dans leurs orbites, & les oreilles, comme aux autres enfans; mais au lieu de l'os coronal, des os parietaux, & de l'os occipital, il n'y avoit qu'une calotte osseuse qui étoit intimement unie aux os de la machoire superieure, sur lesquels repose le cerveau dans l'ordre naturel; mais dont il n'y avoit pas la moindre parcelle non plus que du cervelet.

Ce spectacle me parut assez extraordinaire pour meriter quelqu'attention: ce qui fit que j'assemblai Messieurs Doucet & Fortin, Docteurs en Medecine, tous deux sçavans & très éclairez, avec ce que je pus de personnes curieuses, en présence desquels je fis ce qui suit pour tâcher de connoître de quelle maniere cette tête étoit composée. Voici où se termina nôtre recherche.

Après avoir levé le cuir chevelu & decouvert cet os qui étoit sans division de membranes de fontanelle ny de suture; mais par tout égal en sa partie exterieure, j'essaiai d'en lever une portion pour voir s'il n'y avoit point une partie interieure, ou une seconde table, avec quelque portion de cerveau, de cervelet, de meninges, ou membranes, mais fort inutilement, la premiere table ou sa superficie levée, tout le reste étoit d'une substance spongieuse & tendre, approchante de celle du diploie, si ce n'est qu'elle n'estoit pas si liquide, & que le scalpel l'enlevoit sans difficulté, dans laquelle étoient confondus les os etmoide & sphenoide, sans aucune division, ny separation. La partie exterieure de la machoire superieure qui sert à former le palais, lui servoit comme de seconde table, ny ayant pas un pouce d'épaisseur entre les deux. Je veux dire de la partie superieure de cette tête osseuse, à la partie exterieure & inferieure de la machoire superieure, appellé le palais, dans laquelle je ne pus remarquer ny nerfs, ny veines, ny arteres, avec toutes les mesures que je pus prendre, pour m'en éclaircir, la moëlle de l'épine allongée, s'attachoit ou se terminoit à cet os, comme elle fait aux autres têtes bien formées, desquelles elle sort, pour être le principe, ou la fin du cerveau, selon les differentes pensées des Auteurs, n'en differant en rien par sa partie interieure, les yeux avec toutes leurs tuniques & leurs humeurs se terminoient aux nerfs optiques au fond de l'orbitte, qui paroissoient s'attacher & se perdre dans ce cerveau osseux, comme faisoit la moëlle de l'épine, & de la même maniere qu'à ceux où il n'y a rien d'extraordinaire, ainsi que les autres vaisseaux qui étoient tous dans la même disposition & arangement du côté de la machoire superieure, & à l'égard de leur apparente entrée & sortie du cerveau.

Ces Messieurs me demanderent où je croyois que les esprits se separoient chez cet enfant, pour fournir aux mouvemens sensibles que faisoit ce fœtus au ventre de sa mere, puisqu'il n'avoit pas de cerveau, qui est le lieu où cette ſeparation ſe fait, & où eſt le réſervoir des eſprits, ces mouvemens ne s'étant pu faire que par leur ſecours, non plus que celui du cœur & des arteres, pour entretenir la circulation de la mere à l'enfant, & de l'enfant à la mere.

Je leur dis que voyant la diſpoſition de ces parties, ſçavoir des veines, des arteres & des nerfs, qui paroiſſoient entrer & ſortir de cette tête, ou cerveau oſſeux, comme des autres têtes, bien formées & bien conditionnées, dans la ſtructure deſquelles la nature n'a rien oublié, je doutois ſi cette tête toute informe qu'elle étoit, n'y contribuoit pas en quelque maniere, puiſque l'experience nous faiſoit voir que des arteres conſiderables s'introduiſoient dans les os & y conſervoient leur battement; mais que ces mouvemens ſi ſenſibles étant faits par les bras & les jambes qui reçoivent leurs nerfs de la moëlle de l'épine, & que cette moëlle de l'épine paroiſſant bien conditionnée, dans ſa ſituation, quantité & qualité; Il n'eſtoit pas neceſſaire de chercher le ſecours de ceux du cerveau pour ces mouvemens; mais bien pour la vûë, l'ouie, la langue, &c. leſquelles parties en étant depourvûes, on auroit pu dire de cette fille, ſi elle avoit un peu vêcu, qu'elle avoit des yeux, & ne voyoit point, qu'elle avoit des oreilles, & n'entendoit point, & ainſi du reſte.

Qu'à l'égard du mouvement du cœur, il n'étoit pas neceſſaire qu'il reçût des eſprits du cerveau, pendant que cet enfant étoit au ventre de ſa mere, ou qu'il en falloit bien peu pour faire ce mouvement de ſiſtole & diaſtole, ou de contraction & de dilatation, puiſque le ſang paſſe d'un ventricule à l'autre, par le trou oualaire, ſans avoir que peu ou point de beſoin d'autre ſecours que la ſeule impulſion qu'il reçoit de celui de ſa mere, ce qui paroît ſe prouver de ſoi-même, en faiſant reflexion ſur ce que la nature, s'étant par trop oubliée dans la conſtruction de cet enfant, qui n'avoit vécu qu'autant de temps qu'il avoit joui de cette parfaite union, pendant la groſſeſſe, puiſque ſa vie n'avoit pû ſe conſerver juſqu'à ce qu'il eut été au monde, mais qu'elle avoit diſcontinué auſſitôt qu'il s'étoit trouvé dans la diſpoſition prochaine d'y venir, par la clôture qui s'étoit faite dans ce moment du trou oualaire & l'impuiſſance où le cœur avoit été de ſe mouvoir, afin de recevoir le ſang & le diſtribuer aux autres parties, par le defaut d'eſprits, manque de cerveau, qui avoit rendu l'uſage du nerf de la huitiéme paire (nommée par les anciens Sexta vaga) inutile, qui eſt l'organe de ſon mouvement, le pateique ne lui ſervant que pour marquer ou faire ſentir les paſſions.

Ce que j'avançois ſe prouvoit aſſez par les mouvemens ſenſibles que cet enfant faiſoit au ventre de ſa mere, qui diminuerent à meſure que l'accouchement approchoit de ſa fin, par l'ouverture des membranes & l'écoulement des eaux, pour n'être plus aperçû, quand il fut au jour, dont nous fumes tous également ſurpris, juſqu'à ce que j'euſſe vû ce defaut de conformation, qui ne me laiſſa pas chercher la cauſe de cette mort plus loin.

Je demandai à mon tour à quelques-uns de ces Meſſieurs, ſi ſelon M. des Cartes, cela ſe devoit appeller enfant ou beſte; ame ou machine, puiſque l'enfant differe de la beſte, en ce que l'enfant a une ame, & que la beſte n'en a point, que l'ame eſt une ſubſtance qui penſe, & que la beſte ou machine étant incapable de penſer, n'a par conſequent point d'ame.

Or l'ame, leur dis-je Meſſieurs, ſelon M. des Cartes, dont vous eſtes Se-

Ctateurs, étant une substance qui pense, il faut sçavoir ce que c'est que penser, & le lieu où réside cette substance qui pense, & si penser, est avoir l'idée de quelqu'objet sur lequel on puisse réflechir, il y a beaucoup d'apparence que l'enfant au ventre de sa mere, n'est non plus capable de penser ny de réflechir à des objets, qu'un sourd né de comprendre ce que c'est que son, chant, ou parole, non plus qu'à un aveugle né ce que c'est que couleur; & si en suivant l'idée de cet Auteur, ils font, comme lui, résider cette substance, qui pense dans la glande pineale, placée, comme il dit, dans une si heureuse situation au milieu du cerveau, avec une entiere liberté de se promener dans des espaces qui se trouvent en cet endroit, qui ne sont que peu ou point occupées, & le septum lucidum pour se tirer, & dont les parties sont spiritueuses, sont échauffées par la chaleur douce du sang atteriel qui est contenu dans cette quantité de petites arteres qui forment le plexus coroïdes, pour être ensuite distribuez par toutes les parties du corps, afin d'executer les volontés de cette ame & le reste; mais que cette glande ne se trouvant pas dans cette tête, non plus qu'aucune autre partie du cerveau, c'étoit une necessité qu'ils convinssent de la fausseté de leur principe, ou que cet enfant étoit une pure machine, ce qui ne se pouvoit raisonnablement dire, & qui paroissoit tout-à-fait insoutenable, puisque cette petite fille étoit des mieux formées, & qu'elle avoit un des plus beaux visages qui se pût voir à un enfant nouveau né, & à laquelle j'aurois administré le saint Baptême, si j'étois venu au moment qu'elle étoit encore en vie, quoiqu'au ventre de sa mere, sur le premier pied que j'aurois attiré dehors, ce que le manque de mouvement & les autres marques de vie qu'elle ne donnoit point, quand j'arrivai, m'empescherent de faire, ne doutant pas que ce Baptême n'eut procuré à ce pauvre enfant le même bonheur dont jouissent les mieux formés qui meurent en cet état.

Comme les deux opinions opposées se trouverent assez soutenables, je leur laissai debattre la question, n'étant plus mon affaire, & repliai ma prétendue machine, que je reportai à sa mere, dont je ne pus l'obtenir pour l'envoyer à un sçavant de mes amis, afin de sçavoir en faveur de qui la question auroit été decidée, quoiqu'elle ne soit d'aucune consequence pour le fait des accouchemens dont il s'agit.

## OBSERVATION CCCL.

Le 7 May de l'année 1700. je fus prié d'accoucher la femme d'un Charpentier de cette Ville, qui étoit malade depuis deux jours; comme les douleurs étoient fortes & très frequentes, je fis changer la malade de situation, & de couchée qu'elle étoit, je la fis asseoir sur les genoux d'une femme forte. L'avantage qu'elle trouva dans cette situation à mieux faire valoir ses douleurs, aida si bien à pousser l'enfant dehors, dont la tête étoit fort avancée, & presentoit la face la premiere, qu'il sortit en deux ou trois douleurs redoublées, je la delivrai ensuite avec beaucoup de facilité.

Je

Je fus surpris de voir ces enfans assez semblables au précedent, à la difference qu'au lieu d'une couverture osseuse aux os de la machoire superieure sphenoyde, & etmoyde, comme à l'autre, ces os de la machoire étoient comme aux autres têtes, où il paroît une portion du crâne assez semblable à celle qui reste après que la calotte est levée pour faire la demonstration du cerveau, dont il n'y avoit pas la moindre portion, non plus que de cervelet; mais seulement une membrane fort epaisse, du milieu de laquelle sortoit une considerable excroissance de chair, qui prenoit sa naissance par un petit pedicule, environ sur les os sphenoyde & etmoyde, qui augmentoit son volume en elargissant comme ces grands champignons, environ de la grandeur du fond d'une assiette, où je ne trouvai rien au reste qui ne fut assez egal au précedent.

## OBSERVATION CCCLI.

Le 11. Janvier de l'année 1703. je fus mandé par une Sage-Femme, pour secourir une malade qui étoit en travail du jour précedent, sans qu'elle y put rien connoître. Comme je me trouvai heureusement chez moi, je m'y rendis à l'instant. Je trouvai cette malade sur le petit lit, ses eaux écoulées, & l'enfant si eloigné, que je ne pus m'assurer de sa situation dans ce premier essai. Je demandai à la mere si son enfant étoit encore vivant, elle m'assura qu'elle l'avoit beaucoup & très sensiblement senti il n'y avoit pas long-temps, ce qui me fut confirmé par les femmes qui lui aidoient, lesquelles en étoient des temoins oculaires. Je fis mettre cette femme dans une situation plus commode pour moi, que celle en laquelle elle étoit. Après quoi je m'assurai que cet enfant presentoit un côté. J'allai avec bien de la facilité chercher les pieds, que je pris tous deux, les attirai hors le vagin, & baptisai l'enfant sur ces parties, à condition qu'il fut vivant, & achevai ensuite cet accouchement avec toute la facilité possible, d'autant plus que l'arriere-faix se detacha & suivit sans que j'y touchasse davantage. Je mis l'un & l'autre dans le linge que la Sage-Femme tenoit prêt pour cet effet, afin qu'elle y donnât ses soins, pendant que je donnois les miens à la mere, tant pour la mettre dans une situation commode que pour le reste, & j'allai ensuite à l'enfant que je n'entendois pas crier, qui étoit une funeste marque, & auquel j'avois remarqué quelque chose de monstrueux dans le visage. Je fus convaincu de l'un & de l'autre en même temps, n'ayant donné aucun signe de vie ; je le fis porter chez moi à l'insçu du pere & de la mere, sous prétexte qu'on le portoit enterrer à quelque coin. J'appellai M. de Fromont, Docteur en Medecine, & quelques autres Messieurs, ausquels je le fis voir ; & voici ce qu'il y avoit de particulier dans sa conformation.

C'étoit une fille qui n'avoit rien en tout son corps de different des autres enfans depuis les pieds jusqu'aux épaules, sur lesquelles la tête étoit immediatement attachée, sans nulle apparence de col, deux petites oreilles assez semblables à celles d'un chat, étoient attachées à ces épaules, le menton étoit contigu à la partie superieure du sternum & des clavicules, la bouche, les levres, & le bas du nez, étoient assez au naturel, mais ce nez en continuant son progrès, passoit par dessus les os etmoyde & sphenoide, ou du moins par le lieu où ces os auroient dû être, parce que en cet endroit ce visage quittoit la figure humaine & en prenoit une si bizarre, qu'elle n'avoit aucun rapport à quelqu'animal qui me fut connu. Il n'y avoit point de front, les yeux étoient plus sur le derriere, qu'en la partie superieure, avec une espece de petit cartilage qui formoit le derriere, comme celui qui se remarque au derriere d'une tête de veau, le panicule chevelu paroissoit comme si on l'avoit levé exprès, & qu'on l'eut fendu depuis l'intervalle des yeux où étoit son principe, qui se separoit environ à trois doigts de distance d'un côté à l'autre, & venoit se terminer par deux queues en la partie posterieure & inferieure des fausses côtes. L'intervalle qui paroissoit au milieu dans toute cette etendue, étoit une figure de chair, comme quand les premiers tegumens sont levez ; les cheveux étoient attachez à ce panicule, & formoient les deux côtez de cette chair, comme si on les avoit tirés très-fortement pour les faire alonger, afin de gagner le lieu où ils alloient s'attacher, & ces cheveux y faisoient une espece de broderie, qui sembloit faite exprès, pour y servir d'agrément, parce qu'ils devenoient plus courts, à mesure qu'ils s'éloignoient de la tête.

J'ouvris cette petite fille, je ne trouvai rien dans le ventre inferieure ny dans le ventre moyen qui lui fut particulier ; mais une confusion que je ne pus debrouiller dans les muscles du col, de la langue, de l'œsophage, & du reste appellé parmi nous autres Chirurgiens la petite Myologie, non plus qu'aux vaisseaux,

Je ne trouvai aussi aucûnes membranes meninges, cerveau, ni cervelet, toute cette tête ne faisant qu'un seul os. Après avoir ouvert & examiné tout cela, je pris soin de bien laver ces parties, afin que le sang ne me fit aucun obstacle pour tâcher de les distinguer; mais toute ma précaution pour en apprendre davantage, ne servit qu'à m'assurer que je n'y pouvois rien connoître.

Je m'arrêtai aux yeux, qui étoient dans des especes de petits orbites très-superficiels, qui les laissoient regner au dessus de cette tête, comme s'il n'y en avoit point eu, quoiqu'ils fussent attachez au fond & au milieu de ces petits orbites, par le moyen des nerfs optiques, de la même maniere qu'à celle qui fait le sujet de la précedente Observation, & ces yeux étoient composez de toutes leurs humeurs & tuniques, n'étant pas tout-à-fait conformes en tout aux autres sujets, mais y ayant beaucoup de rapport, & dont on peut tirer les mêmes consequences, ainsi que de la moëlle de l'épine, à la difference seulement que celle-cy manquant de col, les vertebres faisoient une figure recourbée en forme d'arc ou croissant, pour gagner cette espece de cartillage osseux, qui terminoit le derriere de cette tête imparfaite, nonobstant quoy je ne doutai nullement que la moëlle, quoique derangée en apparence dans sa route, par cette figure de l'épine, fort éloignée de la naturelle, ne contribuât ou plûtôt ne fût le principe des mouvemens sensibles, dont la mere s'étoit toûjours apperçuë dans les derniers mois de sa grossesse, & qui devinrent si sensibles lors du travail, que les femmes qui l'assistoient, les remarquerent long-tems, & jusqu'après que les eaux fussent écoulées, après quoy elles n'en apperçurent plus aucun, qui fut le temps qu'il cessa de vivre, comme le précedent.

## OBSERVATION CCCLII.

Le 25 Août de l'année 1710. une femme de cette Ville, que j'avois accouchée plusieurs fois, & qui commençoit d'être en travail, m'envoya prier de venir la voir. Je la trouvai avec des douleurs fortes & très-frequentes, & les eaux percerent presque aussi-tôt que je fus entré; mais les douleurs ayant discontinué, & l'enfant étant encore fort éloigné, je m'en retournai depuis le matin jusqu'au soir, que les douleurs ayant confiderablement augmenté, je trouvai en la touchant quelque chofe d'affez mou, pour me perfuader que c'étoit encore des eaux; mais ne changeant ni fa confiftance ni fon volume, non plus avant, pendant, qu'après les douleurs, quelque legeres ou fortes qu'elles fuffent; je commençai à douter de ce que ce pouvoit être; mais fans m'en embarraffer, en ce que ce corps mou avançoit à toutes les douleurs, fans retrograder en aucune maniere, & que cette femme fentoit toûjours remuer fon enfant; ce qui m'étoit autant de feurs garands de la réüffite. Les douleurs ayant continué, augmenté & redoublé, terminerent enfin mon doute, par l'accouchement d'un enfant en vie, mais des plus difformes, puifque cette partie molle qui fe prefentoit étoit une longue tête, qui n'étoit compofée que du panicule chevelu, & du cerveau fans coronal, parietaux, ni occipital; mais feulement les os de la mâchoire fuperieure, Sphenoyde, & Etmoyde, qui fervoient de bafe au cerveau, dont les bras & avant-bras n'avoient pas plus de trois pouces de longueur, avec deux mains de la grandeur & figure de la patte de devant d'une taupe. Les cuiffes & les jambes avoient environ quatre pouces, & les pieds comme les pattes de derriere d'une taupe, qui au lieu de s'allonger à l'ordinaire, & d'avoir leur articulation avec l'ifchyon, étoient directement de côté, & s'écartoient en dehors, de maniere qu'elles gardoient le niveau, ou une droite ligne avec le perinnée; en forte que fi cet enfant ne fe fût pas prefenté par la tête, comme il faifoit, j'aurois été très-embarraffé de lui trouver une bonne prife, pour en délivrer la mere, ne m'étant pas fervi du crochet, il y a plus de vingt années, qui auroit pourtant été le feul inftrument dont j'aurois été forcé de me fervir en cette occafion; mais comme je n'ai pas fait vœu de ne m'en fervir jamais, je n'aurois fait alors nulle difficulté de le remettre en ufage, puifque je ne me fuis difpenfé de l'employer, que parce que je lui ai trouvé un fupplément plus favorable, qui remplit mieux mon intention, & dont le fecours eft non-feulement moins à craindre, mais beaucoup plus affeuré.

Il paroit par le rapport que M. Peu fait dans fon deuxiéme Livre, page 164, d'un accouchement à peu près femblable à celui-cy, qu'il fe fervit de cet inftrument; je ne fuis pas embarraffé de fçavoir comment il a fait, pour terminer cet accouchement, puifqu'il le dit; mais je le fuis beaucoup de fçavoir comment il a pû faire pour ondoyer cet enfant: ce ne fut pas sur les pieds, puisqu'il n'en avoit point; & s'il eut presenté la tête, sa mauvaise conformation l'auroit tenu dans l'incertitude, jusqu'à ce qu'il eût été hors de la matrice, comme il m'arriva à celui-cy, & d'autant plus encore, en ce que l'un n'avoit point de crâne, & que l'autre avoit la tête bien formée.

Je donnai avis de la naissance de cet enfant à M. de Fromont, Docteur en Medecine, & à quelques-uns de mes Confreres, qui se trouverent chez moy, en presence desquels je fis l'ouverture de cette tête sans crâne. Je trouvai le cerveau complet, je veux dire, le cerveau, le cervelet, la dure, & la piemere, les vaisseaux, & les anfractuosités, le septum lucidum, le plexus choroydes, la glande pineale, & enfin toutes les parties & les nerfs, sans qu'il manquât aucune des parties que l'on a coûtume de démontrer dans le cerveau des têtes les mieux formées. Les deux autres ventres n'avoient rien de particuliers, je ne fis autre attention aux bras ni aux jambes que celle que l'on doit faire à un vice de conformation de la nature de celui de cet enfant, qui heureusement ne vêcut qu'autant de temps qu'il en fut necessaire pour le baptiser.

Il n'est pas à douter que ce pauvre enfant si informe ne fût ame & machine, selon les Cartesiens; ame, en ce qu'il avoit le cerveau bien formé, & sur tout la glande pineale, qui est jusqu'où j'en conduis la démonstration, sans ennuier le Lecteur du reste; mais c'étoit en même temps une machine, par rapport à sa structure si imparfaite, & beaucoup au dessous de ces autres, ausquels le cerveau manquoit.

## OBSERVATION CCCLVII.

Le 13 Avril de l'année 1712, l'on me vint querir avec empressement pour secourir une femme de cette Ville, qui étoit malade pour accoucher. J'y allay avec toute la diligence possible. Je trouvai cette malade avec de violentes douleurs, qui redoubloient sans cesse. Mon premier soin fut de m'asseurer de la situation de son enfant; & comme je voulus m'en instruire, les eaux percerent, & l'enfant suivit. Je me serois inquieté de sa vie, si pendant que je délivrai la mere, à quoi j'employai un peu de temps, outre la peine que j'eus, je ne l'eusse pas vû remuer sans cesse, parce que contre l'ordinaire de presque tous les enfans, qui pleurent en naissant ; celui-cy ne faisoit aucuns cris ; mais je fus surpris en l'ôtant d'entre les jambes de sa mere, avec l'arriere-faix pour le donner à la Garde, afin que j'eusse plus de facilité a lui lier le cordon, je fus, dis-je, surpris, de voir un visage des plus monstrueux, quoiqu'il eût le reste de la tête bien formée, ainsi que tout le corps.

Ce visage avoit un front plus large qu'il ne devoit être, du bas duquel & entre les deux sourcils, sortoit ou pendoit une appendice en maniere de verge, pareille à celle qu'il avoit au bas ventre ; avec le prépuce & le gland, qui s'attachoit à la partie inferieure du coronal, & pendoit de la longueur d'un bon pouce, sur un seul orbite, qui étoit à la place du nez, dont il n'avoit aucune marque, & dans cet orbite, qui étoit ovalle, & plus grand qu'il n'est ordinairement pour un œil, étoit le globe des deux yeux avec leurs tuniques, leurs humeurs & leurs membranes, attachez aux deux nerfs optiques, qui s'unissoient, en sorte que cet orbite étoit un trou, au lieu de la bouche, qui avoit la même figure que s'il avoit été fait d'un vilbrequin, sans lévres ni commissure, avec un menton aussi long que le front étoit grand ; comme il remuoit sans cesse, & même assez fortement, j'envoyai chercher le Vicaire pour le baptiser au logis, afin d'ôter au public la vûë d'un tel enfant, & la honte aux parens de faire voir un tel spectacle, qui bien qu'elle n'en soit pas reprochable, n'en fait pas moins de peine à ceux qui s'y interessent. Je n'aurois pas donné cette peine au Vicaire, si j'y avois vû le moindre risque ; mais je ne crûs point le devoir faire, ni y être autorisé sans une urgente necessité. En cette occasion, comme en toute autre, il faut que chacun fasse son métier. Je me persuadai bien qu'il ne vivroit pas long-temps, parce qu'il ne pouvoit ni têter ni boire, à cause de la mauvaise structure de ses lévres. Toutes les autres parties du corps de cet enfant paroissoient d'une belle & bonne conformation. Il mourut quelques heures après sa naissance, & la mere se porta bien, peu de jours ensuite.

Je passe sous silence plusieurs autres enfans, dont j'ay accouché les meres, ausquels la nature avoit donné par profusion plus qu'il n'étoit necessaire, comme ceux où elle s'est oubliée, & ceux encore au corps desquels quelques figures de certains animaux ou poissons se trouvoient attachez, ou en défiguroient les plus belles parties, qui seroient plûtôt regardez du Lecteur comme des contes, que ces recits n'auroient d'utilité; j'observerai seulement que lorsque j'ai trouvé six doigts à une main, ou à un pied; qu'il y en avoit toûjours un moins animé que les autres, & qui dans la suite a été à charge, & jamais utile; ce qui fait que je le lie avec un fil ciré, le nouë à double nœud, & en le serrant deux ou trois jours de suite, il tombe, & est gueri en même temps. S'il se trouve quelque excroissance, & qu'elle prenne naissance par une petite base, je fais la même chose; mais à l'égard du bec de liévre, c'est inutilement qu'on voudroit le guerir aux enfans, & c'est une necessité d'attendre qu'ils ayent l'usage de raison pour faire cette operation avec succès; ce qui m'a empêché de l'entreprendre qu'aux adultes, ausquels elle m'a toûjours fort bien réüssi. Je sçai bien que Rhonuysen, fameux Chirurgien Hollandois, allegue plusieurs raisons pour montrer que l'on doit plûtôt la faire aux enfans qu'aux adultes, & qu'il rapporte plusieurs experiences qu'il prétend avoir faites avec succès; mais tout cela n'a pû m'engager à en faire l'épreuve, par le peu d'apparence qu'il y a d'y réüssir.

## CHAPITRE XV.

### *La raison qui empêche de prévoir la sortie du cordon de l'ombilic avant la tête de l'enfant.*

Un Accoucheur est surpris de voir quelquefois sortir le cordon de l'ombilic, & devancer la tête de l'enfant, sans avoir pû prévoir cet accident; quoiqu'il ait touché la femme plusieurs fois, & pendant, & après la durée des douleurs, avant que les membranes fussent ouvertes, & que les eaux fussent écoulées.

Ce défaut de prévoyance peut venir de la foiblesse du battement ou de la petitesse du cordon, joint aux plis ou rides que font les membranes, lorsque les eaux viennent à rétrograder, aussi bien que la quantité d'eaux qui étoient contenues avec l'enfant, dans l'un ou l'autre desquels le cordon peut se noier ou se confondre: en sorte qu'il ne lui est pas possible de se rendre cette issue évidente.

La longue pratique a pourtant fourni les moyens de developper cette énigme, en ce que le battement du cordon paroît lorſqu'il eſt plus avancé dans les eaux que la tête de l'enfant; ou pour mieux dire, quand le cordon ſe trouve avancé, ou qu'il ſe gliſſe entre la tête de l'enfant & les membranes qui contiennent les eaux. Il eſt facile de s'en appercevoir, lorſque la douleur ceſſe, & que les eaux viennent à retrograder, le cordon reſtant avec les membranes: on diſtingue alors très-bien ſon battement; ce qui fait bien voir que quand ce battement ne ſe manifeſte point, & qu'un Chirurgien qui ſçait accoucher ne s'en apperçoit pas, c'eſt que le cordon eſt encore trop haut ou trop loin, ou même qu'il n'auroit aucune diſpoſition à ſortir, s'il n'y étoit forcé par la quantité d'eaux, & la rapidité avec laquelle elles s'écoulent, qui l'entraînent, comme un torrent fait tout ce qu'il rencontre.

Or comme l'Accoucheur ne peut prévoir la ſortie du cordon lorſqu'elle ſe fait de la ſorte, il ne peut non plus la prévenir par l'accouchement; mais auſſi ne doit-il pas differer d'accoucher la femme quand il eſt ſorti; au lieu que lorſqu'il s'apperçoit par le battement que ce cordon doit ſortir, il doit au plûtôt ouvrir les membranes, & accoucher la mere, pour ſauver la vie à l'enfant.

## OBSERVATION CCCLIV.

Le 4 Juillet de l'année 1703. je fus prié d'accoucher la femme d'un Charpentier de cette Ville, qui étoit en travail depuis deux ou trois heures, dont les douleurs étoient fortes, mais éloignées. Je la touchai à la fin d'une de ces douleurs pour connoître la ſituation de ſon enfant. Je trouvai qu'il préſentoit la tête qui commençoit de s'engager au paſſage, & dont le battement du cordon ſe faiſoit ſentir aiſément, m'en étant bien aſſuré par un ſecond attouchement, je pris le parti d'accoucher cette femme. Les douleurs étant éloignées comme je l'ai dit, & les eaux ne paroiſſant pas encore ſi preſtes à percer, me donnerent le temps de prendre des meſures juſtes, ſans rien précipiter, aprés quoi je mis la malade ſur le travers de ſon lit dans la ſituation la plus commode. J'ouvris les membranes, je repouſſai un peu la tête de l'enfant, coulai ma main à côté, en allai chercher les pieds, que je joignis, les attirai dehors. Le reſte du corps ſuivit, je delivrai la mere, qui ſe porta bien & ſon enfant auſſi qui étoit un garçon.

REFLEXION

## REFLEXION.

C'eſt une neceſſité de finir l'accouchement, quand l'Accoucheur eſt aſſuré que le cordon eſt prêt à ſortir, & de prévenir & accompagner la tête de l'enfant. Il le tire de l'inquiétude & du peril ou cet accident expoſe ſa vie & dont il n'eſt ſouvent pas le maiſtre de le tirer, quand il laiſſe échapper le moment qui le pouvoit prévenir, car pour lors toute l'adreſſe du plus excellent Accoucheur, ne peut pas empêcher ce triſte évenement: c'eſt un fait d'experience & d'une verité inconteſtable qu'un Chirurgien doit regarder dans la pratique des accouchemens comme un précepte qu'il ne doit jamais manquer de ſuivre toutes les fois que l'occaſion s'en preſente.

## OBSERVATION CCCLV.

Le 27 Decembre de l'année 1724. comme j'étois auprés d'une Dame à quelques lieuës de Vire, une femme de ſes voiſines étant attaquée d'une groſſe fiévre, & de plus malade pour accoucher, l'on me vint prier de la voir, parce que la Sage-Femme y trouvoit quelque choſe d'extraordinaire. J'y allay auſſi-tôt, & luy trouvai une fiévre continue des plus violentes, & la Sage-Femme qui m'aſſeura n'avoir jamais vû pareille choſe à celle qu'elle trouvoit à cette femme. Il me parut par l'examen que j'en fis, que c'étoit les eaux qui s'avançoient de la groſſeur du poing, lorſque la douleur ſe faiſoit ſentir, avec un battement conſiderable, mais qui ſe manifeſtoit encore plus quand les eaux avoient retrogradé, après que la douleur avoit ceſſé; en ſorte que je m'aſſeurai que c'étoit le cordon de l'ombilic, qui donnoit ce mouvement aux eaux dans leſquelles il étoit deſcendu, après avoir paſſé à côté de la tête de l'enfant, & l'avoir beaucoup devancée; le battement de ce cordon ſe faiſant encore mieux ſentir, lorſque les eaux n'y formoient plus d'obſtacle; ce qui faiſoit aſſez connoître la quantité, la groſſeur & la forme du battement du cordon, qui étoit deſcendu en cet endroit, & la neceſſité où étoit cette malade, d'être promptement ſecouruë, ainſi que ſon enfant. Ce qui me fit auſſi mettre au plûtôt ſous elle un drap en pluſieurs doubles, pour l'accoucher dans ſon lit, ſans la changer de place, dans la crainte que les eaux étant ſi prêtes à percer, le cordon ne les ſuivît, & ne s'engageât avec la tête de l'enfant, qui auroit couru un très grand riſque de ſa vie, dont je le tirai, en ouvrant les membranes pour aller chercher les pieds, à quoi je n'eus nulle peine, malgré la grande maladie de la mere, qui se tira ensuite de ce dangereux état, ainsi que son enfant, par le secours que je leur donnai, & les soins que j'en eus dans la suite de ses couches.

## REFLEXION.

Ce n'est pas assez de sçavoir ce qu'il faut faire, il faut aussi sçavoir, quand il le faut faire, & c'est ce que l'on peut remarquer dans ces deux accouchemens, où je ne fais paroître aucun empressement au premier, quoique de même espece que celui-ci, parce que les douleurs ne se suivoient pas, & que les eaux ne marquoient point devoir percer si-tôt, au lieu que je brusquai celui-ci, parce qu'à en juger sur les apparences, les membranes paroissoient devoir s'ouvrir incessamment, & comme il est plus facile de couler la main à côté de la tête avant qu'elle occupe le passage, que de la faire rétrograder quand elle y est une fois engagée, il est par consequent plus avantageux de rompre les membranes, en cette occasion, que de les laisser s'ouvrir d'elles-mêmes, parce que la malade demeure sans douleur dans ce moment, qui est celui dont l'Accoucheur doit profiter, pour terminer son ouvrage, comme je le fis en ces deux accouchemens, & que je l'ai fait en plusieurs autres semblables.

Quand je dis que j'accouchai cette femme dans son lit & que j'en use de même en beaucoup d'autres occasions, quoique dans une de mes Observations j'aye blâmé l'accouchement dans le lit ordinaire, comme une chose opposée à la propreté & à la commodité de la malade, c'est ce que je soutiens encore dans celle-ci, quand on peut faire autrement, & je n'ai jamais accouché aucune femme dans son lit, à moins que je n'aie été surpris, ou que je n'y aie été indispensablement obligé par une occasion pressante, en sorte que quand j'accouche une femme dessus son lit accommodé selon que la necessité le requiert, c'est que je ne le puis faire ailleurs, & que cette même necessité n'a point de Loy, ce qui se prouve parfaitement bien dans l'Observation qui suit, à laquelle l'occasion me fait trouver place, & celle qui en fait le sujet, loin d'avoir été une femme grosse, ou accouchée, étoit une fille tourmentée du plus desagréable accident qui lui pût arriver.

## OBSERVATION CCCLVI.

Dans le mois d'Octobre 1704. je fus prié de voir une jeune malade d'une totalle suppression d'urine. Je la trouvai sans sentiment ni raison, le ventre élevé, dur & tendu, en sa region hypogastrique. Je la fis mettre en situation par deux femmes qui la tenoient, pendant que je la sondai, l'urine qui sortoit autant que le canal de la sonde le pouvoit permettre, se trouva tout à coup arrêtée par un mouvement que je sentis au dedans de la vessie, comme quelque chose de gros & pesant, qui seroit tombé sur une partie superieure, auquel je ne trouvois aucune dureté ni asperité, qui même ne m'empêchoit pas de pousser la sonde plus avant; mais après quoi je ne pus plus faire sortir une seule goutte d'urine, quoiqu'il semblât y en avoir encore de la maniere qu'elle sortoit, lorsqu'elle s'arrêta tout court; ce qui m'obligea de retirer la sonde; ensuite dequoi cette fille tomba dans des convulsions si violentes, que ces deux femmes étoient fort embarrassées à la tenir, pendant la durée de ces mouvemens, tant ils étoient forts: ils cesserent pourtant peu à peu, de maniere que cette fille s'endormit, & se porta aussi-bien à son réveil, & aussi tranquille, que si elle n'avoit rien souffert, croyant & affirmant avoir urinés parce qu'elle avoit trouvé sa chemise moüillée du peu d'urine qui avoit coulé, pendant que la sonde étoit introduite, sans qu'elle pût s'imaginer que la chose se fût faite par artifice; de maniere que bien qu'elle ne rendit pas une seule goutte d'urine, pendant plusieurs jours ensuite, elle ne voulut jamais se soumettre à la sonde, qu'elle n'eût une seconde fois perdu la raison, & pour lors elle n'y apporta pas plus d'obstacle qu'elle avoit fait auparavant, étant tombée ensuite dans les mêmes convulsions, dont elle sortit de la même maniere qu'elle avoit fait; ce qui m'engagea à lui faire tous les remedes que je crus les plus convenables pour la tirer de cette fâcheuse maladie.

Je commençai par lui faire prendre plusieurs lavemens, la saignai deux fois du bras, & une fois du pied, la purgeai par plusieurs fois Je lui fis prendre les bains, & ensuite les eaux minerales, le tout par plusieurs fois réiterées, & l'usage continuel d'une tisanne aperitive, faite avec la racine de guimauve, chiendent, chardon roland, & chicorée sauvage; & d'autre faite avec le petit hou, la racine de persil, d'asperges, d'oseille, & de fraises, avec le cristal mineral, & autres de cette nature, le milium solis, infusé dans le vin blanc, le tout fut également inutile. Je fus obligé d'apprendre à une femme de ses voisines à la sonder, pour m'épargner la sujettion continuelle où j'étois, & à elle la peine d'être continuellement exposée à mes yeux, qui par ce moyen se faisoit ensuite sonder autant de fois qu'elle croyoit en avoir besoin, ne s'en sentant jamais de necessité pressante, tant la vessie paroissoit s'être renduë insensible, s'étant peu à peu accoûtumée à souffrir cette disgrace.

## REFLEXION.

Comme je suis aussi disposé à recevoir les avis de mes Confreres, qu'à executer les ordonnances de Messieurs les Medecins, il y en eut qui prétendirent que ce corps qui se faisoit sentir quand la vessie étoit à peu près vuide, ne pouvoit être autre qu'une pierre, j'appellai M. des Rosiers, afin d'examiner ensemble cette maladie, & n'ayant trouvé ny dureté, ny âpreté à ce corps étranger, qui est la vraie difference que l'on peut faire entre un corps glanduleux & une pierre, nous sommes convenus que c'est une maladie extraordinaire, dont nous ne pouvions penetrer la cause, au lieu que les convulsions & l'alienation nous parurent être l'effet des irritations causées par la corruption & l'acrimonie que l'urine contractoit par son trop long sejour dans la vessie, & l'extension que cette même partie souffroit, quand elle se trouvoit si extraordinairement remplie, en consequence de la relation qu'a cette partie membraneuse avec le principe des nerfs dont elle n'est qu'une expansion.

---

## CHAPITRE XVI.

*De la méprise qui peut arriver quelquefois en prenant une des parties de l'enfant qui se presente la premiere, pour une autre, & des dangereuses consequences qui en sont à craindre.*

Quoique toutes les parties de l'enfant soient differentes les unes des autres, il y en a cependant qui trompent non seulement la Sage-Femme la plus éclairée, mais aussi l'Accoucheur le plus experimenté, dans la situation que ces parties prennent quand elles se presentent au temps de l'accouchement, sur tout quand l'enfant est encore dans ses eaux, & enveloppé de ses membranes ; cette méprise peut même continuer, après que cet obstacle est levé, & que l'on touche ces parties à nud, par le rapport que quelques-unes de ces moindres parties ont avec d'autres, & par l'éloignement où elles sont, qui en rend l'attouchement difficile, & le jugement douteux. Comme le siege, la hanche, le moignon de l'épaule, ou l'un des genoux, toutes parties qui par leur rondeur & leur solidité peuvent d'abord être prises pour la tête ; & de cette façon tromper les connoisseurs, jusqu'à ce qu'elles soient assez avancées pour lever cette difficulté.

Si la pratique & l'experience vient échouer à un port que l'on croit asseuré, que ne peut-on pas dire de la méprise, non seulement d'une main tirée hors du vagin, jusqu'au poignet, mais d'un bras sorti jusqu'à l'épaule, que l'on prit pour un pied? quoique la chose paroîsse difficile à croire? elle n'en est pas moins arrivée, ayant été appellé à des accouchemens de cette espece, qui font le sujet des deux Observations qui suivent.

## OBSERVATION CCCLVII.

Le 22 de Decembre de l'année 1712. un Menuisier de cette Ville, vint à deux heures après minuit me prier de venir accoucher sa femme, qui étoit en travail depuis dix heures du soir. Je trouvai la main droite de l'enfant qui sortoit hors du vagin, sans avoir pû être attirée plus loin, & sans que la Sage-Femme eût pû trouver l'autre, laquelle m'asseura très fort que c'étoit un pied; mais je lui fis bien changer de croyance, quand j'eus touché cette main, & que je lui eus fait remarquer que c'étoit la droite; ce qui me détermina à l'accoucher incessamment. Je coulai pour cela ma main le long de celle de l'enfant, & la portai jusqu'au fond de la matrice, où je trouvai la tête du côté droit, & les pieds du côté gauche, & son autre main vers son ventre. Je pris les deux pieds, & les attirai au passage, & en donnant un tour au corps de l'enfant, je mis les talons en dessus qui étoient en dessous, & finis ainsi cet accouchement en un instant. Je délivrai la mere en aussi peu de temps, & laissai l'enfant & la mere, qui se portoient bien, malgré le long-tems qu'il y avoit que la Sage-Femme la tourmentoit, en tiraillant sans cesse & violemment le bras de cet enfant; mais la situation de cette partie ne lui permit pas de l'attirer plus loin.

## REFLEXION.

Il m'auroit été aussi facile de réduire la main de cet enfant au dedans de la matrice, qu'il m'auroit été difficile de lui repousser derriere la tête, pour ensuite attirer & placer cette tête au passage, comme M. M. dit l'avoir fait en quantité de ses Observations; mais puisque cette main n'aportoit aucune difficulté à l'introduction de la mienne, de quelle utilité m'auroit été cette réduction & de placer cette tête au passage, sinon, de prolonger ce travail & le rendre peut être laborieux & contre nature, au lieu que je ne fis aucunement souffrir la mere, à qui j'aurois causé des douleurs considerables en le reduisant, outre que l'enfant ne souffrit pas plus dans cet accouchement, qu'il auroit fait dans le plus naturel?

La meprise de la Sage Femme n'étoit pas si criante, tant qu'elle n'eut que sa main pour temoin de son action, & que celle de l'enfant fut enfermée dans le vagin. Mais elle devint inpardonnable, quand elle se laissa tromper les yeux avec aussi peu de réflexion, & encore plus quand elle voulut me soutenir que c'étoit un pied. L'eloignement de l'autre main fut ce qui l'empêcha de trouver l'autre pretendu pied.

En effet la chose ne pouvoit pas être autrement dans la situation où je trouvai l'enfant, qui ayant la tête & les pieds au fond de la matrice, & le dos vers son orifice, c'étoit une necessité que son autre main fut eloignée du passage, & que la main qui sortoit hors du vagin, ne put être tirée plus loin, sans que le corps eut suivi, ce qui ne se pouvoit faire à moins qu'il ne changeât de situation, comme il lui arriva, si tôt que j'eus pris ses deux pieds, de ceder au premier mouvement que je leurs fis faire, après quoi l'accouchement se fit à l'instant & sans nulle peine.

Quand l'enfant est dans cette situation, le bras ne peut être tiré plus loin, au lieu que quand les deux bras sortent, & que l'enfant presente la poitrine, ils peuvent sortir jusqu'aux coudes ou environ, & quand la tête s'avance & se place jusques dans l'une des deux cavitez des os des isles, pour lors le bras peut sortir jusqu'à l'épaule, & une portion de l'épaule peut suivre & s'avancer, sans qu'il soit necessaire de la tirer beaucoup, comme il arriva dans l'accouchement qui suit.

## OBSERVATION CCCLVIII.

Le 20 Janvier de l'année 1713. l'on me vint prier d'aller accoucher la femme d'un Masson à un quart de lieuë de cette Ville. Je trouvai le bras de l'enfant sorti, avec une portion de l'épaule; & la Sage-Femme qui s'étoit esquivée quand elle me sentit prêt à venir. Les femmes qui y étoient presentes, & qui aidoient cette malade, furent étrangement surprises quand je leur dis que c'étoit le bras, cette Sage-Femme leur ayant assuré que c'étoit un pied, & qu'elle en avoit accouché plusieurs de la sorte, je veux dire en tirant l'enfant par un pied seulement, & que l'autre venoit replié sur le ventre; en sorte qu'il ne faisoit aucune difficulté; mais comme par malheur c'étoit un bras, elle abandonna l'ouvrage; soit qu'elle s'apperçût de sa méprise, ou dans la crainte qu'en ayant trop fait, je ne l'eusse vivement tansée de sa témerité.

J'appliquai ma main applatie sous l'aisselle, & le long des côtes de cet enfant, dont je repoussai le corps suffisamment pour me permettre l'entrée de la matrice, & me donner la liberté d'aller chercher les pieds, que j'eus beaucoup de peine à trouver, & à quoi cependant je réüssis. Je fus surpris après les avoir pris, de voir avec quelle facilité le corps suivit le mouvement que je leur fis faire, & de la maniere dont ce bras rentroit, à mesure qu'ils sortoient, cela paroissant se faire de concert, & avec tant de facilité, que si l'enfant n'eût pas été mort quand j'arrivai, il y avoit déja quelque temps, je l'aurois très-certainement tiré vivant, sans qu'il eût reçû aucun dommage, quoique ce fut un accouchement dont le succès me paroissoit si peu favorable, qu'il m'avoit fait trembler pour les suites. Je délivrai la mere avec quelque sorte de difficulté, mais fort bien; en sorte que ses couches furent très-heureuses, & qu'elle se releva en fort peu de temps.

## REFLEXION.

J'aurois eu la même facilité à repousser la tête de cet enfant, si la chose m'eût été egalement favorable; mais comme je trouvois dans la route opposée un guide pour me conduire aux pieds de l'enfant, ce fut la raison qui me fit preferer celle-ci; mais que j'aurois abandonnée pour choisir l'autre, si, me laissant entraîner aux mauvais conseils de quelques Auteurs, j'eusse en abandonnant ma propre experience, voulu réduire ce bras sorti jusqu'à l'épaule, & placer la tête au passage, rien n'auroit été plus facile que de la toucher, tant elle étoit proche; mais aussi rien ne m'auroit été plus difficile que d'executer cette intention. Réduire un bras sorti jusqu'à l'épaule dans le fond de la matrice, & placer la tête de cet enfant au passage, c'est ce à quoi je ne puis me résoudre, tant que j'aurai un moyen plus court & plus facile à pratiquer.

Comme je crois avoir assez refuté cette pratique ailleurs, je dirai seulement ici, que je ne puis concevoir comment cette Sage-Femme s'aveugla, jusqu'à vouloir tirer non seulement la main de cet enfant jusqu'au poignet, comme avoit fait la précedente, ou même jusqu'au coude, qui devoit la faire revenir de sa méprise, par la difference qu'il y a du coude au genou; mais de le tirer jusqu'à l'épaule, dont même il sortoit une portion: c'est ce qui fut pour moi le sujet d'une étrange surprise, & qui me fit croire que cette femme avoit perdu l'usage de tous ses sens.

L'épaule ne peut jamais s'avancer de la sorte, que la tête ne soit fort proche, & que toutes ces parties ne remplissent excessivement l'entrée de la matrice, ce qui rend ces accouchemens très-difficiles, sur tout quand il y a long-temps que les parties sont en cet état, & que la malade continue à souffrir des douleurs comme heureusement le contraire se trouva à celle-ci, qui n'avoit aucune douleur, outre qu'il y avoit assez peu de temps que les eaux étoient écoulées, ce qui rendoit la matrice capable de dilatation; ainsi j'eus le bonheur, quoique contre mon attente, de finir cet accouchement, avec facilité.

Ces deux accouchemens montrent évidemment que le peu d'attention, fit la faute de ces Sages-Femmes, qui se laisserent emporter à leur premiere erreur, sans faire aucune réflexion; c'est cette raison qui me fait dire, que l'on ne doit jamais se démonter dans les plus grands perils; mais au contraire, après une mure réflexion, se faire un point de vûë fixe, & le suivre sans s'embarasser; c'est le vrai moyen de secourir les femmes dans les accouchemens de l'espece dont il s'agit, & dans ceux qui sont le sujet du Chapitre suivant.

## CHAPITRE XVII.

*Un Chirurgien ne doit jamais asseurer qu'un accouchement sera heureux, quoiqu'il soit accompagné des marques & des plus belles apparences que l'on puisse avoir, pour en juger de la sorte, parce que l'évenement ne laisse pas d'en être fort douteux.*

QUOIQUE la nature semble ne chercher d'elle-même que les moyens de se soulager, en se déchargeant de ce qui lui est incommode; elle rencontre neanmoins dès obstacles si opposez à ses bons desseins, qu'au lieu de lui laisser suivre son cours ordinaire, ils la traversent en tant de manieres, qu'elle est souvent prête à succomber sous le poids dont ils l'accablent; & quoique ces oppositions ne soient que trop communes, sans qu'il soit necessaire d'en citer des exemples, je ne laisserai pas de rapporter dans ce Chapitre quelques faits propres pour justifier ce que j'avance, & pour faire voir l'impossibilité qu'il y a de décider juste de l'issuë d'un accouchement prochain, qui bien qu'il soit dans son commencement accompagné des meilleurs signes, peut cependant devenir très-long, très-difficile, & même laborieux & contre nature.

Le grand nombre d'experiences qui s'offrent journellement à un Accoucheur employé, ne le persuadent que trop de cette verité; mais comme c'est lui qui est pour l'ordinaire sacrifié aux caprices d'une nature foible, languissante, ingrate ou paresseuse, c'est une necessité de se justifier sur cet article, & de faire voir que c'est elle qui a toute la part dans les accouchemens de cette espece; ce qui se trouvera très-bien prouvé par ceux qui suivent.

## OBSERVATION CCCLIX.

Le trois Novembre de l'année 1712. une Dame de cette Ville malade pour accoucher, envoya me donner avis de son état.

Je

Je me rendis dans le moment auprès d'elle. Je la trouvai souffrant les plus vives douleurs, & qui redoubloient sans cesse; les membranes percées, & les eaux qui s'écouloient peu à peu, au temps des douleurs, sans être venuës subitement & frequemment, comme elles font pour l'ordinaire, l'orifice interieur de la matrice étoit assez dilaté, & la tête de l'enfant commençoit à se placer au passage. Ces violentes & frequentes douleurs, qui jointes aux autres circonstances, paroissoient devoir terminer l'accouchement en très-peu de temps, diminuerent de telle sorte, qu'elle n'en sentit aucune deux heures après que je fus arrivé. Je restai auprès de cette Dame jusques bien avant dans la nuit, où voyant que j'y étois inutile, je pris le parti de m'aller reposer durant quelque peu de temps.

Une heure ensuite l'on me vint chercher pour une autre Dame voisine de la malade, que je trouvai dans des douleurs aussi pressantes, accompagnées des mêmes accidens que la premiere, mais qui ayant cessé de la même maniere, je ne restai qu'environ deux heures auprès d'elle, après quoi j'allai de nouveau prendre du repos. Ces deux Dames furent sans cesse tourmentées de ces sortes de douleurs, tantôt fortes & tantôt legeres, sans que ni l'une ni l'autre accouchât jusqu'au matin du septiéme jour, que j'accouchai celle pour laquelle j'avois été premierement appellé, après quatre jours d'un travail très-long, les douleurs qui s'étoient ainsi ralenties, n'ayant pas redoublé plus d'un quart-d'heure pour finir l'accouchement: c'étoit un gros garçon, fort & vigoureux. Je délivrai la mere, qui se porta fort bien peu de temps après, nonobstant ce long travail, plus ennuyeux que penible, à l'exception du sommeil, dont les femmes qui souffroient ces travaux ne font pas un grand usage, étant sans cesse reveillées par les douleurs, bien qu'elles soient légeres.

## OBSERVATION CCCLX.

L'autre Dame, au lieu de se tirer d'affaire comme celle-cy, n'accoucha que vingt-huit jours ensuite, quelque heureuse disposition que j'eusse trouvée aux parties, & quelque bien situé que fût l'enfant, quand je la touchai la premiere fois; ce qui me persuadoit l'accouchement tant de l'une que de l'autre de ces Dames si prochain, chez qui, nonobstant cette grande conformité d'accidens qui accompagnoient leur travail dans le commencement, il se trouva pour le temps une très grande difference, si bien que cette derniere Dame, loin d'accoucher après un quart-d'heure du redoublement des douleurs, comme la premiere, elle en souffrit de continuelles pendant un jour & demi : c'étoit aussi un garçon, mais très-petit & très-foible, quoiqu'elle crût l'avoir porté dix mois. Je la délivrai d'un gros arriere-faix, qui ne vint qu'avec beaucoup de temps & de peine. La mere essuya de grandes souffrances pendant ses couches; mais elle s'en tira heureusement, après un mois de temps, elle se porta très-bien.

## REFLEXION.

A en juger selon les apparences, ces deux accouchemens paroissoient devoir finir en très peu de temps, l'orifice interieur dilaté, les membranes ouvertes, les eaux écoulées, l'enfant bien situé, & les douleurs fortes & redoublées, étoient des marques qui faisoient esperer qu'ils approchoient non seulement de leur fin, mais qu'ils seroient également heureux. Cependant le plus prompt des deux ne se termina que le quatriéme jour, & l'autre vingt-huit jours ensuite, après un travail d'un jour & demi, sans un moment de relâche, tant les douleurs étoient violentes & se suivoient de près; mais qui malgré cette considerable difference de temps furent tous deux egalement favorables aux meres & aux enfans : ce qui fait bien voir qu'il ne faut pas faire un fond assuré sur les marques les plus plausibles d'un accouchement prochain, ny même se persuader qu'il se terminera heureusement, dans la crainte d'être trompé par un changement, dont souvent l'Accoucheur ne peut penétrer la cause, ny y apporter d'autre remede que la patience, quelque pratique qu'il ait dans l'Art des Accouchemens, comme on le peut observer dans celui qui suit.

## OBSERVATION CCCLXI.

Le quatre Decembre la femme d'un Greffier de cette Ville, grosse de son premier enfant, qui croyoit être sur la fin de son neuviéme mois, eut un rêve dans lequel elle crût voir un spectre hideux & effroyable, qui vouloit coucher avec elle, dont elle fut reveillée dans un tel saisissement, & une si grande peur, qu'elle fut dans le moment surprise d'un frisson, dont son mary même après le feu & la chandelle allumée, ne pût la faire revenir, qu'un certain espace de temps ne fût écoulé, auquel les douleurs de l'accouchement survinrent si fortes & si frequentes, que l'on m'envoya chercher en diligence. Je trouvai les eaux percées, & l'enfant dont la tête étoit au passage,

& assez avancée, pour esperer avec ces violentes douleurs que l'accouchement alloit bien-tôt finir. J'y fus trompé ; car au lieu que les douleurs, quelque fortes qu'elles fussent, auroient dû encore augmenter pour finir promptement l'accouchement, ou du moins continuer pour le terminer un peu plus tard, elles cesserent peu à peu ; en sorte que quand il fut jour, elle en fût entierement exempte.

Comme la même chose m'étoit arrivée nombre de fois, je pris la liberté d'aller vaquer à des affaires plus pressantes, & donnai à cette jeune femme celle de reposer, s'y trouvant alors plus favorablement disposée qu'elle n'avoit fait durant toute la nuit. J'entrai plusieurs fois chez elle pendant la journée, & je la trouvai toûjours dans une grande tranquillité, qui fut pourtant un peu troublée le soir, par quelques legeres douleurs ; mais ayant connu que ce n'étoit rien de décisif, j'allai moi-même profiter du repos que celui de la malade me procuroit, avec ordre de me venir avertir, en cas qu'il y eût quelque changement ; & n'en ayant rien appris pendant la nuit, j'allai dès le matin m'informer de son état, & comme on me dit qu'elle dormoit, je n'y retournai que sur les trois à quatre heures après midi. Elle eut en ce temps-là quelques legeres douleurs, lesquelles étant devenuës un peu plus fortes, me donnerent occasion de m'instruire de l'état où étoit l'enfant, & s'il n'y avoit point de changement. Je fus surpris de rapporter ma main baignée d'une liqueur roussâtre, comme une laveure de chairs, avec une odeur insupportable. Le pouls de cette femme, qui avoit toûjours paru très-bon, étoit comme perdu, tant il étoit foible & languissant, & elle changea si fort en moins d'une heure, qu'au lieu d'un ton de voix plein de vigueur, elle ne faisoit que balbucier. Les douleurs ayant encore augmenté, j'envoyai chercher son Confesseur, & en attendant je la fis coucher fort à son aise, & en même temps commodément pour l'accoucher, étant tenuë par des femmes, & son lit bien garni, la tête de l'enfant étoit si molle, que je n'eus aucune peine à la faire assez avancer, vû le peu de chemin qu'elle avoit à faire, & je trouvai le moyen d'en dégager le menton, & de tirer l'enfant en un moment, qui étoit si corrompu & pourri, que l'on me laissa seul avec la malade, que je délivrai d'un arriere-faix d'une puanteur insupportable. Après lui avoir donné un peu de vin, elle parut reprendre des forces ;

ce qui n'empêcha pas que je ne la fisse confesser. Il lui survint des vomissemens qui l'empêcherent de recevoir le saint Sacrement ; & elle mourut deux heures après être accouchée, sans s'être plainte d'avoir souffert un moment de mal.

## REFLEXION.

Cette jeune femme ne se rassura point du tout, & ne revint en aucune façon de l'inquietude que son rêve lui avoit causée: ce qui fit que je ne fus point étonné que la mort de cet enfant fut la suite funeste de l'extrême peur dont elle avoit été frappée, ny du violent frisson dont elle fut suivie, par l'ébranlement qu'il causa au genre nerveux : ce qui concentra les esprits de telle sorte, que les extrémitez & les parties exterieures en étant en quelque façon depourvûës, il lui arriva la même chose qui survient dans un fort accès de fievre qui est précedé d'un violent frisson, dont l'enfant sentit lui même à l'instant les mauvais effets, qu'il fit connoître par les grands mouvemens qu'il se donna, dont la mere se plaignit, & qui occasionnerent les douleurs violentes que souffrit la malade à l'ouverture des membranes, & à l'écoulement des eaux, tous accidens que l'on ne peut imputer, qu'à la grande peur à laquelle son rêve avoit donné occasion, & dont la mort de l'enfant fut l'effet, ainsi que celle de la mere dans la suite.

De moindres frayeurs que celle dont cette jeune femme fut frappée sont bien capables de causer la mort à l'enfant, plusieurs exemples que je rapporte en d'autres endroits le justifient. Cette consideration m'auroit fait douter de la vie de l'enfant, si cette femme ne m'eut pas continuellement assuré qu'elle le sentoit remuer, ce qui me fit raporter le sentiment de ces prétendus mouvemens à la fermentation que pouvoient causer ces humeurs corrompues à un tel degré, conformément à la raison que M. M. en donne, dont l'experience justifie la verité.

Si j'avois été prévenu de ce qui se passoit, comme l'enfant étoit encore très certainement vivant quand j'arrivai auprès de cette femme, j'aurois risqué l'accouchement, avant que cette peur eut detruit le principe de vie de cet enfant, mais comme l'on ne peut prévoir ny s'assurer que la mort de l'enfant doive arriver en si peu de temps, quelque versé que l'on soit dans les accouchemens, je n'eus pas la moindre idée de m'y determiner, ayant même été très surpris quand je vis la malade réduite dans ce triste état, par rapport à la tranquillité où elle avoit été pendant les deux jours & la nuit qui succederent à ses douleurs, & après que ses eaux furent écoulées, qui fut le sujet de cette corruption, qui sans doute ne seroit pas arrivée si l'enfant eut été toujours dans ses eaux & envelopé de ses membranes, puisqu'il n'y a que la communication de l'air au dedans de la matrice, qui produit ce mauvais effet, ne doutant pas que cette pourriture, n'ait corrompu le sang & les humeurs de cette personne, dont s'ensuivit sa mort & dont j'esperois pourtant la tirer, tant son accouchement fut aisé, & tant elle fut bien delivrée, quoique d'un arriere faix très corrompu.

## OBSERVATION CCCLXII.

Le 24. Novembre de l'année 1712. je fus prié d'aller voir la femme d'un pauvre Aveugle à la Ferme de Cu-de-Fer, à trois quarts de lieuë de cette Ville, qui étoit en travail depuis trois jours ; mais les douleurs ayant considerablement augmenté, & les eaux s'étant écoulées avant que je fusse arrivé, & l'enfant, au rapport de la Sage-Femme, s'étant fort avancé au passage, & ayant donné des marques de vie par des mouvemens sensibles, tout cela ensemble me fit esperer un heureux accouchement. Je restai trois à quatre heures auprès de cette malade, où voyant que les choses alloient de bien en mieux, & qu'il n'y avoit que le temps qui lui pût apporter les secours qui lui étoient necessaires, & de plus la Sage-Femme m'asseurant sans cesse avoir fait un nombre infini d'accouchemens pareils à celui-ci : ces raisons, qui me parurent assez plausibles, me déterminerent à lui en laisser la direction, & à m'en retourner chez moi. Je fus surpris d'apprendre le lendemain après midi que les choses étoient dans le plus triste état du monde, l'enfant étant resté au même lieu que je l'avois laissé, & la femme à l'extrémité de sa vie, & que l'on me prioit avec instance d'avoir la charité de retourner pour la voir, quoique ce fût en apparence fort inutilement ; pour satisfaire à la derniere priere de cette pauvre femme, j'y consentis volontiers ; mais comme j'étois très-fatigué d'une pareille besogne, que j'avois faite pendant la nuit, où j'avois beaucoup souffert, je priai M. des Rosiers, mon Confrere, de m'y accompagner, pour m'aider en cas de besoin, supposé que mes seules forces n'y pussent suffire. Je trouvai que la longueur & la violence de ce travail avoit reduit cette femme à l'extrémité, son pouls étoit petit & foible au possible, avec une forte oppression, une extinction de voix, & le ventre élevé jusqu'au menton ; & qu'elle n'avoit point senti son enfant depuis le jour précedent, & avant que j'y fusse arrivé, qu'il étoit resté au lieu où je l'avois laissé, à la difference que la portion du cuir chevelu qui se presentoit, étoit tumefiée de la grosseur du poing, & qu'elle s'y étoit très-desséchée. J'examinai le tout avec attention, & le fis examiner à mon Confrere, avec lequel je convins que l'enfant resté en cette situation depuis un si long temps sans avoit fait aucun mouvement, ni donné aucune marque de vie, & que la mere, à en juger par les apparences, alloit bien-tôt mourir, si elle n'étoit promptement délivrée; le seul moyen de prévenir ce malheur étoit d'en venir à l'accouchement; ce à quoi je me déterminai dans le moment; mais comme je trouvai la matrice si resserrée, qu'elle paroissoit comme appliquée & unie à l'enfant, avec toutes ses parties desséchées, depuis le long-temps que les eaux étoient écoulées; la tête engagée au passage, & que l'éminence que formoit le panicule chevelu continuoit son progrès jusqu'à l'extrémité du vagin, & bouchoit le canal de l'urine, de telle sorte, qu'il ne s'en étoit écoulé aucune goutte depuis plus de trente heures; ce qui m'empêchoit de glisser ma main à côté, pour aller chercher les pieds de l'enfant; Je fus obligé de faire une ouverture au crâne avec mes ciseaux, que je plongeai dedans, dont ensuite j'ouvris les branches, afin d'augmenter l'ouverture; ce que je fis encore d'autant plus volontiers, que nous étions convenus, mon Confrere & moi, de la mort de cet enfant; après quoi j'introduisis mes doigts dans cette ouverture, que je tournai vers l'occiput en forme de crochet, avec lesquels j'attirai tant soit peu la tête au passage, & une douleur survint si à propos, que la malade, à quelque extrémité qu'elle fût reduite, fit si bien valoir, qu'avec le foible secours que je lui donnai, dont s'ensuivit un leger ébranlement, je tirai l'enfant d'un seul coup, avec encore assez de vie pour recevoir la grace du saint Baptême, en cas qu'il ne fût pas baptisé, ayant déja été ondoyé au ventre de sa mere, dès que la Sage-Femme l'avoit connu en péril. Je délivrai la mere d'un arriere-faix, dont le cordon, quoique gros, étoit si foible, qu'il se rompit par plusieurs fois, & jusque dans sa racine: ce qui m'obligea de l'aller détacher des parties de la matrice. Il sortit une si grande quantité d'urine après l'enfant, que non seulement le ventre, mais aussi la poitrine se trouverent dégagez; en sorte qu'en moins d'une heure le poulx se reveilla, la respiration se trouva plus aisée, & la malade parut si bien reprendre un nouveau courage, qu'un mois ensuite elle fut parfaitement rétablie d'un accouchement, dont nous ne croyions pas qu'elle se pût tirer, quelqu'heureusement que je l'eusse delivrée.

## REFLEXION.

Cette femme souffrit pendant quatre jours un travail des plus laborieux, accompagné d'accidens si menaçans, que nous doutions très fort, mon Confrere & moy, qu'elle eut assez de force pour soutenir l'accouchement, quelque legere violence que je pusse lui faire pour le terminer, & l'enfant dont la tête étoit tumefiée au possible & dessechée au passage, sans qu'il eut donné aucune marque de vie depuis trente heures, & que nous jugions mon Confrere & moy si certainement mort, que nous nous determinâmes sans hesiter à l'accouchement, au moyen de l'ouverture du crâne, qui cependant se trouva avec encore assez de vie, pour recevoir la grace du saint Baptême, la vie de cet enfant fut pour moy une de ces choses qui surprennent au possible; mais la droiture de l'intention doit lever le scrupule, qu'un tel accident & aussi imprévû fait naître d'abord, ce qui fit que je fus très reservé dans celui qui suit.

## OBSERVATION CCCLXIII.

Le 17 Decembre de l'année 1712, je fus prié d'accoucher la femme d'un Meûnier de cette Ville de son premier enfant; je la trouvai avec les plus pressantes & frequentes douleurs, la tête de l'enfant très-avancée, & les membranes, qui contenoient les eaux en quantité, prêtes à s'ouvrir, comme il arriva après deux ou trois douleurs; les eaux étant écoulées, il ne revint que des douleurs très-legeres & très-éloignées, comme il étoit dix heures du soir, je m'allai coucher. Ces legeres douleurs continuerent les deux jours & les nuits d'après, sans que l'accouchement parût s'avancer en aucune maniere, jusqu'au soir du quatriéme jour, que les douleurs étant devenuës plus fortes & plus frequentes, parurent propres à terminer l'accouchement, joint à ce que la tête de l'enfant s'avança jusqu'à l'extrémité du passage; mais les douleurs s'étant encore une fois ralenties, elle y demeura encore près de vingt-quatre heures, sans que l'enfant donnât pendant tout ce temps la moindre marque de vie. La mere ayant sans cesse pris du bouillon, de la rôtie au vin, & d'autres alimens fortifians, soutint la longueur de ce fâcheux travail, sans avoir souffert aucune foiblesse, quoique fatiguée au possible, & n'ayant pas dormi l'espace d'une heure depuis qu'elle avoit commencé d'être malade; deux ou trois douleurs étant enfin survenues, dans le temps que j'en attendois le moins, je l'accouchai d'un enfant si foible, qu'il fut plus d'une demie-heure comme mort; mais après l'avoir bien lavé de vin chaud, & l'avoir bien chauffé, la force & la vigueur commencerent à lui revenir, & il se porta bien nonobstant une éminence qu'il avoit à la tête, qui étoit presqu'aussi grosse que la tête même, cette tumeur s'absceda, & je l'en gueris, en sorte qu'il s'est depuis fort bien porté. Je delivrai la mere avec beaucoup de facilité, qui n'eut aucunes trenchées & qui se recompensa par un long sommeil du mal qu'elle avoit souffert pendant cinq jours & autant de nuits.

## REFLEXION.

Du nombre infini d'accouchemens que j'ai faits, il ne s'en est trouvé que très peu qui m'ayent donné tant d'inquietude que fit celui ci, l'enfant dans la situation, où il étoit sans avoir donné la moindre marque de vie pendant un si long-temps, me convioit à donner les mêmes secours à cette femme, que j'avois donnés à la précedente, & je m'y serois peut-être determiné, si je n'avois pas eu une experience aussi triste & aussi recente devant les yeux, Car autant cette femme me faisoit bien esperer, par rapport à son grand courage, autant l'autre me faisoit craindre une mort prochaine, par son epuisement & sa grande foiblesse, qui me fit voir la necessité, ou de laisser perir la mere & l'enfant, selon le passage de saint Ambroise, ou d'en sauver l'un aux dépens de l'autre, comme il arrive dans cet accouchement, quoique sans dessein premedité, qui eut pourtant son principal effet, puisque cet accouchement assura la vie éternelle à l'enfant, qui ne pouvoit être que douteuse, & mit la mere en état de vivre, qui seroit sans doute très certainement morte peu de temps après.

## OBSERVATION CCCLXIV.

Le 22 de Decembre de l'année 1712, une jeune femme grande & forte que j'avois accouchée six fois, & entr'autres d'un enfant qui venoit le bras devant, que je retournai pour l'accoucher par les pieds, étant grosse à terme, & malade pour accoucher, envoya m'en donner avis. Je la trouvai avec des douleurs lentes & entrecoupées; mais qui augmenterent considerablement peu de temps après que je fus arrivé : ce qui me fit juger qu'elle alloit accoucher aussi promptement qu'elle avoit fait les autres fois; mais ses douleurs s'étant ralenties, je m'en retournai chez moy, & n'en appris rien que le lendemain à l'occasion de quelques douleurs qui s'étoient fait sentir plus vivement sans qu'elles parussent vouloir encore rien decider, ce qui dura huit jours entiers, les douleurs étant tantôt plus & tantôt moins fortes; mais après ce long & penible delai, elles redoublerent tellement sement, que les eaux percerent, & que l'enfant suivit. Je la délivrai en même temps ; elle se porta assez bien les six premiers jours, malgré cet ennuyeux travail, & dans l'esperance qu'elle iroit de bien en mieux, soit à l'occasion de quelque imprudence dans sa conduite, ou autrement ; elle fut surprise d'un frisson violent, qui fut suivi d'une très-grosse fiévre, accompagnée de delire, cours de ventre, vomissement, & son ventre devint tendu, dur & douloureux, sans neanmoins que les vuidanges cessassent de couler copieusement, qui fut le seul rayon d'esperance qui resta dans un assemblage de tant de maux, qui mettoient cette femme dans un extréme danger, dont elle se tira pourtant heureusement.

## REFLEXION.

Rien ne me surprit davantage, que de voir cette femme qui avoit joüit d'une assez bonne santé, pendant toute sa grossesse & qui avoit accouché six fois fort heureusement, & en très peu de temps, être huit jours en travail dans ce dernier accouchement, car à quelle cause peut-on rapporter cette longueur ? la force ne lui manquoit pas, & le passage suivant M. M. devoit être assez fait, supposé ce qui n'est pas vrai, que plusieurs accouchemens rendent la voye plus aisée, elle se portoit toutefois si bien après ce long & fatiguant travail, que je la regardois le sixiéme jour, comme tirée d'affaires (quoiqu'elle n'eut pas dormi un seul moment depuis qu'il avoit commencé, il y avoit quatorze jours) lorsqu'elle fut subitement prise d'un frisson des plus violents auquel succeda une grosse fievre, ses forces abatuës, de fortes tranchées, un flux avec le ventre dur, tendu, & douloureux. Je travaillai d'abord à appaiser les tranchées par des lavemens, dont la decoction étoit faite de son lavé, de boüillon blanc, de fleurs de camomille & de melilot, & de semence de lin, avec partie égalle de bouillon, dont je ne faisois remplir la seringue qu'à demi ; que la malade recevoit quatre fois par jour. Et on lui appliquoit sur le ventre une serviette doublée & trempée dans le lait doux aussi chaud qu'elle le pouvoit souffrir, & on la changeoit de temps en temps, elle prenoit pour sa boisson, une tisane faite avec la racine de guimauve, la rapure de corne de cerf & d'yvoire, & quelque dose de coings confits, & le soir deux cuillerées de sirop de capillaire avec une once d'huille d'amande douce, & quatre cuillerées de vin d'Espagne ou autre, de bon bouillon, une petite soupe, & un peu de boüillie de froment pour sa nourriture ordinaire, cette maniere de vivre & ces remedes ainsi administrez réüssirent si bien, qu'en quatre à cinq heures, l'acrimonie de l'humeur qui irritoit les intestins & lui causoit les violentes douleurs dont elle se plaignoit, & qui l'obligeoient à les vuider sans cesse, fut adoucie, & évacuée, en sorte que ces douleurs discontinuerent & le ventre revint en son premier état, après quoi le flux s'arresta, & la malade commença à dormir, l'appetit lui revint, aussi bien que les forces, de maniere qu'un mois après cet accouchement, & les accidens fâcheux qui le suivirent ; cette malade se releva se portant bien, ce qu'il y eut de consolant & qui soutint toûjours mon esperance, c'est que les vuidanges ne s'arrêterent pas, ce qui étoit une marque que la nature se soutenoit, & ne cherchoit qu'à se soulager.

Le Specifique pour calmer ces accidens en toute autre occasion, est le laudanum; mais il faut bien se garder de s'en servir à une femme en couche, ny d'aucuns narcotiques, soit sirop de pavot blanc ou autre semblable, parce que ces remedes ne manquent pas de suprimer les vuidanges, & de causer la mort, comme je l'ai vû arriver à une Dame qui mourut, quatre jours après avoir pris un julep avec le sirop de pavot blanc & l'huile d'amendes douces, pour adoucir ses tranchées & arrêter un violent cours de ventre, ce qu'il fit effectivement aussi-bien que les vuidanges, qui résisterent à tous les remedes que l'on mit en pratique pour en procurer le retour, aussi-bien qu'une autre Dame à qui un pareil accident arriva, pour avoir par la même raison pris un grain de laudanum dont s'ensuivit une hydropisie, qui la fit mourir quelques mois ensuite, après avoir pris toutes sortes de remedes sans aucun succès.

## OBSERVATION CCCLXV.

Une femme aussi jeune, grande & bienfaite, qu'étoit celle qui fait le sujet de l'Observation précedente, s'étant aussi-bien portée qu'elle avoit fait les quatre premiers mois de sa grossesse, déclina pendant les cinq derniers de ce bon état, en un tout-à-fait valetudinaire, pendant lesquels elle essuia tous les plus fâcheux accidens dont une femme peut être affligée sur les fins d'une grossesse, qui commencerent à se faire sentir par un dégout general & absolu de tout ce qu'elle avoit coûtume de desirer pour aliment, avec un feu si devorant, qu'elle disoit sentir une chaleur qui sortoit de sa gorge, dont sa langue & ses lévres étoient toutes rôties, suivies d'une suppression d'urine presque entiere, d'un cours de ventre des plus incommodes, non seulement par la frequence des selles, mais aussi à cause des douleurs qu'elle ressentoit en les rendant, ausquelles se joignirent celles des hemorrhoïdes. Je fis tous les remedes que je crûs propres pour calmer ces accidens, dans l'intention de conduire cette malade à son terme; à quoi je réussis si bien, que le 12 Février de l'année 1713, l'on me vint querir à trois heures du matin pour l'accoucher. Je trouvai son enfant bien situé, dont je l'accouchai en moins d'une heure de travail; je la délivrai de même, & elle se porta si bien ensuite, qu'elle comptoit le huitiéme jour de se relever dans peu, lorsqu'elle fut subitement attaquée d'un violent frisson, auquel la fiévre succeda, avec un petit flux de ventre, une perte totale d'apetit, & de plus un ventre tendu & douloureux ; mais heureusement sans suppression des vuidanges, qui étoit la seule marque qui me faisoit esperer que la nature ne s'oubliant pas, elle feroit quelque effort pour tirer la malade de ce dangereux pas ; où pour comble d'inquiétude, il survint des mouvemens convulsifs, qui s'emparerent tellement de toutes les parties de son corps, que la tête même n'en fut pas exempte ; la malade se tira pourtant de cet extrême danger, ayant été secouruë à propos, par le regime & les autres remedes qui lui furent prescrits & administrez avec beaucoup de soin & d'exactitude.

## REFLEXION.

Cette grossesse étoit la neuviéme de cette femme, quoiqu'elle fut fort jeune, dont les six premieres avoient été aussi heureuses depuis le commencement jusqu'à la fin, que les trois dernieres furent fâcheuses & difficiles sur la fin seulement, au lieu que la plus grande partie des femmes souffrent plusieurs accidens dans le commencement de leurs grossesses, qui disparoissent à mesure qu'elles approchent de leur terme, celles de cette femme alloient de mal en plus mal, ce qui fit que, pour prévenir ce que j'avois déja vû arriver dans les précedentes, je la saignai dans le trois & quatriéme mois, parce qu'avant que d'être grosse, elle avoit souffert de temps en temps de très grandes pertes de sang, ce qui n'empêcha pas son degout general pour tous les alimens, non plus que la chaleur demesurée qu'elle ressentoit dans l'expiration ; ce qui me fit réiterer la saignée une troisieme fois, & voyant que le cidre aussi bien que le vin & l'eau, pour peu qu'elle en usât pour sa boisson ordinaire, augmentoient cette chaleur, je lui fis user d'eau toute claire & bien fraiche, dont elle se trouva mieux que d'aucune autre liqueur, & pour cette espece de suppression d'urine presque entiere, je lui fis une tisane avec une racine de guimauve, du chiendent, une once des quatre semences froides, concassées, & deux gros de sel vegetal dans deux pintes d'eau mesure de Paris, dont je lui faisois prendre trois verres chaque jour, ajoutant dans celui du soir une once de sirop de nenuphar ; cette tisane aperitive, anodine & rafraichissante réussit si bien, que la malade dormit, urina abondamment, & son cours de ventre cessa entierement, mais par malheur ne s'étant pû garantir du rhume qui étoit un mal universel, (accident auquel la saison moins fâcheuse par rapport au grand froid qu'il faisoit, qu'aux longues pluyes, donnoit occasion ; & ce rhume accompagné d'une toux continuelle & violente, d'une fievre lente, du degout, & des douleurs d'hemorroides, qui étoient entretenues par l'irritation des fortes secousses que cette toux lui causoit,) il continua avec tous ces symptômes plusieurs jours encore après qu'elle fut accouchée.

Quand je parle de cette suppression d'urine presqu'entiere, c'est que cette femme pendant les derniers mois de sa grossesse, n'en rendoit qu'en très petite quantité, avec de grandes cuissons & des épreintes souvent réiterées, & qui étoit d'une mauvaise qualité ; puisque loin d'être claire, elle paroissoit comme de la chaux detrempée, tantôt blanche & tantôt rousse, qui fournissoit un sediment considerable, & qui s'attachoit au pot de chambre, tous accidens qui furent calmez au moyen de cette tisane, soit que les particules acres ou acides de l'urine se fussent trouvées liées & embarassées par les parties muscilagineuses de la racine de guimauve, ou par les particules huileuses que les semences froides contiennent, & que cette ardeur ou chaleur d'urine se fut adoucie par le sirop de nenuphar, & qu'enfin le sel vegetal eut determiné l'urine à se précipiter plus abondamment, où qu'il eut facilité la separation qui se fait dans les petites glandes des reins, où cette serosité ou separée & dechargée ensuite par les corps papillaires dans le bassinet, d'où elle coule dans la vessie, soit enfin de cette maniere ou d'une autre à moy inconnuë, toûjours la chose se passa comme je le rapporte.

## OBSERVATION CCCLXVI.

Il faut sçavoir que je fais une grosse difference entre cette supression d'urine presque totale & une rétention, la rétention se fait connoître par les accidens qui lui sont propres, comme envie d'uriner souvent sans le pouvoir faire, ainsi que la cause qui la produit, telle que je l'ai rapporté dans un Chapitre .... du premier Livre ; mais cette supression presque totale consistoit en ce que la malade en avoit rarement envie, & qu'elle satisfaisoit cet envie dans le moment, accident qui devient d'une bien plus dangereuse consequence, lorsque cette envie d'uriner cesse absolument, comme je l'ai vu arriver à une jeune fille de dix-sept ans, pour qui je fus appellé avec un Medecin. Il y avoit dix jours que cette jeune fille n'avoit rendu aucune goute d'urine, & qu'elle n'étoit sollicitée d'aucune envie d'en rendre, ce Medecin me la fit sonder dans l'esperance qu'il en sortiroit, quoique je lui fisse voir que la region hypogastrique, où la vessie est contenuë, loin d'être tenduë étoit très molle, affaissée en sorte que la malade n'y ressentoit aucune douleur, le pouls très-petit, foible, & embarassé, qui étoit une preuve que la nature regorgeoit d'humeurs, par le meslange de la limphe dont il ne se faisoit point de séparation, & qui, selon les apparences, avoit detruit les principes du sang, & par consequent ceux de la vie, ne doutant pas que cette jeune fille ne la perdit en peu de temps, comme il arriva le lendemain, malgré tous les remedes que ce Medecin lui put faire prendre, pour engager la nature à faire sa fonction, aussi-bien que la sonde, que j'introduisis sans qu'il sortît une seule goute d'urine, tant il est vrai qu'il ne s'en faisoit aucune separation.

## OBSERVATION CCCLXVII.

J'ay vû une Bourgeoise de cette Ville âgée d'environ soixante ans, attaquée d'un pareil accident, ensuite d'une fâcheuse & longue maladie ; mais d'une maniere differente, en ce qu'elle n'en mourut point. Elle fut dix-sept jours sans rendre une seule goute d'urine, ny sans en avoir aucune envie. Comme c'étoit une femme à laquelle je m'interessois très-fort, je la fis voir à tous les Medecins du pays, ainsi qu'à mes Confreres, j'executai ponctuellement tous les remedes qu'ils me conseillerent, tant interieurs qu'exterieurs, avec tout ce que je pus m'imaginer sans aucune réüssite, & comme la chose leur étoit plus nouvelle qu'à moy, ils exigerent que je me servisse de la sonde, quoique la raison s'y opposât de même qu'à la précedente, je le fis neanmoins ; mais avec aussi peu de succès, n'étant pas sorti une seule goute d'urine. Je laissai ensuite la liberté à toutes les commeres d'y faire tous leurs remedes qui n'eurent pas d'autre effet. Ce qui fit prendre le parti de ne lui en plus faire. Cette malade perdit la connoissance & étant réduite à la derniere foiblesse, l'on s'aperçut le matin du dix-huitiéme jour qu'elle se frottoit avec quelque sorte de violence & qu'elle rendoit en même temps du sang en quantité par les parties basses, qui d'une l'ouable consistence qu'il paroissoit être d'abord, devint sereux dans la suite, & puis l'urine toute claire. Ces écoulemens de sang ausquels succeda celui d'urine, dura environ trois heures sans s'arrêter, après quoi les choses revinrent en leur premier état, & la malade se guerit en assez peu de temps.

Mais comme je m'écarte insensiblement de mon sujet, je laisse aux Sçavans à developer cette difficulté, ou la cause de cette totale supression d'urine qui paroît n'avoir été que dans le dérangement des parties qui composent le sang ou dans les glandes qui servent à separer cette liqueur, ou enfin dans les canaux où cette liqueur devoit passer.

Pour finir la réflexion que j'ai faite sur les accidens qui ont suivi cet accouchement, comme je viens de faire sur ceux qui l'ont precedé, cette accouchée après s'être portée de mieux en mieux jusqu'au huitiéme jour d'après ses couches, se sentit subitement attaquée d'un violent frisson auquel succeda une grosse fievre, qui fut suivie d'une sueur copieuse & universelle. Cette malade ni sa garde ne furent pourtant pas surprises de ce nouvel accident, le regardant au contraire, comme un bienfait de la nature pour se decharger du reste des immondices de sa couche, comme il avoit coûtume de lui arriver dans ses précedentes, ce qui engageoit cette garde à en prendre un grand soin, pendant vingt-quatre heures que durcit cette sueur, qui finissoit avec la fievre, & le reste, en sorte que cette femme se trouvoit dans une grande tranquillité & se portoit bien après que cette sueur étoit cessée.

C'est une chose assez ordinaire que de voir arriver un frisson suivi d'une grosse fiévre qui se termine par une sueur à quantité de femmes en couche, aux unes plutôt & aux autres plus-tard, qui leur est d'un merveilleux secours, mais qui néanmoins ne réussit pas à cette accouchée aussi favorablement qu'elle avoit fait dans ses précedentes couches, puisqu'au lieu de la laisser tranquille, le flux de ventre s'y joignit, & cette partie luy devint dure, tendue & douloureuse, mais comme elle continua de se purger abondamment, la tension & la douleur du ventre ceda à une serviete pliée en plusieurs doubles, trempée dans le lait doux, & continuellement appliquée dessus, aussi chaude que la malade la pouvoit soutenir sans peine, & le flux de ventre fut calmé par les petits lavemens anodins souvent réïterez d'une simple decoction de boüillon blanc, de son lavé, & de pelures de Camomille avec moitié boüillon, dont on faisoit recevoir à la malade une demie seringue plusieurs fois chaque jour.

Mais la fiévre ayant perseveré, & s'y étant joints des mouvemens convulsifs, qui, quoique legers dans le commencement, devinrent si universels & si violens que toutes les parties du corps s'en trouverent également affligées, comme cet accident fut un fait nouveau pour moi, je me crus obligé d'appeller ce que je pûs de Medecins avec deux de mes Confreres, & nous convinmes que cet accident ne pouvoit estre causé que par une humeur acide & piquante qui se répandoit sur les parties nerveuses, que cela supposé c'étoit une necessité de se servir de remedes qui par une qualité opposée eussent la force d'absorber ces acides, que nous trouverions ce secours dans l'usage des yeux d'écrevisses, & dans les confections d'hyacinthe & d'alkermes, propres à lier & embarasser par le moyen des alkalis qu'ils contiennent les parties acides qui se répandoient sur les membranes, sur les muscles, tendons, & generalement sur toutes les parties nerveuses, qui causoient les continuels trémoussemens dont cette malade étoit agitée à l'excès, nous y joignîmes la theriaque, afin de pousser par la transpiration, & enfin nous nous servîmes des purgatifs aussitôt que les vuidanges furent cessées, & qu'elles nous eurent permis de les mettre en usage, afin que tous ces remedes agissant successivement pûssent en détruisant cette cause maligne, rétablir le sang & les humeurs dans leur premier état, tant en détruisant les levains qui regnoient dans les premieres voyes & en déterminant la nature à s'en décharger par en bas, qu'en obligeant les mauvais levains contenus dans le sang & qui irritoient les membranes à se dissiper par l'insensible transpiration. Ce procedé remplit si parfaitement toutes nos vûes que cette malade étant debarassée de tous ces levains étrangers, se trouva guerie en six semaines de cette cruelle maladie.

## OBSERVATION CCCLXVIII.

Le 5 Decembre 1712 la femme d'un avocat de cette Ville, qui est une des plus petites tailles & qui avoit été très-incommodée pendant tout le temps de sa grossesse, étant devenuë malade pour accoucher, m'envoya avertir à trois heures du matin qu'elle souffroit quelques legeres douleurs ; je me rendis auprès d'elle, ces legeres & courtes douleurs persevererent encore pendant une demie heure, ausquelles deux fortes douleurs succederent dans lesquelles elle accoucha, je la délivrai. Son enfant & elle se porterent parfaitement bien.

## OBSERVATION CCCLXIX.

Le 19 Decembre de l'année 1712 la femme d'un Cordonnier, d'une taille des plus petites & qui avoit été fort valetudinaire pendant tout le temps de sa grossesse, celuy de son accouchement étant venu, m'envoya avertir de son état. Je la trouvai avec de legeres douleurs entrecoupées. Je voulus m'assûrer de la situation de l'enfant dont la tête me parut fort proche, mais dont les eaux n'étoient pas encore formées, deux douleurs suivirent un peu fortes dans lesquelles les eaux se formerent, perçerent les membranes, & l'enfant suivit sans difficulté, je fus obligé de détacher l'arriere-faix de la circonference de la matrice, ne l'ayant pû tirer par le moyen du cordon, tant il étoit adherant au fond de la matrice. L'enfant & la mere se porterent bien ensuite.

## REFLEXION.

La raison ne persuaderoit-elle pas que des femmes si petites, & aussi foibles que devoient l'être celles-cy, ayant été valetudinaires pendant tout le temps de leur grossesse, devroient avoir de rudes travaux, & qu'au contraire celles qui sont fortes & vigoureuses par le secours qu'elles se peuvent donner en cet état, devroient accoucher avec beaucoup plus de facilité?

S'il y avoit quelque fond à faire sur les accouchemens, & quelque chose de certain à esperer ou à craindre, ce seroit en se fondant sur les differentes dispositions du corps & sur les differentes marques d'une forte ou foible complexion, mais comme il n'y a rien de plus incertain que la suite des accouchemens, un Accoucheur experimenté ne doit jamais parler decisivement de peur d'être trompé, mais laisser la chose entre la crainte & l'esperance.

Si en moins de deux mois je donne autant de preuves de ce que j'avance, par les Observations de ce seul Chapitre, par combien d'autres ne serois-je pas en état de soustenir cette verité, si, à l'exemple de M. M. je faisois un Journal de mes accouchemens depuis trente années que j'en ai la pratique, qui quelque longue qu'elle soit, ne laisse pas souvent de me bien confirmer sur le peu de fond que l'on doit faire sur les plus heureuses marques d'un accouchement prochain, aussi-bien que sur la suitte des couches, à l'occasion des femmes qui ont eu les travaux les plus favorables.

## OBSERVATION CCCLXX.

Le 24 Novembre 1712, la femme d'un Marchand de cette Ville, étant grosse & à terme, m'envoya donner avis à huit heures du soir qu'elle souffroit des douleurs assez fortes, pour me prier de venir la voir. Je me rendis aussi tôt auprès d'elle, où je trouvai une garde entenduë, & une Dame d'un rare merite, très charitable, & bonne amie de la malade. Les douleurs me parurent assez fortes pour m'assurer de la situation de l'enfant, dont je trouvai la tête, l'orifice interieur de la matrice dilaté de la grandeur d'un escu, & les eaux qui paroissoient commencer à se former. Les douleurs qui ne cesserent d'augmenter encore pendant une demie-heure, me persuaderent que cet accouchement approchoit de sa fin, ce qui seroit sans doute arrivé, si elles n'eussent pas diminué comme elles firent, de maniere que la malade n'en sentoit aucune à minuit, & qu'elle se trouva dans une si grande tranquillité, qu'elle s'endormit: ce que voyant, je pris le parti d'en aller faire autant, & laissai la Dame auprès de cette malade avec sa garde, qui n'en partit que deux heures après moy. Je l'allai voir le matin, & la trouvai

comme

comme si elle n'avoit rien souffert, mais le soir elle envoya me chercher en diligence, je crus à en juger par la frequence des douleurs & par leur violence que l'accouchement alloit finir. La tête de l'enfant étant preste à s'engager au passage, l'orifice interieur de la matrice étant très dilaté, & les membranes étant prêtes à s'ouvrir, je doutois si peu du succès, que je l'assurai à cette Dame & à la garde aussi-bien qu'à la malade : ce qui seroit sans doute arrivé, si les douleurs eussent continué; mais s'étant peu à peu ralenties, puis ayant entierement cessé comme le jour précedent, elles me permirent de m'en retourner comme j'avois déja fait, & la Dame se retira aussi quelques heures aprés.

Cette malade fut attaquée le matin suivant d'une douleur à la jambe gauche, des plus violentes, qu'elle ressentoit depuis la maleolle exterieure jusqu'au genou, se plaignant comme si on lui eut écorché ces parties, & dans d'autres momens comme si on les lui eut rompues avec une barre; comme j'ai accouché plusieurs femmes qui souffroient de pareilles douleurs au tems de leur accouchement, j'examinai si l'accouchement n'y avoit point de part; mais m'étant assuré que non, je fis à l'instant chauffer de l'eau de vie, dont je lui frotai l'endroit douloureux, & je l'envelopai ensuite d'une serviette fort chaude, la malade s'endormit, & ne sentit aucune douleur à son réveil, elle fut trente-cinq jours fort tranquille, aprés lequel temps les douleurs recommencerent, & furent assez vives pour me faire revenir, ainsi que cette Dame sa bonne amie, quoique les douleurs fussent fortes & redoublées; assuré que j'étois de la situation de l'enfant, je ne me pressai pas de la toucher, jusqu'au temps que je crûs les douleurs assez fortes pour la devoir mettre sur le petit lit, & que je fus persuadé que l'accouchement alloit finir. Je trouvai dans le retour de ces douleurs les membranes si tendues, que je fus forcé d'en attendre la fin, & pour lors au lieu de trouver la tête de l'enfant comme je l'avois trouvée précedemment, je ne trouvai rien, quoique je fisse couler mes doigts le plus avant qu'il me fut possible dans l'intervalle d'une douleur à l'autre, & ces douleurs étant devenues assez fortes pour faire ouvrir les membranes, & écouler les eaux, j'introduisis alors avec assez de facilité non seulement mes doigts, mais ma main entiere jusqu'au poignet, avant que de trouver la premiere partie de l'enfant, qui fut un pied & une main, & ensuite l'autre pied; mais d'un enfant si fort & si vigoureux, que je fus obligé de me servir de mes deux mains pour attirer les deux pieds, une seule ne les pouvant fixer tous deux, parce que l'un s'échapoit quand je tenois l'autre, tant cet enfant le retiroit avec force. Après les avoir joints de la sorte, & enveloppés d'une serviette pour les tirer en meilleure prise, je fus obligé de faire jusqu'aux plus grands efforts pour tirer les hanches, que je n'attirai dehors, qu'avec de très-grandes peines, tant cet enfant étoit gros; ayant après cela une meilleure prise, au-dessus du siege que je ne l'avois eüë aux jambes, je crus avoir bien-tôt fini, mais au contraire mes plus grands efforts devenoient inutiles. Je ne doutois pas que les bras ne contribuassent beaucoup à me rendre la fin de cet accouchement si difficile, mais le passage estoit si occupé & si rempli par le corps de l'enfant, qu'il m'estoit impossible de couler ma main jusqu'où j'aurois dû la porter pour les débarasser. Quelques douleurs étant heureusement venuës à propos, qui furent vivement soûtenuës des efforts de la malade, & que je secondai de mon mieux, firent avancer le corps de maniere que je trouvai le moyen de glisser ma main par dessous la poitrine, où j'en trouvai une de l'enfant, & l'autre qu'il avoit pardessus sa tête, ce qui m'obligea de pousser la mienne jusqu'au coude de cet enfant, que je repliai avec toute la douceur possible, pour ensuite lui prendre la main, & allonger le bras le long du corps, comme j'avois fait l'autre, & les attirer jusque hors de la matrice, afin de les prendre avec le corps, pour attirer le tout en même tems. Mais quelque précaution que je prisse, j'entendis un petit craquement qui me fit connoistre que le bras estoit rompu, je le dîs à l'instant à cette Dame & à la Garde, mais la crainte que la tête d'un si gros enfant ne me fist encore plus de peine que le reste du corps, m'empécha de faire beaucoup d'attention à cet accident, & me fit prendre des mesures si justes, & engager la malade à s'évertuer si bien, que la tête de l'enfant suivit immediatement ses épaules, sans estre restée un seul moment au passage, ce qui me consola du malheur qui me venoit d'arriver. Au reste l'enfant se portoit parfaitement bien, la foiblesse du cordon, quoiqu'il fust des plus gros, & l'adherance de l'arrierefaix ne me firent pas moins de peine à délivrer la femme, que la mauvaise situation & la grosseur de l'enfant m'en avoient donné à l'accoucher, elle se porta bien dans ses couches, & se releva quinze jours après, joüissant d'une parfaite santé. Je pensay deux fois le bras de cet enfant qui estoit rompu en sa partie moyenne, avec deux compresses, deux petits cartons, & une bande. Il fut parfaitement gueri en trois Semaines.

## REFLEXION.

Cette observation n'est-elle pas suffisante pour prouver que la prétenduë culbutte que les enfans doivent faire dans le ventre de leurs meres au terme de sept mois, est une pure fiction & une vraye chimere, aussi-bien que la prétenduë situation fixe qu'ils y doivent observer? car quand j'aurois trouvé la tête de cet enfant au passage au temps de son accouchement, de la même maniere que je l'avois fait cinq semaines auparavant, je n'aurois pas été plus persuadé que l'enfant eut été pendant ce long intervalle dans cette situation, puisque la mere que je voyois assez souvent, me disoit qu'elle se croyoit avoir deux enfans, tant elle se trouvoit grosse & tourmentée de tous les differens mouvemens qu'il faisoit, croyant sans cesse sentir leurs têtes des deux côtez de son ventre; car quoique je fusse très asseuré d'avoir touché la tête plusieurs fois, au travers des membranes qui contenoient les eaux, la matrice estant assez dilatée pour n'y former aucun obstacle, & qu'il eût sur la fin presenté le moignon de l'épaule ou le cul, l'on auroit pû m'accuser de m'estre trompé, mais ce furent les pieds, culbutte toute contraire & opposée à celle que l'enfant doit faire selon les Auteurs, puisqu'à huit mois ou environ cette culbutte sembloit avoir été faite & qu'à neuf il n'en estoit rien; & si le ventre de cette femme eût esté transparent, j'ose bien asseurer que l'on auroit vû que tous les mouvemens qu'elle ressentoit avec ces prétenduës têtes des deux côtez de son ventre, qui lui faisoient craindre d'estre grosse de deux enfans, étoient de continuels changemens de situation que cet enfant prenoit, ainsi qu'ils font tous sans qu'ils en gardent aucune qui soit bien fixe jusqu'au temps de l'accouchement que la tête se presente pour l'ordinaire au passage, ce qui arrive par une conduite de la nature toute singuliere, ainsi qu'une infinité d'autres choses dont on ne peut bien pénetrer la cause.

Quoiqu'à l'accouchement qui fait le sujet de l'observation 343 j'aye trouvé (au contraire de celui-ci) l'enfant dans la même situation qu'il estoit, lorsque je touchai la malade la premiere fois, plus de trois semaines avant qu'elle accouchât, il ne faut pas croire que ce soit une preuve que les enfans font cette culbutte, & qu'il soit resté dans cette situation jusqu'à ce qu'elle ait accouché, puisque les violens mouvemens qu'il faisoit, & dont la mere se plaignoit pendant tout ce temps, ne permettent pas de douter qu'il ne l'ait changée bien des fois, mais qu'heureusement il la reprit dans le temps de l'accouchement; en sorte qu'elle se trouva sur la fin, suivant l'ordre de la Providence.

Les anciens Auteurs donnoient une intelligence à l'enfant par laquelle ils luy faisoient rompre les membranes qui contiennent les eaux, lorsqu'elles estoient en état de sortir, par les piétinemens qu'ils luy faisoient faire pour lors, sans réflechir que si cela arrivoit de la sorte, les membranes s'ouvriroient toûjours dans le fond de la matrice, quand l'enfant auroit presenté la tête, & jamais à l'entrée de l'orifice interieur, à moins qu'il ne fust venu les pieds les premiers, quoiqu'il fut aussi facile de connoistre dans ce temps-là, que dans celui-ci; que la matrice faisant des mouvemens de contraction & de précipitation au tems des douleurs, c'est une necessité que les membranes qui contiennent ces eaux, suivent ce mouvement, qui font peu à peu dilater l'orifice interieur de la matrice, en sorte que ces eaux n'estant plus soûtenuës dans cet endroit comme elles le sont dans toute la circonference interieure du corps de cet organe, & qu'elles sont d'elles mêmes très-foibles, joint à la substance liquide des eaux qu'elles contiennent, qui ne cherchent qu'à s'échaper par l'endroit où elles trouvent le moins de resistance, cela fait par necessité avancer la portion de ces membranes, qui se trouve vis-à-vis de la dilatation de cet orifice interieur; & ces eaux estant poussées avec violence à chaque douleur, le remplissent jusqu'à un tel point, que cet espace n'en pouvant contenir davantage, elles sont obligées de se rompre & de s'ouvrir, en quelque situation que soit l'enfant, sans qu'il soit necessaire de chercher le secours des pieds ni des mains, pour produire cet effet, comme il est aisé de le justifier par cet accouchement où je ne trouvai aucune partie jusqu'à ce que les membranes fussent ouvertes, & les eaux écoulées, qui néanmoins estoient les pieds que cet enfant presentoit, mais qui en estoient si éloignez, qu'ils n'avoient pû contribuer en rien à cette ouverture.

La delicatesse de la plus grande partie de ces membranes fait assez voir qu'il faut peu de chose pour les faire ouvrir, par la quantité de femmes ausquelles elles s'ouvrent prématurément, sans qu'elles sentent la moindre douleur, ni qu'elles s'apperçoivent que leur enfant fasse aucun mouvement extraordinaire, mais seulement par un effet de la nature, & par la proximité de l'accouchement qui est cause que les membranes ne peuvent s'étendre davantage pour contenir ni plus d'eaux ni un enfant d'un plus gros volume.

Cet intervalle de temps depuis celuy que cette femme commença à sentir des douleurs, que je trouvai l'orifice interieur dilaté, les eaux qui commençoient à se former, & l'enfant bien situé, c'est-à-dire la tête à l'extremité du vagin, & prête à enfiler le passage, à la premiere douleur un peu forte, qui estoit précisément le temps auquel elle avoit toujours compté d'accoucher, puis ces douleurs ayant cessé pendant cinq semaines, tout cela ne fourniroit il pas encore une ample matiere à quantité de raisonnemens, cette femme n'ayant jamais douté d'avoir passé son terme de tout ce temps-là que je passe néanmoins sous silence, m'en estant suffisamment expliqué ailleurs? je me contente ici de faire remarquer que nonobstant toutes ces heureuses dispositions à mettre une femme en travail, je me gardai bien de le faire, parce qu'en fait d'accouchement il ne faut jamais rien précipiter quand les choses sont dans l'état où elles étoient ici, vû que l'art ne doit estre de la partie, que lorsqu'une situation extraordinaire l'exige, ou bien lorsque l'on est bien persuadé que la nature épuisée ne peut pas remplir son intention qui ne s'accomplit que dans le temps necessaire.

Ce seroit encore une belle occasion d'expliquer une difficulté qui se presente, si je mettois (comme un Auteur moderne dit l'avoir trouvé) cet enfant à califourchon sur son bras, comme celui qui se promene à cheval sur un bâton, car rien n'est plus vray que le bras de cet enfant étoit situé de la sorte entre ses jambes, mais aussitôt que j'attirai les pieds, ce fut une necessité que de la figure courbée en arc où son corps estoit, il se redressât, & qu'en se redressant comme il convenoit, à mesure que j'attirois les pieds, le bras se tirast d'entre les jambes, & qu'il suivît le mouvement du corps, sans qu'il causât aucune difficulté à cet accouchement (par la facilité que j'eus à le tirer, au contraire de l'autre que j'eus le malheur de rompre) ny que telle chose en puisse faire aucune, par la raison que j'allegue, & de la maniere que je l'explique.

La fracture qui se fit au bras de cet enfant, estoit la seconde fois que ce malheur m'étoit arrivé, ce qu'il y a de consolant c'est qu'autant que cette fracture est facile à faire, autant l'est-elle à guerir, parce qu'outre le petit bandage qu'on y fait, l'enfant est emmailloté le bras étendu & en repos au long de son corps, qui est une situation non seulement favorable, mais la plus avantageuse que l'on peut donner en pareil accident, & comme c'est du bandage, de la situation, & de la jeunesse du sujet, que dépend la prompte guerison des fractures, il est facile de juger que celle d'un enfant en cet état se fait sûrement & en très-peu de temps, celle-ci l'ayant été en moins de trois semaines.

Je fus d'autant plus content de voir cet accouchement fini de la sorte, & que l'enfant en fust quitte pour une fracture au bras, que je craignois qu'il ne perdît la vie, tant il étoit gros, & que j'eus de peine à le tirer dehors, jusqu'à cette partie, qui me faisoit le plus de peur, & qui me fit le moins de peine, quoique le passage, selon M. M. dût être assez fait, puisque c'étoit le quatriéme dont j'accouchois cette femme, & que ce dernier étoit le moins mal placé, & que les trois précedens eussent tous été environ de la même grosseur.

Si les violentes douleurs que cette femme sentit à la jambe eussent été en la partie interieure de la cuisse, j'en aurois attribué la cause à quelque humeur acre & piquante qui se seroit jettée sur le ligament rond, ou à quelque inflammation qui auroit pû y être communiquée, par rapport à l'état où étoit la matrice; mais au lieu où ces douleurs se faisoient sentir, je ne pus les attribuer qu'à un épanchement de ces mêmes humeurs sur la membrane commune, ou la membrane propre des muscles, dont je procurai la transpiration, au moyen des parties spiritueuses & penetrantes de l'eau-de-vie, après que j'eus ouvert les pores de la peau, par la forte friction que je fis à la partie malade, & par les serviettes chaudes dont je l'enveloppai si bien, que la malade s'endormit, & qu'aprés cela elle ne sentit plus aucune douleur. J'eus toutefois la précaution d'examiner si les douleurs de l'accouchement n'étoient point de la partie, comme je l'ai vû arriver en quelques occasions; mais m'étant assuré du contraire, je travaillai autrement que je n'eusse fait, mon intention étant alors fort différente.

Je parle dans cette Observation d'une Dame non seulement d'esprit, de merite, & charitable au possible; mais entenduë aux Accouchemens & à la Medecine; comme une autre Cleopatre, qui étoit bonne amie, & qui s'interressoit pour cette malade, de maniere qu'elle s'étoit trouvée à tous ses accouchemens, qui ne fut pas moins surprise que moi, quand je lui annonçai la mauvaise situation de cet enfant, après lui avoir donné pendant deux jours, & cinq semaines auparavant, les plus belles esperances du monde, pour retomber ensuite dans les inquiétudes qu'elle avoit déja essuiées par trois fois dans ses accouchemens précedens, qui neanmoins avoient tous été heureusement terminez, aussi-bien que le fut ce dernier, puisque les quatre enfans & la mere se portent bien.

Sur la fin du mois de Novembre il m'arriva un fait assez particulier, pour lui trouver place en cet endroit, qui bien qu'aussi rare qu'il est extraordinaire, n'en a pas moins son merite, puisqu'aucun Auteur que je sçache n'en a parlé.

## OBSERVATION CCCLXXI.

Dans le mois de Decembre de l'année 1712. une femme que j'avois accouchée de dix enfans, sçavoir quatre filles & six garçons, étant grosse de l'onziéme, se trouva tourmentée des plus cruels vomissemens ; ce qui lui fit juger que c'étoit un garçon, ne souffrant pas pour l'ordinaire le même accident, quand c'étoit d'une fille ; ce qui se trouva vrai dans la suite ; comme elle paroissoit fort plethorique, je jugeai à propos de lui faire deux legeres saignées, afin de la désemplir, & lui conseillai de prendre quelques lavemens pour humecter & rafraîchir les intestins & tout le bas ventre, en ce que la chaleur de ces parties venant à les gonfler, pouvoit contribuer à cet accident : ce qui parut être de quelque secours durant six semaines ou environ. Après quoi ces vomissemens furent beaucoup plus violens qu'auparavant ; ce qui me fit rêiterer la saignée & les lavemens. Je fus encore plus surpris après cela de voir ces vomissemens devenir continuels, & par gorgées, sans presque aucune violence ; mais cette malade ayant rendu generalement tout ce qu'elle avoit pris pendant deux jours & deux mois, sans qu'elle eut eu un seul moment de repos ;

Un vomissement de cette nature me paroissant tout-à-fait extraordinaire, m'obligea d'y donner toute mon attention ; & comme heureusement j'en avois vû de pareils à plusieurs personnes, sans que la grossesse y eût part, dont je les avois heureusement tirées ; Je demandai à cette femme si elle vouloit bien consentir à me laisser faire ce qui convenoit pour la mettre hors de ce dangereux état, à quoy elle avoit donné les mains. Je la fis asséoir dans son lit, la tête & la poitrine panchée vers ses genoux. Je coulai mes doigts peu à peu sous le cartillage xyphoyde au travers des tegumens & des muscles, dont j'attirai la pointe en dehors, qui étoit recourbée en dedans ; en sorte qu'elle irritoit le ventricule par une compression continuelle, & l'obligeoit à se vuider sans cesse ; ce qui ne se fit pas sans quelque douleur ; mais qui procura l'entiere guerison de la malade, qui ne vomit plus pendant le reste de sa grossesse, & qui accoucha heureusement dans son temps.

## REFLEXION.

Il y a certaine maladie à l'occasion de laquelle, on dit en langage vulgaire de ce pays, que ceux qui en sont atteints, ont l'estomach bas, & on la nomme en d'autres la poitrine chûte ; & cette maladie consiste dans un vomissement continuel, causé par le cartillage xyphoyde, qui se trouve recourbé en dedans, lequel par ce moyen irrite l'estomach & l'oblige à se vuider dès qu'il est chargé de quelqu'aliment par le mouvement convulsif que lui cause cette irritation, en sorte que ceux qui en sont affligés ne peuvent garder aucuns alimens, ce dont les Chirurgiens & Medecins se mocquent ; mais comme je trouvai à mon retour de l'Hôtel Dieu, que ma mere agée de soixante & dix-sept ans étoit très sujette à cette indisposition, qui lui causoit de grands vomissemens, elle voulut que je lui fisse cette réduction qu'elle se faisoit elle même, & elle vomit jusqu'à ce que je fus arrivé chez elle, & que je lui eus redressé ce cartilage, que je trouvai recourbé en dedans, ce qui fit cesser le vomissement à l'instant & sans retour.

Persuadé que je fus de cette verité par cette experience, loin de m'en tenir à un faux jugement de ceux qui s'en mocquent, comme je n'ai jamais rien negligé de tout ce qui peut m'aprendre quelque chose dans ma profession, j'ai connu que cette maladie étoit réelle, quoique le terme dont on se sert pour la designer, soit impropre, ayant depuis ce temps-là gueri plusieurs personnes de tout age & de tout sexe, en redressant ce cartillage & nommément cette femme, dont le vomissement étoit causé par cette courbure, puisqu'aussi-tôt elle fut guerie.

---

## CHAPITRE XVIII.

### *Une femme pour être heureusement accouchée, n'est pas sans danger.*

QUAND je me sers du mot de hazard en quantité d'endroits de ce Livre, ce n'est pas selon l'idée des anciens Philosophes, qui pour exprimer des choses qu'ils ne pouvoient expliquer par des raisons naturelles, se servoient de ce terme, & moins encore dans le dessein d'entrer dans leurs sentimens; mais pour faire entendre qu'il n'y a aucune raison de toutes celles que les Auteurs ont avancées jusqu'à present, qui puisse faire évidemment connoître ce qui rend un accouchement long, difficile, & laborieux, ainsi que je l'ai fait voir dans le II, le III & le IVe Chapitre du second Livre, & que je l'ai prouvé dans le précedent, mais seulement dans la pensée de rendre la chose plus intelligible.

Car si quelques-uns de ces Anciens, éclairez des seules lumieres de la raison, en ont pensé de la sorte à l'égard des accouchemens, l'on peut dire avec asseurance qu'il n'y en a eu qu'un très-petit nombre, puisque l'histoire profane nous apprend que ces gens-là, quoiqu'élevez dans l'idolâtrie, reconnoissoient qu'une espece de Divinité présidoit aux Accouchemens, & que loin de les rapporter à un effet de hazard, ils étoient persuadez qu'une Puissance superieure en prenoit le soin ; ce qui les portoit à reclamer la Déesse Junon, sous le nom de Lucine, dans l'esperance d'en obtenir une issuë favorable, prévenus qu'ils étoient que cette Déesse y présidoit, & qu'elle favorisoit les enfans d'une heureuse naissance.

Si donc ces Anciens en usoient ainsi, à l'exception de quelques uns, plus éclairez que les autres, par la seule superiorité de leur genie, moy à qui la foi persuade que la terre dans sa vaste étenduë ne produit pas un seul brin d'herbe, & qu'il ne tombe pas une feüille des arbres sans l'ordre de la divine Providence. Croirois-je que l'homme qui a été pétri par les mains de Dieu même, a été formé à son image & à sa ressemblance, pour le faire joüir de la Beatitude éternelle? Croirois-je, dis-je, que Dieu l'auroit abandonné à l'heure de sa naissance à un coup du hazard ; Je n'ai jamais eu une croyance si opposée à ma Religion, & je n'ai jamais douté quand j'ai jugé par les plus belles apparences & les plus vray-semblables qu'un accouchement alloit finir incessamment, & qu'au contraire il seroit reculé non seulement d'un ou de plusieurs jours, mais même de plusieurs semaines, que ce ne fut que par un effet de la conduite & de la Providence de Dieu, que j'ai toûjours adorée, sans en pareille occasion, non plus qu'en aucune autre, avoir jamais cherché à l'approfondir.

Ce n'est que dans cette vûë que je conserve une si grande tranquillité auprès d'une quantité de femmes qui se trouvent si souvent exposées à ces contre-temps, & que pour satisfaire à cette intention, je recommande avec tant de soin l'inaction aux Sages-Femmes, dont la plûpart occupées de l'envie de secourir les femmes qui les appellent pour les accoucher, veulent sans cesse travailler, dans la pensée d'avancer l'accouchement, qui rebutées ensuite des peines inutiles qu'elles se sont données, sont forcées de demeurer en repos, & attendre l'heure & le moment que la Providence a déterminé, & qui ne manque

que pas d'arriver dans son temps. Heureuse l'Accouchée, qui dans la suite d'un si long travail s'en trouve quitte pour le mal, sans ressentir les dangereux effets que peut causer une Sage-Femme ignorante, dont les incommoditez qui lui en restent, durent quelquefois aussi long-temps que la vie !

Ce ne sont pas toûjours ces secours à contre-temps qui font périr les femmes en couches ; ce malheur arrive quelquefois à celles qui sont les mieux accouchées, sans que l'on en puisse rejetter la faute sur personne, mais bien sur des maladies qui ont précedé & continué pendant la grossesse, sur les accidens ausquels elles ont été exposées pendant que d'autres n'ont pas eu un plus heureux sort, quoiqu'elles ayent joui d'une santé très-parfaite, tant devant que pendant la grossesse, & que leurs accouchemens ayent été des plus heureux, comme les Observations qui suivent en font foi.

Si l'on doit regarder l'accouchement d'une femme comme l'un des plus surprenans miracles de la nature, quoique des plus frequens, il n'est pas moins difficile de comprendre comment elle y peut resister, quand on fait attention à tous les accidens qui le suivent.

Je tâcherai autant qu'il me sera possible de les faire connoître, afin qu'après en avoir donné une parfaite idée, l'on puisse trouver le moyen de les combattre efficacement, pour sauver la vie à tant de personnes qui y sont exposées ; mais comme je traite de chacun de ces accidens dans leur Chapitre particulier, je me renferme à parler dans celui-ci de plusieurs femmes qui sont mortes quelques jours après être heureusement accouchées, dans un temps où il sembloit qu'elles fussent hors de danger, & sans qu'il eut paru aucun accident, auquel on en pût imputer la cause ; ce qui prouve suffisamment qu'une femme pour être heureusement accouchée, n'est pas sans danger.

## OBSERVATION CCCLXXII.

Le dix-sept Mars de l'année 1707. Madame la Marquise de... âgée d'environ 38 ans, qui avoit la poitrine naturellement très-mauvaise, & qui étoit sujette à souffrir de temps en temps quelques accès d'asthme, étant devenuë grosse la quatriéme année de son mariage, & ayant été souvent attaquée d'un asthme pendant sa grossesse ; Elle en eut, sur tout dans le dernier mois, un accès si violent, qu'il l'auroit sans doute suffoquée, si je n'eusse été à portée de la saigner deux fois en dix heures de temps, au moyen de quoy la respiration reprit sa premiere liberté ; parce que la poitrine fut dégagée, & les poulmons vuidez de ce qu'il y avoit de sang trop abondant.

Comme cette Dame avoit une entiere confiance en moi, & qu'elle comptoit de m'avoir quinze ou vingt jours auprès d'elle, avant que d'accoucher, & qu'elle se trouva par malheur en travail plûtôt qu'elle ne le pensoit, l'on fit partir couriers sur couriers, dès qu'elle se trouva mal ; mais quelque diligence qu'ils pussent faire, comme il y avoit dix lieuës de chemin, je ne pus arriver dans la chambre de la Dame, que dans le temps que l'enfant venoit au monde. Je m'approchai du Chirurgien qui l'accouchoit, que je trouvai si préoccupé, qu'il ne s'appercevoit pas que l'enfant avoit plusieurs tours du cordon au col, sans une femme qui l'en avertit. Je lui dis de le débarrasser, & voyant que ce cordon étoit très-foible, je lui recommandai d'aller doucement, pour avoir le delivre sans le rompre ; mais s'étant par trop précipité, & l'ayant tiré avec trop de violence, il se leva brusquement, & me dit que le cordon étoit rompu. Comme cette maniere d'agir étoit m'abandonner la place, j'examinai si l'arriere-faix par trop gros, quoique détaché, ne seroit point resté à l'entrée du vagin, d'où le cordon n'auroit pû le tirer sans se rompre, comme il arrive quelquefois ; mais ne l'y ayant pas trouvé, j'introduisis ma main au dedans de la matrice, de la circonference de laquelle je le détachai, & l'attirai bien entier avec ses membranes, après quoy la Dame ne souffrit plus aucune douleur. Elle eut besoin, & se servit du pot de chambre sans aucune difficulté, avant qu'on la couchât dans son lit, & passa la journée & la nuit dans une grande tranquillité. Le matin je pris congé pour m'en revenir chez moi ; je fus surpris de voir un Exprès le lendemain de grand matin, pour m'avertir de retourner voir cette Dame, comptant bien que la fiévre de lait étoit la cause de mon retour ; je la trouvai en arrivant très-inquiéte, & qui n'avoit pas reposé la nuit, à cause d'une douleur qui lui occupoit la surface exterieure de l'os des isles, & l'aîne du côté droit, avec quelque sorte de difficulté d'uriner. Je fis à l'instant deux sachets avec les feüilles de Camomille & Melilot, & la graine de Lin, que je mis à boüillir dans une grande casserolle pendant une demie-heure, après quoi j'en appliquai un qui embrassoit toute la partie douloureuse, un moment après la malade urina sans peine, & la douleur fut si bien calmée, qu'elle dormit pendant deux heures & demie, les vuidanges alloient très-bien, elle n'avoit aucunes tranchées, point de tension, ni de dureté au ventre. Monsieur Von, Docteur en Medecine, qui y fut appellé, & qui y arriva le soir, ne trouva non plus que moi autre chose à faire à cette Dame, sinon un petit lavement le lendemain, fait de la décoction, dans laquelle ces sachets avoient boüilli, avec un peu de miel commun; ce lavement fit tout l'effet que nous en pouvions attendre; le jour suivant, qui étoit le sixiéme jour d'après l'accouchement, cette Dame ressentit quelques vapeurs; mais comme la chose lui étoit ordinaire, lorsque ses menstruës couloient, rien ne nous parut surprenant, & la fiévre étoit très-médiocre, neanmoins avec ces legers accidens. Sur les dix heures du soir, dans le temps que nous étions sans aucune inquiétude, la respiration devint frequente & difficile, la poitrine s'embarassa, & cette malade mourut en deux heures, sans avoir souffert rien davantage; ce fut le sujet d'une surprise étrange pour le Medecin & pour moi, sans que nous eussions à nous reprocher d'avoir rien omis pour empêcher cette catastrophe.

## REFLEXION.

Comme la mort n'a jamais de tort, & que l'on en attribue pour l'ordinaire la faute au Medecin ou au Chirurgien, l'on chercha tous les moyens les plus mauvais pour rejetter la cause de celle de cette Dame sur celui qui l'avoit accouchée dont je l'excusai comme je le devois pour rendre justice à la verité; n'ayant pas vû qu'il eut rien fait qui put porter aucun préjudice à la malade, alleguant de mon mieux sa mauvaise poitrine susceptible d'un nouveau retour tel que l'accident qu'elle avoit plusieurs fois ressenti pendant la durée de sa grossesse, qui se trouvant de plus attaquée de la fievre & occupée du lait, l'avoit fait inopinément succomber. Ce fut dans la verité ce que nous jugeâmes être la vraie & unique cause de sa mort, ne l'ayant pû attribuer à aucune autre, ny trouver de remede pour l'empêcher.

Estant dans une Ville où cette defunte Dame étoit très considerée, quelques Dames en plaignant son malheureux sort, me dirent que c'étoit un grand malheur qu'elle ne m'eut pas auprès d'elle, & que le Chirurgien qui l'avoit accouchée lui avoit arraché la vessie & la matrice, je les assurai que si elle avoit souffert cet accident, j'en étois la propre cause, puisque je l'avois delivrée, un aveu si sincere fut le sujet d'une etrange surprise à ces Dames qui parurent fâchées de m'en avoir parlé, ce dont je les relevai avec tant d'honnêteté & de si justes raisons, qu'elles furent dans la suite ravies, d'avoir eu avec moi cette explication.

Une Dame avoir la vessie & la matrice arrachée dans son accouchement & s'être servie du pot de chambre incessamment après être accouchée, point de douleurs, & se porter autant bien qu'on le pouvoit souhaiter les deux premiers jours, & n'avoir point eu le reste du temps le ventre dur, tendu, ny douloureux, sont autant de preuves assurées de l'impossibilité d'un pareil desordre, qui neanmoins étoit regardé comme très véritable sur le recit qu'en avoit fait la femme de chambre qui étoit présente, lorsque je delivrai cette Dame, & qui n'ayant jamais vû accoucher de femmes fut trompée en voyant l'arriere-faix que je tirai, qu'elle prit & confondit pour les parties qu'elle disoit avoir été arrachées, au tems de l'accouchement, fausse relation sur laquelle on fondoit ce jugement temeraire sans faire reflexion que si l'une ou l'autre de ces parties pouvoit être arrachée, (ce qui ne s'est jamais ny vû ny entendu) & qu'elles l'eussent été effectivement, la malade n'auroit pû survivre un moment à un accident de cette nature; ce qui prouve bien qu'en fait de Medecine l'on condamne à tort & à travers sans raisonner sur la possibilité ou l'impossibilité du fait dont on decide par le penchant que l'on a, à rendre le Medecin ou le Chirurgien coupable de la mort des malades, & d'excuser leur mauvaise constitution, & la violence du mal qui en sont les causes les plus ordinaires.

## OBSERVATION CCCLXXIII.

Une jeune Demoiselle attaquée de vapeurs, qui étoient souvent suivies d'oppressions & de suffocations, & qui de plus étoit atteinte d'une tumeur schirreuse en l'hypocondre droit, avec une retention d'urine, qui la prenoit de temps en temps; s'étant mariée, & étant devenuë grosse, se porta assez bien dans les quatre & cinq premiers mois de sa grossesse; mais, aprés ce temps-là, plus elle avançoit vers son terme, & plus elle ressentoit les accidens dont elle avoit été tourmentée étant fille; & comme l'oppression ne manquoit pas de suivre les vapeurs & les suffocations, je lui conseillai des lavemens de deux jours l'un, & une saignée. Le succès de ces remedes fut si heureux, que les vapeurs & les suffocations cesserent pour un temps, & que la respiration reprit sa premiere liberté; mais ce temps ne fut pas bien long; car tous ces accidens revinrent en foule, & plus violens qu'auparavant: ce qui me fit prendre jour avec la Dame pour lui faire une seconde saignée, & j'en voulois faire une troisiéme dans le même dessein. Un matin après avoir dormi jusques après dix heures, elle se sentit à son reveil la poitrine extrémement dégagée, sans aucune oppression: ce qui m'empêcha de la saigner; & comme je restai dans la chambre de cette Dame pendant qu'elle se leva, elle fut aussi surprise que moi de voir que ses pieds, ses jambes, & ses cuisses étoient si tenduës & tellement enflées, qu'elle ne pouvoit qu'à peine mettre des bas à botter, & des mulles d'hommes, sans pouvoir ni marcher ni se soutenir. Ses vapeurs & ses suffocations devinrent plus violentes qu'auparavant; & quand ces vapeurs cesserent, elle fut attaquée des douleurs pour accoucher. Son travail fut long & penible, à la fin duquel je l'accouchai d'un enfant mort. Je la délivrai avec assez de facilité, & elle se porta autant bien ensuite que je le pouvois souhaiter pendant les cinq premiers jours, après lesquels le lait, qui contre l'ordinaire n'avoit encore produit aucun effet (ce qui me faisoit croire qu'il n'en viendroit point) commença de paroître, la fiévre s'y joignit, avec tous les mêmes accidens qu'elle avoit eus étant fille, & sur la fin de sa grossesse; mais qui augmenterent à un tel point, que je désesperai d'autant plus de sa vie, que la fiévre, qui n'étoit que lente & legere en ce temps-là, devint double tierce continuë, à laquelle outre sa retention d'urine, se joignit un cours de ventre des plus violens, la nature ne pouvant soutenir une maladie si longue, & accompagnée de tant de fâcheux simptomes, fut enfin forcée de succomber, & cette Dame mourut après avoir soutenu ce grand orage pendant six semaines, & épuisé tous les remedes que l'on pût inventer pour la tirer de cette maladie compliquée de tant d'autres fâcheux simptomes.

## REFLEXION.

Cinq jours s'étant écoulés sans que cette malade sentit aucun mal, & sans qu'elle souffrit aucun des accidens que peut causer l'accouchement, m'en faisoient d'autant mieux esperer que ses jambes étoient revenues en leur premier état, comme il arrive ordinairement aux femmes, qui ont non seulement les jambes mais aussi plusieurs parties du corps enflées, sur la fin de leur grossesse, ausquelles ces enflures se dissipent, aussi tôt qu'elles sont accouchées; mais c'étoit un si mauvais sujet, & un corps si cacochime, que j'éprouvai mieux sur cette Dame que sur aucune autre, que l'Art ne peut rien où la nature manque.

Il n'y eut accident fâcheux, qui puisse accompagner une couche, que cette Dame ne ressentit, comme vapeurs, suffocations, fievre continue & intermittente, douleurs & tension au ventre, rétention d'urine, flux de ventre, fleurs blanches en quantité, tous accidens qui se raportoient à la dureté qui se faisoit sentir en l'hypocondre droit, qui étoit un Schirre confirmé au foye, qui ne faisant par consequent plus ses fonctions, & l'humeur bilieuse ne se separant pas, c'étoit une necessité qu'elle refluât dans la masse du sang & par toute l'habitude du corps, qui donnoit occasion à tous les accidens dont cette malade étoit tourmentée.

Il n'est pas difficile de comprendre, que les remedes doivent être sans effet quand on est assuré qu'un organe comme le foye, est hors d'état de faire ses fonctions; car si le foye est un viscere dont l'action soit absolument necessaire à la vie de l'animal, il n'est pas moins vrai que la privation de cette action lui doit être funeste.

## OBSERVATION CCCLXXIV.

Le 19 Octobre de l'année 1711. j'accouchai la femme d'un Greffier de cette Ville pour la cinquiéme fois. Le succès de ses quatre accouchemens précedens avoit été très-heureux. Il n'en fut pas de même du dernier, dont je prétends parler, qui étoit de deux enfans, qui se suivirent de près, & qui avoient un arriere-faix qui leur étoit commun. Cette Accouchée se porta très-bien pendant les six premiers jours de ses couches. Un Medecin de ses amis vint la voir, & causa avec elle environ une heure. Elle se trouva le soir en sueur, & sa Garde eut grand soin de la maintenir dans cet état, qu'elle soutint sans aucune peine l'espace de deux heures, après quoy elle fut changée de linge, & essuyée fort à propos, se portant encore assez bien, à un peu d'inquiétude près, qui augmenta de maniere après cette sueur, que l'on fut obligé de m'envoyer chercher. Je fus surpris de trouver cette malade non seulement très-inquiéte, mais avec un pouls très-petit, fort enfoncé & inégal: elle me dit qu'elle se trouvoit agitée de quelques petits mouvemens & d'inquiétudes; mais qu'elle s'appercevoit fort bien que ce n'étoit rien, qu'elle étoit toutefois bien aise de me voir. Je fis ce que je pûs pour mettre le calme & la tranquillité dans son esprit; mais je m'aperçûs que le mal augmentoit tellement & si promptement, que j'envoyai chercher tous les secours les plus presens, & que je crûs les plus efficaces, & entr'autres, celui du Medecin qui l'avoit vûë & entretenuë l'après-midy dans une si belle apparence d'un prompt & heureux rétablissement; ce qui ne servit pourtant qu'à augmenter sa surprise, & toute la diligence & & les soins que nous pûmes apporter pour son secours, furent inutiles, d'autant que cette malade perdit la parole presqu'aussi-tôt, & la connoissance avec la vie en moins d'une heure, sans que nous pussions penetrer M. le Medecin ni moi quelle en pouvoit être la cause.

## REFLEXION.

Cet accouchement ayant été des plus heureux, & les vuidanges ayant fait tout ce que l'on en pouvoit attendre, sans même que l'Accouchée eut souffert que de très legeres trenchées, son ventre mou & sans douleur, point de cours de ventre, point de vomissement, le lait passé & sans fievre, & six jours d'écoulés, que reste-t'il à souhaiter à une femme qui se conduisoit avec autant de précaution que de sagesse, sinon d'être encore quelques jours en repos pour la revoir dans un entier rétablissement? lorsqu'au contraire la fin de ce sixiéme jour fit naître une sueur, qui étoit dans ses précedentes couches le sceau de sa guerison, pour ainsi dire, qui dans ce dernier accouchement fut un signe si funeste, qu'au lieu d'une parfaite santé qui étoit la fin des precedens, la mort suceeda à celles-ci, sans qu'aucuns symptômes m'en ayent pû faire connoître la cause: ce qui me fait dire après quelques autres experiences aussi tristes que celles de ces trois accouchemens ausquels j'ai été appellé, & après lesquels des femmes, quoique très bien accouchées, n'en sont pas moins mortes, que dans la plûpart des faits de Medecine & de Chirurgie, Hippocrate a eu raison de dire que le jugement est difficile par raport aux évenemens.

---

## CHAPITRE XIX.

### *De plusieurs femmes d'un bon temperamment qui se sont bien portées pendant leur grossesse, & dont l'accouchement a été court & heureux, & qui sont neanmoins mortes après être accouchées, sans aucune autre cause que la contagion de l'air.*

DE tous les Auteurs qui ont traité des Accouchemens, je ne sçai pas qu'il y en ait aucun qui ait remarqué que dans de certaines saisons il étoit mort quantité de femmes après être heureusement accouchées, quoiqu'elles fussent d'un bon temperamment, qu'elles se fussent bien portées pendant le temps de leurs grossesses, & qu'elles eussent eu un accouchement heureux, sans autre cause que les mauvaises influences qui regnoient dans l'air. M. Peu parle dans son Traité des Accouchemens, d'un rhume, qui dans un certain temps fit mourir quantité de femmes à Paris. Il en mourut beaucoup d'une autre maladie en l'année 1678, qui fut la premiere année que je travaillai à l'Hôtel-Dieu; mais ce qui vient de se passer dans nôtre Province de Normandie, principalement à Roüen & à Caën dans le commencement de l'année 1713. à l'endroit des femmes qui se portant bien, après être heureusement accouchées, étoient neanmoins après trois, quatre, & même jusqu'à sept & huit jours, attaquées d'une legere fiévre, qui augmentoit en peu de temps, à laquelle se joignoit le cours de ventre, la suppression des vuidanges, avec le ventre dur, tendu & douloureux, & enfin le delire, à quoi le regime & les remedes étoient d'un si foible secours, que presque toutes en mouroient, sans que cette maladie attaquât d'autres femmes, s'étant fixée, pour ainsi dire, sur celles qui étoient nouvellement accouchées.

Je fus prié dans ce temps-là d'aller accoucher une Dame à Caën; mais comme l'air s'étoit purifié, en sorte qu'il n'en mourut que deux de toutes celles qui accoucherent pendant quinze jours que j'y restai; cela me fit esperer que cette Dame s'en tireroit heureusement, aussi-bien que de son accouchement, quoiqu'elle fût d'une grosseur surprenante; mais comme la quantité d'eaux, ou plusieurs enfans y pouvoient donner occasion, je n'en eus pas la moindre inquiétude, comme il est aisé de le remarquer dans l'Observation qui suit.

## OBSERVATION CCCLXXV.

Le 28 May de l'année 1713. j'accouchai une Dame à Caën, dont le travail commença à se declarer le matin par de legeres douleurs, qui perseverent de la sorte jusqu'à neuf heures du soir; après quoi elles augmenterent assez pour m'asseurer de la situation de l'enfant, dont je trouvai la tête; mais qui avançoit si peu, à cause que les douleurs, quoique très-fortes, étoient si éloignées, que le travail en fut prolongé de deux grandes heures, après quoi les eaux percerent, & s'écoulerent en grande quantité. L'enfant, qui étoit très-foible, suivit assez tôt après. Je le plaçai, quand il fut venu, comme il le devoit être, jusqu'à ce que j'eusse délivré la mere; mais m'étant apperçû que le cordon quittoit l'arriere-faix dans sa racine, sans attendre qu'il fut entierement séparé. Je coulai ma main au dedans de la matrice, avec laquelle je détachai une portion de l'arriere-faix qui y étoit encore attachée, & le tirai tout entier en un instant: je mis un carreau sur les genoux de la Garde, & l'enfant dessus, auquel après avoir fait la ligature de l'ombilic, je donnai tous les secours qui conviennent en cette occasion,

occasion, pour rappeller un enfant de la foiblesse où celui-ci étoit, en lui faisant appliquer sur le bas ventre des compresses trempées dans le vin tiede, aussi-bien que sur la tête & sur la poitrine; lui faisant prendre quelque peu de vin & de sucre, si bien qu'après qu'il eut été une heure dans ce dangereux état, il commença de crier peu d'abord; mais bien-tôt après avec beaucoup de violence, & persevera de la sorte jusqu'au matin six à sept heures, qu'il se teut, sans que pendant tout ce temps il eut voulu rien prendre, pas même le mamelon de sa Nourrice; ce qui le rendit si foible, que l'on crut une seconde fois qu'il ne se tireroit pas d'affaire. Il resta huit jours en cet état, ne prenant que quelques goutes de vin, & quelques cuëillerées de boüillon, que je lui faisois donner alternativement, & de temps en temps, après quoi il s'avisa de prendre le mamelon, & s'est du depuis fort bien porté; ce qui fait voir qu'il faut continuer ses soins en ces occasions, & n'abandonner pas un enfant quelque foible & moribond qu'il paroisse.

REFLEXION.

Cet accouchement raporté tel qu'il a été executé & dans la conduite duquel l'on peut remarquer que la raison, l'experience, & la delicatesse de l'Art se soutiennent également bien, paroîtroit me devoir avoir mis à couvert de la censure, il m'est cependant revenu de plusieurs endroits, que j'étois accusé d'avoir laissé couler le sang de cet enfant en si grande quantité avant que de faire la ligature du cordon de l'ombilic, qu'il en fut réduit à cette extrême foiblesse, & sur ce faux préjugé j'ai été regardé comme l'Auteur de sa mort, quoiqu'il soit vivant, & qu'il se porte très bien, ayant pris le sang qui coula après le detachement & l'extraction de l'arriere-faix, quoiqu'en petite quantité, pour être sorti du cordon, sans songer qu'un Accoucheur qui sçait son mêtier ne quitte point un cordon quand il s'aperçoit qu'il a de l'inclination à se detacher de l'arriere faix, comme faisoit celui dont il s'agit, puisque c'est un guide assuré qui le conduit où la necessité l'appelle, pour finir comme je fis cet accouchement, & je liai le cordon à l'instant même que je l'eus placé sur les genoux de sa garde, sans qu'il en sortît une seule goute de sang après cette ligature; mais ce qui detruit encore davantage cette calomnie, sont les cris que cet enfant fit toute la nuit sans cesser un moment, qui n'étoit pas une marque qu'il eut été affoibli par une perte de sang, qui l'eut laissé si languissant, qu'à peine eut-il pû soupirer, ce fut l'indigne recompense que j'eus d'avoir accouché & delivré la mere si à propos, & de l'attention que je donnai à l'enfant, pour le tirer de l'extrême foiblesse où le mauvais temperament de sa mere extrémement chargée de serosités, l'avoit jetté, & les avoir enfin préservez du précipice où tant d'autres dans ce temps-là ou à peu près étoient tombées, mais ce qui me console c'est que la mere & l'enfant se portent bien.

Je remarquai à cet accouchement, ainsi que j'ai faits à plusieurs autres de la même espece, que les enfans qui se trouvent avec une si grande quantité d'eaux quoique plûtôt gros ou mediocres que petits, sont pour l'ordinaire très foibles, & viennent quelque fois morts; que les cordons sont gros, mais foibles & faciles à se rompre, ou à se separer dans leur racine, les arriere-faix gros & aisez à se détacher des parties de la matrice, sans pourtant que je pretende persuader que la grosseur & le peu de consistence de ces parties viennent de ce qu'elles sont plus abrevées de serosités, parce qu'il y en a en plus grande quantité, qu'à celles où il ne s'en trouve qu'une juste proportion, puisque les unes & les autres ne sejournent pas moins dans ces serosités en plus ou moindre quantité, mais que les enfans, ainsi que le cordon & l'arriere-faix de celles qui en ont une quantité si excessive, sont nourris & entretenus d'un sang trop aqueux; qui loin de fournir à l'enfant un bon suc & une nourriture ferme & solide, ne peut donner à tout son corps qu'une consistence molle, & le rendre tout œdimateux, aussi-bien que l'arriere-faix & le cordon, d'où il arrive qu'un enfant aussi mal constitué, ayant le principe de vie très mal établi, il ne peut soutenir sans mourir les peines qu'il a, à souffrir au temps de l'accouchement, ainsi qu'il arrive pour l'ordinaire.

Voilà, selon mon sentiment, la cause la plus vrai semblable de la foiblesse & de la mort des enfans, dont les meres ont une quantité excessive d'eaux contenues dans la matrice avec l'enfant pendant la grossesse.

J'aurois laissé cette fausse accusation qui me fut faite sans la relever, la faute que l'on m'imputa étant si grossiere, que non seulement une Sage-Femme mais une Garde ne seroit pas coupable d'y tomber; j'aurois, dis-je, absolument gardé le silence sur cette fausseté toute visible, si je ne m'étois crû obligé de détromper ceux qui croient cet enfant mort, quoiqu'il soit vivant, me mettant peu en peine de faire connoître l'injustice de ceux qui firent courir le faux bruit de sa mort, leur mauvaise volonté estant si notoire, qu'il ne peut leur en rester autre chose dans la suite que la honte & la confusion d'une calomnie si mal inventée.

Cette Observation m'a donné lieu d'en faire suivre une autre qui pourra me dédommager d'une allegation si peu fondée.

## OBSERVATION CCCLXXVI.

Le premier Juin de l'année 1713. l'on vint à deux heures après minuit chez la Dame dont j'ai parlé dans la précedente Observation, pour me prier d'aller secourir la femme d'un Marchand de la même Ville, dont l'enfant presentoit le bras. Je trouvai la malade dans son lit, qui avoit perdu beaucoup de sang, dont le bras de son enfant étoit sorti jusqu'au dessus du coude. Je demandai à la Sage-Femme qui étoit auprès d'elle, s'il y avoit long-temps que les choses étoient en cet état, elle me dit qu'il y avoit environ deux heures, & que dans un autre temps elle auroit fait cet accouchement; mais que la quantité de femmes qui lui étoient mortes de celles qu'elle avoit accouchées depuis deux mois, l'avoit tellement rebutée, qu'elle n'avoit osé entreprendre celui-ci, ni demander de Chirurgien, par le triste spectacle qu'elle venoit de voir, ayant appellé le plus habile quelques jours auparavant pour en terminer un pareil à celui dont il s'agissoit, où il avoit été plus de deux heures avant que d'avoir pû tirer l'enfant, quoi qu'en quatre morceaux. Je lui dis qu'elle auroit pû me faire appeller deux heures plûtôt, & que j'aurois sans doute sauvé la vie à celui-ci, que je trouvois très-certainement mort. Je fis lever la malade, lui accommodai son lit, la situai, & la fis tenir, comme il convient. Je coulai ensuite ma main le long du bras de cet enfant, jusqu'au dedans de la matrice, où en voulant chercher les pieds, je trouvai une considerable portion de l'arriere-faix détachée, que j'évitai, en le rangeant à côté; je joignis les deux pieds, & les attirai hors du passage; puis le corps & la tête, en si peu de temps, que l'accouchement fut fini en moins qu'il n'en faut à reciter un *Pater* & un *Ave*, pour me servir des mêmes termes de la Sage-Femme, & m'exprimer comme elle fit; je couchai ensuite la malade dans son lit, elle eut aussi-bien que la Dame le bonheur de se sauver de ce double peril, dont l'un étoit cette espece de contagion, & l'autre cet accouchement difficile pour ceux qui ne sont pas au fait, mais qui auroit été encore plus facile pour moi, si la Sage-Femme m'eut appellé dès le moment que les eaux furent percées, & qu'elle vit que cet accouchement étoit au dessus de sa portée.

### REFLEXION.

Le sang qui étoit répandu dans le lit, la portion considerable de l'arriere-faix que je trouvai detachée, l'enfant mort, & plus de deux heures écoulées depuis que les eaux étoient percées, & que le bras de l'enfant se presentoit, étoient autant de circonstances qui prouvent bien que la Sage-Femme avoit travaillé de son mieux, & qu'elle ne m'appella que quand elle connut que la chose étoit au dessus de son pouvoir. Elle fut agréablement surprise quand elle vit que je lui mis l'enfant entre les mains en si peu de temps, sans peine & sans embaras, ny du côté de la malade, ny de la part des assistans placez à propos, ny de mon côté, à la difference du Chirurgien qui fut deux heures pour tirer un enfant par pieces, ignorance dont je n'en aurois crû aucun capable, si je ne l'avois vû arriver en ma présence, quelque temps après, sans que je puisse dire si c'étoit le même, en ce qu'il eut l'enfant entier.

## OBSERVATION CCCLXXVII.

Le 12 Novembre de l'annnée 1713, comme j'arrivois à Caën pour accoucher une Dame, je fus prié en descendant de cheval, de voir une autre Dame sa voisine, qui étoit en travail, il y avoit bien quatre heures, dont l'enfant étoit mal placé, & pour laquelle j'avois été demandé plusieurs fois avant que je fusse arrive: je m'y fis conduire à l'instant; j'entendis en entrant dans la cour, & en montant l'escalier, des cris effroyables; & ayant été introduit dans la chambre, je trouvai (sans que je le sçusse) un Chirurgien de la Ville en besogne, avec sa veste & son juste-au-corps, sans que les manches en fussent retroussées, qui étoit situé à côté de la malade, un genoux en terre, & l'autre pied écarté, se servant d'une de ses mains seulement, avec laquelle il exerçoit des violences outrées, pour tirer un enfant qui étoit sorti jusqu'aux aisselles, & son autre main appuyée sur le bord du lit, qui étoit à côté, & proche le petit lit sur lequel étoit la malade. J'y restai environ un quart-d'heure, & jusqu'à ce qu'il eût fini, pendant lequel temps les cheveux me dressoient à la tête, & je fremissois d'horreur de voir exercer une telle cruauté. Je lui offris par trois fois mon secours, sans qu'il le voulût accepter. L'enfant jetta encore quelques soupirs, à ce que l'on me dit, n'ayant pas eu la fermeté d'y être davantage, pour voir comment il s'y prendroit pour la délivrer. Je croyois qu'après avoir vû souffrir de telles violences, cette Dame ne passeroit pas la nuit, & encore plus quand je sçus qu'il y avoit une heure & demie qu'il avoit commencé quand j'arrivai, & neanmoins elle vêcut trois jours.

## REFLEXION.

Les manes de cette Dame ne crieront-elles pas vengeance contre un homme aussi indigne du nom d'Accoucheur qu'est celui dont je parle? s'est-il jamais vû temerité egalle à celle de ce malheureux Operateur d'entreprendre d'accoucher une femme de considération, sans sçavoir seulement la situer à propos, & sans donner la liberté qu'il convient à son bras en ôtant sa veste, & sans avoir personne pour lui aider à tenir la malade, & ne se servant que d'une main, dans un temps qu'un Accoucheur se serviroit de quatre fort utilement, s'il les avoit; enfin pour comble de son ignorance outrée, se placer à côté de la malade, au lieu d'être vis-à-vis d'elle, seule place délection & de necessité où il convient que le Chirurgien soit pour accoucher une femme qui doit alors être au moins tenue par deux femmes pour lui écarter les jambes & lui tenir les talons auprès des fesses, & le reste, qui sont les premiers principes qu'un Accoucheur doit sçavoir? ce qui prouve bien que cet homme n'avoit vu aucun accouchement, ny lû un seul Auteur, soit Accoucheur ou Sage-Femme, qui en ait traité, pour en user de la sorte, sans quoi je n'aurois pu me persuader qu'un homme eût eu la hardiesse d'entreprendre une chose si fort au dessus de ses connoissances: ce qui fait bien voir combien un bon Accoucheur est à desirer, & combien il est rare d'en trouver, puisqu'une Ville aussi peuplée & aussi considerable par quantité de personnes de condition qui l'habitent, en manque absolument, & combien les Magistrats qui la gouvernent devroient avoir d'attention à lui en procurer un bon par rapport à son utilité, puisqu'aucune femme n'est hors d'état d'avoir besoin de son ministere.

# TRAITÉ DES ACCOUCHEMENS.

## LIVRE CINQUIÉME.

### DES ACCIDENS QUI ARRIVENT APRÈS L'ACCOUCHEMENT.

### CHAPITRE PREMIER.

*De l'arriere-faix resté dans la matrice, dont le cordon avoit été rompu.*

C'EST beaucoup pour l'enfant, quand la femme est heureusement accouchée ; mais ce n'est souvent pas assez pour elle, parce qu'il se peut encore rencontrer tant de difficultez à surmonter, & tant d'accidens à calmer, qu'un Accoucheur, quelque habile qu'il soit, se trouve quelquefois plus embarrassé qu'il ne l'étoit avant l'accouchement. Car qu'y a-t'il pour lui de plus difficile, que d'avoir un delivre à tirer, dont le cordon est rompu, lors qu'un long-temps écoulé depuis la sortie de l'enfant, a donné lieu à l'orifice interieur de la matrice, de se resserrer de telle sorte, que cette contraction empêche l'introduction, sans quoi cependant il lui est impossible de tirer cet arriere-faix, puisque c'est une necessité de l'aller détacher avec la main de toute la circonference de la matrice, afin de le tirer dehors?

Une perte de sang à arrêter, dont la cause est connuë, est aussi quelque chose de bien chagrinant, lorsque la guerison en paroît être au dessus du pouvoir humain ; ce qui n'est pas de même pendant la grossesse, en ce que l'accouchement en est le remede.

Il faut aussi qu'il ait soin des parties qui ont été violentées, contuses, & déchirées, par l'usage continuel des attouchemens faits à contre-temps, par une Sage-Femme mal-habile, pour les garantir de la gangrenne; & supposé que la chose arrive, ce qu'on ne peut quelquefois pas prévenir, il faut qu'il donne toute son attention pour empêcher qu'en guerissant ces parties, elles ne se réünissent mal-à-propos, pour produire des coherences, qui exposent les malades à de fâcheuses extrémités. Il faut de plus

Qu'il travaille à appaiser les douleurs, & à adoucir la violence des tranchées, qui suivent pour l'ordinaire l'accouchement.

Il faut encore qu'il prévienne la fiévre, qu'il fasse tarir le lait, après en avoir moderé la fureur & la fougue, quand l'Accouchée ne veut ou ne peut pas nourrir son enfant.

Qu'il ménage le sein de l'Accouchée, & qu'il la preserve de l'inflammation & des grandes supurations qui s'y font assez frequemment; qu'il maintienne la malade dans une chaleur douce, & une sueur moderée, je veux dire la moins fatigante qu'elle puisse être, sans neanmoins l'interrompre, parce que du succès des sueurs dépend celui des couches, & qu'une sueur imparfaite occasionne des abscès critiques, soit au ventre, aux aînes, ou en d'autres parties.

Il faut enfin qu'il ait soin de rétablir l'Accouchée au même état où elle étoit avant sa grossesse, de maniere qu'elle ait la liberté de faire ses fonctions comme elle faisoit auparavant.

Comme de tous ces accidens l'extraction de l'arriere-faix qui est demeuré dans la matrice, lorsque le cordon a été rompu jusqu'à sa racine, est celui qui se presente le premier; c'est une necessité d'en décharger la mere le plûtôt qu'il est possible; & cette necessité est si pressante, qu'il n'y a qu'à reflechir sur la signification du nom qu'il porte pour en convenir, puisque c'est un faix ou un fardeau qui reste après l'enfant, lequel est à charge à la mere, & bien difficile à supporter, & que l'on dit hautement que la femme est délivrée, quand elle s'en décharge sans accident; mais pour lui pouvoir justement attribuer cette délivrance, il faut que les choses finissent comme je l'ai dit dans le premier Livre, où je traite de la sortie de l'arriere-faix, c'est-à-dire, qu'il vienne immédiatement après l'enfant, sans effort ni violence, suivant le cours ordinaire de la nature; car quand le Chirurgien est obligé de le tirer avec effort, & que par hazard le cordon vient à se rompre, soit à cette occasion, ou à cause de sa foiblesse, il faut necessairement pour délivrer la mere, que l'Accoucheur aille détacher l'arriere-faix, supposé qu'il ne le soit pas; car quelquefois, quoique le cordon soit rompu, & que l'arriere-faix soit resté dans la matrice, il ne laisse pas d'être détaché; comme je l'ai trouvé plusieurs fois, & pour lors il faut toûjours que l'Accoucheur porte sa main dans la matrice pour l'en tirer.

## OBSERVATION CCCLXXVIII.

Le 29 Decembre de l'année 1687. j'allai accoucher une Dame à quatre lieuës d'icy, dont l'accouchement fut très-heureux, à l'exception de l'arriere-faix, qui étoit si gros, que bien qu'il fût détaché, je ne pûs l'avoir, sans porter ma main au dedans de la matrice, & l'ayant trouvé à l'entrée, je le pris à pleine main, & l'attirai assez doucement, afin que les membranes suivissent sans les rompre, en sorte qu'elles & l'arriere-faix vinrent bien entieres.

### REFLEXION.

Je fus assez surpris de trouver de la difficulté à la sortie de cet arriere faix, par où venoit de passer cet enfant si gros, sans que je pusse en venir à bout, quoique le cordon eut assez de force pour soutenir, sans se rompre, les secousses que je voulus faire; mais quoique ces gros arriere-faix soient pour l'ordinaire plus faciles à détacher que ceux qui sont desséchez ou membraneux; je fus néanmoins assez long-temps à tirer celui-ci, la matrice s'étant tellement & si promptement resserrée après que l'enfant fut sorti, que je ne pus l'avoir sans le secours de ma main, le cordon seul n'en ayant pû favoriser l'extraction.

## OBSERVATION CCCLXXIX.

Le 27 Juin de l'année 1694. j'accouchai une Dame de cette Ville, dont l'enfant vint fort vîte; mais il n'en fut pas de même de l'arriere-faix, qui resista à tous les moyens que je pûs mettre en usage pour en délivrer la Dame, avec le seul secours du cordon, qui bien que fort gros, se trouva trop foible pour satisfaire à mon intention, & toutes les précautions que je pris, ne le purent empêcher de se rompre jusques dans sa racine, ce qui n'arriva qu'après un temps assez considerable: comme rien ne me pressoit, j'agissois avec beaucoup de douceur, pour prévenir cet accident. Après quoi n'y ayant plus de ressource, que dans l'introduction de la main, pour l'aller détacher, je le fis à l'instant, & comme je le trouvai adherant également par tout, je coulai ma main à plat, le dessus du coté de la matrice, & le dedans du côté de l'arriere-faix, que je commençai de détacher vers sa partie inferieure du côté gauche, entre ce viscere & les membranes, & je continuai de glisser ma main en le détachant dans toute sa circonference, sans précipitation, jusqu'à ce qu'il fût entierement détaché. Je le pris, & l'attirai dehors, bien entier, avec toutes les membranes; après quoi j'eus soin de faire donner un boüillon à la Dame, de la faire accommoder, afin de la coucher à son aise.

## REFLEXION.

Rien n'est plus facile que de delivrer une femme quand l'arriere-faix vient bien, il n'y a, comme je l'ai dit ailleurs qu'à faire deux tours du cordon autour de deux des doigts de la main gauche & au dessus y joindre trois doigts de la main droite le plus près que l'on peut de l'entrée de la partie, & tirer ensuite doucement & par secousses, d'un côté & d'autre, si ce secours est trop foible il faut y ajoûter celui de faire soufler l'Accouchée dans sa main, la faire épreindre comme pour aller à la selle & enfin lui faire mettre son doigt dans sa bouche comme si elle vouloit se faire vomir & toûjours sans violence, dans la crainte de donner occasion à la rélaxation ou même à la perversion, qui seroit d'attirer la matrice avec l'arriere-faix au dehors; ce qui ne se pourroit faire sans qu'elle fut renversée, sans rompre le cordon, & que tout ou partie de l'arriere-faix ne restât. Si les premiers accidens n'arrivent que par un tiraillement effroyable & des violences outrées qui sont les suites de l'ignorance la plus grossiere & la plus condamnable, les derniers peuvent arriver aux Accoucheurs les plus sages, & les plus experimentez, ce detachement de l'arriere-faix n'est pourtant qu'une chose assez indifferente dans l'accouchement, quand le Chirurgien a affaire à une personne aussi raisonnable qu'étoit cette Dame, & que le Chirurgien sçait lui-même parfaitement ce qu'il doit faire, puisque je fus beaucoup moins de temps à le detacher en cette occasion que je n'en serois à le dire: car l'une ou l'autre de ces deux conditions venant à manquer, tout est à craindre.

Tant d'accidens que l'on voit arriver journellement à l'occasion des femmes mal delivrées, font trembler celles qui se trouvent exposées à essuier les mémes disgraces, & rien ne les peut mieux préserver de cette inquietude, que quand elles voient sortir l'arriere-faix par le secours du cordon, il n'y a point d'Accoucheur quelqu'experimenté qu'il soit qui ne doive le souhaiter, ce fut aussi plus cette raison qui me fit prendre tant de mesure pour avoir celui de cette Dame, de la maniere dont je le tirai aisément & en son entier, le grand nombre que j'ai tirez de la sorte, m'en a rendu l'usage très familier, & je n'ai pourtant jamais rien negligé pour le tirer par le moyen du cordon, quelque temps qu'il ait

été

été à venir, sans m'impatienter en aucune maniere; & malgré toute mon attention & la longueur du temps, je n'ai pas pû me mettre à couvert de cet accident, ny empêcher que le cordon ne se soit rompu bien des fois entre mes doigts & d'être obligé d'aller ou le prendre à l'entrée de la matrice, quand il y étoit resté, comme je l'ai dit dans l'Observation precedente, ou de le detacher de toute la circonference de la matrice, comme je le rapporte dans celle ci, sans que jamais il en soit arrivé le moindre accident.

Ce seroit aussi-bien inutilement que j'étallerois l'arriere-faix & les membranes quand le tout est sorti, pour faire voir aux assistans que les choses se sont bien passées, comme le recommandent Messieurs P. & M. puisque je n'ai que moy à satisfaire. Si je croyois quelqu'un capable de me donner des leçons, & de me faire connoître en quoi j'aurois manqué, j'executerois ce que ces Messieurs conseillent si précisément; mais comme je pourrois dans cet étalage tromper tous ceux qui ne font point une profession ouverte des Accouchemens, fussent-ils d'ailleurs les plus habiles Medecins ou les plus excellens Chirurgiens, outre que ces Messieurs se pourroient eux mêmes tromper à mon préjudice, n'ayant point l'usage de cette pratique, s'ils voyoient un arriere-faix fendu en quantité d'endroits, comme il se trouve souvent, car ils pourroient douter qu'il fut entier, quoiqu'il le fut veritablement, & je pourrois les assurer moi-même qu'il seroit entier ne l'étant pas, en raprochant les parties en telle sorte qu'il leur paroîtroit tel, quand même une portion seroit restée dans la matrice, & dont j'aurois une aussi parfaite connoissance, que d'incapacité pour en procurer l'extraction, en sorte qu'au lieu d'être en risque d'encourir le blâme que mon ignorance auroit meritée, à l'occasion du grand nombre d'accidens qui en pourroient arriver, l'impossibilité où seroient ces personnes de connoître la verité que je sçaurois très bien leur cacher, seroit cause que tout ce desordre retomberoit sur le mauvais temperamment de la malade par le peu de capacité de mes Juges, qui par une vaine présomption auroient voulu s'inmiscer dans la connoissance d'une chose, que l'on ne peut acquerir que par un long usage, & en mettant soi-même la main à l'œuvre.

Mais, sans suivre le conseil de ces Messieurs, je me contente d'examiner moi-même generalement tous les arriere-faix & les membranes au moment que j'en ai delivré les femmes que j'accouche, & quand je suis content, c'en est assez, & si je ne le suis pas, je retourne incessamment chercher ce qui me manque, en voici l'exemple.

## OBSERVATION CCCLXXX.

Le 21 Decembre de l'année 1700. une jeune Dame de cette Ville, grosse de son premier enfant, & malade pour accoucher, m'envoya prier de venir la voir. Je la trouvai dans un travail fort lent; mais qui augmenta en si peu de temps, que ce fut tout ce qu'on pût faire que de la coëffer & d'accommoder le petit lit. Aussi-tôt qu'elle fut dessus, les eaux percerent, & l'enfant suivit; mais l'arriere-faix, dont le cordon étoit assez menu, ne vint qu'avec un temps fort long, & un peu de peine, comme cet arriere-faix étoit venu sans que j'eusse fait aucune violence. Rien ne m'obligeoit de l'examiner, sinon l'habitude que j'en ai, qui ne fut point inutile dans cette occasion, où je trouvai qu'il en manquoit environ une huitiéme partie, & d'une maniere assez extraordinaire, en ce qu'elle commençoit presque à son centre, & s'en alloit en élargissant jusqu'à l'extrémité de sa circonference ; de sorte qu'en rapprochant les parties éloignées l'une de l'autre, il n'y paroissoit aucun défaut, & il n'y avoit que l'experience & la pratique qui pût faire connoître qu'il y manquoit quelque chose ; ce qu'ayant reconnu, j'introduisis de nouveau ma main sur le champ, & sans rien dire, dans la matrice, où je trouvai la portion qui y étoit restée. Je la détachai de la partie posterieure de ce viscere, où elle tenoit un espace assez long, mais de peu de largeur ; je la tirai dehors, avec ce que je pûs de caillots de sang, & cela sans que personne sçût ce que j'avois fait. Je fis à cette Dame comme j'avois fait à la précedente, ou plûtôt comme je fais à toutes les autres, je veux dire, prendre un boüillon, & la coucher à son aise.

## REFLEXION.

Ce sont de ces choses qu'il faut faire sur le champ, & le plûtôt qu'il est possible, pendant que l'orifice interieur de la matrice est dilaté, parce qu'en temporisant l'on pourroit avoir beaucoup plus de peine à y réussir & l'on ne pourroit aussi le faire, sans que la mere en souffre plus ou moins de douleur, suivant le degré de contraction qui seroit arrivé à cet orifice interieur. Si j'avois declaré ce qui venoit de se passer, j'aurois jetté le trouble dans l'esprit de quelques Dames, parentes de la malade, par l'inquietude qu'elles auroient crû y avoir à introduire la main & le bras au dedans de cette partie seule pour en faire l'extraction, ce qui fait voir qu'il est plus avantageux de faire certaines choses, en faisant ce qu'on doit, que de les publier au desavantage des malades & à son propre préjudice.

Quoique le cordon fût petit, il n'en étoit pas moins fort, rien n'est plus facile à justifier, puisqu'une partie de l'arriere-faix resta par une considerable dilaceration de toute sa substance, sans que ce cordon se fut rompu, qui est aussi une marque que je tirai passablement fort pour que cet accident arrivât ; ce qui fait voir, que ce ne sont pas les plus gros cordons qui sont les plus forts, puisque celui ci résista nonobstant sa petitesse, & que le précedent se rompit quoiqu'il fut beaucoup plus gros.

Si j'avois montré cet arriere-faix & ces membranes en raprochant les deux côtez entre lesquels se trouvoit cette portion restée, il n'y a personne qui n'y eût pu être trompé ; mais sans qu'il soit necessaire de verifier ce fait, le doute seul n'est-t'il pas plus que suffisant pour engager l'Accoucheur à faire ce qui est à propos pour s'assurer lui-même de la verité par une introduction aussi facile à faire, qu'elle est aisée à penser ?

Au reste quelle necessité y a t'il d'effrayer la malade & les assistans, par la crainte de ce qui en peut arriver ? Et ne suffit'il pas de sçavoir ce qu'il faut faire pour la mettre en sureté, quand tout cela se peut faire sans le dire, comme je l'ai fait en beaucoup d'autres occasions, avec autant de discretion qu'en celle-ci, rien n'étant plus facile à executer, quand une femme accouche à son terme, mais ce qui devient au contraire d'autant plus difficile, qu'elle en est plus éloignée.

## OBSERVATION CCCLXXXI.

Le sept Août de l'année 1704. une Dame demeurant à quatre lieuës de cette Ville, malade d'une fiévre continuë, avec oppression, douleur de côté, & crachement de sang, m'envoya prier de venir la voir. Comme je l'avois accouchée plusieurs fois, & qu'elle avoit une entiere confiance en moi, elle me conjura de ne la point quitter, & qu'elle ne vouloit que moi pour tout secours. Je commençai par la saignée dès le soir, je lui fis prendre un lavement la nuit; & comme la fiévre, & les autres accidens continuoient, je me déterminai à lui faire une seconde saignée dès le matin. Je lui conseillai de faire son devoir du côté de la Religion, & lui insinuai que n'étant grosse que de cinq à six mois, ce ne seroit pas un grand malheur quand elle accoucheroit, que même les choses n'en iroient que mieux; & voyant qu'elle prenoit volontiers son parti, je continuai de faire ce que je crûs necessaire pour appaiser la fiévre, & détourner le dépôt qui étoit à craindre, & dont la malade étoit continuellement menacée par la perseverance de la toux, de la douleur de côté, & de la fiévre, jusqu'au cinquiéme jour, que les douleurs de l'accouchement commencerent à se faire sentir dès le matin. Je ne fus pas un quart-d'heure dans la chambre de la Dame qu'elles augmenterent à un point, que je ne doutai plus que l'accouchement ne fut prêt à se faire; ce qui m'engagea à voir en quel état étoit cette Dame. Je trouvai les eaux prêtes à percer, & je n'eus que le temps de faire mettre un drap plié en huit doubles sous elle, & à la premiere douleur l'enfant vint dans mes mains bien vivant. Comme le cordon d'un si petit enfant n'étoit pas encore bien fort, je donnai toute mon attention à menager sa foiblesse; en sorte qu'il pût me suffire à tirer le delivre; mais je n'y pûs réüssir, parce qu'il arriva, ce qui est assez ordinaire, que la matrice, après s'être en quelque façon précipitée pour pousser l'enfant dehors, retourna si prestement reprendre sa place; qu'elle se remit dans la situation où elle étoit avant l'accouchement, ou à peu près, en sorte que toute l'attention que j'eus pour delivrer cette Dame par le moyen du cordon, me fut inutile. Il se rompit, lorsque la matrice vint à faire ce mouvement, quoique je tirasse très-foiblement, ne faisant même que le contenir: mais sans perdre un moment, je suivis ma pointe de si près, que sans donner le temps à la matrice de se resserrer absolument; j'introduisis quatre de mes doigts; avec lesquels je le détachai tout autour, & fis si bien, que l'ayant un peu attiré, je trouvai le moyen de le pinser avec mon pouce & les quatre doigts; & l'attirai tout entier. La Dame fut très-malade le reste du jour; mais le lendemain elle se porta mieux; & continua de même jusqu'à sa parfaite guerison, qui fut environ trois semaines après cet accouchement.

## REFLEXION.

Dans un accouchement de cette espece, une matrice qui n'a pas atteint son dernier degré de dilatation, se contracte & se resserre bien tôt après qu'elle est vuide; ce fut cette raison qui me fit brusquer cette extraction de l'arriere-faix, comme je le rapporte; ce qui fit que sans perdre ce moment favorable, que je n'aurois peut-être pas pû recouvrer sans peine, je sçus en profiter avec tant de bonheur, qu'en suivant ma pointe sans intermission, je délivrai cette Dame d'un arriere faix assez petit; pour un enfant de cet âge, quoique bien entier. L'on voit bien que de la maniere dont j'executai la chose; il ne devoit pas être fort considerable, puisque mes doigts seuls suffirent pour le détacher de la matrice, & le mettre en état de se précipiter vers son orifice interieur: en sorte que je joignis sans peine mon pouce à mes autres doigts pour le pinser, & peu à peu l'attirer dehors.

Quoique je fisse montre d'une asseurance parfaite à cette Dame, je n'en étois pas plus assuré dans le fond; & quoique je l'eusse disposé à ne rien craindre de son accouchement; au cas qu'il arrivât, c'étoit neanmoins l'accident que je regardois comme le plus dangereux de tous ceux où elle étoit exposée; & qui toutefois fut, comme je crois, celui qui contribua le plus à la tirer d'affaire, par la grande évacuation que fournirent ses vuidanges; en sorte que ce que je regardois comme sa perte future, assura sa guerison.

## OBSERVATION CCCLXXXII.

Le quatre Janvier de l'année 1712. la femme d'un Laboureur qui demeure à un quart de lieuë de cette Ville, grosse de trois à quatre mois, ayant ressenti de grandes douleurs dans le ventre & dans les reins, qui répondoient aux parties basses, m'envoya prier de venir la voir. Comme les douleurs étoient assez semblables à celles de l'accouchement, & qu'au surplus elle avoit levé une grosse quantité de bled qu'elle avoit jettée sur son dos; je ne fis nulle doute qu'elle n'allât accoucher. Je la touchai pour le connoître; mais je ne trouvai rien qui m'en pût asseurer. Je lui fis donner un lavement, dont l'effet fut si heureux, que ses douleurs cesserent durant plusieurs jours : or comme le commun du peuple, aussi-bien que les plus spirituels & les mieux sensés, ont pour but le terme de neuf jours, dont je n'ai jamais vû aucun exemple ni experience qui m'ait pû convaincre, que cette opinion soit fondée, si ce n'est que plus on s'éloigne du jour que l'accident est arrivé, sans qu'il paroisse rien de fâcheux, moins la suite en est à craindre; & comme ce terme de neuf jours est un temps raisonnable pour donner lieu au mal de se declarer; c'est, selon moy, l'unique raison qui fait prendre ce terme pour une marque plausible qu'il n'y a rien à craindre, & qui se passa effectivement, sans qu'il arrivât rien de plus fâcheux à cette femme, que ce qui avoit paru tous les jours précedens; ce qui fit crier victoire à ceux qui sçavoient que j'avois eu peur d'un accouchement avancé; mais comme ces douleurs continuoient, mon soupçon étoit toûjours le même; & comme j'enjoignois avec instance le repos à cette femme, tant & si long-temps qu'elle seroit en cet état, dont la continuation entretenoit ma crainte, & m'engageoit à la voir tous les jours; Je ne fus point surpris de voir venir un Exprès le vingtiéme jour au matin, me dire que sa Maîtresse m'envoyoit donner avis que son mal étoit considerablement augmenté, & qu'elle me prioit de ne me pas écarter en cas de besoin; mais sans attendre d'autre message, je me rendis en toute diligence auprès d'elle, où je ne pus arriver si-tôt, qu'elle ne fut accouchée prématurément d'un petit garçon, qui avoit environ cinq pouces de long, qui étoit gros à proportion; la Sage-Femme, que j'avois toujours fait rester auprès d'elle depuis le commencement de son mal, l'avoit reçû, à laquelle je demandai ce qu'elle avoit fait du petit arriere-faix; elle me dit qu'il n'y en avoit pas, & que de si petits enfans n'en avoient jamais. Mais sans lui répondre, je fis mettre la malade en situation comme pour l'accoucher; j'introduisis deux de mes doigts dans la matrice, dont je détachai le petit arriere-faix, que je tirai ensuite entre ces mêmes doigts, & le montrai à la Sage-Femme, dont elle fut autant surprise, que la femme malade en fut contente, l'enfant fut baptisé & mourut; mais la femme se porta bien cinq ou six jours après.

## REFLEXION.

Il y avoit si peu de temps que cette femme étoit accouchée, que la matrice n'avoit pas encore eu le temps de se resserrer, ce qui fit que je la delivrai avec tant de facilité, quoique d'un arriere-faix très petit: si par malheur pour cette pauvre femme, je n'eusse pas esté plus attentif à la secourir qu'elle ne l'avoit esté à me le demander, sans doute qu'elle seroit resté avec son arriere-faix dans le corps, qui lui auroit causé de grands accidens, & peut-être même la perte de sa vie; ce qui fait voir que cette femme avoit aussi peu de raison, de me dire que les enfans si petits n'ont point d'arriere-faix, qu'en ont ceux qui croyent que le temps de neuf jours étant passez après une blessure, la femme est préservée de tout danger, puisque celle ci n'accoucha que le vingtiéme jour. L'Observation qui suit persuadera encore mieux que celle-ci, du peu de confiance que l'on doit avoir au rapport de quelques unes de ces Sages-Femmes.

## OBSERVATION CCCLXXXIII.

Le trois Novembre de l'année 1697. une Bourgeoise de cette Ville, grosse d'environ deux mois & demi ou trois mois, se trouva malade d'une colique, qui fut suivie de quelques douleurs de reins, qui dans la suite répondirent vers les parties basses sans aucune cause manifeste, comme elle est fort intelligente, & que je l'avois déja accouchée six fois; elle vit, aussi-bien que moi, que c'étoit autant de fâcheuses dispositions, qui tendoient à un accouchement avancé; & ce qui nous en donna une entiere certitude, fut que l'envie d'uriner s'y joignit; ce qui l'obligea de se presenter sur le pot de chambre avant que j'eusse eu le temps de m'instruire. de ce que nous ne jugions déja que trop asseuré, & qui se manifesta sans delai, quand cette malade sentit quelque chose qui tomba dans ce pot de chambre, c'étoit les eaux qui percerent, & un enfant mort qui les suivit; mais qui étoit si petit, que l'ayant mis sur du papier, il ne marquoit être le lendemain qu'une espece de membrane, un peu épaisse & dessêchée. Ce fâcheux accident fut encore suivi d'un autre plus inquiétant, qui fut une perte de sang des plus terribles, causée par la retention du petit arriere-faix, qui n'étoit point venu, & dont le cordon étoit si petit & si foible, qu'il étoit entierement inutile pour servir à son extraction. Je mis tout en usage pour le tirer, & même jusqu'aux extrémes violences, sans avoir égard aux avis de Messieurs Peu & Mauriceau. Je me servis d'un doigt seul pour faire cette operation, n'ayant pas pû y en introduire un second. Je le promenai si bien autour de la matrice, que je l'en détachai entierement & l'attirai dehors avec ce seul doigt, en le recourbant de maniere, qu'il me servit comme d'un petit crochet mousse, qui agissoit sur ce petit arriere-faix, que je tenois entre lui & le côté de la matrice, qui lui étoit opposé, si bien qu'il vint tout entier, & que par ce moyen le sang s'arrêta presqu'aussi-tôt.

C'étoit une necessité de délivrer la malade de cet arriere-faix, quelque petit qu'il fût, ou que l'arriere-faix ôtât la vie à la malade en très-peu de temps, par rapport à la violente perte de sang qu'il lui causoit, dont les foiblesses qui commençoient déja à se faire sentir, étoient une preuve. J'étois par trop interessé à cette personne, pour écouter d'autres raisons que celles de la pressante necessité qui étoit de tirer cette malade du peril évident où je la voyois, & l'amitié parloit trop en sa faveur, pour me laisser vaincre aux raisonnemens, après avoir si heureusement réüssi par une pratique opposée à celle de ces sçavans Hommes, en quantité d'occasions pareilles à celle-ci, pour ne pas, à l'exemple de M. Mauriceau, laisser mourir non seulement ce que j'avois de plus cher au monde, il est aisé de juger par cette expression que c'étoit encore plus qu'une sœur, sans qu'il soit necessaire de m'expliquer davantage.

## REFLEXION.

Quoiqu'il ne soit point d'effet sans une cause, celle qui eut en cette occasion une si fâcheuse suite m'a esté absolument inconnue, & j'en fus étrangement surpris, mais encore davantage dans la crainte que la mere ne suivit de près l'enfant, sans que j'y pûsse apporter de remede, tant la perte de sang étoit abondante, l'orifice interieur de la matrice peu dilaté, & que l'arriere-faix étoit petit; ce fut ces réflexions qui me firent mettre tout en usage pour tirer cette malade d'un danger si pressant, sans neanmoins me desorienter; mais au contraire montrant toûjours bonne contenance, qui fut la cause que je réussis avec autant de bonheur que j'ai fait en plusieurs autres occasions aussi difficiles, mais où j'étois moins interessé.

Si, armé d'une belle constance je me fusse plûtôt abandonné à une tendresse mal entendue, qu'aux vûes d'amitié & de raison, j'aurois, comme fit M. M. à l'égard de sa sœur, demandé du secours en une occasion où le cœur & la tendresse devoit être moins interessez à son egard qu'au mien, & par des raisons encore plus justes, j'aurois comme lui, laissé perir cette malade, en lui refusant, comme il fit, contre la charité fraternelle un secours qui tira ma malade d'affaire, pour en requerir un que je n'aurois pas crû plus capable de la secourir.

Croira-t'on au surplus que quoique M. M. regarde M. Bouché de la maniere dont il en parle, comme un mauvais Accoucheur, il l'ait neanmoins cru capable de secourir sa sœur qui étoit la personne du monde pour laquelle il marque avoir eu plus d'amitié & de tendresse? c'est toutefois ce qui est très vray.

Il paroît une contradiction incompréhensible dans ce procedé, car il faut ou que M. M. contre ce qu'il dit, ait cru M. Bouché très habile, puisqu'il préferoit son secours au sien même, à l'endroit de sa sœur, où qu'il fut assez dénaturé pour la vouloir faire perir, en la livrant entre les mains d'un mal habile homme, puisque l'accouchement qui convenoit, pour la tirer du peril où elle étoit, ne pouvoit comme il le dit, se faire que par l'Accoucheur le plus experimenté; il ne faut pas croire que je veuille imposer en cet endroit non plus qu'en tout autre à M. M. & ceux qui en douteront, n'ont qu'à voir le Traité des Accouchemens de cet Auteur dans son Livre I. Chap. XXI pag 158 on y trouvera ces propres termes. (Pendant toutes ces allées & venues, il se passa bien encore une heure & demie durant lequel temps le sang couloit toûjours sans discontinuation & le reste.) Pourquoi donc cet excellent homme attendoit-il une heure & demie M. Bouché, puisque ne venant point, il se vit enfin forcé de faire cet accouchement lui-même? que ne s'y determinoit-il dès le moment qu'il fût arrivé, il auroit sans doute sauvé la vie à sa sœur de la même maniere que je sauvai celle de la malade dont il s'agit, qui n'auroit jamais tenu une demie heure contre cette perte de sang, tant il couloit abondamment, si je n'eusse pris mon parti dès le moment que l'accident arriva.

## OBSERVATION CCCLXXXIV.

Le 29 Juin de l'année 1691. une jeune Dame de cette Ville, grosse de deux mois ou environ, se sentant à minuit malade, comme elle avoit coûtume de l'être pour accoucher, m'envoya chercher en diligence, mais quelque empressement que j'eusse pour me rendre auprès d'elle, je ne pûs arriver si-tôt, que l'enfant ne fût venu encore plus promptement; en sorte que je le trouvai entre les jambes de la Dame, sans qu'elle sçût ce que c'étoit. Je le pris dans ma main; il n'étoit qu'environ de la longueur du doigt du milieu d'un homme, avec un petit

bout

bout de cordon au nombril, & un autre petit bout qui pendoit environ un travers de doigt hors la partie, sans qu'il fut venu une cueillerée de sang; ce ne fut pas une petite difficulté, que celle d'aller détacher un aussi petit arriere-faix, que devoit être celui d'un si petit enfant; mais comme la necessité requiert plûtôt l'execution que le raisonnement, je fis à l'instant mettre un drap en huit doubles sous la Dame, & avec mon doigt je détachai peu à peu ce petit corps étranger, & le tirai fort promptement, sans qu'il sortit une quantité de sang, qui meritât d'y faire attention.

## REFLEXION.

C'est un accident fort commun que l'arriere-faix resté dans la matrice après la sortie de l'enfant, soit que la Sage-Femme ait rompu le cordon ou que l'accident arrive lorsqu'il vient seul, manque d'être tiré avec adresse & moderation, il n'y a point à cet egard de cas si particulier pour lequel je n'aie esté appellé, soit d'abord, soit en second, à prendre la chose depuis que l'arriere-faix commence à avoir un corps jusqu'au temps parfait de la grossesse, je veux dire pour en tirer de petits, de moyens, & de gros, de membraneux, de dessechez, & de charnus, & enfin de toutes les sortes qui peuvent se rencontrer daus tous les differens temps de la grossesse, ce n'est pas une difficulté bien grande que de delivrer une femme quand on se trouve à son accouchement, & que cet accouchement est à terme, comme je l'ai déja dit, mais ce n'est pas une chose aisée quand il en faut faire l'extraction quelque temps après, & la chose devient d'autant plus difficile, qu'il y a plus de temps que l'enfant est sorti. C'est pourtant à quoi je n'ai jamais manqué de réussir, quoiqu'il y eut 1, 2, & même jusqu'à trois jours, que des femmes fussent accouchées avec l'arriere-faix resté dans la matrice que j'ai heureusement delivrées en plusieurs endroits de la campagne, & aux lieux les plus éloignées où j'ai été mandé, mais de tous ceux-là il n'y en a point eu qui m'ayent plus inquieté que ces deux derniers, à l'un par la crainte que cet accident n'eut une mauvaise issue, & à l'autre de peur qu'en la delivrant, & en détachant ce corps étranger des parois de la matrice, je ne causasse un flux de sang pareil à celui qui arriva à l'autre, mais comme heureusement les choses ne se trouverent pas dans les mêmes dispositions, le succès en cette derniere occasion, fut tout different de celui de la précedente, & autant heureux à la derniere, que fâcheux à la premiere.

Mais comme je dis que j'ai réussi en quantité d'endroits à tirer l'arriere-faix resté tout entier ou en partie, après l'accouchement, & que je n'ai jusqu'icy parlé que de mes propres faits, il n'est pas inutile que j'en rapporte quelques-uns que je n'ai sçu que par tradition, afin de justifier encore mieux ce que j'avance.

## CHAPITRE II.

### *De tout ou partie de l'arriere-faix resté dans la matrice après la sortie de l'enfant.*

QUOIQUE les accouchemens difficiles soient beaucoup à craindre, ceux où l'arriere-faix est resté tout entier ou en partie dans la matrice après la sortie de l'enfant, & la rupture du cordon, le sont d'autant plus, qu'un Accoucheur est presque toûjours le maître de finir un accouchement, & il ne l'est quasi jamais de delivrer une femme quand l'arriere-faix est resté, & qu'il y a un certain espace de temps que l'enfant est sorti, à cause que la matrice suivant sa naturelle disposition, ne souffre point de vuide, & se contracte en elle-même aussi-tôt après l'accouchement, afin de se retablir dans son premier état, autant qu'il lui est possible, quoique l'arriere-faix entier ou en partie y soit encore, & elle l'embrasse & le serre tellement par cette contraction, que l'Accoucheur a beaucoup de peine à y introduire sa main, pour l'aller détacher jusqu'au fond de ce viscere, le tirer ensuite, & l'avoir entier, pour prévenir les accidens que cette partie restée de la sorte peut causer à la malade qui en doit être délivrée.

Si la raison le persuade ainsi, la pratique fait souvent voir le contraire, puisqu'au lieu que ce soit une necessité d'introduire la main & le bras pour aller détacher l'arriere-faix des parois & du fond de la matrice; l'Accoucheur n'est quelquefois même après un second jour obligé que d'y introduire ses quatre doigts, avec lesquels il le détache, & le fait venir entierement, quoique déja corrompu, & d'une odeur insupportable.

C'a été en me comportant ainsi que j'ai delivré un grand nombre de femmes, pour qui j'ai été appellé, soit après que le cordon avoit été rompu, ou lorsque l'arriere-faix étoit resté, & qu'un, deux, & trois jours s'étoient passez depuis que les femmes étoient accouchées, comme je le rapporte dans la suite.

### OBSERVATION CCCLXXXV.

Le 28 Juillet de l'année 1712. dans le temps que j'étois à

deux lieuës de Caën, auprès d'une Dame pour l'accoucher, l'on vint à dix heures du matin prier cette Dame de vouloir bien m'engager d'aller delivrer une pauvre femme qui étoit accouchée à minuit, & à laquelle l'arriere-faix étoit resté dans le ventre, par la rupture du cordon, & que la Sage-Femme n'y pouvant plus rien faire, s'en étoit retournée, & l'avoit abandonnée sans la delivrer. J'y allai incessamment, & après m'être disposé suivant le besoin, je trouvai l'orifice interieur de la matrice resserré, & très-difficile à dilater; à quoi je réüssis neanmoins, & passai ma main & mon bras jusqu'au coude, pour aller detacher l'arriere-faix, qui étoit exactement uni & attaché à la matrice, en faisant, comme je l'ai dit dans une autre Observation, après quoi je le tirai tout entier; la femme étoit relevée trois jours après, & se portoit fort bien.

## OBSERVATION CCCLXXXVI.

Le 12 Septembre de l'année 1706. l'on me vint prier d'aller delivrer la femme d'un Laboureur de Sainte Mere Eglise; il étoit quatre heures après midy quand j'y arrivai, & elle étoit accouchée à minuit. Je trouvai l'orifice interieur très-resserré, que je dilatai pourtant assez peu à peu pour y introduire tous mes doigts l'un après l'autre, & ma main jusqu'au dessus du poignet, & aller detacher l'arriere-faix, qui étoit comme collé avec la matrice, sans qu'il y eut aucun endroit qui en fut détaché, par où je pusse en commencer par choix le detachement; ce qui m'engagea à le detacher en premier lieu par la partie inferieure & posterieure de la matrice; après quoi je continuai, comme je l'ai dit, jusqu'à ce qu'il le fût entierement. Je le pris ensuite entre mes doigts, & l'ayant attiré dehors, je laissai la femme en bon état.

## OBSERVATION CCCLXXXVII.

Le six May de l'année 1689. l'on me vint chercher pour aller delivrer la femme d'un Notaire à la Paroisse de Huberville, qui étoit accouchée du jour précedent; il y avoit plus de vingt-huit heures, sans que la Sage-Femme eut demandé du secours, dans l'esperance qu'il reviendroit des douleurs qui feroient delivrer cette femme; mais quelques femmes plus entenduës qu'elle, qui sçurent prévoir le peril où un accident de cette nature exposoit cette Accouchée, m'envoyerent querir, comme je l'ai dit; je n'eus pas tant de peine à dilater l'orifice interieur, que j'en avois eu à la précedente, pour introduire ma main jusqu'au poignet seulement, dont je detachai l'arriere-faix, & le tirai bien entier, & très-puant, sans que la femme en souffrit aucune incommodité ni douleur de tête.

## OBSERVATION CCCLXXXVIII.

Le 16 Août de l'année 1691. l'on me vint prier d'aller delivrer une femme au bas de la Pernelle, à quatre lieuës de cette Ville, à qui l'arriere-faix étoit resté depuis deux jours entiers, qu'elle étoit accouchée. J'y allai, & je tirai cet arriere-faix avec plus de facilité qu'aucun des autres, quoique je craignisse d'y avoir plus de peine; la matrice se trouva très-facile à dilater, & je n'eus besoin que de mes quatre doigts pour le détacher entierement, & l'attirer dehors; mais il me fallut aussi un bon cœur pour soutenir l'odeur puante qu'il avoit contractée, au lieu où il avoit sejourné plus qu'il ne devoit; & je fus obligé de laver bien des fois mes mains avec du vinaigre, & tout ce que je pus trouver de plus fort avant de les pouvoir souffrir. Cette femme avoit une douleur de tête très-forte, & des vapeurs, qui avoient été suivies de legeres suffocations, qui durerent encore quelques jours, mais qui cesserent entierement après ce temps-là; & cette malade recouvra sa parfaite santé, qu'elle auroit sans doute perdue, & peut-être la vie, ainsi que plusieurs autres, comme je l'ai vû arriver à quelques-unes, pour lesquelles je n'avois été appellé que quand l'arriere-faix corrompu & pourri les avoit reduites à l'extrémité, & qu'il n'y avoit plus aucun remede à leur faire.

## REFLEXION.

Entre plusieurs femmes que j'ai delivrées de leur arriere-faix comme celles-cy, je rapporte ces quatre seulement, pour faire voir que contre le sentiment des Auteurs qui prétendent la chose impossible, il n'y a au contraire qu'à travailler avec application & avec patience, pour venir à bout des choses les plus difficiles, rien dans les accouchemens ne peut mieux prouver ce que je dis, que les quatre temps dans lesquels j'ai delivré ces femmes, l'on verra que dans les premiers où la raison persuaderoit volontiers que la nature ayant plus de disposition à se dilater par rapport à l'accouchement qui vient de se faire, & au passage de l'enfant qui est encore tout récent, que l'on ne pourroit l'esperer dans la suite, & cela d'autant moins que le temps s'en éloigneroit, la pratique & l'experience s'y trouvent neanmoins opposées, puisque plus le temps s'éloigne de l'accouchement, plus la dilatation se trouve facile & aisée ; ce qui est pourtant facile à comprendre, en ce que les parties n'ayant pas perdu leur ressort dans le peu de temps qu'elles ont souffert, mais ayant au contraire conservé leur vigueur, elles travaillent toutes de concert à se rétablir, suivant le cours ordinaire de la nature, au lieu que dans la suite elles viennent à se relâcher au moyen du corps étranger qu'elles contiennent, qui les abreuve & les entretient dans une humidité continuelle, dont elles ne demandent qu'à être dechargées, ce qui arrive quelque fois par un effet extraordinaire de la nature, mais qui souvent n'arrive pas, faute d'être secourue, dans la pensée que les Chirurgiens ont qu'il n'est plus possible, & que l'idée de cette impossibilité les empêche d'en faire la tentative, quoiqu'ils sçachent que cette extraction negligée ait fait perdre la vie à quantité de femmes, & entr'autres à deux de cette Ville quelques jours avant que j'y fusse arrivé, mais ce qui ne s'est plus vû depuis, sinon à celles qui ont negligé mon secours, ou lorsque j'ai été mandé quand les choses étoient dans un état absolument deploré.

L'on remarque admirablement bien les differentes contractions que la matrice souffre, suivant les differens temps qu'il y a que l'enfant est sorti, dans ces quatre femmes, ausquelles l'arriere-faix est resté à la premiere, j'introduisis ma main & mon bras jusqu'au coude, à la seconde jusqu'à la moitié de l'avant-bras, à la troisiéme jusqu'au poignet, à la quatriéme enfin les quatre doigts seulement, parce que la matrice s'étoit contractée jusqu'au point, que ce dernier arriere-faix s'étoit ramassé comme une petite boule, & rien ne me fut plus facile que de passer mes doigts entre cette boule & la matrice, pour la detacher, tant elle tenoit peu.

Il n'étoit pas surprenant que cet arriere-faix fût d'une si fâcheuse odeur, vû qu'il n'y a point de partie dans le corps qui soit plus susceptible de corruption que la matrice, à cause de la chaleur & de l'humidité qui se trouve, joint à l'introduction de l'air qui en sont les principes, ce qu'un Accoucheur n'éprouve que trop souvent, lorsqu'il est appellé pour accoucher une femme dont l'enfant est mort, soit au passage ou autrement, après que les eaux sont écoulées, où la corruption se manifeste en cinq ou six heures de temps, & quelque fois même plus promptement ; mais pour que cela arrive, il faut, comme je le dis, que les eaux se soient écoulées, que l'air ait touché l'enfant, & qu'il soit mort, sans quoi il a beau être mort, l'odeur n'en est point fâcheuse pour l'ordinaire, tant que les membranes qui contiennent les eaux & l'enfant ne sont point ouvertes.

J'ay suivi dans le detail de ces Observations le même ordre que dans les autres, sans avoir égard à la suite du temps & des années, mais allant du plus simple au plus composé, comme du plus composé au plus simple, pour justifier ce que j'avance dans chaque Chapitre.

Il ne faut pas croire, & je ne prétens pas le persuader, que j'aye toûjours tiré l'arriere-faix tout entier à toutes les femmes que j'ai delivrées, après que d'autres les avoient accouchées, parce qu'il n'a pas toûjours été en mon pouvoir de le faire, à cause de la mauvaise volonté de la femme, & souvent je n'en ai trouvé qu'une portion, l'autre ayant été arrachée avant que j'y fusse mandé.

## OBSERVATION CCCLXXXIX.

La femme d'un Laboureur de la Paroisse de Huberville étoit accouchée à deux heures après minuit, après un travail fort court, sans que la Sage-Femme l'eût pû delivrer, tant l'arriere-faix étoit adherant; le cordon, quoique fort, s'étant rompu dans sa racine, d'autant qu'il étoit trop foible pour soutenir tous les efforts inutiles qu'elle avoit faits pour le tirer; Son mary vint à quatre heures après midy me prier de l'aller voir, ce que je fis à l'instant, par la connoissance que j'avois de la necessité d'une prompte execution pour la tirer d'affaire. Je trouvai une femme bien resoluë de mourir plûtôt que de se laisser toucher. Le Curé, ses parens, son mary, ne pûrent vaincre ni fléchir son esprit; les prieres & les menaces furent également inutiles, mais malgré ses fortes resolutions, elle se rendit en partie à mes douces exhortations, aux conditions qu'elle me voulut imposer, que j'acceptai toutes sans en rejetter aucune; à la charge qu'elle se laisseroit tenir, à quoi elle consentit. J'y employai six femmes fortes & resoluës. Je trouvai l'orifice interieur de la matrice très-resserré, qui peu à peu se rendit susceptible de la dilatation necessaire pour introduire un doigt, puis deux, puis trois, & enfin toute la main, que j'avois auparavant trempée dans le beure frais, fondu & non salé. Je vuidai plusieurs gros caillots, avant que de m'attacher à l'arriere-faix, qui étoit si exactement uni à la matrice qu'il me paroissoit ne faire qu'un même corps avec elle. Je tentai tout le tour plus d'une fois, sans sçavoir par où je pourrois commencer, parce que la femme me démontoit si fort, par les mouvemens extraordinaires de son siege, & ses cris continuels, qu'elle me faisoit quitter prise toutes les fois que je voulois me fixer à un endroit. J'en détachai enfin une portion, depuis le bas jusqu'au haut de la partie posterieure de la matrice; mais elle fit pour lors un si violent effort, qu'elle me força de retirer ma main. Je retournai pour continuer mon ouvrage, pareille chose m'arriva encore. Je ne me rebutai point par les cris, par les mouvemens, ni par tous les violens efforts qu'elle faisoit sans cesse, pour se défaire des femmes qui la tenoient tout au contraire, je donnai toute mon attention à la ferrer encore davantage; mais elle n'en fut pas plus docile; elle se mocquoit de mes conseils, & ne tenoit aucun compte de mes remontrances. Je fus obligé de finir comme j'avois commencé, toûjours par violence & contre son gré, après avoir feint plusieurs fois de m'en aller, & de la laisser perir dans son mauvais entêtement; elle n'en venoit que moins raisonnable: ce qui m'obligea de tirer cet arriere-faix en plus de vingt morceaux, n'en ayant jamais vû qui approchât de l'adherence dont il étoit; ce qui n'auroit pas empêché que je ne l'eusse tiré en entier, si j'avois eu affaire à une femme raisonnable, parce que j'aurois eu le temps de prendre les mesures necessaires pour le détacher peu à peu, & ne l'aurois tiré que quand il auroit été absolument dégagé de toute adherence; mais dans le temps que je me voyois en bonne prise, cette femme faisoit sortir ma main, avec ce que j'avois pû attraper. Je la promenai exactement autour de la matrice, & examinai bien si elle étoit vuide de tout. Quand je fus asseuré qu'il n'y restoit rien, je laissai cette femme en liberté, elle écumoit de la bouche comme un cheval, elle en avoit perdu la voix: mais nonobstant toutes ces violences & efforts, elle se porta bien quinze jours ensuite, & étoit relevée. S'est-il jamais passé rien de pareil dans aucune operation de Chirurgie? cependant plus de vingt personnes en ont été témoins.

## REFLEXION.

Jamais je n'ay été si fatigué dans aucune operation dépendante de l'accouchement, que je fus à delivrer cette femme. Pendant plusieurs jours je ne pus m'aider des mains, des bras, ny des jambes, & ce qui est surprenant, c'est que cette femme si opiniâtre, n'étoit pas fatiguée, & qu'après avoir vomi contre moy toutes les ordures possibles, elle me donnoit mille benedictions.

C'auroit été bien en vain que j'aurois tout rassemblé cet arriere-faix, comme le conseille M. Peu, pour voir s'il seroit entier, quel moyen de faire cet ajustement comme il conviendroit pour en avoir la preuve, & quelle necessité y a t'il d'en user de la sorte, quand on s'en est assuré par une revûe exacte dans la matrice même, c'est le seul moyen de le connoître, sans qu'il soit possible de se tromper dans cette recherche, à moins que la méprise ne soit causée par l'ignorance la plus grossiere, au lieu qu'il seroit aisé de tromper par ce ragencement des gens même connoissans, & d'en former un qui paroîtroit entier & parfait, en rassemblant & ajustant cette quantité de lambeaux de tout volume, quoiqu'il n'y en eut en effet que les trois parts.

M. Mauriceau pourroit me tourner en ridicule dans le rapport que je fais icy d'un arriere-faix tiré en vingt fois, comme il a fait M. Peu & bien à plus juste titre dans ses Observations particulieres sur la grossesse & l'accouchement des femmes page 28, car au lieu de se commettre à une telle besogne, il auroit laissé perir cette femme, comme il fit celle dont il parle dans une autre Observation ..... qu'il laissa aussi-tôt qu'elle lui eut annoncé qu'elle aimoit mieux mourir que de souffrir le mal, mais moy qui n'ai d'autre vûë que de soulager les malades aux dépens même de ma réputation & de ma vie, je force la raison quand les malades la rejettent absolument, comme il est aisé de le voir en plusieurs endroits de ce Livre.

Quand je dis que je trempai ma main dans le beure fondu non salé, & que je ne le dis pas ailleurs, c'est pour ne pas répeter sans cesse la même chose, & l'on doit supposer que je ne fais jamais autrement.

Si j'avois eû moins de résolution, j'aurois abandonné cette femme, que la raison avoit abandonnée, & j'aurois eu une legitime excuse en disant qu'elle l'auroit ainsi voulu, mais je ne sçai comment deux Chirurgiens eurent assez peu de courage pour en user de la sorte, & comment ils purent laisser la moitié de l'arriere-faix, à une pauvre femme de Montebourg, quoiqu'elle fut la plus docile & la plus raisonnable qui l'on pût voir, & qui ne demandoit qu'à être secouruë, comme je le fis fort heureusement, après qu'ils l'eurent abandonnée à une mort certaine.

## OBSERVATION CCCXC.

Le 30 May de l'année 1705. l'on me vint prier d'aller voir la femme d'un Boucher de Montebourg, qui étoit accouchée, mais qui n'avoit pû être delivrée par la Sage-Femme, ni par les deux Chirurgiens du Bourg, & qui de plus souffroit une grande perte de sang. Comme par malheur j'étois à une lieuë d'ici pour une Dame, je n'y pûs aller que je n'eusse fait avec elle, de maniere que quand j'arrivai, il y avoit au moins quinze heures que cette pauvre femme étoit accouchée. La Sage-Femme me dit que le cordon étoit si foible, qu'il s'étoit rompu dès qu'elle avoit voulu faire le moindre effort, & que se voyant sans guide, elle avoit envoyé chercher les Chirurgiens, qui à force de tirailler, d'aller & de retourner, avoient tiré environ la moitié de l'arriere-faix; mais que n'y connoissant plus rien, & épuisés de forces, ils avoient abandonné cette pauvre femme à demi-delivrée, & dans une continuelle perte de sang, qui à la verité s'étoit un peu calmée; mais qui étoit toûjours fort à craindre, & elle me pria de l'examiner.

Je trouvai cette pauvre malade épuisée, & dans une foiblesse mortelle, froide, & sans presque de pouls, par l'excessive perte de sang, & par les violences qui lui avoient été faites, tant aux

parties

parties exterieures qu'à l'orifice interieur de la matrice, que je trouvai gros, dur, tumefié, & très-resserré. Je trempai ma main dans l'huile, & après l'avoir fait mettre en situation, comme pour l'accoucher, j'introduisis seulement mes quatre doigts l'un après l'autre dans la matrice, avec lesquels je détachai si bien ce reste d'arriere-faix, que je le tirai tout en une fois, sans qu'il y en restât rien, & très-promptement.

La femme étoit si foible, qu'il sembloit à tous momens qu'elle alloit expirer, ne rendant plus au lieu de sang que des serosités roussâtres. Je la couchai dans son lit, & ordonnai les choses necessaires pour sa nourriture, & le reste. Elle eut le bonheur de se tirer d'affaire, & de revenir en santé; mais avec un très-long-temps, parce qu'il lui resta une douleur de tête fort violente, & un bourdonnement d'oreille très-incommode, comme il arrive pour l'ordinaire aux femmes qui ont souffert de grandes pertes de sang, en quelque temps que ce soit, dont elle fut delivrée dans la suite.

## REFLEXION.

Après beaucoup de temps, d'attention, & même de peine, je dilatai l'orifice interieur de la matrice de la malade en question, en sorte que j'y introduisis mes quatre doigts qui me suffirent pour tirer ce reste d'arriere-faix que je détachai du côté gauche de la matrice, & que j'attirai dehors. Ce fut bien tout ce que je pus faire, tant cette matrice s'étoit resserrée depuis le temps que l'enfant en étoit sorti, & que ces Chirurgiens l'avoient abandonnée, après lui avoir fait des violences excessives qui avoient encore plus contribué à faire resserrer cet orifice, par l'inflammation qu'ils y avoient excitée, que le propre penchant qu'a la matrice à le faire, outre que quelque resserré que fût cet orifice, il ne le fut pas assez pour intercepter absolument le cours du sang qui coula sans cesse, & dont il ne se fit aucun grumeau dans la matrice, ce qui fut aussi cause qu'elle se contracta si fort, vû qu'il n'y avoit rien qui l'en empeschât, que ce reste d'arriere-faix, que je ne pus neanmoins tirer avec deux ny trois de mes doigts, ils étoient trop courts pour l'atteindre & le détacher jusqu'à l'extrémité de son adherence, ce qui m'obligea d'y pousser le quatriéme, qui joint aux autres me donna lieu enfin d'executer mon projet, contre la pensée de ces Chirurgiens, qui ne croyoient pas que la chose se put faire, ny que la malade en échapât, ce qui n'arriva que par le grand soin que l'on en eut dans la suite, en lui faisant prendre des bouillons consommés, & tout ce qui pouvoit contribuer au rétablissement de ses forces & de sa santé.

## OBSERVATION CCCXCI.

Le seize Juin de l'année 1708. la femme d'un Voiturier de cette Ville, grosse de quatre mois ou environ, en sautant de dessus un cheval, souffrit une douleur violente à côté du ventre, à l'aîne, & au dedans de la cuisse, à laquelle se joignit une legere perte de sang. Cette douleur se communiqua aux reins, & augmenta par intervalles; en sorte qu'elle fut suivie des veritables douleurs de l'accouchement. Elle fit venir la Sage-Femme, qui l'accoucha en peu de temps; mais au lieu de tirer l'arriere-faix entier, il n'en vint qu'environ le tiers avec le cordon, qui étoit, à ce que je crûs, la partie qui s'étoit détachée au temps du saut que cette femme avoit fait, & qui donna occasion à cette legere perte de sang, qui les engagea à me faire prier d'y aller. Je ne pûs introduire que deux doigts dans la matrice, avec lesquels je détachai ce reste de petit arriere-faix, après bien du temps & de la peine; comme il y avoit une Sage-Femme, je voulus bien pour ma propre satisfaction, lui faire voir qu'en joignant ce que je venois de tirer, à ce qui étoit déja venu, le tout ensemble composoit l'arriere-faix entier, quoique je n'eusse aucun besoin de cette épreuve, comme je l'ai dit, puisque j'avois la matrice & ma main qui me rendoient à cet égard un témoignage si certain qu'il étoit impossible que je m'y trompasse, au lieu qu'au moyen de cet arrangement, je ferai toûjours paroître un arriere-faix entier, en manquât-il un quart, ou même un tiers. Cette femme se porta parfaitement bien dans la suite, quoiqu'elle n'eut été que trois jours au lit.

## REFLEXION.

Il ne faut pas croire que ce soit une necessité d'introduire toute la main dans la matrice pour avoir le reste d'un delivre ou un delivre tout entier, mais il faut que cette réduction se proportionne au besoin, car rien n'est à cet égard plus different à exécuter, & un Accoucheur ne doit jamais se prévaloir de la fin de son ouvrage qu'il ne soit fini, parce qu'il trouvera quelque fois un arriere-faix entier dans la matrice, qui ne tiendra que très peu de place, & une autre fois il n'y en aura qu'une très petite partie, qui neanmoins tiendra la matrice très dilatée, grosse, & pleine dans son corps, mais si resserrée à son orifice, qu'elle n'aura pas laissé échapper le sang qui devoit couler, dont il s'est fait un coagulum, comme on le voit dans l'accouchement qui suit, & qui causa la mort à la malade.

## OBSERVATION CCCXCII.

Le 22. Novembre de l'année 1699. une jeune Dame de cette Ville, grosse de son premier enfant, me pria de l'accoucher, lorsqu'il en seroit temps, se sentant attaquée de legeres douleurs dans le ventre & vers les reins. Elle envoya chercher sa Garde, à qui j'avois fait faire plusieurs accouchemens, afin de diminuer l'extréme embarras où j'étois sans cesse, par la mort de toutes les Sages-Femmes du lieu. Cette Garde étant venuë, & ayant trouvé la Dame fort peu pressée, lui dit qu'il n'y avoit encore rien qui l'obligeât de m'envoyer querir, & fit attendre cette malade jusqu'à ce que les douleurs les plus vives & les plus frequentes l'obligerent à dire que c'étoit le temps de m'envoyer chercher; mais il étoit deux heures après minuit; je ne pus faire tant de diligence, qu'elle ne fût accouchée quand j'arrivai. La malade bien contente de l'habileté de cette nouvelle Sage-Femme, me fait remercier au pied de l'escalier. Elle devint grosse une seconde fois, mais elle s'étoit trop bien trouvée pour changer.

Et enfin une troisiéme dont l'accouchement fut aussi prompt que les précedens, à l'exception de l'arriere-faix qui ne venoit point. La Sage-Femme eut beau tirer, rien ne s'ébranla qu'à force de temps & de peine, qu'il vint enfin, & sans qu'elle eût la précaution de remarquer s'il étoit entier, & le crût si bien tel, par rapport à sa grosseur, qu'elle le jetta derriere le feu. A cette premiere faute elle en joignit une seconde; quand elle vit que le sang venoit avec plus d'abondance qu'elle n'eut desiré, elle prit une serviette, qu'elle appliqua en bouchon contre la partie, dont elle la boucha si exactement, qu'il ne sortoit que peu ou point de sang; ce qui donna occasion à des douleurs plus piquantes que celles que la Dame avoit souffertes pour accoucher; à ces douleurs se joignit le vomissement; ensuite les défaillances; & enfin un billot qui lui sembloit monter de l'estomach à la gorge, & qui paroissoit la vouloir étouffer: ce qui obligea à envoyer chercher le Chirurgien de la Dame (dans la crainte que je n'y voulusse pas aller) qui la trouva froide & sans pouls, en sorte qu'elle expira avant qu'il eût eu le temps de se reconnoître.

Je fus neanmoins prié avec mon Confrere d'en faire l'ouverture; nous trouvâmes à l'exterieur le ventre d'une grosseur surprenante, & au dedans de la matrice une portion de l'arriere-faix de la grosseur d'un œuf d'oye, dont le principe étoit au fond & au milieu de ce viscere, & qui descendoit en se prolongeant de la grosseur que j'ai dite, & venoit se terminer environ sa partie moyenne & lateralle au côté droit, avec un coagulum de la grosseur d'un pain de quatre à cinq livres, qui s'étoit formé par la retention qu'en procura la Sage-Femme avec le bouchon formé de sa serviette.

## REFLEXION.

Il n'est pas à croire qu'une si petite portion d'arriere-faix pût causer une mort si prompte à cette Dame, mais il faut bien plûtôt l'attribuer à la précaution qu'eut cette Sage-Femme, de boucher si exactement cette Accouchée, ne sçachant pas que c'est une necessité que la matrice se vuide de la sorte, tant qu'il y a quelque corps étranger, & qu'en agissant comme elle fit, il falloit qu'il se formât un caillot de ce sang qui étoit peu considerable dans son commencement, mais qui s'étant acrû par l'abord continuel du nouveau sang, devint de la grosseur dont il nous parut capable de causer la mort, comme il fit à cette malade, en moins de douze heures de temps.

Si cette imprudente femme m'eut envoyé chercher dans le commencement qu'elle s'aperçût qu'il y avoit quelque chose d'extraordinaire, j'aurois sans doute sauvé la vie à cette Accouchée, rien n'étant plus facile à connoître que la cause des accidens qui paroissoient, sans qu'il fût besoin de recourir à l'arriere-faix, puisqu'il étoit brûlé. Il n'y avoit qu'à porter la main dans la matrice, & détacher la portion qui y étoit restée, comme je l'ai rapporté dans une autre Observation, & vuider la coagulation du sang, qui par sa grosseur extraordinaire causoit à la matrice une extension des plus considerable, qui tenoit la bouche de tous les vaisseaux ouvertes, par où le sang couloit sans cesse, & se coagulant aussi-tôt, grossit le volume jusqu'au point que j'ai dit & fut très certainement la cause de la mort de cette Dame, puisque le sang ne s'arrête après que l'arriere-faix s'est détaché, que par l'affaissement de la matrice, qui ne se peut faire qu'elle ne soit absolument vuidée, d'où il s'ensuit que de boucher ainsi une nouvelle Accouchée, pour empêcher la perte de sang, est une faute capitale, puisque c'est plûtôt l'entretenir que la guerir. Il faut seulement mettre un linge dessus en trois ou quatre doubles, pour y conserver la chaleur, empêcher l'entrée de l'air, & recevoir les vuidanges. C'est pourquoi il est necessaire de le changer souvent, & cela d'autant plus que la malade se purge, pour éviter de gâter les alaises & les draps, & tenir par ce moyen l'Accouchée dans la propreté, autant qu'il est possible.

Il n'est pas necessaire qu'il se fasse de coagulum pour qu'une femme meure manque d'être bien delivrée, puisque c'est une necessité que la matrice soit vuide pour que le sang s'arrête, sans quoi elle est dans un peril éminent, comme je l'ai déja fait voir, & cette verité n'est que trop confirmée par l'accouchement qui suit.

## OBSERVATION CCCXCIII.

Le cinq Octobre de l'année 1708. la femme d'un Laboureur demeurant à S. Lin, qui est à un demi-quart de lieuë de cette Ville, étant accouchée très-heureusement & en très-peu de temps, dont le delivre avoit suivi à souhait, vuida beaucoup de sang d'abord, dont la Sage-Femme ne s'embarassa en aucune maniere, disant au contraire que cette femme qui s'étoit assez bien portée pendant sa grossesse, ne se porteroit que mieux dans la suite, après s'être beaucoup purgée dans ses couches, cette évacuation continua pendant la nuit, dont elle ne s'étonna pas davantage ; mais ne cessant pas le lendemain, elle commença à s'inquiéter, & elle m'envoya chercher sur le soir. Je trouvai la femme qui expiroit quand j'arrivai, & qui rendoit encore du sang après qu'elle fut morte. Le mary me pria de vouloir bien l'ouvrir, pour connoître, s'il étoit possible, la cause de sa mort. Je demandai à cette Sage-Femme si elle étoit bien delivrée, ce qu'elle m'asseura si certainement, qu'elle joignit ses prieres à celles du mary, pour faire voir qu'elle n'y avoit aucune part, à quoi je consentis volontiers.

Je priai M. de Fremont, Docteur en Medecine, d'y venir avec moi, ce qu'il fit avec plaisir. Je trouvai que la matrice n'étoit tout au plus grosse que comme le poing d'un homme, & dans l'ouverture une partie de l'arriere-faix, gros à peu près comme le précedent, ou comme un gros œuf de poule, attaché au même endroit, d'où je le détachai très-aisément, ne tenant presque à rien, non plus que l'autre. J'aurois inutilement cherché la cause de la mort de cette femme ailleurs, puisqu'elle étoit aussi évidente que celle de la Dame précedente, à la difference qu'à celle-là la Sage-Femme lui mit un bouchon qui arrêta le sang, dont il se forma une coagulation, qui lui causa la mort, plus promptement qu'à celle-ci, à qui cette autre Sage-Femme laissa couler le sang, qui ne s'arrêta point qu'elle ne fût morte.

## REFLEXION.

Si ces Sages-Femmes qui me voyent faire si fréquemment des accouchemens, étoient capables de profiter de mes conseils, ou qu'elles voulussent seulement copier mes actions, elles n'en feroient jamais aucun qu'elles n'examinassent si l'arriere-faix est entier, soit qu'il vienne sans peine ou très difficilement, ou même qu'elles eussent été obligées pour le tirer, de l'aller chercher au fond de la matrice, mais contentes que l'accouchement soit fini bien ou mal, elles demeurent dans l'inaction, car si l'ouverture du corps de ces deux Accouchées n'eussent pas justifié la cause de leur mort, elles ne seroient jamais convenues d'y avoir donné occasion, m'ayant assuré tant l'une que l'autre que les arriere-faix étoient bien entiers, mais c'est qu'à la verité, il faut un grand usage & beaucoup d'attention pour être sur de ce fait, rien n'étant plus difficile à connoître, que le manque d'une portion de cette partie, principalement quand c'est un gros arriere-faix.

Ce ne sont pas les femmes seules qui sont capables de commettre des fautes, plus souvent même à l'égard du delivre que de l'accouchement, les Chirurgiens qui veulent se mesler d'accoucher sans regle, ny préceptes, n'en sont pas moins exempts, au contraire, il n'y a point d'occasion dans les accouchemens où leur ignorance paroisse davantage, & qu'elle fasse mieux voir les deux extrémités où elle peut pousser un Accoucheur, qui sont la crainte ou la temerité. Si l'on en doutoit, les deux accouchemens qui suivent le justifieroient pleinement.

## OBSERVATION CCCXCIV.

Un Chirurgien peu expert fut mandé pour accoucher une femme dans le lieu où j'étois. Le travail fut long & penible, mais heureux pour l'enfant, qui vint se portant bien; après quoi l'Accoucheur se mit en devoir de delivrer la femme, qui se trouva foible, comme il arrive à plusieurs, par rapport à la peine qu'elles ont soufferte, & à la perte de sang qu'elles font en cette occasion; cet Accoucheur peu entendu demeura si déconcerté par cet accident, qui n'étoit rien dans le fond, qu'il donna occasion à un binn plus terrible, puisque la malade en mourut, parce qu'il laissa le cordon sans le lier, la femme sans la delivrer, & sans qu'il se mit en peine d'arrêter le sang qu'il vit couler assez long-temps, sans s'en embarrasser, ni sans appeller du secours, quoiqu'il fût dans un lieu où il étoit facile d'en trouver très-promptement, & laissa ainsi perir cette pauvre femme, pour ne pas faire connoître son peu de capacité.

Ce malheureux accouchement lui servit de guide, pour ne pas tomber une autre fois dans une faute de cette nature, mais qui le jetta dans une autre bien égale, à la difference que celle-là mourut manque d'être delivrée, & celle-ci pour l'avoir été contre toutes les regles de l'art.

## OBSERVATION CCCXCV.

Une jeune femme grosse de son premier enfant, dont elle fut accouchée par ce même Chirurgien, après un travail assez égal au précedent, c'est-à-dire, long & penible, l'enfant étant venu, le Chirurgien se mit en état de delivrer cette femme ; mais l'arriere-faix trop adherant à la matrice, resista à tous les efforts qu'il pût faire pendant un très-long temps, & jusqu'à ce que le cordon se rompît. Cet Accoucheur ne sçachant plus où il en étoit, se détermina à introduire sa main dans la matrice, & se saisit de ce qu'il pût prendre d'abord ; après quoi il tira par secousses avec une violence sans égale, & un temps infini, (malgré les cris desesperez de l'Accouchée, qui faisoit des efforts & des contorsions comme une possedée) & jusqu'à ce qu'enfin il eut ce qu'il avoit empoigné, sans que l'on me pût dire ce que c'étoit. Bien content d'avoir si bien réüssi, il demanda à la malade si elle avoit plus souffert que dans l'accouchement, vû qu'elle avoit marqué plus d'impatience ; à quoi elle répondit foiblement, en repetant, cent fois, cent fois davantage, & expira.

Je sçai ces deux histoires de personnes entenduës, qui étoient à l'un & à l'autre de ces funestes accouchemens, & je laisse au Lecteur à en faire tel profit qu'il avisera ; mais qu'il compte que ce n'est point pour diffamer malignement ce particulier que je rapporte ces histoires, mais pour faire voir la necessité qu'il y a de posseder bien la theorie des Accouchemens, avant de les mettre en pratique, puisque c'est elle seule qui peut nous mettre en état de les terminer heureusement, & qu'au lieu que dans de certains accouchemens où il faut pousser l'action jusqu'à la derniere violence, il faut à l'égard du delivre, user de toute la douceur possible. J'aurois un grand nombre de faits à rapporter sur cette matiere, si ces Observations n'étoient pas suffisantes pour faire voir de quelle maniere un Accoucheur se doit comporter pour delivrer une femme à qui l'arriere-faix est resté dans la matrice, ou entier ou en partie, après la sortie de l'enfant, & pour faire connoître qu'en prenant son temps à propos, quelque resserré que soit l'orifice interieur de ce viscere, le Chirurgien trouve presque toûjours les moyens de le dilater, & que la matrice se resserre à proportion du corps qu'elle contient ; en sorte que le doigt seul fait autant dans de certaines occasions, que la main & le bras en d'autres, pour détacher un arriere-faix de toute la circonference de la matrice, aussibien que de son fond, selon le volume du delivre qu'il faut tirer, & selon que ses attaches sont plus ou moins fortes.

## CHAPITRE III.

### *De l'extraction des membranes restées.*

CE n'est pas assez que de vuider la matrice de l'arriere-faix ; & des coagulations dont elle se trouve quelquefois remplie, il faut encore avoir autant d'exactitude à tirer en entier les membranes qui envelopent l'enfant, & qui tiennent à l'arriere-faix, mais qui par leur delicatesse se rompent & se detachent en des portions plus ou moins considerables, qui peuvent rester après la sortie de l'arriere-faix. Les fortes instances avec lesquelles les plus excellens Praticiens recommandent aux Accoucheurs de donner toute leur attention à ce qu'il n'en reste rien dans la matrice, en fait assez voir le danger, qui est d'autant plus facile à éviter, que l'on peut dans le moment tirer ce qui en pourroit rester, soit peu ou beaucoup, quand on s'apperçoit qu'il en manque quelques parties, par l'examen que l'on en fait, dés qu'elles sont sorties ; ce qu'il ne faut pas moins examiner que l'arriere-faix même, quoiqu'à la verité il n'en arrive pas de si funestes accidens, mais qui sont alors plus aisez à prévenir, qu'il n'est facile d'y remedier, quand ils sont arrivez, comme je l'ai remarqué dans l'accouchement qui suit.

## OBSERVATION CCCXCVI.

Le 8 May de l'année 1701. la femme d'un Officier d'une Maison Royale, demeurant à quatre lieuës d'ici, qui étoit accouchée il y avoit trois jours, m'envoya chercher en diligence. Je la trouvai avec de la fiévre, & le ventre dur, tendu, & douloureux, sans qu'elle pût souffrir rien dessus, pas même sa chemise, dont les vuidanges s'étoient arrêtées depuis deux jours ; au lieu desquelles il n'exudoit qu'une serosité roussâtre, tirant sur le noir, d'une odeur insupportable, avec des tranchées très-violentes ; ce qui me donna lieu de faire venir la Sage-Femme, qui m'asseura que l'arriere-faix étoit bien entier, mais comme ces accidens sembloient assez justifier le contraire ; je fis mettre la malade en situation, comme pour l'accoucher ; après quoi j'introduisis mon doigt sans peine dans l'orifice interieur de la

matrice

matrice, où je trouvai un petit corps membraneux. J'y en joignis un second, entre lesquels je tirai ce petit corps, qui étoit devenu étranger par son sejour: Je tirai ensuite quelques caillots de sang. Le tout étoit d'une grande puanteur, & il en sortit encore plusieurs de même qualité durant une partie de la nuit: mais les vuidanges reprirent leur cours ordinaire; & dès le matin je laissai cette malade, exempte de tous les accidens, dont je l'avois trouvé atteinte, quand j'étois arrivé, parce qu'en ôtant la cause, l'effet se trouva détruit, & elle se porta bien. Je l'ai delivrée depuis ce temps-là de la même maniere, après un accouchement avancé, d'un enfant de deux mois ou environ, dont le petit arriere-faix étoit resté dans la matrice, que je tirai entre mes doigts, après l'en avoir détaché, en presence d'un Chirurgien, qui prétendoit qu'un si petit enfant n'avoit point d'arriere-faix, dont il fut détrompé en voyant celui-ci.

## REFLEXION.

Quoique je n'aye vû que ce seul accident arrivé à l'occasion d'une portion des membranes restées dans la matrice, & que plusieurs Gardes m'en ayent fait voir de fort considerables qui étoient venues avec des caillots de sang, après que les femmes étoient accouchées, sans qu'elles en eussent souffert aucuns accidens qui eussent demandé du secours, il suffit neanmoins qu'il en puisse arriver, pour engager les Sages-Femmes & les Accoucheurs de les tirer avec toute l'exactitude possible, c'est aussi à quoi je ne manque jamais, quelque peu que je m'aperçoive qu'il en soit resté, d'autant plus qu'il y a une entiere liberté de le faire dans le moment, qui se perd en très peu de temps, si on le neglige, ou du moins qui devient fort difficile, & capable de causer de fâcheux accidens, & c'est à cet égard, ainsi qu'en beaucoup d'autres rencontres, qu'on peut avancer qu'Hippocrate a eu raison de dire que l'occasion est passagere.

---

## CHAPITRE IV.

### *De la perte de sang qui arrive après l'accouchement.*

CE n'est pas assez d'avoir fait voir, que la perte de sang est l'accident qu'une femme doit le plus apprehender depuis le commencement de sa grossesse jusqu'à la fin.

C'est trop peu, que de declarer le danger auquel une femme est exposée quand elle lui arrive pendant son travail, puisqu'autant l'une que l'autre peut être secouruë par l'accouchement, qui dépend pour l'ordinaire de l'adresse de l'Accoucheur.

Mais c'est dans le temps qu'elle est heureusement accouchée & delivrée, que l'on voit une femme bien contente, avec un ton de voix ferme & resolu, qui diminuë peu à peu, elle baille, elle pâlit, son pouls se perd, elle se sent foible, & la mort suit par une perte de sang inopinée, que tous les remedes que la nature peut fournir, l'adresse de l'art, ni l'experience de l'Accoucheur ne peuvent empêcher.

Quel triste état, & quelle dangereuse situation pour un homme, qui aux dépens de son repos, a passé tant de fâcheuses nuits, & qui a essuié des peines qui ne sont bien connuës que de lui seul, pour passer ensuite dans l'esprit du monde en cette occasion, comme en quantité d'autres, pour le Boureau d'une femme, à laquelle il aura rendu tous les services possibles pour la tirer d'un peril dont on parle avec autant de liberté qu'on le connoît peu.

Car si l'on sçavoit que l'arriere-faix détaché du fond de la matrice, & tiré dehors, laisse la bouche d'une infinité de vaisseaux ouverte, qui peuvent toutes dégorger une très-grande quantité de sang, si elles ne sont promptement refermées; ce qui ne se peut faire que par la contraction qui arrive à la matrice, dès le moment qu'elle est vuide, & que s'il en arrive autrement, le sang sort à gros boüillon, & d'une telle vehemence, qu'il échaperoit peu de femmes, si la nature prévoyante ne produisoit aussi-tôt ce resserrement, par où il est aisé de juger qu'elle en est seule la maîtresse, sans que l'Accoucheur y puisse contribuer en rien, sur-tout quand la perte vient à cet excès, & que la mort prévient le remede; mais il faut pourtant convenir que bien que la perte soit excessive, quand elle donne un peu de tréve, & que l'on en peut découvrir la cause, elle ne fait pas toûjours mourir la malade, l'accouchement qui suit en est une preuve.

## OBSERVATION CCCXCVII.

Le trois Novembre de l'année 1701. une jeune Dame que j'avois déja accouchée plusieurs fois, se trouva fort incommodée durant tout un jour, les douleurs de l'accouchement ayant commencé le soir, quoi qu'elle ne fût grosse que de six mois, elle m'envoya prier de venir la voir. Je la trouvai avec des douleurs qui me parurent si declarées, que je m'asseurai de la ſituation de l'enfant, que je trouvai ſe preſenter dans l'ordre naturel, que les eaux étoient préparées & prêtes à percer ; ce qui arriva preſque auſſi-tôt, l'enfant ſuivit, & l'arriere-faix en même temps. Rien ne pouvoit être plus heureux ; le ſang qui coula enſuite, ne parut point exceder la quantité convenable & ordinaire, dans un accouchément de cette eſpece. Après que la malade eut demeuré quelque temps ſur le petit lit, je la fis porter dans le ſien, où elle ſentit bien-tôt après quelque legere foibleſſe. Comme elle n'avoit jamais eu de pareil accident, quoiqu'il arrive à quantité d'autres, j'allai auſſi-tôt voir ce qui en pouvoit être la cauſe, je trouvai tous les linges & les draps remplis de gros caillots, & le ſang qui couloit en abondance. Je pris de l'eau & du vinaigre, dont je frottai les mains & le viſage de la malade ; j'appliquai un linge replié pluſieurs fois, trempé dans la même liqueur, ſur le ventre & ſur les reins, & laiſſai ſur elle le moins de couvertures qu'il fût poſſible, & le plus de fraîcheur. Je lui fis prendre du boüillon ſans ſel, mais peu à la fois, avec un peu d'eau & de vin, pour étancher une ſoif violente qu'elle ſouffroit ; & cela bien moins dans l'intention de la fortifier, que pour ſervir de vehicule à l'eau, afin de la faire paſſer plus promptement, & de porter plus de rafraîchiſſement dans toute l'habitude : car il ne faut rien donner de ſpiritueux dans ces occaſions, de peur qu'en ſubtiliſant le ſang & les eſprits, ils ne prennent un mouvement encore plus violent ; il faut tendre au contraire à épaiſſir le ſang, & à calmer les eſprits autant qu'il eſt poſſible : ce fut l'intention que j'eus, & qui s'accomplit très-heureuſement, par où je ſauvai cette malade, qui ſeroit morte immanquablement, ſi elle n'avoit été ſecouruë auſſi à propos.

Elle avoit beaucoup de diſpoſition à dormir ; mais la foibleſſe où je la trouvois, me força de l'en empêcher, juſqu'à ce que je viſſe ſon ſang plus tranquiliſé, & que ne coulant plus que dans une quantité aſſez moderée pour ne rien craindre, il me permit de l'abandonner où ſon inclination la portoit, pour lui donner lieu, avec la bonne nourriture, de faire un nouveau ſang, & de reprendre de nouvelles forces ; ce qui arriva en moins de temps que je ne l'avois eſperé, & dont je fus ſurpris, après l'extrémité où je l'avois vûë, ayant eu plus de vingt foibleſſes pendant la nuit que cette perte de ſang dura. La jeuneſſe & ſon courage lui furent d'un grand ſecours, auſſi bien qu'à celle qui ſuit.

## OBSERVATION CCCXCVIII.

Le trois de Janvier de l'année 1704. la femme d'un Cabaretier de cette Ville, eut un travail long & penible, qui dura trois jours, sans que les douleurs les plus violentes & les plus frequentes pûssent terminer plûtôt l'accouchement. L'arriere-faix suivit sans peine, qui donna lieu neanmoins au sang de sortir avec beaucoup d'impetuosité, jaillissant jusqu'aux genoux de la malade, qui perdit connoissance en un moment, & se trouva sans pouls, sans respiration, & enfin dans un état à desesperer de sa vie. Un accident si imprévû me déconcerta d'abord; mais renfermant de mon mieux le trouble où j'étois, je pris de l'eau & du vinaigre en quantité, que je jettai au visage, sur les mains, & dans la bouche de la malade, & par tout où j'en pus faire couler, ou appliquer avec des linges, qui en étoient imbibez. J'ôtai ensuite tout ce qui pouvoit entretenir la chaleur, & ne laissai que de la paille sous elle, dans la même intention, jusqu'à ce que je la visse revenir, par un petit soupir, suivi d'un plus fort, & après d'une parfaite connoissance, qui ne revint pas aussi-tôt que je l'aurois bien souhaité; mais on se console aisément, quand on en est quitte pour la peur, n'ayant rien vû dans aucune occasion où les apparences parussent moins favorables.

## REFLEXION.

Rien ne m'a jamais plus surpris que de voir arriver deux accidens de cette consequence, à deux femmes qui n'y avoient point donné d'occasion, puisque leurs arriere faix étoient bien entiers, qu'ils furent tirez sans aucune violence, & que ces personnes-là n'étoient ny promptes, ny emportées; il est surprenant même de penser à la quantité du sang qu'elles perdirent, quoique les marques n'en fussent pas encore si effrayantes que je les ay vû à d'autres dont le sang traversoit le matelas & la paillasse, & couloit à ruisseau sur le pavé; après tout cela ces deux femmes en sont échappées, & se portent bien. Celle qui suit, ne s'en tira pas si heureusement.

## OBSERVATION CCCXCIX.

Le seize Mars de l'année 1704. la femme d'un Gantier de cette Ville, destinée en apparence à mettre mon experience à l'épreuve, par les differens accouchemens contre nature, dont je l'avois très-heureusement tirée. Le premier étoit d'un enfant qui presentoit le bras ; le second étoit de deux enfans, dont l'un venoit par les pieds, & l'autre presentoit encore le bras ; le troisiéme fut long, lent, & inquiétant au possible, & ne finit qu'à la fin du troisiéme jour ; le quatriéme étoit un avorton de six mois ; & enfin le cinquiéme fut d'un enfant mort, sans que son état pût être prévû par aucune marque, ni que la mere, qui ne fût qu'une heure dans les douleurs pour accoucher, & que je delivrai avec toute la facilité possible, en put penetrer la cause. Je la laissai sur le petit lit, jusqu'à ce qu'on lui eût donné un boüillon ; après quoi je la recommandai aux soins de sa Garde, & m'en allai où mes affaires m'appelloient. Je n'avois eu que le temps de faire deux saignées dans des maisons voisines, lorsque l'on me vint chercher avec empressement pour voir cette nouvelle Accouchée, que je trouvai dans son lit, qui étoit une espece de coffre de la hauteur des épaules de la malade, dans lequel la garniture étoit plus bas d'un bon pied que la planche qui étoit au devant, de maniere qu'il falloit grimper sur ce bord, & tomber par consequent dans ce lit ; ce que la malade ne pût faire, sans lever extraordinairement la jambe, & sans que son ventre fut comprimé sur cette planche ; ce qui donna occasion à une si effroyable perte de sang, que cette femme auroit perdu la vie avant que je fusse arrivé, dont la cause fut bien-tôt connuë, en ce que le ruisseau de sang couloit au travers du plancher, & tomboit dans la salle qui étoit au dessous, après avoir percé draps, lit, paillasse, avec des caillots d'une grosseur extraordinaire. Ce fut inutilement que je tentai de lui donner quelque secours, par rapport aux retours favorables que j'avois vû arriver à des personnes qui paroissoient désesperées dans un pareil état.

## REFLEXION.

L'imprudence qu'avoit euë cette femme de se lever seule, & monter sur son lit sans se faire aider, la fit perir, car ayant levé extraordinairement la jambe, & s'étant appuyée le ventre sur ce bord élevé, comme elle faisoit dans sa plus parfaite santé, les vaisseaux de sa matrice encore tout dilatés, furent si fortement comprimez, que s'étant ouverts, la plus grande partie de son sang sortit avant qu'elle s'en aperçut elle-même, non plus que les assistans. On ne fut pas en peine d'en chercher d'autre cause, puisque le peu de linge qui lui servit pendant l'accouchement, & jusqu'à ce qu'elle s'allât coucher, n'étoit qu'à peine teint de sang, autant qu'il le doit être en pareille occasion, ce qui m'a fait prendre depuis des mesures plus justes, pour prévenir de pareils malheurs, ce qui ne prouve que trop, que les os pubis ne s'écartent pas, comme les Anciens l'ont crû, pour faciliter l'accouchement, parce que s'ils s'écartoient, cette femme n'auroit pas pû marcher, ny se placer sur son lit, en levant extraordinairement la jambe comme elle fit, & ne seroit par conséquent pas morte, comme je viens de le rapporter. Au reste loin de prétendre me disculper de la mort imprévûe de cette femme, & de vouloir en rejetter la cause sur son imprudence, je m'en dirois volontiers l'Auteur, si quelque personne connoissante jugeoit que j'eusse manqué à quelque chose dans l'execution de son accouchement, qui fut, comme je le rapporte, plus prompt, & plus aisé que tous les précedens, mais ce fâcheux évenement n'est pas sans exemple, puisque Mesdames la Princesse de .... la Duchesse de ..... & Madame la premiere Présidente du Parlement de nôtre Province, ainsi que quantité d'autres, en pareilles occasions ont subi le même sort que celle dont je parle, & qui sont des preuves autentiques que toute la science & la dexterité humaine ne peuvent souvent prévenir un semblable malheur, puisque ces illustres Dames avoient été accouchées par les plus fameux Accoucheurs, ce qui fait voir que c'est une necessité absolue que la matrice se contracte & se resserre aussi tôt que l'enfant en est sorti, sans quoi la femme meurt en très peu de temps par une perte de sang, qui vient si brusquement, qu'il est impossible d'y apporter aucun remede.

---

## CHAPITRE V.

### *Des contusions, déchirements, & mortifications qui arrivent quelquefois, tant au vagin qu'aux parties exterieures de la matrice, après l'accouchement.*

QUE l'accouchement soit naturel ou contre nature, le vagin, & les parties exterieures de la matrice, peuvent souffrir des contusions & dilacerations, des inflammations, apostemes, & mortifications; mais plus ordinairement dans celui qui est long, laborieux & contre nature, que dans celui qui est naturel : car celui-ci ne fait pour l'ordinaire que quelque dilaceration vers la fourchette, ou à quelque endroit des grandes lévres, & cela plûtôt aux unes qu'aux autres : en ce qu'il y a des femmes qui ont les grandes lévres moins épaisses & moins dures que d'autres.

Celles qui les ont plus tendres & plus minces, sont moins sujettes à souffrir ces disgraces que les autres, parce qu'elles sont plus susceptibles de la dilatation qui leur est necessaire pour laisser passer l'enfant, que celles qui sont fort épaisses, en ce qu'elles pretent moins aisément que les précedentes; ce qui leur cause pour l'ordinaire quelque déchirement, soit en quelque endroit de ces grandes lévres vers la fourchette, ou en son milieu.

Mais à l'égard de l'accouchement contre nature, la chose est fort ordinaire, sur-tout quand la tête ou les épaules de l'enfant sont fort grosses, que l'enfant vient le cul devant, ou enfin quand quelqu'autre situation donne occasion a un accouchement long ou laborieux, & contre nature.

De maniere que quand l'enfant sort brusquement, soit qu'il vienne la tête ou le cul le premier, il est dangereux qu'il ne se fasse quelque déchirement vers la fourchette, ou aux grandes lévres ; les femmes ne sont pas même exemptes du déchirement de l'entresesson.

Si l'accouchement est long, & que les douleurs soient lentes & éloignées, & que la tête de l'enfant reste long temps au passage, les parties qui se trouvent indispensablement engagées entre cette tête & les os sacrum, ischyon & pubis, sont en risque de souffrir une contusion plus ou moins considerable, selon la longueur du temps que la tête demeure en cette situation, & selon que cette compression est plus ou moins violente, d'où il peut s'ensuivre inflammation, abscés, & même gangrene, quelque soin que l'Accoucheur prenne pour en garantir la malade, comme on le verra dans la suite.

## OBSERVATION CCCC

Le huit Decembre de l'année 1710. j'étois auprès d'une jeune Dame, grosse de son premier enfant, dont l'accouchement étoit fort prompt, qui avoit les grandes lévres très-épaisses ; la tête de l'enfant s'avançoit au passage à toutes les douleurs, sans que je reconnusse aucune disposition aux grandes lévres à se dilater ; ce qui faisoit que la tête les poussoit avec beaucoup de violence, ainsi que la fourchette & l'entresesson ; je ne doutai pas même pendant une grosse demie-heure qu'il n'allât s'ouvrir, & ne faire qu'une seule ouverture des deux, lorsque contre mon attente, cette fourchette resista à tous les plus violens efforts, pendant que les deux grandes lévres s'ouvrirent, en leur partie moyenne & inferieure ; en sorte que la tête fit son passage, par l'endroit où je m'attendois le moins, & l'accouchement fut aussi-tôt fini. Je délivrai la mere, qui se porta bien, moyennant quelques bassinemens de vin tiede, avec une poignée de cerfeüil.

## REFLEXION.

De toutes les femmes que j'ai accouchées, je n'en ai point vû une si mal traitée aux parties exterieures, les douleurs suivoient sans relâche, qui étoient toutes de plus en plus fortes, la tête de l'enfant poussoit, comme je l'ai dit, les grandes levres & l'entre-fesson, avec tant de violence que j'aurois crû cette Dame heureuse, d'en être quitte pour le dechirement de cette partie, quelque précaution que je prisse pour l'empêcher, en la soutenant contre les impulsions que causoit le redoublement de chaque douleur, & tâchant sans cesse d'en procurer la dilatation avec le doigt trempé dans l'huile, que je promenois autour des grandes levres & du passage, où j'en faisois couler sans cesse dans le court intervalle des douleurs, aussi profondément qu'il m'étoit possible, sans que ces précautions fussent d'aucun secours.

Je remarquay deux choses particulieres dans cet accouchement, l'une étoit l'épaisseur des grandes levres qui est un obstacle qui ne permet pas sans peine la dilatation necessaire à l'accouchement, & l'autre le peu d'ouverture pour passer la tête d'un enfant, qui n'étoit pas d'une grosseur exorbitante, mais qui étoit d'une dureté peu commune, qui sont les seules choses difficiles à vaincre, dans un accouchement naturel; rien ne pouvant contribuer davantage à le rendre aisé, que le peu d'épaisseur des grandes levres, jointe à la mollesse de la tête de l'enfant, & à sa moyenne grosseur.

Ce ne sont pas les accouchemens longs, ny ceux qui se terminent par des douleurs lentes, qui causent le déchirement de l'entre-fesson; si cela étoit, la femme qui souffrit celui dont l'enfant venoit le cul devant, que je raporte dans une autre Observation . . . . . n'auroit pas pû s'en sauver, qui pourtant en fut exempte, nonobstant la longueur du temps que son enfant demeura au passage, dans cette situation tout à fait gênante.

L'on voit bien plus de femmes ausquelles le déchirement de la fourchette ou quelque fois même celui de l'entre fesson, est plûtôt l'effet d'un prompt accouchement, parce que dans celui-ci les parties membraneuses n'ont point autant de temps qu'il leur en faudroit, pour souffrir cette dilatation peu à peu, ce qui fait que la tête de l'enfant, venant à être poussée par des douleurs violentes & très fréquentes, avance sans relâche, & étend, rompt, brise, & déchire tout ce qui peut faire obstacle à son passage, sans que l'Accoucheur soit en état de l'empêcher, quelques mesures qu'il puisse prendre.

C'est cette raison qui force en ce temps-là quantité de femmes, de reprocher à leur Accoucheur, la dureté dont ils en usent à leur égard, de les déchirer impitoyablement, au lieu de les secourir avec moins de cruauté, quoiqu'ils ne leur touchent pas, & qu'elles ne puissent avec raison imputer la cause de cette douleur, qu'aux dechiremens qui arrivent dans ce moment, comme je l'ai vû quantité de fois, sans qu'il s'en soit ensuivi rien de fâcheux, ny que jamais l'entre-fesson ait été ouvert à aucune femme que j'aye traitée, & de quelque espece qu'ils ayent été, par les mesures que j'ai prises pour prévenir ce fâcheux accident. Je

l'ai

J'ai vû seulement arriver à deux femmes qui furent accouchées à la campagne, l'une à quatre, & l'autre à six lieues de cette Ville, dont une me fit venir presqu'aussi-tôt qu'elle fut accouchée pour me consulter sur cet accident qui venoit de lui arriver, & voicy ce que je fis pour son soulagement.

## OBSERVATION CCCCI.

Le 21 Juin de l'année 1702. une femme qui demeuroit à quatre lieuës de cette Ville, m'envoya prier de venir la voir. Je la trouvai autant bien qu'une femme accouchée de quatre jours le pouvoit être. Elle me dit que quoiqu'elle parût se porter bien, elle en étoit fort éloignée, que la Sage-Femme l'avoit accouchée d'une promptitude & d'une violence si grande, qu'elle lui avoit ouvert le corps, & qu'elle m'avoit envoyé prier de la venir voir, pour sçavoir de moi s'il n'y avoit point de remede à son mal, qu'elle me fit voir dans le moment. Je lui trouvai l'entrefesson ouvert; mais dont l'ouverture ne penetroit le long du vagin & du rectum qu'environ un pouce, & cette ouverture ne lui causoit aucune incommodité, par rapport aux matieres qu'elle retenoit fort bien; ce qui me lui fit asseurer que cet accident n'étoit pas de consequence, & que si elle vouloit prendre une bonne resolution, je l'allois guerir sur le champ. Elle se détermina sans hesiter à ce que je voulois faire, & je lui fis aussi-tôt trois points d'aiguille, un dans le vagin & l'intestin, l'autre à l'extrémité de l'anus, & le troisiéme à la fourchette. Je ne retournai voir cette femme que deux fois en dix jours, qu'elle se trouva si parfaitement guérie, que j'ôtai le fil qui servoit à ces points. Elle a depuis accouché plusieurs fois, sans que cet accident ait recidivé.

## OBSERVATION CCCCII.

Le huit Septembre de l'année 1704. une jeune femme éloignée de six lieuës de cette Ville, un mois après être accouchée, m'envoya prier de venir la voir. Elle me dit que dans le temps de son accouchement, quoique prompt, & que son enfant fût bien situé, les deux ouvertures s'étoient mises en une, avec un déchirement de la derniere consequence; en sorte qu'elle ne pouvoit retenir ses matieres fecales, & que c'étoit une necessité qu'elles s'échapassent, pour peu qu'elle fut sollicitée à les rendre, sans qu'elle pût en suspendre l'issuë d'un seul moment; ce qui la rendoit très-incommode, non seulement a ses meilleurs amis, mais aussi à elle-même, n'osant s'exposer à aller en aucun lieu ni à l'Eglise, si ce n'étoit à une heure, & en un lieu où elle ne fut à charge à personne.

Je jugeai par-là de la consequence de la maladie, & je ne fus point surpris quand elle me fit voir son mal, ayant trouvé que cette ouverture penetroit plus de deux pouces dans le vagin & le rectum. Je lui proposai l'operation qu'il falloit y faire, & nous convinmes du temps; mais ayant eu avis que son mary étoit mort dans un voyage où il s'étoit embarqué quelques mois avant qu'elle fût accouchée, elle changea de dessein.

Deux années ensuite ayant eu quelque inclination pour un second mariage, elle revint me trouver pour sçavoir si je ne serois pas dans la même disposition à son égard, que je l'avois été quand je l'avois vûe. Je l'assurai qu'oüi; mais que la chose étoit bien differente, en ce qu'il n'auroit été necessaire, lorsqu'elle m'en avoit parlé la premiere fois, que d'effleurer un peu les bords des parties nouvellement dilacerées, mais qu'il falloit alors en ôter une portion, qui s'étoit renduë calleuse à la longueur du temps; que neanmoins si l'operation en étoit plus longue & plus douloureuse, la guerison n'en seroit pas moins seure, qu'elle n'avoit pour cela qu'une bonne resolution à prendre, & que tout iroit bien, ce qui ne pouvoit pas manquer, étant conduit par l'amour; mais l'Amant ayant manqué à sa parole, & les matieres fecales ne sortant plus involontairement comme elles faisoient, lorsque je la vis la premiere fois, elle prit le parti de ne songer plus au mariage ni à l'operation, & elle est toûjours restée dans le même état.

## OBSERVATION CCCCIII.

Le dix-huit May de l'année 1712. une femme âgée de soixante ans ou environ, me fit prier de venir la voir. Je la trouvai malade d'une fiévre double tierce, dont la longueur & la violence des accès la retenoient absolument au lit. Je lui conseillai de prendre des lavemens de simple petit lait; mais elle me dit qu'elle n'en pouvoit recevoir ni retenir aucun, depuis un accouchement fâcheux qu'elle avoit eu à l'âge de trente-cinq ans, demeurant à Paris au quartier saint Eustache, son enfant lui ayant été tiré par morceaux, & ayant été si déchirée aux parties honteuses, qu'elle n'avoit pû depuis recevoir de lavemens, ni retenir ses excremens, à moins qu'elle ne fut constipée, quoiqu'elle eût été accouchée par un des plus celebres Accoucheurs nommé M. P. Ce qui m'engagea à lui porter le Livre de M. P. où son histoire est rapportée mot pour mot dans la page 422. à la reserve de la guerison, qui n'est pas telle que cet Auteur la rapporte, puisqu'elle ne peut retenir ses matieres fecales, dès le moment qu'elle a la liberté du ventre, & que quand elle prend medecine, il faut ou qu'elle demeure sur la chaise percée, ou qu'elle ait soin de bien garnir son lit pendant le temps qu'elle opere.

Cette femme a eu plusieurs enfans depuis ce fâcheux accouchement, qui nonobstant cette grande ouverture, ont tous été très-longs, & dont tous les enfants sont morts, soit pendant l'accouchement, ou peu de temps après être accouchée, excepté une belle & grande fille, qui a environ vingt-deux ans, cette femme & sa fille demeurent devant ma porte. Cet exemple fait bien voir que la difficulté du passage dans l'accouchement, ne dépend pas des parties exterieures, mais de l'espace qui se trouve entre les os qui forment le bassin de l'hipogastre.

## REFLEXION.

Ces trois Observations font aisément comprendre que l'accouchement soit naturel ou contre nature, que l'enfant soit bien ou mal situé, l'entre-fesson peut s'ouvrir, & que cette ouverture est quelque fois plus ou moins profonde, que moins elle est profonde, moins elle est fâcheuse, plus elle est aisée à guerir, lorsque l'on y fait la suture, aussi-tôt ou peu de temps après cette dilaceration, mais que plus elle est profonde, & plus elle est de consequence, en ce que le Sphincter de l'anus s'y trouve si considerablement affoibli, que la malade laisse échapper ses excremens plus ou moins à proportion que ce muscle a souffert une plus grande division, & que s'il étoit totallement compris dans ce déchirement, la maladie seroit incurable & la malade souffriroit une issue involontaire des matieres fecalles qui dureroit autant que sa vie, car la suture reunit bien les parties éloignées, mais elle ne rend pas l'action à une partie qui l'a absolument perdue, & cette suture est d'autant plus difficile que le déchirement est profond, par la multiplicité des points d'aiguille qu'il faut faire pour le réunir, & comme cette réunion ne se peut faire qu'au moyen de la suture, & que M. P. ne dit point l'avoir faite à la femme dont il rapporte l'Histoire dans la 422. pag. de son Livre, c'est une necessité qu'elle soit encore dans l'état où je la représente dans cette Observation, dans laquelle je parle bien moins de cet évenement pour taxer M. Peu d'imperitie, que pour prouver que l'obstacle que l'enfant trouve à sa sortie, n'est jamais causé par les grandes levres, ny par aucune des parties membraneuses qui composent la vulve, mais seulement par le détroit que forment les os sacrum, ischyon & pubis, puisque les accouchemens de cette femme, depuis que l'entre fesson a été ouvert, n'en ont été ny plus prompts, ny plus heureux.

Qu'ainsi ce seroit mal à propos que l'on laisseroit cette ouverture béante, lorsqu'on la peut guerir, dans l'idée que donne M. M. que le premier accouchement en seroit moins difficile, puisque la femme à qui je l'ai faite n'a point accouché dans la suite plus difficilement, & que cette déchirure n'a point récidivé; Parce que la cicatrice a pû au contraire en fortifiant la fourchette l'avoir rendu beaucoup plus dure en cet endroit, qu'elle n'étoit auparavant.

Ce qui prouve encore que les fomentations, les bains, les étuves, les onguens émoliens, les huiles & graisses, dont on conseilloit anciennement l'usage, sont toutes drogues fort inutiles pour procurer l'élargissement du passage, puisque c'est un bienfait que l'on ne doit attendre que de la nature seule, qui neanmoins peut en être empêchée par des accidens imprévûs, qu'elle ne peut vaincre que par les excessives douleurs & à la longueur du temps, comme une tête trop grosse qui reste au passage, & qui cause contusion aux parties qui se trouvent prises & engagées entre elle & les os qui forment ce détroit, qui quelquefois se termine sans qu'il soit necessaire d'aucuns remedes, mais qui peut aussi résister depuis les plus simples jusqu'aux plus forts, d'où il s'ensuit inflammation, abscès, & même mortification.

## OBSERVATION CCCCIV.

Le dix-huit Juillet de l'année 1689. l'on me vint prier d'aller accoucher une femme à la Paroisse de Huberville, qui étoit en travail depuis trois jours entiers. Je trouvai en arrivant la femme qui venoit d'accoucher d'une fille morte; & la Sage-Femme, qui étoit sa mere qui la délivroit, dont l'arriere-faix se trouva bien conditionné & fort entier; mais cette Sage-Femme prévenuë, comme toutes les autres, de la fausse idée que la fin d'un accouchement de la nature qu'étoit celui-ci, ne dépendoit que de son secours, & que ce secours ne consistoit que dans l'élargissement du vagin & des grandes lévres, donna toute son attention à le procurer, en fichant & fourant sans cesse ses doigts & sa main aussi avant qu'elle pouvoit, afin de dilater & élargir ce passage, en sorte que cette tête pût sortir; ce qu'elle continua de faire pendant toute la longueur de ce difficile accouchement, dont ces parties souffrirent une telle contusion, qu'elles ne pûrent éviter la mortification qui parvint jusqu'au supréme degré, après avoir été precedée des douleurs les plus fortes, & d'une inflammation, qui s'étendoit jusques sur tout le corps de la matrice, nonobstant tous les remedes dont je me servis, pour empêcher le progrès de cette fâcheuse maladie, qui m'obligea de faire des scarifications en plusieurs endroits, non seulement des parties exterieures, mais jusques bien avant dans le vagin, & d'appliquer depuis l'eau marine, jusqu'à l'egyptiac, mêlé dans les lotions d'aristoloche, de myrrhe, d'aloës, & de sucre, faites dans le vin blanc, & animées d'eau de vie; malgré tous ces accidens les vuidanges ne cesserent point, & elle n'eut que très peu de fievre pendant un jour ou deux seulement, d'où j'inferai que cette fâcheuse maladie ne laisseroit pas d'avoir une issue favorable, dans l'idée que j'avois du bon temperament de la malade, comme il arriva en moins de temps que je ne l'aurois osé esperer, & si bien que je l'ai depuis accouchée plusieurs fois, & toûjours très heureusement.

## REFLEXION.

Comme dans les plus heureux accouchemens & les plus prompts, l'entre-fesson se peut déchirer & s'ouvrir, sans que la Sage-Femme y ait nulle part, de même les parties peuvent souffrir des contusions si violentes, que la mortification y survienne, sans que le plus experimenté Accoucheur le puisse empêcher, ce qui fait voir combien les Sages-Femmes devroient être réservées sur les attouchemens qu'elles font inutilement aux femmes qui sont entre leurs mains, si elles vouloient en éviter le blâme. L'usage & la situation de ces parties ayant une entiere disposition à la gangrêne, à cause qu'elles ont beaucoup de chaleur & d'humidité, & qu'elles sont destinées à recevoir toutes les impuretez du corps.

Et comme la contusion n'est autre chose qu'un froissement des parties charnues & membraneuses, qui ont été fortement serrées entre deux corps durs, c'est une necessité que le vagin souffre cet accident, se trouvant pressé, pendant un long espace de temps, entre la tête de l'enfant & les os sacrum, ischyon & pubis de la mere, dont la mortification peut s'ensuivre, & se communiquer aux parties exterieures, & d'autant plus aisément que les Sages-Femmes y contribuent par la violence de leurs attouchemens trop long-temps continuez, comme je le rapporte dans une Observation précedente, où la fourchette, les grandes levres, & les nymphes, se trouverent si maltraitées, qu'à la réunion de ces parties, succeda la chûte des chairs contuses, & pouries, sans neanmoins que le clitoris eut rien souffert dans tous ces attouchemens, & en effet sa situation élevée au dessus de toutes ces parties, & éloignée du passage, l'exempte de l'insulte auquel elles sont exposées, & loin d'avoir eu aucun soin de le dégager, comme le recommande M. Peu, c'est à quoi je n'ai jamais fait d'attention, n'y ayant jamais vû arriver aucun accident, ce qui est si veritable que je n'ai pas pû comprendre ce qu'a voulu dire cet Auteur, par l'attention qu'il prétend que l'on doit avoir à cette partie, qui ne pourroit avoir lieu qu'au cas qu'un enfant fût capable de faire ce que craignoit la jeune femme qui fait le sujet de l'Observation 23, quand elle me pria, après que l'enfant fut sorti, de le bien tenir, de peur qu'il ne rentrât, en ce cas, il pourroit pousser le clitoris devant lui, si l'Accoucheur n'avoit soin de le degager, ( supofé qu'il y eût des clitoris de la longueur que M. Peu le dit, ce que je n'ai jamais vû dans la quantité de femmes que j'ai accouchées, pas même rien qui en aproche. ) J'ai seulement trouvé à deux femmes chacun un appendice vermiforme, de la longueur de deux à trois travers de doigts, qui étoient l'un & l'autre attachés aux grandes levres environ au milieu, à côté des nymphes, beaucoup au dessous du clitoris, & qui pendoient, en sorte que je les rencontrois toutes les fois que j'allois toucher la femme pour m'instruire du progrès que l'enfant faisoit, & qui pouvoient par consequent causer quelqu'embarras au temps du coït, mais qui n'en faisoient aucun à la sortie de l'enfant, puisque la tête les poussoit devant elle, comme elle feroit le clitoris, s'il s'en trouvoit de tels que M. Peu l'assure, dans l'article 10 Livre I. pag 179. ou du moins si cela se rencontroit dans Paris, lorsque cet Auteur y pratiquoit les accouchemens, mais il est sûr que la même chose ne se trouve point dans cette Province.

La mortification qui suit cette contusion, fait quelque fois tant de progrès, que non seulement le vagin souffre une considerable déperdition de substance, mais que l'intestin & la vessie n'en sont pas exempts, d'où s'ensuit une perte involontaire de l'urine ou des excrémens, ou même de tous les deux en même temps, comme je le raporte dans une de mes Observations . . . . . . qui neanmoins se termina heureusement, par les grands soins que j'eus de la malade, ce que j'ai vû arriver à quelques autres femmes, dont les unes ont été parfaitement gueries, & les autres sont demeurées incurables, & ont mené une si triste vie, que la mort n'a jamais eu rien d'affreux pour elles, sinon la longueur du temps qu'elle étoit à venir les delivrer de toutes leurs miseres.

## CHAPITRE VI.

### *Des Vuidanges qui coulent durant les couches de la femme, & de celles qui sont supprimées.*

COMME M. Mauriceau a traité à fond des vuidanges qui coulent de la matrice durant les couches de la femme, de leurs causes & des signes par lesquels on connoît qu'elles sont bonnes ou mauvaises, aussi bien que de leur supression, & des accidens qu'elles produisent, ce seroit en vain que je voudrois toucher cette matiere après lui ; mais comme l'idée de ce sçavant Auteur est, qu'après que le sang a coulé en abondance, venant à diminuer peu à peu, il s'en caille & grumelle quelque goute à l'extrémité de tous ces vaisseaux, dont ils sont bouchés, après quoy il n'en coule plus que la partie sereuse.

La mienne est que les vaisseaux, qui se sont trouvés ouverts après le détachement de l'arriere-faix, se referment d'eux mêmes, à mesure que la matrice se resserre, ce qui ne se fait pas tout d'un coup, mais beaucoup d'abord, & le reste peu à peu, & que ces vaisseaux continuent à se vuider jusqu'à ce que la matrice ait repris sa premiere forme & son état naturel, que ce sang qui coule vient dans le temps que la femme est delivrée, tel qu'étoit celui que l'enfant recevoit pour sa nourriture & son accroissement, lequel change peu à peu sa couleur rouge en serosités roussâtres, pour finir par une liqueur semblable à du pus en sa couleur, sa consistance & son odeur, que plusieurs prennent abusivement pour du lait, quoyqu'elle n'ait rien qui en aproche.

C'est une necessité que ces humeurs s'écoulent, pour que la femme se tire heureusement de ses couches, & que son ventre revienne en son premier état, sans quoi il demeureroit gros & grand outre mesure, & le temps de cet écoulement ne peut être limité, non plus que la quantité de sang qui doit s'écouler, parce que cela dépend de l'âge, de l'habitude, & du temperament de l'Accouchée, j'ai vû deux femmes de cette Ville qui étoient seches dès le lendemain de leurs couches, sans que leur ventre fut aucunement gonflé ny grand, & sans qu'elles ressentissent aucune tranchée, se portant si bien qu'elles se seroient bien relevées deux jours ensuitte, quoiqu'elles ne le fissent qu'au huitiéme jour. J'ai aussi vû deux Dames que j'accouchai en l'année 1710, l'une icy & l'autre à huit lieues de cette Ville, qui se trouverent le cinquiéme jour après leurs couches aussi seches qu'elles l'étoient avant que d'accoucher, ce qui les inquietta très-fort, & les obligea à me consulter, pour sçavoir ce que je pensois, & quel remede il y avoit à faire à un accident aussi extraordinaire, mais comme je ne leur trouvay ny fievre, ny tension au ventre, ny aucune autre douleur, je les assurai que tout iroit bien, & qu'elles ne devoient rien craindre de cette supression, puisqu'elles n'en ressentoient aucun mauvais effet.

Si les vuidanges de ces personnes-là cesserent si tôt de couler, j'en ai aussi vû plusieurs ausquelles elles couloient pendant cinq, six & sept semaines, & toûjours rouges, lesquelles ne s'arrêtoient même qu'après une évacuation qui tenoit plûtôt d'une perte de sang, que d'un simple écoulement de vuidanges.

Qu'elles coulent long-temps, ou qu'elles s'arrêtent dès les premiers jours, quand c'est par un effet de la nature, & qu'il n'en résulte aucun accident, il n'importe; mais quand au contraire elles auroient dû couler avec abondance & plusieurs jours; si cet écoulement vient à être suprimé tout à coup par quelque cause que ce soit, il en arrive toûjours des accidens plus ou moins fâcheux, & rien n'est plus bizarre & plus inégal que les causes qui produisent cette supression ; car si elles sont quelquefois considerables, elles sont aussi souvent si legeres, qu'elles surprennent quand on y pense. Il n'est pas extraordinaire que cette supression succede à un emportement furieux, à une extrême peur, à une excessive joye, & à d'autres semblables passions, mais qu'elle arrive pour un mot dit par inadvertence, ou à l'occasion d'une bonne ou mauvaise nouvelle presqu'indifferente, à la personne à qui on la debite, par l'odeur d'une fleur, par un petit froid, par une peur legere, à l'occasion d'un cry imprévû, soit dans la ruë ou dans la maison, & enfin un rien pour ainsi dire, dont la réflexion a causé la plus legere émotion, & qui interceptant le cours de ces humeurs, en cause à l'instant un reflus sur le bas ventre, & par toute l'habitude du corps, & qui donne lieu à une fievre, à une tension, à une douleur au bas ventre ; à l'opression, au délire, & enfin à la mort ; heureuse est la femme qui en est quitte pour un abscez quelque grand qu'il soit, & en quelque partie qu'il puisse se former, pourvû qu'elle en guerisse sans quelque fâcheux reste, dont elle ne peut souvent se défaire qu'avec la vie, qui est quelquefois l'effet de son malheur, qu'elle n'a pû ny prévoir ny éviter, mais qui souvent est celui de son imprudence, comme les Observations suivantes le justifient

## OBSERVATION CCCCV.

Le 8 Janvier de l'année 1698, je fus prié d'aller voir la femme d'un Marêchal, demeurant à Montebourg laquelle étoit nouvellement accouchée, & qui s'étoit relevée huit jours ensuite, & lorsque ses vuidanges couloient encore en quantité & rouges. Comme la saison étoit extrémement froide, elle s'exposa mal à propos au grand air, pour aller à l'Eglise, où elle fut subitement atteinte d'un frisson auquel succeda une fievre des plus fortes, & dont s'ensuivit une totalle supression de ses vuidanges, & une douleur à l'aîne du côté gauche, où il parut deux jours ensuite une tumeur avec rougeur, chaleur, tension, & pulsation.

Ayant

Ayant trouvé les choses en cet état, mon premier soin fut de divertir la fluxion & de diminuer la fievre, par le moyen de la saignée du bras, des lavemens & du régime, & ensuite d'appaiser la douleur qui étoit devenue excessive, avec les cataplasmes anodins faits avec la mie de pain blanc, le lait doux, les jaunes d'œufs, le saffran & l'huile de camomille, ausquels je fis succeder les émoliens & maturatifs faits avec la pulpe de mauves, guimauves, semence de lin, farine de seigle, fleurs de camomille & de melilot, onguent d'Althea, huile de lis & de camomille, mais voyant que les accidens augmentoient & qu'il n'y avoit plus que la supuration à esperer, je lui fis user de cataplasmes faits avec le vieux levain, l'oignon rouge cuit sous la braise, la fiente de pigeon, l'onguent d'Althea, & le supuratif; cette maladie ressentit de si bons effets de l'usage de ces remedes, que la matiere fut formée en huit jours, & évacuée par l'ouverture que j'en fis avec la lancette, en sorte que cet abscez fut incarné & cicatrisé en moins de quinze jours, qui fut trois semaines après y avoir été appellé.

## REFLEXION.

L'imprudence qu'eut cette femme de se relever dans le temps que ses vuidanges couloient encore en abondance, & de s'exposer au grand froid, causa cette supression en fermant la bouche des vaisseaux par où elles s'écouloient, dont il se fit un reflux par toute l'habitude du corps & la nature s'en débarassa par le moye de cet abscès.

Il y en a qui auroient préferé la saignée du pied à celle du bras, mais le succès qu'elle eut, est une preuve que la saignée du bras étoit encore plus convenable en détournant la fluxion que la nature avoit tant de penchant à former sur cette partie & qui s'y seroit determinée encore davantage, au moyen de la saignée du pied.

## OBSERVATION CCCCVI.

Le 17 Juin de l'année 1683, on me manda avec deux Medecins & deux anciens Maistres Chirurgiens de cette Ville, pour voir une Bourgeoise qui avoit été fort heureusement accouchée & bien delivrée, par une Sage-Femme ancienne & bien entendue, à laquelle ses couches s'étoient arrestées à l'occasion d'une grande peur qu'elle eut à son réveil, de quelqu'ustancille qui tomba fortuitement, & qui n'étoit de nulle consequence. Elle fut bien-tôt après surprise d'un très grand frisson suivi d'une fievre violente accompagnée de delire & de mouvemens convulsifs, son ventre devint dur, tendu, & douloureux, avec une ardeur d'urine qui alloit jusqu'à la supression : ces Messieurs les Medecins la firent saigner deux fois au pied sans aucun effet, on lui donna quantité de lavemens, & toutes sortes de juleps, même jusqu'aux somniferes, le tout fort inutilement, jusqu'à ce que la nature par un effet extraordinaire fit un dépôt des plus considerables sur la hanche, l'aîne, & la fesse, qui s'étendoit jusqu'à la cuisse, quand nous vîmes qu'elle se declaroit de la sorte, toute nôtre attention fut de la seconder dans son dessein, nous employâmes d'abord les remedes anodins pour calmer une douleur insuportable qui accompagnoit la rougeur de toutes ces parties, qui se tumefierent très promptement, & où toutes les marques d'un grand abscès critique se manifesterent, comme tumeur, rougeur, chaleur, tension, & pulsation. Tous les remedes furent administrez si à propos, & eurent un si heureux succès, qu'en huit jours la matiere parut disposée à une évacuation qui fût faite au plûtôt, dans la crainte que séjournant en ces endroits-là en si grande abondance, elle n'y causât des désordres que nous ne pouvions prévenir qu'en l'évacuant très promptement. Il en sortit une si grande quantité de pus, qu'il seroit difficile de l'imaginer, & qui persévéra si long-temps, que nous ne pûmes empêcher, quelqu'attention que nous eussions à lui donner une libre issuë, que l'articulation du fœmur avec l'ischion ne s'en trouvât abreuvée, & qu'elle ne soit restée boiteuse, nous eûmes beaucoup de peine à fermer la plaie, quelques remedes que nous missions en usage pour y réüssir, nous employâmes les tisanes aperitives, puis les décoctions déssicatives les plus fortes, avec l'esquine la salsepareille, le sassafras, le gayac, le mercure doux, les remedes, les potions, les opiates, & enfin tout ce que l'on pût inventer. Ces remedes eurent, à la verité, leur principal effet qui fut de sauver la vie à la malade, mais ils ne purent empêcher qu'elle ne restât boiteuse.

## OBSERVATION CCCCVII.

Un Gentilhomme de cette Ville, dont la femme accoucha fort heureusement, ayant le cinquiéme jour de ses couches fait faire une compote de pommes par sa sœur, le mary venant à entrer dans la chambre, demanda qui avoit fait cette compote, & pourquoi sa propre sœur ne l'avoit point faite, la Dame accouchée croyant qu'il étoit fâché se sentit émue, & cette émotion fut suivie d'un petit frisson, puis de la fievre, des trenchées, & enfin de la supression de ses vuidanges avec oppression, son ventre devint dur, tendu, & douloureux, & la mort s'ensuivit malgré tous les remedes que l'on pût faire pour la tirer d'affaire.

## OBSERVATION CCCCVIII.

Une Dame qui demeuroit à deux lieues de cette Ville, étant heureusement accouchée, se trouva fort mal le sixiéme jour de sa couche, ce qui l'obligea de m'envoyer prier de venir la voir le quatriéme Octobre de l'année 1701. je la trouvai avec une grosse fievre & le ventre si douloureux, qu'elle ne pouvoit souffrir sa chemise dessus, qui de plus étoit dur, & très tendu, avec un cours de ventre des plus violens, & une totale supression de ses vuidanges, qui étoient venues en abondance les trois premiers jours, & qui avoient discontinué peu à peu & cessé le cinquiéme, sans qu'aucune cause manifeste, y eut donné lieu, ce qui me persuada que quoique la nature parût s'être raisonnablement dechargée du superflu dans ces premiers jours, il ne pouvoit pourtant y avoir qu'une surcharge d'humeurs qui put causer tous ces accidens, ce qui me fit donner toute mon attention à en décharger la nature, je commençai par lui faire prendre un lavement de petit lait tout simple sans addition, & deux heures après je lui tirai deux palettes & demi de sang du bras, après quoi je lui fis appliquer des serviettes bien molletes & trempées dans une décoction autant chaude qu'elle pouvoit endurer, faites avec les mauves, guimauves, violiers, senneçon, fleurs de camomille, & semences de lin, à laquelle j'ajoûtai un tiers de lait doux, je faisois changer ces servietes dès le moment qu'elles se refroidissoient, en faisant appliquer d'autres nouvellement trempées dans cette même décoction qui étoit toûjours chaude, & j'en faisois donner des demi-lavemens à la malade, afin qu'elle pût les garder plus long-temps, & qu'ils eussent plus de lieu de communiquer leur vertu aux parties interieures du bas ventre, aux mêmes temps que les serviettes étoient apliquées au dehors, dans le même dessein, je lui fis douze heures ensuite une seconde saignée du bras de deux palettes, & continuai l'usage des lavemens, & l'application de ces serviettes pendant la nuit, ce qui la fit dormir environ quatre heures à plusieurs reprises, le matin qui étoit douze heures après la derniere saignée, je r'ouvris la veine & lui tirai encore une palette & demie de sang, après quoi je la laissai fort doucement avec peu ou point de fievre, le ventre sans douleur ny dureté, mais encore un peu tendu, & les vuidanges commencerent à couler de nouveau, en sorte que le lendemain elle se trouva beaucoup mieux, & tout à fait guerie en huit jours, & relevée de cette heureuse couche qui étoit devenue tout à fait inquiéttante.

## REFLEXION.

La raison qui causa la suppression des vuidanges de la Dame qui fait le sujet de l'Observation 383, & qui la fit mourir, étoit si legere, qu'il faut en avoir été temoin pour le croire. Je fis l'ouverture du cadavre, où je trouvai le bas ventre rempli d'eaux blanchâtres comme un petit lait qui ne seroit pas bien clarifié, & quantité de glaires comme des blancs d'œufs qui seroient à demi-cuits, sans qu'aucune partie principale pêchât dans sa situation, sa quantité, ny sa qualité, & la matrice qui avoit à peu près repris sa forme ordinaire, n'étant guere plus grosse qu'elle devoit être naturellement, à quoi Messieurs les Medecins s'attendoient d'autant moins qu'ils esperoient y trouver le siege du mal, & la cause de la mort, ainsi quoiqu'elle en fût la cause antecedente, elle ne parut pas en être la cause immédiate.

S'il est surprenant qu'une cause si legere ait produit un effet si funeste, ne le doit-il pas être pour le moins autant, de voir dans la précedente Observation tant d'accidens, sans qu'on en puisse penétrer la cause, & qui n'auroient peut-être pas eu une suite moins dangereuse, si la malade n'eût pas été secourue aussi promptement & aussi à propos qu'elle le fut, car le régime dont je ne parle point, ne fut pas moins exactement observé, que les autres remedes qui lui furent administrez, ce régime consistoit aux bouillons faits avec le veau & la volaille, & une legere eau de canelle animée d'un peu de vin, dont l'usage n'étoit pas dans le dessein de donner des forces à la malade, non plus que de rappeller celles qui étoient languissantes ou anéanties, mais seulement pour servir de vehicule à l'eau, afin de la faire mieux passer, & porter plus promptement sa fraicheur dans toute l'habitude, par la même raison que l'on se sert de l'oxicrat pour les parties exterieures, qui est un peu de vinaigre avec beaucoup d'eau.

Je desemplis d'abord le bas ventre par le moyen du lavement de petit lait, & les vaisseaux par celui de la saignée, mais si mon intention étoit de desemplir, elle l'étoit encore plus d'humecter & de rafraichir le dedans du corps par le moyen de ces lavemens, que le dehors, par l'application continuelle de ces serviettes trempées dans cette décoction émoliente & chaude, qui me tenoit lieu en cette occasion, de ce que feroit le bain dans une colique, auquel on veut produire des effets surprenans qui sont journellement confirmez par la pratique, quoique j'aye vû des gens qui avoient peine à croire que les bains pussent diminuer considerablement les douleurs de la colique, par la difficulté qu'ils trouvoient à faire penetrer l'eau jusqu'à la partie qui souffre.

Mais il faut qu'ils en cherchent la raison dans la cause de la douleur, & dans l'effet de l'eau, & ils conviendront avec moy que la cause de la douleur, venant generalement parlant, de ce qu'une membrane est trop tendue, & les fibres de cette membrane trop tirées, quand il se fait une obstruction en quelque partie du corps, le sang qui avoit coûtume d'y couler s'y arrêtant, les autres liqueurs s'y arrêtent aussi, & que le séjour qu'elles y font les faisant fermenter, elles occupent alors plus de place, & rendent toutes les membranes exterieures & interieures plus tendues; ainsi ce qui peut rendre ces membranes plus lâches & plus souples, doit les rendre moins douloureuses, or, le bain rend les tégumens plus lâches & plus capables de prêter & de s'étendre, ainsi les membranes de la partie douloureuse sont moins tirées, prêtent davantage, & la douleur diminue. Cette moiteur se communiquant même aux parties du sang de l'endroit douloureux procure la facilité de sa circulation, & diminue le feu qui n'y étoit que par son défaut, & cette humidité rend effectivement les parties des humeurs plus coulantes & les met par consequent plus en état de circuler & de transpirer, au moyen dequoi l'obstruction se leve, la tension des membranes se relâche, & la douleur s'apaise entierement, comme on le vit dans l'effet sensible que ces fomentations qui tiennent lieu de bain opererent à l'endroit de cette femme, en calmant tous les symptômes dont elle étoit atteinte, tant par leur usage, que par celui de la saignée, des lavemens & du régime, qui l'exempterent du malheur qui arriva à la Dame précedente, aussi bien qu'à celle dont je vais parler. Qui à sa difference de celle cy, où je ne connus aucune cause sensible qui eut donné lieu à la supression de ses vuidanges, en eut une trop évidente & trop dangereuse, pour en échapper qu'à de très dures conditions.

## OBSERVATION CCCCIX.

La femme d'un Laboureur du Teil, étant accouchée à dix heures du matin d'un premier enfant, & la main d'un second s'étant présentée, la Sage-Femme espera inutilement d'en venir à bout jusqu'au soir, qu'elle fut obligé de m'envoyer chercher vers les sept heures le 17 Mars de l'année 1704. Aussi-tôt que je fus arrivé, je mis la femme en situation sur le travers de son lit accommodé selon le besoin, & j'allai prendre les pieds de cet enfant, les joignis, & les attirai dehors avec l'arriere-faix qui suivit, ainsi la mere fut accouchée & delivrée en un instant. Elle & son enfant qui étoit une seconde fille se portant bien, comme il étoit tard, je laissai cette Accouchée aux soins de sa Sage-Femme, & m'en revins chez moy. Elle se porta fort bien jusqu'au cinquiéme jour d'après son accouchement, qu'elle vit son mary entrer brusquement dans sa maison & fermer la porte à plusieurs hommes qui la vouloient casser, pour lui jouer un mauvais tour, frapant contre avec toute la violence possible.

Cette femme, sans songer à l'état où elle étoit, se leva très alarmée pour aller secourir son mary, mais le bruit finit dans le moment.

La peur qu'eut cette pauvre femme, lui causa un grand frisson lequel se termina par une grosse fievre qui fut suivie d'une totale supression de ses vuidanges, avec une tension à tout son ventre si douloureuse, qu'à peine pouvoit-elle souffrir sa chemise dessus, avec des trenchées beaucoup plus violentes que celles qu'elle avoit souffertes au temps de son travail, j'y fus bien-tôt appellé, & trouvant les choses dans un si mauvais état, je commençai par faire des fomentations avec les mêmes herbes, fleurs & semences, que celles dont je me servis à la précedente malade ausquelles j'ajoûtai une moitié de lait après qu'elles furent cuittes, mais la douleur étoit si grande, qu'à peine la malade pouvoit souffrir un linge en double sur son ventre trempé dans ces fomentations, ce qui me les fit changer plus souvent, & lui donner quatre lavemens par jour, de la même decoction, la seringue moitié pleine à chaque fois, sans aucune addition de miel ny d'autres drogues purgatives, je la saignai plusieurs fois du bras, & les douleurs diminuerent beaucoup, mais elles persévererent pendant plus de quarante jours, & le ventre lui devint plus grand qu'il n'étoit même pendant sa grossesse.

Comme l'éloignement du lieu ne me permettoit pas d'y faire autant de visites que j'aurois souhaitté, n'y allant que de temps en tems, l'on me vint un jour chercher en toute diligence, ne croyant pas que je pusse trouver cette pauvre femme en vie, de la maniere dont les douleurs s'étoient tout à coup fait sentir. Je fus surpris en arrivant de trouver un sceau de pus qu'elle avoit vuidé par une ouverture qui s'étoit faite à quatre doigts & à côté du nombril, dans les cruels efforts que la violence des douleurs l'avoient obligée de faire, par où étoit sorti & sortoit encore cette prodigieuse quantité de matiere; quand je vis qu'il n'en sortoit plus, même en pressant le ventre, je la pansai avec une tente de charpie attachée à un fil, & couverte de supuratif, & un plumaceau couvert de même onguent avec une emplastre de diachilum magnum par dessus, je laissai des tentes, & ce qui étoit necessaire pour panser la malade, j'y allai d'abord quelques jours de suitte, & après seulement de temps à autre, sans changer rien aux pansemens, sinon de diminuer la tente, pour n'y en plus mettre ensuite, mais seulement un plumaceau. Avec ce seul secours elle guerit parfaitement, en quinze ou dix-huit jours, & a eu depuis ce temps-là plusieurs enfans dont elle est heureusement accouchée.

## REFLEXION.

Il est bien facile de découvrir les causes primitive, antecedente & conjointe de cet abscès, puisqu'elles se déclarent si évidemment d'elles-mêmes par la peur qu'eut cette femme nouvellement accouchée, d'où s'ensuivit une entiere supression de ses vuidanges qui donna lieu à cet abscès dans le bas ventre, qui fut le lieu où le dépôt trouva plus facilité à se faire.

Mais il est bien plus mal aisé de comprendre comment cette femme peut s'être tirée d'un si terrible accident; je conviens aisément que les lavemens & les fomentions ont pû diminuer la douleur & contribuer à préparer la matiere & à relâcher les parties contenantes, communes & propres de l'abdomen, dont s'est ensuivie l'ouverture qui s'y est faite. Je ne doute pas aussi que les saignées du bras pussent faire diversion d'un plus grand orage, en dechargeant la nature d'une portion de l'humeur qui se seroit jettée avec encore plus d'impetuosité sur ces parties, mais j'ai de la peine à comprendre comment un abscès aussi considerable avoit pû se former dans le bas ventre, sans avoir corrompu aucune partie par le long séjour qu'une si grande quantité de matiere y avoit fait, & que cette malade se soit si-tôt rétablie.

Ne semble-t'il pas qu'un abscès de cette nature auroit demandé pour en procurer la guérison, que je me fusse servi d'injections detersives ou d'autres convenables à cette maladie, par raport à la profondeur & à l'éloignement des lieux où étoit le siege de cet abscès. C'est à quoi je n'aurois pas manqué, si l'on avoit été sur que cette quantité de pus eut été comprise dans la duplicature du peritoine d'où les injections eussent pu ressortir, mais comme il auroit été impossible qu'elles fussent revenues, si elles avoient été épanchées dans la cavité du bas ventre, ce qu'il n'est pas aisé de déterminer, elles auroient par consequent été plus nuisibles que profitables.

Je n'eus d'autre intention que de vuider le pus, faisant consister le pansement dans le seul usage d'une petite tente & d'un simple emplâtre, pansement que l'on a lieu de juger avoir été convenable & suffisant, puisque la guerison s'en est ensuivie.

La nature fut en cette rencontre une grande ouvriere, quelque hardy que j'aye été en plusieurs occasions à ouvrir des abscès formés dans la capacité du bas ventre, je ne l'aurois jamais été assez, pour tenter l'ouverture de celui-ci, de la maniere qu'il étoit disposé.

Quelque prodigieuse quantité de pus que j'eusse trouvé sortie quand j'arrivai, que j'exprime par un sceau, où l'hiperbole peut avoir quelque part, l'attention que j'eus à en faire sortir encore autant qu'il me fut possible, fait assez voir que je ne m'attachai pas à la maxime des Anciens de n'évacuer qu'une certaine quantité de pus dans l'ouverture des grands abscès, de peur de jetter la malade dans une sincope dangereuse, par la pretendue dissipation des esprits qui se doit faire par une trop grande évacuation.

Si le pus est chargé de parties spiritueuses, elles y sont en si petite quantité, que l'on n'y doit pas faire attention ; mais le pus étant nuisible par lui-même, on n'en peut trop tôt décharger la nature : car ce qu'on en laisseroit dans le sac de l'abscès ne seroit bon qu'à gâter & à corrompre les parties sur lesquelles il séjourneroit, surtout après que l'air y a fait son impression, comme il avoit fait en cette occasion.

Ne disoit-on pas autrefois la même chose de l'eau contenue dans le ventre des hydropiques, dont nous tirons à présent depuis huit, dix, douze, quinze, & vingt pintes mesure de Paris, & enfin autant qu'il y en a ? sans que les malades en soient plus foibles après ces évacuations, ces humeurs étrangeres sont un poids accablant pour eux dont l'entiere évacuation les soulage considerablement. Tout cela me persuade qu'un malade est d'autant plus soulagé, qu'il reste peu ou point de matiere de quelque nature qu'elle soit dans toutes sortes d'abscès, ces matieres étant des corps étrangers qui doivent être incessamment sequestrez. Quelqu'un dira peut être que tout bien consideré il y a lieu de croire que l'abscès de cette femme étoit contenu dans la duplicature du peritoine, car s'il avoit été épanché dans la cavité du ventre, le pus ne se seroit pas encavé avec tant de facilité & l'abscès ne se seroit pas gueri si facilement, mais pour moy je ne saurois croire que la duplicature du peritoine ait pu contenir une si grande quantité de pus, & que le ressort des organes contenus dans le bas ventre, a eu assez de force pour déterminer tout le pus épanché vers l'ouverture de l'abscès.

## CHAPITRE VII.

### *De l'Inflammation de matrice.*

LES longs & penibles travaux, les accouchemens contre nature, & la difficulté qui se trouve quelquefois à delivrer la femme, soit par l'adherence ou la mauvaise consistance de l'arriere-faix, & la foiblesse du cordon, ou par quelque cause exterieure, comme chûte, coup, ou autres semblables accidents, sans oublier le bandage qui se fait aux femmes nouvellement accouchées, lorsqu'il est par trop serré, peuvent rendre la matrice douloureuse. A cette douleur succede l'inflammation, à l'inflammation la fluxion, qui produit l'abscès, à moins que par une suite de remedes, tant generaux que particuliers, le Medecin, ou à son défaut le Chirurgien, ne préviennent non seulement ces accidens, mais encore quantité d'autres ausquels cette inflammation peut donner occasion, comme sont la supression totale ou en partie, des vuidanges, la rétention d'urine, ou l'envie d'uriner souvent, le cours de ventre, le vomissement, l'oppression, la fievre, le délire, la convulsion, & enfin la mort.

Cette

Cette maladie est si facile à connoître à ceux qui pratiquent les accouchemens, ou qui ont coûtume de traiter les femmes nouvellement accouchées, qu'il ne leur est pas possible de s'y méprendre, parce que la malade souffre une grande douleur en la région hypogastrique, qu'elle a de la peine à rester dans une autre situation, que sur le dos, & quand elle veut seulement se pancher sur un des côtez, elle sent une masse, qui lui paroît aussi lourde que douloureuse, laquelle tombe, comme un poids, mais cette douleur est encore legere, en comparaison de celle qui se fait ressentir vers les lombes, les reins, & l'aîne du côté opposé, à l'occasion des ligamens ronds & larges de la matrice qui sont tiraillez dans ce changement de situation, ausquels le sentiment douloureux de cette partie s'est communiquée, qui étant plus vif dans ces parties nerveuses, lui rend insuportable toute autre situation que celle d'être couchée sur le dos.

Dès que cette douleur commence, il ne faut pas temporiser, & quoique les vuidanges coulent en abondance, cela ne doit pas empêcher d'appliquer des fomentations sur la partie qui souffre, & sur l'endroit dont la malade se plaint davantage, qui pour l'ordinaire est dur, sans quoi cette douleur & cette dureté augmentent & s'étendent promptement. Il ne faut pas aussi negliger les demi-lavemens d'une simple décoction émoliente, ou tout au plus si la malade a le ventre paresseux, lui en donner un de petit lait, avec deux onces de miel violat ou de nenuphar; & après qu'elle sera déchargée des gros excremens, se servir de ces demi-lavemens, plus elle les retiendra, plus ils communiqueront leur qualité temperante & émoliente, & plus l'effet en sera avantageux à la malade.

Si ces fomentations & demi-lavemens ne sont pas capables de prévenir le mal dont l'Accouchée est menacée, (ce qui se connoît par l'augmentation de la douleur de la tension du ventre, par la diminution ou suppression des vuidanges, la fiévre, l'oppression, ) il faut tout au plûtôt mettre en usage la saignée du bras, & tirer peu de sang à la fois; mais la réïterer souvent, & aussi long-temps que les accidens augmentent ou perseverent.

Il faut aussi retrancher dans le regime tous les alimens solides, & toutes sortes de liqueurs vineuses, afin d'humecter & de rafraîchir la malade, par l'usage des bouillons faits avec le veau & la volaille, & pour boisson une legere eau de canelle;

& si la fiévre n'est que legere, y joindre une huitiéme partie de de vin, non pour rappeller les forces abbatuës, animer les esprits, & satisfaire le goût de la malade; mais pour la raison que j'ai déja dite ailleurs, de servir de vehicule à la liqueur; & au cas que la malade ait du dégoût pour cette boisson, on peut lui donner la simple tisanne, faite avec l'orge & la reglisse sans vin, ou même l'eau simplement bouillie; après avoir tenu cette conduite, si les accidens perseverent, ou même qu'ils augmentent, en sorte que la partie ne puisse être préservée de l'abscès, il faut le suivre de près; ou si le Chirurgien n'y a été appellé qu'après qu'il a été hors d'état de le pouvoir détourner, ou lorsqu'il étoit déja formé, il faut alors s'en tenir à l'intention generale, qui est l'évacuation de la matiere, soit par resolution ou par l'ouverture, l'usage de ces moyens se trouve dans les Observations qui suivent.

## OBSERVATION CCCCX.

Le 22 Novembre de l'année 1688. je fus prié de voir une faiseuse de Rubans de fil, qui étoit en travail depuis deux jours, & dont l'enfant avoit la tête enclavée au passage, & fort avancée, sans avoir pû venir, parce que les douleurs étoient lentes & entrecoupées, les unes étant un peu plus, & les autres un peu moins fortes; mais ayant heureusement augmenté un moment après que je fus arrivé, deux ou trois qui redoublerent vivement, ne me donnerent que la peine de recevoir l'enfant, qui avoit une tumeur qui s'étoit faite à la partie de la tête qui se presentoit, laquelle, quelque soin que j'en eusse, je ne pûs empêcher d'abscceder; en sorte qu'y ayant trouvé dans la suite une inondation sensible, je procurai l'évacuation du pus au moyen de l'ouverture que je fis avec la lancette, la meilleure partie du parietal droit s'étant trouvée découverte, l'exfoliation s'en fit en peu de temps, & l'enfant, qui étoit une fille, se trouva parfaitement guerie. Le délivre dans cet accouchement, vint avec assez de facilité; mais le long-temps que cet enfant avoit été dans cette fâcheuse situation, pendant lequel la Sage-Femme avoit fait de très-grandes violences, dans l'esperance d'élargir le passage, & d'avancer l'accouchement, donna occasion à une inflammation, qui commença à se declarer dès le jour même aux parties exterieures, & qui se communiqua au corps de la matrice, que je trouvai le lendemain dur & douloureux, & la femme dans une necessité absoluë de demeurer toûjours couchée sur le dos, quelque incommodée qu'elle fût en cette situation; parce que quand elle vouloit se coucher sur un côté ou sur l'autre, elle sentoit une grosse boule dans son ventre qui tomboit du côté où elle se tournoit, qui l'incommodoit très-fort, mais qui n'étoit rien en comparaison des vives douleurs qu'elle sentoit vers les lombes, les reins, l'aîne, & jusqu'au dedans des cuisses; ce qui l'obligeoit de reprendre incessamment la situation qu'elle venoit de quitter. Les envies d'uriner souvent s'y étoient jointes, ses vuidanges étoient presque supprimées, & la fiévre ne laissoit aucun doute de la maladie, qui ne se declaroit déja que trop d'elle-même. Je fis d'abord chauffer le lait doux, dans lequel je trempai une serviette doublée en quatre, que j'appliquai sur l'endroit dur & douloureux, en attendant que j'eusse préparé des fomentations, telles que je les ai déja décrites ailleurs. Je m'en servis, au lieu de lait, & dont je fis donner des demi-lavemens à la malade, sans aucune addition; parce qu'elle avoit le ventre assez libre, ses couches se supprimerent, & les douleurs, au lieu de diminuer, augmenterent considerablement; ce qui m'engagea à lui tirer quatre palettes de sang en deux fois, le soir & le lendemain matin. Je continuai de faire appliquer sans cesse les fomentations, & de donner trois & quatre demi-lavemens par jour, avec encore deux saignées les deux jours suivans, chacune de deux palettes. Cette malade ne vivoit que de bouillon & de tisanne, faite avec l'orge & la reglisse.

Ce regime & ces remedes, ainsi administrés, eurent un si heureux succès, qu'en cinq jours cette femme fut délivrée de tous ces accidens, & se releva quinze jours après être accouchée, se portant assez bien.

## REFLEXION.

Si tous les accidens qui confirment l'inflammation de matrice, ne se remontrerent point à cette malade, il y en eut pourtant assez pour n'en pouvoir douter, & il est bien probable que sans le prompt secours que je lui donnai, de la rapidité dont ces accidens se succederent, ils n'auroient pas manqué d'accabler cette malade, au lieu que les saignées du bras réiterées, les demi-lavemens doux & émoliens; les fomentations souvent répetées, avec le régime de vie & la boisson, produisirent tous le bon effet que j'en pouvois attendre, en détournant la fluxion dont cette partie est d'elle-même très susceptible, en procurant la transpiration des humeurs qui étoient déja amassées, & en relâchant la tension des membranes, en quoi consistoit le dénouëment de la maladie. Je ne me servis n'y d'injections, ny de saignées du pied, parce que je crois les injections plûtôt capables d'irriter la partie malade, que d'être d'aucun secours, quand le mal est au dedans de la matrice, quoique la plûpart des Auteurs vantent fort leur usage: car pour faire ces injections avec utilité, il faut introduire la canulle de la seringue dans l'orifice interieur de la matrice, & cette introduction causeroit plus de mal par son irritation à cette partie déja trop animée, qu'elle n'y feroit de bien, supposé même que cette introduction fut possible, puisque cette partie par l'élasticité de ses fibres, tend toûjours à reprendre sa premiere forme, comme je l'ai fait remarquer dans l'ouverture de la Dame, qui mourut huit jours après ses couches, dont je parle dans une autre Observation, ce qui prouve assez que la plûpart de ces injections prétendues faites dans la matrice, ne le sont que dans le vagin, & comme celles qui sont faites à l'occasion de cette maladie & de plusieurs autres, dont le siege est dans le corps de la matrice, ne sont d'aucune utilité en ces occasions, mais seulement pour les indispositions du vagin même, je ne m'en sers qu'en cette seule partie.

La saignée du pied est funeste à cette maladie, aussi bien qu'à la supression des vuidanges, la raison le persuade autant que l'experience le confirme. Cette partie veut être dechargée par des remedes doux & qui procurent une transpiration aisée & facile, pendant que la saignée du bras désemplit & détourne l'humeur qui a tant d'inclination à former un grand dépôt sur cette partie, la saignée du pied y détermine au contraire les humeurs de toute l'habitude, ce qui tend encore à l'accabler, c'est cette raison qui m'a surpris dans la pratique de M. M. qui défend les diurétiques dans la crainte sans doute que chargeant trop la partie malade, comme c'est le propre de ces remedes, la nature ne s'en trouve accablée, en même temps qu'il conseille la saignée du pied, qui est infiniment plus capable de produire ce dangereux effet, que les diurétiques les plus forts. Je me suis contenté des tristes experiences que j'en ai vûes, sans jamais l'avoir tentée à aucune femme en couche, à moins qu'une forte oppression ne m'y ait engagé, quand celles du bras n'ont pas satisfait à mon intention, & que la matrice ne me faisoit rien craindre de sa part, car pour peu que je l'aye trouvé disposée à quelqu'inflammation, douleur, supression des vuidanges, ou à quelqu'autre accident de même nature, je me suis toûjours abstenu de la mettre en pratique, sans que j'aye pû concevoir pour quelle raison ces Grands Hommes l'ont tant ventée, pour aider à faire sortir un délivre resté, puisque j'ose dire que je n'en ay jamais trouvé de reste dans la matrice, dont je n'aye fait l'extraction par le seul secours de ma main, sans que j'aye eu recours à la saignée, à aucun autre remede, comme les Observations que je rapporte sur ce sujet en font foy, ainsi que plusieurs autres que je pourrois y joindre, si je ne craignois d'ennuyer le Lecteur, par de vaines répetitions.

Lorsqu'un enfant reste trop long temps dans une situation pareille à celle où celui-ci étoit, sa tête ne manque guere de se tumefier, il s'en trouve même ausquels cette tumeur est si considerable, & la tête en paroît si difforme, que l'on a de la peine à se persuader qu'elle puisse revenir en son premier état, comme il arrive pour l'ordinaire après quelques jours, quand on a le soin d'y appliquer une compresse trempée dans le vin tiede, de maniere qu'elle ne refroidisse pas la tête de l'enfant, supposé que le prétendu secours de la Sage-Femme donné dans l'espérance d'avancer l'accouchement, n'y ait point de part, comme je l'ai vû arriver à quantité d'enfans, ausquels j'ai trouvé des excoriations plus ou moins grandes, jointes à ces tumeurs qui ont abscedé, & dont l'os s'est trouvé découvert. Mais de tous ces enfans ainsi mal traités, je n'en ai vû aucun qui le fut au point que l'étoit celui-ci, puisque tout le parietal s'exfolia sensiblement, & d'une exfoliation si mince, qu'elle se perdoit entre mes doigts, quand je la voulois toucher, lorsque je m'aperçus de la separation que la nature en faisoit au dessus de la nouvelle chair, qui s'élevoit sur l'os, & qui poussoit cette exfoliation au dessus d'elle. Je ne me servis que d'une lotion d'eau de vie, d'eau de chaux & de miel rosat partie égalle, dans laquelle étant chaude je trempois les plumaceaux que j'appliquois sur cet os, pour conduire comme je fis cet ulcere à sa parfaite guerison, & j'y réussis si bien que la petite fille se trouva parfaitement guerie, elle est femme à présent, & je l'ai accouchée plusieurs fois.

## OBSERVATION CCCCXI.

La femme d'un pauvre homme de journée de la Paroisse de Négreville, après avoir eu un accouchement long & fâcheux, sentit des douleurs extrêmes en la region hypogastrique, qui furent suivies d'une dureté & tension, qui se communiqua en assez peu de temps à toute la capacité du ventre, avec des envies continuelles d'uriner, une grande oppression, & des vomissemens très-frequens; en sorte que la voyant en grand danger de sa vie, l'on me vint prier charitablement de l'aller voir. Je commençai par lui faire une saignée du bras, & lui fis aussi-tôt des fomentations avec les feüilles de mauves, guimauves, senneçon, fleurs de camomille, & semences de lin, dans lesquelles je trempois une serviette pliée en quatre, que je lui faisois appliquer dessus; je lui fis donner des lavemens de la même décoction, qui fut ce que je pûs faire sur les lieux; & l'effet de ces remedes fut si heureux, que les vuidanges, qui étoient supprimées, reprirent leurs cours, & que la tension qui occupoit tout le bas ventre, se fixa en la seule region hypograstique, qui resta dure, tenduë, & douloureuse, même avec quelque rougeur; ce qui me fit changer les serviettes en sachets, que je remplis de ces herbes, fleurs & semences, ausquels j'ajoutai le melilot & fenugrec, & la racine de guimauves, le tout bien haché, concassé, & cuit à propos, lesquels sachets j'appliquois l'un après l'autre sur la partie malade, & toûjours chauds; mais voyant qu'à ces accidens il se joignoit un battement & des élancemens; je ne doutai plus que cette partie ne s'abscedât. Je fis succeder à ces fomentations & sachets, les emplâtres de mucilage & de melilot, qui firent élever la partie, & paroître une espece d'inondation; ce qui fit que je me servis de l'emplâtre diachilum magnum, avec un plumaceau couvert de supuratif, qui acheva en peu de jours de former le pus, & le mit en état d'être évacué: ce que j'executai par l'ouverture que je fis avec la lancette en la partie la plus déclive de la tumeur qui étoit vers l'aîne du côté gauche. Il en sortit du pus en quantité, dont la malade se sentit fort soulagée.

Je la pansai avec une tente de charpie séche, de même que le plumaceau, avec l'emplâtre de diachilum par dessus, de la grandeur de la tumeur; & le lendemain je couvris la tente & le plumaceau de supuratif, & en laissai à la malade pour se panser. Elle vint ensuite trois ou quatre fois chez moi en huit ou dix jours, dans lesquels je ne changeai rien aux pansemens, voyant que la malade alloit de bien en mieux; après quoi elle fut parfaitement guerie.

## REFLEXION.

La fievre étant survenue à cette pauvre femme, aussi-tôt qu'elle fut accouchée, à l'occasion du long & difficile accouchement qu'elle eut, dont s'ensuivit inflammation à la matrice, qui fut confirmée par les symptômes qui survinrent, & par la supression des vuidanges, qui donna occasion à la violente tension du bas ventre, par le reflux qui se fit de la matiere qui causa un dépôt sur toutes ces parties, lequel se termina par un abscès en la partie inferieure & lateralle de la région hypogastrique; Il est surprenant qu'un abscès de la consequence de celui-cy, & vû le peu de soin qu'eut cette femme à se venir faire panser, fut guerie en si peu de temps & avec tant de facilité, d'autant plus que ces sortes d'abscès ont pour l'ordinaire quelque chose de critique dans la cause qui les produit, qui en rend la cure plus difficile. Ce sont de ces graces dont le Ciel favorise les pauvres femmes de la campagne, qui sont éloignées des secours necessaires, & qui neanmoins ne sont pas les seules à qui le Seigneur accorde ces guerisons surprenantes. Celle qui suit ne meritant pas moins d'être mise en ce rang, nonobstant tous les secours qu'on a pû lui donner.

## OBSERVATION CCCCXII.

Une Bourgeoise de cette Ville, que j'avois accouchée trois fois, & qui s'étoit toûjours très-bien portée, se trouva une quatriéme fois malade, fut pareillement accouchée par moi, au mois de Juin de 1697; & au mois d'Août suivant, quoique sa couche eut été aussi favorable que les précedentes, cette femme s'aperçut d'une grosseur extraordinaire qu'elle se trouvoit au bas ventre, qui l'obligea de m'envoyer prier de venir la voir, afin de lui en dire mon avis. Je trouvai cette femme alarmée au possible, avec une tumeur qui s'étendoit depuis la partie moyenne & inferieure de la région hypogastrique jusqu'à l'aîne du côté droit, de la grosseur du poing ou environ, du moins autant que j'en pus juger au travers des tégumens & des muscles du bas ventre, qui paroissoit s'enfoncer en pressant de ma main aplatie dessus, avec quelque sorte de violence, sans que la malade sentit que peu ou point de douleur, mais qui lui causoit une inquiétude mortelle, d'où je la tirai en six semaines ou deux mois, par l'application de sachets pareils à ceux dont je m'étois servi à la malade précedente, auquel je fis succeder les emplâtres de mucilage, melilot, & de diachilum avec les gommes, parties égalles, étendues sur un cuir plus grand que la tumeur, & après avoir purgé cette femme deux fois dans le commencement, avec un gros de rhubarbe, autant de sel vegetal, une once de manne, & une once de sirop de pommes laxatif, je lui fis user d'une opiatte composée de gomme ammoniac, mercure doux, trochisque alhandal, diagrede, sel de tartre, & de tamarisq incorporé dans le diaphœniq, dispensé de maniere que la quantité d'un demigros le matin la purgeoit très-doucement, ce que je lui faisois réitérer trois fois la semaine pendant le tems marqué; en sorte qu'au moyen de ces remedes, la dureté se trouva parfaitement dissoute, & la malade bien guerie. Je l'ay accouchée trois fois depuis, sans que cette dureté ait recidivé.

## REFLEXION.

Je ne fus gueres moins surpris, que cette femme, à la vue d'un accident si imprevu, & d'autant plus que j'en craignois l'augmentation, sans que je visse de jour à la pouvoir guerir. Ses vuidanges avoient fait tout ce que j'en pouvois attendre, elle n'eut rien d'extraordinaire qui rendit son dernier accouchement different des autres, dont neanmoins il lui restoit un si fâcheux accident.

C'étoit des humeurs qui paroissoient s'être condensées le long de la trompe, qui l'avoient étendue & grossie jusqu'à ce point, & qui sembloient se terminer au corps de la matrice, qui furent ramolies & dissipées par le long & continuel usage des fomentations & des emplâtres dont je me servis, qui par les parties subtiles & penetrantes des gommes & des autres drogues qui entroient en leur composition, penetrerent par les routes que les fermentations émolientes avoient frayées, malgré l'obstacle qui étoit à vaincre entre elles & le lieu où la tumeur étoit située, qui sont les tegumens, les muscles, & le peritoine, comme il arrive aux coliques violentes, qui reçoivent, comme je l'ai dit ailleurs, un soulagement promt & sensible par l'usage des bains, & de pareils topiques, qui neanmoins seroit une difficulté capable de faire revolter la raison, si elle ne se trouvoit pas forcée de se soumettre au grand nombre d'experiences que l'on en a tous les jours dans une infinité de malades, qui se trouvent soulagez & gueris par l'usage de ces remedes.

## CHAPITRE VIII.

### *Du soin que l'on doit avoir des parties basses de la femme après qu'elle est accouchée.*

SI une femme peut ressentir en quantité d'occasions les heureux effets que produit la dexterité de la main d'un Accoucheur, c'est lorsqu'elle est en travail, puisque c'est dans ce tems-là qu'ils se manifestent le plus; cependant le plus excellent Operateur, avec toute sa dexterité & son experience, ne peut empêcher les parties par où l'enfant passe, de recevoir quelquefois de fâcheuses impressions dans ce tems-là, ni de ressentir des douleurs vives & piquantes dans les accouchemens, même les plus heureux, aussi-bien que dans ceux que l'on nomme laborieux & contre-nature; aussi ay-je été obligé de faire souvent quantité de remedes pour procurer la guerison de ces parties lesées, comme je le rapporte dans d'autres Observations.

Je me contenterai de parler icy de ce que j'estime plus convenable pour apaiser la douleur, & prévenir les accidens qui pourroient rendre ces blessures plus fâcheuses, pour les avoir negligées d'abord.

Si c'est donc une necessité absoluë, que la nature souffre quelque legere douleur lorsque l'enfant vient au monde dans l'accouchement le plus facile, sans que l'Accoucheur le puisse empêcher, l'on peut dire que cette douleur est pour l'ordinaire de si petite consequence, qu'elle ne demande que quelques legers remedes, & un peu de tems pour sa guerison.

C'est du tems & de ces remedes faciles que la nouvelle accouchée attend tout le secours dont elle a besoin. En vain un

Accoucheur

l'Accoucheur introduit dans le vagin, à l'exemple de M. P. un linge coupé par les coins, & trempé dans l'œuf battu avec l'huile, dont les bords doivent être renversés en haut, en bas, & sur les grandes lévres de la vulve, pour appaiser cette douleur; l'on trouvera plus d'utilité dans l'omission de ce remede, que d'avantage dans l'usage que l'on en pourroit faire. L'épreuve que j'en ay faite à quelques femmes ne m'ayant pas été d'un plus grand secours que l'omelette de M. M. faite avec l'huile d'amandes & les œufs battus dans une écuelle, & cuite sur la braise, puis étendue sur un linge, & appliquée sur les parties douloureuses. J'ay fait l'un & l'autre pour satisfaire aux préceptes de ces grands Maîtres; mais quand j'ay connu le peu d'utilité que je retirois de leur usage, & qu'un linge trempé dans l'huile d'amande, de noix, ou d'olive à leur défaut, simplement appliqué sur ces parties, produisoit le même effet, ç'auroit été mal à propos que j'aurois fatigué les femmes que j'ay accouchées par l'application de cette sorte de remede, qui entraîne assez d'incommodités après lui pour n'en point user, en ce que celui de M. M. faisoit une espéce de croute sur ces parties, qui les rendoient si adherentes qu'on ne pouvoit que très-difficilement les separer dans la suite; & l'autre introduit dans la matrice devoit être d'autant plus inutile, que les choses aqueuses & oleagineuses sont incompatibles & inaliables; ce qui prouve sensiblement que le sang qui coule sans cesse doit empêcher l'effet que l'huile peut produire, qui est d'appaiser la douleur que l'enfant en sortant a causé à cette partie, & de plus, c'est qu'au lieu de rien introduire dans la matrice, l'on doit par une regle qui ne souffre point d'exception, en ôter generalement tout ce qui peut y être, & qu'un linge trempé dans l'huile & simplement appliqué sur la partie, suffit pour appaiser la douleur, & plus même pour satisfaire à l'usage que par necessité, puisque l'huile appliquée sur des parties excoriées y cause de la douleur, & qu'à la douleur succede l'inflammation: mais ce que j'y trouve encore de particulier, c'est que M. M. qui applique son omelette pour dissiper la douleur incessamment après la sortie de l'enfant, n'en continue l'usage que pendant sept ou huit heures, encore que la douleur de cette partie, à l'exemple de celles qui sont causées par les playes, excoriations, ou contusions des autres parties du corps, ne se fasse sentir que le deux ou le troisiéme jour après les avoir reçûes, ainsi que celles qui succedent à l'accouchement ; c'est neanmoins le tems auquel ces Accoucheurs discontinuent l'usage de leurs remedes anodins, qui par consequent doivent être inutiles, puisqu'ils sont appliqués avant qu'il soit necessaire, & qu'on cesse de s'en servir quand on auroit lieu d'en attendre un meilleur effet.

De tous les remedes dont on doit se servir en cette occasion, il n'y en a point qui remplisse mieux l'intention de l'Accoucheur que l'usage du vin tiéde, avec une poignée de cerfeüil, dont il faut bassiner les parties qui souffrent ; ce remede adoucit, tempere & résout, qui est tout ce que l'on peut souhaiter en cette rencontre.

C'est une pure illusion de dire que le vin appliqué de la sorte, peut supprimer les vuidanges ; il n'y a qu'à reflechir sur la maniere dont M. M. prétend qu'elles s'arrêtent, pour être convaincu du contraire ; car si ce sont de petits grumeaux de sang qui bouchent l'extremité des vaisseaux, comme cet Auteur le dit, ne faut-il pas convenir que les parties subtiles & pénétrantes du vin chaud venant à s'insinuer dans la matrice, sont plus capables de dissoudre ces caillots de sang qu'aucun autre remede, supposé que ces parties subtiles puissent parvenir jusqu'à ce lieu là ; & au cas qu'elles n'y soient pas portées, par où ce vin peut-il supprimer ces vuidanges ? Et ne peut-on pas dire avec beaucoup plus de vray-semblance, que ces parties subtiles feront transpirer les humeurs contenues dans les grandes lévres, & les autres parties de la circonference de la vulve, qui les tiennent tendûes & gonflées, & que portées au-dedans du vagin elles empêchent la corruption, & dissipent par ce moyen la douleur, au lieu que les œufs avec quelque mélange que ce soit, ne font que l'augmenter. Ce sont les effets que j'éprouve journellement de l'usage de cette fomentation, dont je ne parle qu'après en être convaincu par un nombre infini d'experiences.

Ce n'est pas assez selon M. M. que d'avoir donné son entiere attention à préserver les parties basses de tous les accidens dont elles peuvent être insultées, tant pendant la durée d'un long & penible travail, qu'au tems de l'accouchement, la necessité de rétablir ces mêmes parties après que les vuidanges ont cessé de couler, & que la femme est prête de sortir de ses couches, n'est pas moins grande. M. M. dans son troisiéme Liv. Ch. II. pag. 375. conseille pour accomplir cette intention, de se servir d'une décoction faite avec l'eau de forge, les roses de Provins, les feuilles & la racine de plantain, l'eau de myrthe, ou bien on fera, dit le même Auteur, pour celles qui le souhaiteront, une lotion fort astringente, qui sera propre à fortifier & à restraindre ces parties qui ont été beaucoup relâchées, tant par la grande extension qu'elles ont souffertes, que par les humiditez qui les ont abreuvées pendant un si long-tems. Ce remede sera composé d'écorce de grenade une once & demie, de noix de cyprès une once, de gland de chêne demi-once, de terre sigillée une once, des roses de Provins une poignée, & de l'alun de roche deux dragmes, que l'on fera infuser toute la nuit dans cinq demi-septiers de bon gros vin austere, après quoi l'on fera boüillir le tout jusqu'à ce qu'il soit reduit à une pinte, on le passera ensuite dans un linge, l'exprimant fortement, & l'on bassinera ces parties le soir & le matin avec cette décoction, afin de les fortifier & raffermir autant qu'il sera possible ; car il n'y a pas lieu de les remettre jamais au même état qu'elles étoient avant la portée des enfans.

Quoique ce soit la pensée de M. M. je ne puis m'empêcher de dire, que ce n'est point une regle generale que toutes les femmes ne reviennent jamais au même état qu'elles étoient avant leur premier accouchement, puisque j'ay vû plusieurs hommes dignes de foy & de probité, qui m'ont assuré d'avoir retrouvé les leurs non-seulement comme elles étoient avant leur grossesse, mais même aussi étroites que lorsqu'ils les avoient approchées la premiere fois ; car quoique les femmes en general ayent toutes les mêmes parties, ainsi que les hommes, il faut compter que ces parties sont entre elles toutes d'un different volume, & que celles-cy étant membraneuses, peuvent en reprenant leur premier état se resserrer aussi étroitement qu'elles se sont dilatées & élargies quand il a été necessaire ; & que de plus, il y a quantité de femmes, qui quoiqu'elles n'ayent jamais eu d'enfans, peuvent se trouver égales à d'autres qui en ont eu plusieurs, supposé que leurs travaux & leurs accouchemens ayent été heureux.

C'est neanmoins de cette flateuse idée dont quantité de femmes se laissent bercer par des Sages-Femmes & des Gardes, qui leur font acheter bien cher une fiolle de cette admirable eau de myrte, dont la force & la vertu qu'ils lui attribuent, est l'effet de cette prévention qui s'est emparée de la plûpart des esprits, qui la croyent capable de resserrer les parties, & d'augmenter par ce moyen les aiguillons d'un plaisir voluptueux, propre à satisfaire leur passion brutale ; c'est, dis-je, par cette prévention trompeuse & cette esperance frivolle que tant de femmes d'esprit sont les dupes de ces Gardes ; mais revenuës de cette fausse croyance, qu'elles se dispensent d'en continuer l'usage, & elles éprouveront que je leur dis la verité.

Ce sont de ces choses dont la fausseté sera reconnuë avec le tems, par le soin que prendront les Accoucheurs desinteressez, de détromper là-dessus, comme j'ai fait, les Dames qui les honoreront de leur confiance, & il y en a déja plusieurs, qui, revenuës de ces illusions, méprisent l'usage de toutes ces drogues, dont elles reconnoissent la fausseté.

Il est si facile de se détromper là-dessus, qu'il n'y a qu'à examiner la conduite même de M. M. pour être convaincu de ce que j'avance. Car si ce grand homme ajoûtoit foy à ces prétendus remedes astringens, conseilleroit-il comme il fait dans son troisiéme Liv. chap. 3. page 376. à la femme en couche lorsqu'elle est prête de se relever, de prendre un ou deux bains, après s'être servi de ces fermentations astringentes, puisque ce seroit détruire par ces bains l'effet que ces astringens auroient operé, & n'en auroit-il pas plutôt conseillé l'usage après les bains que devant? Cette contradiction fait bien voir qu'il ne conseille ces astringens que par maniere d'acquit, puisque c'est reprendre d'une main ce que l'on donne de l'autre.

Quand je dis qu'il y a des hommes qui m'ont assuré d'avoir retrouvé leurs femmes après leur accouchement comme la premiere fois qu'ils les avoient connuës, quelque mauvais plaisant me demandera peut-être, si elles n'ont point aussi répandu de sang dans ce premier retour, comme il arrive pour l'ordinaire dans le premier combat amoureux, qui étoit la preuve que les Israëlites tiroient de la Virginité de leurs femmes, comme il est rapporté dans le Deuteronome, qui dit que les parens de la nouvelle mariée conservoient soigneusement les linges dans lesquels elle avoit couché la premiere nuit de ses nôces, quand ces marques s'y trouvoient imprimées, d'autant que l'usage de répudier les femmes étoit chez ce Peuple aussi commun que facile, à moins que cette pretendue marque de Virginité ne fut favorable à l'épouse.

M. Lamy dans ses discours Anatomiques dit, que si c'étoit

une marque assurée dans ce temps là qu'une fille fût pucelle, lorsqu'elle répandoit du sang dans le premier combat amoureux, la chose est differente en celui-cy sans en donner d'autre raison, & conclut ensuite de ce qu'il a dit qu'il y a de l'impossibilité à reconnoître au vray le dénouëment de ce mistere.

Et moy je dis après cet Auteur si éclairé, que si cet épanchement de sang est une marque de virginité à quelques femmes, ce n'est pas toujours la suite ou l'effet de la violence que la nouvelle mariée aura soufferte dans ce premier essai du mariage, le hazard m'en a fait connoître une toute differente, & dont aucun Auteur n'a encore parlé. Voicy le fait.

## OBSERVATION CCCCXIII.

En l'année 1678 comme j'étois Chirurgien externe à l'Hôtel-Dieu de Paris, & par consequent logé hors de la maison, la fille de mon Hôtesse âgée de dix-huit ans ou environ, étant très-sujette au mal de dents, quoiqu'elle les eût très-belles & bonnes, me demanda un remede pour en appaiser la douleur; comme je n'en connoissois pas un plus efficace que la saignée, je la lui conseillay, ce qu'elle refusa sans m'en dire la raison, que j'appris de sa mere, qui me dit qu'elle avoit ses ordinaires, que c'étoit toujours dans ce tems-là que cette douleur de dents se faisoit sentir, & qu'elle se terminoit aussi-tôt qu'elles avoient cessé. Etant prête à se marier, ses nôces furent arrêtées pour huit jours après que ce mal de dents fut fini. Je fus surpris de la voir se plaindre de nouveau dans le tems qu'on l'habilloit pour aller à la Messe. Je demandai la raison de ce retour inopiné à sa mere, & si c'étoit pour une cause pareille à celle qui avoit coutume d'y donner occasion, vû le peu de tems qui s'étoit écoulé depuis que cette cause s'étoit manifestée, la mere me fit voir des marques dont je n'eus aucun lieu de douter. J'en fus fort surpris.

## OBSERVATION CCCCXIV.

Le premier de Mars de l'année 1699, je fus prié d'aller à six lieues de cette Ville accoucher une Dame grosse de son premier enfant, laquelle avoit été mariée le 3 May de l'année precedente, elle accoucha le sixiéme de Mars; après que cette

Dame fut couchée dans son lit, en aussi bon état qu'on la pouvoit souhaitter, je lui dis que trois jours pour la façon d'un aussi beau garçon que celui-là, étoit peu de chose; elle me répondit que je m'y trompois, & qu'à l'exemple de Tobie M. son époux avoit gardé les trois jours, quoique peut-être par une cause differente, & contre sa volonté, mais que s'étant trouvée dans l'écoulement de ses ordinaires à plein & en abondance, quoiqu'il n'y eût que sept à huit jours qu'elles étoient passées, que cet inopiné retour avoit causé ce retardement, & qu'ainsi elle n'avoit eu ni jour ni heure, le tems de l'accouchement s'étant rapporté juste au préliminaire.

## REFLEXION.

Il n'est pas surprenant qu'après un accouchement long, difficile, laborieux, & contre nature de trouver les nymphes, les grandes levres, la fourchette & le vagin même, & quelquefois l'orifice interne excoriez, dilacerez, contus, ou tumefiez; mais il l'est beaucoup de voir la plus grande partie de ces accidens arriver souvent après les accouchemens les plus promts & les plus naturels, comme je l'ay marqué en plusieurs de mes Observations de la maniere que j'ay traité ceux qui ont du raport à ces premiers. Je ne le repeterai point, mais pour ceux-cy je n'ai rien éprouvé qui m'ait mieux réussi, ni dont j'aye trouvé un soulagement plus sensible que l'usage du cerfeuil dans le vin, après lui avoir fait jetter un bouillon. Ce remede qui adoucit & résout puissamment, resiste à la corruption mieux qu'aucun autre; au lieu que les œufs, à quelque sausse qu'on les mette, & en quelque lieu qu'on les applique, soit au-dedans ou au-dehors du vagin, trouvent par tout un obstacle égal; car étant introduits au dedans de la maniere comme M. P. le conseille, ils se corrompent en un moment, tant par eux-mêmes, y ayant une entiere disposition, que par raport à la partie, qui abonde en chaleur & en humidité, joint à ce que ce linge renversé, comme cet Auteur le conseille, seroit capable de retenir la meilleure partie des vuidanges, ce qui donneroit encore occasion à la pourriture, aussi-bien que l'omelette de M. M. qui outre la corruption dont elle est susceptible, ne peut être appliquée sur la partie pour lui être de quelque utilité, qu'auparavant le poil ne fût ôté, lequel seroit capable d'empêcher le pretendu effet de ce remede, qui sans cela seroit plus nuisible qu'avantageux.

L'huile dont je dis que je me sers, est plutôt pour satisfaire à l'usage, que pour être bien persuadé de son utilité, & seulement dans les accouchemens longs & difficiles, ou laborieux, parce que dans cet accouchement la douleur a eu le tems de se faire ressentir, & au contraire des accouchemens prompts, où elle ne paroît pour l'ordinaire que le deux ou le troisiéme jour. Celle qui suit incessamment après la sortie de l'enfant n'étant que l'effet de quelques excoriations ou dechirures qui se sont faites au tems de l'accouchement, ausquelles l'huile seroit absolument contraire, parce qu'elle augmenteroit plutôt cette douleur que de l'adoucir, me servant pour lors de lait, d'eau d'orge, ou de reglisse avec le cerfeuil pour bassiner ces parties, & pour ensuite venir au vin, sans que je me sois jamais servi d'injections au dedans de la matrice, comme je l'ai dit ailleurs; mais seulement dans le vagin, quoique très-rarement.

Rien n'est plus vray que les femmes sont toutes égales dans le nombre de leurs parties genitales, mais que la difference en est très-grande par rapport à d'autres dispositions, personne n'en peut parler avec plus de certitude qu'un Chirurgien, qui ne se donne pas moins aux operations de Chirurgie en general, qu'aux accouchemens en particulier; elles ont cela de commun avec les hommes, qui ne sont pas moins differemment partagez entre eux. C'est une chose dont on doit être convaincu, qu'il y a des femmes qui sont après leurs couches plus étroites, que d'autres qui n'ont jamais eu d'enfans, & cela par un effet de la premiere conformation de leurs parties, sans le secours d'aucun remede; car si l'art pouvoit reduire la Nature de ce côté-là au point que quantité de Courtisanes le souhaitteroient, il ne seroit pas necessaire d'être nouvellement accouchée pour donner de l'emploi aux Gardes, elles trouveroient assez de pratique sans celle-là, quoiqu'ait pû dire M. de R. dans ses Memoires, à l'occasion de cette pretenduë pommade astringente trouvée en certain lieu, dont il fut assez simple de se frotter les lévres, qui se retrecirent en sorte qu'il avoit peine à parler. C'est une plaisanterie qui égaye le discours, mais sur laquelle on ne doit faire aucun fond, puisqu'il n'y a qu'un caustique des plus violens qui pût produire cet effet. Et ce qui fait voir que le sang qui est quelquesfois répandu dans la premiere approche du mariage, est moins une marque de la virginité, que de la disproportion des parties des deux sexes, c'est qu'une femme répandroit du sang avec tel homme qui n'en répandroit pas avec un autre; de plus, ce sang se trouve souvent répandu, comme je l'ai dit, par l'émotion que la seule idée du mariage produit chez la nouvelle mariée avant les approches conjugales; ce fait m'ayant été certifié par plus de cinquante jeunes femmes, sans pourtant que je regarde cet effet comme une regle generale, mais comme un effet du hazard sur lequel on ne doit aucunement compter.

L'on auroit eu plus de peine à insinuer cette verité dans les tems passés, où l'on étoit persuadé qu'une membrane appellée l'hymen servoit de barriere à la virginité, & dont la fraction ne se pouvoit faire dans les premieres approches du mariage, sans qu'il y eût du sang répandu. Je dirois volontiers, après M. Lamy, que la Nature auroit été imprudente de mettre un obstacle pour interdire l'entrée d'un champ qui devoit être labouré, que si cela étoit dans ce temps-là, il n'est plus de même dans celui-cy, & que quand cette barriere se trouve, elle est regardée comme un défaut de conformation tout-à-fait contraire à l'ordre naturel.

## OBSERVATION CCCCXV.

Une fille de dix-sept ans ou environ, après avoir ressenti pendant deux jours de legeres douleurs vers les lombes & en la partie hypogastrique, elles se communiquerent le troisiéme jour jusqu'à l'extremité du vagin, & devinrent si violentes & si insupportables, que l'on fut obligé de me faire venir; je tentai inutilement tous les remedes comme bains, lavemens, saignées du bras & du pied, tisane de guimauve, & enfin tout ce que je crus capable d'appaiser ces douleurs effroyables qui sembloient se revolter contre les remedes, jusqu'à ce que par une reflexion particuliere je proposai l'examen de la partie au doigt & à l'œil, à quoy la malade s'abandonna volontiers; je n'eus nulle peine à introduire mon doigt dans le vagin, où je ne trouvai point ces inégalités, dont parle M. Lamy, que doivent former les caroncules, mais bien une membrane qui étoit environ à deux petits travers de doigts de profondeur dans le vagin, que je trouvois à peu près pleine, & de la consistance de celle qui contient les eaux d'un très-petit enfant, sans que neanmoins j'eusse aucun scrupule de ce côté-là; je ne pus la rompre avec mon doigt, & je fus obligé d'y donner un coup de lancette. Il en sortit un sang très-noir sans aucune odeur; cette fille fut soulagée sur le champ, fut mariée quelque tems après, & elle a eu plusieurs enfans. Pareille chose arriva à un de mes Confreres, qui fit la même operation, & dont la fille fut aussi-tôt guerie; ce sont les deux dont j'ay entendu parler, loin que ce soit une chose generale, comme nos Anciens l'ont voulu persuader.

## CHAPITRE IX.

### *S'il est necessaire de bander la nouvelle Accouchée.*

TOUS ceux qui ont écrit des Accouchemens conviennent également de la necessité de bander les femmes dès les premiers jours, qu'elles sont accouchées, & ils regardent ce bandage comme une chose si utile, qu'il semble par ce qu'ils en disent, qu'une femme ne pourroit jamais recouvrer la beauté de sa taille, ni la petitesse de son ventre, si cette précaution étoit negligée.

M. M. dans le second Chapitre de son troisiéme Liv. pag. 376. dit que l'on peut se servir pour ce bandage d'une serviette pliée en deux ou doubles, & d'une bonne grande compresse quarrée sur tout le ventre, pourvû qu'il ne soit que simplement contentif, durant les douze ou quinze premiers jours, afin de le

tenir

tenir seulement en état, observant cependant de le défaire chaque jour de tems en tems, pour faire une onction sur le ventre de la malade, s'il étoit douloureux, & qu'il y eût des tranchées, avec la seule huile d'amande douce, qu'il prefere à toutes les pommades des Charlatans; mais qu'après ce tems-là on pourra serrer peu à peu cette serviette, pour ramener & ramasser les parties qui ont été grandement étendues par la grossesse.

Cet Auteur dans le même Chapitre dit que les Sages-Femmes veulent qu'il serve par le moyen des compresses, tant pour relever la matrice, & la tenir en état, que pour en exprimer de tous côtés les vuidanges qui doivent être évacuées, & que les Gardes abusées de cette croyance, serrent quelquesfois le ventre de leurs accouchées si fortement, qu'elles font contusion avec leurs grosses compresses à la matrice, qui est fort douloureuse dans les premiers jours, dont s'ensuit une inflammation tres-dangereuse.

Et il finit en se recriant sur la mauvaise methode de ces Gardes, qui croyant dans la suite des couches raccommoder mieux & plus promtement la taille & le ventre de leurs accouchées, le serrent si fort pour en diminuer la grosseur, que la matrice, au lieu de se rétablir dans sa situation naturelle, est poussée en bas, qu'elles sentent long-tems une pesanteur, & que leur ventre, au lieu de diminuer, est rendu encore plus gros, à cause de la fluxion que ce sentiment douloureux entretient dans cette partie.

Si M. M. trouve que la mauvaise application de ce bandage soit d'une si dangereuse consequence par rapport aux fâcheuses suites qu'il peut causer, les experiences que M. P. en a faites en plusieurs de ses accouchées pour avoir voulu encherir sur lui, en serrant le bandage de ces femmes beaucoup plus qu'il n'avoit fait, & infiniment au-delà de ce qu'il devoit, le prouvent parfaitement bien; & pour être convaincu de cette verité, il n'y a qu'à lire ce qu'en dit cet Auteur dans les pages 526 & 27 de son second Livre de la pratique des Accouchemens.

L'on verra deux femmes reduites à l'extremité par le mauvais effet de leur bandage trop serré, qui avoit causé une entiere suppression des vuidanges, des douleurs de tête insupportables, les yeux étincellans, des inquiétudes, la perte du repos, les nausées, la toux, les rots, les vapeurs puantes, & l'oppression, tous symptomes qui resisterent aux saignées du bras & du pied, ainsi qu'à quantité d'autres remedes qui furent ordonnez par les Medecins, & executez sur le champ ; mais qui cederent aussi-tôt que le bandage fut lâché, qui seul avoit donné occasion à ces accidens, mais que M. P. ne pouvoit prévoir, ne croyant pas qu'il fut possible qu'une Garde fût capable d'une telle faute.

Je ne puis passer sous silence la peau d'un mouton écorché tout vif, ou celle d'un liévre que M. M. dit que la plupart des Auteurs veulent qu'incontinent après l'accouchement l'on applique sur le ventre de la femme, & qu'on l'y laisse quatre ou cinq heures ; qu'à la verité il croit bien qu'à raison de la chaleur naturelle de telles peaux, ce remede ne seroit pas mauvais, mais il craint, dit-il, que venant à se refroidir elles ne causassent quelque frisson, qui pourroit occasionner la supression des vuidanges, & l'embarras d'avoir un Boucher prêt, qui fut dans la chambre même de la malade, toutes difficultés très-faciles à lever chez des personnes aisées, pour peu que l'on connût quelque utilité dans l'usage d'un tel remede, mais qui au contraire me paroît opposé au bon sens & à la raison.

Quelle consequence un Accoucheur peut-il tirer de ce que dit M. M. en faveur de ce bandage, sinon de connoître la mauvaise idée qu'ont les Sages-Femmes de son utilité, dont la maniere de s'en servir est si outrée qu'elles exposent leurs accouchées à une relaxation de matrice à force de serrer ce bandage, en poussant par ce moyen ce viscere en bas, & d'exposer la malade à rester avec un ventre fort grand & fort gros, qui sont les accidens que M. P. n'a pas marquez ?

Au reste, de quel secours peut être ce bandage simplement contentif les douze ou quinze premiers jours, qui se fait avec une serviette en trois doubles sur ce ventre ? il ne le rendra certainement point dans son premier état de petitesse, & ne donnera point lieu à la matrice de se mieux vuider, ni plus promtement, puisqu'il ne la comprime en aucune maniere : après cela peut-on disconvenir qu'il ne soit aussi inutile qu'incommode ? & quelle difference y a-t'il entre l'embrocation d'huile d'amandes, tant vantée par cet Auteur, & la pommade des Charlatans qu'il condamne, puisque ni l'une ni l'autre ne servent qu'à relâcher une partie qui ne l'est déja que trop, comme il le dit, & que toute son intention est de la reduire en son premier état,

Oſtez la cauſe, l'effet ceſſe auſſi tôt. Une femme qui eſt heureuſement accouchée, & dont la ſuite des couches n'a été traverſée par aucun accident, doit retrouver ſon ventre auſſi petit, & ſa taille auſſi belle qu'elle étoit avant ſa groſſeſſe; il n'y qu'à voir l'Obſervation 139 & 391 pour en être convaincu; c'eſt une verité que je ſoutiendrois par l'experience de quantité de femmes que j'ay accouchées depuis ſept & huit fois juſqu'à dix-huit, ſans que leur taille ni leur ventre en ayent rien ſouffert, n'ayant pas le ventre plus gros ni la taille moins belle qu'elles l'avoient avant leur mariage, bien entendu que ces perſonnes n'ont point de diſpoſition à l'embonpoint; car à de telles femmes l'on a beau ſe ſervir de compreſſes rondes, quarrées, ou triangulaires, & de bandes larges, ou étroites, lâches ou ſerrées, tout eſt également inutile, l'art ne peut s'oppoſer à la diſpoſition naturelle d'une femme, ni changer ſon temperament, ce ſeroit en vain qu'on l'expoſeroit à ſouffrir ces fâcheux accidens; qu'on la bande d'une maniere auſſi outrée que l'on a fait celles que rapporte M. P. ou qu'on la laiſſe joüir d'une entiere liberté, comme je le fais generalement à toutes celles que je traite, la choſe eſt égale; quand cette verité reſiſteroit à la raiſon, l'experience forceroit tout ce qu'il y a de gens ſenſez à la reconnoître.

## OBSERVATION CCCCXVI.

Le 21 May 1702. j'allay accoucher une Dame à dix lieuës de cette Ville, qui eut un accouchement fort heureux, & qui ayant beaucoup de diſpoſition à devenir graſſe, ſe releva avec un ventre gros, mais bien molet; étant devenuë groſſe une ſeconde fois, elle me demanda encore pour l'accoucher, mais étant retenu pour une autre Dame, je ne pûs lui rendre le même ſervice, ce qui l'obligea d'envoyer chercher une Sage-Femme qui demeuroit à quelques lieuës de chez elle, qui ſe diſoit Aprentiſſe de l'Hôtel Dieu de Paris; elle accoucha cette Dame avec le même bonheur que je l'avois fait, mais les ſuites s'executérent avec plus de précaution en ce qu'elle banda le ventre à ſon accouchée pour prévenir ce que, ſelon elle, je n'avois pas empêché, en rapportant la cauſe de la grandeur du ventre de cette Dame au mauvais entêtement que j'avois de condamner l'uſage de bander les femmes après être accouchées, que j'étois l'unique au monde de cet avis, & que de bien plus habiles gens que moy approuvoient ce bandage, & s'en servoient, s'étonnant même que je fusse capable de mépriser une méthode si utile, si generalement reçuë, & dont les femmes accouchées retiroient tant d'avantage, après avoir demeuré aussi long-tems que j'avois fait à l'Hôtel-Dieu, qui est une si bonne Ecolle.

Elle resta quelque tems auprès de son accouchée, afin qu'à force de la bander elle pût lui rendre le ventre aussi petit & aussi plat qu'elle l'avoit étant fille, quoiqu'elle eût la gorge fort grosse, ainsi que le corps, les hanches & les extremitez, à quoy elle réussit encore moins que moy, qui ne l'avois point bandée.

Cette Dame étant devenuë grosse pour la troisiéme fois, & ne m'ayant pas encore pû avoir, par la même circonstance, quoiqu'elle m'eût demandé plusieurs mois avant que d'en avoir besoin, elle fut obligée de se servir encore de sa Sage-Femme de Paris ; son accouchement ne fut pas moins heureux que les precedens ; mais cette Sage-Femme voulant rétablir ce qu'elle croyoit avoir negligé dans l'accouchement precedent, faute d'avoir assez serré le bandage, elle le serra plus fort cette fois, de maniere que les tranchées & la fiévre se firent ressentir plus violemment que dans aucuns de ses accouchemens, ses vuidanges se supprimérent presqu'entierement, la douleur de tête suivit avec le délire, & les rêveries, ce qui mit tout en trouble dans la maison, & qui engagea le mary de la Dame à me venir chercher au plus vîte. Comme par bonheur j'étois de retour du jour précédent, je me rendis en toute diligence auprès d'elle ; je la trouvay avec une fiévre fort fâcheuse, un pouls petit, beaucoup de rêverie, des tranchées très-fortes, & les vuidanges qui n'alloient que très-foiblement, le ventre douloureux, & un bandage bien serré, avec de bonnes fortes épingles, nonobstant tous ces accidens que la Sage-Femme regardoit comme assez ordinaires dans un trois & quatriéme jour, pour être indifferens.

Je commençay par ôter ce bandage & appliquer un linge molet en quatre doubles, trempé dans le lait doux & chaud sur le ventre de cette malade, & lui preparay un lavement de petit lait bien clair & sans aucune addition, que je lui fis donner au plutôt, dont le succès fut si heureux, que les douleurs diminuërent considerablement en très-peu de tems, la fiévre diminua le reste du jour, & cessa entierement pendant la nuit, les vuidanges coulérent plus abondamment, en sorte que la malade se tira de tous ces accidens en peu de jours, & se releva avec son ventre plus gros qu'auparavant, mais toujours bien molet, & sans aucune incommodité.

Je l'ay accouchée une fois depuis sans la bander, comme j'avois fait dès la premiere fois, dont elle se trouva beaucoup mieux que de l'avoir été les deux precedentes.

## REFLEXION.

Je ne puis comprendre comment ni par quel caprice l'on veut empêcher un ventre de grossir à proportion du reste du corps. Un bandage bien serré satisfera-t'il à cette intention, un peu de reflexion sur la chose, ne sera t'il point capable de faire revenir les partisans de ce bandage d'une erreur aussi grossiere qu'est celle de prétendre empêcher la Nature de donner à une partie ce qu'elle accorde par profusion au reste du corps, & si cette disposition à devenir grosse & grasse se trouve dans le temperament de quelques femmes, combien ne s'en trouve-t'il pas qui en sont privées, & ausquelles il ne reste aucune enflûre de ventre, quoiqu'elles n'ayent jamais été bandées, qu'elles ayent eu nombre d'enfans, & ausquelles je ne me suis servi que d'une nape ou d'un petit drap en double attaché autour d'elles avec une épingle, ou un ruban de fil mis exprès, qui n'ont rien perdu de la beauté de leur taille, à moins que leur disposition à l'embonpoint n'en ait été la cause, sans que la grossesse ni l'accouchement y ayent eu aucune part? Et combien voit-on de filles qui ont le ventre grand, sans que d'autre cause y donne occasion que leur temperament & leur embonpoint?

Ce qui me fait condamner avec bien de la justice cet usage établi depuis long-tems, c'est que ceux qui en sont les fauteurs font voir par leurs Observations qu'il y a beaucoup plus de risque à s'en servir, que d'avantage à en esperer, & ce qui est encore plus surprenant, c'est de voir que nonobstant les dangers où les femmes qui s'en servent sont exposées, ces Auteurs continuent opiniâtrément à s'en servir, dont les accouchées seroient exemptes, s'ils avoient bien voulu observer, comme je l'ay fait, qu'elles ne courent aucun risque en ne s'en servant pas.

Cette prétenduë Aprentisse de Paris, n'ayant pas assez d'experience pour connoître que ces accidens étoient l'effet de son bandage trop serré, & qui demeuroit tranquille de ce côté-là sans y donner aucune attention, quoique ce fût la chose du monde la plus facile à connoître, crût que j'allois avoir pour elle toute la déférence possible, mais quand elle vit que j'ôtai son bandage d'abord, que j'eus touché le ventre, elle éprouva bien-tôt le contraire; tout ce que je pûs faire pour son service fut de ne lui donner ni loüange ni blâme, quoiqu'elle meritât bien plus l'un que l'autre; mais comme elle ſuivoit les preceptes de tous ceux qui ont traité des Accouchemens, que ſon intention étoit bonne, & qu'il n'y alloit que du plus ou du moins; Je lui laiſſai la liberté ou de continuer ce qu'elle avoit coutume de faire, je veux dire de bander les femmes qu'elle accoucheroit, ou de ne les plus bander, ſans m'en être informé davantage; car après tout ſi cette Sage-Femme étoit ſi habile, ſeroit-elle ſortie de Paris, où ſelon Mrs P. & M. il y en a ſi peu de ce caractere, pour ne pas dire, ſelon l'eſprit de ces Auteurs, qu'il ne s'y en trouve aucune.

Cette prérogative d'Aprentiſſe de l'Hôtel-Dieu de Paris, n'eſt pas pour ces Sages-Femmes une choſe indifferente, car n'euſſent-elles pas l'ombre de raiſon, elles ſont perſuadées qu'en ſe parant d'un titre qui ne les rend pas plus habiles, elles doivent être honorées & reſpectées pardeſſus toutes les autres, ce qui ne manqueroit pas de leur arriver, ſi elles donnoient quelques marques de ſuffiſance plus ſignificative que les autres n'en peuvent donner.

## OBSERVATION CCCCXVII.

Le 4 May 1711, j'eus le déplaiſir d'être retenu pour aller accoucher une Dame à côté de Pont-Levêque, à trente lieuës de cette Ville, dans le tems qu'une autre Dame de huit lieuës d'icy que j'avois accouchée de ſon premier enfant, eut une ſeconde fois beſoin de moy, qui par cette raiſon ne m'ayant pû avoir, envoya à trois lieuës de chez elle chercher une Sage-Femme qui ſe diſoit Aprentiſſe de l'Hôtel-Dieu, ainſi que la precedente; l'accouchement de cette Dame fut des plus heureux, & cette Sage-Femme reſta auprès de ſon accouchée juſqu'à parfaite gueriſon.

La Dame étant depuis devenuë groſſe, envoya chercher cette même Sage-Femme quelques jours avant que d'en avoir beſoin, comme elle avoit fait l'autre fois, qui pendant ſon ſéjour fut demandée à une Paroiſſe voiſine pour ſecourir une femme dans un travail long, à cauſe des douleurs qui n'étoient que lentes & éloignées, comme il arrive ſouvent; mais après y avoir reſté inutilement un demy jour, elle fut obligée d'abandonner cette femme en travail à ſa Sage-Femme ordinaire, & elle dit pour toute raiſon à la Dame auprès de laquelle elle étoit, que n'ayant pas de crochets elle n'avoit pû rendre le ſervice qu'elle auroit ſouhaitté à cette femme, qui neanmoins accoucha la nuit fort heureuſement ſans autre ſecours que celui de la Nature & du temps neceſſaire, d'un enfant vivant & qui ſe portoit bien, que cette Sage-Femme Aprentiſſe de l'Hôtel-Dieu de Paris auroit ſacrifié à ſon ignorance, ſi par malheur elle eût eu un crochet pour exercer ce meurtre ; ce qui persuada à cette Dame l'incapacité de cette Sage-Femme, aussi ignorante que temeraire d'avoir eu l'imprudence d'avancer qu'elle se seroit servie d'un instrument pour delivrer une femme d'un enfant vivant, lorsque je me dispense de son usage quand même l'enfant est très-certainement mort, ce qui détermina cette Dame à me renvoyer chercher le lendemain matin ; mais son accouchement s'étant declaré la nuit sans avoir le tems de me venir querir, & n'ayant duré que fort peu, quoique l'arriere-faix eût été quelque tems à venir, & qu'il ne fût pas venu fort entier, cette Dame en fut quitte pour la peur, mais qui manqua de lui être funeste, à quoy contribua beaucoup la maniere dont l'arriere-faix étoit venu, parce qu'au lieu de lui en ôter la connoissance, on la lui donna toute entiere, dont elle se sentit inquiette au possible. La fiévre parut aussi-tôt & avec plus de violence qu'elle n'avoit fait dans ses accouchemens precedens, les vapeurs & un peu de délire s'y joignirent, ce qui me fit venir chercher en diligence. Aussi-tôt que je fus arrivé, que j'eus examiné le pouls que je trouvai fiévreux à la verité, mais point extraordinairement, que le ventre étoit grand, mais molet, sans tension, dureté, ni douleur, & que les vuidanges alloient assez bien sans pecher dans la quantité ni la qualité, j'assurai qu'il n'y avoit rien à craindre. Je fis preparer un lavement de petit lait, que la Dame reçut aussi-tôt qu'il fut prêt, il lui fit vuider quelque matiere fort puante & endurcie, la fiévre diminua considerablement, & le lendemain matin je déjeûnai au bord du lit de la Dame, que je laissai en bon état & sans inquiétude, qui étoit son plus grand mal.

Cette Sage-Femme qui étoit pauvre, & qui n'avoit jamais été mariée, me fit juger par ces circonstances, qu'elle pouvoit avoir plutôt fait un chef-d'œuvre à l'Hôtel-Dieu qu'un Aprentissage, & qu'elle y avoit sans doute mieux appris à ballayer la Salle & à ramasser les écüelles, qu'à accoucher les femmes, d'autant qu'elle n'en avoit ni marque ni attestation, qui sont les preuves autentiques qui le confirment ; mais en parlant au reste d'une maniere qui prouve bien qu'elle y avoit été résidente.

## OBSERVATION CCCCXVIII.

Le 7 Juillet 1705, je fus prié d'aller accoucher une Dame à vingt-deux lieuës de cette Ville, grande & bien faite nouvellement arrivée de Paris, où elle avoit été accouchée deux fois par M. M. Rien ne manquoit à la cassette, la toille cirée pour le ventre & le sein, des compresses, bandes, alaises, chauffoirs, Eaux des Carmes, de téte de Cerf, & pour couronner l'œuvre celle de mirthe aussi ; je regardai tout ce fatras d'apareil avec plus de pitié que d'admiration, & je dis seulement que s'il y avoit quelque chose de bon, il y avoit beaucoup de mauvais : comme la Dame n'accoucha que douze jours aprés que je fus arrivé auprés d'elle, elle me goûta tellement & me donna si fort sa confiance, qu'elle ne voulut se servir de rien que de ce que je trouvai à propos, qui fut les chauffoirs & les alaises, encore eus-je de la peine à le faire, a cause des ourlets & des plis qui y étoient, preferant un petit drap doublé ou une grande nape à mettre autour d'elle à ces alaises. Son accouchement fut heureux, n'ayant pas été en travail plus d'une heure. Elle ne prit aucune de ces Eaux avant que d'accoucher, & ne se servit point de l'autre aprés être accouchée, & s'en trouva bien. Je demeurai huit jours auprés d'elle aprés qu'elle fut accouchée, & la laissai si bien, qu'elle auroit pû se relever, ce qu'elle ne fit pourtant qu'au bout de quinze, encore eut-elle beaucoup de peine à attendre si long-tems.

## REFLEXION.

La taille de cette Dame étoit si riche & si belle, & elle avoit si peu de disposition à venir dans cet embonpoint fâcheux & incommode, que je ne risquois rien à lui interdire l'usage de ces bandages, non plus que celui de ces drogues, & ce qui me détermina d'autant plus à en user de la sorte, fut qu'elle me dit qu'elle n'étoit sujette au lait ni aux tranchées, & que nous étions dans d'extrémes chaleurs ; je lui fis donc mettre un chauffoir ou linge doublé en quatre sur les parties basses, avec des alaises autour d'elle, une serviette bien molette sur son sein, une sur son col, la chemisette pardessus, & puis le surtout qui est une bande large d'environ un quartier, échancrée par dessous les aisselles, & deux bandelettes pardessus les épaules qui vont s'attacher de derriere en devant, coëffée à l'avenant, ni trop chargée ni trop peu. Les vuidanges allerent parfaitement bien, cette Dame n'eut ni lait ni tranchées, elle ne se servit point d'eau de myrthe, mais seulement de vin avec le cerfeüil. Elle se seroit bien relevée huit jours aprés son accouchement, ce qu'elle qu'elle ne fit neanmoins pour le mieux qu'après quinze jours, son ventre & sa taille reprirent leur premiere forme, & elle se trouva si bien de cette methode, qu'étant à Paris pour affaires elle revint accoucher en Province, quoique M. M l'eût assurée de son secours, que son âge avancé ne lui permettoit de rendre qu'à ses bonnes amies. Je l'ay accouchée quatre autres fois depuis ce temps-là, ne songeant pas plus à present à la toille cirée, qu'aux bandes & au bandage.

Que ne proposois-je à cette Dame, au lieu de se relever comme elle fit, de demeurer encore au lit quinze autres jours, afin d'être à la gehenne d'une bande bien serrée avec de bonnes grosses compresses bien doublées pardessus, suant jusqu'au sang sous ce pesant fardeau, dans l'esperance de rendre à son ventre un état que la Nature lui procura d'elle-même, sans ce penible secours, elle s'y seroit soumise comme elle avoit déja fait, mais prévenuë de l'inutilité de ce remede par l'épreuve d'une maniere plus aisée, je suis persuadé qu'elle ne la changera pas à l'avenir.

## OBSERVATION CCCCXIX.

La femme d'un Interessé dans les Fermes m'ayant engagé de rester auprès d'elle pour l'accoucher pendant que j'étois à Caën pour une autre Dame, comme elle avoit été accouchée deux fois par Monsieur des Forges, elle me dit qu'elle avoit reçu sa cassette de Paris, assez semblable à celle dont je viens de parler. Elle me dit aussi que ses accouchemens étoient tout autre qu'à Paris, parce qu'à Paris elle accouchoit tout d'un coup, mais icy qu'elle accouchoit en trois fois. Je ne sçus point trop que lui répondre, sinon que j'avois accouché plusieurs Dames qui avoient comme elle été accouchées à Paris, & qu'elles ne s'étoient point plaintes de ma methode. L'heure de l'accouchement étant venue, elle ne fut pas plus d'une heure en travail, & je l'accouchai en une seule fois, je la delivrai, & lui laissai mettre sa toille cirée sur son vente, l'autre sur sa gorge, & se bander avec toutes les compresses triangulaires, rondes & quarrées, & pardessus cela ou plutôt pardessous une embrocation d'huile d'amendes douces. Le tout alla assez bien pour obtenir la permission de m'en retourner le quatriéme jour.

## REFLEXION.

Je n'avois garde de m'opposer à tout ce que cette Dame voulut faire. C'étoit une femme qui s'aimoit beaucoup, & qui étoit dans un extréme embonpoint; si je ne lui avois pas laissé faire toutes ces minauderies, j'aurois été regardé comme l'auteur de la grossesse démesurée de son ventre & de sa gorge, je la laissai s'empuantir & se serrer tant qu'elle voulut sans en dire un seul mot, mais ayant sçû que je ne l'avois pas traitée comme je fais les autres, & m'ayant demandé une seconde fois, elle me dit qu'elle n'avoit pour cassette que ce que je trouverois à propos. Je lui fis comme à la Dame precedente, & comme je fais à toutes celles qui me donnent leur entiere confiance, & elle s'en trouva bien.

Cet accouchement en trois fois dont cette Dame me fit ses plaintes la premiere fois que je la vis, & que pareille chose ne lui arrivoit pas à Paris, c'est que les Sages-Femmes de cette belle & grande Ville de Caën laissent venir l'enfant tout seul, ce qui fait que la tête sort, & après les épaules, sans qu'elles ayent l'adresse, pour profiter du moment de la douleur, d'appliquer leurs deux mains applaties aux deux côtés de la tête, & jusqu'au-dessous des oreilles, afin de secourir la mere dans la douleur, en tirant autant qu'il est à propos pour profiter de cet heureux moment, comme je l'ay dit en quantité d'endroits de ce Traité, c'est la chose la plus aisée qu'il y ait dans les Accouchemens, qui neanmoins est ignorée par ces Sages-Femmes.

## OBSERVATION CCCCXX.

Le 17 Octobre 1704, Madame la Comtesse de... qui vint demeurer en ce pays, & qui avoit accouché une fois à Paris, me fit prier de l'aller voir. J'y allai, je la saignai & convins avec elle de la venir accoucher; elle est grande & de belle taille, son accouchement fut heureux. Je la delivrai, & la quittai trois jours après, tant elle se portoit bien.

## REFLEXION.

C'étoit assez qu'elle eût été accouchée une fois à Paris pour avoir souffert pendant cette couche, l'incommodité de tous ces affiquets inutiles; mais m'ayant donné son entiere confiance je la traitai à ma mode, quelle difference ne trouva-t'elle pas entre l'assujetissement aux dures loix du bandage, & à goûter le plaisir de la liberté dont je laisse joüir les accouchées.

Une pauvre femme n'a-t'elle point été assez fatiguée pendant les douleurs qui ont precedé un accouchement plus ou moins heureux, & par celles qui le suivent quelquesfois encore durant trois, quatre & cinq jours, sans la gehenner encore par une bande qui peut être trop serrée, & donner occasion à tous les funestes accidens que je rapporte dans ce Chapitre, & qui sont ceux que quantité femmes ont soufferts au rapport de Mrs P. & M. qui donnent souvent occasion à celui qui suit, selon le sentiment de ces mêmes Auteurs.

## CHAPITRE X.

### *De la relaxation, descente & perversion de la Matrice.*

L'On appelle relaxation de matrice lorsque l'orifice interieur de ce viscere descend à l'entrée du vagin, & quelquesfois jusques entre les grandes lévres, qui se fait remarquer en y touchant avec le doigt par un corps d'une consistance moyenne entre le dur & le mou, qui retrograde à mesure qu'il le pousse, & qui revient aussi-tôt qu'on a ôté son doigt, & qui se retire ou reprend sa place d'elle-même lorsque la femme se couche sur le dos, & qu'elle à dans sa situation les reins un peu plus bas que le siége.

La descente est quand l'orifice interieur de la matrice sort avec une partie de son col plus ou moins considerable, cet orifice se connoît par la figure, qui ressemble au museau d'un petit chien, ou à celui d'une tanche, & sa consistence telle que je l'ay dite; cette disposition vient de ce que les ligamens larges sont relâchez, dont la cause est interieure ou exterieure.

La cause exterieure vient du temperament de la malade, qui étant naturellement humide, toutes les parties se trouvent abreuvées, & par consequent disposées à se relâcher, & comme les ligamens larges de cette partie sont d'une consistence fort déliée, & très-propre à recevoir cette impression par rapport au lieu où ils sont situez, ils se relâchent aisément, dont s'ensuit cette relaxation ou descente, qui est d'autant plus considerable, que ce relâchement est grand.

La cause exterieure est un coup reçû sur la region des reins au bas du ventre, une chûte, un violent effort, un fardeau trop pesant, ou enfin l'accouchement. Mais il faut absolument pour que cet accident arrive, que la malade y ait de la disposition, & qu'elle soit d'un temperament humide, parce qu'autrement il faudroit que les ligamens se rompissent, qui est une chose qui semble impossible, si ce n'est dans un accouchement, qui seroit pour lors l'effet des violences outrées que la Sage-Femme ou le Chirurgien y auroient faites, & c'est ce que je n'ay jamais vû arriver.

Excepté l'accouchement, cette indiſpoſition & ſes cauſes ſont communes aux filles & aux femmes, & j'en ay vû preſqu'autant des unes que des autres également incommodées, & j'en ay peu vû que l'on pût attribuer à un fâcheux accouchement, quoique les plus celebres Auteurs en faſſent la plus eſſentielle & principale cauſe, ce qui m'a fait examiner avec attention quantité de femmes qui ont eu des accouchemens difficiles, laborieux, & entierement contre nature, comme je le fais voir dans mes Obſervations, dont aucunes n'ont ſouffert cet accident. J'en ay vû au contraire pluſieurs qui n'ont eu que des accouchemens trés-heureux, & qui neanmoins en ont été incommodées, mais plus ordinairement celles qui ſont ſujettes aux fleurs blanches, qui eſt une preuve que leur temperament humide y a plus de part que l'accouchement, puiſque cet accident n'arrive que quelque tems après qu'elles ſont relevées de leurs couches, & non immédiatement, ſans que je prétende en exemter les unes ni les autres, étant une incommodité dont toutes ſortes de femmes peuvent être attaquées, autant celles qui ont eu de fâcheux accouchemens, que celles qui en ont eu de faciles; celles qui ſont ſujettes aux fleurs blanches, comme celles qui n'ont jamais éprouvé cette diſgrace, & celles enfin que n'ont point eu d'enfans, puiſque les filles mêmes y ſont ſujettes, & ſuppoſé que l'accouchement en ſoit une cauſe, il peut auſſi en être la gueriſon, car j'ay vû des filles attaquées de cette incommodité, auſquelles le mariage a été un ſi heureux ſecours, qu'elles s'en ſont trouvées gueries pendant leur groſſeſſe, & ſans qu'il y ait eu de retour après leur accouchement.

Il ne faut pas croire que cette indiſpoſition menace celles qui en ſont attaquées de n'en jamais guerir; il y en a qui gueriſſent d'elles-mêmes ſans le ſecours d'aucun remede, j'en ay vû pluſieurs qui en ont été affligées, même à pluſieurs & diverſes fois, & qui ſe ſont gueries de même.

Comme cette indiſpoſition eſt auſſi fâcheuſe qu'incommode, l'avis des plus experimentés Medecins y eſt très-neceſſaire pour conſeiller un regime de vivre d'alimens de bon ſuc tendant plutôt au ſec qu'à l'humide, évitant les ſalades, les fruits, & généralement tout ce qui peut contribuer à engendrer des crudités, & s'en tenant aux alimens propres à deſſecher & abſorber ſes humiditez ſuperfluës.

Et pour remedes topiques voici ce qui m'a le mieux réussi, c'est une décoction faite avec les drogues astringentes & corroboatives : prenés pour cela une cruche d'une grandeur convenable, dans laquelle il faut mettre deux pintes ou trois chopines mesure de Paris de bon gros vin, tel qu'on le pourra recouvrer, une poignée de roses de Provins, une once de balaustes, autant d'écorce de grenades, deux noix de cyprés, demi-once d'alun de Roche, deux onces d'écorce de chêne concassée, couvrir la cruche avec un parchemin moüillé, la faire boüillir un quart d'heure ou environ dans un chaudron plein d'eau, appellé au bain-marie, puis laisser tremper cette cruche dans cette eau jusqu'à ce qu'elle soit froide, la tirer, & se servir de ce vin astringent, que l'on fait chauffer, & dans lequel on trempe des compresses pliées en quatre que l'on applique sur la region hypogastrique, & sur les lombes, la malade étant couchée sur le dos, les reins un peu plus bas que le siége. Si la matrice est sortie, la reduire avec le doigt, & faire une injection de cette décoction dans le vagin avec une seringue & une canulle courbée disposée à cet usage, quoique cette décoction ne soit pas portée directement sur la partie malade, étant faite avec la précaution que je dis, elle conserve ses parties subtiles & penetrantes qui peuvent porter leur qualité astringente plus loin qu'on ne le pourroit penser, ainsi que l'experience l'a justifié en quantité d'occasions qui ont été à mon égard assez frequentes pour m'en persuader.

Il faut que la malade garde cette situation & le repos, aussi long-temps qu'il est necessaire, & réiterer l'application de cette fomentation deux fois chaque jour ; qu'elle s'abstienne de tous mouvemens violens, & de lever aucun fardeau d'une grande pesanteur, comme la chose qui peut le plus contribuer à entretenir cette maladie.

Enfin si ces remedes sont inutiles, & que la descente augmente au lieu de guerir, ce sera une necessité de se servir du pessaire ; j'en ay mis plusieurs avec un heureux succès, & dont les femmes se sont parfaitement bien trouvées ; mais il y en a eu quelques-unes qui n'ont pû s'en servir, & qui ont été obligées de s'accommoder avec des bandes & des linges pour se soulager, en portant de grandes & très-considerables descentes pour empêcher que le froid ne les blesse, & pour recevoir des humiditez que la plûpart laissent continuellement échaper,

& qui outre la mal-propreté, leur causent encore de grandes incommoditez.

Mais à l'égard de la perversion de la matrice, c'est une maladie particuliere à la femme, qui ne peut être que la suite d'un fâcheux accouchement, & l'effet de l'ignorance de la Sage-Femme ou du Chirurgien, qui trouvant de la resistance au détachement de l'arrierefaix d'avec le corps de la matrice, tirent avec tant de violence, qu'ils font suivre la matrice avec l'arrierefaix, plutôt que de l'aller détacher de la maniere que je marque dans le Chapitre que j'en ay donné. Un accident de cette nature n'est pas seulement dangereux, mais il est mortel, si la femme à qui cet accident arrive n'est promtement secouruë, sur-tout quand la perversion est complette.

## OBSERVATION CCCCXXI.

Dans le tems que je me suis établi, je vis en cette Ville une très-vieille Damoiselle, à laquelle il pendoit entre les jambes un corps de la grosseur du poing d'un homme, qui paroissoit être comme uni & attaché à la circonference de l'orifice exterieur de la matrice ou de la vulve, par un principe de la grosseur du bras d'un petit enfant, directement au-dessous du trou de l'urine, & lui pendoit entre les cuisses depuis plus de trente années ; l'on voyoit des inegalitez autour, qui paroissoient être les rugositez de la matrice, aussi l'étoient-elles, selon ce que je remarquai, car quand je vins à examiner si cette partie étoit absolument vuide, je trouvai à peu près la chose semblable ; elle étoit fort seiche à la superficie, & fort sensible au froid. Cette Damoiselle s'accommodoit un suspensoir pour la soutenir quand elle marchoit, & elle avoit un siége disposé comme il falloit pour la placer plus commodément. Elle me dit que cette incommodité lui étoit venuë peu à peu ensuite d'une couche, croyant s'être relevée trop tôt. Son accouchement ayant été assez heureux, à l'exception que la Sage-Femme trouva beaucoup de difficulté à la delivrer de l'arrierefaix. Je l'aurois examinée avec plus d'attention dans la suite, mais elle mourut bien-tôt après, ce qui m'empêcha de le faire.

Je vis une semblable maladie en l'année 1678 à une femme à l'Hôtel-Dieu dans la Salle Saint Jean pendant que j'y travaillois, dont Maistre Arnoult fit l'amputation, qui mourut quelques jours après. Il m'en est tombé une en ce Pays, mais qui n'étoit pas de cette nature.

## OBSERVATION CCCCXXII.

Le 17 Octobre de l'année 1706 l'on me vint querir en grande diligence pour aller secourir la femme d'un Laboureur de la Paroisse de Courbeville, qui étoit dans un grand danger. L'on me dit en arrivant qu'ayant été extraordinairement difficile à délivrer, la Sage-Femme avoit attiré la matrice avec l'arrierefaix. Cette femme se trouvoit fort foible & prest à suffoquer ; j'examinai aussi-tôt l'état de ses parties, & je trouvai le fond de la matrice qui sortoit du vagin de la grosseur du poing, mais l'arrierefaix s'étant heureusement détaché entierement en cet endroit, elle n'avoit point passé outre, sans quoi la perversion se seroit totallement faite, & j'aurois sans doute trouvé la femme morte, ce qui se rétablit avec assez de facilité, cette femme souffrit de grandes douleurs dans la region des lombes, dans le bas ventre, & le long de la partie interieure des cuisses, mais elle en fut quitte pour le mal qu'elle souffrit, ne lui en étant resté aucune incommodité.

---

# CHAPITRE XI.

## *Du renversement & chûte de Matrice, & du renversement ou relaxation du Vagin.*

De tous les Auteurs qui ont traité de la descente ou chûte de la matrice, ainsi que du renversement ou chûte du vagin, il n'y en a point qui puissent en rendre de meilleures raisons que ceux qui font une profession particuliere des Accouchemens, parce que la connoissance de ces indispositions leur est plus familiere & plus fréquente qu'aux autres Chirurgiens ; & comme ceux qui écrivent sans en avoir d'autres connoissances que celles que leur génie leur fournit, sont sujets à en parler peu pertinemment, je crois faire plaisir au Lecteur de declarer icy ce qu'une très-longue & continuelle pratique m'a fait connoître de certain sur cet article.

Je commenceray par dire que tous ceux qui confondent la chûte de matrice avec une grosse partie charnuë, qui prend sa naissance à la circonference des grandes lévres, dont le trou de l'urine, où l'uretre & les nymphes regnent au-dessous, & qui continuant son progrès de la longueur de deux à trois travers de doigts, va en s'augmentant toujours jusqu'à son extremité, se terminer par un fond gros & rond de la figure d'une calebace qui pend entre les cuisses de la longueur d'un pied, ou environ ; ceux, dis-je, qui prennent cecy pour une chûte de matrice, ou pour un corps étranger, se trompent lourdement, puisque ce n'est ni l'un ni l'autre, mais bien un renversement de cette partie, qui ne peut venir qu'ensuite d'une couche, lorsque le fond de la matrice venant à se relâcher & à s'affaisser continuellement sur son orifice interieur, il se dilate peu à peu jusqu'à ce qu'il soit capable de lui livrer passage, & pour lors n'étant plus retenu que par l'extremité inferieure du vagin, les ligamens se trouvant tous relâchez, se laissent échaper & se pervertir de la sorte. J'en ay vû les deux femmes dont j'ai parlé ci-devant fort incommodées ; ce qui sortoit à la premiere étoit d'une consistence ferme & solide, c'étoit très-certainement le fond de la matrice, & je ne puis penser autre chose sur le récit qu'elle m'a fait de la maniere dont l'accident lui étoit arrivé ensuite d'une couche : enfin le tout soigneusement examiné & à plusieurs reprises, pour appaiser les grandes douleurs qu'elle ressentoit en cet endroit, & empêcher que la mortification n'y arrivât, on ne songea qu'à remedier à des excoriations que lui causoit l'urine, dont cette grosseur étoit continuellement arrosée ; ce qui n'auroit pas été de la sorte, si ç'eût été un corps étranger ; je ne pus en avoir un plus grand éclaircissement, étant morte pendant que j'étois absent.

L'autre, dont je parle aussi au même lieu, me vint consulter au mois de Septembre 1714 sur des phlycténes qui s'élevoient en quantité autour de cette espéce de calebace, qui lui pendoit entre les cuisses de la longueur d'un bon pied, & lui causoient une grande douleur avec inflammation, en sorte qu'elle ne pouvoit plus la réduire au-dedans, comme elle faisoit auparavant, où après cette reduction je trouvois le vagin, mais sans apparence d'orifice interieur, sinon par une legere inégalité.

Comme

Comme j'étois dans ma Chambre avec M. des Rosiers le jeune Maistre Chirurgien, mon Confrere, je lui fis examiner, comme je l'avois déja fait avec le sieur Preval aussi Maistre Chirurgien, que ce corps commençoit par un principe de la grosseur du bras d'un enfant, qui sembloit être attaché à toute la circonference exterieure des grandes lévres, laissant les nimphes & l'uretre au-dessus & libres, qui après avoir continué son progrès de la longueur environ de trois travers de doigts, alloit en s'augmentant se terminer par une grosseur ronde de la longueur que je le dis, & de la grosseur d'une moyenne calbace ; ce qui avoit succedé peu à peu à une couche, & qui ne parut que quelques jours après être relevée : sçavoir si les violens efforts du grand travail qu'elle nous dit qu'elle faisoit pour lors, n'y avoient pas beaucoup contribué. Dans les commencemens elle se servit d'un pessaire que je lui mis, mais elle cessa, soit qu'elle ne voulût ou qu'elle ne pût le souffrir. Je lui conseillai un bandage en figure de T, dont elle se servit au lieu d'un pessaire ; mais cette derniere fois elle laissoit pendre cette partie à son gré, sans y faire aucune attention, ce qui a causé tous les accidens & l'endurcissement qu'elle souffre.

Comme cette femme vit encore, & qu'elle montre sa maladie à tous ceux qui veulent la voir, outre l'examen que nous en avons fait, dont tout scrupule de supposition doit être levé, peut-on dire que cette grosseur soit autre chose que la matrice ? & qu'il faudroit être aussi ignorant que téméraire pour entreprendre d'extirper une telle partie sous le nom d'un corps étranger, puisqu'il seroit impossible qu'un femme y pût survivre, & que celle-ci file tous les jours au rouet, & se porte assez bien pour esperer vivre encore long-tems, & que l'autre ne mourut que dans la caducité. Si celle-ci meurt avant moi, j'ai pris les mesures les plus justes pour en sçavoir rendre un compte assuré.

Ces experiences justifient que cette prétendue chute est un veritable renversement, qui ne peut arriver qu'à une femme qui a eu des enfans, très-facile à discerner d'un corps étranger qui ne prendroit jamais son origine de toute la circonference de la partie inférieure du vagin, qui ne viendroit que peu à peu, & non en si peu de tems que ce renversement est arrivé à ces deux femmes ; qui ne seroit point égal dans sa circonference, & qui enfin n'auroit point été réduit, & ne seroit point ressorti, comme je l'ai vû arriver quantité de fois à cette derniere. Et au cas qu'il eût eu la liberté de rentrer & de sortir de nouveau, je n'aurois jamais entraîné le vagin avec lui, ce que ne fait pas aussi la relaxation de matrice. Si ç'eût été un corps étranger, lorsqu'il auroit approché de l'orifice exterieur, on ne luy auroit point trouvé d'ouverture, comme l'on en trouve une à la matrice quand elle s'avance jusque-là. En se présentant à l'extrêmité du vagin, on auroit promené son doigt autour, comme l'on a la liberté de le faire à tout l'orifice interieur, où il ne se trouvoit aucun intervale.

La matrice se relâche aux filles qui sont d'un tempérament humide, ou qui sont sujettes aux fleurs blanches. Quelquefois elle ne fait que se présenter à l'entrée du vagin, mais quelquefois aussi l'orifice interne sort avec une portion de la matrice, & jamais entierement, quoi qu'en puisse dire un célébre Auteur. Quand l'orifice interieur ne fait que se présenter à l'entrée du vagin, il n'est pas nécessaire d'autre remede que d'une compresse trempée dans du vin tiéde, dans lequel on aura mis quelques noix de Cypres avec un peu d'alum, observant un régime desséchant, & une situation commode, qui est d'être souvent & le plus qu'il est possible sur le dos. Mais quand l'orifice interieur vient à sortir, & qu'il entraîne avec lui une portion du corps de la matrice, il faut pour retenir ces parties, employer un plus assuré remede; qui est le pessaire, que l'on fait à proportion de l'entrée, afin que les ligamens puissent par ce moyen reprendre leur ressort : ce qu'ils ne peuvent absolument faire, tant qu'ils sont tiraillés par la pesanteur de la matrice; sans quoi une jeune fille est en danger de garder toujours cette indisposition.

Il est inutile de chercher tant de précautions pour introduire un pessaire à une fille, dans la crainte de la scandaliser lors de mariage. Ceux qui voudront justifier celle de ce genre, qu'ils lisent ce que j'ai écrit sur le pucelage, si mieux n'aiment consulter Salomon. C'est un secours qu'il faut joindre à celui que je propose à celles qui ne souffrent point cette indisposition à un tel excès. Je n'en ai vû que deux en toute ma vie, affligées de cette indisposition, ce qui est une preuve qu'elle est très-rare.

Il n'en est pas de même de la descente dont quantité de femmes sont affligées; car outre celles qui sont d'un tempérament humide ou sujettes aux fleurs blanches, l'accouchement y donne souvent occasion, non pas seulement le laborieux, comme quelques Auteurs l'on dit manque de réflexion. Car puisque c'est une nécessité que toutes les parties qui appartiennent à la matrice, & surtout ses ligamens, s'abreuvent & se relâchent pendant tout le tems de la grossesse, il s'ensuit que toutes les femmes qui accouchent sont également exposées à cette incommodité, puisqu'elle n'a pour cause que le relâchement de ces mêmes ligamens, mais dont elles sont délivrées par le bon régime & le grand soin; ne trouvant au reste pour les soulager que le même remede que je propose aux filles, mais proportionné à l'état des unes & des autres. Je n'ai non plus jamais vû descendre la matrice & sortir entierement à aucune femme, je veux dire l'orifice interieur le premier. Je comprendrois encore moins comment elle pourroit sortir, par rapport à sa figure & à sa situation; mais sensible comme elle est, la douleur y attireroit l'inflammation, elle se tumefieroit, & seroit incapable de rentrer. Mais supposé qu'elle pût sortir, sa figure & son orifice interieur ne la laisseront pas prendre pour un corps étranger à ces habiles Ecrivains, & ne permettront pas aux Opérateurs d'en faire l'extirpation. Comme je ne crois pas la chose possible, je n'en dirai rien davantage, m'en tenant seulement à sa relaxation plus ou moins grande, pour finir par le renversement du vagin.

## OBSERVATION CCCCXXIII.

Le 17 Août 1713, une jeune femme se sentant quelque chose de fort extraordinaire qui lui sortoit du vagin, m'envoya prier en grande diligence de venir la voir. Je la trouvai dans une inquiétude des plus vives; & sitôt qu'elle m'en eut dit la cause, je la fis coucher sur le dos sur son lit, je trouvai un gros bourlet que formoit le vagin par la sortie de sa plus grande partie. J'embrassai tout ce qui étoit sorti avec ma main, que je réduisis à l'instant, ni plus ni moins que le rectum quand il sort à un enfant. Je mis un morceau d'alum & deux noix de Cypres dans un peu de gros vin que je fis chauffer, je trempai une compresse pliée en quatre dans ce vin, que je lui fis appliquer dessus, & lui conseillai de se tenir toute la nuit sur le dos; & depuis ce tems-là elle ne s'en est jamais ressenti. J'en ai encore gueri une de la même maniere, qui étoit incommodée depuis plusieurs mois. Mais aussi j'en ai trouvé d'autres à qui j'ai inutilement tenté d'en faire la réduction, à cause de la dureté que les parties avoient acquise pendant la longueur du tems qui s'étoit écoulé depuis la relaxation; & j'ai été obligé de les abandonner, aprés avoir inutilement employé toutes sortes de remedes pour ramolir ces duretés.

## REFLEXION.

L'on voit par cette Observation que plusieurs femmes souffrent des prétendues descentes de matrice, qui ne sont qu'un renversement du vagin, dont elles ne seroient pas incommodées, si comme cette jeune femme, elles avoient d'abord eu recours au remede, dont le succès est fort douteux quand il s'est écoulé beaucoup de tems; & cela par une scrupuleuse délicatesse, dont elles ont tout lieu de se repentir dans la suite.

Voilà ce que j'ai crû devoir proposer pour donner une juste idée du renversement & de la rélaxation de la matrice; & du renversement & relaxation du vagin, qui est ce que quantité de Chirurgiens prennent pour celle de la matrice même, en ce que l'extrêmité du vagin a beaucoup de ressemblance & de rapport à l'orifice interieur de la matrice, tant par sa composition que par son ouverture en son extrêmité, faute à eux d'en examiner la circonference vers la vulve, qui est un sûr moyen de se détromper; parce que l'un est separé, & l'autre est continu: mais ils exigent les mêmes remedes pour parvenir à la guérison.

---

## CHAPITRE XII.

### *Des Lavemens pendant les Couches.*

SI la femme grosse retire beaucoup d'avantage de l'usage des lavemens, celle qui est nouvellement accouchée n'en ressent pas moins les bons effets, rien ne lui étant d'un plus grand secours pour diminuer & dissiper la chaleur que la longueur & la violence des douleurs, & la perte du repos causent à l'occasion d'un travail difficile, non seulement dans les humeurs en général, mais dans le bas-ventre en particulier. Cette chaleur consume l'humidité de ces parties, & endurcit d'une telle maniere les matieres fécales qui y sont contenues, que j'ai vû quantité de femmes être jusqu'à huit, douze & quatorze jours sans aller au siége, qui même n'auroient pas encore satisfait à ce besoin sans le secours d'un ou de plusieurs lavemens. Ce remede humecte & rafraîchit les entrailles d'une maniere si palpable, que toute l'habitude du corps s'en trouve soulagée considérablement.

Il seroit bien surprenant que des accouchées fussent aussi long-tems à se résoudre de prendre un lavement, quelqu'assurance qu'elles ayent de son utilité, si l'on ignoroit les douleurs que l'introduction de la canule, aussi-bien que la brusque & impétueuse injection du lavement, cause aux femmes qui sont attaquées des douleurs que les hémorroïdes font à un grand nombre, quelques jours après qu'elles sont accouchées. Le peu d'adresse de la plûpart des gardes leur en inspire cette terrible appréhension; & quoique ce soit la chose du monde qui paroisse la plus facile à faire & la plus triviale, je suis obligé de dire en cette occasion que j'ai été plusieurs fois contraint dans d'extrêmes nécessités, de donner moi-même des lavemens à plusieurs femmes qui étoient dans l'impossibilité d'en recevoir de leurs gardes, tant elles les donnoient mal. Elles introduisent la canulle directement dans l'anus, & poussent avec violence les membranes de la circonference, sans faire d'attention aux hémorroïdes qui occupent pour l'ordinaire cet endroit, & causent à leurs malades par ce manque d'attention, les douleurs les plus violentes, quoiqu'elles ayent pris la précaution d'enduire cette canule d'onguent rosat, ou d'autre chose de même qualité.

Rien n'est plus facile à lever que cette difficulté. Il ne faut pour cela que coucher selon leur longueur deux doigts de la main des deux côtés de l'anus, afin de le dilater, en les écartant l'un de l'autre, en sorte que la canule introduite de l'autre main y puisse entrer sans toucher à cette circonference, où sont situées les hémorroïdes pour l'ordinaire, la chose n'étant pas générale.

En prenant cette précaution, la canulle sera introduite sans que la malade ressente beaucoup de douleur, & recevra sans peine autant de lavemens qu'on jugera luy être nécessaires en cet état.

De quelque peu de consequence que semble être cette digression, elle n'en est pas, selon moi, moins utile, par rapport aux avantages sensibles que les femmes en couche reçoivent de l'usage des lavemens; mais qu'on ne peut rendre familier, qu'après avoir trouvé le moyen de les faire recevoir sans peine, dont voici une preuve sensible.

## OBSERVATION CCCCXXIV.

Le 13 Avril de l'année 1697, la femme d'un Officier de cette Ville que j'avois accouchée il y avoit dix jours & qui se portoit très-bien, fut subitement attaquée des plus violentes douleurs que les hémorroïdes puissent causer, sans avoir ny jour ny nuit un ſeul moment de repos, ce qui engagea le mari, contre le gré de cette femme, de me venir prier d'y donner tous mes ſoins. Je ſçus qu'elle n'avoit pas eſté une ſeule fois à la ſelle depuis qu'elle étoit accouchée, ſans qu'elle eut pu recevoir un ſeul lavement de ſa Garde, quelqu'attention qu'elle eût eu à luy en donner par pluſieurs fois, qu'elle en avoit fait l'eſſai. Quand j'eus entendu ſon raport, & que je crus avoir connu la cauſe de ſa maladie, je fis auſſi-tôt boüillir des feüilles de mauves & de boüillon blanc avec des fleurs de camomille, de la ſemence de lin & un peu de ſon de froment dans une ſuffiſante quantité d'eau, je pris de cette décoction ce qu'il en étoit neceſſaire pour deux lavemens avec la quantité de miel commun & mercurial qu'il convenoit, je lui en donnai un en écartant avec douceur les bords aux extrémités de l'anus qui étoient tous garnis d'hémorroïdes très groſſes & fort irritées, & douloureuſes au poſſible, qui avec tous ces accidens ne m'empêcherent pas de donner ce lavement à cette malade qui le reçut ſans aucune peine.

Après qu'elle l'eut rendu je luy fis mettre le ſiége dans une baſſine couverte d'une nappe dans laquelle étoit la décoction avec les herbes, fleurs & ſemences, à laquelle j'ajoutai un quart de lait doux; ce lavement & le bain de la partie affligée, eurent tout le ſuccès que nous en pouvions attendre, & la malade ne l'eut pas réïteré trois fois qu'elle fut guerie. Ce qui fait voir combien les lavemens ſont utils pendant la durée des couches.

## CHAPITRE XIII.

### *Des fleurs blanches & autres.*

QUAND je traite des fleurs blanches, je ne prétens pas parler de celles qui viennent pendant ou ſur la fin de la groſſeſſe, qui eſt une choſe plus avantageuſe qu'incommode, puiſque la nature s'en ſert comme d'un baume pour lubrifier, amolir & relâcher les parties membraneuſes, & faciliter par ce moyen la ſortie de l'enfant, en procurant la dilatation de ces parties qui ſont ainſi moins diſpoſées à la dilaceration. Les humeurs qui coulent en ce temps-là ſont des humeurs glaireuſes & mucilagineuſes que l'on ne peut qu'improprement appeller fleurs blanches.

L'on nomme encore fleurs blanches avec aussi peu de raison une humeur qui coule après les menstrues & qui continue quelques jours, qui n'est que celle qui doit presque necessairement suivre cette évacuation, après que les vaisseaux se sont dégorgez de la partie rouge, lesquels venant à se refermer laissent encore couler pendant quelques jours cette humeur, qui de rouge devient rousse, & puis blanche, par raport à la rouge, mais qui n'est que très rarement ou même jamais d'une exacte blancheur, comme celle que l'on nomme proprement fleurs blanches, qui est une maladie que je regarde dans beaucoup de femmes, pire que la gonorrhée des hommes, puisque l'on trouve soit par le long usage, soit par la quantité ou la qualité des médicamens, ou enfin dans la longueur du temps, quelque remede capable de guerir ce mal dans un homme, & que la plus grande partie des femmes qui ont cette espece d'écoulement qu'on nomme fleurs blanches n'en peuvent guerir parfaitement. J'avoueray ici à ma confusion que je n'y ay trouvé aucun remede dont j'aye eu lieu d'estre content.

Au contraire, j'ai vû quantité de femmes à qui les remedes donnoient à la verité quelque tréve, mais ce n'estoit que pour laisser revenir le mal avec plus de violence, & causer des especes de débordemens encore plus incommodes. Il n'y a point de régime de vie ny de remedes que je n'aye mis en usage pour soulager celles qui en étoient incommodées, sans y avoir fait que blanchir.

Je me suis servi des tisanes faites avec des racines aperitives, & raffraichissantes, comme de chiendent, chicorée sauvage, oseille, chardon-rouland, asperges, fenouil, persil, fraisier, & nenuphar, y ajoutant quelque fois les semences froides, tantôt avec les unes de ces racines, & tantôt avec les autres.

Les émulsions faites avec les quatre semences froides, & les sirops d'althæa & de nenuphar, y ajoutant aux unes quelques grains de sel de Saturne, & aux autres un peu d'alun, & d'autre fois aussi des amandes.

Je me suis servi des potions laxatives avec une once de pulpe de casse dans deux verres de petit-lait; & deux onces de sirop violat, & du bol de casse avec dix grains de mercure doux, & autant de diagrede, les bains pendant huit & dix jours, le lait de vache avec autant d'eau d'orge ou de plantain, un verre de chacun, avec une cuillerée de sucre en poudre, diminuant l'eau d'orge ou de plantain peu à peu chaque jour, & augmentant le lait jusqu'à ce que la malade le prit tout seul & sans addition. Le lait de chevre, celui d'ânesse, & les Eaux minerales ne m'ont pas mieux réussi.

Il est vrai aussi qu'il y a plusieurs maladies qui tombent sous le genre de fleurs blanches, qui quoique telles en apparence, ne laissent pas d'être très-differentes en effet : les unes viennent d'une cause interieure, & les autres d'une cause exterieure : celles qui sont de cause interieure viennent, ou d'une fonte d'humeurs qui se fait chez de certaines femmes d'un tempérament froid, pituiteux ou cacochime, par le mauvais usage des choses non naturelles, dont toute l'habitude du corps & les humeurs sont si viciées, qu'elles se sont fait un égoût par cette partie, sur laquelle elles se précipitent sans cesse, & rendent cette maladie incurable.

Ou bien elles sont causées par quelqu'abscès dans le vagin, qui venant à s'ulcerer & se rendre fistuleux, laisse continuellement couler du pus qui est compris sous le nom de fleurs blanches, & qui persevere jusqu'à ce que l'on puisse en pénétrer la cause, afin de la détruire, comme il est arrivé à une jeune femme.

## OBSERVATION CCCCXXV.

Dans le mois de May de l'année 1702, une jeune femme, environ trois mois après être mariée, se sentit une douleur des plus violentes dans la région hypogastrique, avec des élancemens & un battement continuel, pendant vingt-cinq ou trente jours, après lesquels elle se sentit tout-à-coup surprise d'une perte de sang, & ensuite de fleurs blanches, dont la quantité & la longue durée accompagnées d'une odeur insuportable, l'obligea de demander l'avis d'un Chirurgien de ses voisins, qui voyant ces accidens extraordinaires, me fit prier de me rendre chez cette malade, pour conferer sur cette maladie. Je la trouvai fort languissante, avec une petite fiévre lente, & une legere douleur entre l'aîne & le milieu de la région hypogastrique. Je me fis faire un détail de ce qui lui étoit arrivé précedemment ; j'examinai le siége de la douleur, les accidens qui avoient précedé, la perte de sang qui avoit suivi, la quantité & la qualité de la matiere qui sortoit, & qui devenoit plus considerable quand je comprimois l'endroit où la douleur se faisoit sentir, que lorsque je n'y touchois

chois pas, & que ces excrétions étoient d'une très-mauvaise odeur.

Après avoir mûrement réflechi sur toutes ces circonstances, je ne doutai pas qu'un abscès ne fût la cause de cette maladie, & & la source de ce continuel écoulement; & pour m'en assûrer, je fis situer la malade sur le bord d'un lit comme pour l'accoucher, c'est-à-dire le siége & la poitrine un peu élevés, les genoux élevés & un peu écartés l'un de l'autre, les talons près des fesses. J'introduisis mon doigt dans le vagin, au fond duquel je je trouvai quelqu'inégalité, qui me confirma encore plus dans dans cette pensée; mais comme le doigt ne pouvoit pas me donner tout le secours qui m'étoit nécessaire, je me servis du *speculum matricis*, qui me rendit certain de la maladie, en me découvrant un ulcere au fond du vagin, & à côté de l'orifice interieur de la matrice, duquel exudoit cette matiere; j'examinai son progrès avec la sonde que je conduisis fort haut entre le corps de la matrice & le *rectum*, & qui se prolongeoit en bas de la longueur environ de deux travers de doigts en forme de sac, que j'ouvris entierement, afin que la matiere coulât plus librement, & n'y fît aucun séjour. Le lieu où l'ouverture de l'ulcere se terminoit en sa partie supérieure, ne me permettant pas d'y donner plus de jour, j'y fis des injections avec la décoction d'orge, d'aigremoine, d'aristoloche, les sommités de ronces, les roses & le miel. Après avoir poussé ces injections par le moyen de la petite seringue, & avoir vû qu'elles ressortoient fort bien, & dans la quantité qui approchoit de celle qui y entroit, je pansai l'ulcere avec les bourdonnets attachés d'un fil double, & enduits d'un digestif composé avec la terebenthine, le jaune d'œuf, & la teinture d'aloës. La douleur s'étant entierement dissipée, & la matiere ne venant plus en si grande quantité avec peu ou point d'odeur, je substituai le vin miellé avec un quart d'eau de chaux, au lieu des premieres injections, & la teinture d'aloës seule au lieu du digestif. Avec cette conduite l'ulcere fut détergé, mondifié & cicatrisé en moins d'un mois; en sorte que la jeune femme ne s'en est jamais ressentie depuis, mais elle n'est pas devenue grosse.

## REFLEXION.

Toutes les marques d'un véritable phlegmon se trouvoient tellement jointes ensemble à cette maladie, & au rapport que m'en fit cette jeune femme, qu'il n'y avoit qu'un manque d'expérience qui pût le laisser ignorer; joint à l'augmentation de l'écoulement de cette matiere qui se faisoit en pressant sur le lieu de la douleur, ce qui n'arrive point à celles qui ont des fleurs blanches, dont l'écoulement n'augmente pas quoique l'on comprime cette partie en tout sens.

Ce fut un vrai bonheur que cet abscès prit son cours par cet endroit; car si en continuant son progrès le long du rectum & du vagin, il eût percé à l'extrêmité de l'un & de l'autre, il auroit sans doute fait une fistule incurable. Les premieres injections étoient simples & douces, dans la crainte d'irriter la partie, & d'exciter la douleur par leur acrimonie, mon intention n'étant que de déterger l'ulcere en adoucissant, ce que n'auroit pas si bien fait d'abord le vin miellé avec l'eau de chaux, dont l'usage se trouva bon dans la suite. Je joignis la teinture d'aloës au digestif, pour combattre la corruption, & ne me servis sur la fin que de cette simple teinture, parce que ces parties si humides de leur naturel, ne demandent qu'à être dessechées. Cette intention se trouva parfaitement bien remplie par l'usage de ces remedes, puisque la guérison s'ensuivit en assez peu de tems. J'attachai les bourdonnets à un fil que je laissois pendre au dehors, afin de les retirer en la même quantité que je les y avois mis, & avec plus de facilité: c'est une précaution qu'on ne doit jamais négliger, quand il y a quelque cavité assez considerable, dans laquelle ils peuvent s'écarter.

La sterilité dont le mariage de cette jeune femme a été suivi, n'eut, comme je crois, aucun rapport à cette maladie, étant si bien guérie, mais seulement comme il arrive à quantité de femmes qui ont cette disgrace commune avec celle ci, à moins que la cicatrice qui se fit à côté de l'orifice interieur de la matrice, ne l'eût poussé trop à côté, & n'ait empêché la semence d'y être reçûe.

Les causes exterieures des fleurs blanches sont lorsque l'homme ou la femme ont contracté cette maladie de cause venerienne, par le déreglement de leur conduite; alors l'un communique à l'autre le mal qu'il a contracté, mais bien plus souvent le mari à la femme que la femme au mari. Cette espece est moins difficile à guérir, ou du moins l'on sçait à quoi s'en tenir; & si dans la suite cette maladie dégenere en gonorrhée, c'est le pis aller: car il y a des inégalités & des travers étranges à essuyer tant à l'un qu'à l'autre sexe. Les unes guérissent presque d'elles-mêmes, & les autres résistent à la plûpart des remedes, & sont quelquefois incurables.

## OBSERVATION CCCCXXVI.

Une Dame me fit prier de venir la voir, & me dit que depuis huit à dix jours elle se trouvoit fort incommodée de fleurs blanches; qu'elle en étoit d'autant plus surprise, qu'elle n'en avoit jamais eu, même qu'elles n'étoient pas venues incontinent après les rouges, mais à quelques jours d'intervale; qu'elles lui causoient de la pesanteur dans le bas-ventre & vers les reins, avec un peu de douleur & beaucoup de cuisson. Sçachant que la conduite de son mari n'étoit pas réguliere, & que je n'y voyois au surplus rien d'extraordinaire, je l'assurai que cette indisposition ne dureroit pas; que les femmes y étoient si sujettes, qu'il y en avoit peu qui en fussent exemtes, & que je comptois en peu de tems de la tirer d'affaire & d'inquiétude, mais qu'il étoit nécessaire pour parvenir à une promte & sûre guérison, de se dispenser de tout commerce avec son mari, & faire au reste ce que je lui prescrirois, à quoi elle consentit.

Je lui fis prendre des tisannes faites avec les racines de chicorée sauvage, d'althæa, de nenuphar, de chiendent, & deux verres d'émulsions le soir faites avec les semences froides dans la même tisanne, y ajoûtant du sirop de nenuphar & de guimauves, de chacun une once. Je la purgeai ensuite avec une once de pulpe de casse, & une once & demie de sirop de pommes laxatif, dans deux grands verres de petit-lait. L'usage de ces remedes firent changer la couleur de ces prétendues fleurs blanches de jaune & vert en blanc; la consistance de la matiere d'épaisse qu'elle étoit en liquide, & en diminua beaucoup la quantité. Mais comme les ordinaires parurent, je discontinuai jusqu'à ce qu'elles eussent cessé; après quoi les autres ayant continué de couler comme auparavant, je lui fis encore user pendant cinq à six jours de la même tisanne, & la purgeai avec demi-once de pulpe de casse, dix grains de mercure doux, & six grains de diagrede en bol. L'écoulement & les autres accidens ayant considerablement diminué, je lui fis encore prendre le soir pendant trois à quatre jours un verre de teinture de roses, & autant le matin, & la même quantité de teinture de rhubarbe; ensuite je la purgeai une seconde fois avec le même bol, & la Dame fut entiérement guérie sans s'en être ressentie depuis ce tems-là.

## REFLEXION.

C'étoit une vraie chaudepisse, mais sans malignité & fort nouvelle, dont M. son époux lui avoit fait présent, & dont il n'osa se déclarer à moi que quelques jours après qu'il sçut l'avoir communiquée à Madame sa femme. Il accepta volontiers le parti que je lui proposai, qui étoit la continence. Je les guéris tous deux, mais sans que la Dame le sçût: c'est un secret qu'un Chirurgien est obligé de garder, pour éviter un reproche qu'une femme pourroit faire à son mari, capable d'alterer la paix du mariage.

## OBSERVATION CCCCXXVII.

Une Dame m'ayant appellé pour me dire le mauvais état auquel des fleurs blanches la mettoient, me fit voir sa chemise pleine d'une quantité surprenante de matiere jaune tirant sur le vert, d'une consistance fort épaisse, & d'une odeur très-fâcheuse, avec des cuissons étranges, & des douleurs insuportables dans les reins autour des parties basses, & à l'interieur des cuisses. Soupçonnant son mari d'avoir toute la part à cette fâcheuse incommodité, j'en parlai en particulier à l'époux, qui ne fit aucune difficulté de me dire devant elle qu'il s'étoit diverti ailleurs, mais qu'il se portoit fort bien, & qu'il n'avoit aucune incommodité, comme il étoit vrai.

Je fis de la tisanne avec des racines de chicorée sauvage, de chardon rouland, d'oseille, d'althæa, de nenuphar, fraisier & chiendent, dont je fis user à la Dame en quantité, avec deux verres d'émulsion le soir, faites avec les quatre semences froides, & une once de sirop de nenuphar dans de la tisanne. Je la purgeai avec une once de pulpe de casse, & deux gros de sel végétal dans deux verres de petit-lait. Je lui fis prendre les bains pendant douze jours une bonne heure chaque jour, lui donnant en entrant dedans un bouillon fait avec un morceau de veau bien dégraissé ou un poulet, demi-once des quatre semences froides concassées, & une once d'orge mondé, & la purgeois de trois en trois jours. Ces remedes ainsi administrés, avec un régime de vie très exact, & continués pendant cinq à six semaines, à l'exception du tems de ses regles, pendant lequel je discontinuois l'usage de tous ces remedes, mirent la Dame en état de tout esperer: la matiere ne couloit plus que dans une quantité mediocre, d'une couleur louable & bien blanche, sans mauvaise odeur; les cuissons & les douleurs avoient cessé. Je fis faire pour lors quelques injections avec la pierre medicamenteuse dans l'eau de plantain, & je donnai quelques verres de teinture de roses le soir & le matin, ensuite celle de rhubarbe. Ces remedes continués avec methode diminuerent considerablement l'écoulement de cette matiere, sans néanmoins la pouvoir tarir. Comme j'avois plusieurs experiences de la poudre de verni qui m'avoient réussi, je lui en fis faire des injections, après lesquelles cet écoulement recommença mieux qu'auparavant, par rapport à la quantité, mais sans autres accidens, ce qui me fit encore purger la Dame plusieurs fois; & l'envoyai prendre les Eaux minerales pendant un mois, dont le succès ne fut pas plus heureux.

Après quelque relâche & l'inutilité de tant de remedes dont elle se rebutoit moins que moy, dans l'esperance qu'elle avoit de guerir, je lui fis des tisannes déficatives avec l'esquine, la salsepareille, le sassafras & le gayac, avec un nouet d'antimoine & de mercure crud qui pendoit dans le coquemar que je rendois purgative de deux jours l'un, par l'addition de deux gros de sené dans un grand verre de cette tisane qu'elle prenoit le matin, & quatre autres verres chaque jour, & pour sa boisson ordinaire lors du repas je remettois de l'eau sur les drogues qui avoient servi, ausquelles j'ajoutois une racine de chicorée sauvage & de réglisse, je la purgeois avec les pilules mercurielles, je me servis encore d'injections & de teinture de roses, d'opiattes astringentes faites avec les yeux d'écrevisses & le corail préparé, les mirobalans, la terre sigillée, la terebenthine cuite, le tout incorporé dans le sirop de coings, tout cela sans autre succès, sinon que les douleurs & les cuissons cesserent, & que la matiere se trouva sans odeur fâcheuse.

## REFLEXION.

Rien n'est de plus constant, que la personne avec laquelle le mary de cette Dame avoit ce mauvais commerce, étoit gâtée, & sans qu'il le fut luy-même & qu'il l'ait été dans la suite, ce sont les divers & surprennans accidens que cause une si bizarre maladie: cette Observation prouve merveilleusement bien qu'il faut être disposé à recevoir la mauvaise impression qui se contracte dans les aproches impures, pour prendre du mal, c'est par cette raison que cet homme se conserva sain pendant le long commerce qu'il eut avec cette personne, & ce qui me le confirme d'autant plus, est un exemple des plus forts que l'on en puisse avoir dans un cas à peu près semblable, & dont j'ai eu connoissance pendant que je travaillois à l'Hôtel de Paris.

## OBSERVATION CCCCXXVIII.

Une femme fort incommodée, épouse d'un homme qui se portoit bien, vînt un matin à l'Apoticairerie de l'Hôtel-Dieu consulter Messieurs les Medecins sur une maladie violente dont elle étoit tourmentée depuis long-temps. Elle débitoit si mal son affaire par timidité ou autrement, qu'elle ne la faisoit regarder par ces Mrs. que comme un fâcheux rhumatisme; mais comme j'étois Topique de M. de Bourges, & que j'avois eu tout le temps de la voir & de l'examiner avant que ces Mrs. fussent arrivés, je repris la maladie dès son principe, & j'interrogeai cette femme, sçavoir si les douleurs de ses jambes, n'avoient pas été accompagnées d'éminences dures appellez vulgairement nodus, elle en montra aussi-tôt un en la partie anterieure de sa jambe droite, & autant au bras gauche, avec un abscès qui luy étoit venu à la tête dont il lui étoit sorti plusieurs esquilles qu'elles fit voir, les ayant envelopés dans un morceau de linge, sans que cet abscès eut pû se cicatriser. Je lui demandai aussi si elle n'avoit point eu d'enfans depuis qu'elle étoit tombée dans cette fâcheuse maladie & s'ils étoient venus au monde vivans, elle dit qu'elle avoit accouchée deux fois, mais d enfans tout pourris, que les douleurs qu'elle souffroit à la tête & par toutes les parties du corps étoient si cruelles, qu'elle ne pouvoit reposer un seul moment ny nuit ny jour, mais encore moins la nuit que ses douleurs étoient encore plus vives; je laissai après décider ces Mrs. sur la maladie d'une personne dont la pauvreté ne leurs permit pas de lui conseiller autre chose que d'implorer le secours de quelque personne charitable pour la faire traiter d'une verole trés inveterée, sans que son mary qui étoit présent en souffrit ny en eut jamais souffert la moindre incommodité, quoiqu'il eût sans cesse couché & usé du mariage avec elle.

Ce qui fait bien voir que le mary de la précedente Dame, vû le commerce criminel qu'il avoit avec cette debauchée, pouvoit avoir communiqué cette maladie à la Dame son épouse, sans en avoir lui même été infecté, ce qui pouvoit avoir donné lieu à une gonorrhée, mais qui pouvoit aussi être de cette espece de fleurs blanches d'une trés mauvaise qualité, sans rien tenir du virus verolique, puisque l'un ny l'autre ne peuvent recevoir de guerison: car si l'une ou l'autre de ces maladies étoit curable, sans doute que celle-ci auroit été guerie, puisque les remedes qui sont bons à l'une ne le sont pas moins à l'autre, nonobstant la difference qui se trouve entre elles, en ce que l'une est contagieuse & l'autre non.

Au surplus, si les hommes sont capables de se livrer à l'impudicité, les femmes ont aussi les mêmes foiblesses.

## OBSERVATION CCCCXXIX.

Un Marchand de cette Ville me vînt consulter sur une maladie qu'il m'assura avoir contractée avec sa femme, qui étoit incommodée de fleurs blanches depuis quelque temps, me disant qu'à la verité il y avoit beaucoup de sa faute, parce qu'elle l'en avoit averti, mais qu'il n'avoit pû résister à la violence de sa passion, loin de jetter aucun soupçon dans l'esprit de ce crédule mary, qui croyoit la conduite de sa femme trés réguliere, je le fortifiai dans cette pensée, en lui reprochant sa foiblesse de n'avoir pû résister à la violence de son penchant, quoique j'excuse bien ce qui en étoit. Je les traitai l'un & l'autre & les guerit avec les mêmes remedes, en observant la même conduitte que dans l'Observation précedente, avec cette difference que dans celle-là c'étoit le mary qui étoit la cause du mal, & que dans celle cy c'étoit la femme, qui fut aussi plus difficile à guerir, soit qu'il y eût plus long-temps qu'elle en fût attaquée, ou que l'humeur fût plus maligne par raport à son temperament ou à la mauvaise qualité du virus qu'elle avoit contractée, ou qu'enfin cette maladie soit generalement parlant plus difficile à guerir chez les femmes.

## REFLEXION.

C'est en cette occasion que la discrétion est necessaire au Chirurgien, car ce seroit un grand mal si une telle intrigue étoit divulguée, quoique la femme dont il s'agit le meritât bien pour punir sa lubricité, ne condamnant pourtant pas moins les hommes qui s'abandonnent à ces infames plaisirs. Une honnête femme est bien à plaindre d'être la victime de l'incontinence & de la brutalité de son mary. Il n'est pas difficile en pareil cas d'en rejetter la faute sur les femmes qui sont faciles à persuader, mais il est bien peu de marys si crédules que le fut celui-ci, ce qui fut pourtant un vray bonheur pour l'un & pour l'autre.

## CHAPITRE XIV.

### *Des tumeurs qui arrivent aux femmes après estre accouchées, au sein, à l'aîne, & aux autres parties.*

LA femme est exposée à un nombre infini de maux depuis le commencement de sa grossesse jusques à ce qu'elle soit parfaitement rétablie de ses couches, ce que j'avance est trop connu pour en pouvoir douter. C'est ce qui me fait dire qu'une femme ne peut jamais prendre trop de mesures pour éviter les suites fâcheuses ausquelles les couches negligées peuvent donner occasion, quand elle a tant fait que de se tirer heureusement de sa grossesse & de son accouchement. De tout ce qui lui peut être nuisible, rien n'est tant à craindre pour elle que les atteintes du froid contre lesquelles elle ne se peut trop précautionner. Si ce n'est pas assez que ce que j'en ay raporté dans d'autres Observations où j'ai traité du caillement du lait, je le répette encore à l'occasion de la sensibilité du sein & de la disposition qu'a cette partie à en recevoir de fâcheuses impréssions.

Le sein n'est pas la seule partie à laquelle le froid peut faire sentir ses mauvais effets, il n'y en a aucune qui soit exempte de cette disgrace, quand il arrive à une femme de s'y exposer pendant son accouchement, aussi bien qu'aprés être accouchée, ou en se relevant plûtôt qu'elle ne devroit, & avant que ses vuidanges soient tout-à-fait arrestées.

Le froid qu'elles souffrent en ce temps-là bouche l'extrémité des vaisseaux de la matrice, & cause une subite supression de ces humeurs, dont il se fait un reflux dans toute l'habitude du corps, qui donne lieu à un frisson, & à une fiévre violente, qui peuvent se terminer par une sueur en débarassant la nature de ce mauvais mêlange, sans quoy la femme est en danger de tomber dans une grieve & dangereuse maladie; dont elle ne se tire quelque fois que par un abscez qui arrive par la sequestration qui se fait de cette humeur maligne qui se précipite sur quelque partie, mais plus souvent sur l'aîne que sur toute autre, comme je le fais voir dans une autre Observation, & l'on connoît que ce dépôt se fait par la douleur, la tumeur, la chaleur, la rougeur, la tension & la pulsation, qui précedent l'inondation du pûs, qu'il faut necessairement évacuer aussi-tôt qu'il y est formé, comme les Observations suivantes le prouvent.

## OBSERVATION CCCCXXIX.

Une femme que j'avois accouchée le 29 Novembre de l'année 1684, dont les vuidanges ne furent interrompues par aucun accident fâcheux, son lait bien passé & elle relevée, s'étant la veille des Rois trop inconsiderément exposée au grand froid, sentit comme un coup de poignard dans son sein du côté droit qui grossit & s'endurcit pendant la nuit, avec la douleur, la chaleur & la rougeur qui s'y joignirent. Comme c'étoit ma proche parente, elle m'appella aussi tôt. Je lui fis tout ce que l'Art put me suggerer pour empêcher que son sein n'absedât, par le moyen des saignées, des lavemens, par le régime de vie & par l'aplication du lait tiede & de l'eau de vie, avec l'onction d'huile de roses, de lis, & de camomille, je ne pus ny détourner la fluxion ny resoudre l'humeur, & voyant que les élancemens & le battement cement s'y joignoient, je me servis du cataplasme anodin fait avec la mie de pain blanc, le lait, le jaune d'œuf, le saffran, & l'huile de camomille, auquel je fis succeder l'émolient, avec les muscilages de lin, mauve, guimauve, farinè de seigle, son de froment, camomille & melilot, avec les huiles de lis & de camomille, & enfin les maturatifs avec l'oignon rouge, le vieux levain, l'onguent d'althæa & le supuratif. La matiere étant formée j'ouvris l'abscez, dont il sortit plus de huit onces de pus, je détergeai, incarnai & cicatrisai l'ulcere, & tout ce traitement ne dura pas plus de quinze jours. Je purgeai la malade ensuite, qui se porta bien.

## OBSERVATION CCCCXXXI.

La femme d'un Masson de cette Ville que j'accouchai pendant la Semaine-Sainte, qui s'étoit aussi bien portée que la femme dont je viens de parler, son lait s'étant bien écoulé, & s'étant relevée en moins de quinze jours, alla par dévotion à une Chapelle éloignée d'un bon quart de lieue de cette Ville, la seconde Fête de la Pentecôte; elle ressentit dans ce voyage un si grand froid au sein, qu'elle fut obligée de le couvrir de sa main jusques chez elle, il devint en peu de jours dur, gros & rouge, avec un battement & des élancemens continuels: mais se voulant guerir par les remedes que l'on appelle vulgairement de bonnes femmes, elle essaia de tous ceux que l'on put lui indiquer. Son sein devint d'une si énorme grosseur qu'elle en eut une inquiétude mortelle qui la contraignit à la fin d'avoir recours à moy. Je trouvai la matiere plusque disposée à l'ouverture qui fut par où je commençai, je lui en tirai sans éxagerer une bonne livre & demie, nonobstant quoi je la gueris en peu de tems, parce qu'elle étoit d'une bonne constitution.

## REFLEXION.

Ce n'est pas une chose surprenante qu'une pauvre & simple femme s'abandonne dans le fond d'une Province, aux soins d'une penseuse ignorante, mais je ne puis comprendre comment des femmes d'esprit, de merite & de qualité au milieu de Paris, parmy tant d'excellens Chirurgiens osent se livrer à ces gens là. C'est neanmoins ce qui arrive journellement, & ce que j'appris à quelque distance de cette Ville où j'allai accoucher Madame la Marquise de . . . qui après sa premiere couche à Paris, ne put éviter une pareille disgrace à l'égard de son sein, quoi qu'accouchée par un Maître des plus experimentés; cette

Dame qui ne fit nulle difficulté de préferer le secours d'une de ces femmes, à celui des meilleurs Chirurgiens de cette grande Ville: ce qui prouve bien qu'où regne l'entêtement la raison n'a point de lieu, & cette Dame m'assura que des premieres Dames de la Cour & même des Princesses se faisoient traiter par la même femme, encore étoit-elle de saint Germain en Laye, & non de Paris. Voilà ce que j'en sçai; ce qui soit dit en passant pour faire voir que le travers d'esprit n'est pas moindre chez les grands que chez les petits, & que ce qui est extraordinaire plait toûjours davantage que ce qui est dans l'ordre naturel.

N'ay-je pas raison de conseiller aux femmes nouvellement accouchées de se préserver du froid, puisque dans un temps où la saison s'étoit fort adoucie, la femme en question qui s'étoit bien munie contre les attaques du froid, n'en fut pas moins maltraitée que l'autre en plein hyver. Si celles cy porterent la peine de leur imprudence, quoique le mouvement de leur lait fût passé depuis six à sept semaines, que ne doivent pas craindre les femmes nouvellement accouchées, mais sur tout les nourrisses qui aussi-tôt qu'elles sont relevées, s'exposent avec si peu de ménagement en tout temps & en tous lieux, à donner à têter à leurs nourrissons, par tout où elles se trouvent, & dont il arrive si souvent des accidens pareils à ceux-cy, qu'elles éviteroient si elles se conservoient comme elles le doivent.

Comme ce n'est pas assez de se garantir du froid pendant le temps des couches, & encore quelque temps après être relevée, il faut aussi l'éviter dans le temps même du travail, dans la crainte d'essuyer la même disgrace que celle d'une Dame dont je vais parler pour n'y avoir pas fait d'attention.

## OBSERVATION CCCCXXXII.

Au mois de Septembre dernier, une Dame qui demeuroit à quatre lieues de cette Ville, qui étoit accouchée à la mi-Août sans avoir de feu dans sa chambre, à cause de la chaleur qu'il faisoit alors, souffrit plusieurs frissons pendant son travail, qui ne dura pas plus de trois heures, comme il est assez ordinaire, étant souvent le prélude d'une douleur prochaine qui échauffe bien des femmes. Mais celle-ci n'ayant pas ressenti le même effet, accoucha dans un fort grand froid, & l'on eut ensuite beaucoup de peine à l'échauffer. Elle sentit dès qu'elle fut couchée une douleur à l'aîne droite, qui se termina par une tumeur, laquelle persevera pendant tout le tems de ses couches; mais les douleurs augmenterent après qu'elle fut relevée. A l'occasion de ces accidens, elle vint en cette Ville, où elle appella deux Medecins, deux Chirurgiens & moi. J'examinai la tumeur par leur ordre, qui étoit mediocrement douloureuse, & un peu rouge, J'établis la cause de cette maladie sur le froid que cette Dame avoit souffert pendant son travail, qui en supprimant la transpiration de cette humeur qui se filtre & se sépare sans cesse dans les glandes dont cette partie est toute remplie, l'avoit fixée & en avoit grossi le volume; & son séjour l'ayant fait aigrir dans la suite, elle s'étoit mise en mouvement, ce qui avoit produit l'inflammation & la douleur qui y étoient survenues, mais que la nature étant trop foible d'elle-même pour mettre cette tumeur dans une assez grande ferveur, elle avoit besoin du secours des remedes pour l'amener à supuration. Je me chargeai de ce soin, & cette Dame ressentit de si bon effets des remedes administrés, comme je l'ai dit dans une Observation précedente, que la matiere fut formée en huit jours, & qu'il sortit de cet abcès que j'ouvris ensuite, environ deux palettes de pus; & l'ulcere ayant été cicatrisé & guéri en dix jours, la Dame se porta très-bien.

## REFLEXION.

En quelque tems qu'une femme accouche, & quelque chaleur qu'il fasse, c'est une necessité qu'elle ait toujours du feu, soit dans sa chambre si elle le peut supporter, soit dans un lieu assez proche pour s'en pouvoir aussi-tôt servir selon le besoin, n'y ayant guéres de femmes qui n'ayent des frissons, surtout celles qui n'accouchent que quelque tems après l'écoulement de leurs eaux, & qui ne peuvent se tenir couchées, parce que ces eaux s'écoulant sans cesse au tems des douleurs, le froid se fait sentir non seulement aux jambes qui en sont baignées, mais aussi aux cuisses & à toutes les parties par une suite necessaire; ce qui marque la necessité qu'il y a d'avoir sans cesse des linges chauds, pour entretenir & rappeller la chaleur en ces parties, si l'on veut se mettre à couvert de cet accident.

---

# CHAPITRE XV.

## *Du cancer de la matrice.*

DE toutes les maladies dont la femme peut être affligée après son accouchement, il n'en est point une plus à craindre que le cancer de la matrice, puisqu'elle lui cause la mort après avoir essuyé les douleurs les plus violentes, & une pourriture effroyable qui ronge & consomme peu à peu la partie qui en est le siége, avec une odeur cadavereuse & insuportable, sans qu'aucun remede lui puisse donner qu'un foible soulagement.

Il semble que c'est en vain que je touche cette matiere, puisque je ne le fais que pour assurer la perte de celle qui en est atteinte. Mais comme il n'est pas moins nécessaire de sçavoir connoître les maladies incurables, que celles que l'on peut guérir, cette raison m'oblige de parler de celle-ci, afin que les malades qui auront le malheur d'en être affligées, prennent les mesures nécessaires pour n'être pas séduites par les fausses promesses des Charlatans; & afin que les Chirurgiens qui prétendent les guérir radicalement & à fond, sçachent les extrêmes douleurs que la fureur de cette humeur atrabilaire peut faire souffrir aux malades, étant émue & irritée par leurs remedes; car pour moi je ne sçaurois approuver que les remedes doux & palliatifs, plus propres pour diminuer la douleur, que pour détruire la cause de ce fâcheux mal: ç'a été la voye que j'ai prise, & la methode que j'ai observée en pareille occasion; & les malades en ont ressenti de meilleurs effets que celles qui se sont livrées aux esperances flateuses d'une guérison radicale.

## OBSERVATION CCCCXXXII.

J'avois accouché plusieurs fois une Dame qui demeuroit à trois lieues de cette Ville: comme ses accouchemens étoient si promts, que je la trouvois quelquefois accouchée quand j'arrivois, elle fut obligée de se servir d'un Chirurgien de ses voisins, qui accouchoit assez bien.

Elle étoit sujette à des legeres pertes de sang pendant sa grossesse, & elle en avoit eu de très-violentes après ses accouchemens, sans que l'extraction de l'arrierefaix y eût donné occasion, parce qu'il suivoit l'enfant dans le moment. Je ne pûs empêcher ni diminuer cet accident, quelque soin que j'eusse de la saigner depuis le commencement de sa grossesse, jusqu'au tems le plus proche de son accouchement, de la faire vivre d'une maniere convenable, & garder le repos. Ces pertes arrivoient toujours, la rendoient fort foible, & l'obligeoient d'être long-tems en couche, après quoi elle devenoit très-promptement grosse. Une derniere grossesse étant arrivée, elle souffrit durant son cours plusieurs petites pertes de sang, comme à l'ordinaire; & après avoir été accouchée fort heureusement, l'arriere-faix étoit venu sans peine, & la perte de sang qui fut moins violente qu'aux accouchemens précedens, diminua aussi plûtôt, mais ne finit point absolument. Les douleurs qui suivoient ses accouchemens précedens pendant plusieurs jours, ne se firent pas moins sentir dans celui-ci; à la difference que dans les autres ces douleurs discontinuoient peu à peu, & finissoient entierement, &

que dans celui-ci elles devinrent continuelles au fond du vagin & dans la plus grande partie de la région hypogastrique, ce qui l'engagea de m'appeller deux mois après cet accouchement. Le Chirurgien me fit un fidele rapport de tout ce qui s'étoit passé, & de l'état présent de la maladie, qu'il traitoit comme une fluxion qui étoit tombée sur ces parties-là, dont il ne craignoit pas les suites, à ce qu'il me dit.

Mais quand j'eus examiné la maladie par moi-même, que j'eus fait attention à la serosité roussâtre qui en exudoit, d'une puanteur que l'on ne pouvoit soutenir, que j'eus trouvé la malade avec mon doigt, son orifice interieur dur, inégal & très-sensible. Je fis bien-tôt changer ce Chirurgien de sentiment; & afin de lui faire mieux connoître la maladie, j'introduisis le *speculum matricis* assez avant, que j'ouvris ensuite, au moyen de quoi je vis & montrai au Chirurgien le fâcheux état où étoit cet orifice interieur, à l'occasion d'un cancer ulceré qui l'occupoit entierement & fort avant, avec des inégalités en forme de bourrelet, dures, noires & alterées, qui fournissoient cette sérosité roussâtre & virulente, accompagnée d'une insuportable odeur qui empuantissoit non-seulement la malade & nous, mais aussi la chambre & ceux qui y entroient, & qui se communiquoit même à l'apartement prochain.

Il n'en fallut pas davantage pour assurer mon pronostique d'une mort certaine. Je fis cesser les injections d'aristoloche, myrrhe, aloës, vin, eau-de-vie & le reste, dont le Chirurgien se servoit, qui auroient été bonnes à la maladie qu'il croyoit traiter, mais qui ne convenoient point à celle-ci, parce qu'au lieu d'appaiser la douleur, elles l'augmentoient à un point qui desesperoit la malade; ce qui m'obligea d'en substituer d'autres en leur lieu & place, qui ne causoient aucune irritation, diminuoient la douleur & soulageoient la malade, que je faisos souvent réiterer, afin de procurer l'évacuation de cette humeur corrompue puante, & faciliter le moyen à la malade de se mieux supporter elle même.

Les injections étoient de l'eau d'orge avec le miel rosat, l'eau de morelle & de plantain, avec quelque peu de sel de Saturne, le vin miellé, l'eau de la forge du maréchal avec l'alum, le lait doux dans lequel je faisois éteindre une bille d'acier. Je voulus tenter d'en animer quelques-unes d'eau-de-vie, mais étant insuportable à la malade, je fus obligé de ne m'en plus servir. Je lui faisois faire, pour la nourir, des bouillons avec la tranche de bœuf, le veau & la volaille.

Et pour remede interieur une opiatte faite avec les confections d'hyacinte & d'alkermes, le corail, les yeux d'écrevisses préparés, la poudre de vipere, & incorporés dans le syrop d'œillets, la thériaque de tems à autre, un demi gros à la fois, l'opiate *Salomonis*, & quelquefois un grain de laudanum.

Pour sa boisson ordinaire, une tisanne faite avec la rapure de corne de cerf & d'ivoire, la racine de scorsonnaire & un peu de canelle, avec une cuillerée de bon vin vieux de tems en tems, dans un verre de cette tisanne.

Ces remedes ainsi administrés soulageoient la malade en liant & embarrassant les acides, & en subtilisant l'humeur grossiere & terrestre qui étoit la premiere cause de cette maladie. La transpiration un peu rétablie, diminuoit la quantité de l'humeur & son acrimonie : cette humeur étoit adoucie tant par ces remedes interieurement pris, que par les injections souvent réitérées, qui ne laissant plus croupir les excrétions de ce mauvais ulcere, contribuoient beaucoup à moderer la douleur, & à en rendre l'odeur plus suportable, tant à la malade qu'à ceux qui en approchoient, que lorsqu'elle étoit dans l'usage des premiers remedes, qui la livroient aux douleurs les plus cruelles ; ce qui lui donnoit une telle appréhension des injections, que l'on ne s'en servoit que dans des tems trop éloignés pour en tirer l'utilité que ce Chirurgien en attendoit, quand elles auroient eté plus convenables à son mal.

## REFLEXION.

Il paroît par les pertes de sang qu'avoit cette Dame pendant ses grossesses, & après qu'elle étoit délivrée, quoique l'arriere faix vint avec beaucoup de facilité, que la matrice souffroit en tout tems quelqu'indisposition maligne & particuliere, qui la jetta ensuite dans ce funeste accident, que je jugeai tel aussitôt que je l'eus examiné, ces pertes de sang ne pouvant venir pendant le tems la grossesse, que des vaisseaux qui aboutissent à l'extrêmité exterieure de l'orifice interieur de la matrice : comme celle qui suivoit la sortie de l'arriere-faix, étoit causée de ce que tout le corps en général de cette même matrice étant viciée, il restoit en tension pendant un certain tems, jusqu'à ce que l'écoulement des humeurs superflues dont ce viscere étoit chargé, lui eût permis de reprendre son premier état. La chose est facile à comprendre, puisque, comme je l'ai dit dans une autre observation, le sang ne s'arrête après l'extraction de l'arriere faix, que par l'affaissement & la contraction de la matrice, sans quoi toutes les accouchées périroient.

Toute mon application fut donc de procurer le repos à cette malade par le moyen des narcotiques, d'adoucir par de puissans alkalis les acides qui étoient la cause immédiate de la virulence de cet ulcere, de purifier le sang par les volatils, afin d'évacuer une partie de l'humeur par l'insensible transpiration, & de corriger l'autre portion qui tomboit sur la partie affligée par ces remedes détersifs, anodins & dessicatifs.

Si c'eût été une disposition gangreneuse ou la gangrene même par la suite d'un accouchement violent & fâcheux, qui eût causé cette maladie, les remedes dont le Chirurgien se servoit, y auroient été très convenables; mais ils n'étoient bons en cette occasion qu'à faire révolter l'humeur, augmenter la douleur, & à rendre cet ulcere moins traitable; ce qui me fit changer de conduite, qui ne tira pourtant pas la malade du précipice, mais qui rendit la maladie plus suportable, & la mort plus douce, qui vint imperceptiblement, & dans le tems que la malade commençoit de mieux esperer.

Je voulus tenter les legers purgatifs, mais la malade ne s'en accommoda pas plus que des lavemens qui lui causoient beaucoup de douleur, & elle revomissoit les purgatifs de quelque maniere qu'on pût lui faire prendre.

Cette observation suffit pour justifier que le cancer de la matrice est incurable, soit qu'il arrive ensuite d'un accouchement, ou en tout autre tems. La vûe du Chirurgien doit tendre uniquement à appaiser la douleur, sans examiner si les remedes conviennent à la guérison de la maladie, ou s'ils y sont opposés. Il faut que la raison cede à la necessité, & faire en sorte de n'augmenter jamais une maladie, quand on est persuadé qu'on ne peut pas la guérir.

## CHAPITRE XVI.

### *Des tranchées que les femmes souffrent après être accouchées.*

PEndant tout le cours de la grossesse, depuis son commencement jusqu'à sa fin, la matrice qui au contraire des parties membraneuses, comme la vessie, le ventricule, les intestins, & d'autres visceres deviennent plus minces à mesure qu'ils s'étendent, se fortifie & s'épaissit, en sorte que plus elle s'étend, plus elle est épaisse; & cette extension se fait à mesure que l'enfant prend son accroissement, & qu'il devient plus fort & plus vigoureux. C'est donc une necessité que la matrice en s'étendant se fortifie à proportion, pour satisfaire à l'usage à quoi la nature l'a destinée, non seulement pour contenir le fœtus, mais aussi pour résister aux saillies impétueuses & aux mouvemens violens qu'il fait souvent pendant le tems de la grossesse, encore plus au temps de l'accouchement, auquel il est forcé de faire des efforts outrés pour sortir hors de cette demeure, la matrice y joignant aussi ses propres contractions pour lui en faciliter le moyen.

Le sentiment des Auteurs est très-partagé sur ce fait. Les uns croyent que la matrice a cette qualité toute differente & opposée aux autres parties membraneuses, que plus elle s'étend, plus elle s'épaissit & se fortifie. Les autres croyent au contraire que plus la matrice s'étend, & plus elle devient mince: M. Mauriceau même est de ce sentiment, qu'il soutient par plusieurs exemples qui paroissent d'abord assez plausibles, comme par exemple celui de la vessie, qui plus elle s'étend, plus elle devient mince, ou d'une masse de cire, qui étant proportionnée en figure & en grosseur à celle dont la matrice paroît incontinent après l'accouchement (qui pourroit être environ égale à la grosseur du poing, ou un peu davantage) laquelle étant étendue, pourroit être suffisante pour environner & contenir l'enfant, le placenta & les eaux qui s'y rencontrent, après quoi l'on jugera bien facilement par l'épaisseur de cette matiere ainsi étendue en une aussi grande circonference, que pouvoit être celle de la matrice avant l'accouchement, que ce viscere en se dilatant en largeur, ne peut manquer de diminuer à proportion dans son épaisseur.

Ce même Auteur dit sur ce principe qu'il s'est trouvé des matrices si minces & si foibles vers les derniers mois de la grossesse, qu'il s'en est vû ausquelles on a trouvé après la mort, que l'enfant qu'elles contenoient étoit tombé dans la capacité du ventre, & étoit entierement sorti de la matrice qui s'étoit ouverte, faute de pouvoir s'étendre davantage.

Il n'est pas nécessaire de chercher des raisons bien loin pour réfuter ces deux exemples que M. M. propose pour soutenir son opinion: il ne faut que faire réflexion sur celles qu'il rapporte, pour le convaincre du contraire. Car premierement M. M. convient en parlant de la composition de la matrice, que sa membrane propre est comme charnue, & la plus épaisse de toutes celles qui se rencontrent au reste du corps, lorsque la femme n'est pas grosse.

Il convient aussi que vers les derniers mois de la grossesse elle s'étend & devient si mince, principalement dans sa partie antérieure, qu'elle l'est presque autant que la vessie, excepté seulement le lieu où l'arriere-faix est attaché, & qu'après l'accouchement elle reprend sa premiere épaisseur en se contractant &

se

se ramassant en elle-même, & que ses membranes qui s'étoient beaucoup étendues pendant le cours de la grossesse, reprennent bien-tôt leur premier état, en sorte qu'elle paroît même plus épaisse en ce temps-là qu'en tout autre, d'autant qu'elle est pour lors abreuvée de quantité d'humeurs qui s'écoulent peu à peu par les vuidanges, après quoi elle revient à son épaisseur ordinaire.

Il conclut enfin qu'en mettant la main sur le ventre de la femme vers les derniers mois de sa grossesse, l'on s'apperçoit aisément que malgré l'interposition des tégumens & des muscles du bas ventre, les femmes distinguent souvent les membres de leur enfant, ce qu'elles ne pourroient pas faire si la matrice avoit pour lors deux ou trois travers de doigts d'épaisseur, comme plusieurs se le sont imaginé: ce qui prouve que la matrice est certainement très-mince; & il confirme tout cela par les sentiment de Mrs Rassicod & Passerat fameux Anatomistes, qui disent l'avoir toujours trouvée de même qu'il le dit, ainsi que plusieurs autres de Mrs ses Confreres.

Je respecterai toujours M. Mauriceau & Mrs ses Confreres, mais ce respect ne m'empêchera pas de soutenir, par M. Mauriceau même, ce que j'ai dit de l'état de la matrice pendant la grossesse, en réfutant ses comparaisons, parce qu'elles n'ont aucun rapport à la chose dont on prétend les faire servir d'exemples.

1°. La vessie est une partie membraneuse dont l'usage est de recevoir sans cesse l'urine comme dans un reservoir, pour la vuider journellement, & en décharger la nature. La matrice est destinée pour décharger la femme du superflu du sang une fois le mois seulement, quand elle n'est ni grosse ni nourice, & cette décharge périodique dure chaque mois l'espace de trois, quatre ou cinq jours, plus ou moins, & arrive aussi quelquefois aux femmes grosses & aux nourices; mais ce n'est que rarement & contre le cours de la nature. 2°. La membrane interieure de la vessie est mince, & celle de la matrice est comme charnue, & plus épaisse qu'aucune autre. 3°. La vessie s'étend autant qu'elle s'emplit, ce qui se peut faire plusieurs fois dans un jour, & elle revient dans son premier état au moment qu'elle est vuidée, & toutes les fois qu'elle se vuide. La matrice ne s'étend qu'une fois en neuf mois, bien davantage que la vessie, & n'est jamais si mince, qu'elle n'égale la vessie dans sa circonférence, puisque M. Mauriceau convient qu'elle l'est presqu'autant dans sa partie anterieure seulement, mais beaucoup plus épaisse dans son fond. 4°. Que l'on souffle dans la vessie, elle s'étend à outrance, & quand l'air s'en est échappé, elle reprend aussi-tôt son premier état: mais l'on a beau souffler dans la matrice, rien ne la change dans son état naturel. 5°. Aussi-tôt que la vessie est vuide, elle reprend sa premiere forme, sans qu'il y ait rien d'alteré dans sa substance: mais la matrice bien loin d'en faire autant après l'accouchement, elle reste plus épaisse en ce tems-là qu'en tout autre, parce qu'elle est abreuvée de quantité d'humeurs qui s'écoulent nécessairement peu à peu & pendant quelque tems, sans quoi elle ne reviendroit jamais dans son premier état. 6°. Après la sortie de l'urine, quand la vessie est vuide, l'on a beau presser sur le lieu où elle est située, l'on ne peut y rien trouver: quand la matrice est vuide, qui est après l'accouchement, si l'on presse sur le bas ventre, l'on trouve comme une grosse boule, qui tombe même du côté que la femme se couche.

Après ces differences si considerables, peut-on trouver un rapport juste entre la vessie & la matrice? Et à l'égard de cet autre exemple que M. Mauriceau propose, en comparant une masse de cire à la matrice, n'est-il pas encore plus absurde que celui de la vessie? Et pour en être convaincu, que l'on prenne cette masse égale précisément à la grosseur de la matrice dans son état naturel, & non immédiatement après que la femme est accouchée, comme cet Auteur le dit, car la chose est toute differente. Je suis sûr qu'il n'y a point d'Artiste, quelqu'adroit qu'il soit, qui n'échoue lorsqu'il voudra former un globe de cette cire, capable de contenir deux ou trois enfans, leurs arriere-faix, les eaux & les membranes, de la grandeur que doit avoir une matrice qui est destinée au même usage: c'est une chose impossible, ne la fit-il pas plus épaisse que la toile qu'on nomme mousseline, la plus fine. Et comment M. Mauriceau peut-il dire, comme il fait, que ces membranes soient abreuvées de quantité d'humeurs superflues, sans convenir qu'elles se grossissent? Quelles prérogatives ont-elles sur toutes les autres membranes qui en abreuvant se grossissent si manifestement, qu'il seroit impossible qu'elles fussent abreuvées sans se grossir, & devenir plus épaisses qu'elles ne l'étoient dans leur état naturel.

Cette distinction que fait M. M. de la partie anterieure de la matrice d'avec le reste de sa circonference, & le terme de presqu'aussi mince que la vessie entiere, ne suppose-t'il pas qu'elle est non seulement en cet endroit, mais partout ailleurs plus épaisse, dont il n'excepte néanmoins que son fond où l'arriere-faix est attaché, de maniere qu'il ne lui reste plus pour convenir avec Mrs Dulaurens, Riolan & Bartholin, que du plus ou du moins des expériences de Mrs Rassicod, Passerat, & Mrs ses autres Confreres.

Quand je soutiens contre le sentiment de M. M. que la matrice est plus épaisse & plus forte pendant le temps de la grossesse que dans tout autre tems, je ne prétens pas donner une mesure exorbitante à cette épaisseur, comme celle de deux ni de trois travers de doigts, mais seulement une dimension proportionnée à son usage, & beaucoup supérieure à celle de la vessie, assûrant précisément que quatre épaisseurs de vessie ne feroient pas celle de la matrice des femmes que j'ai ouvertes avec leurs enfans, les eaux, l'arriere-faix & les membranes, après être mortes en cet état, à la difference de celles qui sont mortes immédiatement ou quelques jours après leurs couches, comme je le rapporte dans d'autres observations, ayant trouvé aux unes la matrice plus épaisse & aux autres moins, mais toujours beaucoup plus aussitôt après leur accouchement, encore plus deux jours ensuite, & enfin approchantes de leur état naturel vers le huitiéme jour.

L'Observation que M M. cite pour soutenir le peu d'épaisseur de la matrice justifie bien qu'il y en a de plus faciles à se rompre & à soutenir de grands efforts les unes que les autres, soit à cause qu'elles sont plus minces, ou que leurs fibres longitudinales, obliques & transversales sont d'une consistence moins solide & plus foible, ou enfin, parce qu'il y a des enfans plus forts que d'autres, mais elle ne prouve pas que cette matrice soit devenue plus mince à mesure qu'elle s'est étendue, de la même maniere que fait la vessie, ce que je soutiendrois d'autant plus volontiers contre ce sentiment, que les femmes que j'ai accouchées ausquelles ce malheur est arrivé, comme je le rapporte dans mes Observations, ç'a toûjours été directement au fond de la matrice que j'ai trouvé cette ouverture, & au travers de laquelle j'ai coulai ma main pour aller chercher les pieds des enfans qui y avoient passé, quoique M M. convienne précisément qu'elle est plus épaisse en ce lieu-là qu'en aucun autre.

Sentir les mouvemens des parties de l'enfant assez proche pour les distinguer, est une si foible preuve du peu d'épaisseur de la matrice, que la même chose arrive non seulement à une femme d'un moyen embonpoint, mais aussi à une des plus grasses, quoique les tégumens, en y comprenant le paniculegraisseux, ayent plus de quatre travers de doigts d'épaisseur ; ce qui m'est arrivé à une Dame de Caen qui m'assura positivement que son enfant n'étoit pas bien situé, s'en étant aperçue en touchant d'autres parties que celle qu'elle avoit coûtume de toucher au temps de son travail, la chose étoit si vraie que son enfant présenta le bras, dont je l'accouchai en moins d'un miserere, ce qui m'est arrivé plusieurs autres fois ; ces raisons-là jointes à l'experience que j'en ai & que je cite en plusieurs Observations, me convainquent que la matrice au contraire des autres membranes du corps, ne devient point plus mince en s'étendant, & qu'elle conserve au moins dans sa plus grande extension, autant d'épaisseur qu'elle avoit dans son état naturel, que cette épaisseur n'est pas égale par toute sa circonference se faisant plus remarquer en la partie posterieure qu'à l'anterieure, & à son fond qu'à son entrée ; qu'elles ne sont pas toute égales, les unes étant plus & les autres moins épaisses, que quand même la matrice seroit moins épaisse que la vessie, il seroit impossible qu'une femme pût distinguer précisement les membres que son enfant fait mouvoir, elle peut seulement confondre le talon, le genoux, & le coude, par une espece d'angle que ces parties forment dans leurs mouvemens, ce qui fait sentir une éminence, mais sans pouvoir dire si c'est le talon, le genoux, ou le coude, ny distinguer le cul d'avec la tête, par l'égalité de leur grosseur & de leur rotondité. Ce que je dis contre le sentiment de M M. est si vray qu'il est confirmé par le même Auteur dans plusieurs de ses Observations CCXCII. surtout en celle-ci où la Sage-Femme tiroit une main avec le bras, croyant que c'étoit un pied ; si donc une Sage-Femme a de la peine à distinguer ces parties étant sorties & à découvert, comment une femme pourra-t'elle désigner celles de son enfant étant encore dans son ventre avec ses eaux & ses membranes, elle peut tout au plus dire qu'elle trouve son enfant placé autrement qu'à l'ordinaire, supposé qu'elle ait accouché d'autres fois, sinon il est impossible qu'elle en parle avec quelqu'ombre de vray-semblance.

Je me suis cru obligé d'examiner ce que dit M M. de l'état de la matrice pendant la grossesse & après l'accouchement, parce que c'est de ces experiences que je tire la cause des tranchées que les femmes souffrent quand elles sont accouchées pour faire voir que ces tranchées au lieu de leur être à charge, sont utiles aux femmes qui les souffrent, puisqu'elles s'aperçoivent bien que l'écoulement de leurs vuidanges est plus abondant aprés que la douleur est passée; ce qui fait que je ne rapporte la cause de ces tranchées legeres ou fortes, qu'à la compression qui arrive à la matrice après l'accouchement, pour se décharger des matieres dont elle s'étoit abreuvée pendant la grossesse, quoique toutes les femmes n'y soient pourtant pas assujetties, puisque j'en ai accouché plusieurs qui n'en ont jamais eu, & que la plus grande partie des femmes n'en ont point dans leur premiere couche.

Ces douleurs ressemblent assez à celles que la femme souffre au temps de son travail, puisqu'elles ne sont causées dans ces deux differens tems que par les compressions de la matrice, à la difference seulement que les unes servent à la sortie de l'enfant & les autres à procurer celles des vuidanges.

Cependant les douleurs de la colique, celles qui succedent à la suppression des vuidanges & à l'inflammation de la matrice, sont très differentes; dans celles-ci, l'Accouchée a le ventre dur, tendu, & si douloureux qu'à peine la malade peut souffrir qu'on le touche; dans celles-là le ventre n'est ni dur, ni tendu, ni douloureux, & on le touche sans que l'Accouchée en souffre ni s'en plaigne; au second cas la douleur est continuelle & les vuidanges ne coulent que peu ou point, dans le premier la douleur n'est que passagere, & les vuidanges coulent abondamment, mais particulierement lorsque la douleur cesse, la malade ne s'aperçoit point que les vuidanges coulent plus après la tranchée quelle ne faisoient auparavant, quand c'est à l'occasion de la colique qu'elles se font ressentir. Et au contraire, quand ce ne sont point des tranchées de colique, les vuidanges ne manquent pas de couler davantage à la fin de la tranchée qu'elles ne faisoient auparavant.

Toutes ces differences ne persuadent-elles pas que les tranchées que les femmes souffrent après leur accouchement ne doivent pas être regardées comme un accident fâcheux, mais au contraire qu'il est en quelque sorte utile & necessaire, ou si on luy ôte cette prérogative, on ne le peut mettre tout au plus qu'au rang des accidens indifferens, puisque de cent femmes les plus heureusement accouchées, il y en aura quatre-vingt-dix, s'il n'y en a pas même davantage, qui souffriront ces tranchées, ce qui m'a réduit après avoir exercé tous les remedes que la raison& l'experience m'ont suggeré sans aucun succès, de faire à leur égard comme j'ai fait à celui du sein, à l'occasion du lait, où je me suis contenté d'appliquer dessus une serviette chaude & molette, plus pour contenter la malade que pour remedier à cet accident, parce que tout le soin qu'une Garde doit avoir est de conserver son Accouchée bien chaudement, & que souvent les sueurs y sont d'un grand secours.

Ces douleurs sont quelque fois si violentes que j'ai souvent vû des femmes, me dire dans la violence de la tranchée, qu'elles souffroient infiniment plus que dans les plus fortes douleurs de leur travail, & même de leur accouchement même, & plusieurs qui avoient résisté à toutes celles-là sans se plaindre, ne pouvoient soutenir celles-ci sans faire des cris affreux, mais qui ne duroient que peu de temps, & d'autres fois elles sont supportables.

Je fais seulement donner un lavement à la malade quand la necessité le requiert, car si les vuidanges coulent avec abondance ou que l'Accouchée ait le ventre libre, je laisse au temps le soin de la guérison qui ne dure pour l'ordinaire que deux ou trois jours, mais qui quelque fois aussi continuent jusqu'au sept & au huit, ce qui n'arrive que fort rarement, après quoi elles vont toûjours en diminuant.

J'ai vû quantité de femmes qui souffrent ces tranchées sans se plaindre, les regardant comme une chose qu'elles ne peuvent éviter, cela est si vray que quand elles ont eu un travail prompt & favorable, & que l'accouchement est suivi des tranchées les plus fortes, elles s'en consolent en disant, que ce que l'on n'a pas eu devant l'accouchement, il le faut avoir après.

Comme j'ai traité de la suppression des vuidanges, & de l'inflammation de la matrice, il me reste à traiter de la colique, mais comme il n'y a que les lavemens qui y conviennent, & les fomentations émolientes, ou à leur défaut le lait doux, chaud, dans lesquels l'on fait tremper une serviette pliée en quatre & appliquée dessus, je n'en feray point de Chapitre particulier: l'huile d'amandes douces, à la quantité d'une once, prise dans un demi-verre de vin, avec une cuillerée de sucre en poudre ou de sirop de capillaire, y est très convenable.

## CHAPITRE XV.

### *Des convulsions, vapeurs, suffocations, & hemorroïdes.*

SI les convulsions qui précedent l'accouchement sont d'un mauvais augure, celles qui le suivent ne sont pas un présage moins sinistre pour les Accouchées, car quand cet accident arrive pendant le temps de la grossesse ou celui de l'accouchement, l'Accoucheur sçait à quoi il doit s'en tenir, le remede étant d'accoucher la malade le plûtôt qu'il est possible comme je l'ai fait, & que je le raporte dans quelques Observations, mais c'est une chose bien differente après qu'elle est accouchée, car si cet accident vient ensuite d'une grande perte de sang, tout ce que l'on peut faire est de donner son entiere attention à en diminuer le cours, si c'est au contraire par une suppression des vuidanges il faut faire en sorte d'en procurer le retour.

J'ai vû deux femmes à Cherbourg qui tomberent dans de violentes convulsions après être accouchées, dont l'une perdoit connoissance & l'autre la conservoit toute entiere, ce qui leur arrivoit après tous leurs accouchemens, à cause des excessives pertes de sang qui venoient ensuite, je ne leurs faisois pas d'autre remede que de leurs faire prendre de bons & fort bouïllons, peu à la fois mais souvent réiterés, afin de réparer la perte que la nature avoit faite dans cette grande évacuation, & des petits lavemens. Elles s'en tirerent toutes deux, je leurs conseillai aussi de se faire saigner dès qu'elles se croiroient grosses, & de le faire plusieurs fois pendant leur grossesse, & même de prendre une fois pendant chacun des trois premiers mois, un gros de rhubarbe infusé dans un grand verre d'eau pendant dix à douze heures, d'y ajouter la moitié de trois onces de casse en bâton, lui faire jetter un bouïllon, couler le tout sur une once de manne, & aussi-tôt qu'elle sera dissoute, la couler de nouveau, boire cette potion le matin, & deux heures aprés prendre un bouïllon; l'une se trouva bien d'avoir suivi mon conseil n'ayant plus souffert cet accident dans ses autres accouchemens, mais l'autre n'a point eu d'enfans depuis ce temps-là; si une femme après être accouchée étoit attaquée de convulsions, & que ses vuidanges fussent ſuprimées, je n'heſiterois pas un moment à la ſaigner & à lui faire donner des lavemens anodins & raffraichiſſans, qui ſont d'un merveilleux ſecours en cette occaſion.

Il y a des femmes qui ſont ſi ſujettes aux vapeurs que la moindre choſe extraordinaire les excite chez elles; ces ſortes de vapeurs par une violente agitation du ſang qui entraîne & charie quelque choſe d'étranger vers le cerveau, troublent l'œconomie des eſprits, les agitent, & les empêchent de couler comme à leur ordinaire, & d'être portées aux parties pour les mettre en état d'exercer leurs fonctions, dont enſuite il ſe fait une eſpece de débordement: ce qui ſe juſtifie par la chaleur & la rougeur qui paroît au viſage & par tout le corps, & qui paſſe comme un éclair; par les violentes agitations, les tremblemens, les inquiétudes, la reſpiration haute & fréquente, & même les pleurs à quelques-unes, à qui l'on voit changer ſubitement la couleur rouge de leur viſage en une pudeur, & dans d'autres une reſpiration foible & lente, & une inaction de toutes les parties du corps, qui va quelquefois juſqu'à la léthargie.

Plus la cauſe des vapeurs eſt legere, plus elles ſont faciles à guerir. J'ai accouché des femmes qui en étoient violemment tourmentées, pour les avoir ſeulement obligées de tenir leurs mains dans le lit, afin d'y conſerver la chaleur, parce que j'en ai vû pluſieurs auſquelles le ſein a apoſtemé pour avoir negligé cette précaution, & s'être expoſées au froid, qui étoient gueries un moment après les en avoir miſes dehors; d'autres pour avoir vû courir une ſouris dans leur chambre, & d'autres enfin pour avoir entendu une bagatelle, un rien, mais ſur tout pour avoir fleuré toutes ſortes de bonnes ou de mauvaiſes odeurs, & particulierement le muſc.

S'il eſt vrai que la matrice ſoit attirée par cette odeur, & qu'elle aille au devant comme elle a fait quelque fois pour ſeconder l'intention de la nature, dans les approches impudiques d'un homme & d'une fille débauchée, qui dans la crainte de devenir groſſe, n'a pas ſouffert l'introduction, mais tout le reſte à cela prés, ce qui n'a pas empêché qu'elles ne l'ayent été, il n'eſt pas difficile de croire qu'elle peut avoir la même diſpoſition à s'élever en haut pour profiter de l'agrément de cette odeur, & que d'une ſimple vapeur il s'enſuit une ſuffocation, parce qu'en s'élevant de la ſorte, c'eſt une neceſſité qu'elle faſſe ſoulever les parties qui ſont au deſſus d'elle, comme les inteſtins, le ventricule

cule & consécutivement le diaphragme, ce qui empêche que les poumons n'ayent autant d'étendue qu'ils leur en faut pour recevoir l'air dont ils ont besoin afin de jouer leur jeu, ce qui leur cause une respiration haute, violente & forcée ; & comme le ventricule se trouve irrité dans ces mouvemens, il communique ce sentiment d'irritation à l'œsophage, qui par une suite necessaire se gonfle aussi, ce qui fait que la femme sent une espece de billot, qui lui paroît vouloir sans cesse monter jusqu'à la gorge, & qui l'oblige à avaler continuellement, quoiqu'elle n'avale rien.

La gorge enfle aussi & se grossit par l'obstruction qui se fait dans toutes les parties nerveuses, qni empêche les esprits de couler comme à l'ordinaire, d'où s'ensuit le gonflement des muscles.

Les mouvemens convulsifs & les convulsions même se font quelquefois sentir fort violemment lorsque ces mêmes esprits viennent à vaincre cette obstruction & à couler dans les parties plus abondamment qu'elles n'en ont besoin pour executer leurs fonctions ordinaires, par l'irritation qu'ils causent à ces mêmes parties qui donne lieu à la contraction des muscles.

La raison se perd quelquefois par le dérangement de ces mêmes esprits & quelquefois aussi le pouls devient si petit, si foible & si languissant qu'il fait craindre pour la vie: je n'en ai pourtant vû perir aucune, quoique j'en aye vû beaucoup qui ont souffert tous ces accidens avec d'extrêmes violences.

Les meilleurs remedes dont je me sois servi pour les soulager dans ces occasions, ont été l'esprit volatil de sel armoniac trés fort, l'huile d'ambre ou de succin, la confection d'hyacinthe dans l'eau d'armoise en potion, des lavemens avec le petit lait, l'armoise, la matricaire, la rue & quelques grains de camfre & de castoreum, tous remedes qui ont produit de trés bons effets toutes les fois que j'ai été obligé de les employer.

## OBSERVATION CCCCXXXV.

Le 6 de Mars de l'année 1701, j'accouchai une Dame à vingt lieues de cette Ville, qui étoit fort sujette aux vapeurs. Une Dame de ses amies la vint voir avec un beau bouquet de jonquille & de violette. Comme je me trouvai heureusement dans la chambre j'allai au plûtôt à sa rencontre & je fis mettre le bouquet dans un lieu où elle pût le reprendre en sortant : quoique cette Dame ne mît le pied qu'à l'entrée de la porte de la chambre, par la précaution que j'eus de l'empêcher de passer outre, l'Accouchée ne laissa pas d'être tourmentée toute la nuit de violentes vapeurs, dont il lui resta une douleur de tête pendant deux ou trois jours, après quoi elle en fut entierement quitte sans avoir fait autre chose que de prendre quelques petits lavemens.

Si je ne me fusse pas heureusement trouvé dans la chambre, la Dame n'alloit pas manquer de s'asseoir auprès du lit de la malade avec ce beau bouquet, & quel mal n'auroit-elle pas causé à son amie sans y penser ? jamais femme n'ayant été plus susceptible des odeurs qu'étoit celle-ci, ni plus sujette aux vapeurs, m'ayant assuré qu'elle avoit senti celle du bouquet de cette Dame avant qu'elle l'eut vue.

## OBSERVATION CCCCXXXVI.

Le 3e. d'Août de l'année 1704, j'accouchai une Dame de cette Ville, laquelle six jours aprés, se voulut mettre plus proprement qu'elle n'étoit, & pour cet effet elle prit une coeffe blanche, elle se sentit à l'instant frapée d'une douleur de tête des plus fortes, pourquoi l'on me vint prier d'entrer chez elle. Je fus surpris à la vue d'un accident aussi subit qu'imprévu ; je m'informai s'il n'étoit venu personne voir cette Dame & si elle n'avoit pas senti quelqu'odeur de fleurs ou de musc, elle eut encore assez de présence d'esprit, malgré les excessives douleurs dont elle étoit travaillée, pour dire qu'elle avoit un seul grain de musc dans l'armoire, d'où elle venoit de tirer cette coeffe; comme il n'en fallut pas davantage pour causer ce désordre, je la fis incessamment ôter & changer tout ce qui étoit autour d'elle, lui fis fleurer un peu d'esprit volatil de sel armoniac, & donner un lavement de petit lait tout simple, la douleur de tête diminua pendant la nuit, en sorte qu'elle ne s'en sentoit plus le matin.

Elle eut le bonheur d'en être bien-tôt quitte, la petite quantité de musc n'ayant fait sur elle qu'une légere impression, car quelque peu qu'il y eut d'odeur, si elle avoit gardé cette coeffe pendant toute la nuit, elle auroit été en danger d'essuyer les mêmes accidens que celles dont parle M. Peu pour une chose aprochante.

## OBSERVATION CCCCXXXVII.

Le 12 Decembre de l'année 1708, une femme que j'avois accouchée il y avoit six jours; qui se portoit parfaitement bien, en causant ensemble la conversation roula sur plusieurs extravagances qu'un homme devoit avoir dittes, dont nous badinions tous également, mais plus l'Accouchée que les autres, parceque quelques menaces de cet homme regardoient son mary, sans qu'il y eût aucun sujet d'en avoir la moindre inquiétude, elle se forma une si fâcheuse idée de ces menaces, qu'elle fut saisie de vapeurs, & tomba ensuite dans de si violentes suffocations, qu'elle perdit non seulement la parole, mais aussi la connoissance, des étouffemens & des envies continuelles d'avaler son pouls s'élevant dans un instant & retombant aussi-tôt, de maniere que quand j'arrivai je ne pouvois que mal augurer de l'issue de ces fâcheux accidens, je la tirai neanmoins de ce triste état, en moins de temps que je n'aurois osé l'esperer, par le secours de l'esprit volatil de sel armoniac, que je lui fis fleurer, à quoy elle ne répondit pas d'abord, mais lui en ayant fait avaler quelques gouttes, elle se prit à cracher & se plaindre du mauvais gout de cette drogue, elle retomba plusieurs fois dans le même état jusqu'au matin qu'elle en fut entierement quitte, & lui fis donner un lavement de petit lait tout simple, parce qu'elle avoit le ventre assez libre, mon intention qui n'étoit que de rafraichir & d'humecter, fut accomplie par ce moyen, & la malade reprit en deux ou trois jours sa santé ordinaire.

C'étoit un bonheur que ses vuidanges fussent aussi avancées qu'elles étoient, car si ç'ût été le deux ou le troisiéme jour, elle seroit sans doute morte de la force que cette suffocation l'avoit saisie, mais ses vuidanges ayant duré à peu près le tems nécessaire ne fournirent plus que quelques excrétions blanches, qui ne furent d'aucune considération, ce qui marque bien qu'il faut pendant toutes les couches d'une femme, faire une grande attention à ce que l'on dit, parce que les moindres choses quoi que dites indifferemment, peuvent avoir de dangereuses suites & que les bonnes ou mauvaises nouvelles & généralement tout ce qui peut faire quelque peine ou quelque plaisir sont également dangereuses à une femme nouvellement accouchée, on dilatant ou reserrant la matrice, ainsi que font les odeurs qui peuvent causer les mêmes accidens, ce qui marque la necessité de ſe précautionner contre tout cela quand on va voir des femmes en couche.

Pour peu qu'une femme ſoit ſujette aux hémorroïdes, & quand même elle n'en auroit jamais ſenti aucune atteinte, elle en ſouffre pour l'ordinaire dans ſa couche, & il y en a bien peu qui en ſoient exemptes, parce que la ſortie de l'enfant cauſe une violente irritation en ces parties, avec une grande douleur, dont s'enſuit une inflammation qui ſe communique aux extrémités des veines hémorroïdales, qui deviennent enflées & douloureuſes dans la ſuite, aux unes plus, aux autres moins, mais il y en a qui cauſent de ſi exceſſives douleurs que les femmes qui ont le malheur d'en être atteintes en ſouffrent ſi fortement qu'elles ne ſçavent en quelle ſituation ſe mettre, tant la nuit que le jour, étant forcées par la grandeur du mal de ſe lever le jour même qu'elles ſont accouchées, & de paſſer le jour & la nuit ſur une chaiſe ou ſur un fauteüil, ſans pouvoir demeurer un ſeul moment couchées.

A ces extrémes douleurs je n'ai point trouvé de remede plus prompt ni plus efficace, qu'un bain de lait doux à mettre le ſiége dedans, c'eſt une choſe qui ſe trouve par tout & en tout temps, en attendant que l'on puiſſe avoir un peu de graine de lin, de fleurs de camomille, de feüilles de boüillon blanc, de ſeneçon, de mauves & violiers, que l'on fait bouillir enſemble dans une ſuffiſante quantité d'eau pendant une demi-heure, dans laquelle on jette le tiers de lait doux, puis on couvre d'une nappe ou d'un drap ſale le vaiſſeau propre pour y faire aſſeoir la malade, laiſſant les herbes, fleurs, & ſemences au fond, ſur leſquelles on la fait aſſeoir, & on l'y fait reſter plus ou moins de temps ſuivant qu'elle s'en trouve bien & que ſes douleurs lui permettent d'y demeurer ſans ſe trop fatiguer, ce qu'on lui fait réiterer de temps en temps, en faiſant réchaufer cette décoction ou en préparant de nouveau ce remede qui adoucit beaucoup, & en procurant la tranſpiration, ramolit & diminue les tumeurs des hémorroïdes.

Je leur ai fait un onguent avec le populeum, l'écaille d'huitres calcinée, & réduite en poudre impalpable, l'opium diſſous dans un peu d'eau & incorporé avec le jaune d'un œuf, le tout réduit en onguent dont la malade ſe frotte ou en met ſur un linge; je n'ai point éprouvé un meilleur remede, comme l'on pourroit avoir quelque méfiance de l'opium, j'en mets la quantité d'un demi-gros sur quatre onces de cet onguent.

J'ai vû des nouvelles accouchées si maltraitées des douleurs que leur causoient les hémorroïdes, qu'une entr'autres eut une si grande perte de sang pour y avoir appliqué plusieurs sang-sues, que je fus obligé après avoir tenté quantité de petits remedes, & ensuite de plus forts, d'y mettre à la fin un bouton de vitriol. Elle manqua d'en mourir, sans que le même accident soit arrivé à plusieurs autres qui ont essayé le même remede, & que j'en aye eu aucun succès, l'ayant toujours éprouvé en vain.

Il y avoit un vieux homme dans la Paroisse de Tanteville, deux lieues d'ici, qui guérissoit tous ceux qui en étoient affligés lorsqu'elles sortoient. Ce remede étoit trop beau pour le négliger. Je fis tant que je gagnai sur cet homme qu'il me feroit voir comment il en usoit pour en venir si heureusement à bout. Un homme qui en souffroit beaucoup, le fit venir aussi-tôt qu'il vit l'hémorroïde bien belle & bien grosse. Il prit de grands & vieux ciseaux, & la coupa sans autre façon, mit de la poudre d'écaille d'huitre dessus, après l'avoir bien laissée saigner. Voilà son secret, que je n'ai jamais eu la pensée d'éprouver, qui que ce soit que j'aye vû tourmenté de cette maladie, ni ne ferai, dans la crainte d'une fâcheuse hémorragie, comme on l'a vû arriver ensuite de semblables sections.

---

## CHAPITRE XVII.

### *Ce qu'il y a à craindre du cordon de l'ombilic trop serré, ce qu'il y faut faire, & surtout quand il est arraché.*

COmme j'ai traité en plusieurs endroits de ce Livre de ce qui est nécessaire aux enfans après qu'ils ont vû le jour, & des accidens qui peuvent leur arriver, & particulierement dans un Chapitre du premier Livre, de la maniere de lier les vaisseaux ombilicaux qui composent le cordon lorsqu'ils sont unis ensemble par le moyen des membranes, en sorte que cette ligature ne soit ni trop près, ni trop éloignée du ventre de l'enfant, ni trop lâche, ni trop serrée: parce que selon le sentiment des Auteurs, cette ligature étant faite trop près du ventre, peut causer de l'inflammation; en étant trop éloignée, elle peut produire une hernie; étant trop lâche, elle peut laisser échaper le sang ; & étant trop serrée, elle peut couper le cordon trop tôt, ce qui causeroit une perte de sang qui donneroit la mort à l'enfant : aussi s'est-il trouvé des Sages-femmes & des Chirurgiens qui par ignorance ou par terreur panique ont fait des fautes notables, mais dont quelques-unes n'étoient pourtant pas si dangereuses que les Auteurs nous l'ont voulu persuader.

## OBSERVATION CCCCXXXVIII.

L'enfant d'un de mes amis d'une Ville considerable, ayant eu le cordon de l'ombilic lié trop près du ventre, & d'un fil trop délié & trop serré, joint à la délicatesse du cordon qui étoit très petit, tomba le lendemain à l'uni du ventre, qui par ce moyen laissoit échaper un peu de sang, ce qui donna l'allarme dans la maison. L'on envoye aussi-tôt chercher le Chirurgien du logis, qui plus allarmé que personne, en appella plusieurs autres pour conferer ensemble sur un accident qui leur parut aussi étrange, qu'il leur étoit nouveau, non par rapport à la legere perte du sang qui couloit actuellement, mais dans la crainte d'une plus considerable, dont la mort de l'enfant devoit selon eux s'ensuivre infailliblement, ce qui leur fit abandonner ce beau précepte de la Chirurgie, qu'en fait de remede il faut aller du plus simple au plus composé, pour suivre cettte autre maxime, qu'à mal extrême il faut un extrême remede : surquoi ils résolurent de prendre avec le bec de corbin assez des tégumens & de ce qu'il pouvoit y avoir de la racine de ce cordon, afin de le pouvoir serrer selon que la necessité le requerroit, avec un fil ciré & assez gros, noué à double nœud pour le serrer dans la suite encore davantage ; & au moyen de cette ligature ils s'assurerent parfaitement bien de la perte de sang, mais ils tuerent l'enfant, cette ligature ayant causé une douleur si violente au ventre, que l'inflammation survint, à laquelle succeda la gangrene, & enfin la mort.

## REFLEXION.

Ces Maîtres Chirurgiens se trouverent déconcertés à la vûe de ce prétendu grand mal, qui consistoit plûtôt dans un défaut d'experience que dans un danger effectif, qu'ils crûrent pourtant bien évident, pour se déterminer à une pareille opération. Il y a à la verité des précautions utiles que l'on ne doit jamais négliger, mais des précautions pareilles à celle-ci sont infiniment plus à craindre que le mal même, puisque le sang ne venoit que foiblement, & que c'étoit plûtôt un suintement qu'une perte d'aucune consequence, qui auroit ſans doute été arrêtée par les moindres remedes, comme je l'ai fait en une occaſion plus dangereuſe en apparence, & pour laquelle cette operation, ſi elle eût été praticable, auroit été plus néceſſaire.

## OBSERVATION CCCCXXXIX.

Le 28 Novembre de l'année 1699, un pauvre Manœuvre de mes voiſins, dont la femme étoit en travail, vint me chercher à deux heures après minuit avec beaucoup d'empreſſement, pour l'aller accoucher. J'y allai à demi-habillé; mais quelque diligence que je pûs faire, je n'arrivai qu'après la ſortie de l'enfant qui etoit tombé ſur le plancher, la femme ayant été ſurpriſe de la derniere douleur étant debout; dont l'arriere-faix étoit reſté dans la matrice, & le cordon de l'ombilic rompu, ou plûtôt arraché juſque dans le ventre de l'enfant. de maniere qu'il n'étoit pas reſté la moindre extrêmité d'aucun des vaiſſeaux, pas même aucun veſtige, & d'où il ne ſortoit aucune goutte de ſang, le lieu étant comme une excoriation un peu profonde qui ſe ſeroit faite; ce qui me fit ſonger à la mere, que je couchai ſur ſon lit, après quoi je lui détachai un très-petit arriere-faix des parois de la matrice, qui étoit fort adherant, & le tirai dehors, le cordon qui étoit trop foible & très-petit, ne m'ayant été d'aucun ſecours. J'appliquai enſuite un petit tampon de charpie ſeche, qui rempliſſoit le lieu ou la place du cordon de l'enfant, un emplâtre de poix noire par-deſſus, une compreſſe, & un petit bandage contentif d'un linge plié en quatre, auquel je ne touchai point davantage. L'emplâtre tomba dans la ſuite, & la place du cordon ſe trouva parfaitement cicatriſée.

## REFLEXION.

On ne pouvoit pas ſe diſpenſer de mettre un peu de charpie ſeche au lieu où le cordon fut arraché, avec un emplâtre de poix noire qui eſt adherant par-deſſus, & un petit bandage: le ſurplus auroit été inutile, puiſqu'il ne paroiſſoit aucune goutte de ſang. Pour ce qui eſt du bandage, la précaution en étoit utile, parce qu'il ſe pouvoit faire que l'enfant revenu de ſa foibleſſe, les eſprits étant dans un plus grand mouvement qu'auparavant, il ſurvint une perte de ſang aſſez conſiderable pour lui cauſer la mort, dont on ne ſe ſeroit apperçû qu'après que toutes les hardes qui ſervent à emmailloter les enfans, en euſſent été imbibées: ce qui fut la raiſon qui m'engagea à en uſer de la ſorte, d'autant plus que cette précaution ne cauſoit aucune douleur à l'enfant, au lieu que le remede employé par ces Chirurgiens, fit perir celui qui en fut la victime.

## OBSERVATION CCCCXL.

Le 18 Janvier de l'année 1705, je fus appellé pour voir une petite fille de trois jours, à laquelle le cordon de l'ombilic venoit de tomber, & dont il avoit suinté assez de sang pour imbiber une petite compresse pliée en quatre, qui causoit une allarme d'autant plus grande, que l'âge de la mere ne laissoit guéres esperer d'autres enfans. Après que j'eus examiné la maladie, je rassurai ceux qui s'y interessoient, & rétablis le calme dans la maison par la promesse d'une prompte guérison, qui fut suivie de l'effet, puisqu'elle ne consistoit que dans l'application d'un petit plumaceau de charpie séche, avec un emplâtre de diapalme par-dessus, & un petit bandage, jusqu'à ce que l'endroit d'où le cordon étoit tombé trop tôt, fut cicatrisé, ce qui arriva sept ou huit jours après.

## REFLEXION.

Voilà la maniere dont j'ai traité & guéri ces deux enfans dans ces apparens dangers, où il ne s'en trouva pourtant aucun, quoique la chose fût fort délicate, mais beaucoup plus au premier qu'au dernier; car celui-ci indiquoit presque de lui-même ce qu'il falloit faire pour sa guérison, au lieu que l'autre donnoit plus à penser, en faisant réflexion que des arteres & une veine non seulement coupés & mal ou point liés, exposoient l'enfant à un péril évident, par la perte subite de tout son sang; & il est surprenant que les vaisseaux étant arrachés jusque dans leur racine, cet accident ne soit point arrivé.

## OBSERVATION CCCCXLI.

Soit pour augmenter ou pour diminuer la surprise qu'un pareil accident peut causer, je citerai encore un exemple qui a beaucoup de rapport au précedent. C'est à l'occasion d'un pauvre petit garçon du Bourg de Barfleur; cet enfant en badinant à la roue d'un moulin, & s'en étant trop approché pendant qu'il mouloit, fut attrapé par sa manche, puis attiré à l'instant, sa main s'embarrassa dans cette roue, ensuite l'avant-bras & le bras jusqu'au haut, où il fut arraché & séparé de l'épaule, à cause de la grosseur du corps qui ne put passer. C'étoit un spectable des plus affreux à voir; cependant il sortit si peu de sang de ce bras coupé, qu'il ne fut besoin que d'un simple plumaceau de charpie séche pour l'arrêter, & cet enfant fut guéri en très peu de tems, sans qu'il se fît d'exfoliation sensible à l'omoplate, ni qu'il s'engendrât aucune chair superflue à la playe: c'est à présent

présent un grand homme qui se porte bien, à son bras près.

Ce sont de ces évenemens rares, sur lesquels il ne faut pas qu'un Chirurgien s'arrête pour s'en faire un fond de pratique, mais il faut qu'il soit toujours exact à observer de quel côté la nature a du penchant, pour la soutenir & la soulager, sans la détruire par un remede souvent plus à craindre que le mal même, & qu'il soit toujours attentif & ingénieux à trouver des moyens de guérison, pour mettre en exécution ceux qu'il aura inventés, ainsi que le précepte l'ordonne.

# ADDITIONS NOUVELLES. OU SUPLEMENT AU PRESENT TRAITÉ DES ACCOUCHEMENS.

L'On sera sans doute surpris de voir des Additions à un Traité d'Accouchemens aussi ample que celui-ci, si l'on en juge par la quantité d'Observations qu'il contient: mais l'on reviendra de ce préjugé dès qu'on voudra bien mettre en parallelle la matiere des Accouchemens avec ces vastes régions inconnues aux Anciens, dont la découverte étoit réservée aux entreprises audacieuses des excellens Pilotes des derniers siécles, qui encouragent encore à present nos voyageurs à faire dans leurs périlleuses navigations des découvertes encore plus utiles & plus surprenantes. De même aussi m'étant arrivé dans ces dernieres années de découvrir quelque chose de nouveau dans la pratique des Accouchemens, j'ai crû être obligé de le communiquer, pour faire voir que cette Chirurgie particuliere est assez étendue pour y pouvoir faire des découvertes dont le genre humain peut tirer de grands avantages pour la conservation & la propagation de son espece.

Cette courte réflexion me porte à dire que M. Mauriceau l'a pris sur un ton un peu trop haut, quand il a prétendu d'avoir poussé la Pratique des Accouchemens jusqu'où elle pouvoit aller, suivant la derniere Edition de son Livre, enrichi d'Aphorismes, & augmenté d'une centaine d'Observation ou environ, aussi-bien que d'une brochûre imprimée en forme de Suplément depuis son Ouvrage si accompli ; ce Supplément contenant cent cinquante Observations, qui ne sont pourtant à proprement parler qu'une répétition inutile, puisque les mêmes se trouvent parmi les sept cens précedentes, en sorte qu'on peut les regarder plûtôt comme un Journal de cet excellent Accoucheur, plus propre à marquer son grand travail, qu'à donner des enseignemens utiles à de jeunes Praticiens, puisqu'une ou deux Observations de chaque sorte suffisent pour en donner une idée parfaite à ceux qui peuvent en profiter, au lieu que les mêmes faits inutilement répetés, ne servent qu'à causer de l'ennui, sans qu'on en puisse tirer de nouvelles lumieres.

J'ai donc évité cet écueil autant qu'il m'a été possible ; & si j'ajoûte les Observations suivantes à mon précedent Traité, c'est que depuis sept années que j'en ai abandonné le Manuscrit pour l'imprimer, entre le grand nombre d'accouchemens contre nature qui me sont tombés entre les mains, il y en a eu quelques-uns qu'aucun Accoucheur n'a encore rapportés ; en sorte que me pouvant dire être le premier qui ait proposé les moyens d'y réussir, j'aurois lieu de me faire à moi-même un honteux reproche de n'en avoir pas fait part à ceux de mon Art, qui pourront en faire un bon usage en pareille occasion, puisque le succès en a été si heureux, que les meres & les enfans n'ont point été exposés par ma nouvelle pratique à l'usage pernicieux des instrumens ordinaires, ne les ayant employés que dans une extrême necessité, comme les Observations rapportées dans ces Additions, vont le justifier.

## OBSERVATION CCCCXLII.

Quoique tous les Auteurs qui ont écrit avant moi des Accouchemens, conviennent qu'il faut que l'enfant présente la tête la premiere, pour que l'accouchement soit légitimement appelé naturel, & qu'il soit par eux réputé contre nature, dans quelqu'autre situation où il puisse se présenter ; mon sentiment est, comme je l'ai déja dit ailleurs, bien different de celui de ces Auteurs, à cause des tristes & fâcheux événemens ausquels les meres se trouvent souvent exposées dans cette situation de l'enfant prétendue si naturelle, dans laquelle pour peu que la tête se dérange, cette situation se rend la plus inquiétante & la pire de toutes, puisque je n'en connois aucune où un Chirurgien experimenté dans la pratique ne puisse accoucher la mere d'nn enfant vivant, au lieu qu'il se trouve alors souvent réduit à voir perir l'enfant & même la mere dans cette situation si préconisée, les ptéceptes de la religion chrétienne, liant alors les mains à l'Accoucheur, & l'empêchant de mettre en usage les moyens que son Art a put jusqu'à présent lui suggérer en ces rencontres pour sauver la mere.

C'est ce qui m'a engagé à chercher d'autres moyens que ceux que nos prédecesseurs nous ont proposés & qui m'ont heureusement réussit, comme on le verra dans les Observations qui suivent.

## OBSERVATION CCCCXLIII.

Le 9 Août 1716, l'on m'envoya prier d'aller à la Parroisse de Houteville, éloignée de quatre lieues de Valognes pour secourir Madame de...... qui étoit en travail de son premier enfant depuis trois jours & trois nuits, après avoir légerement questionné le Messager, je troavai par son rapport qu'il pouvoit s'en retourner, & que de la maniere qu'il me parloit de l'état de cette Dame, il la trouveroit sans doute accouchée, qu'au cas qu'elle ne le fût pas, il n'avoit qu'à revenir le lendemain & que je me rendrois incessamment auprès d'elle, au retour duquel neanmoins je ne m'attendois guere, dans l'esperance qu'un accouchement prochain tel que j'avois lieu de le croire m'en dispenseroit, j'y fus trompé, car le lendemain je vis revenir le même Courier me sommer de la promesse que j'avois faite, disant que cette Dame qui n'étoit pas accouchée me demandoit avec instance, je me rendis auprès d'elle & la trouvai autant inquiette que forte & vigoureuse, son enfant se présentant bien avec de bonnes douleurs mais éloignées, ce qui me fit esperer que si l'accouchement ne se terminoit pas pendant la journée, il finiroit pendant la nuit, mais les eaux s'étant écoulées dès le jour précedent, tout le contraire arriva, car après cinq jours & cinq nuit de travail sans que la malade eût dormi un seul moment ; elle se trouva si épuisée dans le commencement du cinquiéme que je commençai à m'inquietter avec d'autant plus de raison, que son enfant, qui étoit encore bien vivant ne me parut avoir aucunement avancé pendant plus de vingt-quatre heures, ce qui me fit penser à l'accoucher, & sur les trois à quatre heures de l'aprés midi, m'y étant absolum nt déterminé, je fis mettre la malade sur le travers de son lit, où aprés l'avoir située comme il convenoit, j'introduisis ma main à côté de la tête de l'enfant, que je trouvai le moyen de repousser un peu, & la coulai jusques au dedans de la matrice assez avant pour trouver les deux pieds, que je saisis & les attirai dehors, & après avoir baptisé l'enfant j'achevai de le tirer entierement, puis je délivrai la mere, ce qui ne dura que très peu de temps, la mere & l'enfant se portant bien.

## REFLEXION.

Ce qui m'empêcha de me rendre auprès de cette Dame aussi-tôt que j'y avois été mandé, fut l'état où l'on m'avoit marqué qu'elle se trouvoit, qui me faisoit croire que j'arriverois trop tard pour lui être d'aucun secours, ne doutant pas de la trouver accouchée quelque diligence que je fisse, comme quantité d'autres femmes ausquelles j'avois été inutile en pareil cas, par la raison qu'une jeune femme étant malade pour accoucher & particulierement de son premier enfant se croit dès les premieres douleurs prête d'accoucher à l'heure même, & quoique ces douleurs n'augmentent que très legerement pour l'ordinaire pendant deux & trois jours, elles se persuadent que tout est perdu, si elles n'ont un Accoucheur, & mettent tout en mouvement dans la maison jusqu'à ce qu'on l'ait envoyé chercher ; aussi sont elles souvent accouchées pendant que le Courrier est en chemin, ne pouvant se contenter d'une Sage-Femme quelqu'adroite qu'elle soit, & quelque fois même plus capable de les aider que quantité d'ignorans qui se disent Accoucheurs, n'ayant en main, comme je l'ai dit ailleurs, que ce maudit instrument, qui cause des désordres dont les plus ignorantes matrones ne seroient pas capables, au lieu de se donner le temps & la patience necessaire pour permettre à l'enfant de s'ouvrir naturellement son passage, ou d'operer avec les seules mains dans un pareil cas à celui que je viens de raporter qui ne finit qu'au moyen du secours que je donnai à cette Dame, & à quoi je ne me déterminai qu'aprés avoir jugé qu'elle en avoit un extrême besoin, sa perte étant en état d'entraîner infailliblement celle de son enfant qui étoit un fort gros garçon, j'eus le bonheur de sauver l'une & l'autre en les secourant d'une maniere dont aucun Auteur n'a encore donné d'exemple, à quoi neanmoins je n'aurois pû réussir, si la tête avoit si exactement rempli le passage que je n'eusse pu introduire ma main entre la tête & les os, pour la faire rétrograder comme il arrive quand elle s'y trouve enclavée : si l'on juge qu'il y ait quelque chose de hardy dans cet accouchement, l'on peut dire qu'il y a de la témerité dans l'exécution de celui qui suit.

## OBSERVATION CCCCXLIV.

Le 22 Juillet 1717, la femme du Fermier de la Salle, à deux lieues de cette Ville, se trouvant épuisée par la longueur d'un trés laborieux travail, son mary fut prier avec instance M. Doucet Docteur en Medecine, d'avoir la charité de la venir voir, il y vînt & la trouva dans un état si déplorable qu'à peine osat-il m'envoyer prier d'y venir, il le fit neanmoins, je me rendis promptement auprés de cette malade qui étoit en travail depuis dix jours & dix nuits, sans avoir eu aucun repos, & n'ayant pris que trés peu d'alimens, ses eaux s'étoient écoulées depuis quatre jours, il y en avoit trois qu'elle ne sentoit plus son enfant, & elle avoit reçu le matin ses derniers Sacremens, je la touchai pour m'assurer de la situation de l'enfant dont je trouvai la tête à l'entrée du détroit que forment les os ischion, sacrum & pubis, sans y être enclavée, & sans m'apercevoir d'aucune odeur fâcheuse dont je tirai un bon augure, esperant non seulement que l'enfant étoit encore vivant, mais que je pourrois étant dans cette situation, passer ma main à côté de la tête, pour en aller chercher les pieds de la même maniere que je l'avois fait à la précedente ; ce que j'executai aprés que j'eus mis la femme dans la situation ordinaire sur le bord de son lit, & aprés avoir baptisé l'enfant je terminai heureusement cet accouchement, à la difference que ce fut à condition qu'il fut vivant, au lieu que celui-ci differoit de l'autre, ne remuant en aucune maniere les pieds, & étant tout rempli de méconium ; c'étoit un garçon qui nonobstant sa grande foiblesse revînt en peu de temps, aussi-bien que sa mere que je laissai, tous deux dans une heureuse situation, quoique j'eus eu plus de peine & que j'eusse été plus de temps à tirer l'arriere-faix qui n'étoit pas du tiers de l'épaisseur ordinaire, mais seulement membraneux & attaché à toute la circonference de la matrice comme à son fond, en sorte qu'un Accoucheur peu experimenté comme il s'en trouve beaucoup, n'auroit jamais pû croire qu'il fût resté d'arriere-faix dans cette matrice tant il y étoit exactement colé, je l'en détachai neanmoins & le tirai bien entier, le temps des couches de cette femme fut si heureux qu'elle fut relevée en peu de jours, malgré ce travail autant long que laborieux, & ce difficile accouchement achevé, par un moyen facile & exempt de tout danger.

## REFLEXION.

Quelqu'experience que mon long exercice m'ait acquis je n'avois pas encore bien compris la conséquence d'un semblable accouchement, & tout autre Medecin qui n'auroit pas été persuadé du vrai zele qui me porte à secourir les femmes qui sont réduittes en un aussi triste état, n'auroit osé m'envoyer prier de donner mon secours à cette malade comme fit celui dont je parle, tant c'étoit selon les celebres Accoucheurs qui m'ont précedé, profaner le remede, dont neanmoins la mere & l'enfant se trouverent aussi bien que si l'accouchement avoit été le plus naturel & le plus favorable.

Comme je saisis les pieds de ces deux enfans dans la matrice même, je fus le maître de les faire venir la face en bas, & par ce moyen dispensé de les retourner en venant au monde, supposé que les pieds eussent enfilé le passage d'eux-mêmes dans une situation opposée comme il arrive souvent.

Je ne me souviens pas d'avoir trouvé dans tous les accouchemens que j'ai faits semblables à celui ci, un arriere-faix qui ne me parut que de l'épaisseur du diaphragme d'un enfant, ou comme une vessie vuidée de son urine, à la superficie de laquelle il se seroit seulement trouvé de cette espece de chair parenchimateuse qui forme pour l'ordinaire l'arriere-faix, en remplissant les espaces vuides qui se rencontrent entre les distributions des vaisseaux qui fournissent le sang qui est porté de la mere à l'enfant, & reporté de l'enfant à la mere, il falloit être versé dans la pratique des accouchemens, pour détacher cet arriere-faix des paroîs de la matrice à laquelle il étoit intimement uni, sans la blesser; ce qui fut heureusement éxécuté, puisque cette femme fut tirée d'affaire sans avoir souffert le moindre accident.

Si ces deux accouchemens que j'ai choisis entre plusieurs autres tous semblables justifient mieux que ne font ceux dont j'ai déja parlé, que la situation ou la tête de l'enfant se présente la premiere, quoique la plus naturelle n'est pas toujours la plus heureuse, ceux qui suivent en sont des preuves encore plus sures, puisqu'elles font voir que c'est de toutes celles qui traîne après elle, le plus grand danger, tant pour la mere que pour l'enfant.

## OBSERVATION CCCCXLV.

Le 17 Avril 1718, à mon retour d'une assez longue abscence, pour accoucher la Marquise de...... à trente-cinq lieues de cette Ville, comme je me mettois au lit la femme du Garde Général des Eaux & Forêts que j'avois déja accouchée deux fois d'enfans mal placés, m'envoya prier de me rendre auprès d'elle, se sentant les accidens d'un acccouchement prochain, j'y allai & je trouvai l'enfant bien situé, mais encore fort éloigné, avec les eaux préparées & prêtes à percer à la premiere douleur, comme il arriva un moment après, mais qui furent suivies du cordon de l'ombilic qui sortit de la longueur d'un pied ou environ, dans cette fâcheuse circonstance je ne balançai pas à accoucher la malade sur le champ, & pour cela je ne me donnai que le temps d'accommoder le lit, sur les pieds duquel je la mis dans la situation ordinaire, aprés quoi je coulai ma main à côté de la tête dont le passage n'étoit point encore si occupé que je ne trouvasse le moyen de la faire un peu rétrograder. J'allai ensuite chercher les pieds que je saisis, les attirai au dehors, & aprés avoir baptisé l'enfant, j'achevai l'accouchement, je délivrai ensuite la mere, & laissai l'un & l'autre en bon état, pour aller prendre le repos dont j'avois besoin, ayant ensuite occasion comme en plusieurs autres, éprouvé la verité du proverbe, qui dit, que l'on va encore bien loin aprés s'être lassé.

## REFLEXION.

Si mon retour fut favorable à cette femme, il le fut encore plus à son enfant, en ce que la mere auroit pu se tirer d'affaire dans la suite du travail, comme on fait beaucoup d'autres en pareil cas, mais pour l'enfant il n'y a aucune situation où il soit exposé à un danger plus pressant de sa vie, qu'à l'occasion de la sortie du cordon de l'ombilic, & sur tout quand la tête se présente, autant éloigné qu'étoit celle de l'enfant en question, parce que l'accouchement n'auroit pû être si paompt que l'enfant n'eut perdu la vie, par la compression que le cordon souffre entre la tête de l'enfant, & les os de la mere qui le fait périr par l'interception du sang, dont celui-ci fut préservé au moyen du secours que je lui donnai en accouchant la mere en moins de huit minuttes.

Comme il y a des femmes qui sont heureuses dans leur fécondité, tant leurs accouchemens sont prompts & faciles, tous leurs enfans venant dans une situation naturelle, il y en a au contraire qui ont le malheur d'avoir toûjours des accouchemens accompagnés de fâcheuses circonstances, quoiqu'ils se présentent dans la même situation. Témoin celle dont je viens de parler & celle qui suit dont les enfans présentoient la tête dans le commencement du travail.

## OBSERVATION CCCCXLVI.

Le 29 Juin 1718, la femme d'un Huissier Audiencier de cette Ville, que j'avois accouchée trois fois d'accouchement contre-nature, me fit avertir qu'étant malade, mais de douleurs lentes, elle me prioit de ne me pas éloigner, & de passer chez elle si la commodité me le permettoit, j'y passai & la trouvai avec de legeres douleurs fort éloignées, les eaux qui se préparoient, & la tête de l'enfant si peu avancée dans le vagin que ce fut tout ce que je pûs faire que de m'en assurer. Ce qui me laissa la liberté de vacquer à mes autres affaires pendant la journée & même de reposer toute la nuit, je la vis le lendemain de grand matin, & ne lui trouvai d'autre changement, sinon qu'elle étoit fort accablée & trés foible pendant la journée, la nuit s'étant passée, de la même maniere que la précedente, toujours avec des douleurs légeres, éloignées & incapables de produire aucun effet, l'enfant se faisant sentir par ses mouvemens fort & vigoureux, je ne pus que lui conseiller de prendre de la nouriture, pour se soutenir dans son accablement & sa foiblesse, je m'en retournai & ne la revis que le lendemain qui étoit l'aprés-midi du troisiéme jour & de la troisiéme nuit, où je la trouvai sortant d'une convulsion pour retomber incessamment dans une autre, & puis une troisiéme, sans que son enfant dont j'avois trouvé la tête à l'extrémité du vagin, comme je l'ai dit, se fut avancé en aucune maniere. & jugeant qu'il ne pouvoit s'avancer qu'à la faveur de plusieurs fortes douleurs & suivies de près dont je ne voyois aucune apparence, parce qu'elles diminuoient plûtôt que d'augmenter, je me déterminai à accoucher la malade sans me donner le temps d'accommoder son lit, & l'y placer dans la situation ordinaire, aidé de quelques unes des femmes dont la chambre étoit remplie. J'introduisis ma main le long du vagin jusqu'à l'entrée de la matrice, dont l'orifice interne fut aisé à dilater, j'ouvris les membranes & en fit écouler les eaux, je la poussai ensuite à côté de la tête jusqu'au dedans de la matrice, pour aller chercher les pieds de l'enfant que je trouvai aussi-tôt, mais ne pouvant les contenir dans ma main parce qu'il les retiroit dès que je les avois saisi tant il étoit fort & vigoureux, ce qui prolongea l'accouchement d'un demi quart-d'heure au moins, ayant pour cela duré un quart-d'heure ou environ; on ne pouvoit pas voir d'enfant se porter mieux en venant au monde, malgré le long & laborieux travail de sa mere, le temps qu'elle fut sans prendre que peu ou point d'alimens, & enfin les violentes & fréquentes convulsions qu'elle avoit souffertes. Je la délivrai & elle se porta très-bien jusqu'au quatriéme jour que je la quittai pour aller accoucher une Dame de qualité à vingt-cinq lieues de cette Ville où là j'apris son decès.

## REFLEXION.

Toutes les fois que j'ai été obligé de porter mes mains dans la matrice pour terminer des accouchemens, je n'ai point tiré d'enfans si fort & si vigoureux qu'étoit celui ci, qui dégageoit avec toute la vivacité possible ses pieds l'un aprés l'autre, lorsque je les croyois les mieux assujettis entre mes mains : mais autant que cet enfant étoit vigoureux, autant sa mere étoit foible quand j'entrai dans sa chambre pour l'accoucher, elle reprit neanmoins en peu de temps de nouvelles forces & se portoit si bien le quatriéme jour que je la quittai, que je fus trés surpris d'apprendre sa mort qui lui fut causée par l'indiscret annoncé d'une chose qui n'auroit été qu'une pure bagatelle en tout autre temps, ce qui fut d'une funeste consequence pour cette personne dans les premiers jours de son accouchement, parce qu'une femme en cet état se trouvant épuisée par la perte du sang, & des esprits, il ne lui reste pas assez de forces pour soutenir les nouvelles les moins fâcheuses, ny même les plus agréables, sans qu'il se fasse à l'instant une commotion considerable dans toute la masse du sang & des humeurs qui supprime les vuidanges, & occasionne l'inflammation à la matrice qui se communique ensuite à toutes les parties du bas ventre, auquel il cause une tension dangereuse & une forte fiévre qui est suivie d'un cours de ventre, du délire, des convulsions & dont la mort est bien-tôt la catastrophe.

Comme il est ordinaire d'attribuer à l'Accoucheur tous les sinistres évenemens qui surviennent à l'accouchement, sans que trente, ny quarante années de la pratique la plus heureuse, puisse le mettre à couvert de la critique des sots & des ignorans, j'en fus pourtant à l'abri dans cette rencontre, grace que l'on ne me fit pas pour l'avoir tirée nombre de fois du triste état auquel la fâcheuse situation de plusieurs enfans l'avoit réduite, mais bien par le raport que firent quantité de femmes qui étoient présentes à l'accouchement, qui rendirent un fidel témoignage du peu de temps que j'y avois employé, de la facilité avec laquelle j'avois tiré l'enfant, des loüanges que me donna l'Accouchée, des remerciemens qu'elle & ses parentes me firent, & enfin de la bonne disposition où je l'avois laissée, qui persévera jusqu'au cinq & sixiéme jour, que le chagrin du raport indiscret qu'on lui fit lui causa les accidens que j'ai marqués, mais aprés tout qu'importe-t'il de ce que l'on peut dire quand on n'a rien à me reprocher, car, si ce sont gens du mêtier qu'ils fassent mieux dans l'occasion, & si ce sont gens qui n'y connoissent rien, ils ne meritent pas d'être écoutés, & leurs discours s'évanouissent avec autant de promptitude qu'ils ont été légerement avancés.

Entre les incommodités qui peuvent arriver aux femmes aprés les travaux laborieux, l'incontinence d'urine est une de celles que l'on croit devoir avec plus de fondement attribuer à l'impéritie de l'Accoucheur, aussi M M. dans la 15e Observation contenue dans son Suplément, n'oublie-t-il aucune des raisons qu'il pouvoit alléguer pour se disculper d'être cause de cette incommodité dont une Dame se trouvoit atteinte aprés son 8e accouchement. Mais je ne sçaurois m'empêcher de blâmer cet habile homme de sa foiblesse à vouloir se laver d'une faute dont il n'étoit pas coupable.

Pour moi, quand il seroit resté une semblable incommodité à une personne que j'aurois accouchée, je ne m'en embarasserois en aucune maniere pourvû que je me fusse garanti à moi même de n'avoir rien oublié de ce que mon Art m'auroit pû suggérer pour son secours, & que toute l'habilité d'aucun Chirurgien n'auroit pu la garantir d'une pareille incommodité.

Au surplus, pour faire voir qu'il n'y a le plus souvent que l'ignorance & la jalousie qui peuvent donner lieu à ces imputations mal-fondées, il faut reprendre la chose dans son principe, après quoi la cronique la plus maligne ne pourra imputer au Chirurgien Accoucheur la cause de la perte involontaire d'urine, non plus qu'à la mauvaise manœuvre de ses operations, ou au mauvais emploi de ses instrumens, puisque l'on doit plûtôt s'étonner de ce que toutes les femmes ne restent pas dans cette incommodité, que de ce qu'il arrive à quelques-unes d'en rester incommodées. C'est ce qui a porté M. Mauriceau à se disculper par la necessité qu'il semble y avoir que la pourriture & la gangrene même du col de la vessie succede aux accouchemens laborieux, qui font le sujet des Observations suivantes.

Après avoir fait voir par ces quatre accouchemens l'extrêmité à laquelle les longs & laborieux travaux pouvoient réduire une femme, quoique les enfans se présentassent au passage la tête la premiere, qui selon les Auteurs qui m'ont précedé, est l'unique situation qui peut faire appeller l'accouchement naturel, dont néanmoins les meres & les enfans se sont trouvés dans un danger évident de la vie, sans le secours que j'eus le bonheur de leur donner; & comme la tête de l'enfant ainsi placée peut rendre le secours de la main seul de l'Accoucheur inutile, & l'engager necessairement à y joindre les instrumens, il est à propos que je fasse voir en quel tems j'ai été obligé de les employer.

La tête de l'enfant qui se présente la premiere, ne s'arrête pas toujours au-delà des os qui forment le cercle, qui par son étroitesse fait l'obstacle qui se rencontre dans ces accouchemens, les fortes & fréquentes douleurs de la mere faisant avancer une partie de cette tête entre ces os, qui s'y trouvant engagée, & même enclavée d'une maniere à ne pouvoir s'avancer dans le vagin, ni retrograder, met l'Accoucheur hors d'état de donner avec sa main seule les secours à l'enfant & à la mere, comme il auroit pû faire avant cet engagement, & le réduit par consequent à se servir d'instrumens, tantôt pour ouvrir le crane, seulement comme les ciseaux ou le bistouri, & en enlever quelques portions qui facilitent l'entrée de sa main, pour tirer hors du crane la substance du cerveau en tout ou en partie, diminuer par ce moyen le volume de la tête, & l'attirer ensuite au dehors; ce qui est très facile lorsqu'elle est avancée au passage, pour en laisser voir la superficie entre les grandes lévres, & se fait alors sans peine par l'Accoucheur, & sans danger pour la malade: qu'on ne peut pas dire la même chose du crochet, qu'il est impossible de conduire jusqu'à l'endroit propre à lui donner une bonne prise, sans faire de cruelles douleurs à la malade, tant le passage se trouve exactement rempli de cette tête, quelqu'avancée qu'elle soit.

Si la tête de l'enfant aussi avancée rend l'accouchement très-fâcheux, celui où la tête s'avance moins l'est encore davantage, puisqu'il est d'autant plus difficile que cette tête est plus éloignée, parce qu'une portion de la superficie des os du crane de l'enfant étant poussée dans la circonference de ces os où elle s'est arrêtée, il se fait en peu de tems une telle obstruction aux vaisseaux qui portent le sang au panicule chevelu, que ce panicule se tumefie si considerablement, que je l'ai quelquefois trouvé de l'épaisseur de trois travers de doigts, & quelquefois davantage, ce qui rend l'usage du crochet si non inutile, du moins très-difficile par l'apparente impossibilité de le placer en bonne prise sans blesser la matrice.

Que si le secours devient si difficile à ceux qui s'en servent, celui de l'ouverture du crane au moyen du bistouri ne me paroît pas plus facile ; mais elle differe de celle qui se fait par le crochet, en ce qu'elle est sans risque pour la femme en travail, mais elle cause des excoriations aux mains & aux doigts qui se trouvent serrés entre les os, & de grandes douleurs à celui qui entreprend de donner un pareil secours : ce qui m'est arrivé plusieurs fois, & qui m'a fait trouver un instrument qui peut suppléer merveilleusement bien à tout ce qu'il y a à craindre, & qu'on peut employer en toute sûreté, comme je vais le faire voir dans les Observations suivantes.

## OBSERVATION CCCCXLVII.

Le 7 Mars 1716 l'on me vint prier d'aller en la Paroisse de Flottemenville, pour secourir une pauvre femme qui étoit en travail depuis deux jours, avec de petites douleurs & éloignées, ne manquant de force ni de courage ; son enfant présentoit la tête, mais fort éloignée, & restée au fond du vagin. Comme je ne lui pus faire autre chose que de lui prêcher la patience, dans l'esperance que le tems feroit le dénouement de l'affaire, je n'y fis pas un long séjour. Le lendemain on me vint prier de nouveau d'y retourner. Je me rendis au plûtôt ; & ayant trouvé les choses à peu près dans le même état que le jour précedent, je pris aussi le même parti, vû que l'enfant étoit bien vivant, & que la femme ne manquoit point de courage, & qu'elle prenoit de la nourriture suffisamment pour soutenir ses forces. Enfin le cinquiéme jour ayant eu avis qu'elle se trouvoit beaucoup plus mal, j'y retournai, & emmenai avec moi M. des Rosiers le jeune mon Confrere. Nous trouvâmes cette pauvre malade réduite dans une extrême foiblesse, n'ayant pas senti remuer son enfant depuis dix à douze heures, dont néanmoins la tête étoit très-avancée au passage, se manifestant entre les grandes lévres, accompagnée de toutes les marques équivoques qui peuvent en assurer la mort, comme l'issue d'une serosité roussâtre extrêmement infecte, le défaut de mouvement, la pesanteur du côté que la malade se couchoit, & le reste ; ce qui me détermina après une mûre réflexion, à faire l'accouchement. Je disposai le lit, & situai la malade, après quoi je plongeai mes ciseaux dans le crâne de l'enfant, & j'en ouvris les branches afin de dilater cette ouverture jusqu'à une grandeur capable de permettre non seulement l'entrée de mes doigts au-dedans, mais aussi de ma main, que je poussai jusqu'aux inégalités qui se rencontrent vers les orbites, qui servirent de prise à mes doigts qui faisoient l'office de crochet, avec lesquels j'attirai du premier coup cet enfant en entier, & en moins de tems qu'il n'en faut pour lire cette Observation. Je délivrai aussi-tôt la mere, qui se porta bien dans la suite.

## REFLEXION.

Comme c'est dans ces accouchemens que les Chirurgiens employent plus ordinairement le crochet, & que le crochet est toujours un instrument à craindre à cause des mauvais effets qu'il produit, surtout quand il est mal conduit, je me fis un plaisir de mener ce jeune Chirurgien avec moi, afin de lui faire gouter une méthode plus sûre que n'est celle de cet instrument, qui ne doivent néanmoins être employés l'un & l'autre qu'après que l'on est sûr autant qu'on le peut être de la mort de l'enfant, lorsqu'il est impossible de lui faire assez rétrograder la tête pour pouvoir couler la main à côté, afin d'en aller chercher les pieds. Car étant réduit en ce triste état, il faut qu'il vienne au monde par le seul secours de la nature, ou qu'il y périsse, comme fit celui-ci, & celui qui fait le sujet de l'Observation suivante, qui, quelque rapport qu'elle ait avec celle-ci, en est toutefois très-differente.

## OBSERVATION CCCCXLVIII.

Le 3 Septembre 1715 l'on me vint prier d'aller à la Paroisse de Tamervile, pour voir la femme d'un Voiturier qui étoit en travail depuis plusieurs jours, sans pouvoir mettre son enfant au monde, quoiqu'il fût bien situé, & qu'elle eût des douleurs assez fortes & assez fréquentes. Je me rendis en peu de tems auprès de cette malade, & je trouvai la tête de son enfant enclavée au passage, sans en avoir pû être poussée plus loin par les fortes & fréquentes douleurs que cette pauvre femme avoit souffertes depuis trois jours, qui, à ce que m'assura la Sage-femme, devoient avoir été plus que suffisantes pour finir cet accouchement, auquel je ne pus trouver d'autre obstacle, sinon la grosseur de la tête de l'enfant, dont je pouvois juger par la grosseur étonnante de son ventre. Comme toutes les marques les plus certaines de la mort accompagnoient ce travail, je ne fus pas long-tems à méditer sur le parti que j'avois à prendre, ce qui me fit accommoder un autre lit que celui dans lequel étoit la malade, sur laquelle je la fis mettre; & comme la tête de son enfant étoit fort avancée au passage, je ne doutai pas du peu de tems que j'allois mettre à finir cet accouchement, que je me persuadai devoir être encore plus promt que le précedent, quoique le panicule chevelu me parût d'une extrême épaisseur par la compression que sa tête avoit soufferte depuis trois jours qu'elle étoit en cet état; ce qui me fit prendre la précaution d'ouvrir premierement ce panicule chevelu, & de découvrir avec le bistouri une assez ample portion du crâne, dans lequel je plongeai mes ciseaux dont j'élargis les branches afin d'accroître l'ouverture, & de rompre quelque portion d'os pour faire un passage libre à l'introduction de ma main, ensorte que les pariétaux & le coronal se trouverent endommagés : de maniere que j'en tirai une assez considerable portion, & vuidai ensuite le cerveau, après quoi je cherchai à mettre mes doigts en bonne prise au-dedans du crâne, & fis tous les efforts que je pus pour attirer la tête au-dehors ; mais loin d'y réussir, je ne m'apperçus pas seulement de l'avoir ébranlée, ce qui me détermina à rompre du crâne autant qu'il me fut possible : & comme j'y trouvai beaucoup de facilité, je ne laissai que très peu du coronal, des pariétaux & de l'occipital, après quoi j'essayai de nouveau à tirer cette tête, sans pouvoir y parvenir. Comme tout cela ne se pouvoit faire sans de violens efforts, & long-tems continués, je trouvai mes mains subitement tombées en paralisie, d'une maniere à ne pouvoir boutonner ma veste, ni m'en aider en aucune façon.

Un accident si imprévû ne me laissa pas fort tranquile sur le retour qui pouvoit aussi bien être long, que promt à revenir, ni sans bien du chagrin, par la fatale necessité d'abandonner cette pauvre malade dans le triste état où elle étoit : mais je fus obligé de prendre mon parti, qui fut de m'aller reposer, dans l'esperance que je reprendrois de nouvelles forces pendant la nuit ; en sorte que le lendemain M. le Curé de la Paroisse me fit donner avis que la malade avoit le courage bon, & qu'elle esperoit encore du secours de mon ministere. Dans la crainte qu'un pareil accident ne m'arrivât, je priai le sieur des Rosiers le jeune mon Confrere, de venir avec moi, & d'apporter deux crochets (n'en ayant pas depuis trente années) ce qu'il fit avec plaisir. Nous étant rendus auprès de la malade qui nous marqua avoir bon courage, & dans le pouls de laquelle je trouvai assez de ressource pour esperer un heureux succès, n'ayant rien trouvé de changé à l'état auquel je l'avois laissée le jour précedent, après l'avoir fait situer d'une maniere convenable sur le petit lit, je laissai la liberté au sieur des Rosiers de faire ce qu'il pourroit & ce qu'il jugeroit à propos pour tirer cette tête avec ses crochets ; mais la tête quoique diminuée par ce que j'en avois ôté le jour précedent, remplissoit encore si exactement tout le vagin, qu'il lui fut impossible de placer son crochet en bonne prise, pour pouvoir seulement essayer le moindre effort ; ce qui me réduisit à me remettre à l'ouvrage, malgré le danger où je m'exposois de me mettre au même état où je m'étois trouvé le jour précedent, mais mon nouveau travail fut si heureux, que je dégageai la tête au moyen de deux de mes doigts que je coulai vers la fourchette, avec lesquels j'attirai le menton, après quoi le sieur des Rosiers empoigna le col pour tirer le reste du corps, après quoi tout fort & vigoureux qu'il est, il ne put parvenir, s'y étant repris par deux & trois fois, les épaules de l'enfant étant si grosses, que je ne pus aussi les dégager en me voulant servir de mes doigts poussés sous les aisselles en maniere de crochet. Je me joignis enfin à mon Confrere, & nous tirâmes si fort tous deux ensemble, que nous parvînmes à en faire l'extraction, sans que la tête se séparât du corps, comme il arrive souvent par de bien moindres efforts que ceux que nous fûmes obligés de faire. Aussi l'enfant étoit l'un des plus gros que j'aye vû de ma vie, puisqu'il pesoit dix-sept livres, non compris la portion des os & le cerveau dans son entier, que j'avois ôté le jour précedent ; au lieu que les plus gros enfans pour l'ordinaire ne pésent que douze à treize livres. Je délivrai la femme d'un très gros arriere-faix, & nous la laissâmes en assez bon état, & bien mieux que nous n'eussions osé l'esperer, par rapport aux violences qu'elle essuya pendant un si long & laborieux travail. Elle n'eut pas un moment de fiévre, & se releva douze jours ensuite en fort bonne santé.

## REFLEXION.

Si l'on trouve une grande inégalité dans la cure des playes & des autres maladies Chirurgicales, on peut dire que l'on en trouve encore davantage dans la pratique des accouchemens; car il semble qu'aucune femme ne pouvoit être assez forte pour soutenir un travail de la durée & de la consequence de celui-ci, où après les plus violens efforts je fus obligé d'abandonner la malade pendant plus de vingt heures, qu'elle passa sans souffrir aucune douleur, ce qui fut dans ce fâcheux contre-tems un bien pour elle, puisqu'elle reprit des forces pendant que j'en recouvris de nouvelles, comme il arriva très-heureusement, pour me tirer de la crainte dont cet accident m'avoit prévenu.

La matinée étant déja fort avancée sans que j'eusse reçû de nouvelles de cette femme, je commençois à appréhender que la mort n'eût terminé ses peines, lorsqu'au contraire j'appris qu'elle attendoit avec empressement mon retour, dont je fus persuadé, lorsque nous voyant deux au lieu d'un : Bon, dit-elle sans s'étonner, si vous manquez de force comme vous fîtes hier, Monsieur y suppléera. Je fus surpris de n'avoir point trouvé d'augmentation à l'odeur qu'avoit cet enfant le jour précedent, que je croyois tout pourri, comme je l'ai vû arriver à plusieurs autres en bien moins de tems.

Il n'étoit pas surprenant que le vagin fût rempli au point que nous le trouvâmes, ainsi que l'entrée du bassin, par le gonflement qui étoit arrivé tant aux parties de la femme, qu'au panicule chevelu, dont ce qui restoit de la tête de l'enfant se trouvoit recouvert par la longueur du tems qu'il y avoit qu'elle y étoit arrêté. La considerable portion des os du crâne que j'avois ôtée, non plus que le cerveau que j'avois vuidé dans son entier, n'ayant pû diminuer la machoire superieure, qui conjointement avec les autres os qui composent la base du cerveau, formerent l'obstacle que je trouvai invincible en cette occasion, que est l'unique que j'ai vu de la sorte, puisqu'épuisé de forces, & tombé dans une vraye paralisie des deux mains, je fus contraint de remettre l'accouchement au lendemain, qui est la seule fois que la chose m'est arrivée, il fut impossible à M. des Rosiers de placer son crochet, tant les parties de cette femme & de l'enfant étoient enclavées les unes dans les autres. Il y renonça enfin, ce qui me força de mettre de nouveau les mains à l'œuvre, comme je le dis, au moyen desquelles étant aidé à propos par M. des Rosiers, qui exécutoit avec adresse ce que je lui disois, nous tirâmes enfin la tête. Je lui laissai le champ libre pour tirer le reste du corps, ce qu'il tenta de faire par des efforts inutilement réiterés, en sorte que rebuté par la crainte que le col ne pût resister à tant de violences sans arracher la tête, il étoit prêt d'abandonner la besogne, s'il ne se fût un peu rassuré en lui disant que la chose m'étoit indifferente, en ce que la tête arrachée me laisseroit une pleine liberté d'en aller chercher les pieds, ce qui l'encouragea à faire encore quelques efforts qui ne terminant rien, m'obligerent de m'y joindre; & en tirant tous deux de concert, nous fîmes un effort si extraordinaire, que nous eumes l'enfant, après avoir par deux fois ébranlé la mere avec six femmes qui la tenoient, sans que le col de cet enfant eût souffert aucune dislocation en ses vertebres, non plus que d'alongement à ses muscles, quoique des efforts bien moindres & moins réiterés ayent quelquefois causé ce désordre.

Nous ne fûmes pas surpris, en voyant l'exorbitante grosseur de cet enfant, que le col eût si bien resisté, mais nous le fûmes beaucoup d'en avoir pû faire l'extraction; aussi ne trouvai-je non plus de moyen à dégager les épaules, en portant mes doigts sous les aisselles, comme je l'ai fait à quantité d'autres occasions, qu'il m'avoit été possible de dégager la tête le jour précedent, ayant par la même raison trouvé la même difficulté à réussir à ces deux operations.

Cette femme n'eut pas un moment de fiévre, se porta très-bien pendant ses couches, sans la moindre excoriation, & se releva douze jours ensuite. Elle a encore eu depuis deux accouchemens fort heureux.

Si la méthode d'ouvrir le crâne pour en tirer le cerveau, & diminuer par ce moyen le volume de la tête, afin de faciliter sa sortie & à tout le reste du corps, lorsqu'elle est enclavée au passage, étoit accompagnée des difficultés que plusieurs celebres Auteurs ont rapportées dans leurs Livres, comme de serrer & excorier les doigts & la main de l'Accoucheur, de même que d'excorier & déchirer les parties de la femme, très-surement que celle-ci auroit dû avoir de terribles dilacerations aux parties basses, où elle n'avoit pourtant pas la moindre égratignure, parce qu'étant facile à l'Accoucheur de rompre des os du crâne autant qu'il le juge à propos, & que ces portions d'os se détachant du panicule chevelu sans l'emporter avec eux, c'est une necessité qu'il serve à recouvrir les os qui restent, & qu'il empêche par ce moyen que les parties de la femme ne soient blessées par les extrêmités de ces os, de la maniere que ceux qui en ont écrit le prétendent.

Si c'est à juste titre que cette Observation tient un rang parmi celles-ci, quelques considerables qu'elles soient, celle qui suit ne mérite pas moins d'attention.

## OBSERVATION CCCCXLIX.

Le 12 Juillet 1718 l'on me vint prier d'aller secourir la femme d'un Laboureur de la Paroisse d'Huberville, qui étoit en travail depuis plusieurs jours. Je la trouvai dans le plus triste état où un laborieux travail qu'elle souffroit depuis trois jours, l'avoit pû réduire, les grandes lévres de sa vulve dures & tuméfiées à l'excès, avec la tête de son enfant au-delà du vagin, & au-dessus des os qui forment l'entrée du bassin. Comme elle n'étoit pas si proche ni serrée en cet endroit, que je ne pûsse bien promener mon doigt autour d'elle, étant très-assuré par les marques ordinaires que l'enfant étoit mort, je me disposai à en faire l'extraction, ou en le retournant, ou au moyen de l'ouverture du crane, fondant toutefois plûtôt mon esperance sur le premier moyen, que sur le dernier, par la facilité que je trouvois à promener mon doigt autour de cette tête, qui me flatoit de pouvoir passer ma main à côté, afin d'en aller chercher les pieds, pour finir cet accouchement de la maniere dont j'ai fait ceux dont j'ai parlé précedemment; au contraire du dernier, par raport à l'extrême distance qui se trouvoit depuis les grandes lévres jusqu'à l'endroit où étoit la tête, ce vagin n'étant pas en moins mauvais état que les grandes lévres, qui par consequent me rendroit l'usage des instrumens fort difficile; ce qui me fit commencer (après avoir situé la malade sur le travers de son lit à l'ordinaire) par glisser ma main trempée dans l'huile, jusqu'à la tête de l'enfant, autour de laquelle, comme je l'ai dit, j'avois trouvé assez de facilité à promener mes doigts, pour esperer d'y faire passer ma main, afin d'aller chercher les pieds. J'y fus trompé. Il me fut impossible de pouvoir passer outre, tant la matrice étoit intimement appliquée & unie au corps de l'enfant, qu'elle enveloppoit de la même maniere qu'un bas fait la jambe. Après avoir tenté ce secours, & avoir fait inutilement plusieurs vains efforts, je me trouvai réduit dans la dure necessité de l'abandonner, pour avoir

avoir recours à l'ouverture du crane, qui n'étoit pas de peu de conſequence au lieu où cette tête ſe trouvoit placée : mais ayant rappellé à ma mémoire de quelle utilité m'avoient été les pinces du maréchal dans un accouchement où je ſuai ſang & eau, qui étoit tout pareil à celui-ci, j'envoyai en grande diligence chez moi, pour qu'on eût à m'envoyer mes grands ciſeaux à inciſion, & deux des tenettes droites dont je me ſervois à l'opération de la taille. Comme il n'y avoit qu'une demi-lieue loin, je reçus en peu de tems ce que j'avois demandé. Je remis la femme en ſituation, puis je plongeai mes ciſeaux au-dedans du crane, j'en ouvris les branches afin de dilater l'ouverture autant que je le crus néceſſaire, puis les ayant retirés, j'y introduiſis une tenette, l'un des côtés au-dedans du crane, & l'autre au dehors, entre leſquelles j'embraſſai autant qu'il me fut poſſible, une portion des pariétaux & de l'occipital, qui étoit celui ſur lequel je fondai le plus d'eſperance, à cauſe de ſa ſolidité ; ce qui ſe trouva juſte, puiſque du premier effort j'attirai la tête juſqu'à l'extrêmité exterieure du vagin, & que du ſecond je l'attirai au-dehors juſqu'aux épaules, & finis le reſte avec mes mains, ſans autre peine ou guéres davantage qu'à un accouchement naturel, quand j'eus appliqué la tenette qui étoit la plus grande de mes droites Je délivrai la mere enſuite. Elle fut fort mal pendant ſix à ſept jours, & ſe releva néanmoins de cette couche en moins d'un mois, ſe portant bien dans la ſuite.

J'eus ſoin de faire faire des injections dans le vagin, faites avec les ariſtoloches, la myrrhe & l'aloës, peu de chaque ſorte, infuſées dans le vin blanc, avec une compreſſe trempée dans cette même décoction, & appliquée ſur les grandes lévres ; ce qui réuſſit très-bien à faire tomber une quantité de chairs, qui avoient été contuſes par le mauvais uſage d'un continuel attouchement forcé & violent qu'avoit fait la Sage-femme. J'eus auſſi grand ſoin de tenir ces parties ſéparées, par la crainte d'une réunion, qui ſuit pour l'ordinaire les accouchemens de cette nature, quand on n'a pas cette précaution, comme je le rapporte dans ce Traité, & dont cette femme fut préſervée par ce moyen.

## REFLEXION.

Ce ſont ici de ces accouchemens qui rendent l'intention que l'on a de les finir ſi inquiétante, qu'on ne ſçait quelquefois par où commencer, ni de quel inſtrument l'on doit ſe ſervir pour donner les ſecours qui conviennent. Car le moyen, en se servant du crochet, de le placer en bonne prise dans l'éloignement où est la tête de l'enfant, dont non seulement la superficie remplit le passage, mais le long tems qu'il y a que les eaux sont écoulées, a donné occasion à la matrice d'enveloper si exactement l'enfant, qu'on ne peut en le faisant rétrograder, trouver le moyen de donner bonne prise à l'instrument; mais encore le gonflement qui succede à la compression que souffrent les vaisseaux qui portent le sang au panicule chevelu, que j'ai quelquefois trouvé avoir l'épaisseur de deux & trois travers de doigts, & même davantage, est encore un obstacle, en sorte que le crochet ne peut souvent être placé que dans le panicule chevelu, ou tout au plus dans le coronal, ou dans les pariétaux, dont l'un ne peut être d'aucun secours, & l'autre d'un effet si peu considerable, que l'ayant placé comme je le dis, le mieux qu'il m'étoit possible, la prise lâcha, en sorte que la pointe me vint tomber dans la paume de la main, où elle entra assez avant pour me causer de l'inquiétude, & qui seroit tombée dans le vagin de la même maniere, si par une sage précaution je n'eusse pas coulé ma main au dedans, & ne l'eusse pas poussée jusqu'au-dessous de la tête, afin que si ce que je prévoyois arrivoit, en tirant le crochet fortement avec l'autre, je pûsse éviter un mal encore plus fâcheux à la femme que celui que je ressentis moi-même. Ce fut la raison qui me fit abandonner l'usage de ce pernicieux instrument, sans m'en être voulu servir depuis, comme je le dis dans l'Observation de la femme de Cherbourg, qui en fut le sujet.

Mais d'un autre côté l'ouverture du crane que j'ai substituée en son lieu, est-elle plus assurée dans un aussi grand éloignement? Non sans doute, & il faut que j'avoue de bonne foy que quand le malheur m'arrive d'être appellé à un accouchement de cette nature, je tremble terriblement, à cause des extrêmes difficultés qui se présentent à mon imagination, telles que sont après l'ouverture faite (qui est ce que j'y trouve de plus aisé) de rompre des os du crane autant qu'il faut, pour après y avoir librement fait entrer les doigts & la main, pour vuider tout ou partie du cerveau, je puisse accrocher cette tête avec les doigts, & en leur faisant ainsi faire l'office du crochet, l'attirer au dehors, sans être excoriés, pincés & serrés à outrance, quand par l'étroitesse du passage ces os qui restent sont forcés de s'approcher, afin de pouvoir enfiler ce détroit, en sortir, & finir par cet unique moyen ce laborieux travail par un accouchement des plus dangereux & des plus difficiles.

Ce fut dans un accouchement de cette nature que m'étant trouvé épuisé à n'en pouvoir plus, après avoir employé tous les moyens possibles, & mis en usage tout ce que ma longue pratique pouvoit m'avoir donné d'industrie, réduit dans une extrême perplexité, je m'avisai heureusement de prendre les pinces d'un maréchal, que j'employai si à propos, que l'usage d'un instrument si peu convenable en apparence, m'épargna le déplaisir d'abandonner un si pénible ouvrage, en exposant la malade à une mort certaine, comme je le rapporte ailleurs, & dont je me rappelai le souvenir en cette occasion, qui me porta à envoyer chercher mes ciseaux les plus grands, & mes tenettes qui me furent d'un grand secours. Mais comme ce n'est point sur une seule Observation qu'un Accoucheur peut fonder un moyen assuré, le succès que j'en ai tiré dans la suite, peut me les faire mettre au-dessus de tous les instrumens dont on s'est servi jusqu'à présent, par plusieurs raisons. 1°. En ce qu'il n'y a point à ajuster ensemble des piéces détachées, comme au tire-tête de M. Mauriceau. 2°. Que la prise de ces tenettes venant à manquer, elles ne peuvent interesser en rien les parties basses de la malade ; outre que l'Accoucheur les peut replacer en meilleure prise. 3°. Que l'on peut engager dans les serres des tenettes le coronal, l'occipital, les pariétaux, & deux de ces os en même tems avec deux tenettes séparément. 4°. Qu'en les introduisant vers l'occipital, le peu d'espace qu'il faut pour introduire un des côtés, ne peut causer aucune contusion au col de la vessie ; & quoiqu'il ne soit pas absolument nécessaire de vuider le cerveau si l'on ne veut, je trouve pourtant qu'il est bon de le faire quand on le peut sans peine, par les raisons que j'ai dites, dont la principale est la diminution qui en arrive au volume de la tête de l'enfant. Et enfin l'Accoucheur est assuré de n'avoir ni main ni doigts blessés ni excoriés.

La terminaison d'un accouchement si difficile étoit la principale affaire ; mais il falut ensuite remedier aux maux que les attouchemens indiscrets de la Sage-femme avoient faits aux parties basses de cette pauvre malade, avant que je fusse arrivé, qui y causerent de si profondes contusions, que la pourriture y survint, qui fut suivie d'une grande perte de substance par la chute des escarres, qui auroient donné lieu à des cohérences vaginales, lesquelles auroient ensuite formé des obstacles à l'accomplissement du devoir matrimonial, & à l'écoulement des menstrues, comme il est arrivé à beaucoup d'autres, dont je me suis expliqué dans mon Traité, si je n'avois donné toute mon attention à prévenir ces inconveniens par des pansemens méthodiques continués pendant un fort long-tems, dont j'ai crû devoir rapporter un exemple dans l'Observation qui suit.

## OBSERVATION CCCCL.

Le 6 May 1716 la femme d'un Laboureur de Montaigu me vint demander avis sur une fâcheuse incommodité qui lui étoit restée d'un accouchement qui ne fut terminé qu'après un travail de trois à quatre jours, ensuite duquel & à l'occasion des violences que lui avoit fait la Sage-femme, afin, disoit-elle, de pouvoir avoir l'enfant, toutes ces parties étoient tombées en pouriture, avec une odeur insuportable, qui ne s'étoit passée qu'aprés y avoir mis pendant un très long-tems des linges trempés dans le vin & l'eau-de-vie, mais dont il s'étoit ensuivi une réunion qui l'empêchoit d'uriner, qu'avec des douleurs très-grandes & un très-long-tems, l'urine ne tombant que goutte à goutte, & si lentement, qu'il lui falloit au moins une heure de tems soir & matin pour satisfaire à ses besoins.

Je lui fis entendre que je ne pouvois juger de ses incommodités qu'après avoir vû & examiné les parties malades. Pour cela l'ayant située comme pour l'accoucher, j'aperçus d'abord une espece de chair molasse & sans presque de consistance, qui s'étendoit depuis les nymphes, un peu au-dessous du clitoris, &

bouchoit l'ouverture de l'uretre, & s'alloit terminer vers la fourchette, où je ne trouvai aucune ouverture sensible; mais cette chair étoit si baveuse en cet endroit, que l'urine exudoit au-travers comme d'une éponge, & je la fis uriner afin de mieux connoître la maniere dont elle sortoit. Quand je dis que cette espece de chair ou corps étranger fermoit l'extrêmité de l'uretre, la vulve n'en étoit pas moins obstruée, à la difference que l'urine venoit encore avec le tems, mais que cette barriere la privoit absolument de l'usage du mariage. Elle auroit souhaité pouvoir être soulagée sur le champ; mais comme son soulagement dépendoit d'une opération qui avoit des difficultés que je ne pouvois prévoir que dans l'acte même de l'opération, ce qui demandoit quelque réflexion, je la remis à la huitaine, & pendant ce tems-là je lui conseillai de se faire saigner & purger, ne l'ayant pas été après ses couches.

Le sieur Cosquet Chirurgien de Givet sous Charlemont, à présent Chirurgien de la Citadelle de Lille, qui avoit été mon apprentif, & qui étoit en ce Pays pour ses affaires particulieres, se trouvant chez moi lorsque cette femme me vint consulter, il me pria très-fort (que comme c'étoit une maladie rare pour un Chirurgien d'Armée) de vouloir bien qu'il fût présent à cette opération, à quoi je consentis volontiers: en sorte qu'après que j'eûs fait connoître à la femme le besoin que j'avois de l'aide d'un autre Chirurgien, je la fis mettre en situation comme pour la taille. Je commençai en faisant un peu de violence, par introduire ma sonde à l'endroit où les chairs paroissoient baveuses & sans consistance, au-travers desquelles l'urine sortoit goutte à goutte, comme je l'ai dit, que je coulai jusqu'à l'extrêmité superieure, & vers le clitoris. Je retirai cette sonde, pour à sa place y introduire une sonde creuse, dans la canelure de laquelle je conduisis mon bistouri droit, le taillant du côté des chairs, que j'ouvris d'une extrêmité à l'autre d'un seul coup. L'urine que cette femme avoit soigneusement conservée le matin, suivant le conseil que je lui avois donné, partit à l'instant avec impétuosité, & de la même maniere qu'elle faisoit avant son accouchement, au moment que je lui eûs dit de la pousser avec quelqu'effort, dont elle fut déja très-contente; & comme l'entrée du vagin n'étoit occupée que d'une chair qui n'avoit que peu de consistance, je coulai mon bistouri le dos vers la fourchette ou la fosse naviculaire, en faisant suivre mon doigt que je ne conduisis pas fort avant, sans trouver l'espace libre qui étoit entre les parties du vagin ; en sorte que l'opération fut heureusement terminée, & avec tout le succès que l'on en pouvoit esperer, en moins d'un demi-quart d'heure.

Je ne pansai cette femme qu'avec des plumaceaux de charpie trempés dans l'eau-de-vie, parce qu'il ne falloit pour remplir l'indication qui étoit de parvenir à la guérison, qu'un médicament qui en dessêchant, resistât à la corruption dont ces parties sont si susceptibles ; ce qui réussit parfaitement bien, la malade ayant été guérie en huit jours.

Après avoir réussi à séparer plusieurs de ces cohérences vaginales de la maniere que je viens de le dire, je ne ferai pas de difficulté d'en rapporter une où je n'eus pas le même succès, pour faire voir que l'on n'est pas infaillible, & que je ne suis pas assez vain pour me donner cette prérogative.

## OBSERVATION CCCCLI.

Le 12 Juillet 1710 la jeune femme d'un Laboureur de la Paroisse de Herteville me fut amenée par sa mere, pour me consulter sur une incommodité qui lui étoit restée après l'accouchement de son premier enfant, qui fut des plus longs & des plus laborieux ; en sorte qu'elle eut toutes les peines du monde à se délivrer, même contre toute esperance, d'un enfant mort, après avoir essuyé les violences les plus outrées, qu'alternativement deux Sages-femmes pûrent lui faire souffrir, dont les parties basses resterent dans un si fâcheux état, qu'elles tomberent en supuration, dont il exhaloit une odeur insuportable ; simptômes qui ne se calmerent qu'après un très long-tems, & la guérison de ces ulceres ne s'obtint qu'aux dépens de la cohérence des parties, faute d'un pansement méthodique.

Pour m'assurer autant que je pus de l'étendue de cette cohérence, que je crus très-considérable, je situai cette jeune femme de la maniere qui convient pour bien examiner ces parties. Pour cela l'ouverture de l'urétre s'étant conservée, j'introduisis d'une part ma sonde dans la vessie, & de l'autre mon doigt dans l'anus, puis faisant agir ces deux instrumens l'un contre l'autre, je connus que la cohérence étoit très profonde, & accompagnée de callosités très-considerables, & par consequent que l'opération étoit scabreuse & difficile. Cependant je donnai jour à cette femme pour la faire, lui ayant conseillé de s'y préparer, comme je l'avois fait à la précédente.

Le jour arrivé, elle se rendit au logis qu'elle avoit choisi. Et comme il n'y avoit pour lors que le fils de M. Hanouel, l'un de nos Confreres, qui étoit nouvellement de retour de Paris, où il avoit travaillé à l'Hôtel-Dieu. Je ne fus point fâché de lui faire voir que si l'on fait des opérations dans ce fâmeux Hôpital, que l'on ne fait que très-rarement en Province, on en fait en Province qui ne se font point dans cet Hôpital; ou du moins si elles s'y font, les Externes n'y sont point appellés, puisqu'il n'y en a aucun qui dise les y avoir vû faire.

Après avoir mis cette femme en situation, comme pour la taille ou pour l'accoucher, avoir fait tenir un de ses genoux par le sieur Hanouel, & l'autre par une femme, avoir introduit ma sonde dans la vessie, & le doigt index de ma main gauche dans l'anus, je conduisis ma lancette (dont j'avois assuré le manche avec la lame) peu à peu, aussi profondément que je jugeai à propos, après quoi ayant retiré mon doigt de l'anus, je le poussai dans l'ouverture que je venois de faire avec ma lancette, pour examiner si je n'avois point atteint l'extrêmité de cette cohérence; & comme je m'apperçûs qu'elle avoit encore plus d'étendue, je continuai de pousser ma lancette suivie de mon doigt, que je tenois assez près de sa pointe, jusqu'à l'extrêmité de cette cohérence, que je dilatai autant qu'il me fut possible; & afin de n'avoir rien à me reprocher, c'est qu'après que j'eus fait ce que je dis, je sollicitai le sieur Hanouel d'y introduire aussi le doigt, afin qu'en examinant la chose, il s'assurât par lui-même de la fin de l'opération. Après quoi je pansai la playe avec une tente de charpie fort grosse & toute séche pour cette premiere fois, avec une compresse trempée dans une décoction émolliente; & le lendemain je couvris la tente de l'onguent d'althæa, dans le dessein, en procurant la supuration de la playe, de contribuer aussi au relâchement & ramolissement du vagin, afin d'en faciliter la dilatation. C'étoit-là mon intention, mais qui n'eut son effet qu'en partie, parce qu'après huit à dix jours d'un pansement régulier, la jeune femme ennuyée d'être à son gré trop long-tems hors de chez elle, voulut absolument y retourner, Je lui donnai des tentes toutes faites, & ce que je crus nécessaire, lui enchargeant bien ou de revenir, ou de me faire sçavoir son état. Je n'en entendis parler qu'après plus de six semaines, & j'appris alors que l'ouverture étoit restée si petite, qu'elle étoit inhabile au mariage, n'ayant retiré pour fruit de l'opération que l'issue de ses ordinaires, qui auroit été impossible, puisque la cohérence de la vulve étoit si exacte, qu'on n'auroit pas pû y introduire l'aiguille la plus fine; en sorte que si elle est restée privée des plaisirs du mariage, elle est du moins en état de santé, dont elle n'auroit jamais joui, tant que ses régles n'auroient pû avoir leur issue. Mais ne pouvant recouvrer l'usage du coit qu'au moyen d'une nouvelle operation, elle n'a pas plus de panchant à la souffrir de nouveau, que j'ai de disposition à l'entreprendre, par la crainte que la premiere n'ayant pas réussi en entier par la faute de la malade, la seconde ne fût pernicieuse par la témérité de l'Opérateur.

Voilà les tristes effets & les suites fâcheuses des attouchemens immoderés & violents, que les Sages Femmes exercent sur les parties des femmes qui les appellent à leur secours dans un long & laborieux travail, dans lequel la tête se présente la premiere, au lieu que dans toutes les autres situations pareille chose n'arrive jamais, ou du moins que trés rarement, ce qui met en de certaines occasions la science de l'Accoucheur le plus experimenté à de chagrinantes épreuves, se trouvant incertain de ce qu'il doit faire par la crainte d'un évenement sinistre, ce qui m'a fait heureusement trouver dans la suite du temps le secours des tenettes, instrument qui est à préferer, comme je l'ai dit, aux anciens instrumens, attendu qu'on ne peut en s'en servant blesser la mere en aucune façon, ce qu'on ne peut dire d'aucun autre instrument, & c'est le plus grand service que j'aye pû rendre au public, puisque tout Chirurgien peut s'en servir comme moy, toute la dexterité de son usage ne consistant qu'à faire une ouverture au crâne avec des ciseaux, puis introduire un des côtés de la tenette au dedans de cette ouverture, & pousser l'autre sur le crâne à l'exterieur, autant qu'il est possible, afin de mieux charger la précedente & en assurer davantage la prise, puis tirer par dégrez, & au cas que la tête de l'enfant par sa molesse ne put pleinement satisfaire à cette intention, l'Accoucheur est le maître d'en apliquer une au coronal, & l'autre à l'occipital, ou saisir les deux pariétaux, puis tirer sans trop de violence, il est sûr que si l'une manque, l'autre résistera comme il m'est arrivé dans le cas de l'Observation qui suit.

## OBSERVATION CCCCLII.

Le 3 Octobre 1719 l'on me vint prier avec instance d'aller à la Paroisse de Colombi, pour voir & secourir la femme du Fermier de S. Louis, qui étoit malade pour accoucher depuis cinq jours, sans que l'accouchement eût pû se terminer, quoique la Sage-femme eût assuré pendant tout ce tems-là que l'enfant étoit bien situé, présentant la tête la premiere, mais sans qu'elle eût avancé d'une seule ligne, quelques douleurs que la mere eût ressenti. Je me rendis en diligence auprès de cette femme avec mon étui & mes tenettes, persuadé qu'un si long & laborieux travail devoit avoir causé la mort de l'enfant, ou du moins l'avoir réduit dans une grande foiblesse, ce qui étoit arrivé comme je l'avois prévû. Je trouvai cette femme épuisée par la longueur de son travail à n'en pouvoir plus, ayant eu en differens tems les plus fortes douleurs qu'une femme puisse souffrir pour accoucher, mais sans effet, la tête quoique bien placée, n'ayant pû forcer le détroit que forment les os, pour s'avancer dans le vagin. Il y avoit au surplus toutes les marques que l'enfant étoit mort. J'essayai, mais en vain, de couler ma main à côté de la tête: les eaux qui étoient écoulées depuis quatre jours, avoient donné lieu à la matrice de se contracter, en sorte qu'elle s'étoit tellement collée & unie sur tout le corps de l'enfant, qu'il étoit impossible de le faire; ce qui me fit chercher un autre moyen de finir cet accouchement, quelqu'éloignée que fût la tête de l'enfant. Je trouvai ce moyen dans mes ciseaux à incision, que je plongeai dans la tête, au-travers du panicule chevelu & des os du crane. J'accrus cette ouverture de côté & d'autre, puis ayant pris une de mes tenettes, j'introduisis l'un des côtés au-dedans de cette tête, & l'autre au-dehors; j'y en joignis une seconde de l'autre côté, de la même maniere. Après quoi je tirai chaque tenette avec mes deux mains, en sorte que du premier & seul effort que je fis, quelque foible qu'il fût, je tirai l'enfant, qui étoit si bien mort, que l'épiderme s'enlevoit absolument sur tout son cadavre. Je délivrai la mere d'un gros arriere-faix, de la couleur d'un vert brun, qui étoit très adherent à la matrice. La mere souffrit de très-violentes douleurs pendant quelques jours, puis elle resta tranquile. Il falloit que l'enfant fût mort depuis long-tems, à en juger par le détachement de l'épiderme, & la puanteur qui exhaloit de son cadavre.

REFLEXION.

## REFLEXION.

Persuadé par les marques les plus assurées de la mort de cet enfant, & que la matrice devoit s'être exactement appliquée sur son corps, depuis quatre jours que les eaux de cet enfant étoient écoulées, me fit mettre les deux tenettes en usage, afin que si dans cette corruption un des pariétaux venoit à lâcher prise, l'autre pût suppléer à toutes les deux, en ne tirant que modérément, afin d'éviter cet accident, comme je fis : ces deux tenettes étant placées de la maniere que je le dis, en un coup de main l'extraction du corps de cet enfant fut faite, sans que les tenettes eussent emporté aucune portion du panicule chevelu, non plus que des pariétaux, quelque corrompu & pourri que fût cet enfant : ce qui me confirma dans l'avantage que j'ai trouvé à me servir de ces instrumens dans ces sortes d'accouchemens pour les faire avec succès, & sans danger pour la mere, non plus que pour le Chirurgien, à la difference de ceux dont on s'est servi jusqu'à present, & surtout du crochet, qui ne me refusa pourtant pas son service dans une occasion où je me trouvai obligé de m'en servir après l'avoir tant blâmé, ce qui revient au proverbe de ne dire jamais : *Fontaine je ne boirai point de ton eau.*

## OBSERVATION CCCCLIII.

Le 14 de Juillet 1717 M. de . . . . . . me fit prier de ne prendre point d'engagement pour le mois de Janvier, dont je lui donnai ma parole, & me rendis au lieu le jour dit auprès de Madame son épouse, dont la taille me surprit, étant si petite, qu'il falloit lui mettre un tabouret sous les pieds pour les soutenir lorsqu'elle étoit à table. J'y trouvai une Sage-femme de la Ville de Caen, dont la maison de la Dame n'est éloignée que de quelques lieues, que M. son époux avoit eu soin de faire venir auprès d'elle, à cause de quelques legeres douleurs que cette Dame souffroit depuis deux jours, mais qui augmenterent sur le soir, en sorte que les membranes percerent, & les eaux s'écoulerent sans que les douleurs augmentassent jusqu'au lendemain, qu'elles se firent sentir plus vivement, & se succedant assez près les unes des autres, m'engagerent à m'assûrer plus précisément que je n'avois fait le jour précedent, de la situation de l'enfant. Je m'assurai donc que c'étoit la tête qu'il présentoit, mais encore si éloignée, qu'elle étoit au-delà des os, ne l'ayant pû faire, comme je le dis le jour précedent, quoique les eaux fussent percées. Les choses resterent en cet état jusqu'au quatriéme jour, les douleurs se faisant sentir dans de certains momens comme si la malade alloit accoucher, & cessant bien-tôt après. Je commençai à m'apercevoir ce jour-là qu'en forçant un peu le pasſage pour introduire mon doigt jusqu'à la circonference de la tête, cette tête tournoit comme fait un boule ſur un pivot, d'où je conclûs que les épaules n'avoient pas moins bonne part à rendre cet accouchement laborieux, que la groſſeur de la tête. M'étant mis en état de repoſer un peu ſur les dix heures du ſoir, la Sage-femme me fit avertir que les douleurs augmentoient conſidérablement. Je me rendis promptement auprès de la malade, dont je trouvai la tête de l'enfant qui s'étoit avancée de maniere, que ſa ſuperficie étoit engagée dans les os, mais elle reſta au même état juſqu'à l'accouchement. Le ventre de la malade devint dur & douloureux au point de ne pouvoir ſouffrir ni jupe ni chemiſe deſſus, ſans ſçavoir où le placer, tant la douleur devenoit inſuportable, quand elle étoit couchée, quelque ſoin que l'on eût de le ſoutenir avec des carreaux; ce qui m'obligea de lui faire faire une foſſe dans ſon lit, capable d'y contenir ſon ſiége, & tenir par conſequent ſon ventre dans une ſituation commode. Le cours de ventre s'y joignit, à quoi ſucceda la ſuppreſſion preſque totale de l'urine; état auquel cette Dame fut réduite, & qui fut toujours de mal en pis juſqu'au Dimanche, qui étoit le ſixiéme jour. Tous ces accidens ſe préſentant en foule le ſamedi ſur le ſoir, je commençai à ne plus rien eſperer du côté de la nature, quoique les douleurs ſe fiſſent ſentir de tems en tems aſſez fortes pour réveiller mon eſperance, mais retombant bien-tôt dans ces douleurs legeres & entrecoupées juſqu'au ſoir de ce jour, plus propres à fatiguer la malade qu'à terminer l'accouchement, je pris enfin mon parti, qui fut d'accoucher la malade. Mais comme cet accouchemnnt faiſoit beaucoup de bruit par la conſequence de celle qui en étoit le ſujet, je demandai à M. ſon mari qu'il eût à faire venir deux Medecins des plus renommés, afin de conſulter & réſoudre ce qu'il y auroit à faire dans une conjoncture auſſi fâcheuſe, lui faiſant connoître que le péril étoit évident; ce Monſieur qui m'avoit honoré d'une entiere confiance, en remettant le tout à ma diſcrétion, me fit le maître de la choſe, ſans vouloir abſolument faire venir perſonne. Mais quand je lui eus marqué combien elle étoit ſérieuſe, & de conſéquence tant pour la malade que pour moi, il envoya un Exprès à Caen, prier M Dudoigt Docteur en Medecine, autant ſage & prudent que ſçavant & éclairé, de venir voir Madame, & de faire toute la diligence que la plus preſſante neceſſité peut exiger, ce qu'il fit de bonne grace. Etant arrivé entre trois & quatre heures du Dimanche au matin, il proposa à la Dame le sujet de son voyage. Elle prit son parti à l'instant, mais à condition qu'on lui donneroit le tems de s'y préparer, ce qu'on ne put lui refuser, en lui faisant seulement comprendre que les momens étoient précieux, & le danger qu'il y avoit dans le retardement, ce qu'elle écoutoit & comprenoit fort bien, mais sans rien rabattre de la résolution qu'elle avoit prise, en nous disant qu'elle nous feroit avertir quand il en seroit tems. Elle nous donna celui de dîner, & elle nous fit enfin sçavoir qu'elle étoit disposée à tout événement. Comme j'avois préparé toutes choses dès le matin, & que j'avois envoyé à Caen demander à M. Boulard Maistre Chirurgien, un crochet & une tenette, afin de n'avoir rien à me reprocher. Je me mis en état d'executer ce dont nous étions convenus, & pour y parvenir je commençai par essayer si je ne pouvois point couler ma main à côté de la tête, mais inutilement. Ce moyen, quoiqu'il m'eût réussi en plusieurs accouchemens assez semblables à celui-ci, m'ayant été interdit, je pris le parti du crochet, que je plaçai sur le vertex; mais comme il est pour l'ordinaire en mauvaise prise en cet endroit, il lâcha au premier effort que je fis, & emporta avec lui ce qu'il avoit accroché, qui en étoit autant que je souhaittois pour faciliter l'entrée du crane à une tenette que j'introduisis, & dans les serres de laquelle je chargeai autant qu'il me fut possible de la portion de l'occipital qui se rencontroit à point. Cette prise se trouva si bonne, que j'attirai l'enfant d'un seul coup, puis à l'instant je délivrai la mere, en sorte que cet accouchement, tout fâcheux qu'il étoit, fut terminé en un demi-quart d'heure, & quelque peu davantage.

L'enfant qui étoit un gros garçon, nous parut mort depuis deux à trois jours; plus par la séparation de l'épiderme, que par sa féteur, n'y en ayant que très-peu. M. Dudoigt joignit son intention à la mienne, & nos soins furent donnés & exécutés si à propos, que dix à douze jours après ce laborieux travail, la Dame commença à se relever, & se porter assez bien pour me laisser la liberté d'aller donner mes soins à d'autres.

## REFLEXION.

Quand nos travaux sont bénis du Seigneur, il se trouve que nous jettons toujours nos filets à point. Rien ne le peut mieux justifier que cette Observation, où tout conspiroit également contre la vie de la Dame qui en fait le sujet,

& qui s'en tira aussi heureusement qu'elle auroit fait d'un accouchement naturel, ne pouvant rien ajoûter à l'extrême petitesse de sa taille, qui est beaucoup au-dessous d'aucune du grand nombre de femmes que j'ai accouchées depuis trente-huit années que j'en fais une profession particuliere, ce qui faisoit douter à bon droit que les parties fussent capables de permettre la sortie d'un enfant à terme, tant petit pût-il être, à moins que d'admettre pour cetain la réponse qu'une illustre & sçavant Medecin fit au Roy qu'il avoit l'honneur de servir, qui prenant interêt à une Princesse de sa Cour d'une taille fort petite, & grosse de son premier enfant, demanda à ce Medecin si cette Princesse ne seroit point dans un risque évident de sa vie au tems de son accouchement, à quoi cet illustre Docteur répondit: *Sire, les petites femmes sont toute nature*; ce qui toutefois ne s'est pas vérifié à la Dame en question, puisque la nature chez elle ne put permettre la sortie de son enfant, tant il étoit gros. Les fréquentes douleurs que la mere avoit souffertes pendant six jours, n'avoient tout au plus qu'engagé la superficie de la tête entre les os, sans qu'elle le fût en aucune maniere dans le vagin, & ce fut la raison qui me fit servir du crochet, dans la crainte que ma méthode nouvelle n'étant pas goûtée par le Medecin, la Sage-femme ni la Garde, eux qui n'avoient jamais vû mettre d'autres moyens en pratique, lorsque l'enfant est arrêté au passage, & qui en ignorent par conséquent l'utilité; dans la crainte, dis je que cette méthode n'eût été regardée par ces personnes comme la cause de la mort de la Dame, supposé qu'elle se fût ensuivie, tous les symptômes dont elle étoit attaquée le faisant appréhender. Mais son secours m'étant devenu inutile, j'employai à son défaut la tenette, à laquelle, comme je l'ai dit, le crochet avoit préparé la voye, en sorte qu'il ne me fut pas difficile de la placer en si bonne prise, que j'attirai l'enfant du premier coup de main que je donnai à cet effet, en serrant les branches de la tenette, & l'attirant à moi avec vigueur: ce qui m'a persuadé combien l'usage de ces tenettes est superieur à celui de tous les instrumens dont on s'est servi jusqu'à présent, pour tirer un enfant mort hors du ventre de sa mere; ce qui me fait esperer qu'en travaillant l'on pourra encore pousser cette partie de la Chirurgie à une plus grande perfection.

La longueur du tems que le col de la vessie de cette malade fut comprimé entre la tête de l'enfant & les os pubis de la mere, au point de ne laisser sur la fin échaper une seule goutte d'urine, m'en faisoit craindre la mortification, ou du moins une paralisie causée par l'interception des esprits, à l'occasion de la compression que le sphincter de la vessie avoit soufferte pendant tant de eems; ce qui auroit pû occasionner une perte involontaire d'urine, accident dont le Chirurgien qui accouche est toujours regardé comme l'auteur. Je fus dès le second jour à couvert du premier, & le quatriéme jour du dernier. Car l'urine ayant repris son cours ordinaire, ne venoit que suivant la volonté de la malade (aprés s'être perdue pendant les quatre premiers jours involontairement) par le grand soin que j'eus de faire bassiner les parties basses avec du vin & une poignée de cerfeuil, à la chaleur que la malade pouvoit souffrlr, & avoir fait appliquer plusieurs fois chaque jour une compresse doublée en quatre, trempée dans le vin.

Si les femmes, aprés avoir souffert un fâcheux travail ou un accouchement contre nature, sont rarement à couvert de souffrir une tension ou dureté avec de grandes douleurs partout le bas ventre, que ne devois je point craindre des suites de celui-ci, qui ne pouvoit finir que par le secours des instrumens, & où la violence étoit indispensable pour le terminer, ce qui fut néanmoins si heureusement exécuté, que tous ces accidens qui avoient précedé diminuerent de jour en jour, sans qu'aucun ait perseveré, de maniere que le Medecin, la Sage-femme, la Garde, & ceux qui étoient les principaux interessés, eurent tous lieu d'être contents par le retour de la santé de la Dame. Experiences qui me font conclure que si de toutes les situations dans lesquelles un enfant se peut présenter, celle de la tête est la plus naturelle, c'est elle aussi qui doit être la plus à craindre, par la raison qu'autant elle est heureuse quand la nature fait son cours ordinaire, autant elle est fâcheuse dés lors qu'elle s'en écarte, par le risque & les suites fâcheuses qu'elle traîne aprés elle, particulierement lorsque cette tête s'engage dans le détroit des os qui forment le bassin, puisque dans le dérangement de cette situation prétendue si naturelle, il n'y a adresse ni experience qui l'en puisse tirer, que par le secours des instrumens, & aprés que l'enfant y a perdu la vie; au lieu qu'il n'y a aucune autre situation dans laquelle un enfant se puisse présenter, où le Seigneur ne m'ait donné les moyens de les tirer vivans, quand j'ai été appellé à tems.

Comme la longue pratique que j'ai dans ma profession m'a fait connoître que cette situation est la plus ordinaire de toutes celles dans lesquelles l'enfant se présente pour venir au monde, & que c'est elle qui cause les plus fâcheux accidens, c'est elle aussi à laquelle je me suis le plus précisément attaché, pour prévenir ces accidens par le seul secours de mes mains, lorsqu'heureusement la tête de ces enfans n'occupoit point encore le passage d'une maniere à m'en interdire l'introduction, où à les détruire par celui des instrumens, lorsqu'ils étoient déja arrivés, comme ces Observations jointes à ce que j'en ai déja dit dans ce Traité, en sont une preuve évidente, qui sont lorsqu'un enfant est si avancé dans le vagin, que l'extrêmité de la tête se voit entre les grandes lévres de la vulve, qu'il y a long-tems que la malade ne s'est apperçu qu'il ait fait aucun mouvement, que l'on s'apperçoit d'une mauvaise odeur, principalement lorsque des serosités roussâtres comme lavûres de chairs, sortent de ces parties basses, & que la malade sent une lourde masse tomber du côté qu'elle se panche, & une pesanteur en la partie inferieure du ventre quand elle se leve, qui sont les marques les plus certaines de la mort de l'enfant.

Comme il n'y a point alors (les choses en cet état) de moyen de placer le crochet sans exciter d'extrêmes douleurs à la malade, par le défaut d'espace qui se rencontre entre cette tête, & les parois du vagin, & qu'il n'y a aucun risque à ouvrir le crâne de cet enfant, soit avec les ciseaux ou avec le bistouri, afin qu'en rompant & ôtant une portion des os, l'on ait la facilité en tirant une certaine quantité du cerveau, de diminuer le volume de cette tête, & d'en rendre l'extraction, de même que celle de tout le corps de l'enfant, aisée & facile, sans que la femme en souffre aucune douleur, comme je l'ai fait quantité de fois. Mais la chose est toute differente lorsque la tête de l'enfant est seulement engagée entre les os qui sont au-dessus du vagin, parce que si le secours de la main seule y est absolument inutile, celui du crochet y trés suspect, par l'éloignement qui se rencontre entre l'entrée du vagin, & l'endroit où la tête de l'enfant est arrêtée, qui fait la difficulté, pour ne pas dire l'impossibilité de placer cet instrument en si bonne prise qu'elle ne puisse lâcher, & donner occasion aux accidens dont j'ai parlé; & qui ne peuvent arriver dans l'usage de ceux dont je me suis servi depuis quelque tems; & qui m'ont réussi d'une maniere à surpasser mon attente, comme j'espere qu'ils feront à ceux qui, à mon exemple, trouveront à propos de les mettre en pratique, qui est la seule récompense que j'ose esperer de fruit de mes travaux, & de l'attention que j'ai à les communiquer aux autres, dans l'esperance qu'ils en pourront tirer quelqu'avantage.

Voilà le veritable obstacle que j'ai trouvé avoir toute la part à la sortie de la tête d'un enfant quand elle se présente pour sortir la premiere, sans que le recourbement du coccix m'ait jamais fait aucune peine dans la quantité d'accouchemens que j'ai faits, quoique presque tous les Auteurs qui ont écrit des Accouchemens, ayent dit & même assuré que cet os trop courbé formoit un des principaux obstacles à l'accouchement. Je n'ai jamais trouvé non plus que ces clitoris dont parle M. Peu, lorsqu'il dit qu'il les faut dégager quand l'enfant se présente à sortir, ayent formé aucun obstable à l'accouchement, puisque c'est une chose qui ne peut arriver, à moins que l'enfant au lieu de sortir, ne fût disposé à rentrer la tête la premiere; ce qui fait voir que les hommes que l'on croit les mieux sensés, sont capables de dire des choses absolument éloignées de la raison.

## OBSERVATION CCCCLIV.

Quand j'ai dit que la Pratique des Accouchemens est sembla- à ces grandes & vastes régions nouvellement connues, & dans lesquelles l'ont peut faire sans cesse de nouvelles decouvertes, ce n'est qu'après avoir lû la quantité d'Observations que M. Mauriceau rapporte dans son dernier Traité, & dans la Brochûre en forme de Suplément du même Auteur, imprimé chez le Sieur D'Houry, auquel tout ample & étendu qu'est le Recueil de cet habile homme, je trouve encore lieu d'y joindre la situation en laquelle un enfant se présente les pieds & le siége, & la face en-dessus. Comme je n'ai vû aucune situation de cette nature raportée dans aucun Auteur, j'ai crû qu'il ne seroit pas mal à propos d'en donner une Observation particuliere, afin que si elle tomboit par hazard entre les mains d'un nouvel Accoucheur, il pût s'exempter de la faute que commirent les Sages-femmes qui furent appellées à cet accouchement, qui mit l'enfant pendant plusieurs jours en risque de perdre la vie, quoiqu'il n'y eût pour le finir, qu'à repousser le siége au-dedans du ventre, pour faciliter l'extraction des pieds, & après les avoir sortis, faire faire le demi-tour à l'enfant, afin de le faire venir la face en dessous, de la maniere que je l'ai fait en cette occasion.

## OBSERVATION CCCCLV.

Le 6 Mars 1717 M. le Curé de Cherbourg envoya un exprès me prier de m'y rendre dans toute la diligence possible, afin de secourir une pauvre femme qui étoit en travail depuis trois jours, & dont l'enfant étoit très certainement vivant, sans que deux Sages-femmes qui étoient auprès d'elle depuis ce tems là, eussent pû lui donner aucun secours, ce qui la mettoit elle & son enfant dans un péril évident de perdre la vie; qu'il esperoit que je lui accorderois cette acte de ma charité envers cette pauvre femme, du même cœur que je l'avois fait à plusieurs autres. Je m'y rendis le plûtôt qu'il me fut possible, où en arrivant dans la chambre de la malade, après avoir entendu le court rapport que l'ancienne Sage-femme me fit de la situation de l'enfant, sans m'être donné le tems de me déboter, je la fis situer sur le travers de son lit comme à l'ordinaire, je trouvai les pieds de l'enfant au passage, dont les doigts étoient tournés du côté du ventre de la mere, & par consequent les talons du côté de celui du siége. Je joignis ces deux pieds ensemble, que Je saisis d'une de mes mains, puis Je fis un effort pour les attirer au-dehors, sans y pouvoir réussir.

Ayant résisté à ce premier mouvement qui étoit plus que suffisant pour l'ébranler au moins, si je ne l'eusse pas attiré en partie, je ne doutois pas qu'il n'y en eut quelque chose de particulier qui y faisoit obstacle, & pour me le mettre en évidence je coulai mon autre main au dedans du vagin, par dessous, & le long des jambes de cet enfant, au haut duquel je trouvai le siege qui tenoit les genoux repliés & fermoit le passage si exactement; que l'on auroit plûtôt brisé les cuisses, les jambes & les pieds de cet enfant, que de l'attirer au dehors, à moins que de l'avoir fait changer de situation pour finir l'accouchement que je terminai bien-tôt, dès que j'eus repoussé le siege au dedans de la matrice, les pieds que je ne lâchai point suivirent le mouvement de ma main, les attirai avec la même facilité que j'aurois à tirer mon mouchoir de ma poche, je délivrai la mere à l'instant d'un fort gros arriere-faix, en sorte que je laissai la mere & l'enfant en fort bon état, quoiqu'il eut les pieds & jusqu'au dessus des maleolles tout meurtris, & contus par la longueur du temps & de la violence, que ces deux

Sages-Femmes leur avoient faites pour les faire sortir sans qu'heureusement il en soit arrivé aucun accident à la mere ni à l'enfant.

## REFLEXION.

La plus jeune de ces deux Sages-Femmes étoit fort âgée, & avoit beaucoup de pratique par devers elle, elles passerent neanmoins trois jours, & autant de nuits à travailler inutilement pour terminer un accouchement sans y avoir pu réussir & que je finis en moins d'un demi-quart d'heure, quoique je n'en eusse vû, n'y que M. M. en ait raporté aucun de cette espece dans ces huit cens cinquante Observations, ce qui doit persuader que ce ne fut ny le hazard ny une routine ordinaire qui me firent faire cet accouchement aussi aisément que je le dis, mais bien l'adresse, la présence d'esprit, & la force de l'imagination, qui en pareille occasion suggerent à un Accoucheur les moyens de lever les obstacles qui empêchent de finir un accouchement extraordinaire, tel qu'étoit celui ci, ainsi que plusieurs autres que je raporte dans ce traité, ces deux Sages-Femmes auroient trouvé la même facilité à le terminer, si elles avoient été capables d'agir sur ces principes, mais comme elles sont pour la plûpart incapables de la moindre réflexion, il ne faut pas s'étonner de ce que la plus longue pratique ne leur peut donner les moindres éclaircissemens, & qu'ayant commencé d'exercer une profession sans en avoir aucuns principes, elles vont toujours leur train ordinaire sans jamais penser qu'il puisse y avoir des connoissances superieures à leurs premieres notions. Car qu'y avoit-il à faire sinon de couler la main le long des jambes de l'enfant comme je fis, de lever la difficulté qui étoit le siege qu'il falloit un peu repousser pour faciliter au jambes la liberté de se relâcher, dont le prompt accouchement fut la suite, au lieu qu'en le tirant de la sorte, ce fut un pur hazard qu'elles ne les rompirent pas, ou du moins l'une ou les deux cuisses, qui de la maniere quelles étoient embarassés entre le siege de l'enfant & les os pubis de la mere, ne pouvoient être attirés au dehors sans produire cet accident puisqu'il arriva effectivement dans un pareil cas que M. M. raporte dans une des Observations qui font partie de son suplément, dont il attribue la cause à un mouvement violent que fit la mere, comme si un aussi sçavant & aussi experimenté Accoucheur qu'il étoit avoit besoin d'excuse dans une occasion où un tel accident est inévitable.

Loin d'une pareille délicatesse à mon égard, je dis fort naturellement qu'en moins de quinze jours il m'est arrivé d'avoir rompu un bras à deux differens enfans, dont l'un étoit le fils d'un Chandelier & l'autre celui d'un Marchand de Bois, ayant été appellé à l'un dès le commencement du travail, & à l'autre environ cinq heures après que l'enfant eut le bras dehors, le premier de ces enfans étoit d'une grosseur extrême & la mere du second étoit des plus petites femmes que l'on puisse voir, je connus fort bien par le bruit de crépitation que ces bras étoient rompus & je n'en fus nullement surpris, l'ayant même dit dans le moment, je pensai l'un & l'autre avec deux petites compresses, un petit carton & une bande pour tenir tout en état, comme la situation qu'ils sont obligez de tenir dans leur maillot favorise une pareille guerison. Ils ne furent

furent que neuf ou dix jours à guerir, sans qu'il y ait paru depuis, étant grands, forts & bien conformés ; ceux qui me rendront justice croiront bien que cela se fit contre ma volonté & que je ne pus faire autrement, sans m'être jamais embarassé du qu'en dira-on, ny à m'en excuser en aucune maniere.

Quoique la situation dans laquelle l'enfant qui fait le sujet de cet article soit très rare, il n'y paroît rien d'outré, ny qui fasse de peine à l'imagination à la difference de deux que j'ai lu dans le Traité des Accouchemens de M. Peu, le premier est un enfant qui présente les bras, & les épaules, & le second est une tête restée après que le corps fut arraché qui sortit d'elle même par le seul secours d'un lavement, toutes les tentatives que M. Peu avoit faites ayant été inutiles, en sorte que se trouvant obligé d'en abandonner l'extraction au gré de la nature, elle s'en défit comme il le raporte, la verité de l'un & de l'autre de ces cas m'ayant été parfaitement connuë, l'un par mon experience, & l'autre par celle d'un de mes Confreres, me font dire que quelque difficulté qui se puisse présenter à nôtre imagination par rapport aux faits que cite un homme d'honneur & de probité, on ne doit jamais aller jusqu'à se persuader qu'il impose, ce que les deux Observations qui suivent justifient parfaitement bien.

## OBSERVATION CCCCLVI.

Le 8 Septembre 1720, un Laboureur de la Paroisse de Magneville me vînt prier d'aller voir sa femme qui étoit en travail depuis trois jours, & dont les deux mains de l'enfant sortoient jusqu'au poignet, comme j'étois malheureusement attaqué d'une fiévre tierce des plus fâcheuses, & dans le fort de mon accès je ne pus satisfaire à sa priere, il en chercha un autre sans en pouvoir trouver, il revint sur le soir que mon accès étoit sur son déclin, quoique je fusse fort foible, & qu'il y eut deux grandes lieues de cette Ville, je ne laissai pas d'y aller, je trouvai une jeune femme très épuisée par ce long travail, mais encore pleine de courage & de résolution, dont l'enfant présentoit les deux mains qui remplissoient presque tout le passage, mais qui neanmoins ne m'empêcherent pas de passer la mienne entre elles, avec laquelle je m'assurai que les épaules étoient la premiere & la plus prochaine partie qui accompagnoit ces mains & qui empêchoient qu'elles ne s'avançassent davantage au-dehors, comme elles auroient fait si ç'eut éte la poitrine ; ce qui me fit trouver cette situation si extraordinaire, qu'à peine la pouvois-je comprendre, quoique ma main me l'assûrât. Après m'en être rendu certain, je conduisis deux de mes doigts à côté de l'une des épaules le plus haut qu'il me fut possible, jusqu'à la tête, afin que par ce moyen je pûs être encore plus sûr de cette situation, & sçavoir par où je pourois trouver les pieds, les joindre & les attirer. Mon intention fut sans effet, n'ayant pû conduire ma main plus avant, ni repousser les épaules en aucune façon. Mais comme à quelque chose malheur est bon, le sentiment douloureux que causa ma main à ces parties, renouvela les douleurs qui devinrent si fortes, si vives, & redoublerent si à propos, que m'étant apperçû de quelqu'ébranlement à l'enfant, il me fut si favorable qu'il me procura le moyen d'introduire mon autre main, & de couler le doigt du milieu de chacune recourbé, jusques sous les aisselles, qui dans cette situation ne devoient pas être fort éloignées. A l'occasion de ce foible secours joint à la malade qui s'aidoit de son mieux, l'enfant vint au monde dans cette situation, toute contre nature qu'elle étoit, & autant opposée en apparence au bon sens & à la raison, qu'à l'experience la plus consommée. Je délivrai la mere d'un arriere-faix autant mal conditionné qu'étoit l'enfant, dont l'odeur fâcheuse qui accompagnoit la pourriture dans laquelle son petit corps étoit étoit tombé depuis deux jours & deux nuits qu'il étoit mort, ne m'accommoderent guéres dans l'état où j'étois: mais le plaisir d'avuir réussi avec autant de facilité, me dédommagerent amplement de mes peines. La femme s'endormit dès qu'elle fut au lit, dans la même tranquilité que si elle n'eût rien souffert, & se porta si bien dans la suite, qu'elle fut relevée peu de jours après.

## REFLEXION.

C'est ce que je ne pouvois comprendre, qu'un enfant vinr au monde en double par les épaules, à cause de l'extraordinaire grosseur de cette partie, surtout quand l'enfant est de la nature de celui qui fait le sujet de ceete Observation, qui trés-sûrement n'étoit pas petit, sans au moins causer une déchirure à la fourchette, & des deux ouvertures n'en faire qu'une, cette partie se trouvant beaucoup plus grosse qu'aucune tête, ni le cul, parce que la tête s'alonge, & le ventre par sa molesse facilite le passage du siége qui s'alonge en pointe, au contraire des épaules qui ne peuvent en se repliant autant qu'on les en peut croire capables, qu'elles ne restent toujours très-grosses, & qu'elles ne causent par leur sortie une grande distension aux fibres du vagin, comme il arriva à cette jeune femme; mais qui s'étant faite peu à peu, & à proportion que l'enfant s'avançoit, il lui arriva ce qui arrive pour l'ordinaire aux parties membraneuses, de s'étendre, & de se resserrer suivant que la necessité le requiert, ne doutant pas que si cet accouchement se fut fait brusquement, & sans donner le temps aux fibres du vagin de s'alonger & de s'étendre peu à peu de la maniere qu'elles firent, les fibres n'auroient pû résister à l'extension violente qu'elles auroient été obligées de souffrir, & auroient été forcées de se rompre, dont sans doute une dilaceration complette des parties qui font la séparation de la vulve avec l'anus, s'en seroit ensuivie.

Cet accouchement fait bien voir ce que j'ai dit en plusieurs endroits de ce Traité des Accouchemens, que ce n'est jamais ou du moins très-rarement les parties exterieures de la vulve qui font obstacle à la sortie de l'enfant, non plus que le coccix, mais bien l'étroitesse du cercle que forment les os à l'entrée du bassin & que quand l'enfant a sçû forcer ce passage, le reste ne fait ou du moins ne doit faire que peu de résistance, bien entendu que la grosseur des épaules soit proportionnée à celle de la tête, puisque souvent les épaules ne font pas un moindre obstacle à la sortie d'un enfant, que la tête en peut faire, puisqu'il s'est trouvé qu'en arrachant la tête par un défaut de pratique & d'experience, l'on fait d'un roturier un Gentil-homme, ce que l'on évite en agissant avec plus de circonspection.

## OBSERVATION CCCCLVII.

Le 17 Octobre 1719, la femme d'un Tailleur de cette Ville étant tombée pendant qu'elle étoit grosse dans une maladie très longue & très dangereuse, qui continua à peu près jusqu'au temps de son accouchement, s'étant trouvée atteinte des premieres douleurs de son travail, envoya m'en donner avis, & me prier de ne me point éloigner sans lui faire le plaisir de la voir, j'y allai & la trouvai avec des douleurs fort éloignées, quoiqu'assez fortes pour en la touchant m'assurer de la situation de l'enfant qui présentoit la tête la premiere, mais sans autre préparation aux eaux, non plus qu'à l'orifice interne de la matrice, que si elle n'eut point été en travail, ce qui me fit lui assurer que son accouchement seroit naturel, sans pouvoir décider du temps plus ou moins long, puisque la fin ne se pouvoit fonder que sur la force des douleurs qu'elle n'avoit point encore, je ne retournai la voir que le lendemain matin que je la trouvai dans son lit où je lui avois conseillé de rester, vu le peu de forces qu'elle avoit recouvert depuis sa maladie, & comme à la premiere douleur qu'elle eut, je la touchai pour examiner le progrès que l'enfant avoit fait, & que je la trouvai en état d'accoucher incessamment, je disposai le petit lit & la situai dessus, elle n'accoucha point à la premiere douleur, quelque longue & violente que'lle fut, mais bien à la seconde qui ne suivit qu'une grosse demi-heure après cette premiere, en sorte que ces douleurs avoient plus d'une demi-heure d'intervale, mais quelque longue & violente que fut cette douleur, elle ne put tout au plus que pousser la tête de l'enfant au dehors, sans que trois ou quatre efforts que je fis pour avoir les épaules m'y fussent d'aucun secours, ce qui m'obligea de faire couler mes doigts jusqu'au dessous des aisselles, qui me firent l'office de crochet :& acheverent ce que je n'aurois pu faire sans leur secours, & j'aurois plûtôt arraché cette tête que de pouvoir tirer le reste du corps, non pas que les parties n'y fussent parfaitement bien disposées; mais à cause de la grosseur de l'enfant qui étoit extraordinaire sans que la diette que la femme avoit observée pendant sa longue maladie y eut servi d'obstacle, ce qui fait bien voir que nos raisonnemens se trouvent souvent très faux, je délivrai la mere à laquelle cet accouchement se trouva si avantageux qu'elle se porta bien dans la suite, & qu'elle a depuis constamment perseveré dans ce bon état.

## REFLEXION.

Je ne trouve rien de plus aisé qu'à dire, il faut couler les doigts sous les aisselles, & les recourber afin de s'en servir en maniere de crochet, & attirer les épaules de l'enfant au dehors, mais que s'il m'étoit permis de couler & de le prendre sur le ton de Me Ambroise Paré, je dirois après lui, venez mon petit maistre & vous verrez ce que vôtre jonrnée y étalera. Non il n'est pas possible de concevoir l'attention qu'il faut avoir, & la peine qu'il y a à souffrir dans un pareil accouchement, lorsque les parties s'opposent à l'entrée de vos mains qui sont absolument obligées de s'avancer au passage, les doigts quelques longs qu'ils soient ne le sont jamais assez pour être conduits jusqu'au lieu où la necessité le requiert, sans quoi nous ne pouvons éxécuter ce que nous sçavons qu'il faut faire pour finir cet accouchement, en sorte qu'il faut que l'enfant périsse en cet endroit, soit après avoir la tête arrachée, où qu'elle y pourrisse, si l'adresse qui est requise en cette urgente necessité vient à nous manquer, dont cette femme & son enfant furent exempts, par l'attention que j'eus à finir cet accouchement quelque difficile qu'il fut, tant par rapport à la grosseur de l'enfant qu'à la foiblesse où la longue maladie avoit réduit la mere, en faisant couler ma main par dessus les épaules, & les doigts recourbés jusques au dessous des aisselles de la maniere que je l'ai dit dans l'Observation.

Quoiqu'une répetition puisse bien être ennuyeuse, celle que l'on trouvera que je fais dans ce Suplément ne doit pas être de cette nature, puisqu'au cas que tout n'en soit pas nouveau, les circonstances particulieres leur donneront un air de nouveauté par la différence qui se rencontrera entre les Observations qui sont contenues dans ce Traité, & celles qui sont le sujet de ces additions qui sont toutes de moi, & n'ayant emprunté d'autruy que celle qui suit pour en faire voir la rareté, & satisfaire aux raisonnements que j'ai fait dans l'Observation qui précede la derniere, que dans le dessein de persuader une verité à laquelle je n'ajoutois moi-même aucune croyance, qui toutefois se trouve trés réelle.

## OBSERVATION CCCCLVIII.

Au mois de Juillet 1719. l'un de mes Confreres Chirurgien Juré de Valognes, ayant été mandé pour accoucher la femme du Capitaine de la Paroisse de l'Etre la trouva en arrivant accouchée en partie, c'est à dire que le corps de l'enfant étoit venu, mais que la tête étoit restée au dedans, aprés s'être disposé de la maniere qu'il convient, il se mit en état d'en faire l'extraction où il se fatigua tant & plus à differentes reprises sans en être plus avancé, & voulant sans se rebuter de ce peu de succez y retourner encore une fois, la malade épuisée de force & encore plus de courage, se trouva reduite en une si triste situation qu'elle prefera de mourir dans un état tranquille au plaisir d'acheter la vie par de nouveaux tourmens, ce qui obligea l'Accoucheur às'aller coucher & prendre un repos dont il n'en avoit gueres moins besoin que la malade même ; il eut pour nouvelle en se levant le matin, que la tête de l'enfant étoit sortie pendant la nuit sans autre secours que celui de la nature, qui tâche toûjours de se décharger d'un corps étranger, ce qu'il auroit eû de la peine à croire s'il n'en avoit été témoin oculaire, & la mort de la malade n'auroit pas manqué de succeder à l'œuvre de la nature si on lui eût refusé un secours qu'on crut trés utile en cette occasion, qui paroît au contraire lui avoir été pernitieux.

## REFLEXION.

Il n'est pas facile de persuader à ceux qui ne sont point au fait des accouchemens le terrible ouvrage qu'est pour un Accoucheur, l'extraction d'une tête restée au dedans de la matrice aprés que le corps de l'enfant en est separé, il faut l'avoir éprouvé pour le croire, l'humeur gluante, & visqueuse, & le limon dont cette tête est endiuite, la rend tellement glissante que l'Accoucheur ne peut absolument l'assujettir dans l'une de ses mains, pour avec l'autre introduire le crochet en bonne prise afin d'en tenter l'extraction, c'est ce qui en fait la principale difficulté & ce qui a obligé plusieurs excellents Accoucheurs a inventer d'autres moyens plus assurez pour finir ce penible & laborieux ouvrage, sçavoir M. M. avec sa bande large, & M. Aman sa machine en forme de bourse faite de raiseau, dans laquelle il pretend engager cette tête, puis au moyen des cordons qui la ferment l'attirer au dehors. Comme grace au Seigneur je n'ay point trouvé d'occasion de mettre cette machine en pratique, dépuis que son Auteur a bien voulu m'en faire present ; je ne sçaurois encore venter son succez dont je me feray tousjours une loy de douter jusqu'à ce que j'aye l'occasion de la mettre en pratique, persuadé que cette reussite est fort incertaine : je n'en diray pas autant de la bande proposée par M. M. de laquelle j'ai essayé de me ſervir dans l'occaſion, mais fort inutilement, mon peu d'adreſſe ne m'en ayant pû fournir le moyen. Nouvelles inventions auſquelles je prefererois neanmoins l'introduction des tenettes, aprés avoir fait une ouverture au crane que je ne me puis perſuader difficile à faire, puiſque je l'ay faite en me ſervant de mes mains, & du crochet dans les commencemens, ne doutant pas qu'une portion de l'occipital bien chargée dans cette tenette ſeroit d'un merveilleux ſecours pour attirer cette tête, parce qu'au cas que la priſe vint à lâcher, rien n'eſt plus facile que de la replacer, ou ſans l'attirer entierement quand on ſent qu'elle vient à molir, l'on previendra cet arrachement en joignant une ſeconde tenette au coronal ou à l'un des parietaux pendant que cette premiere ſert de guide & d'apuy à l'autre. Comme je dis que je n'ay point heureuſement trouvé d'occaſion de mettre la machine de M. Amand en pratique, je n'y ay point non plus mis les tenettes, c'eſt une idée que je me ſuis faite du ſervice qu'elles pourroient rendre en cette occaſion fatalle, par rapport à celui qu'elles m'ont rendu à celles que je dis qui en approchent le plus, dont au pis aller la malade ne peut éprouver aucun mauvais effet; ce qu'on ne peut pas dire du crochet quelque adroite que ſoit la main qui peut le conduire en cette extraction, tant il eſt malaiſé d'en meſurer l'action avec tant de juſteſſe qu'elle ne ſoit diſpoſée à cauſer du deſordre par le moindre mouvement irregulier, tant de la part de l'operateur que de la malade: je rendray un bon & fidelle compte du ſecours des tenettes, ſi par malheur l'occaſion ſe preſente de mettre ces inſtrumens en pratique, ce que je crains autant que je le ſouhaite peu, par la raiſon que je dis loin de me faire un ſecret de ces inſtrumens de la maniere que fit certain Chirrugien de Gand, qui vint il y a quelques années à Paris, propoſer au Chef de l'Accademie des ſciences certain inſtrument de fer, au moyen duquel il ſe ventoit d'accoucher toutes les femmes auſquelles la tête de leurs enfans ſeroit arrêtée priſe ou enclavée au paſſage, ſans leur cauſer aucun préjudice. L'un de Mrs. les Maîtres Chirurgiens de Paris qui avoit été chargé d'examiner cet inſtrument âfin de donner ſon avis ſur la poſſibilité du fait, & la pretendue utilité de ſon uſage, me fit l'honneur de me demander ce que j'en penſois, ſans me dire autre choſe de l'inſtrument, parce que c'étoit à condition qu'il ne donneroit à perſonne la connoiſſance de ſa ſtructure: je ne balançay pas à aſſurer cet amy que la choſe propoſée à l'égard d'un inſtrument de quelque ſtructure qu'il pût être, étoit autant impoſſible que celle de faire paſſer un cable par le trou d'une aiguille, en effet comment un inſtrument d'acier ou autre pourroit il être porté à l'endroit où cette tête eſt arrêtée ou enclavée (qui pour l'ordinaire eſt dans le détroit que forment les os ſacrum, iſchyon, & pubis) de telle maniere qu'on ne put introduire une ſonde pour procurer l'évacuation de l'urine retenue depuis pluſieurs jours, non plus qu'une canule pour un lavement, pas même une feuille de myrthe comment dis je, pourroit'on paſſer cet inſtrument & lui faire jouer ſon jeu ſi à propos que l'enfant fut tiré du peril auquel l'étroiteſſe des parties l'ont expoſé, c'eſt certainement un leure & un conte en l'air, ſi la choſe étoit vraye autant qu'elle eſt fauſſe, que cet homme mourut ſans rendre cét inſtrument public, il meriteroit qu'un ver lui devoraſt ſes entrailles pendant l'éternité, par raport au crime qu'il feroit de ne pas donner un moyen de ſauver la vie à un nombre infini de pauvres enfans qui la perdent par le défaut d'un tel ſecours; toute la ſcience humaine n'ayant pu le trouver juſqu'à preſent, comme je le fais voir par les seules observations rapportées dans ce suplement; mais qui au contraire seroit comblé de benedictions, si ce qu'il avance étoit veritable par le grand bien que produiroit cet instrument qui se feroit benir de Dieu & des hommes dans le temps, comme pendant les siecles des siecles.

# CONCLUSION
## DE TOUT L'OUVRAGE.

Voici le Traité des Accouchemens que je me suis proposé de donner au Public, dans lequel j'ai découvert par une infinité d'Experiences, le moyen de prévenir les dangers où les meres & les enfans tombent souvent, en suivant plusieurs usages approuvés par les Auteurs qui en ont écrit avant moi. C'est à vous, mon cher Lecteur, de juger si j'ay réussi. Vous verrez que loin de m'ériger en donneur de préceptes, je fais seulement connoître par une longue suite d'accouchemens, la maniere dont je me suis comporté pour en rendre la fin heureuse, dans la vûe de pousser cette Pratique au dégré le plus parfait qu'il m'a été possible, sans que je me sois attaché à suivre servilement mes Prédecesseurs, si ce n'est dans les occasions où mes expériences ont justifié l'avantage qu'il y avoit à les imiter, sans être pourtant méconnoissant de l'obligation que nous leurs avons, de nous avoir ouvert la route où nous sommes entrés, dans laquelle je crois avoir découvert par mes Réflexions des chemins encore plus courts, plus unis & plus faciles que ceux qu'ils ont suivis, & qui sans doute acheveront de s'applanir dans la suite, par l'émulation que pourront donner mes Observations à ceux qui se dévoueront à ce pénible emploi, s'ils veulent avec des lumieres supérieures aux miennes, se donner autant de peine que je m'en suis donné pour y faire quelque progrès.

L'on voit assez dans plusieurs de ces Observations, la préférence que doit avoir la main d'un Accoucheur sur celle d'une Sagefemme, pour n'avoir aucun égard aux sentimens de l'Auteur du Livre intitulé: *De l'indécence aux hommes d'accoucher les femmes*, que je n'aurois pas réfuté, si Messieurs les Journalistes de Paris ne l'avoient jugé digne des éloges qu'ils ont donné, moins à la connoissance des matieres qui font l'objet de la cenſure de cet Auteur, qu'à l'élégance du diſcours, & à la pureté du ſtile dont il eſt écrit. Ces Mrs me permettront de dire qu'ils ont un peu trop applaudi au prétendu zele de ce ſcrupuleux Auteur, qui ne devoit s'ingérer d'écrire de la neceſſité aux femmes de ſe faire accoucher par des hommes, qu'après avoir étudié cette matiere à fond, avoir applani les difficultés, s'y être rendu plus experimenté qu'il n'eſt, & s'être mis en état de propoſer les moyens ſûrs de mettre les femmes à couvert des accidens où les expoſe journellement l'ignorance de la plûpart des Sage-femmes. N'a-t'il pas même manqué au reſpect qu'il doit au Roy, en condamnant ſur des raiſons frivoles un uſage qu'un Monarque auſſi judicieux n'a pas autoriſé ſans connoiſſance de cauſe, quand feue Madame la Dauphine, Meſdames les Princeſſes de ſon Sang Royal, & en dernier lieu la Reine d'Eſpagne ſa petite-fille, n'ont fait qu'exécuter ſes ordres, en ſe ſervant d'hommes pour les accoucher. Car quoiqu'en diſe cet Auteur, il eſt hors de doute par les évenemens que l'on peut remarquer dans un grand nombre de mes Obſervations, qu'il eſt incomparablement plus ſûr, qu'il eſt même abſolument néceſſaire en bien des occaſions de ſe ſervir de Chirurgiens plûtôt que de Sages-femmes, pour le ſalut des meres & des enfans.

Je n'ai point cherché d'artifice dans le ſujet que je traite. Je le fais d'une maniere ſimple & uniforme, ſans qu'un deſir de beaucoup dire m'ait induit à vouloir étaler un nombre infini d'Obſervations ſur un même article, comme je l'aurois pû faire, une ou deux étant ſuffiſantes pour ſoutenir ce que j'avance, & faire entendre les circonſtances des faits que je prétens éclaircir.

Je ne fais point auſſi trouver les enfans dans des ſituations extraordinaires & impoſſibles, pour avoir lieu de combattre des monſtres imaginaires, dans la vûe de m'acquerir une réputation mal fondée. Je rapporte les faits de la maniere que la nature & l'occaſion me les ont préſentés, je m'y ſuis comporté comme je le dis, & je me contente de déduire ſimplement les circonſtances qui peuvent faire voir comment j'ai fini ces ſortes d'accouchemens, pour en rendre la pratique plus aiſée qu'elle n'avoit été par le paſſé.

Si ma longue expérience m'a fait découvrir quelques erreurs dans les Ecrits des Auteurs qui m'ont précedé, & ſi je fais remarquer quelques fautes qui peuvent s'être gliſſées dans leur pratique

pratique, ç'a moins été par un esprit de critique, que pour satisfaire au désir que j'ai de me rendre utile au Public. Car loin de vouloir obscurcir la réputation qu'ils ont méritée, je crois leur rendre toute la justice que je leur dois, comme à de grands hommes, mais qui n'ont pas été immanquables : c'est pour cette raison que respectant leurs sentimens sans m'en rendre esclave, j'ai retranché quelques abus où ils étoient tombés. Si ma pratique, cher Lecteur, vous paroît aussi raisonnable qu'elle est naturelle & sincere, je ne doute pas que vous ne vous fassiez un plaisir de la suivre.

J'aurois attendu plus long-tems à la mettre au jour, dans l'esperance d'y faire encore un plus grand progrès ; mais mon âge déja avancé m'a déterminé à vous la donner telle qu'elle est, dans la crainte qu'une mort imprévûe ne me prive du plaisir d'avoir donné quelques éclaircissemens à mes successeurs, dont j'espere que le Seigneur me donnera la récompense, n'étant pas établi dans un lieu où la fortune puisse remplir les desirs de ceux qui sacrifient à cet idole.

*FIN.*

# TABLE DES OBSERVATIONS.

*Et des principales Matieres qui y sont contenues.*

## LIVRE SECOND.



*Observ.*

## LIVRE TROISIEME.

## LIVRE QUATRIEME.

## LIVRE CINQUIE'ME.

# OBSERVATIONS

## COMPRISES DANS LE SUPLEMENT.

vail qu'elle souffroit depuis dix jours & dix nuits sans aucun repos, & sans avoir pris que très peu d'alimens : je fus appellé pour la secourir, à quoi je me portai volontiers. Pour m'assurer d'abord de la situation de l'enfant, j'en cherchai la tête que je trouvai à l'entrée du détroit sans y être enclavée, & où après avoir glissé ma main à côté, je saisis les pieds que je cherchois, & terminai heureusement cet accouchement, 853

*Observ.* 445. La femme du Garde General des Eaux & Forêts que j'avois déja accouchée deux fois, m'envoya querir ; j'y allai aussi tôt, & trouvai l'enfant bien situé, les eaux préparées percerent à la premiere douleur, & furent suivies du cordon de l'ombilic sorti de la longueur d'un pied, ce qui me détermina à accoucher la malade sur le champ ; & après l'avoir mis en situation, je coulai ma main à côté de la tête, je trouvai les pieds que je saisis, les attirai au dehors, & j'achevai l'accouchement, 854

*Observ.* 446. D'une femme que j'avois accouchée trois fois d'accouchemens contre nature, laquelle se sentant malade & à terme, m'envoya prier de la venir voir ; je me rendis aussi-tôt auprès d'elle : mais ne la trouvant qu'avec des douleurs lentes, très éloignées & sans apparence d'en avoir bien-tôt, je n'hesitai point à lui dire que sans attendre plus long-tems, je préferois de l'accoucher à l'instant. Elle y consentit : aussi-tôt après l'avoir placé dans la situation ordinaire, je portai ma main assez avant dans la matrice, je saisis les pieds de l'enfant, l'attirai au dehors, & finis cet accouchement très-laborieux, 855

*Observ.* 447. D'une pauvre femme de Flottemenville qui étoit en travail depuis deux jours, avec de petites douleurs peu profitables. Ayant été appellé pour la voir, je m'y rendis aussi-tôt. Je la trouvai réduite dans une grande foiblesse, & tout le reste des choses qui accompagnent dans un triste état, avec des marques équivoques pour la vie de l'enfant. Pour m'en assurer, je resolus l'accouchement ; & après avoir disposé le lit & situé la malade, je plongeai mes ciseaux dans le crâne de l'enfant ; je l'attirai du premier coup en entier : aussi tôt je delivrai la mere, & elle se porta bien dans la suite, 859

*Observ.* 448. De la femme d'un Voiturier qui étoit malade depuis six jours sans pouvoir accoucher, quoique son enfant fût bien situé, & qu'elle eût eu des douleurs assez fortes & assez fréquentes. Je me hâtai de vouloir secourir cette malade ; mais trouvant la tête de son enfant fort enclavée au passage à cause de sa grosseur étonnante, pour finir cet accouchement il fallut employer les crochets, & découvrir avec le bistouri une assez ample portion du crâne pour y plonger mes ciseaux, dont j'élargis les branches, afin d'accroître l'ouverture, & faire un passage à ma main pour attirer cette tête au-dehors ; & après tant de peines & de si pénibles efforts, je m'apperçus que je ne l'avois pas seulement ébranlée. Enfin je fus obligé d'appeller un de mes Confreres, à qui je laissai la liberté d'y faire tout ce qu'il pourroit pour avoir cette tête ; mais quoique fort diminuée par ce que j'en avois ôté le jour précedent, ses efforts n'eurent pas un plus heureux succès que les miens. Cependant ne voulant point paroître sans courage, je repris ce travail, & fus assez heureux pour dégager au moyen de deux de mes doigts que je coulai vers la fourchette, avec lesquels j'attirai le menton, &

mon Confrere empoigna le col pour tirer le reste du corps, mais sans rien avancer de plus, parce que les épaules de l'enfant étoient si grosses, qu'elles nous arrêterent de nouveau. Toutefois dans l'esperance d'en venir à bout, nous tirâmes tous deux ensemble, & nous fimes l'extraction de cette tête sans qu'elle se séparât du corps. C'étoit un des plus gros enfans que j'aye jamais vû. Je délivrai la mere d'un gros arriere faix, & la laissai aux personnes présentes en assez bon état par rapport aux violences qu'elle essuya pendant un si long & laborieux travail, 860

*Observ.* 449. De la femme d'un Laboureur d'Hubbeville qui étoit en travail depuis plusieurs jours. Pour la secourir, on me vint prier de l'aller voir. J'y fus à l'instant; je la trouvai dans un fort triste état. Elle avoit les lévres de la vulve dures à l'excés, & la tête de son enfant au-delà du vagin. Aprés m'être assuré par les marques ordinaires que l'enfant étoit mort, je me disposai à en faire l'extraction. Je situai la malade sur son lit, je glissai ma main trempée dans de l'huile le plus avant que je pus dans la matrice, que je trouvai si intimement appliquée au corps de l'enfant, qu'il me fallut renoncer à ma méthode de l'avoir par les pieds. J'eus recours à l'ouverture du crâne; à cet effet j'envoyai querir les deux tenettes dont je me sers à l'opération de la taille. Je remis la femme en situation, puis je plongeai mes ciseaux au-dedans du crane; j'en ouvris les branches pour dilater l'ouverture, ensuite j'embrassai autant qu'il me fut possible une portion des pariétaux & de l'occipital, qui par leur solidité me servirent beaucoup, puisqu'au premier effort, aprés avoir attiré la tête jusqu'à l'extrêmité du vagin, je l'attirai au-dehors jusqu'aux épaules, & finis le reste de cet accouchement avec mes mains; puis je délivrai la mere: mais elle fut malade pendant six à sept jours, & se porta bien dans la suite, 864

*Observ.* 450. D'une femme qui me vint consulter sur une fâcheuse incommodité qui lui restoit d'un accouchement qui ne fut terminé qu'aprés un travail de trois à quatre jours, ce qu'elle attribuoit aux violences que lui avoit fait la Sage-femme pour avoir son enfant. Toutes ses parties étoient tombées en pourriture, avec une odeur insupportable qui ne s'étoit passée qu'aprés y avoir mis pendant un trés-long-tems des linges trempés dans le vin & l'eau-de-vie, mais dont il s'étoit ensuivi une réunion aux parties qui l'empêchoit d'uriner, & lui causoit des douleurs tres-grandes, l'urine ne tombant que goutte à goutte & si lentement, qu'il lui falloit au moins une heure de tems soir & matin pour satisfaire à ses besoins,

Enfin aprés avoir entendu le détail que cette femme me fit de sa maladie qui étoit des plus considerables, je lui fis connoître que pour vaincre tant de difficultés qui se présentoient à la fois dans son état, il falloit quelque tems pour en venir à bout. Pour l'y préparer, je la remis à huitaine, & lui conseillai pendant cet intervale de se faire saigner & purger, 867

*Observ.* 451. D'une jeune femme qui me fut amenée par sa mere, pour demander mon avis sur une incommodité qui lui étoit restée aprés l'accouchement de son premier enfant qui fut des plus longs & des plus laborieux, en sorte qu'elle ne put être delivrée qu'il n'en coutât la vie à son fruit, aprés avoir essuyé les violences les plus outrées que deux Sages-femmes lui firent souffrir alternativement, & dont les parties basses resterent dans un

dans du ventre pour faciliter l'extraction des pieds, & aprés les avoir sortis faire faire le demi-tour à l'enfant, afin de le faire venir la face en dessous, 878

*Observ.* 455. D'une pauvre femme qui étoit en travail depuis trois jours, & dont l'enfant étoit certainement vivant, sans que deux Sages-femmes qui étoient auprés d'elle eussent pû lui donner aucun secours, à cause de la situation de l'enfant qui avoit les pieds au passage, les doigts tournés du côté du ventre de la mere, & les talons du côté du siége, 879

*Observ.* 456. D'une autre femme qui étoit aussi en travail depuis trois jours, dont l'enfant présentoit les deux mains qui remplissoient tout le passage, 881

*Observ.* 457. De la femme d'un Tailleur qui étoit tombée malade pendant qu'elle étoit grosse. J'y fus, & m'assurai de la situation de l'enfant qui présentoit la tête; & comme le principal obstacle venoit des épaules qui étoient fort grosses, je coulai mes doigts jusqu'au dessous des aisselles, qui me firent à cet égard l'office du crocher, 883

*Observ.* 458. Des peines qu'un de mes Confreres prit pour faire l'extraction de la tête d'un enfant restée dans la matrice, sans en pouvoir venir à bout, 885

*Fin de la Table.*

# APPENDICE
## A CE TRAITÉ DES ACCOUCHEMENS,
### CONTENANT
### DES OBSERVATIONS ET REFLEXIONS NOUVELLES.

*ON verra dans cette Addition le peu de fond qu'on doit faire sur un travail qui dans son commencement donne les plus belles esperances qu'on puisse souhaiter, & qui dans la suite n'a quelquefois qu'une très mauvaise issue; comme au contraire un travail presque déploré ne laissera pas par un changement inesperé, d'avoir une heureuse fin.*

L'Accoucheur le mieux sensé & le plus expert ne doit jamais affirmativement décider de l'heureux succès de ses opérations, même les plus faciles, & où tout semble concourir à sa satisfaction. C'est une verité dont ma longue Pratique ma persuadé; & quoiqu'il me souvienne d'avoir déja tâché de l'insinuer à ceux que j'ai prétendu instruire dans le cours de ce Traité, elle m'a paru d'une assez grande consequence pour ne pas négliger de la confirmer dans cette Appendice par de nouvelles Observations & Réflexions.

Je ne prétens pas au reste persuader de cette verité ceux qui moins entendus dans l'Art que des Sages-femmes, se donnent tout d'un coup pour Accoucheurs, sans avoir aucune connoissance des Accouchemens: mais je m'adresse à ceux qui par une longue lecture des Auteurs les plus accredités, en ont étudié les principes, & se sont éclaircis des difficultés qui se rencontrent dans l'exécution des Accouchemens contre nature, & à des Chirurgiens qui ayant acquis par une longue Pratique l'experience qui leur a fourni le moyen de lever les plus fâcheux obstacles, sont plus en état de goûter cette verité, que d'autres moins éclairés peuvent regarder comme un paradoxe; & les habiles gens comprendront aisement qu'il se trouve des accouchemens qui quelquefois paroissent desesperés, ausquels néanmoins il arrive des changemens si favorables, qu'ils se terminent plus heureusement que leurs commencemens ne le faisoient esperer: ce que l'on verra dans les Observations suivantes, comme dans celles que j'ai déja rapportées dans le cours de mon Traité.

## OBSERVATION.

Une Dame qui demeuroit à cinq lieues de cette Ville, m'avoit fait avertir de me rendre auprès d'elle le 12 Mars 1721. Elle étoit grosse de son premier enfant. Dès le 10, s'étant sentie attaquée de douleurs legeres dans le commencement, qui augmenterent si fort en peu de tems, qu'elles ne laisserent pas douter que l'accouchement n'en dût être la suite, l'on m'envoya prier de me rendre chez elle en toute diligence; ce que je ne pûs faire si promptement, que je ne trouvasse cette Dame accouchée il y avoit quatre à cinq heures, & qui se portoit autant bien qu'une femme en cet état le peut faire. Elle dormit toute la nuit fort tranquilement. M'étant à son reveil assuré du bon état dans lequel elle étoit, je lui conseillai ce qui convenoit qu'elle Observât pendant ses couches, après quoi je revins chez moi.

Le bon état dans lequel je laissai cette Dame, continua jusqu'au soir du cinquiéme jour, que le lait commença à se faire sentir par la fiévre qui accompagne d'ordinaire son mouvement. Elle augmenta toute la nuit; & on ne s'en seroit pas beaucoup mis en peine, étant un accident commun à presque toutes les femmes nouvellement accouchées, si à l'augmentation rapide de cette fiévre, il ne fût pas survenu un délire, qui étant d'une extrême violence, obligea d'envoyer courier sur courier, me prier de venir sans delai au secours de la malade. Je me mis en chemin sur l'heure, mais fort inutilement, en ayant trouvé un troisiéme à une lieue du logis, qui venoit me donner avis de sa mort.

## REFLEXION.

Où chercher, & à quoi attribuer la cause de la mort de cette jeune Dame? Elle avoit été très peu de tems en travail; elle fut bien accouchée, bien délivrée d'un arriere-faix entier & bien conditionné; elle ne souffrit aucune douleur après son accouchement, & ses couches alloient autant bien qu'on le pouvoit souhaiter; elle s'étoit conduite jusqu'à ce jour très régulierement dans son regime. Il est vrai qu'elle s'étoit mal portée dans les premiers mois de sa grossesse, & que sa poitrine parût souffrir: mais deux saignées que je lui fis vers le quatre & le cinquiéme mois, rendirent la respiration facile, de maniere qu'elle ne s'étoit jamais mieux portée qu'elle fit pendant le reste de sa grossesse; & son accouchement étoit bien à terme, puisqu'il n'y avoit que deux jours de difference de celui où elle accoucha à celui qu'elle avoit crû son terme parfait; & les suites de son accouchement parurent heureuses. Tout cela ne l'empêcha pourtant pas de mourir au commencement du dixiéme jour. Après un tel exemple auquel j'en pourrois joindre plusieurs autres semblables, peut-on faire aucun fond assuré sur les accouchemens les plus heureux en apparence, sans craindre qu'ils ne puissent devenir les plus pernicieux, & même mortels dans la suite, & sans que le Chirurgien le plus experimenté dans l'Art des Accouchemens, puisse prévenir ni empêcher de tels malheurs, desquels même il seroit regardé comme l'auteur par les sots & les ignorans dont j'entens parler; & j'aurois moi-même essuyé cette disgrace, si j'étois arrivé assez à tems pour accoucher cette Dame.

## OBSERVATION.

Le 6 Juillet 1721, comme je passois par hazard dans la Paroisse de Flotmanville, devant la maison d'un pauvre homme de journée, où j'entendis des cris & des lamentations extraordinaires, l'on me pria de descendre de cheval pour voir sa femme qui venoit d'accoucher, ce que je fis volontiers. Je la trouvai morte, & l'enfant dont elle venoit d'accoucher tenoit encore à l'arriere-faix. La ligature du cordon n'étant pas faite, la Sage-femme tenoit sur elle l'enfant qui se portoit fort bien, en attendant les choses necessaires pour l'emmailloter. On me rapporta qu'ensuite du détachement de cet arriere-faix, qui n'étoit que très-peu adhérant, le sang étoit sorti en telle abondance, qu'en un moment la femme étoit expirée, & en si peu de tems qu'à peine avoit-on pû s'en appercevoir, quoique le travail n'eût pas duré une demi-heure, la Sage-femme m'ayant assuré qu'une heure auparavant cette femme n'avoit aucun pressentiment d'un accouchement si prochain.

## REFLEXION.

Après avoir accouché cette femme de Tamerville dont il a été parlé, & celle du Prieuré de la Sale, d'accouchemens autant longs, laborieux & contre nature qu'ils étoient, qui se tirerent d'affaire, & voir perir celles-ci de la sorte, après deux accouchemens les plus heureux dans les commencemens; c'est une fatalité si étrange, qu'elle force de convenir qu'il n'y a gueres de fond à faire sur les accouchemens, quelqu'heureux qu'en soient les commencemens. Car quel est l'Accoucheur qui peut prévoir ni prévenir un accident de cette nature? Une femme est atteinte de douleurs pour accoucher, elle accouche en une heure, l'arriere-faix se détache presque de lui-même & sans la moindre violence; & cette femme en un moment perd tout son sang, & elle meurt. Quelle est la femme qui peut être exempte d'un pareil accident, & combien n'en ai-je pas vû qui après les avoir accouchées & delivrées, souffroient des pertes si considerables, suivies de foiblesses si extrêmes, qu'étant sans sentiment, mouvement ni connoissance, elles donnoient d'étranges inquiétudes, non pas tant par rapport à moi, qui avec mes trente-huit années de Pratique n'aurois pas été épargné, que pour les malades. Car un Accoucheur a beau se dire à lui-même: *Que m'importe, que les sots & les ignorans raisonnent?* La longue experience qu'il a par-devers lui l'excusera bien envers les personnes raisonnables, qui sont pourtant rares sur ce chapitre; mais elle ne lui servira jamais de bouclier contre les attaques des envieux. Et outre qu'il n'est nullement agreable d'être crû cause de la mort de qui que ce soit, c'est qu'il y a si peu de personnes qui rendent justice, qu'un malheur que toute l'adresse & l'experience la plus consommée d'un Chirurgien dans la Pratique des Accouchemens ne peut empêcher, lui fait plus de tort que cent & cent faits, tous plus heureux les uns que les autres, ne peuvent lui faire d'honneur. Heureux celui qui peut éviter ces accidens, dont la guerison dépend uniquement du Tout-puissant, & non de l'Accoucheur: verité dont les personnes un peu sensées conviendront, quand ils sçauront que si après l'accouchement & l'extraction de l'arriere-faix, la matrice ne se contracte pas à l'instant, la femme est en état de perdre tout son sang, par la quantité de vaisseaux qui restent ouverts après que l'arriere-faix est détaché, soit de lui-même, ou par le secours que la Sage-femme ou le Chirurgien lui peuvent donner; & que ce sang ne s'arrête qu'autant que ces vaisseaux se ferment: ce qui n'arrive qu'à proportion que cette contraction se fait de la maniere que je l'ai dit ailleurs, & que cette Observation me porte à repeter dans cette Appendice, pour assurer d'autant mieux ce qui peut manquer à ce Traité general, & dont l'Observation qui suit fournit une preuve convaincante.

## OBSERVATION.

Je fus prié de me rendre à Coutances le 20 May 1721, pour accoucher Madame la Comtesse de . . . . . . . dont les eaux percerent en allant à la selle. Cette Dame naturellement inquiette ayant entendu dire que quand pareil accident arrivoit, l'accouchement en étoit pour l'ordinaire plus difficile, se crut dans un si grand danger, qu'il n'y eut que la confiance qu'elle avoit en moi qui la pût rassurer. M'étant heureusement trouvé auprès d'elle, & dans une chambre voisine de celle où l'accident venoit d'arriver, je me trouvai tout à propos pour la tirer de l'embarras où cette évacuation prématurée l'avoit jettée, en l'assurant que c'étoit une chose de très-peu de consequence, & que si les douleurs dont elle se plaignoit venoient à augmenter, l'accouchement seroit bien-tôt terminé. Je m'assurai ensuite en la touchant, de la situation de l'enfant; mais n'ayant pû m'en éclaircir dans ce premier essai, je remis au tems à en décider; après quoi les douleurs étant diminuées, je conseillai à la Dame de ne pas se priver de ses petits divertissemens ordinaires, & de voir compagnie, afin de détourner ailleurs la trog grande attention qu'elle donnoit au petit accident qui lui étoit arrivé. Elle me crut, & en usa à son ordinaire jusqu'au soir du troisiéme jour que ses eaux s'étoient écoulées, qui fut le tems où de legeres douleurs se firent sentir de nouveau: & étant augmentées à un point qu'elles me parurent décisives, je la touchai une seconde fois pour m'assurer de la situation de l'enfant, que je ne trouvai pas encore assez avancé pour m'en éclaircir suffisamment, à moins que d'user de quelque violence, dont je me dispensai, parce que je ne voyois rien qui m'obligeât à le faire si promptement. Ce retardement fut dignement recompensé par la tête de l'enfant que je trouvai ensuite bien située, quoiqu'elle fût encore fort éloignée, mais qui s'avança une demi-heure après de maniere à faire d'autant mieux esperer un accouchement prochain, que les douleurs devinrent plus fréquentes & plus vives, mais qui produisirent un accident plus fâcheux, en ce que faisant avancer la tête au passage, elle comprimoit les parties qui se rencontroient entr'elle & les os pubis: Je me mis en devoir dans l'intervale des douleurs, de promener mon doigt autour de cette tête, dont je n'avois encore pû toucher que la surface. Je trouvai qu'elle étoit appuyée sur le coude du bras gauche de cet enfant qui étoit replié, & qu'elle étoit accompagnée du cordon qui la devançoit à chaque douleur. Quand je me fus apperçû de ce changement, sans faire paroître aucune surprise. Je prévins la malade par des discours generaux sur la necessité d'accoucher une femme en travail en bien des occasions, & qu'un tel accouchement étoit souvent plus prompt & plus heureux que celui qu'on attend du seul secours de la nature, son enfant n'étant pas encore si avancé que je ne pûsse abreger son travail avec beaucoup plus de facilité que je ne pourrois le faire, si je lui donnois le tems de s'avancer davantage.

La Dame qui comprit où j'en voulois venir, me dit qu'elle n'étoit pas surprise de mon discours, mais puisque c'étoit une necessité de mourir, qu'elle me demandoit le tems de mettre ordre à ses affaires & à sa conscience, & qu'après je ferois ce que je trouverois à propos. Elle me demanda s'il y avoit longtems à souffrir, & si une heure y suffiroit; je l'assurai que l'accouchement seroit fini en un demi-quart d'heure. Je disposai cependant les choses necessaires, puis je fis coucher la malade dans la situation ordinaire, & la fis tenir par des personnes adroites. J'allai ensuite chercher les pieds de l'enfant, que j'attirai au-dehors; je le baptisai, & le débarassai du cordon qui, outre qu'il sortoit, comme je l'ai dit, lui faisoit encore deux circuits autour du col, & terminai ainsi l'accouchement. Je délivrai après cela la mere d'un fort gros arriere-faix: le tout, au dire du mari qui étoit present, ne dura qu'approchant d'un *miserere*. La mere & l'enfant qui étoit une fille, se portant bien, j'eus soin de les faire accommoder à propos l'une & l'autre; & je puis dire que de toutes ses couches précedentes, quoique naturelles, elle ne s'étoit pas si bien portée que de celle-ci. Comme je ne quittai cette Dame qu'après que le lait fut entierement passé, j'en puis parler avec certitude.

## REFLEXION.

Si l'on pouvoit faire quelque fond, & s'assurer sur les apparences les plus flateuses d'un heureux accouchement, ç'auroit dû être de celui-ci. La Dame que j'avois accouchée de six autres accouchemens toujours très heureux & naturels, & la tête de l'enfant qui se présentoit au passage d'une maniere à ne pas douter qu'il ne finît aussi heureusement que les précedens, fut pour moi une surprise des plus étranges, lorsque je m'apperçus de ce changement inopiné, non par la crainte de la réussite, mais par rapport à l'esprit inquiet de la Dame, que je ne pouvois guérir de la peur. Je voulus, avant que de me mettre en devoir de l'accoucher, que la Sage-femme qui n'étoit pas maladroite, fût assurée par elle-même de la situation extraordinaire de cet enfant, & des parties qui s'opposoient à sa sortie; qui reconnut comme moi que la tête étoit fort proche, mais que le coude se présentant au passage, & le cordon de l'ombilic le devançant, il n'y avoit pas d'apparence que les suites d'un accouchement de cette nature pussent être heureuses, si la mere n'étoit promptement secourue. La tête située comme elle étoit, auroit pû venir dans la suite, supposé que la Dame eût eu des douleurs fortes & fréquentes, mais l'enfant étoit dans un danger évident de sa vie, puisqu'il seroit certainement mort au passage dès que sa tête l'auroit exactement occupée, le cordon y étant déja placé, qui étoit une raison plus que suffisante d'avancer l'accouchement, quand le bras n'auroit point été de la partie, qui seul en auroit imposé la necessité, puisqu'il faisoit élever la tête d'une maniere à ne se pouvoir absolument placer au passage, & en risque quand elle y auroit été placée de la maniere que M. Mauriceau l'enseigne, & que je n'ai jamais tentée par les raisons que j'ai dites ailleurs, d'y rester plûtôt que de passer en avant, par l'obstacle que l'enfant y auroit toujours formé, quelque précaution que j'eusse pû prendre à le repousser. Ces raisons me déterminerent à finir l'accouchement pour sauver la vie à l'enfant, qui par ce secours fut tiré de ce danger évident, & la mere de son inquiétude, en moins de tems qu'il n'en faut pour reciter le *miserere*.

J'eus soin de batiser l'enfant, ce que je ne manque jamais de faire, quelques heureuses dispositions que je trouve à finir l'accouchement. Je batise toujours l'enfant sur la premiere partie que je puis attirer au-dehors, pour me tirer d'une inquiétude fondée sur la perte éternelle d'une ame, qui est une chose d'une consequence si terrible, qu'on ne doit jamais la risquer, quand l'adresse de l'Accoucheur peut lui fournir le moyen d'y réussir, comme je le fis en cette occasion & en quantité d'autres, & toujours sur une partie qui soit hors du ventre de la mere, au lieu que le Batême qui se fait avec une seringue peut être inutile, & la preuve en est trop récente pour ne la pas alleguer dans cette Appendice, afin de faire voir que je n'avance rien que je ne puisse justifier par des faits incontestables.

## OBSERVATION.

Le dernier jour de May 1721, un Gentilhomme qui demeure à quatre lieues de cette Ville, me vint chercher de grand matin & en très-grande diligence, pour aller voir Madame son épouse qui étoit en travail depuis trois jours sans accoucher, quoiqu'il y eût un Chirurgien auprès d'elle assez entendu, & que la tête de l'enfant fût assez avancée pour esperer d'un moment à l'autre un accouchement qui néanmoins ne finissoit point. Ce Monsieur ne m'ayant pas trouvé, fut avertir un de mes Confreres fort habile Accoucheur, qui s'y transporta à l'instant, & qui trouva la Dame en l'état que ce Gentilhomme lui avoit dit, à laquelle il ne pouvoit proposer d'autre remede que la patience, en attendant des douleurs plus fortes & plus fréquentes que celles qu'elle avoit, pour finir l'accouchement, ce qui pouvoit arriver plûtôt ou plus tard. Le Chirurgien qui étoit auprès de cette Dame dès le commencement du travail, connoissant le danger auquel l'enfant étoit depuis long-tems exposé, la mere laissant sans cesse écouler des eaux, que ce Chirurgien, quoiqu'experimenté, prenoit pour celles qui précedent l'accouchement, ce Chirurgien, dis-je, ne perdit pas l'occasion de batiser l'enfant au moyen d'une seringue, dont le second Chirurgien Accoucheur lui sçut bon gré, quand il se fut assuré par luimême, en touchant la tête de l'enfant, combien elle étoit encore éloignée, après quoi ils demeurerent tranquiles jusqu'au soir, que les douleurs étant devenues plus fortes & plus fréquentes, les eaux se préparerent au-dedans des membranes qui percerent, & l'enfant suivit; preuve très-constante que l'eau avoit été lancée au moyen de cette seringue sur les membranes qui n'étoient par consequent point ouvertes, & que cet enfant n'étoit point batisé.

## REFLEXION.

J'ai honte de faire un tel recit, mais la consequence du fait m'y oblige; la vie éternelle d'un innocent perdue pour jamais par l'ignorance de Chirurgiens qui sans avoir ni regles, ni principes des Accouchemens, ni experience pour les mettre en pratique, se donnent impunement pour Accoucheurs, est une chose si indigne du nom Chrétien, que je ne puis rien penser au-dessus; sans néanmoins que je prétende blamer ceux qui bien que plus éclairés, ne laissent pas d'être faillibles.

J'ai seulement rapporté cette Observation pour soutenir ce que j'ai dit dans mon Traité genaral, du peu de fond que l'on peut faire sur la validité d'un Batême administré au moyen d'une seringue, & de la facilité qu'il y a à le faire sûrement sur une partie bien découverte, étant un article des plus importans dans tout ce qui concerne les Accouchemens, & qui est celui par lequel je finis, en exhortant les Chirurgiens qui embrassent cette partie de leur Art, de ne risquer jamais la vie éternelle d'un enfant, en commettant son salut à l'usage d'une seringue, dont cette Observation prouve l'invalidité, mais de le batiser toujours sur une partie qui soit palpable, hors du ventre de la mere. Je les exhorte encore à s'appliquer de tout leur pouvoir à inventer quelque chose de nouveau, propre à perfectionner cette partie de la Chirurgie, comme j'ai tâché de le faire. Et comme je reconnois que le Seigneur a beni mes travaux d'une maniere à m'engager indispensablement à lui en rendre de continuelles actions de graces, je n'oublierai rien pour m'acquitter de ce devoir pendant le peu de tems qui me reste à vivre, le suppliant très-humblement de me faire sentir les effets de sa plus grande misericorde dans le sejour de ses Elus, pour récompense de mes pénibles travaux

*FIN.*

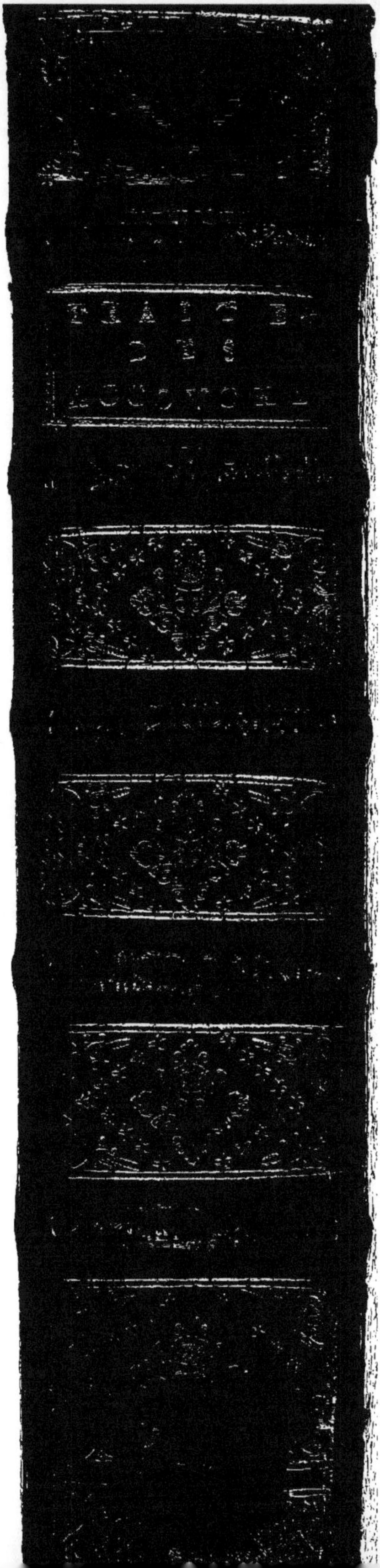
TRAITE
DES

www.ingramcontent.com/pod-product-compliance
Lightning Source LLC
Chambersburg PA
CBHW060712220326
41598CB00020B/2063